外科住院医师规范化培训系列教程

泌尿外科疑难病例解析

主　编　马潞林

副主编　黄　毅　张树栋　侯小飞　刘　承　张洪宪

编　委　（按姓名汉语拼音排序）

毕　海（北京大学第三医院）　　　　王东耀（北京航空总医院）

陈志刚（北京海淀医院）　　　　　　王国良（北京大学第三医院）

邓绍晖（北京大学第三医院）　　　　王　凯（北京大学第三医院）

丁　峰（北京航空总医院）　　　　　夏海缀（北京大学第三医院）

丁振山（中日友好医院）　　　　　　肖春雷（北京大学第三医院）

郝一昌（北京大学第三医院）　　　　肖若陶（北京大学第三医院）

何　为（北京大学第三医院）　　　　徐　良（北京航空总医院）

洪　鹏（北京大学第三医院）　　　　颜　野（北京大学第三医院）

侯小飞（北京大学第三医院）　　　　杨　斌（北京大学第三医院）

黄　毅（北京大学第三医院）　　　　杨　光（北京航空总医院）

李乘龙（北京延庆区医院）　　　　　叶剑飞（北京大学第三医院）

李文华（北京航空总医院）　　　　　张　帆（北京大学第三医院）

刘　承（北京大学第三医院）　　　　张洪宪（北京大学第三医院）

刘　可（北京大学第三医院）　　　　张启鸣（北京大学第三医院）

刘　磊（北京大学第三医院）　　　　张树栋（北京大学第三医院）

刘余庆（北京大学第三医院）　　　　张　涛（青岛市西海岸新区人民医院）

刘　茁（北京大学第三医院）　　　　赵　磊（北京大学第三医院）

卢　剑（北京大学第三医院）　　　　赵万里（沧州市中心医院）

马潞林（北京大学第三医院）　　　　赵　勋（北京大学第三医院）

邱　敏（北京大学第三医院）　　　　赵永哲（北京延庆区医院）

唐世英（北京大学第三医院）　　　　周　朗（北京大学第三医院）

田晓军（北京大学第三医院）　　　　朱国栋（北京大学第三医院）

田　雨（北京大学第三医院）　　　　庄申榕（北京大学第三医院）

王滨帅（北京大学第三医院）

北京大学医学出版社

MINIAO WAIKE YINAN BINGLI JIEXI

图书在版编目（CIP）数据

泌尿外科疑难病例解析 / 马潞林主编．—北京：
北京大学医学出版社，2024.1
ISBN 978-7-5659-2961-8

Ⅰ．①泌…　Ⅱ．①马…　Ⅲ．①泌尿系统疾病－外科学
－病案－分析　Ⅳ．① R699

中国国家版本馆 CIP 数据核字（2023）第 149216 号

泌尿外科疑难病例解析

主　　编：马潞林
出版发行：北京大学医学出版社
地　　址：（100191）北京市海淀区学院路 38 号　北京大学医学部院内
电　　话：发行部 010-82802230；图书邮购 010-82802495
网　　址：http：//www.pumpress.com.cn
E-mail：booksale@bjmu.edu.cn
印　　刷：北京金康利印刷有限公司
经　　销：新华书店
责任编辑：赵　欣　　责任校对：靳新强　　责任印制：李　啸
开　　本：850 mm×1168 mm　1/16　　印张：30　　字数：847 千字
版　　次：2024 年 1 月第 1 版　2024 年 1 月第 1 次印刷
书　　号：ISBN 978-7-5659-2961-8
定　　价：198.00 元

　　随着泌尿外科专业的快速发展以及各种常见泌尿生殖系统疾病诊疗指南的广泛推广和不断更新，泌尿外科医师对于常见的泌尿生殖系统疾病的基础知识、基本诊疗常规有了比较深刻的认识。但是在实际的临床工作中，总会遇到一些少见病或罕见病，也就是所谓的"疑难杂症"。即使在常见病的诊疗过程中，也会遇到一些围术期的"复杂情况"。在上述情况下，我们不能固守现成的指南，即使查阅书籍和文献也未必能找到真正与所遇到病例或复杂情况完全吻合的内容，此时，临床医生往往陷入进退两难的境地。

　　近年来，北京大学第三医院泌尿外科敢于担当，收治了众多疑难杂症，在积累了丰富的手术经验后勇于挑战手术的极限状态，实施了众多高难度手术，在少见病或罕见病的诊断治疗及高难度手术方面积累了丰富的经验，并取得了很好的临床疗效。为了解决泌尿外科同道在遇到上述"疑难杂症"或"复杂情况"时的窘境，现从我院及部分兄弟单位实际诊疗过的病例中精选出百余例，详细介绍其病例特点，再现其临床决策过程和预后情况，再次整理其诊疗经过，进行详细的文献回顾，总结诊治的经验和体会。每个病例均凝结了我科专家教授的集体智慧，每种复杂情况的妥善处理都积累了宝贵的经验。相信广大泌尿外科同道在遇到"疑难杂症"和"复杂情况"时能够从本书中找到对策或提示。

　　本书共十一章，按解剖部位和病种分别对肾上腺疾病、肾脏疾病、肾盂疾病、输尿管疾病、膀胱疾病、前列腺疾病、生殖系统疾病、泌尿系结石相关疾病、腹膜后疾病和肾移植术后疾病等进行疑难复杂疾病解析。本书在编写上有如下特点：①每个病例均由当时的主管医生负责编写，保证病例描述的真实性，并可如实反映当时艰难的诊疗决策过程，更加深刻地总结经验教训；②配有丰富的影像学资料、术中场景图片和术后标本照片，充分展示每个病例的诊治全貌；③每个病例均详细描述其随访情况，使读者真正做到对特定病例的预后心中有数；④大量查阅文献，结合国内外对特定疾病诊疗的最新进展，总结经验教训，不仅丰富了本书的内容，更为读者节省了大量时间，可以在遇到类似疑难病例时迅速在本书中找到答案。在编写过程中，我科和兄弟单位的老中青三代专家均参与进来，每一章节均反复审核修订，尽量增加本书的可读性和易读性，尽量适合各年资泌尿外科医生的阅读旨趣。

在本书的编写过程中，承蒙张旭教授的亲切指导，得到全科上下医生和兄弟医院的大力支持，在此一并致谢。

本书收集的病例众多，虽竭尽全力，力求完美，仍难免因作者才能有限和当时的诊疗条件不足，与广大同道的殷切期望有所差距，希望广大同道不吝赐教，对本书的不足提出宝贵意见和改进措施，以便于我们再版时不断完善。

马潞林

北京大学第三医院

目　录

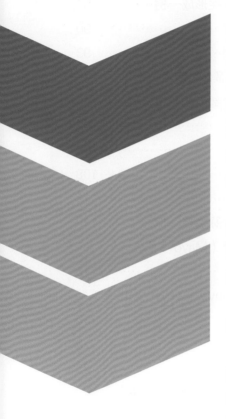

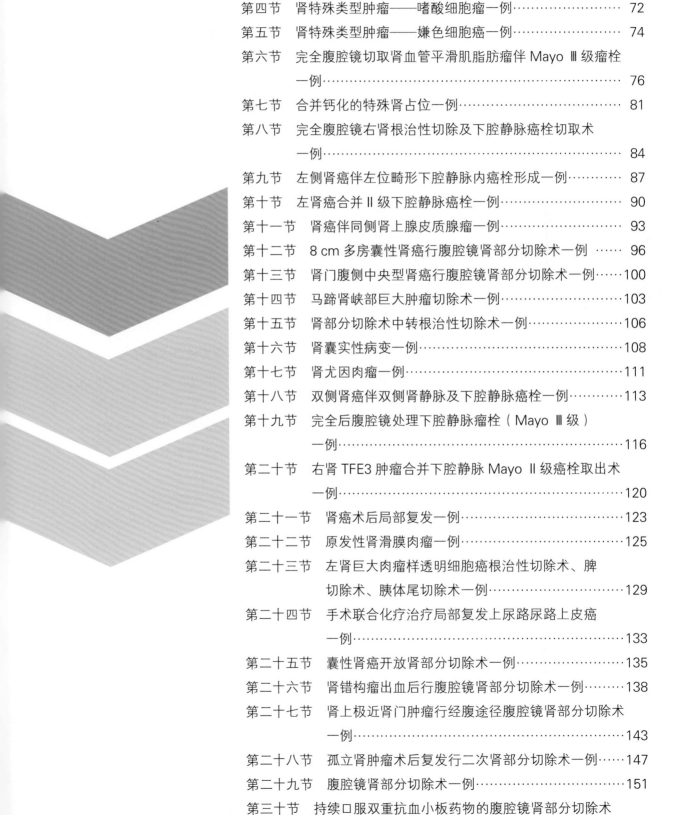

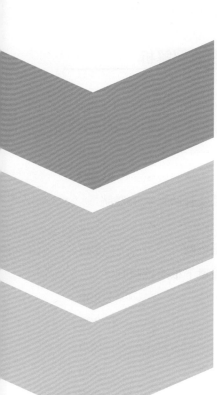

第三章　肾盂疾病疑难复杂病例解析

第七章　生殖系统疾病疑难复杂病例解析

第八章　泌尿系结石相关疑难复杂病例解析

第九章　腹膜后疾病疑难复杂病例解析

第十章　肾移植术后疑难复杂病例解析

第十一章　机器人辅助腹腔镜手术疑难复杂病例解析

第一节　腹膜后巨大胃肠道间质瘤疑诊为肾上腺肿瘤一例

 导读

　　肾上腺区肿瘤多数来源于肾上腺，少部分来自肠管、肝、脾等，术前要考虑到。另外，还要告知患者及家属周围脏器损伤的可能性。本例我科术前考虑肾上腺肿瘤，但是术后病理结果是胃肠道间质瘤（gastrointestinal stromal tumors，GIST），起源于胃肠道间叶组织。GIST主要发生于胃肠道，发生部位在腹腔或腹膜后者称为胃肠道外的胃肠道间质瘤，较罕见。通过我们对这一例患者的诊疗过程的分析，提供诊治经验。

【病例简介】

　　患者男性，60岁，2015年7月因双侧腰背区疼痛2年伴双下肢无力1年入院。

　　既往史：患者无高血压等特殊病史。

　　体格检查：泌尿系无明显阳性体征。

　　实验室检查：促肾上腺皮质激素（adrenocorticotropic hormone，ACTH）为449.5 pmol/L（正常范围32.7～287.4 pmol/L）。

　　影像学检查：泌尿系增强CT示右肾上腺巨大肿块影，大小约9.0 cm×11.0 cm，中间可见低密度影，边缘不均匀强化。

　　初步诊断：右侧肾上腺肿瘤可能性大（图1-1～图1-3）。

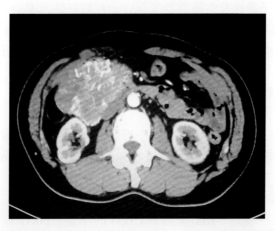

图1-1　CT增强提示右上腹腹膜后巨大肿块影，大小约9.0 cm×11.0 cm，中间可见低密度影，边缘不均匀强化（水平位）

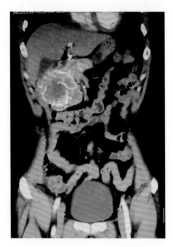

图1-2 CT增强提示右上腹腹膜后巨大肿块影，大小约 9.0 cm×11.0 cm，中间可见低密度影，边缘不均匀强化（冠状位）

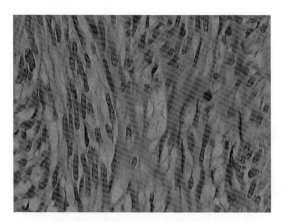

图1-3 术后病理，HE染色，400倍光镜，提示胃肠道外间质瘤，细胞较丰富，核分裂象＜ 5/50HPF

【临床决策分析】

诊断：全科讨论认为右侧肾上腺肿瘤可能性大，肿瘤类型待定。

治疗：肿瘤大，压迫腔静脉，在腔静脉鞘内分离，避免引起大出血；避免胆总管和门静脉损伤；肝下与腔静脉交界处易出血，一旦出血，可先压迫，切除肿瘤后再止血；肝面出血常很严重，必要时先背驼式翻肝右叶。

【治疗过程】

行后腹腔镜下右侧肾上腺肿瘤切除术。后腹腔镜下游离肿瘤背侧，因肿瘤腹侧面位置固定且瘤体表面出血明显，遂决定中转开放手术，术中发现肿瘤与十二指肠、胰腺粘连紧密，请胃肠科医师协作手术，紧贴肿瘤包膜将其与十二指肠和胰腺分开，完整切除肿瘤，肿瘤大小 12 cm×10 cm，外附完整纤维包膜，切面灰白色，肿物中心出血坏死囊性变。胰腺有 2 cm 裂口，用 4-0 血管线将其连续缝合。十二指肠裂口大，行十二指肠空肠吻合及空肠造瘘术。术中出血 4000 ml。术后出现胆汁瘘及胃瘫，予静脉及空肠营养等保守治疗后好转，术后 65 天患者出院。术后病理回报：（右腹膜后）肿物胃肠道间质瘤，核分裂象≤ 10/50HPF，肿瘤内部广泛出血、坏死。临床危险度：高危险度。免疫组化，CD117（+），CD34（+），S-100 灶状阳性，SMA 部分阳性。

【预后】

术后随访 8 年患者仍然存活，未见肿瘤复发及转移。

【经验与体会】

1. 胃肠道间质瘤的流行病学：GIST 起源于胃肠道间叶组织。GIST 主要发生于胃肠道，发生部位在腹腔或腹膜后者称为胃肠道外的胃肠道间质瘤（extragastrointestinal stromal tumors, EGIST），约占 GIST 的 6.7%，女性多于男性。

2. EGIST 的发病机制：EGIST 也可起源于胃肠道间质干细胞——卡哈尔（Cajal）细胞。Cajal 细胞是胃肠道中唯一表达 c-KIT 蛋白和 CD34 的细胞。*c-KIT* 原癌基因位于人类染色体 4q11-12，其表达产物为 CD117。大多数间质瘤 CD117+ 和 CD34+，因而可作为病理学诊断依据。

3. EGIST 的临床表现：EGIST 因位于胃肠道外（如腹腔、腹膜后间隙等），故早期没有明显胃肠道出血、梗阻等典型症状。当病变较大时，可能会有腹部肿块、消瘦、腰背疼等症状。本例症状表现为腰背区疼痛及下肢无力。

4．EGIST 的辅助检查：B 超和 CT 等影像学检查对 EGIST 的诊断无确诊价值。EGIST 的 CT 表现具有以下特征：胃肠道外间质瘤体积较大；肿瘤形态以圆形或卵圆形为主，分叶少见；肿瘤多呈不均性强化，边界清楚，但肿瘤内不出现气液平面；肿瘤的转移和播散以肝和腹膜转移为主，腹水和淋巴结转移少见。本例患者的影像学特点基本符合上述描述。位于肾上腺区的 EGIST 容易被误诊为肾上腺肿瘤。EGIST 的确诊主要靠病理检查和免疫组化分析结果。间质瘤的肿瘤细胞由梭形细胞和上皮样细胞组成；其免疫组化特点为：大多数间质瘤 CD117+ 和 CD34+，而肌源性和神经源性标志物很少表达，如 SMA 和 S-100 多为阴性。本例符合上述特点，故确诊为胃肠道外间质瘤。

5．EGIST 的治疗：手术切除联合应用甲磺酸伊马替尼（Gleevec/STI571）是治疗间质瘤的有效方法。外科手术将肿瘤完整切除是提高疗效的关键。间质瘤往往仅有一薄层包膜，且肿瘤存在一定张力，因此容易破溃，破溃后极易导致肿瘤播散。术中瘤体破裂提示预后不良。因此，间质瘤手术切除时原则上尽量减少对肿瘤的直接触碰，行非接触性手术切除；如术中瘤体破溃，用纱布垫覆盖肿瘤或用生物胶喷洒于肿瘤表面，以防医源性播散。本例患者术前虽初步诊断为肾上腺肿瘤，但术中亦遵循上述原则。术后患者因经济原因未服用甲磺酸伊马替尼，但由于手术切除肿瘤较完整，随访至今未见肿瘤复发。

【小结】

B 超和 CT 等影像学检查对 EGIST 的诊断无确诊价值。EGIST 的确诊主要靠病理检查和免疫组化分析结果。手术切除联合应用甲磺酸伊马替尼（Gleevec/STI571）是治疗间质瘤的有效方法。外科手术将肿瘤完整切除是提高疗效的关键。

（刘　苗　编；马潞林　审）

参考文献

[1] Markku M，Jerzy L. Gastrointestinal stromal tumors：review on morphology，molecular pathology，prognosis，and differential diagnosis [J]．Arch Pathol Lab Med，2006，130（10）：1466-1478.

[2] Patnayak R，Jena A，Parthasarathy S，et al. Primary extragastrointestinal stromal tumors：a clinicopathological and immunohistochemical study-a tertiary care center experience [J]．Indian J Cancer，2013，50（1）：41-45.

[3] Reith JD，Goldblum JR，Lyles RH，et al. Extragastrointestinal（soft tissue）stromal tumors：an analysis of 48 cases with emphasis on histologic predictors of outcome [J]．Mod Pathol，2000，13（5）：577-585.

[4] Chung SD，Chueh JS，Yu HJ. et al. Laparoscopic resection of gastric gastrointestinal stromal tumors presenting as left adrenal tumors [J]．World J Gastroenterol，2012，18（1）：96-98.

[5] Zhu J，Yang Z，Tang G，et al. Extragastrointestinal stromal tumors：Computed tomography and magnetic resonance imaging findings [J]．Oncol Lett，2015，9（1）：201-208.

[6] 赵世明，何朝宏，任君凯，等. 左肾上腺区胃肠道间质瘤一例报告 [J]．中华泌尿外科杂志，2014，35（10）：738.

第二节 医用黏合剂的使用可增加二次手术的手术难度
——右侧肾上腺嗜铬细胞瘤复发行开放手术一例

导读

泌尿外科二次手术难度大。如初次手术中使用止血材料或医用黏合剂，则会进一步增加手术难度。本节介绍本中心收治的一例患者，为右侧肾上腺嗜铬细胞瘤术后复发行开放手术切除肿瘤，以积累此类疾病的诊治经验。

【病例简介】

患者女性，48 岁。2017 年 11 月 15 日主因"血压增高 4 年"就诊于我科。患者 4 年前无明显诱因出现血压增高，最高可达到 210/110 mmHg。口服吲达帕胺等抗高血压药后血压控制不满意。不伴肥胖、痤疮、四肢无力、肢端麻木、心悸、头痛等。2 年前就诊于当地医院，行泌尿系 CT 提示右侧肾上腺占位，行开放（经腰途径）右侧肾上腺切除术（未见手术记录，具体过程不详）。术后病理提示低度恶性潜能的肾上腺皮质肿瘤。10 天前复查泌尿系 CT 提示右侧肾上腺可见类圆形实性占位。为进一步治疗收入我院。

既往史：既往体健。

体格检查：可见右侧腰部陈旧手术瘢痕，长约 20 cm。

实验室检查：去甲肾上腺素 10.858 pmol/ml（正常值 0.51 ~ 3.26 pmol/ml），肾上腺素 0.033 pmol/ml（正常值 0.05 ~ 1.39 pmol/ml），多巴胺 0.046 pmol/ml（正常值 0.07 ~ 0.68 pmol/ml）。3- 甲氧基 -4- 羟基苦杏仁酸（VMA）18.5 mg/L（正常值 1.9 ~ 13.6 mg/L）。其余内分泌检查未见明显异常。

影像学检查：泌尿系增强 CT 提示：右侧肾上腺见软组织结节影，边界清楚，大小约 4.1 cm× 2.2 cm× 2.1 cm。增强扫描明显强化，CT 值为 34 HU（平扫期）、76 HU（动脉期）、74 HU（静脉期）。右侧肾上腺区可见多发条索影。

初步诊断：右侧肾上腺肿瘤，嗜铬细胞瘤可能性大。口服酚苄明 3 片 BID，2 周后血压控制满意（图 1-4 ~图 1-5）。

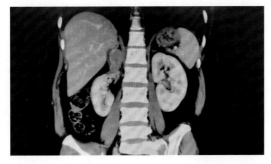 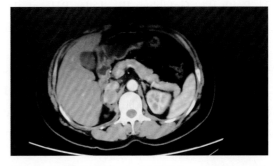

图 1-4 泌尿系增强 CT（冠状位）：右侧肾上腺见软组织结节影，边界清楚，大小约 4.1 cm× 2.2 cm× 2.1 cm，与肝、右肾上极粘连

图 1-5 泌尿系增强 CT（水平位）：右侧肾上腺见软组织结节影，与下腔静脉相邻，有粘连

【临床决策分析】

诊断：患者 2 年前接受经腰途径右侧肾上腺切除术，虽然术后病理报告低度恶性潜能的肾上

腺皮质肿瘤；但是患者血压最高可达到 210/110 mmHg，CT 动脉期显示右侧肾上腺类圆形肿瘤明显强化。另外，实验室检查：去甲肾上腺素 10.858 pmol/ml，肾上腺素 0.033 pmol/ml，多巴胺 0.046 pmol/ml，3- 甲氧基 -4- 羟基苦杏仁酸 18.5 mg/L。全科讨论认为来源于肾上腺髓质的肿瘤可能性大，首先考虑嗜铬细胞瘤复发。

治疗：肿瘤与周围组织粘连可能较严重，手术难度大。故选择开放手术。

【治疗过程】

2017 年 12 月行开放（经腹途径）右侧肾上腺肿瘤切除术。患者取平卧位，双侧肋缘下切口，向右侧延伸到腋后线，向左延伸到左侧锁骨中线。进入腹腔后打开右侧结肠旁沟，切断肝结肠韧带，将升结肠翻向左侧，暴露右侧肾前筋膜。可见局部组织粘连严重，分离困难。采用钝性结合锐性方式游离暴露十二指肠，将十二指肠翻向左侧。暴露下腔静脉。发现肿瘤位于肝下缘、下腔静脉和右肾静脉构成的区域内，位于下腔静脉后方。肿瘤与肝静脉、肾静脉和下腔静脉粘连紧密。分离过程中发现坚硬的棕黄色硬壳，分析应为第一次手术使用的止血胶。止血胶的使用加剧了粘连程度。锐性分离肿瘤与肝之间的粘连带，肝创面喷凝止血。锐性切断肝、肾之间的粘连带，将右肾下压，暴露肿瘤深方组织并逐步切断。游离下腔静脉并用橡胶管提起下腔静脉以暴露下腔静脉后方的肿物。逐步分离肿物与下腔静脉之间的间隙。最后发现肿物与右肾上极粘连密切，无法分开。遂决定切除部分右肾上极的肾被膜和肾组织。用 2-0 可吸收缝线缝合肾创面，将肿瘤完整切除。肾上腺区留置引流管一根，术毕（图 1-6）。

手术时间 366 min。术中失血 700 ml。输注悬浮红细胞 400 ml。

术后 7 天拔除引流管，术后 9 天出院。

术后病理提示：右侧肾上腺嗜铬细胞瘤，肿瘤大小 4 cm×3 cm×3 cm，重 26.2 g（图 1-7）。

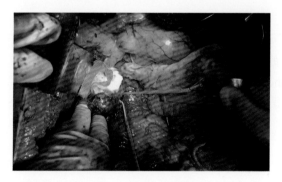

图 1-6　术中所见：右侧肾上腺肿瘤，与肝、右肾上极及下腔静脉粘连

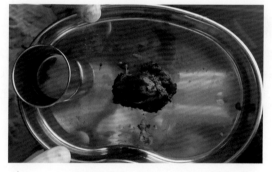

图 1-7　术后病理结果：右侧肾上腺嗜铬细胞瘤，肿瘤大小 4 cm×3 cm×3 cm，重 26.2 g。可见坚硬的棕黄色硬壳，为第一次手术使用的止血胶

肿瘤包膜内可见灶状可疑瘤栓。提示肿瘤可能具有一定的恶性潜能。免疫组化结果：CgA（+），Syn（+），S-100（+），SDHB（+），SF-1（-），Inhibin-α（-），Vimentin（-），MelanA（+），Ki-67（< 2% +），CD57（+）。

【预后】

无手术并发症，术后随访 6 年患者仍然存活，未见肿瘤复发及远处转移。

【经验与体会】

1. 医用黏合剂对二次手术的影响：二次手术时，一般患者原切口瘢痕较严重，推测复发的肿瘤与周围组织同样粘连严重，所以原则上前一次手术经腰途径，本次手术应选择经腹的肋缘下切口。腔静脉与肿瘤分离在腔静脉鞘内进行，这是减少腔静脉破裂行之有效的方法；与十二指肠粘连较严重时，用剪刀锐性分离更为安全。

2．医用黏合剂的不同类型：医用黏合剂的种类繁多，按其材料性质可以分为化学黏合剂和生物黏合剂；按照用途，可分为软组织用黏合剂、牙科用黏合剂、骨水泥和皮肤压敏胶等。生物黏合剂包括纤维蛋白黏合剂、贻贝黏蛋白黏合剂（MAP）等，其中纤维蛋白胶使用最早、最广泛。纤维蛋白胶主要由纤维蛋白原、活性溶液和抗纤溶剂三种成分组成。其中，纤维蛋白原是主要成分，其浓度与最终形成的纤维蛋白多聚体的强度成正比。纤维蛋白黏合剂形成的纤维蛋白凝块一般在数天或数周内被吸收。但在本例中，因前次手术用的止血胶的性质不明，其残存的时间长达2年，给二次手术造成极大的困难。

【小结】

二次手术选择合适的切口入路，对手术取得成功至关重要，避免损伤腔静脉/十二指肠等要提前有预案。本次手术中，医用黏合剂的使用增加了二次手术的手术难度。除非必要，应尽量减少医用黏合剂的使用。

（刘　苗　赵　磊　编；马潞林　审）

参考文献

郭偲，刘宏，周萌萌．医用纤维蛋白粘合剂的研究进展 [J]．中国药房，2016，27（17）：2439-2442．

第三节　肺瘢痕癌肾上腺转移一例

导读

根据文献报道，在肾上腺外恶性肿瘤病史的患者中，肾上腺偶发瘤的30% ～ 70%为转移癌。肺瘢痕癌肾上腺转移（pulmonary scar cancer, adrenal metastasis）在临床极为罕见，术前很难明确诊断。通过对这一例患者的诊疗过程及相关文献回顾，希望对今后类似病例的分析和正确选择治疗方式能够提供一些帮助。

【病例简介】

患者男性，61岁，间断右侧腰痛2月余，于2017年6月入院。

患者2月余前无明显诱因出现右侧腰痛，无明显发热，无恶心、呕吐，无尿频、尿急、尿痛，尿液颜色无明显改变，就诊于外院，CT平扫提示右侧肾上腺占位（具体不详），为进一步治疗于1个月前入住我科。因发现右肺结核出院，转诊至北京某结核病医院进一步检查，认为肺结核证据不足，确定患者目前无活动性，为进一步诊治再次入住我科。

既往史：既往高血压3 ～ 4年，血压最高160/100 mmHg，平素血压控制在140/100 mmHg左右。癫痫病史10余年。阑尾切除术后30余年。否认心脏病史，否认糖尿病、脑血管疾病、精神疾病史，否认手术、外伤、输血史，否认药物过敏史，由于对海鲜和海带过敏，未做增强CT。

内分泌检查：

血皮质醇：（8：00am）8.8 μg/dl，（0：00am）5.2 μg/dl（正常值5 ～ 25 μg/dl）。ACTH：110.9 pg/ml（正常值7.2 ～ 62.3 pg/ml）。卧位RAAS：PRA3.98 ng/dl（正常值0.05 ～ 0.79 ng/dl）；AII 66.45 ng/ml（正常值28.2 ～ 52.2 ng/ml）；ALD 122.71 ng/dl（正常值59 ～ 174 ng/dl）。立位RAAS：PRA 11.67 ng/dl（正常值0.93 ～ 6.56 ng/dl）；AII 82.67 ng/ml（正常值55.3 ～ 115.3 ng/ml）；ALD 114.79 ng/dl（正常值65 ～ 296 ng/dl）。血CA：NE 1.537 pmol/ml（正常值0.51 ～ 3.26 pmol/ml）；

E 0.076 pmol/ml（正常值 0.05 ～ 1.39 pmol/ml）；DA 0.059 pmol/ml（正常值 0.07 ～ 0.68 pmol/ml）。

影像学检查：如图 1-8 ～图 1-12。

初步诊断：右肾上腺肿瘤（right adrenal tumor）。

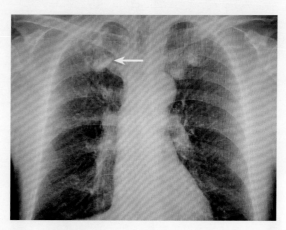

图 1-8　胸部 X 线片：双肺纹理增多，右上肺纤维硬结灶（？），右上肺胸膜肥厚粘连

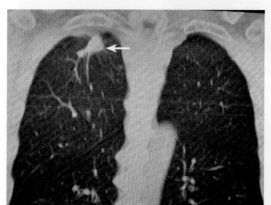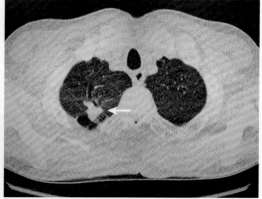

图 1-9　肺平扫 CT：右上叶尖段结节，考虑结核

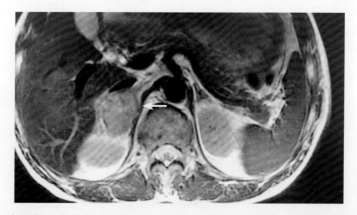

图 1-10　平扫 MRI：右侧肾上腺正常形态消失，见团块状稍长 T1 稍长 T2 混杂信号影，内见少许条片状及结节状长 T2 信号，DWI 呈不均匀高信号，反相位部分信号减低；病变边界模糊，周围脂肪间隙不清，范围约 **4.8 cm × 2.9 cm × 5.8 cm**；病变与肝间脂肪间隙存在，与右肾上极分界观察不满意。主动脉旁少许小淋巴结

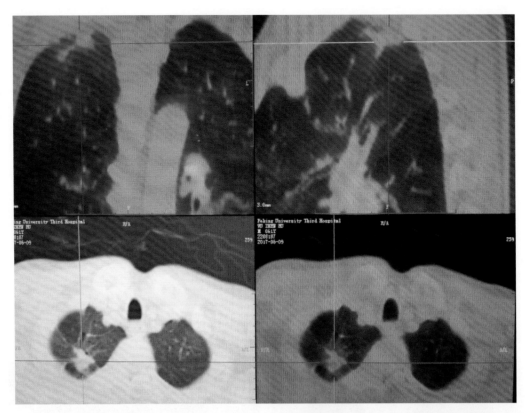

图 1-11　PET-CT：右肾上腺区占位伴代谢活跃，纵隔 4L、5 组肿大淋巴结伴代谢活跃，均考虑恶性，倾向转移性病变；右肺尖病变，部分区域代谢稍高，考虑慢性陈旧性病变可能，病变内部分代谢稍高区不能除外瘢痕癌

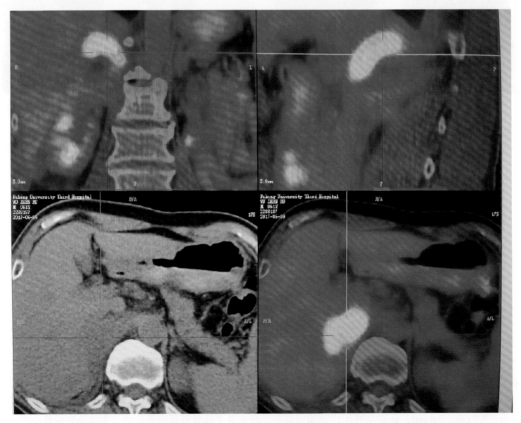

图 1-12　右侧肾上腺区可见不规则软组织密度影，范围 2.7 cm×4.0 cm，放射性摄取增高，SUV$_{max}$ 5.0，病变与邻近肝及下腔静脉分界不清

【临床决策分析】

诊断：根据术前影像学检查，泌尿外科、胸外科、核医学科、放射科等讨论诊断如下：右肾上腺转移癌（？）右肺瘢痕癌（？）此病罕见，大家都寄希望于术后病理。诊断依据如下：①平扫 MRI：右侧肾上腺正常形态消失，呈现团块状，形态不规则，稍长 T1 稍长 T2 混杂信号影，内见少许条片状及结节状长 T2 信号，DWI 呈不均匀高信号，反相位部分信号减低；病变边界模糊，周围脂肪间隙不清，范围约 4.8 cm×2.9 cm×5.8 cm；右肾上腺肿物诊断明确，恶性可能性大。由于对海鲜和海带过敏，未做增强 CT，使诊断缺少了助力。② PET-CT：右肾上腺转移癌待排，不能除外右肺瘢痕癌。右肾上腺区占位伴代谢活跃，纵隔 4L、5 组肿大淋巴结伴代谢活跃，均考虑恶性，倾向转移性病变。右肺尖病变，部分区域代谢稍高，考虑慢性陈旧性病变可能，病变内部分代谢稍高区不能除外瘢痕癌。

治疗：拟于全麻下行腹腔镜右肾上腺肿物切除术，根据术后病理进一步明确诊断。

【治疗过程】

1. 手术概况：于 2017 年 6 月于全麻下行腹腔镜右肾上腺肿物切除术。麻醉后，患者置于左侧卧位，升高腰桥，常规消毒铺巾。于腰大肌前缘 12 肋缘下做向下纵行切口 2 cm，分开肌肉和腰背筋膜，钝性分离至后腹腔，手指分离扩张后腹腔空间，置入扩张气囊，注入空气 500 ml 扩张 5 分钟，再在腋前线肋缘下和腋中线髂嵴上做另外两个小切口，于腰大肌前缘 12 肋缘下切口置入 13 mm Trocar，于腋前线切口置入 5 mm Trocar，于髂嵴上切口置入 11 mm Trocar，于髂前上棘切口置入 11 mm Trocar，建立 CO_2 气腹，气腹压力维持于 12 mmHg。首先分离右侧肾上极背侧至膈肌，再分离右侧肾上极腹侧，探查肾区无异常，寻找到右肾上腺及肾上腺区肿物，发现肿物质硬，不规则，与周围组织粘连紧密，肿瘤大小约 6 cm×5 cm，游离肿瘤，肿瘤与腹膜粘连紧密，难以分离，故切开腹膜，将肿瘤及受侵的腹膜一并游离。肿瘤与肾及腰大肌粘连紧密，分离困难，切断部分腰大肌纤维，使肿瘤与腰大肌分离，于肾门处游离出肾动静脉，沿动脉找到下腔静脉，沿下腔静脉游离肿瘤，肿瘤与下腔静脉粘连紧密，无法分离，为避免下腔静脉破裂出血，紧贴下腔静脉外膜下将肿瘤锐性切除。严格止血，检查肾上腺区无活动性出血后，放置止血纱布，将标本装入标本袋中，取皮肤小切口，将标本取出。纱布器械清点无误，放置乳胶引流管 1 根于右肾上腺区，依层关闭切口，手术结束。手术时间 326 分钟，术中失血 200 ml，未输血。

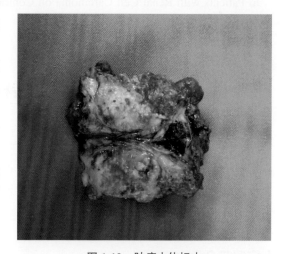

图 1-13 肿瘤大体标本

2. 术后病理：右肾上腺肺转移癌。（右肾上腺肿瘤）恶性肿瘤（图 1-13），大小 7.5 cm×3.5 cm×3.5 cm，可见大片坏死，未见肾上腺成分。形态学及初步免疫组化结果提示转移性肿瘤可能性大。

加做免疫组化结果：Smad4（+），TIF-1（+），NapsinA（+），ALK（D5F3）（+）。提示癌来源于肺可能性大。

【预后】

术后 1 个月转入化疗科行化疗 3 个疗程。随访至 2017 年 12 月，仍诉间断右腰腹疼痛，影像学检查未见肾上腺区肿瘤复发。

【经验与体会】

1. 肾上腺转移癌的诊断：肾上腺转移癌的来源依次为肺癌（39%）、乳腺癌（35%）、肝癌、黑色素瘤、胃肠道肿瘤、胰腺癌、肾癌。从原发癌确诊到肾上腺转移出现，平均时间为 2.5 年，最长报道为 22 年。其中原发癌确诊前先发现肾上腺转移灶并不常见。CT 和 MRI 特点：肿瘤不规则，平扫和增强与原发肿瘤类似。

2. 肺瘢痕癌的诊断：肺瘢痕癌由 Friedrich 在 1939 年首次报道，以男性多见。肺瘢痕癌起源于肺部瘢痕组织，位于肺部的外周带，直径通常小于 3 cm，多发于两肺上叶，属于周围型肺癌。本例癌肿 5.8 cm×4.8 cm×2.9 cm，明显大于肺瘢痕癌的平均值。病理表现为癌灶合并中心区的纤维灶或瘢痕灶（玻璃样变），以腺癌多见，约占所有肺腺癌的 10%。肺瘢痕癌的大体标本切面可见肿瘤质地呈致密的纤维化改变，并有大量的炭末沉积。光镜下可见腺癌细胞呈小巢状或单列状排列，有时癌细胞极少，位于胸膜下或肺叶胸膜间隔组织中。研究表明部分肺瘢痕癌早期即可有淋巴结转移和小血管的侵犯，术后 5 年生存率（5%）远低于腺癌（22%）和腺鳞癌（28%）。瘢痕组织主要是继发于肺结核、支气管扩张、肺脓肿、机化性肺炎、外伤或梗死。继发于结核瘢痕灶上形成的瘢痕癌最为常见。瘢痕癌的病因尚不清楚，一般认为是由瘢痕组织引起淋巴管阻塞，使大气中的致癌物质存留并聚集于瘢痕区，进而导致癌变。文献报道肺瘢痕癌的 CT 表现，病灶大多小于 3 cm。多位于两肺上叶和下叶背段，与结核的好发部位一致，可能与发生瘢痕癌的初始瘢痕常由结核性病变引起有关。病灶形状多不规则，边缘多见长条索灶，邻近胸膜受牵连可有胸膜凹陷征。病灶边缘有淡薄磨玻璃影，病灶内部呈空泡征。

【小结】

肺瘢痕癌肾上腺转移极为罕见，本例为先发现转移灶，随后明确原发灶。

（刘　可　编；马潞林　审）

参考文献

Sasaguri K，Takahashi N，Takeuchi M，et al. Differentiation of Benign From Metastatic Adrenal Masses in Patients with Renal Cell Carcinoma on Contrast-Enhanced CT [J]. Am J Roentgenol，2016，207：1031.

第四节　罕见的右肾上腺区转移一例

导读

肾上腺区肿物是泌尿外科的一种常见疾病。肿物的来源不同，其治疗方案也不同。多数肿瘤可通过增强 CT 或 MRI 等影像学检查在术前较容易地评估，但也有一些肿物在术前较难做出准确判断。

【病例简介】

患者女性，50 岁，主因"体检发现右肾及肾上腺占位伴双肺多发结节 1 个月"入院。

患者于 1 个月前体检发现右肾及右肾上腺占位，胸部 CT 示双肺多发结节。无明显发热、血尿、发热、尿频、尿急、尿痛等不适。就诊于外院，考虑右肾占位累及肾上腺，伴双肺多发转移，为行手术治疗来我院。发病以来，睡眠、食欲正常，排便正常，体重无明显变化。

既往史：患者既往体健，否认高血压、心脏病、糖尿病等内科疾病史。

体格检查：血压 118/78 mmHg，神清语利，精神可，心肺查体未及明显异常，腹平软，全腹无明显压痛、反跳痛，肠鸣音正常，双侧肾区无叩痛，双侧下肢无水肿。

实验室检查：

入院后完善血尿常规、心电图、肝肾功能等检查，均未见明显异常。

完善肾上腺功能检查：皮质醇节律存在，ACTH、RAAS、醛固酮、尿VMA、血儿茶酚胺、血清睾酮等均在正常范围。

影像学检查：

腹部彩超：右肾实性占位，癌可能。

泌尿系CTU：右侧腹膜后肿物，性质待查，累及右肾及肾上腺可能，右肾盂及输尿管壁增厚，腹腔、腹膜后多发小淋巴结。

胸部CT：双肺多发小结节，考虑多发转移瘤。

颅脑CT：未见明显异常。

因患者原因，未行进一步PET-CT检查。

初步诊断：右肾肿物，累及肾上腺可能性大，双肺多发转移（图1-14 ~ 图1-15）。

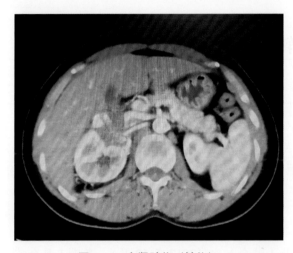
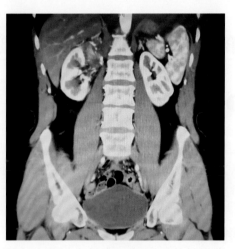

图1-14　右肾肿物（轴位）　　　　　　　图1-15　右肾肿物（冠状位）

【临床决策分析】

本例患者为右肾上腺区肿物，肿物的来源为诊断的难点。CT上可见正常的右侧肾上腺，且患者肾上腺功能均正常，影像学上也不支持副神经节瘤和皮质癌的诊断。肿物与肾可见边界，肾为推挤受压改变。但因患者拒绝行PET-CT和肿物穿刺活检，故选择一期行后腹腔镜右侧肾上腺区肿物及右肾切除术，根据病理决定后续治疗。

【治疗过程】

完善相关检查后，行后腹腔镜右侧肾上腺区肿物及右肾切除术。术中肾门及肾上极内侧可见肿物，肿瘤大小约5 cm×6 cm，质硬，与周围组织如肝、腰肌、右肾上腺、右肾粘连。肿瘤背侧包裹部分腔静脉，从腔静脉外膜与腔静脉之间游离。游离并切除少许腰肌，肿物连同右肾、右肾上腺一并切除。

术后病理回报：转移癌，癌肿大小3.5 cm×1.5 cm×0.6 cm，癌主要位于肾与肾上腺之间，与肾之间呈推挤式生长，少部分癌位于肾上腺内，可见神经侵犯；癌侵及肾脂肪囊及肾纤维膜；癌侵犯血管断端血管壁，并于血管腔内形成癌栓；肾实质、肾盂、肾窦及输尿管断端未见癌。免疫组化结果：CK7（+），ER（局灶弱+），PR（-），PAX-8（+），WT-1（-），P53（野生型表达），Inhibin-α（-），Ki-67（10%+），RCC（-），Calretinin（-），TTF-1（-），P504s（-），GATA-3（-），CK20（-），TFE3（+），P63（+），EMA（+），MUC-6（+），ALK（D5F3）（-）。分子病理结果FISH-TFE3（腺泡状软组织肉瘤）（-）。

【预后】

随访至术后 5 年，患者有双肺转移、腰部手术切口转移，带瘤生存。

【经验与体会】

本例患者的特殊之处在于，病灶为肾 / 肾上腺原发还是转移的诊断。从临床的角度考虑，CT 上可见正常的肾上腺组织，考虑肾上腺原发肿瘤的可能性不大，肾有受压移位的表现，故肾原发的可能性也不大。但患者因经济因素最终未行 PET-CT 及其他检查，单纯依靠病理未能明确肿瘤的原发病灶。

【小结】

本例患者右肾上腺区占位，根据影像学表现考虑转移瘤可能性大，如经济条件允许，建议行 PET-CT 等检查进一步寻找原发灶。

（田　雨　王国良 编；马潞林 审）

第五节　胃肠道间质瘤肾上腺转移一例

> ⚠ 导读
>
> 胃肠道间质瘤肾上腺转移是临床工作中极为少见的情况，此例患者小肠间质瘤术后 8 年发现肾上腺巨大肿瘤，且与肝及下腔静脉关系密切，在临床决策及手术过程中存在诸多难点。通过分析此病例，介绍我们在肾上腺巨大肿瘤及胃肠道间质瘤转移等方面的经验体会，希望对读者有一些帮助。

【病例简介】

患者男性，49 岁，发现右侧肾上腺区肿物 1 月余入院（2017 年 12 月）。患者 1 月余前查超声检查提示右侧肾上腺区肿物，平素无血压升高、心悸、头晕、头痛，无明显肥胖、痤疮、情绪异常，无四肢无力、肢端麻木等。患者自发病以来，饮食睡眠正常，二便正常，体重无明显变化。

既往史：患者 8 年前曾患小肠间质瘤，肿瘤位于左下腹部，予手术切除，术后出现肠梗阻，再次行手术治疗。

体格检查：生命体征平稳，心肺查体未见明显异常，下腹部正中可见手术瘢痕，全腹无明显压痛、反跳痛，肠鸣音正常，双侧肾区无叩痛，双下肢轻度水肿。

实验室检查：血常规、凝血功能及肝肾功能等未见明显异常。促肾上腺皮质激素水平、血儿茶酚胺、立卧位肾素 - 血管紧张素 - 醛固酮系统激素、皮质醇测定及节律和尿香草基苦杏仁酸（VMA）检测未见明显异常。

辅助检查：腹部增强 CT：肝肾上腺间隙可见巨大占位性病变，最长径 11 cm，肿瘤实性成分不均匀强化，中心部位可见坏死，肿瘤与肝关系极为密切，考虑侵犯肝右叶可能。

初步诊断：右侧肾上腺占位性病变，嗜铬细胞瘤（？），肾上腺皮质肿瘤（？），转移瘤（？）（图 1-16）。

【临床决策分析】

此患者因右侧肾上腺巨大占位入院，影像学表现为轻度强化伴中心液化坏死。诊断应考虑嗜铬细胞瘤、皮质腺癌、转移瘤等。患者实验室检查未见明显异常，故考虑嗜铬细胞瘤及皮质腺癌可能性小，但不能完全除外，特别是部分巨大皮质腺癌患者内分泌检查可能正常。仔细观察肾上腺肿瘤未见明显负值，无脂肪成分，故不支持肾上腺髓样脂肪瘤；由于 8 年前行小肠间质瘤切

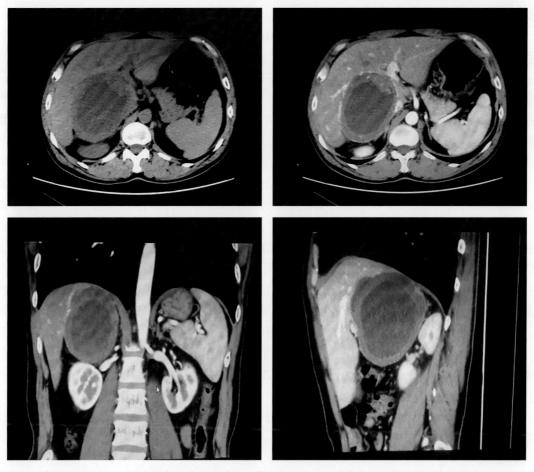

图 1-16　腹部增强 CT：可见右侧肾上腺区域肿物，最大径 11 cm，肿瘤中央低密度灶，实性成分不均匀强化

除，转移瘤应该被考虑，目前从影像学检查可基本除外肺、肝等肿瘤转移，患者既往小肠间质瘤病史，存在小肠间质瘤转移至肾上腺的可能性。由于术前影像学检查提示肿瘤与肝及下腔静脉关系密切，手术策略上应充分作好下腔静脉损伤和肝创面出血的准备，联系普通外科准备肝相关损伤处理。

【治疗过程】

　　患者全麻后取平卧位，肋缘下 Chevron 切口，打开腹膜，探查腹腔可见肠管明显粘连，肝后方可见巨大肿物向前凸起，肿瘤上半部分压迫于肝实质内。沿 Toldt 线切开右侧腹膜，打开部分肝肾韧带及后腹膜，探查肾区，可见肿瘤将肾下压移位，未见明显浸润。向上打开肝镰状韧带与左右肝冠状韧带，探查肝周围，暴露肝门部。可见肿瘤向左侧紧密压迫右肾上腺及下腔静脉，完整分离下腔静脉及右侧肾上腺。仔细游离肿瘤后方，肿瘤向上自胆囊后方、尾状叶右侧向上突入肝实质内部，肿瘤与肝之间粘连极其紧密，分离困难，肿瘤向肝内压迫肝内静脉及胆管，此处出血明显，使用 4-0 血管线缝合肝创面血管裂口。肿瘤在肝门部与肝间关系密切，游离时粘连严重，肝创面静脉多处破裂，完整切除肿瘤后积极压迫止血，使用 4-0 血管线缝合静脉破口。探查肝表面，可见少量黄色液体，考虑胆管损伤不除外，联系普外科医师台上会诊，检查后认为来源于肝创面，意见为暂不予处理，留置肝区引流，结束手术。术后病理提示为复发性胃肠道间质瘤，伴出血及囊性变，侵犯肝实质。术后患者逐步恢复饮食，腹腔引流逐渐减少并拔除引流管，肝下引流持续有 300 ～ 400 ml/ 日黄褐色液体引出，考虑胆瘘，至术后 14 天出院时仍带有肝下引流管。此后肝下引流量逐步减少，于术后 1 个月拔除肝下引流管。

【预后】

患者术后定期复查，无明显消化道症状，2017年12月随访至2022年1月未见肿瘤复发。

【经验与体会】

此患者右侧肾上腺区域巨大占位性病变，诊断可考虑嗜铬细胞瘤、皮质腺癌、肾上腺髓样脂肪瘤、转移瘤等，因存在小肠间质瘤病史，故亦应考虑胃肠道间质瘤转移。胃肠道间质瘤（GIST）是一组独立起源于胃肠非上皮细胞的间叶源性肿瘤，多发生于胃和小肠，其次为结肠、直肠、食管。参考美国国立卫生研究院（NIH）的评判标准，将GIST的危险度分为低危、中危和高危。GIST大多数的复发和转移出现于肝和腹膜，转移至肾上腺者少见。此患者术前8年曾患小肠间质瘤，术后病理提示复发性胃肠道间质瘤，因GIST常在1年左右复发，故此病例诊断存在困难，易误诊为原发于肾上腺的良性或恶性肿瘤。手术同样存在诸多困难，因肿瘤体积巨大、位置深，故采用"人"字形切口，争取最佳视野暴露肿瘤，因患者小肠间质瘤术后并发肠梗阻且再次开腹探查，故肠管粘连极重，仔细分离肠管粘连，打开后腹腔后首先游离出下腔静脉及肿瘤下缘，发现肿瘤内侧及上缘与肝门关系极为密切，此时应先"翻肝"，避免肝门部位出血无法控制。"翻肝"后暴露肝门部，发现肿瘤与门静脉及胆总管关系极为密切，仔细分离未损伤，如遇肝静脉分支出血则应结扎或以血管缝合线缝合，切除肿瘤后应仔细检查有无血管及胆管损伤。此例患者发现创面有少量黄色液体，即考虑胆瘘，请普外科医师上台协助，认为来源于肝创面，留置引流管，术后应等待胆汁引流逐渐减少至10ml以下拔除引流管，带管时间相对较长。此患者术后病理提示复发性胃肠道间质瘤，依GIST相关指南应采用伊马替尼治疗。

【小结】

胃肠道间质瘤伴肾上腺转移相对罕见，对于存在胃肠道间质瘤病史的肾上腺肿物术前患者，应考虑此可能性并做相应准备。

（张　帆　张树栋 编；马潞林 审）

第六节　肾门部副神经节瘤一例

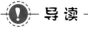 **导读**

副神经节瘤是一类起源于神经嵴细胞的肿瘤，主要分布在头、颈、纵隔、肾上腺及腹膜后等有副神经节聚集的部位，发生于腹膜后者约占9%。腹膜后副神经节瘤来源于交感神经肾上腺素神经内分泌系统的副神经节，临床表现与肾上腺嗜铬细胞瘤相似。该肿瘤少见，现报告1例肾门部副神经节瘤，探讨其临床特征、鉴别诊断及预后。

【病例简介】

患者女性，47岁，主因"查体发现右肾及腹膜后占位7个月"就诊。患者于7个月前因阵发性头痛、心悸、胸闷在当地医院行腹部增强CT，发现右肾及腹膜后多发占位，较大者位于右肾区，大小约3.0cm×3.2cm，有强化。患者平素无腰骶部疼痛，无尿频、尿急、尿痛，无肉眼血尿，偶有阵发性头痛、心悸等不适，就诊于外院，考虑为右肾癌并腹膜后转移，但一直无病理明确诊断。自患者发现病变后，一直服用索拉非尼及中成药治疗。1个月前患者在当地医院复查CT，发现用索拉非尼6个月病变较前无明显改变，遂转来我院继续治疗，经MDT讨论，认为不能排除副神经节瘤，做相关功能检查，口服酚苄明4周再手术。患者停索拉非尼2周后，为做手术于2018年7月收入院。

　　既往史：既往有高血压病史，血压最高 200/120 mmHg，平时口服"苯磺酸氨氯地平、依那普利"药物治疗，目前血压控制平稳；有 2 型糖尿病病史，血糖最高 8 mmol/L，平素未用药，目前血糖控制在 5 ～ 6 mmol/L；有结节性甲状腺肿病史，一直未治疗。有脑垂体瘤切除手术史，有阑尾切除手术史，有子宫肌瘤切除手术史，有输血史。

　　体格检查：血压 170/120 mmHg，腹部可见陈旧手术瘢痕，余未见明显异常。

　　实验室检查：血儿茶酚胺：去甲肾上腺素 0.083 pmol/L，肾上腺素 0.027 pmol/L，多巴胺 0.093 pmol/L，均正常。

　　影像学检查：泌尿系 CTU：右肾见团块状软组织密度影，边界不清，其内见斑点状钙化，病变范围约 2.5 cm × 3.9 cm × 3.0 cm，增强扫描呈明显不均匀强化，病变向肾窦及肾周突出，肾动静脉被肿物包绕，管腔不均匀变窄，病变与下腔静脉分界不清。右肾实质另见片状低强化区。腹膜后见多发肿大淋巴结。左肾未见异常。诊断考虑：右肾占位，考虑癌，累及肾窦及右肾血管可能；多发淋巴结转移。

　　初步诊断：①右肾恶性肿瘤并多发淋巴结转移；② 2 型糖尿病；③高血压 3 级；④结节性甲状腺肿；⑤脑垂体瘤切除术后；⑥阑尾切除术后；⑦子宫肌瘤切除术后（图 1-17 ～图 1-20）。

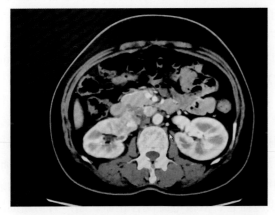

图 1-17　右肾见团块状软组织密度影，病变范围约 2.5 cm × 3.9 cm × 3.0 cm（水平位）

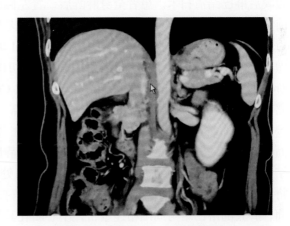

图 1-18　右侧肾门占位（冠状位）

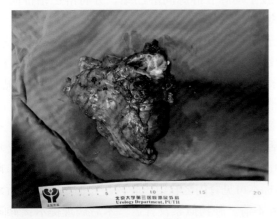

图 1-19　术后大体标本

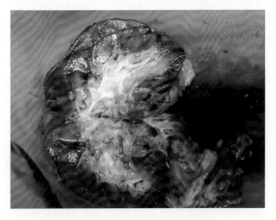

图 1-20　切开标本后可见肿瘤

【临床决策分析】

　　诊断：患者 B 超查体发现右侧肾及腹膜后占位，合并高血压，CT 见右侧肾门团块状密度影，肾门周围多发肿大淋巴结，肾肿瘤与腹膜后肿瘤增强与排泄期密度基本相同，外院考虑肾癌合并淋巴结转移，以索拉非尼进行新辅助治疗6个月，但肿物无缩小趋势。我们在术前第一次MDT（包括放射科腹部组教授）讨论时，也考虑右侧肾门恶性肿瘤可能性大，伴淋巴结转移，但患者血压升高，少数医师认为要警惕右侧肾门多发副神经节瘤可能，故首先进行了血儿茶酚胺的检查，结果回报并未发现特殊异常。我们再次进行了术前MDT讨论，多数人仍考虑右侧肾癌伴淋巴结转移可能性大，不除外肾门副神经节瘤。

治疗：决定行右肾根治性切除+肾门淋巴结清扫。虽已经进行了血儿茶酚胺的检查，结果正常，但由于不能完全除外副神经节瘤，还是进行了酚苄明的药物准备1个月，前2周每日2次，每次10 mg，后2周每日2次，每次20 mg，血压控制良好，出现了鼻塞症状，体重增加3 kg。有手术指征，但肿物包绕右侧肾门，手术难度大，术中可先将肾门周围淋巴结清扫后再寻找肾动静脉，淋巴结与腔静脉关系密切，必要时部分阻断腔静脉，有切除部分腔静脉壁可能。术中注意血压情况，备好ICU，充足备血，术前严格控制血压。若术后病理为肾癌伴淋巴结转移，5年存活率约18%，可继续行靶向药物辅助治疗，充分向家属解释病情。

【治疗过程】

经积极术前准备，血压控制良好后，予患者全麻下行后腹腔镜右侧肾根治性切除术、肾门及腹膜后淋巴结清扫术。患者全身麻醉后，置左侧卧位，升高腰桥，常规消毒铺巾。于右侧腰大肌前缘12肋缘下做向下纵行切口2 cm，分开肌肉和腰背筋膜，钝性分离至后腹腔，手指分离扩张后腹腔空间，置入扩张气囊，注入空气500 ml扩张5分钟，再在腋前线肋缘下和腋中线髂嵴上做另外两个小切口，于腰大肌前缘12肋缘下切口置入12 mm Trocar，于腋前线切口置入12 mm Trocar，于髂嵴上切口置入11 mm Trocar建立CO_2气腹，气腹压力维持于12 mmHg。另在右侧髂前上棘内上5 cm置入5 mm Trocar辅助暴露。沿右侧腰大肌前缘用超声刀切开侧椎筋膜，沿腰大肌表面将肾背侧Gerota筋膜后层游离，在肾下极处游离腔静脉及右侧输尿管，沿腔静脉表面向肾门方向游离，见肾门处、腔静脉旁、腔静脉与腹主动脉间、左侧肾静脉下方多发肿大淋巴结，且融合成团，包绕右侧肾动静脉，在肾门处无法游离出肾动静脉。在腔静脉表面继续游离，将肿瘤自腔静脉表面小心分离下来，并逐步清扫腔静脉与腹主动脉间淋巴结，至腹主动脉的表面，肿大的淋巴结与周围粘连紧密，小心断扎其供应血管，双极电凝配合止血。超声刀切断周围淋巴管，沿腹主动脉表面游离至右侧肾动脉开口处，逐渐游离出右侧肾动脉，肾动脉为1支，放置三重Hem-o-lok夹闭后切断。沿腔静脉表面继续向上游离至左侧肾静脉汇入腔静脉处，并游离出左侧肾静脉，整块清扫右侧肾门下方淋巴结、腹主动脉腔静脉间淋巴结，并将淋巴结推向内侧、接近右侧肾静脉入口处。沿肾脂肪囊表面游离，肾与周围组织粘连紧密，分离困难，钛夹夹闭周围小血管与出血点。肾下极处游离出输尿管至肾下极7 cm左右上钛夹后切断。探查肾上腺区无异常，保留肾上腺。整个肾完全游离后，继续游离肾门上方腔静脉、腔静脉的腹侧，至可成功将腔镜下的侧壁钳置入并部分阻断右侧肾静脉根部周围的腔静脉。阻断确切后，在右侧肾静脉汇入腔静脉处剪开腔静脉，切除部分腔静脉后完整切除右侧肾并整块清扫周围淋巴结。以4-0血管缝线缝合腔静脉切口，解除阻断后，切口稍有渗血，用可吸收止血纱布压迫。将标本完整放入标本袋中。扩大切口将肾取出。检查手术区域无活动出血，放置肾周引流管，清点纱布、器械无误，关闭切口，手术结束。术中出血50 ml。术中血压无明显波动。术后血压平稳。

术后病理诊断：肾门部副神经节瘤。术后大体标本可见肾门区软组织肿物，大小6 cm×4 cm×3 cm，切面灰黄褐色，实性质韧，与周围组织分界不清。肿物似累及肾盂。术后病理提示：肾门部副神经节瘤（paraganglioma），核分裂象易见，可见肿瘤侵犯血管壁及神经，并累及肾实质。输尿管及血管断端未见肿瘤组织。下腔静脉与腹主动脉间淋巴结可见肿瘤累及。下腔静脉旁淋巴结未见肿瘤累及。

【预后】

患者术后第5天拔除右侧肾周引流管后出院。术后随访至2023年1月，一般情况良好，至今未见明显肿瘤复发及转移，血压较前明显好转。

【经验与体会】

1. 肾门部副神经节瘤的诊断与术前准备：本例患者肿物位于肾门区，术前在外院及在我院术前讨论过程中，大多数教授均倾向于右侧肾癌伴淋巴结转移，侵犯腔静脉可能，但我们考虑到了右侧肾门多发副神经节瘤的可能性，积极进行了血儿茶酚胺的检测，并进行了严格的酚苄明药物准备，所以手术过程中及术后并没有出现剧烈的血压波动。术前积极的药物准备为手术的平稳进行提供了坚实的基础。

2. 肾门部副神经节瘤的影像学表现：肾门部副神经节瘤行 B 超及 CT 检查容易发现，但难以确诊，即使进行内分泌学检查，也有一定的阴性率，以致术前准备不足及麻醉过程不平稳。因此对影像学检查提示腹腔大血管旁实性或囊性肿块合并高血压或代谢方面的改变，而无甲亢或糖尿病的其他症状者，要警惕副神经节瘤。本例患者术前疑诊为肾恶性肿瘤伴淋巴结转移。可见有时肾门部副神经节瘤与肾癌较难进行鉴别诊断。典型的副神经节瘤的 CT 表现可以反映肿瘤内部的组织学特征（如出血、坏死、囊性变和钙化等），其影像学特点包括：①大多数瘤体直径＞3 cm，呈圆形或类圆形，边界清楚。②由于肿瘤供血不均，易出现变性，瘤内坏死、出血、钙化和囊性变等较常见，表现为密度不均性软组织肿块。增强后病灶内部组织密度差异显示更清楚。③增强后病灶强化显著，部分区域强化程度与血管强化接近。

3. 肾门部副神经节瘤的围术期处理：本例患者 CT 表现缺乏典型性，肿瘤与右肾边界不清；病变向肾窦及肾周突出；肾动静脉被肿物包绕；病变与下腔静脉分界不清；腹膜后见多发肿大淋巴结。属于难以确诊的类型。定性诊断主要依据尿 VMA 和血尿儿茶酚胺的检测。术前降压、扩容、纠正心律失常极其重要，是减少围术期死亡率的根本措施。术中按层次从周边向内逐渐解剖游离瘤体。保护好大血管。术中为维持生命体征平稳，应特别注意切除肿瘤时尽可能避免挤压，以免瘤体释放儿茶酚胺诱发高血压危象，肿瘤切除后注意低血压的出现。

4. 肾门部副神经节瘤的外科治疗要点：副神经节瘤对放疗、化疗均不敏感。一期手术彻底切除肿瘤是首选且最有效的治疗方法。而术前准备和围术期处理是手术成功的关键。术前应充分考虑到手术切除时可能遇到的困难，准备血管阻断和吻合器械、特殊缝线等，必要时需多学科协作。本例患者肾门部副神经节瘤具有恶性肿瘤特点。术中发现肿瘤侵犯下腔静脉血管壁，需要进行下腔静脉阻断后切除受侵的血管壁。本例患者术中右侧肾静脉难以游离，肿物部分侵犯腔静脉，我们采取了侧壁钳部分阻断腔静脉后行部分腔静脉切除的办法，成功完整地切除了肿物，为减少术后复发打下了良好的基础。这需要术者有丰富的腹腔镜技术及血管缝合经验。其操作方式类似处理肾癌伴下腔静脉癌栓。副神经节瘤有复发和转移的倾向，术后对患者应终生随访。

【小结】

不典型的肾门部副神经节瘤容易与肾癌相混淆。对影像学检查提示腹腔大血管旁实性或囊性肿块合并高血压或代谢方面改变者，要警惕副神经节瘤。术前应进行严格的药物扩容准备。一期手术彻底切除肿瘤是首选且最有效的治疗方法。

（刘　苗　张洪宪 编；马潞林 审）

》参考文献

[1] Wu Wu-Sheng，Li Shao-Lin，Huang Kai-Bin. Malignant paraganglioma originating from the kidney：a case report and literature review [J]．Journal of Southern Medical University，2011，31（7）：1111-1113.

[2] Singh G，Lee RE，Brooks DH. Primary pulmonary paraganglioma. Report of a case and review of the literature [J]．Cancer，1977，40（5）：2286-2289.

第七节　肾上腺结核一例

❗ 导读

　　肾上腺结核属于泌尿系结核中较少见的临床疾病，大多继发于肺结核，以双侧同时发病多见，单侧发病罕见。影像学上与肾上腺肿瘤鉴别相对困难，故原发性单侧肾上腺结核在临床上易误诊为肾上腺肿瘤。本节介绍本院收治的 1 例原发性单侧肾上腺结核的患者，以增加该病的诊治经验。

【病例简介】

　　患者男性，50 岁。主因"查体发现双侧肾上腺增粗 5 年，左侧肾上腺区肿物 2 周"就诊。患者于 5 年前在当地医院查体行彩超发现双侧肾上腺增粗，一直未治疗，定期复查。4 个月前患者在我院复查肾上腺增强 CT 提示"双侧肾上腺病变，增生（？）"。2 周前患者在外院复查 CT 发现左侧肾上腺区有一占位，后转来我院，进一步行增强 CT 提示"左肾上腺占位，较前明显增大，考虑恶性，皮质腺癌（？）右肾上腺病变，形态大致同前，强化较前明显，占位待排除，双肾多发小囊肿，胰尾部囊肿"。患者平时无明显肥胖、痤疮、情绪异常、多饮多尿多食；无四肢无力、肢端麻木、心悸、血压升高、头痛、出汗发作、恶心、呕吐、视物模糊等不适。体重较前无明显改变。

　　既往史：4 个月前诊断为结核性胸膜炎，规律抗结核治疗。2 型糖尿病病史 4 年。

　　体格检查：未见明显异常。

　　实验室检查：皮质醇节律测定、ACTH 检查、立卧位 RAAS 试验、儿茶酚胺等激素测定，未发现明显异常。

　　影像学检查：左侧肾上腺见团块状软组织密度影，大小约 5.0 cm×4.9 cm×6.4 cm，边界较清，增强扫描明显不均匀强化。右肾上腺不规则增粗，密度均匀，增强扫描不均强化。双侧肾实质见多发类圆形低密度影，增强扫描未见明显强化。影像学诊断考虑左肾上腺占位，考虑恶性、皮质腺癌（？）、双肾囊肿。PET-CT：左侧肾上腺高代谢肿物，肾上腺结核可能。

　　初步诊断：①左侧肾上腺肿物；②右侧肾上腺增粗；③双肾囊肿；④结核性胸膜炎；⑤ 2 型糖尿病（图 1-21 ～图 1-24）。

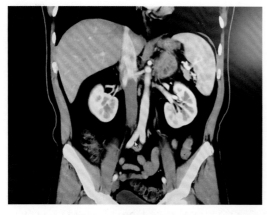

图 1-21　左侧肾上腺肿物

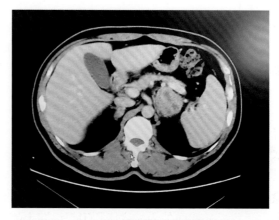

图 1-22　右侧肾上腺增粗

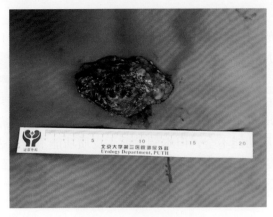

图 1-23　术后大体标本

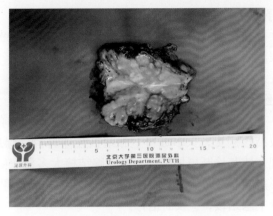

图 1-24　切开标本后可见干酪性坏死

【临床决策分析】

诊断：由于肾上腺结核发病隐匿，病程进展缓慢，患者往往无明显临床症状及体征，极容易被误诊为肾上腺肿瘤，从而影响疾病的治疗方案及时机。目前国内外文献对于该疾病尚无明确的统一诊断标准，但可以通过详细了解患者既往史，如有无结核病史或接触史、积极寻找肾上腺外的结核病灶来避免肾上腺功能减低或肾上腺危象的发生。肾上腺结核的诊断 CT 优于 B 超，早期 CT 可见双侧肾上腺肿大，形成密度均匀或不均匀肿块，增强 CT 可见肿块环形强化，中晚期 CT 表现为肾上腺萎缩并钙化。本例术前诊断具有一定困难，左侧肾上腺病变在患者诊断结核性胸膜炎后规律抗结核治疗的情况下仍快速增大，无明显肾上腺皮质功能不全的表现和检验特征，虽然 PET-CT 对左侧肾上腺结核的诊断有所提示，仍容易误认为左侧肾上腺的病变为恶性肿瘤，造成漏诊、误诊。我们在术前评估时就主要考虑左侧肾上腺病变为恶性肿瘤，故直接建议行左侧肾上腺肿物切除术。肾上腺结核还需与其他肾上腺占位病变进行鉴别：①嗜铬细胞瘤，主要症状为阵发性高血压、心悸、头痛、出汗、面色苍白以及精神神经症状，可以通过血、尿儿茶酚胺以及其分解产物进行定性诊断，还可借助 CT 表现的病变明显增强辅助诊断；②肾上腺皮质癌，患者存在两个发病高峰，即 < 5 岁的儿童和 40 ~ 60 岁的成人，单侧多见，左侧多于右侧，生长迅速，恶性程度高，早期可出现转移，多累及肾门、腹主动脉旁及腹膜后淋巴结，远处可转移至肺及其他脏器，骨转移不常见，增强 CT 可见肿块明显强化；③肾上腺转移癌，本身多无临床症状，多表现为原发肿瘤的临床特征，只有肿瘤侵及 90% 以上的双侧肾上腺时，才产生皮质激素不足的情况，平扫 CT 可见肾上腺区实质性肿块，增强后常有部分强化改变，大部分肾上腺转移癌原发于肺癌、乳腺癌，还有少部分原发于黑色素瘤、结肠癌、肾细胞癌、淋巴癌，因此，要排除肾上腺转移癌的诊断，应仔细询问患者是否还存在其他部位的原发肿瘤。

治疗：一旦确诊为肾上腺结核，应及时治疗。治疗主要方法为抗结核药物治疗，药物治疗效果不理想的情况下可考虑外科手术干预。

【治疗过程】

本例患者术前高度可疑左侧肾上腺恶性肿瘤，故患者于 2018 年 8 月行全麻下后腹腔镜左侧肾上腺肿物切除术、左侧肾上腺区引流术。术中发现肿物来源于左侧肾上腺，左侧肾上腺结构基本消失，肿瘤大小约 6 cm×5 cm，游离肾上腺及肿瘤，与周围组织粘连紧密，分离极其困难。供应肿瘤的血管较丰富，主要血供来自腹主动脉和左侧肾动脉，逐步游离肿瘤后将其完整切除，肾上腺几乎全部切除，手术结束时患者情况良好。出血量 150 ml，术中未输血。切下手术标本后切开可见明显的干酪样坏死组织，取干酪样组织送结核分枝杆菌 DNA 序列测定呈阳性。术后病理提示左侧肾上腺结核。患者术后仍无明显肾上腺皮质激素不足的临床表现，但在内分泌科随诊过程中检测肾上腺皮质激素水平下降，一直口服糖皮质激素治疗。

【预后】

患者术后随访至今一般情况良好，术后继续抗结核治疗 1 年，持续口服糖皮质激素治疗，口服泼尼松 5 mg 每日 1 次。末次随访至 2023 年 1 月，患者仍然存活，左侧肾上腺区未见肿物复发，右侧肾上腺增粗情况较前好转。

【经验与体会】

1. 肾上腺结核的诊断：肾上腺结核的术前诊断仍存在一定的困难，应仔细询问有无其他部位结核病史，大多数肾上腺结核会伴有肾上腺皮质功能不全，但本例术前无皮质功能不全的表现，使其诊断更加困难。肾上腺结核大多数双侧发病，增强 CT 扫描呈明显强化，中间坏死组织形成时呈环形强化，PET-CT 可提示明显高代谢病灶，本例患者术前就有相应表现。一旦确诊为肾上腺结核，应及时治疗。

2. 肾上腺结核的药物治疗：治疗主要方法为药物治疗和外科手术干预。药物治疗主要包括早期、规律、全程、适量、联合抗结核及长期激素替代疗法。有文献报道，经过长期规律抗结核治疗后，患者的肾上腺功能并未获得明显的改善，仍需长期激素替代治疗，这提示结核侵犯肾上腺造成的损伤是不可逆的，因此也进一步说明早诊断、早治疗的必要性。

3. 肾上腺结核的手术治疗：近些年，随着腹腔镜技术的飞速发展，腹腔镜下肾上腺结核切除逐渐替代了开放性肾上腺结核切除术。围术期辅以激素替代疗法可防止肾上腺危象的发生，然后减量，逐渐改为口服。虽然肾上腺结核为良性病变，但术后也应严密随访观察及规律抗结核治疗，随诊的项目包括：全腹 + 胸部 CT 平扫 + 增强，密切监测血压、心率、血浆皮质醇、红细胞沉降率（血沉）、电解质及儿茶酚胺水平。本例患者术前在规律抗结核治疗的情况下仍出现左侧肾上腺病灶的快速增长，考虑与病变区域结核分枝杆菌负荷较大、药物无法抑制病变发展有关，手术切除后继续抗结核治疗，效果较前好转。术后随访至今左侧肾上腺区未见明显异常，右侧病变明显缩小，手术疗效明显。

【小结】

肾上腺结核系一种较为少见的良性病变，早期多无临床症状，一般通过体检发现或诊疗其他疾病时发现，临床上容易误诊，抗结核治疗效果不佳的情况下行腹腔镜下肾上腺切除术为主要治疗方法。虽然预后较好，但是术后也应定期进行随访，规律抗结核和补充糖皮质激素治疗。

（刘　苗　张洪宪 编；马潞林 审）

参考文献

[1] Upadhyay J，Sudhindra P，Abraham G，et al. Tuberculosis of the adrenal gland：a case report and review of the literature of infections of the adrenal gland [J]．Int J Endocrinol，2014，2014：876037.

[2] Kim YY，Park SY，Oh YT，et al. Adrenal tuberculosis mimicking a malignancy by direct hepatic invasion：emphasis on adrenohepatic fusion as the potential route [J]．Clin Imaging，2015，39（5）：911-913.

[3] 刘彪，李雪萍．肾上腺结核致 Addison 病的 CT 表现及其与临床病程的关系 [J]．临床放射学杂志，2012，31（9）：1302-1305.

第八节　下腔静脉平滑肌肉瘤一例

 导读

　　下腔静脉平滑肌肉瘤（leiomyosarcoma of inferior vena cava，IVCLMS）是极为罕见的来源于下腔静脉壁平滑肌层的恶性肿瘤，占软组织肉瘤发病人数的 2% 以下，国内外文献对此报道也不足 300 例。患者可有右上腹或腰背部疼痛不适的局部症状或下肢水肿或感觉异常、呼吸困难等静脉回流受阻的表现。此病起病隐匿，临床表现不典型，且下腔静脉毗邻结构复杂，影像学易混淆，术前诊断准确率较低，因此临床诊疗决策往往比较困难。本节结合 2018 年一例来源于腔静脉壁的平滑肌肉瘤的患者的临床诊疗过程对该疾病进行分析，希望为今后该病的诊治决策提供参考，同时展示此例患者的初步预后。

【病例简介】

　　患者女性，33 岁，主因"间断性右上腹疼痛 1 年余，发现右侧肾上腺区占位 1 个月"入院。

　　患者于 2017 年春天无明显诱因出现间断发作的右上腹绞痛，发作时伴有恶心、呕吐、头痛、心悸等，当地医院初诊疑肠痉挛，予解痉治疗后稍缓解。2018 年 7 月入我院，1 个月前病情加重，疼痛剧烈且发作频繁，当地医院行上腹部 MRI 平扫提示"右侧腹膜后占位，考虑肾上腺来源，嗜铬细胞瘤（？）"。为求进一步治疗患者入我院。患者发病以来，神志清醒，睡眠、食欲正常，无四肢乏力、肢端麻木、血压升高、视物模糊等，无明显肥胖、痤疮、情绪异常、多饮多尿多食，二便正常，体重无明显变化。

　　既往史：既往乙肝病史。否认高血压、心脏病、糖尿病等基础疾病。

　　体格检查：脉搏 80 次 / 分，血压 115/73 mmHg，神清语利，精神可，心肺查体无异常，腹平软，双肾区平坦无隆起，未触及肿物，无压痛或叩击痛。双侧输尿管走行区、膀胱区平坦，无肿物或压痛。

　　实验室检查：肾功能：Cr 52 μmol/L。血儿茶酚胺检测：去甲肾上腺素 1.625 pmol/ml，肾上腺素 0.087 pmol/ml，多巴胺 0.039 pmol/ml。24 小时尿：VMA 2.6 mg/L。皮质醇测定：14.5 μg/dl（6：00），7.7 μg/dl（16：00），2.8 μg/dl（00：00）。促肾上腺皮质激素 15.6 pg/ml。卧、立位 RAAS 激素检测均未见明显异常。性激素筛查未见明显异常。

　　影像学检查：外院上腹部 MRI 平扫：右侧腹膜后占位，考虑肾上腺来源，嗜铬细胞瘤（？）。腹部 CT（增强）- 肾上腺（图 1-25）：右侧肾上腺区见软组织团块影，大小约 3.6 cm×3.4 cm×5.8 cm，边界清楚，密度不均，内见较低密度区，增强扫描呈明显不均匀强化。病灶推挤下腔静脉向前移位，与之分界不清，右侧肾上腺受压移位，并与右侧肾上腺分界不清。左侧肾上腺未见明显异常。腹膜后未见明显肿大淋巴结，未见积液征。右肾上腺区占位——性质待定，腺癌（？）、嗜铬细胞瘤（？）、其他（？）。

　　初步诊断：右肾上腺区占位，乙型肝炎（病原携带者）。

【临床决策分析】

　　患者为青年女性，间断出现右上腹痛伴头痛、心悸等症状，体格检查未见明显异常，结合影像学检查见右侧肾上腺区占位且不均匀强化，推挤下腔静脉和右侧肾上腺，与右侧肾上腺界限不清，根据影像学检查术前首先不除外嗜铬细胞瘤或肾上腺区的副神经节瘤，虽患者无明显高血压，但第一次收住院仍然进行了严格的肾上腺功能检查，而血儿茶酚胺、尿 VMA 均未见异常。即使如此，仍需警惕无典型表现的嗜铬细胞瘤或静默型嗜铬细胞瘤，故在术前进行了酚苄明药物扩容准备 3 周。因肿瘤位于肾上腺区，体积较大，呈浸润性生长侵犯肾上腺、腔静脉及周围组

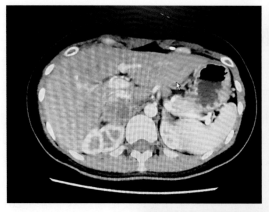
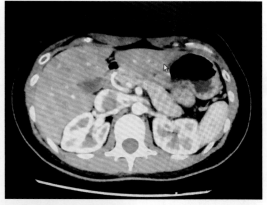
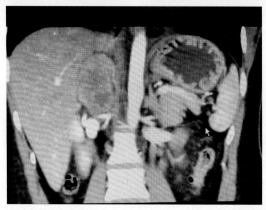

图 1-25　术前 CT 示右肾上腺区占位，增强见不均匀强化

织，肿物在 CT 强化时有增强，但强化程度和典型的嗜铬细胞瘤比确实较弱，且形态略不规则，术前同样不能排除来源于肾上腺皮质的皮质腺癌，但患者皮质激素功能检查和性激素检查均未见异常，需术后病理进一步明确。同时患者有右上腹痛、恶心呕吐等非典型症状，腹膜后肿物的组织来源较复杂，上述影像学表现的肿物也应想到肉瘤的可能性，但在诊疗过程中确实没有精确地考虑到下腔静脉来源的平滑肌肉瘤。综上，在术前认为该患者肾上腺区占位诊断明确，嗜铬细胞瘤、皮质腺癌和肉瘤的可能性均存在，故决定行后腹腔镜肾上腺区探查、肿物切除术。肿瘤与下腔静脉、肾静脉、肾动脉关系密切，若术中因粘连或解剖困难，可能损伤血管造成大出血。肿瘤推挤肾上腺结构难以分清，有切除肾上腺可能。若为嗜铬细胞瘤，可能术中血压突然升高，出现心脑血管意外。病情复杂，风险高，需向患者及家属充分解释病情。

【治疗过程】

第一次住院详细检查肾上腺功能，出院后严格进行酚苄明药物扩容治疗约 3 周，再次收入院完善常规术前准备，评估手术耐受性良好，无绝对手术禁忌，于全身麻醉下行后腹腔镜右肾上腺区肿物切除术。术中发现右肾动脉发出数支小血管供应肿瘤，但肿物与肾界限清晰，肾区未见异常。当术者探查至右肾上腺及肿物时，发现肿物挤压肾上腺严重，但两者之间存在间隙（图 1-26），故判断肿物并非来源于肾上腺。此后术者完全游离右侧肾上极，进一步游离肾上腺及肿瘤时发现与周围组织粘连紧密而分离困难，故用 Hem-o-lok 夹闭血管后切除部分右侧肾上腺。同时术中发现肿物严重侵犯下腔静脉且内侧与下腔静脉难以分离，将肿物外侧、背侧和上方均充分游离后，采用腔镜下侧壁钳部分阻断下腔静脉，然后切除肿瘤侵犯的下腔静脉（图 1-26），将肿瘤完整切除，大体标本及剖面如图 1-27 所示。由于肿物侵犯下腔静脉面积较大，切除肿物和部分下腔静脉壁后，剩余在侧壁钳右侧供缝合的腔静脉壁有限，为了避免缝合后腔静脉壁出血，采取了沿侧壁钳左侧进行"蛇形"缝合的技术。切除过程中患者血压无明显波动，术中出血 300 ml。

术后予常规抗炎、止血、补液治疗。术后病情平稳，术后第3天出现血红蛋白下降趋势，B超显示腹腔、腹膜后及盆腔积液，考虑腹膜后渗血，予输血、血浆及止血药物后缓解。术后12天出院。术后病理提示梭形细胞恶性肿瘤，形态及免疫组化支持平滑肌肉瘤，周边可见肾上腺组织，未见肿物累及。术后曾建议患者进行辅助放疗，但由于种种原因患者并未接受辅助放疗。

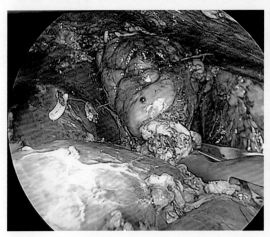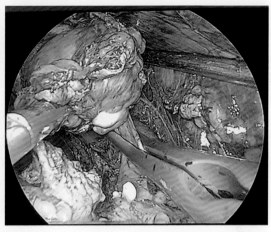

图1-26　肿物挤压肾上腺，但仍存间隙，粘连下腔静脉，考虑腔静脉来源，遂切除肿物及受侵腔静脉壁

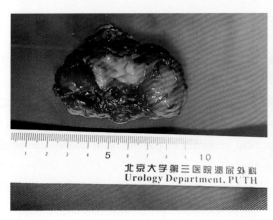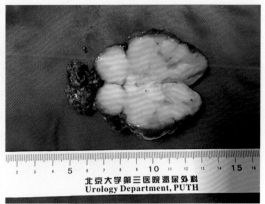

图1-27　肿物大体标本及剖面

【预后】

患者于2018年8月手术，术后定期复查，术后15个月时发现局部肿物复发，但无明显症状。2020年6月前往上海行质子重离子治疗，此后患者失访。

【经验与体会】

1. 原发于腹膜后的平滑肌肉瘤与腔静脉平滑肌肉瘤的鉴别：从该例患者诊治过程中看出腔静脉平滑肌肉瘤，尤其是原发灶位于肾静脉水平及以下的病例诊断非常困难，术前与原发于腹膜后的肿瘤基本无法鉴别。结合笔者经验与文献报道，有几点可供参考：①腹膜后平滑肌肉瘤可向前推挤下腔静脉，但两者存在潜在缝隙，而下腔静脉平滑肌肉瘤完全或部分包绕下腔静脉，难以分离。部分病例可借此在CT或MRI上分辨，但多数患者需通过术中探查及术后病理最终明确。②术前可超声检查下腔静脉壁的完整性。下腔静脉平滑肌肉瘤患者可因肿瘤侵蚀造成血管壁破坏，肿瘤血流信号复杂；而原发于腹膜后的平滑肌肉瘤患者的下腔静脉壁尚完整或有移位。可见术前超声检查对该病诊断鉴别有意义。另外，向腔静脉腔内生长的平滑肌肉瘤需要与血栓或者其他恶性肿瘤形成的腔静脉癌栓进行鉴别。血栓因其本身并无血流，故在影像学上无强化。而肾癌或肾上腺等原发的恶性肿瘤形成的癌栓，多自原发肿瘤延伸而来。

2. 下腔静脉平滑肌肉瘤的治疗要点：结合文献报道，手术切除仍是目前治疗该病最主要的方法，病灶切除范围与疾病预后有显著的关系，放化疗效果尚有争议。术中发现腔静脉平滑肌肉瘤者应切除受侵的腔静脉及周围组织，后进行下腔静脉修补，切除范围大者应行人工血管置换。对于上段下腔静脉受侵病例，手术难度大，可根据需要进行体外循环或人造血管移植，部分病例可能需行自体肝移植。中下段下腔静脉受侵累及右肾静脉的患者，需切除右肾静脉或右肾，保留右肾者须行血管重建；累及左生殖静脉内侧左肾静脉者，因左肾侧支循环丰富而不需重建血管。该病预后较差，平均 5 年生存率约为 36%，易复发。科学设计手术方案、彻底切除病灶对该病治疗有重要意义。

【小结】

下腔静脉平滑肌肉瘤属于少见病，起病隐匿，症状体征与原发灶位置相关，恶性程度高，且影像学检查（尤其下腔静脉中、上段病灶）发现及鉴别非常困难，多数需术中及术后病理明确。该病预后较差，充分切除病灶、重建血管是治疗的关键。

（王　凯　张洪宪 编；马潞林 审）

参考文献

[1] Sulpice L，Rayar M，Levi Sandri GB，et al. Leiomyosarcoma of the inferior vena cava [J]. J Visc Surg，2016，153（3）：161-165.

[2] 姜宏志，毕明君，鞠海珍. 下腔静脉平滑肌肉瘤1例 [J]. 中国现代普通外科进展，2007，10（4）：181-182.

[3] 郑伟，李荣，王忠臣，等. 下腔静脉平滑肌肉瘤的诊断及外科治疗 [J]. 中国实用外科杂志，2007，27（4）：281-283.

[4] Stilidi IS，Abgaryan MG，Kalinin AE，et al.Surgical treatment of patients with leiomyosarcoma of inferior vena cava [J]. Khirurgiia，2017，10：4-12.

第九节　陈旧性脑梗死不停用抗血小板药物行腹腔镜巨大嗜铬细胞瘤切除术一例

导读

巨大嗜铬细胞瘤血供丰富，与周边关系密切，位置较深，空间占位效应明显，手术难度相对较高。很多肿瘤患者因合并血管性疾病需长期进行抗血小板治疗，其中部分患者术前可能无法停用抗血小板药物，这可能会增加手术难度。当临床中遇到不能停用抗血小板药物的巨大嗜铬细胞瘤患者时，如何进行诊疗决策往往比较困难。通过对一例 2018 年患者的诊疗过程的分析，希望对以后类似疾病的诊治提供一定的帮助。

【病例简介】

患者女性，54 岁，主因"发现左肾上腺肿物 2 年"入院。

患者 2 年前体检发现左侧肾上腺肿物，直径约 5 cm，无明显肥胖、痤疮、情绪异常、多饮多食多尿，无四肢无力、肢端麻木、心悸、恶心、呕吐、视物模糊等不适，未予以重视。1 个月前就诊于当地医院，腹部增强 CT 提示左侧肾上腺肿物，密度不均匀，增强扫描显著强化，后就诊于我院，完善肾上腺功能及肾上腺增强 CT，考虑"左侧肾上腺肿物，嗜铬细胞瘤可能"，遂予以酚苄明口服控制血压 4 周。后为行手术治疗于 2018 年 5 月收入我科。发病以来，睡眠食欲正常，二便如常，体重无明显变化。

既往史：高血压 6 年，最高血压 180/100 mmHg，口服苯磺酸左旋氨氯地平（施慧达），血压控制在 140/80 mmHg，但血压波动大。糖尿病 5 年，皮下胰岛素注射控制。2 年前曾发生脑梗死，目前有右侧肢体活动不利、饮水呛咳、言语不利等后遗症，生活不能自理，长期口服阿司匹林 100 mg/d。

体格检查：血压 136/79 mmHg，神清，精神可，心肺查体未及明显异常，腹平软，全腹无明显压痛、反跳痛，肠鸣音正常，双侧肾区无叩痛，双侧下肢无水肿。

实验室检查：血常规：HGB 121 g/L；肾功能：Cr 54 μmol/L；凝血功能：凝血酶原时间 10.6 s，凝血酶原活动度 101%，国际标准化比值 0.99，纤维蛋白原 2.92 g/L，活化部分凝血活酶时间 28.1 s，APTT 比率 0.81，凝血酶时间 14.6 s；促肾上腺皮质激素 72.9 pg/ml；24 小时尿 VMA 37 mg/24 h（3- 甲氧基 -4- 羟基苦杏仁酸，正常值 1.9 ~ 13.6 mg/24 h）。血儿茶酚胺：去甲肾上腺素 8.228 pmol/ml（正常值 0.51 ~ 3.26 pmol/ml）。

影像学检查：颈动脉、椎动脉、锁骨下动脉 B 超：双侧颈动脉内中膜增厚，右锁骨下动脉粥样硬化斑块形成。腹部增强 CT（肾上腺）（图 1-28）：左侧肾上腺正常形态消失，见巨大块状软组织密度影，大小约 5.5 cm × 5.4 cm × 10 cm，病变密度不均匀，其内见多发低密度灶，病变边界清晰，与邻近组织分界清楚，邻近左肾受压，增强扫描呈明显不均匀强化，见多发无强化低密度区。右侧肾上腺未见明显异常。腹膜后可疑稍大淋巴结。右下腹可见团块状软组织密度影。考虑：左侧肾上腺占位，嗜铬细胞瘤（？）。颅脑 MRI 平扫：多发腔隙性脑梗死，左侧侧脑室旁至基底节区软化灶，脑白质脱髓鞘，脑多发微出血灶。

初步诊断：左侧肾上腺肿物，嗜铬细胞瘤可能，陈旧性脑梗死，高血压 3 级，2 型糖尿病。

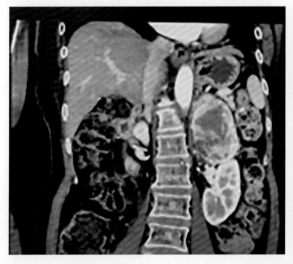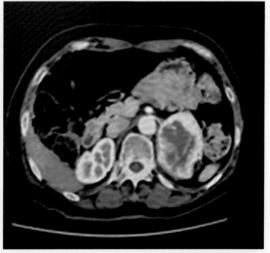

图 1-28 CT 增强提示左侧肾上腺见巨大块状软组织密度影，大小约 5.5 cm × 5.4 cm × 10 cm，病变密度不均匀，其内见多发低密度灶，病变边界清晰，与邻近组织分界清楚，邻近左肾受压，增强扫描呈明显不均匀强化，见多发无强化低密度区

【临床决策分析】

患者为中年女性，慢性起病，检查发现左肾上腺肿物，平素患有高血压，口服降压药物控制

不佳。CT 示左侧肾上腺肿瘤明显强化，VMA 比正常值高了近 2 倍，虽然去甲肾上腺素高于正常值不到 2 倍，但是综合考虑嗜铬细胞瘤可能性大。

患者术前已口服酚苄明 4 周，目前有鼻塞症状，体重略有增加，目前药物准备充分。患者既往患有脑梗死，遗留严重后遗症，目前生活不能自理，经多学科会诊，综合考虑脑血管情况差，认为患者目前不能停用抗血小板药物，结合文献报道及我科经验，为了尽量减少脑血管并发症，考虑不停用抗血小板药物。患者平素血压控制不佳，左侧肾上腺嗜铬细胞瘤诊断明确，手术切除左侧肾上腺肿物有绝对的手术指征，遂决定对该患者行后腹腔镜下左侧巨大嗜铬细胞瘤切除术。术前口服酚苄明进行充分的扩容准备，仔细研究患者影像学检查，制定合理的手术方案。患者肿物体积巨大，从影像学上可以看出，肿物与左肾、脾、结肠、主动脉等邻近脏器的关系密切，术中可能因为粘连或暴露困难，造成大出血或邻近脏器损伤的风险。术中应尽量仔细分离，必要时可中转开放手术。嗜铬细胞瘤血供丰富，且不停用抗血小板药物，以免进一步加重脑梗死，术中一定注意仔细止血，术后密切监测，注意引流量变化。

【治疗过程】

积极进行药物扩容后，患者在全身麻醉下行后腹腔镜左侧巨大嗜铬细胞瘤切除术，术中发现左肾动脉有数个小分支供应肿瘤，依次用 Hem-o-lok 将其夹闭后切断。之后游离出左肾上腺中央静脉，用 Hem-o-lok 夹闭后切断。继续游离发现肿物来源于肾上腺，肿瘤大小约 10 cm×6 cm，其与周围组织粘连紧密，分离困难，供应肿瘤的血管丰富，遂使用钛夹及 Hem-o-lok 夹闭后切断，较粗的血管使用 Hem-o-lok 夹闭后切断，逐步游离后将肿瘤完整切除（图 1-29，图 1-30），肾上腺断端使用 Hem-o-lok 夹闭止血。术中碰到血管时均用双极电凝凝闭后再切断。手术过程中血压控制平稳，未见明显波动，术中出血量为 80 ml，术中未输血。术后入住 ICU，予以抗感染、补充血容量等治疗，1 天后转回普通病房。术后引流管留置 5 天，引流量少，拔管后患者出院。术后病理提示左侧肾上腺嗜铬细胞瘤。

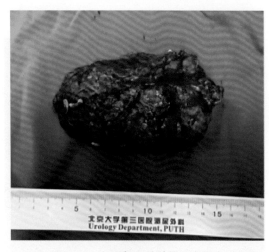

图 1-29　左侧肾上腺肿物手术标本

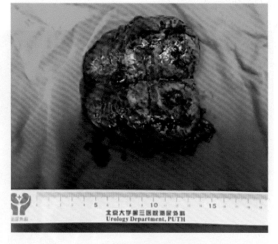

图 1-30　左侧肾上腺肿物标本切面

【预后】

患者自 2018 年术后定期复查，脑血管情况同前，未进一步进展，随访至 2021 年 6 月未见肿瘤复发，血压控制良好。此后患者未回我院复查。

【经验与体会】

1. 巨大嗜铬细胞瘤手术的安全性评价：一般将肿瘤直径大于 6 cm 的嗜铬细胞瘤定义为巨大嗜铬细胞瘤，因为嗜铬细胞瘤体积较大，血供较为丰富，周围毗邻关系复杂，与大血管及周围脏器较为邻近，且术中血流动力学变化较大，所以手术难度大、风险高。术前应该对肿瘤进行精确的定位，明确肿瘤的具体位置、大小、与周围脏器的关系、与周围大血管的关系等。由于肿瘤体积较大，分泌儿茶酚胺相对较多，术前应充分使用 α 受体阻滞剂进行扩容，控制血压。术中操作尽量轻柔。经过严密的术前分析和细致的手术操作，巨大嗜铬细胞瘤手术仍是安全可行的。

2. 巨大嗜铬细胞瘤手术方式的选择：在手术方式的选择上，首先术前应仔细地评估患者的影像学检查，进而评估手术的难易度。一般认为对于直径大于 6 cm 的嗜铬细胞瘤，其血供丰富，分离困难，手术操作复杂，手术风险大，原来认为后腹腔镜手术操作难度大，时间长，但根据我们近年的经验，只要术中充分游离肾，掌握好解剖层面，后腹腔镜手术仍然是安全可行的。近来的研究表明，对于嗜铬细胞瘤而言，腹腔镜手术和开放手术在手术的风险和并发症等方面没有差异；与开放手术相比，腹腔镜手术对瘤体的刺激较轻，术中血压波动幅度较小，且镜下视野更清晰，更容易寻找和处理肾上腺中央静脉，尽早控制儿茶酚胺进入血循环。Gill 和 Abboud 等的研究也认为肿瘤体积大小不能成为腹腔镜手术的禁忌。在手术入路上，相关研究发现，腹膜后途径较经腹途径有术后住院日短、术中出血量小及肠功能恢复快等优势。且腹膜后途径还可以较快进入手术区域，避免翻动肝，损伤肝的风险更小。虽然腹膜后腔的操作空间相对较小，但泌尿外科医师对于该途径相对熟悉，手术难度相对不大。所以，即使对于巨大嗜铬细胞瘤，后腹腔镜手术也是可行的。

3. 不停用抗血小板药物进行嗜铬细胞瘤手术的安全性评估：随着心脑血管疾病的高发，越来越多的手术患者常因为血管支架留置而需长期服用抗血小板药物。相关的研究认为对于部分血管支架置入术后的患者，术后一定时间内是不能停药的。目前主流观点认为维持抗血小板治疗1 年以上，提前停药会导致血管再发阻塞或其他相关并发症的发生。理论上，术前不停用抗血小板药物可能会导致手术失血量增加，甚至导致术后出血性并发症的风险增大。但对于肿瘤患者，肿瘤的治疗也是十分重要的，这种情况下就需要权衡利弊。既往文献曾报道对于前列腺癌根治术的患者，术前不停用阿司匹林不会对围术期结果和术后结果造成较大的影响。另外我们也查到肾癌根治和肾部分切除在不停用抗血小板药物的情况下安全进行手术的报道。手术切除是巨大嗜铬细胞瘤治疗的"金标准"，所以在情况允许的情况下尽量进行手术切除可以给患者带来最大获益。但手术与心脑血管保护及麻醉之间又存在很大的矛盾，不停用抗血小板药物可以明显提高心脑血管的安全性，降低麻醉风险。嗜铬细胞瘤本身就是一个血供相对丰富的肿物，手术出血风险相对较大，结合实际病例，我们认为只要术中精细操作，掌握好解剖层次，遇到血管提前用双极电凝凝闭，小心止血，不停用抗血小板药物的嗜铬细胞瘤切除术也是相对安全的。

【小结】

巨大嗜铬细胞瘤切除属于风险相对较高的手术，若患者术前不能停用抗血小板药物治疗，手术出血风险可能会增大。但是经过术前仔细分析影像学特点，严格进行药物扩容，术中仔细分离，该手术仍是安全可行的。

（洪　鹏　张洪宪　编；马潞林　审）

参考文献

[1] Bhat HS，Nair TB，Sukumar S，et al. Laparoscopic adrenalectomy is feasible for large adrenal masses > 6 cm [J]. Asian J Surg，2007，30（1）：52-56.

[2] Gil IS. The case for laparoscopic adrenalectomy [J]. J Urol，2001，166（2）：429-436.

[3] Abboud ER，Cofelt SB，Figueroa YG，et al. Integrin-linked kinase：a hypoxia-induced anti-apoptotic factor exploited by cancer cells [J]. Int J Oncol，2007，30（1）：113-122.

[4] Udell JA，Bonaca MP，Collet JP，et al. Long-term dual antiplatelet therapy for secondary prevention of cardiovascular events in the subgroup of patients with previous myocardial infarction：a collaborative meta-analysis of randomized trials［J］. Eur Heart J，2016，37（4）：390-399.

[5] Binhas M，Salomon L，Roudot-Thoraval F，et al. Radical prostatectomy with robot-assisted radical prostatectomy and laparoscopic radical prostatectomy under low-dose aspirin does not significantly increase blood loss［J］. Urology，2012，79（3）：591-595.

[6] Leyh-Bannurah SR，Hansen J，Isbarn H，et al. Open and robotic assisted radical retropubic prostatectomy in men with ongoing low-dose aspirin medication：revisiting an old paradigm？［J］BJU Int，2014，114（3）：396-403.

第十节　肾上腺区神经鞘瘤一例

！ 导 读

> 腹膜后间隙是指后腹膜与腹后壁之间的区域，上至横膈，下至盆膈，包括肾、输尿管、肾上腺、十二指肠、胰腺、腹膜后的血管、神经、淋巴管等。神经鞘瘤为少见的腹膜后肿瘤之一。由于腹膜后间隙由疏松组织构成，为肿瘤的生长延伸提供了较大的空间，且神经鞘瘤通常生长缓慢，生长至一定体积后才引起症状，发现时往往体积巨大，局部会与重要脏器粘连，给泌尿外科医生的手术带来了较大的挑战。另外，与嗜铬细胞瘤的鉴别常常依靠病理诊断。

【病例简介】

患者男性，34 岁，主因"发现腹膜后肿物 2 月余"入院。

患者入院 2 月余前无明显诱因出现腰背部疼痛，外院 CT 提示左侧腹膜后巨大占位，直径约 10 cm。2019 年 2 月到我院门诊检查 ACTH、肾素、血管紧张素、醛固酮、皮质醇、儿茶酚胺检测均无异常。增强 CT 提示左侧肾上腺区见较大软组织密度影，大小约 8.6 cm×6.5 cm×8.6 cm，密度不均匀，不均匀强化，不排除腹膜后嗜铬细胞瘤可能，口服盐酸酚苄明治疗 1 个月，于 2019 年 3 月入院手术。

既往史：外院行房间隔缺损修补术后 23 年；开胸后纵隔神经鞘瘤切除术后 13 年（第一次）和 9 年（第二次）；高血压病史 2 个月。

体格检查：体温 36.5 ℃，脉搏 80 次 / 分，呼吸 20 次 / 分，血压 146/78 mmHg，神志清，精神可，发育正常，浅表淋巴结无肿大，腹平软，无压痛、反跳痛，无肌紧张，无肠型及蠕动波，移动性浊音阴性，肠鸣音正常。左侧腹部可触及包块，长径约 8 cm，左侧肾区叩痛阳性。

实验室检查：肌酐 93 μmol/L（正常值：62 ～ 115 μmol/L）；ACTH、肾素、血管紧张素、醛固酮、皮质醇、儿茶酚胺检测均无异常。

影像学检查：增强 CT 提示左侧肾上腺区见较大软组织密度影，密度不均匀，不均匀强化，大小约 8.6 cm×6.5c m×8.6 cm，左侧膈肌内后侧脊柱旁见条状软组织密度影，与病变关系密切，病变下方包绕左肾动脉及肾静脉并致肾静脉局部变窄，左肾动脉、腹主动脉见小细动脉进入病变内。左侧睾丸静脉增粗。病变与左肾界限不清。影像学诊断：左侧腹膜后肿物，性质待定，嗜铬细胞瘤（？）神经鞘瘤（？）（图 1-31 ～图 1-32）。

初步诊断：左侧腹膜后肿物性质待查，嗜铬细胞瘤（？）神经鞘瘤（？）后纵隔神经鞘瘤切除术后、房间隔缺损修补术后、高血压。

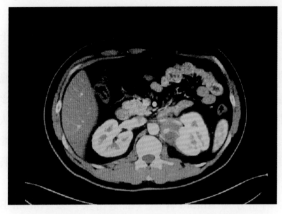

图1-31　左侧腹膜后肿物包绕肾门血管

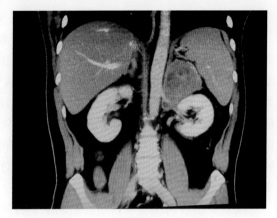

图1-32　左侧腹膜后巨大肿物

【临床决策分析】

诊断：患者男性，34岁，左侧腹膜后肿物性质待查，增强CT提示左侧肾上腺区见较大软组织密度影，大小约8.6 cm×6.5 cm×8.6 cm，密度不均匀，不均匀强化，患者既往两次行开胸后纵隔神经鞘瘤切除术，故考虑神经鞘瘤复发或再发可能，加上神经鞘瘤存在恶性可能，因此术中应尽量完整切除。实验室检查ACTH、肾素、血管紧张素、醛固酮、皮质醇、儿茶酚胺检测均无异常；CT显示肿瘤呈倒梨形，典型嗜铬细胞瘤是圆形或椭圆形，但是该肿瘤明显强化，多处坏死灶，考虑不能除外嗜铬细胞瘤可能性，所以术前口服盐酸酚苄明明1个月。术前诊断：①左侧肾上腺区神经鞘瘤可能性大；②嗜铬细胞瘤待排。

治疗：首选经后腹腔镜下切除肿瘤，该肿瘤包绕左侧肾动静脉，根据术中情况，必要时需要切除左肾，有开放手术的可能性；另外注意避免损伤脾、胰腺等周围脏器、血管。这些情况要充分告知家属，术前联系普外科会诊，备术中台上协助手术。

【治疗过程】

首先全身麻醉下行经后腹腔腹腔镜探查，发现腹膜后巨大肿物质地偏硬，明显压迫肾门血管，腹腔镜下发现粘连严重，无法游离暴露出肾动脉和肾静脉，渗血明显。按既定计划改行开放手术。做第11肋间切口，切口长约25 cm，探查肿瘤位于左侧腹膜后肾上腺区域，肿物大小约9 cm×8 cm，该肿物与周围组织，尤其是胰腺、肾粘连固定非常严重，分离困难，且该肿物包绕肾动脉和肾静脉，无法分离。肾与肿物之间无界限，按照术前向患者及患者家属交代的方案，将左肾及肾上腺肿物一并切除。该肿物与胰腺粘连严重，可疑侵犯胰腺，将胰腺表面组织部分切除，术中出血较多。大量无菌蒸馏水冲洗手术区域，充分止血后，予胰腺周围、肾周留置引流管各一根，关闭切口。术后出现发热、引流多、胰酶高，充分引流后好转。

术后病理报告：神经鞘瘤，富于细胞型，核分裂象偶见。免疫组化结果：S-100（+）、Ki67个别阳性、NF-、GFAP-、SMA-、CD34-、CD117-。

【预后】

随访47个月。术后血压正常，肾功能正常。术后复查超声腹膜后肿物无复发。患者无腰部疼痛，无发热，无血尿等症状。

【经验与体会】

1. 腹膜后神经鞘瘤概述：神经鞘瘤属于神经源性肿瘤常见组织类型之一，其起源于神经纤维鞘的Schwann细胞，常见于头颈部及四肢，腹部少见，腹膜后来源的神经鞘瘤极少，仅占0.5%～12%。良性腹膜后神经鞘瘤较恶性多见。好发年龄为20～50岁，男女比例无差异。

由于腹膜后间隙由疏松组织构成，空间广泛，腹膜后神经鞘瘤较其他部位神经鞘瘤体积大、位置深。早期症状多不典型，随着肿瘤生长可出现压迫症状，可表现为腹痛、腰背部疼痛等症状，部分患者可出现血尿、继发性高血压、头痛、深静脉血栓或继发性精索静脉曲张等。

2. 腹膜后神经鞘瘤的诊断：腹膜后神经鞘瘤 CT 表现为肿物单发，呈圆形或类圆形，多在中轴线附近，邻近脊柱与腰大肌；实性或囊实性多见；增强扫描呈渐进性延迟强化，动脉期轻中度强化，强化方式可均匀或不均匀。Antoni A 型强化常较 Antoni B 型明显。常需与腹膜后其他类型神经源性肿瘤相鉴别，如神经纤维瘤、副神经节瘤、神经节细胞瘤等。但是，通过术前的影像学资料难以诊断，该患者术前 CT 提示腹膜后巨大肿物，影像科医师首先考虑嗜铬细胞瘤，从影像学资料角度难以鉴别嗜铬细胞瘤和神经鞘瘤。与影像科医师沟通后，提供既往神经鞘瘤手术病史后，考虑神经鞘瘤可能性大。所以，针对疑难病例应多次与影像科医师沟通，充分了解病史，对术前诊断帮助很大。

该病需术后病理明确诊断。组织学上将神经鞘瘤分为 Antoni A 型（细胞密集）及 Antoni B 型（细胞疏松），对应在影像学表现为 B 型较 A 型 CT 值低。S-100 是神经鞘瘤的特异性标志物之一，免疫组化染色可见 S-100 蛋白高表达。该患者属于 Antoni A 型。

3. 腹膜后神经鞘瘤的治疗：腹膜后神经鞘瘤常紧邻周围器官、血管、神经及肌肉等组织，游离暴露困难，手术操作复杂，术中可能需要普通外科、血管外科、泌尿外科、脊柱外科、神经外科以及妇科等多学科合作完成。无论采用腹腔镜还是开放手术，首要的治疗目标为完整切除肿瘤，且达到切缘阴性，在未完全切除病例中，良性腹膜后神经鞘瘤的复发率为 5% ~ 10%。该例病例肿瘤包绕左侧肾门动静脉，且与肾周粘连严重，术中无法完全除外恶性病变可能，故术中应一并切除左侧肾。恶性神经鞘瘤恶性程度高，多侵犯周围组织，彻底切除肿瘤及邻近组织难度极大，故易复发，且对放化疗不敏感，预后较差。

【小结】

腹膜后神经鞘瘤是较为少见的腹膜后肿瘤之一，多为良性，通常无法简单地通过影像学检查准确诊断，需要根据病理及免疫组织化学染色确诊。治疗主要依靠手术完全切除肿瘤，预后与肿瘤性质、切除范围密切相关。手术操作应胆大心细。若为恶性神经鞘瘤，预后差。

（郝一昌　侯小飞　编；马潞林　审）

参考文献

[1] Balzarotti R, Rondelli F, Barizzi J, et al. Symptomatic schwannoma of the abdominal wall：A case report and review of the literature [J]. Oncol Lett, 2015, 9 (3)：1095-1098.

[2] Pilavaki M, Chourmouzi D, Kiziridou A, et al. Imaging of peripheral nerve sheath tumors with pathologic correlation：Pictorial review [J]. European Journal of Radiology, 2004, 52 (3)：229-239.

[3] Song JY, Kim SY, Park EG, et al. Schwannoma in the retroperitoneum [J]. J Obstet Gynaecol Res, 2007, 33 (3)：371-375.

第十一节　结合"翻肝法"游离切除复发嗜铬细胞瘤一例

导读

　　复发的嗜铬细胞瘤/副神经节瘤（PCC/PGL）进行二次手术在临床上并不常见。嗜铬细胞瘤/副神经节瘤复发率估计在 6.1% ～ 16.5%。复发的高危因素包括：肿瘤体积大（＞ 5 cm）、双侧多发、肾上腺外的副神经瘤和家族性肿瘤。如果肿瘤位置深在，与大血管邻近，周围组织粘连重，存在其他转移灶，那么这些因素更会增加复发的嗜铬细胞瘤手术的挑战。为了克服这些困难，有时完成此类复杂肿瘤的切除需要突破常规的手术方法。

【病例简介】

　　患者女性，36 岁，9 年前患右侧肾上腺嗜铬细胞瘤，伴随高血压、头晕、皮肤苍白等高儿茶酚胺血症症状，在外院接受开放手术切除肿瘤，术后伴随症状消失。2 年前复查时 B 超发现右侧肾上腺区肿瘤复发，大小约 2.0 cm，但并不伴有高血压等儿茶酚胺增多症状。当时考虑肿瘤体积尚小且二次手术困难，便未予治疗。2016 年再次复查 B 超显示肿瘤大小增至 8 cm，仍无明显伴随症状，于 2016 年 5 月入院治疗。

　　体格检查：入院体检生命体征平稳，血压 128/81 mmHg，上腹部可见右侧肋缘下斜切口瘢痕，长约 25 cm。腹部触诊未及肿瘤。

　　影像学检查：泌尿系增强 CT 显示右侧肾上腺区至肝门区占位，符合嗜铬细胞瘤复发，肝周多发小结节，考虑转移（图 1-33 ～图 1-34）。肾上腺相关内分泌检查显示高儿茶酚胺血症。初步诊断：复发嗜铬细胞瘤，肝周组织转移。

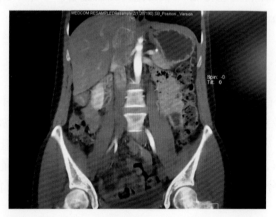

图 1-33　增强 CT（冠状位）示复发嗜铬细胞瘤向上压迫肝

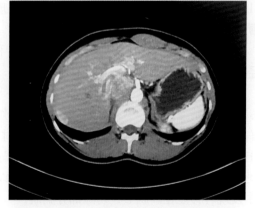

图 1-34　增强 CT（水平位）显示肿瘤与肝及下腔静脉的关系，肝周围组织转移灶

【临床决策分析】

　　诊断：嗜铬细胞瘤复发。

　　治疗：术前服用 α 受体阻滞剂 1 个月进行药物准备。术前讨论认为手术的难点是：①二次手术难度大，术野粘连。②肿瘤上极在肝后位置较高并与肝的关系密切，肿瘤游离困难。③肿瘤位于下腔静脉后方，分离时会受到下腔静脉的阻挡。④术中能否能顺利寻找到和切除位于右肝外缘部分转移灶。预定手术方案：①为了术野更宽阔，采用上腹"人"字形切口实施经腹开放手术。②手术操作要细致，多用锐性分离，出血部位尽快结扎或血管线缝合止血。③如果位于肝后

和下腔静脉后方的肿瘤受到阻挡不易暴露，可以考虑游离肝并翻转，即"翻肝"的方法。④术前配好术中用血，与患者和家属充分沟通手术风险。

【治疗过程】

全身麻醉下行开放右侧嗜铬细胞瘤切除术。沿原肋缘下切口瘢痕取上腹 Chevron 切口（上腹部"人"字形切口），使用 Thompson 自动拉钩充分暴露术野。腹腔内粘连重，胆囊与周围组织及后方肾上腺区严重粘连，且胆囊位置比正常位置更偏向远心端，一直粘连到下腔静脉右侧边，增加了手术难度。为避免游离胆囊出现破损，造成胆汁污染，找到合适的层次，小心分离。右肾与肝之间粘连尚可，先沿此间隙向内下分离。肿瘤主要位于下腔静脉后方。游离出下腔静脉腹侧后，仅能见肿瘤的右下角的一小部分。为进一步暴露，游离右肾的上极、下极及外侧，因下腔静脉及主要属支（右肾静脉、左肾静脉）的遮挡，右肾的游离仍对暴露肿瘤作用有限。于是分离下腔静脉、右肾静脉、左肾静脉，并分离出主动脉与下腔静脉间的右肾动脉，使用橡皮筋套住各条血管有助于识别及牵拉暴露。分离过程中，右肾静脉、下腔静脉与周围组织以及肿瘤皆有粘连，部分静脉壁分离过程中有小破口出血，立即夹闭后用 4-0 prolene 线缝合止血。在这些静脉的背侧，将肿瘤的下方部分游离出来，因肿瘤血供丰富，渗血较多，需不断进行止血。

此时虽然做了大量工作，游离出肿瘤下极的一部分，但由于前方的下腔静脉遮挡，仍无法暴露分离肿瘤的中上极。手术一度进入僵局，遂决定借助下腔静脉瘤栓手术中暴露肝后下腔静脉的翻肝技术。首先打开肝右侧三角韧带，切断右肾上极与肝间的结缔组织，分离膈肌与肝之间的间隙，暴露肝裸区，充分游离后可以将肝向左侧翻转，下腔静脉便可随之部分向左侧旋转，暴露下腔静脉背侧的肿瘤。肝外侧的膈肌上可见一堆粉红色结节样转移瘤，每个瘤结节直径约为 0.5 cm，范围大约 6 cm×4 cm。旋转下腔静脉后能更好地暴露肿瘤，可游离出肿瘤大部分，但仍因肿瘤上方位置极深，难于暴露，考虑到已经存在转移，便采用分段切除方式。切除肿瘤大部后，残余肿瘤上部得到较好的暴露后再切除残余的肿瘤。最后切除有转移部位的膈肌，使用可吸收线连续缝合，最后一针打结前，让麻醉医师膨肺后迅速打结，未放置胸腔引流管。手术中出血量 1500 ml，输注悬浮红细胞 800 ml。术后病理：嗜铬细胞瘤，（膈肌）副神经节瘤。

【预后】

2019 年 11 月肿瘤复发，合并肝及膈肌转移，随访至 2023 年 1 月，仍带瘤生存。

【经验与体会】

1. 手术的要点：此病例处理的难点不在于诊断，而在于手术。手术要先找到粘连相对不重的层次，在粘连的术野中充分游离出下腔静脉及左肾静脉、右肾静脉两个属支。在肿瘤下方游离出右肾动脉以防止损伤。游离肝后下腔静脉时，需要结扎部分肝短静脉以避免大出血，结扎比使用 Hem-o-lok 更为安全。肿瘤的中上极难于暴露，需游离进行背驮式翻肝，旋转下腔静脉才能更好地暴露肿瘤。肿瘤上极暴露困难，最后予以分段切除。转移灶术前 CT 考虑肝组织转移可能，术中发现转移灶在膈肌上，切除部分膈肌。

2. 关注嗜铬细胞瘤术中儿茶酚胺释放造成的血压不稳定：本病例手术分离肿瘤过程中，儿茶酚胺大量释放，术中血压不稳定，最高达 240/150 mmHg，最低至 60/40 mmHg，心率最快可达 160 次/分。这要求我们迅速切除肿瘤，避免发生心力衰竭、儿茶酚胺性心肌病。而二次手术、肿瘤体积大、位置深这些情况导致手术难度大、时间长，与需迅速切除肿瘤以减少血压波动存在着明显矛盾。此类手术的顺利实施需要详细的术前计划、丰富经验的手术团队。

【小结】

复发的嗜铬细胞瘤二次手术非常复杂，手术本身以及术中的高儿茶酚胺血症都十分具有挑战性，术前需要进行充分的药物准备和制定详细的手术方案，有时需要突破常规的手术方法才能达到出奇制胜的效果。

（刘　磊　编；马潞林　审）

参考文献

Sonbare DJ，Abraham DT，Rajaratnam S，et al. Re-operative surgery for pheochromocytoma-paraganglioma：Analysis of 13 cases from a single institution［J］. Indian J Surg，2018，80（2）：123-127.

第十二节　直接嵌入下腔静脉形成瘤栓的肾上腺平滑肌肉瘤一例

导读

　　平滑肌肉瘤是来源于平滑肌的软组织肿瘤，多发于子宫、后腹膜、四肢的真皮层。肾上腺的平滑肌肉瘤非常罕见，一般认为其来源于肾上腺中央静脉或其属支血管壁的平滑肌组织，目前文献报道仅有 30 余例。本节汇报一例右侧肾上腺平滑肌肉瘤，术中未见右侧肾上腺中央静脉，而在肾上腺中央静脉位置肿瘤直接嵌入下腔静脉内形成下腔静脉内瘤栓。

【病例简介】

　　患者女性，56 岁，主因"右侧腹部及背部不适 2 个月，检查发现右侧肾上腺区巨大肿瘤 1 周"于 2018 年 7 月住院治疗。患者否认其他的持续症状，包括体重减轻。既往高血压病史 10 年，高达（160 ～ 170）/（90 ～ 100）mmHg。体格检查：右上腹部轻压痛，但未触及明显肿块；双下肢轻度水肿。

　　实验室检查：相关激素功能检查提示血儿茶酚胺（–）；24 小时尿 VMA、17- 羟皮质类固醇、17- 酮皮质类固醇不高；血 RAAS 激素、血清 ACTH 及皮质醇节律正常。激素检查提示为非功能性肾上腺肿瘤。

　　影像学检查：腹部增强 CT 提示行右肾上腺区占位，大小约 8 cm×6 cm。肾上腺未见。肿瘤不规则，边界清楚，较均质，仅轻度。肿瘤与下腔静脉关系密切。下腔静脉似有中断（图 1-35 ～图 1-38）。

　　初步诊断：右肾上腺肿瘤压迫下腔静脉；下腔静脉连续性中断。

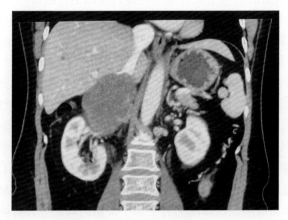

图 1-35　肾上腺平滑肌肉瘤的 CT 表现

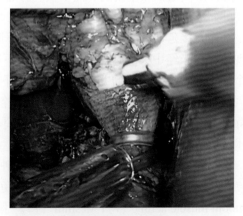

图 1-36　肾上腺平滑肌肉瘤直接嵌入下腔静脉中形成瘤栓

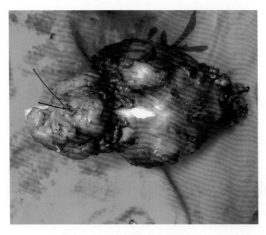

图 1-37　切除肾上腺平滑肌肉瘤标本，缝线处为嵌入下腔静脉内瘤栓

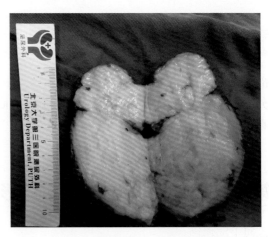

图 1-38　切除肾上腺平滑肌肉瘤标本

【临床决策分析】

诊断：术前我们对该病例进行了深入的讨论。两个问题存在疑惑。①诊断不明确：该病例右肾上腺区肿瘤，最大径 8 cm，呈恶性表现，激素功能检查提示无内分泌功能，临床上相对常见的体积较大的嗜铬细胞瘤和肾上腺皮质癌与此肿瘤表现都不十分符合。②肿瘤与下腔静脉的关系：影像学检查显示肿瘤向内延伸压迫下腔静脉，但病变部位下腔静脉管腔未见，亦未见下腔静脉壁的肿瘤压迹，似乎出现了中断。双下肢轻度水肿，说明下肢静脉回流受阻，不排除存在瘤栓可能，但未见瘤栓根部，与典型表现不符合。

治疗：手术策略方面，肾上腺区体积较大的肿瘤，位置相对较高，行经腹开放手术时，肿瘤上极与肝下缘的分离因空间小，是一个难点。下腔静脉的分离需要 Kocher 操作，大幅度游离，一般需采用上腹"人"字形切口，出血多，损伤相对较大。我中心具有较为丰富的后腹腔镜下腔静脉瘤栓处理经验，后腹腔镜操作具有相应的优点，此路径下腔静脉更容易暴露，气腹压也可以减少出血。但操作空间相对较小，下腔静脉止血和缝合需要较高的手术技巧。讨论最后决定先行后腹腔镜手术，必要时可以中转开放手术，如肿瘤侵及肾，则将肾一并切除，以保证切缘阴性。

【治疗过程】

实施了全身麻醉下的腹腔镜手术，采用后腹腔途径。先完全游离右肾及肾蒂，腹侧游离出下腔静脉。游离血供较丰富的肿瘤下极。肿瘤内侧需沿着与下腔静脉的间隙自下向上仔细游离。尽早在肿瘤下方下腔静脉内绕上阻断带阻断。术中有特殊发现，右侧肾上腺中央静脉未见，而其部位是肿瘤直接延伸。游离下腔静脉时感觉下腔静脉似分成两支，包绕部分肿瘤，但更仔细分离后发现，肿瘤未经中央静脉，而是直接嵌入下腔静脉进入腔内形成瘤栓（图 1-36），而下腔静脉是一个天然的缺口。但肿瘤并未侵及更多的下腔静脉壁。我们仅将瘤栓下方下腔静脉阻断后，增加气腹压至 20 cmH$_2$O 后将下腔静脉的瘤栓切除取出，再阻断瘤栓上方下腔静脉，完成瘤栓的切除，3-0 prolene 血管线连续缝合止血。取出标本后观察到瘤栓进入下腔静脉内约 3 cm。整个手术 360 min，出血 1200 ml，输血 800 ml。术后患者顺利恢复。

术后病理诊断：肾上腺平滑肌肉瘤。肿瘤大小 8 cm×6 cm，被膜完整，切面呈乳白色（图 1-37 ～图 1-38），病理提示梭形细胞瘤。免疫组化 CD 117（−）；CD 68（−）；Ki67（+）；SMA（smooth muscle actin）（+）；desmin（+）。手术切缘阴性。诊断为肾上腺平滑肌肉瘤。

【预后】

随访至 2022 年 4 月，术后共随访 45 个月，未见肿瘤复发及转移，患者一般状况可。

【经验与体会】

1. 平滑肌肉瘤概述：平滑肌肉瘤是来源于平滑肌的软组织肿瘤，5% 的平滑肌肉瘤来源于血管壁，最常见的来源是下腔静脉。肾上腺平滑肌肉瘤也可来源于肾上腺中央静脉或其属支血管壁的平滑肌组织，临床上少见，只占所有种类肉瘤的 0.5% 左右，形成的瘤栓可以侵犯下腔静脉壁，部分肿瘤本身就可能来源于下腔静脉壁的平滑肌组织。由于平滑肌肉瘤并非来源于腺体组织，故其不产生肾上腺分泌的各类激素。平滑肌肉瘤生长比较迅速，可以侵及邻近的组织和器官。

2. 平滑肌肉瘤的诊断和治疗：该肿瘤没有特殊的肿瘤标志物或影像学的特征性表现，通常诊断较晚，多数如同本病例一样术前诊断困难。诊断主要依靠术后病理或穿刺病理。免疫组化对诊断非常重要。平滑肌肉瘤对免疫组化中平滑肌的标志物如 SMA 阳性率可达 90% ~ 95%，70% ~ 90% desmin 阳性。能够提高生存率的唯一方法就是完全切除肿瘤，姑息切除仅能缓解症状，而不能提供长期生存。由于总体数量较少，肾上腺的平滑肌肉瘤的预后并不好预测。一般认为，存在静脉瘤栓、邻近器官侵犯、远处转移的，预后都非常差。肿瘤残留是预后差的最危险因素。有文献综述总结了 29 例肾上腺平滑肌肉瘤，有 12 例无周围组织侵犯的病例术后未出现复发或转移。另外，对于局部有侵犯的肾上腺平滑肌肉瘤可考虑放疗。平滑肌肉瘤本身血供不丰富，但手术难度大，尤其是合并下腔静脉腔瘤栓的病例。下腔静脉平滑肌肉瘤围术期 30 天内死亡率可高达 15%。

3. 本病例的手术经验：本病例瘤栓直接嵌入下腔静脉内，下腔静脉并未受明显侵犯，而且未见右肾上腺中央静脉，符合肾上腺静脉来源平滑肌肉瘤。既往的下腔静脉来源腹膜后平滑肌肉瘤病例显示下腔静脉会比本病例受到更多的侵及而需要切除或横断下腔静脉壁。本病例术前怀疑下腔静脉中断，但未考虑到来源于右肾上腺的平滑肌肉瘤会不见肾上腺中央静脉而直接嵌入下腔静脉形成瘤栓。分离过程就造成术中较多出血。对于肾上腺区肿瘤合并瘤栓的病例，后腹腔镜操作的经验是：如果肿瘤上方肝下的下腔静脉不易分离，可只游离出肿瘤下方的下腔静脉，尽早绕上静脉阻断带。有两方面作用：①如遇分离肿瘤过程中下腔静脉出血，可收紧阻断带增加气腹压来止血。②取瘤栓时，可通过提高气腹压，不阻断肿瘤上方的下腔静脉，取出瘤栓后，缝合下腔静脉，以简化操作，减少损伤。

【小结】

肾上腺平滑肌肉瘤少见，但我们需了解肾上腺平滑肌肉瘤这一病种以及瘤栓的特点，如果怀疑此诊断，必要时可先术前穿刺病理。做好充分准备，从容解决手术中的难题。

（刘　磊 编；马潞林 审）

参考文献

[1] Zhou YH, Tang YX, Tang J, et al. Primary adrenal leiomyosarcoma：a case report and review of literature [J]. Int J Clin Exp Pathol, 2015, 8 (4)：4258-4263.

[2] Dew J, Hansen K, Hammon J, et al. Leiomyosarcoma of the inferior vena cava：surgical management and clinical results [J]. Am Surg, 2005, 71 (6)：497-501.

[3] Lack EE, Graham CW, Azumi N, et al. Primary leiomyosarcoma of adrenal gland. Case report with immunohistochemical and ultrastructural study [J]. Am J Surg Pathol, 1991, 15 (9)：899-905.

[4] Mohanty SK, Balani JP, Parwani AV. Pleomorphic leiomyosarcoma of the adrenal gland：case report and review of the literature [J]. Urology, 2007, 70 (3)：591, e5-7.

[5] Makris MC, Athanasopoulos PG, Kornaropoulos M, et al. Robotic resection of a giant retroperitoneal leiomyosarcoma：A case report [J]. Mol Clin Oncol, 2019, 11 (6)：599-601.

[6] Konofaos P, Spartalis E, Moris D, et al. Challenges in the surgical treatment of retroperitoneal sarcomas[J]. Indian J Surg, 2016, 78（1）: 1-5.

第十三节　经腹、经腰途径切除失败的 MEN-2A 右侧嗜铬细胞瘤的二次手术处理一例

❗ 导读

　　嗜铬细胞瘤切除经常是临床上一个非常有挑战性的手术，而二次手术处理首次未能成功切除的巨大嗜铬细胞瘤就更为棘手。右侧嗜铬细胞瘤如体积较大，会挤压下腔静脉，而既往手术也会造成术野的粘连，这都给二次手术造成了极大的困难。希望通过对此例患者的手术处理的介绍，使今后遇到类似病例能够得到一些启示。

【病例简介】

　　患者男性，33 岁。体检发现双侧肾上腺肿瘤半年，在外院进行双侧肾上腺肿瘤切除，左侧肿瘤腹腔镜顺利切除，右侧先用后腹腔镜再改成经腹开放手术均未能成功切除。左肾上腺肿瘤切除标本及右侧肾上腺肿瘤活检标本病理结果为肾上腺嗜铬细胞瘤。术后 4 个月就诊于我院，建议患者口服酚苄明，药物准备 2 个月后为再次手术，于 2018 年 10 月入住我科治疗。

　　既往史：患者 20 年前因甲状腺肿瘤手术，病理为甲状腺髓样癌。

　　体格检查：生命体征平稳，P 82 次 / 分，BP 115/84 mmHg。右上腹部 L 形切口瘢痕，右侧腰部肋缘下方及髂嵴上方三个 Trocar 切口瘢痕（图 1-39）。右上腹部似可触及肿物，大小约 7 cm，质韧、无压痛。

　　影像学检查：CT 检查示右侧肾上腺区等低密度肿块，大小约 7.2 cm×7.4 cm×6.0 cm，边界清，密度不均匀，增强扫描可见不均匀明显强化，下腔静脉受压（图 1-40 ~ 图 1-41）。外院激素内分泌检查，血儿茶酚胺中去甲肾上腺素及 24 h 尿 VMA 升高。

　　初步诊断：右侧嗜铬细胞瘤，多发内分泌肿瘤综合征（MEN-2A）。

【临床决策分析】

　　患者年轻男性，双侧多发肾上腺嗜铬细胞瘤，既往甲状腺髓样癌。临床诊断考虑多发性内分泌瘤病（multiple endocrine neoplasia，MEN）2A 型（MEN-2A）。嗜铬细胞瘤手术前要明确肿瘤主要分泌去甲肾上腺素还是肾上腺素，对麻醉管理有指导意义。单纯分泌肾上腺素肿瘤一般为肾

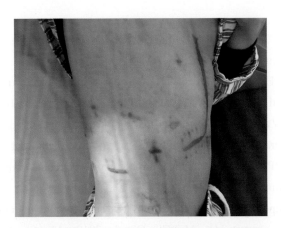

图 1-39　第一次手术瘢痕，经腰和经腹两种途径

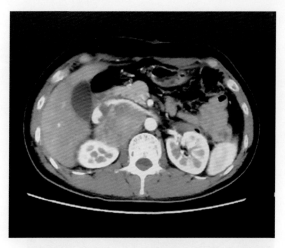

图 1-40　CT（水平位）显示肿瘤与右肾及下腔静脉的关系

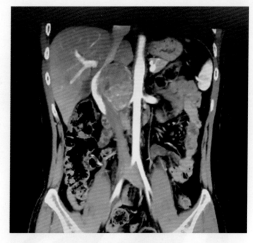

图 1-41　CT（冠状位）显示肿瘤向右压迫下腔静脉

上腺来源的嗜铬细胞瘤，这类肿瘤更易出现术中心率波动。副神经节瘤一般以分泌去甲肾上腺素为主。手术前药物准备是手术成功的关键，最常用的长效非选择性 α 受体阻滞剂为酚苄明。初始剂量为 10 mg，Qd 或 Bid。根据血压可调整为每天 60 mg，分 3 ～ 4 次口服。一般准备 4 ～ 6周。标准是血压基本正常；无阵发性血压升高、心悸；体重增加；鼻塞、四肢发热、甲床红润。充分准备后，患者术中血压剧烈波动情况轻，术后低血压风险减小，急性心力衰竭、肺水肿等并发症风险小。患者术前已服用酚苄明药物扩容 2 个月，已出现了末梢循环改善的症状。二次手术考虑手术难度大，患者右侧首次手术经腰后腹腔镜及经腹开放手术均未成功，二次手术需要更宽阔的术野，故决定采用经腹途径开放手术，采用上腹人字形切口，术前配好术中用血，与患者和家属充分沟通手术风险。

【治疗过程】

手术沿肋缘下切口取上腹 Chevron 切口（上腹人字形切口），使用 Thompson 自动拉钩充分暴露术野。术中见腹腔内粘连重，大网膜与腹壁广泛粘连，肝与横结肠及升结肠有粘连。小心游离肝和结肠之间的间隙，分离胆囊与周围粘连间隙，找到并保护肝十二指肠韧带，使用 Kocher操作将十二指肠及胰头向左侧游离，十二指肠与下腔静脉表面有粘连，使用剪刀小心锐性分离，出血部位使用 4-0 可吸收线缝扎，逐渐分离出下腔静脉、左肾静脉、右肾静脉。肿瘤位于左肾静脉、下腔静脉后方，游离肿瘤左侧缘和腹主动脉的层次，游离出腹主动脉，在肿瘤下极游离出右肾动脉，再游离出肿瘤下极。完全游离下腔静脉，断扎腰静脉。使用橡皮筋牵拉下腔静脉游离出肿瘤的右侧缘，将肿瘤大部游离后，将肿瘤推至下腔静脉和左肾静脉左上的腔隙中，牵拉肿瘤，分离肿瘤背侧，最终将肿瘤完全游离（图 1-42）。游离过程中肝被膜撕裂出血，使用电刀喷火档电凝止血。手术中出血量 1500 ml，输注悬浮红细胞 800 ml。

术后患者顺利恢复，1 周后出院。

术后病理：嗜铬细胞瘤，大小 8 cm×7.5 cm×3.8 cm，重 122 g（图 1-43），未见包膜侵犯及脉管内瘤栓。免疫组化结果：CgA（＋），Syn（＋），SDHB（＋），Ki-67（1%＋），CD56（＋），RET（＋）。RET 阳性考虑 MEN-2A。

【预后】

患者术后定期复查，随访至 2023 年 1 月，未见肿瘤复发，目前血压控制良好。

【经验与体会】

1. MEN-2A 概述：MEN-2A 是一种由 *RET* 基因突变引起的多发性内分泌瘤综合征，其特征

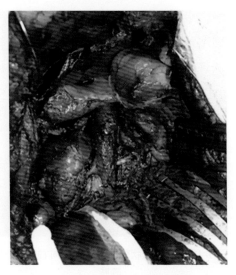

图 1-42　肿瘤切除后的术野

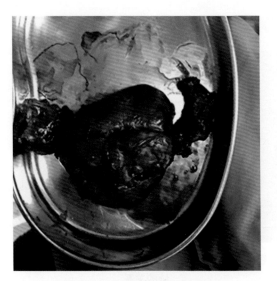

图 1-43　右侧嗜铬细胞瘤标本

是甲状腺髓样癌和嗜铬细胞瘤，是一种常染色体显性遗传疾病。40% ~ 50% 的 *RET* 基因变异患者会发生嗜铬细胞瘤，90% 的病例会出现甲状腺髓样癌。MEN-2A 相关的嗜铬细胞瘤中约 50% 是双侧发生的。这与本病例的表现十分符合。0% ~ 4.1% 的嗜铬细胞瘤会有复发和转移，所以手术治疗对于这类患者是十分必要的。

2. 二次手术的难点及手术技巧：与首次手术不同，二次手术的粘连重，过多的钝性分离可能会造成正常组织如血管、肠管的撕裂，出现严重的手术并发症，尤其对于分离十二指肠更是如履薄冰。所以对二次手术，分离要更加谨慎，并可以更多地使用锐性分离。当然，找好层次仍是关键，先游离相对容易分离的层次，再通过已分开的层次去寻找不易分开的层次。对不易分开的层次如前面所说，采用更多的锐性分离。重要的组织周围的粘连更推荐使用剪刀或手术刀分开，因为即便有组织损伤，冷刀切开后的切缘也更整齐。出血或小破口用可吸收线或血管线缝合。这些操作需要扎实的外科操作基础和良好的耐心。十二指肠的分离是难点，按上面的方法将十二指肠和胰头充分地游离并向左侧翻，能暴露腹主动脉腹侧。

3. 本例手术中的血管处理技巧：手术中分离出部分肿瘤和血管的层次后，使用橡皮筋牵拉血管，有助于血管和肿瘤层次之间的游离。手术中需特殊注意在肿瘤下缘走行的右肾动脉，在游离下极时避免损伤，先找肾动脉是不错的方法。手术充分游离肿瘤的各个边缘，最后从下腔静脉与左肾静脉左上方"象限"将肿瘤挤出。这种方法适合体积中等的肿瘤，如体积过大，可考虑采用切断重新吻合下腔静脉的方法。

【小结】

MEN-2A 病例中嗜铬细胞瘤表现为多发、双侧发生。手术是最重要的治疗方法，但部分病例手术难度大。如出现手术切除失败的情况，二次手术就更为困难。对于二次手术，找好层次、耐心谨慎锐性游离、及时缝合止血、双肾静脉和下腔静脉的充分游离与牵拉是手术成功的关键。

（刘　磊 编；马潞林 审）

参考文献

Castinetti F，Qi XP，Walz MK，et al. Outcomes of adrenal-sparing surgery or total adrenalectomy in phaeochromocytoma associated with multiple endocrine neoplasia type 2：an international retrospective population-based study [J] . Lancet Oncol，2014，15（6）：648-655.

第十四节　肾上腺区巨大尤因肉瘤伴心房内巨大Ⅳ级瘤栓一例

！导读

肾上腺区巨大肿瘤在临床上较多见的是皮质癌或嗜铬细胞瘤，少见的肿瘤包括平滑肌肉瘤、尤因肉瘤、转移瘤、畸胎瘤、节神经细胞瘤、髓样脂肪瘤、肾上腺结核等多种类型。更为罕见的，肾上腺区巨大肿瘤也可像肾癌一样同时合并下腔静脉瘤栓，甚至瘤栓最高可延伸至心房。本病例展示了一例肾上腺区巨大尤因肉瘤合并心房内巨大瘤栓病例，并总结其特点和诊疗经验。

【病例简介】

患者女性，20岁，主因"上腹部不适发现右肾上腺区巨大肿瘤1个月"于2019年7月第一次住院。患者在入院前1个月出现上腹部不适，无头晕、恶心、出汗、呕吐等伴随症状，在外院检查发现右肾上腺区巨大肿瘤。既往体健。

体格检查： 血压114/68 mmHg，神清语利，精神可，心肺查体未见明显异常，腹平软，右上腹部可触及肿物，边界清楚，无压痛。双侧肾区无叩痛，双侧下肢无水肿。

实验室检查： 内分泌激素检查未见明显异常。ACTH 38.0 pg/ml（正常），皮质醇节律正常（20.6 nmol/L，8.8 nmol/L，2.3 nmol/L）。血儿茶酚胺、24小时尿VMA正常。RAAS正常。性激素包括脱氢表雄酮、雄烯二酮、睾酮未见明显升高。

影像学检查： CT（图1-44）显示右肾上腺区类圆形肿物，大小13.0 cm×13.8 cm×18.3 cm，边界清，内部密度不均匀，斑点状钙化灶，增强扫描不均匀明显强化，中央可见无强化坏死区。下腔静脉及右心房可见低密度充盈缺损，可见强化。

完善检查后，初步诊断右肾上腺区巨大肿瘤伴右心房瘤栓，肿瘤性质不能确定。但手术风险高，存在围术期较高的死亡风险。患者及家属面对风险未能下定决心立即手术，故先出院。

2个月后，患者在辗转多家医院后，下定决心于2019年9月再次入院，此次患者除之前症状外，另出现明显的活动耐力下降，轻度活动后便有明显的心悸、胸闷。完善增强MRI（图1-45）提示：右肾上腺区类圆形肿物，大小22 cm×15 cm×15 cm，边界清，呈稍长及混杂T1、T2信号，可见囊性变影，反相位未见明确信号减低影，增强扫描不均匀明显强化，中央可见无强化坏死区，边缘见迂曲血管影。从影像学上可以看出肿瘤大小在2个月内较前有进展。心脏增强CT（图1-46～图1-47）显示：下腔静脉及右心房内可见团块样充盈缺损，增强扫描可见强化。右心房增大。

入院后第二天夜里，患者在未活动情况下出现阵发性胸闷、憋气，血氧饱和度最低至92%，吸氧后可缓解，当时不排除瘤栓脱落导致肺栓塞。行CTPA示：双肺动脉主干及其分支管腔未见明显充盈缺损征象，肺动脉未见增宽。双肺动脉未见肺栓塞征象。行超声心动示：下腔静脉内可见中强回声填充，延伸至右房、右室内，右房、右室内占位大小7 cm×4 cm。LVEF 64%。综合检查考虑患者症状是由于心房内瘤栓体积大导致回心血量减少引起的症状。

【临床决策分析】

患者为年轻女性，临床诊断右肾上腺区巨大肿瘤并合并心房内瘤栓。肿瘤增长快，呈恶性表现，但肿瘤性质无法确定，激素内分泌检查提示肿瘤无内分泌功能，术前诊断不排除肾上腺皮质癌或其他来源肿瘤，嗜铬细胞瘤可能性小。术前评估患者已出现心房内瘤栓引起回心血量不足的情况，存在心源性猝死风险，所以从这一角度考虑，患者应尽快手术治疗。但从手术角度考虑，基于以上同样原因，麻醉诱导或手术处理也可能会造成心脏骤停，所以围术期死亡风险较高，对

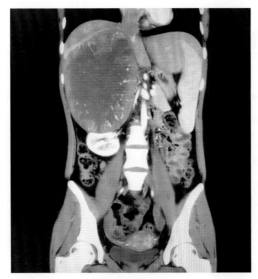

图 1-44 右肾上腺区巨大肿瘤合并心房内瘤栓的 CT 表现

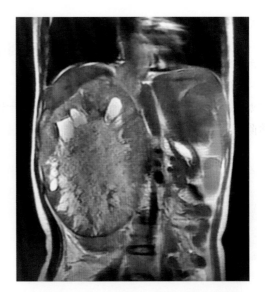

图 1-45 第二次住院时增强 MRI 表现

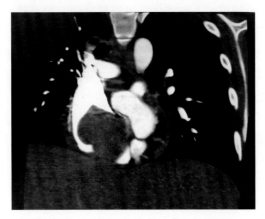

图 1-46 心脏增强 CT 显示右心房内瘤栓

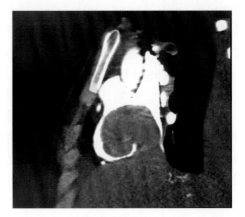

图 1-47 心脏增强 CT 显示右心房内瘤栓（矢状位）

此需要患者和家属对手术风险有科学的认识。另外，该手术难度极大，对此，我们启动了多学科团队（multiple disciplinary team，MDT）一起制定了此病例的术前、术中和术后的各项准备方案以及预案。由心外科负责术中体外循环、心脏不停搏的开胸取栓；麻醉科负责此次疑难手术的麻醉管理，并与心内科负责术中的经食管超声，对心内的瘤栓进行实时监测和评估；普通外科协助腹部手术中肝及周围组织的游离；由重症医学科负责术后的支持。

【治疗过程】

充分准备后，2019 年 9 月 24 日在麻醉科的严密监护下，由泌尿外科牵头与心脏外科及普通外科共同为患者实施了手术。

手术过程：取平卧位，选择 Chevron 切口（上腹人字形切口），将切口尖部向上延伸至剑突。打开后腹膜将十二指肠和胰头翻向左侧完成 Kocher 操作，暴露肿瘤、右肾以及下腔静脉。先游离肿瘤下极及外侧，充分游离后下拉右肾。再游离肝下下腔静脉及其各属支，包括双肾静脉。游离肝与肿瘤上极之间时，发现此间隙粘连重，出血较多，游离困难，故导致肝游离不完全，活动性偏小，暴露膈下的肝上下腔静脉困难。故跳过此步游离肿瘤内侧，仅留中央静脉或侵及下腔静脉壁的肿瘤部分。回头再游离肝和肿瘤之间的间隙时，术中血压突然明显下降，血压最低 20 ~ 40 mmHg。经食管超声显示，心房内瘤栓随着肝分离向上推移会卡住三尖瓣，造成回心血量明显减少（图 1-48），遂决定先不处理肝，请心外科立即进行心脏瘤栓的处理。迅速开胸，全身肝素化，建立体外循环，打开右心房，可见心房内巨大瘤栓（图 1-49）。最后在经食管超声的监测下，从心房内和腹部切开的下腔静脉切口上下分段取出瘤栓，并将整个肿瘤切除（图 1-50 ～图 1-51）。关腹前检查腹部手术创面，由于肝素化渗血多，常规方法反复止血仍有较多渗血。对于此种情况，按照既往的经验，采取手术创面填塞宫腔纱条的方法止血，72 小时后予完整拔除。手术共耗时 9 h，出血 4000 ml，输血 3000 ml。

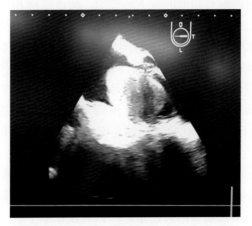

图 1-48　术中经食管超声显示心房内瘤栓卡住三尖瓣

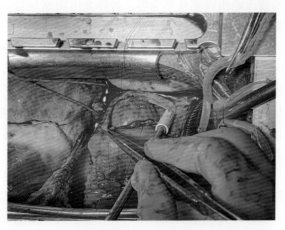

图 1-49　打开右心房可见心房内巨大瘤栓

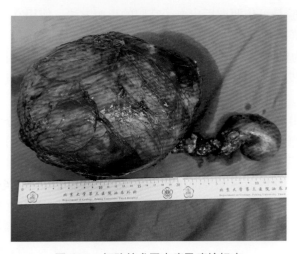

图 1-50　切除的尤因肉瘤及瘤栓标本

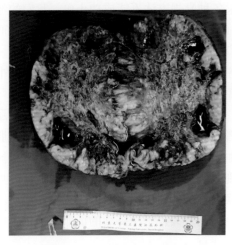

图 1-51　尤因肉瘤标本切面

术后突发情况：手术结束后在重症医学科接患者转运的过程中，出现心脏骤停一次，迅速返回手术室进行 CPR（约 1 min）成功复苏。复苏后行急诊的床旁超声心动提示，左室基底部运动幅度未见异常，中段和心尖段运动减低，右室壁运动减低，肺动脉压升高并不明显。LVEF 38%。患者进入 ICU 后夜里出现了严重的全心衰竭，第二天早晨患者心率 160 次 / 分，血压 80/60 mmHg，床旁超声心动提示 LVEF < 20%。MDT 团队讨论，患者全心衰竭严重，随时会心脏骤停，决定使用体外膜肺氧合（extracorporeal membrane oxygenation，ECMO）维持循环，同时为了调整出入量，使用了持续床旁血滤。每天复查超声心动。大约 1 周后，患者心功能逐渐恢复，ECMO 共应用了 12 天后才撤掉并返回普通病房。术后出现了双侧胸腔积液及伤口不愈合两个并发症，通过定期抽胸腔积液、营养支持治疗，胸腔积液逐渐消失，定期换药约 1 个月后，伤口逐渐愈合。

术后病理诊断：肾上腺尤因肉瘤，小细胞恶性肿瘤，伴大面积坏死，CD99（弥漫 +），Nkx2.2（弥漫 +）。*EWSR1* 基因 FISH 染色阳性，符合肾上腺尤因肉瘤。

【预后】

2020 年肝转移，进行化疗，2022 年 8 月，患者死于脑转移造成的脑出血。

【经验与体会】

1. 肾上腺尤因肉瘤概述：肾上腺区尤因肉瘤属于骨外尤因肉瘤，在临床上罕见，世界范围内仅有数十例报道。此病误诊率很高，有文献表明，国内大医院 1996—2004 年内对骨外尤因肉瘤术前诊断明确率几乎为零。骨外尤因肉瘤与骨尤因肉瘤有相似的镜下形态学、超微结构和相同的染色体变异。免疫组化中 CD99（弥漫 +）、Nkx2.2（弥漫 +）是尤因肉瘤有特征性的标志物。另外，*EWSR1*（Ewing's sarcoma breakpoint region 1）基因 FISH 染色阳性显示了 22 号染色体此基因的突变。骨外尤因肉瘤平均发病年龄约 20 岁，40 岁以上罕见，多位于深部软组织。脊柱旁、腹膜后、胸部软组织及下肢好发，预后总体较差。与骨尤因肉瘤不同，骨外尤因肉瘤的肿瘤部位不是影响预后的一个重要因素，而肿瘤大小是影响预后的一个主要因素，预后与肿瘤直径关系密切，当肿瘤直径大于 5 cm 时，75% 的患者生存期少于 1 年，化疗敏感性是影响预后的一个重要因素。

2. 患者临床表现的特殊性：本患者症状表现较为特殊，出现胸闷、憋气的症状是因为瘤栓占据心房较多空间，影响了回心血量，这也是发生心源性猝死风险的一个预警。但此症状也需要通过 CTPA 排除由瘤栓脱落的肺栓塞引起。术前如果出现瘤栓的肺栓塞，那么瘤栓在术中就更容易脱落，预后也会更差。

3. 术中出血的处理：对于需要肝素化的大手术，手术创面止血有时也是一个棘手的问题。如果各种常规方法不能成功止血，我们的经验是可仿照产后出血子宫腔的止血方法，使用宫腔纱条（宽 6 cm，4 层，长 5 m），将手术创面填塞止血。纱条需按方向折叠好，将末端暴露在手术切口外，一般情况下填塞 1.5～2 m 即可，为保证安全，填塞后可试行拔除一段，如无明显阻力，按原折叠方法重新填塞。24 小时后逐渐向外拔除，并观察伤口及引流情况，72 小时内需完全拔除，避免术野感染。

4. 术后心力衰竭的原因：此病例术后出现了心脏骤停及严重的心力衰竭。MDT 团队分析，患者术后出现心脏骤停及心力衰竭是由心肌顿抑引起的。心肌顿抑（stunning of myocardium）是缺血未造成心肌坏死，再灌注恢复正常血流后其功能障碍需持续数小时、数天甚至数周延迟恢复的现象，是一种心肌细胞可逆性损伤。可见于急性冠脉综合征早期再灌注、心脏移植、心脏瓣膜置换等心脏外科大手术后、应激性心肌病、心脏骤停。目前其发病机制尚不明确。本病例术前心房内瘤栓较大、术中持续的低血压和手术应激可能是此次心肌顿抑的原因，在此后的工作中需要充分注意。

5. 本病例治疗中的教训：在心房内有瘤栓决定开胸时，肝与肿瘤之间游离的步骤可放在后面。这里面有两方面考虑，一是减少渗血，止血的困难；二是肝的推移可能会造成三尖瓣的阻塞，引起持续的低血压，这可能是此例术后出现心脏并发症的潜在原因。并且在开胸以后，肝的游离会变得简单、安全。

【小结】

肾上腺区巨大尤因肉瘤伴心房内巨大Ⅳ级瘤栓在临床上罕见，诊断、治疗都有一定困难，希望通过本病例让大家对此病有所了解。本病例手术风险高，术后可能会出现严重并发症，需要 MDT 团队通力合作，才能达到满意的效果。

（刘　磊 编；马潞林 审）

[1] 郭勇，郭爱桃，韦立新，等. 骨外 Ewing 肉瘤 / 外周原始神经外胚叶肿瘤的临床病理分析 [J]. 临床与实验病理学杂志，2005，12（21）：649-654.

[2] Abi-Raad R，Manetti GJ，Colberg JW，et al. Ewing sarcoma/primitive neuroectodermal tumor arising in the adrenal gland [J]. Pathol Int，2013，63（5）：283-286.

[3] Guaricci AI，Bulzis G，Pontone G，et al. Current interpretation of myocardial stunning [J]. Trends Cardiovasc Med，2018，28（4）：263-271.

第十五节　右肾上腺结节合并原发性醛固酮增多症一例

导读

原发性醛固酮增多症（primary hyperaldosteronism，PHA）的定义为肾上腺皮质分泌过量的醛固酮所引起的以高血压、低血钾、低血浆肾素活性和碱中毒为主要表现的临床综合征，又称为 Conn 综合征。我院诊断并治疗 1 例肾上腺结节为原发性醛固酮增多症患者，通过对此病例的学习加强对此类疾病的诊断治疗能力。

【病例简介】

患者男性，67 岁，主因"发现右肾上腺占位 15 年"入院。

患者 15 年前因右肾上腺占位于外院超声发现"右侧肾上腺区 0.8 cm 实性肿物"，遵医嘱定期复查，未行相关治疗。患者近 1 年来有明显尿少、口干、乏力，无明显肥胖、痤疮、情绪异常等；无肢端麻木、心悸、头痛、恶心呕吐、视物模糊等不适。1 个月前患者在我院复查腹盆腔 CT 平扫提示"右侧肾上腺外支见结节"，大小约 1.3 cm×1.1 cm。结合患者 RAAS 立位肾素活性 0.4 ng/（ml·h），醛固酮 26.3 ng/dl，血钾 2.98 mmol/L，考虑"右侧肾上腺结节，原发性醛固酮增多症"。现为进一步手术于 2019 年 12 月收入我科。患者自发病以来体重无明显变化，体力情况良好，排便正常，睡眠差，精神状态差。

既往史：既往高血压病史 15 年，最高 150/90 mmHg，遵医嘱服用硝苯地平缓释片 1 片 QD、螺内酯 1 片 BID，血压控制可；冠心病 4 年前行冠脉支架置入术，术后 3 个月行阿司匹林联合氯吡格雷抗血小板治疗，后改用阿司匹林单药抗血小板治疗至今。

体格检查：血压 127/71 mmHg，腹平坦，无腹壁静脉曲张，腹部柔软，无压痛、反跳痛，腹部无包块，肝及脾未触及，Murphy 征阴性，肾无叩击痛，无移动性浊音，肠鸣音正常，约 4 次 / 分。

辅助检查：血钾 2.98 mmol/L；RAAS 立位肾素活性 0.4ng/（ml·h），醛固酮 26.3 ng/dl；腹盆腔 CT 增强（图 1-52）："右侧肾上腺见直径约 12 mm 类圆形结节灶，边缘较清晰，增强后均匀强化，考虑右肾上腺占位，腺瘤（？）"。

初步诊断：①右肾上腺占位：原发性醛固酮增多症可能；②高血压 很高危组；③冠状动脉粥样硬化性心脏病 冠脉支架置入术后。

【临床决策分析】

诊断：患者男性，67 岁，CT 平扫提示右侧肾上腺可见低密度结节灶，增强后均匀强化，这样的情况临床较多见，是否该手术？患者明显乏力，血钾低，口服螺内酯症状缓解，血钾上升，

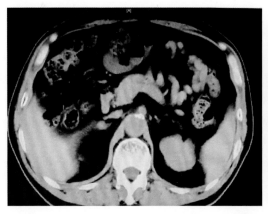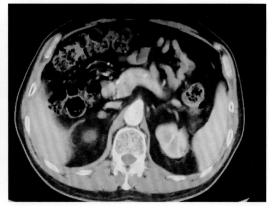

图 1-52　右侧肾上腺占位，腺瘤可能

肾素活性低，醛固酮高，因此考虑为右侧肾上腺腺瘤所致的 PHA，有功能的结节应该积极手术，手术指征明确。

治疗：该例患者术前合并有低血钾，且既往合并有心脏疾病，因此术前需积极予以纠正，同时可继续口服螺内酯进行术前准备。该患者肿物直径为 1.3 cm，综合评估后对其使用后腹腔镜进行手术。

【治疗过程】

全麻下行后腹腔镜右肾上腺肿瘤切除术，患者取左侧卧位，升高腰桥，常规消毒铺巾，于腰大肌前缘第 12 肋缘下切开并手指分离扩张后腹腔空间，置入气囊并注入空气 1000 ml 扩张 5 分钟，置入 10 mm Trocar 并建立气腹。分别于腋前线肋缘下及腋中线髂嵴上置入 10 mm 及 11 mm Trocar。建立完后腹腔空间后分别分离右肾上极背侧至膈肌，再分离右肾上极腹侧及右肾上极，在右肾上极腹侧近下腔静脉处游离出肾上腺，沿肾上腺周围游离，肾上腺与周围脂肪组织粘连紧密，于肾上腺外支见约 1 cm 金黄色腺瘤，用超声刀逐步游离腺瘤，在腺瘤与正常肾上腺处用超声刀凝固后切断，将腺瘤完整切除。

术后病理提示：肾上腺皮质腺瘤，大小约 0.9 cm×0.7 cm×0.7 cm，切面呈金黄色，与周围界限清楚。

【预后】

患者术后 2 周复查血钾已回升至 4.73 mmol/L，尿少、口干、乏力等症状消失，随访至 2023 年 1 月，未见肿瘤复发。

【经验与体会】

1. PHA 的诊断：PHA 的临床表现为高血压及低血钾，而高血压常常为首发表现。其临床病理亚型分为 6 种，其中特发性醛固酮增多症（50% ~ 60%）和醛固酮腺瘤（40% ~ 50%）所占比例最高。对于合并有难治性高血压和（或）不能解释的低血钾患者，推荐进行 PHA 筛查。可将 PHA 诊断方法分为定性及定位两种，定性方法最常用的是血浆醛固酮/肾素活性比值（aldosterone/renin ratio，ARR）。如 ARR ≥ 40 且血浆醛固酮浓度大于 20 ng/dl，则考虑 PHA 可能。除此之外，也可通过高盐饮食负荷试验、卡托普利抑制试验等方法进行进一步确诊。而定位方法最常用的为肾上腺增强 CT，对于定性筛查考虑 PHA 的患者均需行定位检查。肾上腺醛固酮腺瘤所致的 PHA，病灶常小于 2 cm，呈低密度或等密度，增强强化不明显；而特发性醛固酮增多症常见的 CT 表现为肾上腺各支厚度增加，常大于 5 mm。对于诊断疑难的病例也可进行肾上腺静脉取血进行分侧定位 PHA。

2. PHA 的手术指征及围术期准备：PHA 的手术指征为：①醛固酮腺瘤；②单侧肾上腺增生；③分泌醛固酮的肾上腺皮质癌及异位肿瘤；④长期药物治疗但不能耐受药物副作用的特发性醛固

酮增多症。目前对于小于 6 cm 的单侧肾上腺肿瘤，后腹腔镜手术已成为金标准。对于醛固酮腺瘤而言，手术切除腺瘤的同时应尽可能保留正常的肾上腺组织。术前应纠正高血压及低血钾，对于肾功能正常的患者来说，常推荐口服螺内酯 100 ～ 400 mg，2 ～ 4 次 / 天，进行术前准备 1 ～ 2 周。术后正常肾上腺组织由于醛固酮长期分泌增多导致肾素分泌功能受抑制，因此术后应继续监测血钾，避免因醛固酮分泌不足所致的血钾升高。

【小结】

对于难治性高血压需考虑存在 PHA 的可能，PHA 的诊断包含定性及定位诊断，醛固酮腺瘤所致的 PHA 可以通过手术切除治愈，术前需纠正高血压及低血钾以降低手术风险。

（肖若陶　刘　磊　编；马潞林　审）

参考文献

[1] Stowasser M，Gordon RD，Gunasekera TG，et al．High rate of detection of primary aldosteronism，including surgically treatable forms，after "non-selective" screening of hypertensive patients [J]．J Hypertens，2003，21（11）：2149-2157．

[2] Maxime LC，De CJ，Lacourciere YVES，et al．Effects of circadian rhythms，posture，and medication on renin-aldosterone interrelations in essential hypertensives [J]．Am J Hypertens，2005，18（1）：56-64．

[3] Lingam RK，Sohaib SA，Vlahos I，et al．CT of primary hyperaldosteronism（Conn's syndrome）：The value of measuring the adrenal gland [J]．Am J Roentgenol，2003，181（3）：843-849．

第十六节　左侧肾上腺皮质癌合并库欣综合征一例

导读

肾上腺皮质癌（adrenocortical carcinoma；ACC）是一种发生于肾上腺皮质的罕见恶性肿瘤，文献报道在人群中的发病率为（0.7 ～ 2.0）/100 万。本节介绍 1 例左侧 ACC 合并库欣（Cushing）综合征，通过对该病例的回顾学习加强对此类疾病的认识。

【病例简介】

患者女性，45 岁，因 "左侧腰部胀痛 1 月余" 入院。

患者 1 个月前无明显诱因出现左侧腰部胀痛，疼痛程度尚可忍受，无恶心、呕吐，无尿频、尿急、尿痛等不适，于当地医院行腹部增强 CT 提示 "左肾上腺区占位，周围间隙多发结节"，当地医院建议转至上级医院就诊，患者为进一步治疗于 2019 年 12 月以 "左侧肾上腺占位，皮质腺癌合并库欣综合征（？）" 被收入院。患者入院以来神志清楚，精神可，近 1 年来体重增加 5 kg。

既往史：2006 年于外院行剖宫产手术，余无特殊病史。

体格检查：血压 152/92 mmHg，脸型呈满月脸，未见明显痤疮，肢体呈向心性肥胖，腹平坦，无腹壁静脉曲张及紫纹，腹部柔软，无压痛、反跳痛，腹部无包块，肝、脾未触及，肠鸣音正常，约 4 次 / 分。

功能学检查：促肾上腺皮质激素测定：43 pg/ml（正常值 7.2 ～ 63.3 pg/ml）；皮质醇（8：00-16：00-20：00）：18.3 μg/dl-20.1 μg/dl-17.1 μg/dl；24 h 尿 17- 羟类固醇 20 mg（正常值 2 ～ 8 mg）；

雄烯二酮 18.1 nmol/L（正常值 1.0 ～ 11.5 nmol/L）；血儿茶酚胺及 RAAS 相关内分泌检查正常。

影像学检查：泌尿系增强 CT（图 1-53）：左侧肾上腺区见不规则团块状软组织密度影，边界清晰，大小约 5.2 cm×7.6 cm×9.4 cm，增强扫描明显不均匀强化，内见低强化影，病变包绕左肾静脉，局部显示欠清，残存部分左肾上腺仍可见。左侧肾上腺区周围间隙、腹膜后及胰腺周围可见多发大小不等结节状软组织密度影，增强扫描明显不均匀强化。

初步诊断：①左侧肾上腺皮质癌伴多发淋巴结转移可能；②库欣综合征；③剖宫产术后。

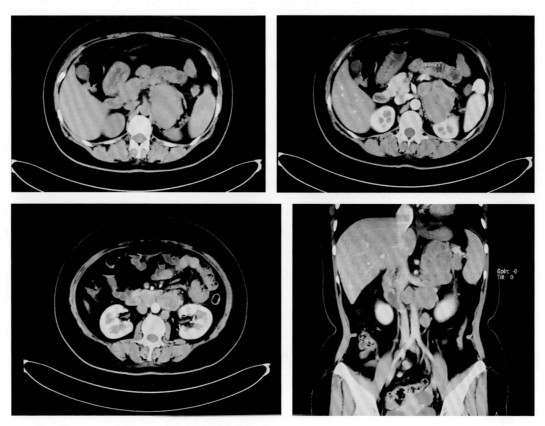

图 1-53　考虑左侧肾上腺区恶性肿瘤，多发淋巴结转移可能

【临床决策分析】

诊断：多学科团队（MDT）讨论：内分泌检查提示血浆皮质醇的含量正常但节律紊乱，尿中皮质醇代谢产物及血浆雄激素增加，结合患者典型满月脸、向心性肥胖等体征，考虑库欣综合征。影像学上左侧肾上腺肿物巨大且形态不规则，部分呈分叶状及结节状，增强扫描呈不均匀强化，主动脉旁可见多发肿大淋巴结，考虑 ACC 合并淋巴结转移可能。泌尿外科、内分泌科、放射科医师认为 ACC 合并库欣综合征的可能性大。

治疗：围术期需严格参照指南进行激素替代治疗以避免围术期出现皮质醇危象。依据以往经验，ACC 瘤体质地较脆，呈豆腐渣样，因此术中需要严格遵循无瘤原则，沿肿瘤周边按解剖层次进行仔细游离，谨防肿瘤破裂；肿瘤与肾关系密切且肾门周围多发肿大淋巴结，因此需同期切除患侧肾，对于肿大的淋巴结，需要彻底清扫以改善患者预后。

【治疗过程】

患者全麻后取平卧位，左侧肋缘在 2 cm 切口自剑突达腋后线，向右侧肋缘下延长约 10 cm，依次切开各层组织进入腹腔。沿 Toldt 线将结肠翻向内侧，暴露肾腹侧。游离肾下极并离断输尿管，上抬肾下极逐步往上游离肾门，可见肾门处多处肿大淋巴结，游离出肾动脉及静脉，结扎后离断。肾上腺肿瘤位于肾内上方，质地硬，边界不规则，遂沿肾周筋膜外游离肾周及肾上腺肿瘤，肿瘤与胰腺存在粘连，仔细剥离，完整切下肾及肾上腺肿瘤。探查脾门、主动脉旁可见多发的呈串珠样淋巴结，最大约 1 cm，质地硬，予彻底清除。依次关闭手术切口，术毕。

术后病理：肿瘤大小为 10 cm×9 cm×5 cm，符合肾上腺皮质癌，伴大片坏死，可见脉管内癌栓，局灶可见被膜侵犯及周围脂肪累及。送检淋巴结：腹主动脉旁可见癌转移（6/7），腹主动脉腔静脉间淋巴结可见癌转移（1/1），脾门淋巴结可见癌转移（1/2）。

【预后】

患者 2019 年 12 月行手术治疗，2020 年 1 月复查影像学检查未见明显异常，但出现乏力、腹痛、恶心等症状，考虑激素减量过快引起的肾上腺皮质功能不全，增加激素摄入后症状缓解，2020 年 8 月死亡。

【经验与体会】

1. 库欣综合征患者行手术治疗时的围术期激素使用：参照《2014 版中国泌尿外科疾病诊断治疗指南》的给药方案。①术前 1 天地塞米松 2 mg 肌内注射，手术当日术前 2 mg 肌内注射，术中及术后各使用一次氢化可的松 100～200 mg 静脉滴注。②术后第一日使用地塞米松 2 mg，每 6 小时一次，第二日和第三日分别递减为每 8 小时一次和 12 小时一次。而后改为泼尼松口服 20～25 mg/d，逐步减量至 10～15 mg/d 出院。③出院后每个月减 2.5 mg，总共需要 6～8 个月。

2. ACC 在增强 CT 上的特异性表现：①体积大：多数大于 6 cm，部分大于 10 cm；②不规则：ACC 瘤体呈分叶状，部分突破包膜进入周围脂肪间隙呈条索状或结节状改变；③有坏死：多数 ACC 可见坏死，以瘢痕型坏死及中央型坏死多见，这与 ACC 恶性程度高、肿瘤生长较快有关；④弱强化：增强后瘤体可出现不规则强化，但强化程度不及嗜铬细胞瘤明显，绝大部分强化小于 100 HU。

3. ACC 的治疗方案：手术切除是治疗 ACC 的首选方案，手术切除的范围应包括肿瘤及其周围脂肪组织、可受侵区域及淋巴结；如邻近器官如肾、脾等受累，应一起切除。但需要注意的是，即使肿瘤完整切除，仍有超过 50% 的患者可能存在肿瘤复发并转移。对于晚期无法切除的患者，也可以使用米托坦治疗，但其有效率也只有约 35%。此外，EDP-M（依托泊苷 + 多柔比星 + 顺铂 + 米托坦）方案对于晚期不可切除的 ACC 也是一种选择，上述化疗方案可能有一定疗效，但仍需更多临床研究加以证实。

【小结】

ACC 是相对罕见的肿瘤且预后极差，影像学对于 ACC 的诊断具有一定提示作用，手术是治疗 ACC 的首选方案，合并库欣综合征的患者围术期需要严格进行激素替代治疗。

（肖若陶 刘 磊 编；马潞林 审）

参考文献

[1] Erickson LA，Rivera M，Zhang J．Adrenocortical Carcinoma：Review and Update [J]．Adv Anat Pathol，2014，21（3）：151-159.

[2] Wooten MD，King DK．Adrenal cortical carcinoma．Epidemiology and treatment with mitotane and a review of the literature [J]．Cancer，1994，72（11）：3145-3155.

[3] Berruti A，Terzolo M，Sperone P，et al．Etoposide，doxorubicin and cisplatin plus mitotane in the treatment of advanced adrenocortical carcinoma：a large prospective phase II trial [J]．Endocr Relat Cancer，2005，12（3）：657-666.

第十七节　以双侧嗜铬细胞瘤发病的多发性内分泌瘤病一例

> **导读**
>
> 　　多发性内分泌瘤病（multiple endocrine neoplasia，MEN）是一类少见的内分泌肿瘤。主要表现为同一个体先后或同时出现 2 个或以上内分泌器官的肿瘤病变，且同一个器官存在 2 个或以上的肿瘤。如果患者一级亲属中存在 1 个相同类型的内分泌肿瘤，则称为家族型病变，反之则可能为散发型。MEN 通常可分为 MEN-1 型、MEN-2A 型、MEN-2B 型（也称 MEN-3 型），一部分有特定基因突变的病例被归纳为 MEN-4 型（也称 MEN-X 型）。本文介绍了一例以双侧嗜铬细胞瘤为主要表现的非典型性 MEN 患者的诊疗经验。

【病例简介】

　　患者男性，23 岁，藏族学生，因体检发现血压升高，血压最高 170/110 mmHg，就诊于我科门诊。患者否认一过性头晕、心悸、气促等表现。家族史：患者父亲曾发现双侧肾上腺多发占位合并高血压多年，血压最高 190/110 mmHg，患者父亲 4 年前曾因高血压脑出血导致半侧肢体偏瘫。

　　既往史：未规律体检，既往无手术史。

　　体格检查：血压 158/98 mmHg，心率 98 次 / 分，呼吸 21 次 / 分，脉搏 98 次 / 分。余未见明显异常。

　　实验室检查：血清泌乳素、卵泡刺激素、黄体生成素、生长激素、促甲状腺激素均正常；血甲状旁腺激素、血钙、甲状腺激素正常；空腹胰岛素、空腹 C 肽、胰高血糖素、糖化血红蛋白、促胃液素均正常；促肾上腺皮质激素（ACTH）125.4 ng/L（正常值 7.2 ~ 63.3 ng/L），皮质醇节律正常；立位及卧位肾素水平均升高，卧位肾素 6.92 ng/（ml·h）[正常值 0.05 ~ 0.79 ng/（ml·h）]，立位肾素 > 12 ng/（ml·h）[正常值 0.93 ~ 6.56 ng/（ml·h）]；晨起空腹血清去甲肾上腺素升高，肾上腺素及多巴胺水平正常，24 小时尿 3- 甲氧基 4- 羟基苦杏仁酸（VMA）68.4 μmol/L（正常值 1.9 ~ 13.6 μmol/L）。

　　影像学检查：头颅 MRI 提示垂体微腺瘤；超声提示双侧肾上腺占位、胰腺占位，腹部 CT 提示双侧肾上腺多发占位，考虑嗜铬细胞瘤可能。平扫双侧肾上腺不规则混杂低密度灶，右侧大小约 4.5 cm×4.1 cm×7.0 cm，左侧 7.6 cm×6.3 cm×11.0 cm，增强扫描肿瘤实性部分呈明显强化，其内低密度区无强化（图 1-54A）；腹部增强 CT 提示胰腺多发占位，动脉期有强化，考虑神经内分泌肿瘤可能（图 1-54B）；甲状腺及甲状旁腺未见明显异常。

　　初步诊断：双侧肾上腺嗜铬细胞瘤，多发性内分泌瘤病可能。

【临床决策分析】

　　诊断：完善相关检查后，组织院内多学科团队协作会诊，包括神经外科、普外科、内分泌科、麻醉科及危重医学科。会诊意见：垂体微腺瘤目前体积较小，功能尚不明确，可暂观察；胰腺多发占位，目前内分泌功能表现，暂不考虑手术处理，24 小时尿 3- 甲氧基 4- 羟基苦杏仁酸（VMA）68.4 μmol/L，比正常值高了 4 倍多，可以诊断肾上腺嗜铬细胞瘤。综上所述，初步诊断为 MEN（？），建议先分次行肾上腺肿物切除。

　　治疗：从手术安全性方面分析，患者双侧多发嗜铬细胞瘤，如行 1 期切除，患者仅需接受一次手术创伤，但相关的术中血压波动、肿瘤切除后顽固性低血压风险较大，术后肾上腺危象发生率较高，因此综合考虑决定分期手术。

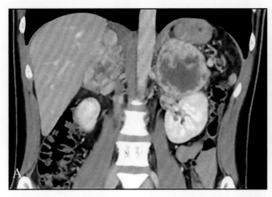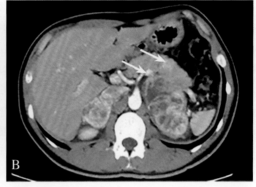

图 1-54　双侧肾上腺及腹部 CT

A. 双侧肾上腺多发嗜铬细胞瘤；B. 胰腺多发占位（白色箭头）

【治疗过程】

给予患者口服酚苄明 10 mg BID 联合美托洛尔 12.5mg BID 控制血压、心率及扩容稳定 1 月余。患者体重增加 2.5 kg，出现明显鼻塞、轻度直立性低血压表现。在全身麻醉下行左侧腹腔镜肾上腺肿物切除术。术中见左侧肾上腺多发肿瘤，最大径 10 cm，有包膜，血运丰富，主要血供来自于肿瘤包膜靠近肾门处，出血量 300 ml，未输血，术中挤压游离肿瘤过程中，血压升高至 170/110 mmHg，肿瘤切除后，未出现顽固性低血压表现，总体手术安全，麻醉平稳。术后未出现肾上腺危象，未进行激素替代治疗。监测皮质醇节律正常，ACTH 209.5 ng/L，24 小时尿 VMA 128.3 μmol/L，去甲肾上腺素 37.439 pmol/ml，肾上腺素 0.060 pmol/ml，多巴胺 0.046 pmol/ml。

一期术后 2 个月，再次使用酚苄明扩容 1 个月（具体情况同前），于全麻下行腹腔镜右侧肾上腺肿物切除术。术中可见右侧肾上腺多发肿瘤，均存在包膜，与周围组织不粘连，游离过程中，血压最高升高至 160/105 mmHg，肿瘤切除后未出现顽固性低血压。术后病理回报：双侧均为嗜铬细胞瘤，双侧标本均可见正常肾上腺组织。患者术后未出现肾上腺危象。术后患者长期口服泼尼松 0.5 mg QD 进行激素替代治疗，复查 ACTH 在正常范围内。

分别从患者全血和肾上腺肿瘤中提取基因组 DNA，使用 MLPA 法测序，然后与基因库正常的 *MEN-1/RET/CKDN1B/VHL* 基因比对，结果均未发现突变。

【预后】

术后 5 年复查，患者未服药血压稳定于 125/80 mmHg，长期口服泼尼松 5 mg QD，无心悸、乏力、盗汗等症状，体重无明显改变，全身广泛皮肤色素沉着，ACTH 600.0 ng/L，皮质醇节律存在，甲状旁腺激素正常。

【经验与体会】

1. MEN 分型及特征（表 1-1）：MEN 是一类常染色体显性遗传病。其中 MEN-1 又被称为 Wermer 综合征，发病率为（2 ～ 3）/10 万。1 型的主要临床表现为甲状旁腺肿瘤伴功能亢进、胰腺或肠道内分泌肿瘤、垂体肿瘤等。MEN-2 型病变可分为 2A 和 2B，2B 型病例也被称为 MEN-3 型。2A 型病例通常以甲状腺肿瘤（其中以甲状腺髓样癌为主，约 95%）、双侧或单侧肾上腺嗜铬细胞瘤或副神经节瘤（40% ～ 50%）以及甲状旁腺肿瘤伴功能亢进（20%）为主要表现。部分 2A 型患者因缺乏远端结肠的副交感神经丛而发生先天性巨结肠，也被称为 Hirschsprung 病（HSCR）。2B 型患者部分表现为马方综合征外形，极少数患者出现甲状旁腺功能亢进。

表1-1　MEN的分型、突变基因及潜在临床表现

分型	突变基因	临床表现
MEN-1 （Wermer）	*MEN1*（menin）	甲状旁腺功能亢进（95%） 胰腺肠道内分泌肿瘤（30%～80%） 垂体瘤（30%～42%）
MEN-2A （Sipple）	*RET*	甲状腺肿瘤（髓样癌为主，95%） 嗜铬细胞瘤（40%～50%） 甲状旁腺功能亢进（10%～20%）
MEN-2B （MEN-3）	*RET*	神经瘤（99%） 类马方综合征 甲状腺髓样癌（95%）
MEN-4 （MEN-X）	*CDNK1B*	甲状旁腺腺瘤，垂体病变，胰腺肠道内分泌肿瘤，肾上腺肿瘤，肾血管平滑肌脂肪瘤，脑膜瘤，皮肤肌瘤，胶原瘤，多发性脂肪瘤，生殖系统（睾丸）肿瘤
本例患者	*MEN1/RET/CDNK1B/VHL* 阴性	双侧肾上腺嗜铬细胞瘤，多发性胰腺肿块，垂体微腺瘤

　　本例患者的临床表现符合多发性内分泌瘤病诊断，但其特征及基因型均不在已知分型范畴内，因此高度怀疑该患者存在其他新的基因突变位点参与其发病过程，例如 *CDC73*、*CaSR*、*AIP* 等。

　　2. MEN的治疗要点：从治疗角度，双侧多发嗜铬细胞瘤对临床治疗存在巨大的挑战。主要难点如下：①备术及围术期管理：充分监测儿茶酚胺水平，尽可能识别临床静息病例，予以合适的围术期扩容治疗；②一期双侧手术 *vs.* 分期单侧手术：目前主流观点认为一期双侧手术给患者带来的获益较多，我中心认为，分期单侧手术可以给患者阶梯式过渡，当第一次切除一侧肿瘤后，还有另一侧肿瘤维持儿茶酚胺水平，保证血管床张力，从而能有效降低术后低血压风险。

【小结】

　　在过去的几十年中，各国学者对多发性内分泌瘤病的研究不断深入，分型不断扩展，潜在的分子机制被不断揭示和证实。本例患者为罕见已知基因型阴性的混合表型 MEN 病例，其具有潜在家系遗传特征，需要进一步调查其家系基因特征，发现潜在的新型发病基因位点。嗜铬细胞瘤的诊治需要全方位、多维度地准备和配合，对临床团队提出了较高的要求。

（颜　野　夏海缀 编；马潞林 审）

≫ 参考文献

[1] Elmaouche D, Welch J, Agarwal SK, et al. A patient with MEN1 typical features and MEN2-like features [J]. Int J Endocr Oncol, 2016, 3 (2)：89-95.

[2] Thakker RV, Newey PJ, Walls GV, et al. Clinical Practice Guidelines for Multiple Endocrine Neoplasia Type 1（MEN1）[J]. Journal of Clinical Endocrinology & Metabolism, 2012, 97 (9)：2990-3011.

[3] Marx SJ. Molecular genetics of multiple endocrine neoplasia types 1 and 2 [J]. Nature Reviews Cancer, 2005, 5 (5)：367-375.

[4] Sun J. Pancreatic neuroendocrine tumors [J]. Endocrine Research, 2017, 36 (1)：35-43.

[5] Goroshi M, Bandgar T, Lila AR, et al. Multiple endocrine neoplasia type 1 syndrome：single centre experience from western India [J]. Familial Cancer, 2016, 15 (4)：617-624.

［6］ Lemos MC，Thakker RV．Multiple endocrine neoplasia type 1（MEN1）：analysis of 1336 mutations reported in the first decade following identification of the gene［J］．Human mutation，2008，29（1）：22-32.

［7］ Modigliani E，Vasen HM，Raue K，et al．Pheochromocytoma in multiple endocrine neoplasia type 2：European study［J］．Journal of Internal Medicine，2010，238（4）：363-367.

［8］ Verdy M，Weber Andrée M，Roy CC，et al．Hirschsprung？s Disease in a Family with Multiple Endocrine Neoplasia Type 2［J］．Journal of Pediatric Gastroenterology and Nutrition，1982，1（4）：603-608.

［9］ Frank-Raue K，Raue F．Hereditary Medullary Thyroid Cancer Genotype-Phenotype Correlation［J］．Recent Results Cancer Res，2015，204：139-156.

［10］ 樊华，张玉石，李汉忠，等．保留肾上腺功能的腹腔镜双侧嗜铬细胞瘤切除术［J］．中华内分泌外科杂志，2017，11（3）：184-187.

第十八节　左侧嗜铬细胞瘤合并肾上腺静脉瘤栓一例

 导读

　　嗜铬细胞瘤合并肾上腺静脉瘤栓是临床工作中少见的情况，此例患者左侧肾上腺区域巨大肿瘤，术前检查考虑为嗜铬细胞瘤，同时合并肾上腺静脉瘤栓突入肾静脉，在临床决策及手术过程中存在诸多难点。通过分析此病例，以期分享我们在嗜铬细胞瘤合并肾上腺瘤栓方面的经验体会。

【病例简介】

　　患者女性，34岁，主因阵发性高血压半年，发现左侧肾上腺区域占位性病变2个月。

　　患者半年前自觉头晕、心悸，测血压发现阵发性升高，最高达220/100 mmHg，口服降压药物效果不佳，2个月前外院检查发现左侧肾上腺区域占位性病变，无明显肥胖、痤疮、情绪异常，无四肢无力、肢端麻木、心悸。口服酚苄明准备5周后于2019年8月入院。

　　既往史：体健。

　　体格检查：生命体征平稳，心肺查体未及明显异常，腹平软，全腹无明显压痛、反跳痛，肠鸣音正常，双侧肾区无叩痛。

　　实验室检查：血儿茶酚胺检查提示去甲肾上腺素明显升高，NE 105.403 pmol/ml（正常值上限30倍，正常值0.51～3.26 pmol/ml），余内分泌检查未见明显异常。

　　影像学检查：肾上腺增强CT检查提示左侧肾上腺区占位性病变，最大直径8.6 cm，增强扫描后肿物明显不均匀强化，左侧肾上腺静脉内可见瘤栓，瘤栓顶部位于肾上腺静脉汇入肾静脉开口处，局部静脉未见明显受侵，突入肾静脉内0.5 cm，考虑左侧肾上腺区肿瘤伴肾上腺静脉瘤栓形成（图1-55）。

　　初步诊断：左侧肾上腺占位性病变，嗜铬细胞瘤可能，肾上腺静脉瘤栓形成。

【临床决策分析】

　　此患者因左侧肾上腺巨大占位入院，阵发性高血压病史，影像学表现为肿瘤可强化，呈现快进快出改变，血儿茶酚胺提示去甲肾上腺素异常升高，应诊断为左侧嗜铬细胞瘤，定位定性诊断明确。患者口服酚苄明药物准备5周后予以手术治疗。此病例临床决策的难点在于肿瘤合并肾上腺静脉瘤栓，仔细阅CT片发现瘤栓顶部位于肾上腺静脉汇入肾静脉开口处，局部静脉未见明显

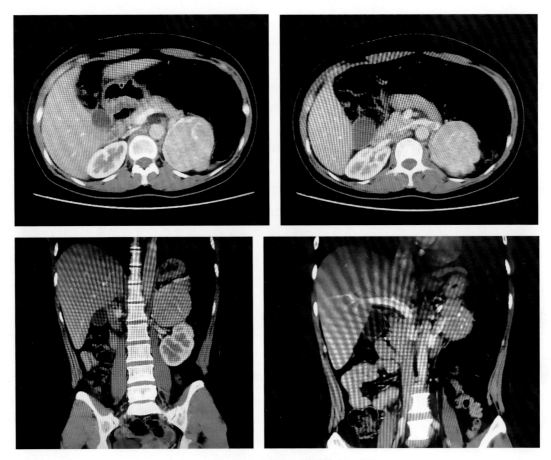

图 1-55　患者 CT 增强检查

受侵，突入肾静脉内 0.5 cm。考虑瘤栓突入肾静脉长度短，可能未侵犯肾上腺静脉汇入肾静脉开口处静脉壁，故选择先行完全后腹腔镜下充分游离肾、肾蒂及肿瘤，尝试将瘤栓推回肾上腺静脉内并离断肾上腺静脉。术中做如下备选方案：如肿瘤无法推回，可向下腔静脉方向尽可能游离出肾静脉，采用侧壁钳或阻断带阻断肾静脉后取出瘤栓，如因空间不够等仍不能成功，改用经腹腹腔镜充分游离左肾静脉，空间及暴露满意情况下取出瘤栓。尽可能保留左肾，但是要告知患者有切除左肾的可能性。术中应注意控制血压，预防心脑血管意外，术后注意预防低血压。

【治疗过程】

患者术前应用酚苄明准备 5 周，服药后患者血压控制于（110 ~ 125）/（80 ~ 90）mmHg，伴轻度鼻塞、甲床红润，体重较服药前增加 1.5 kg。于全麻下行后腹腔镜左侧肾上腺区肿瘤切除、肾上腺静脉瘤栓取出术。手术经后腹腔建立操作空间，首先完全游离肾，将肾动脉、肾静脉充分游离，肾下压后可见肿瘤，游离肿瘤过程中可见肿瘤周围多发新生静脉形成，尤其在腰静脉周围多发交通支，渗血较为明显，侧支静脉予以夹闭后切断，手术过程中触碰、挤压肿瘤可造成血压升高，最高血压达 215/125 mmHg，术中使用大量降压药物维持血压。肿瘤充分游离后，可见瘤栓位于肾上腺静脉内并突入肾静脉，此时助手向上牵拉肿瘤，应用弯钳可将瘤栓推回至肾上腺静脉内，应用血管夹在肾上腺静脉汇入肾静脉开口处夹闭并切断，完整切除肿瘤，手术时间 185 min，出血量 50 ml。大体病理见图 1-56。术后患者血压平稳，未出现明显低血压，恢复良好，1 周后拔除引流管出院。

【预后】

患者术后定期复查，未服用降压药物，血压等生命体征稳定，随访至 2022 年 10 月未见肿瘤复发及转移。

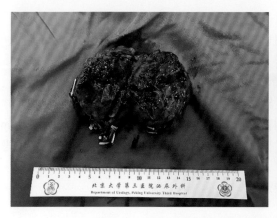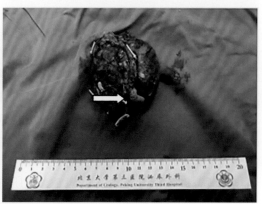

图 1-56 患者术后大体病理，可见肾上腺静脉内瘤栓（白色箭头处）

【经验与体会】

嗜铬细胞瘤常表现为头痛、心悸、多汗三联征。根据 2017 最新的 WHO 指导意见取消了嗜铬细胞瘤的良、恶性分类，将嗜铬细胞瘤分为转移性嗜铬细胞瘤和非转移性嗜铬细胞瘤，并认为所有嗜铬细胞瘤都具有一定的恶性潜能。嗜铬细胞瘤伴瘤栓患者少见，以右侧嗜铬细胞瘤居多，左侧更为少见。CT 血管造影及静脉 MRI 对肾静脉及下腔静脉瘤栓的诊断具有重要意义；根治性肿瘤切除加瘤栓取出术是治疗嗜铬细胞瘤合并静脉瘤栓的有效方法。手术的关键是术前充分扩容，控制心率、血压，术中防止瘤栓脱落，完整取出瘤栓。此病例肾上腺静脉内瘤栓处于肾上腺静脉汇入肾静脉开口处，术前制定了较为详尽的方案，最好的情况是将瘤栓推回至肾上腺静脉处理，但如果遇到瘤栓无法推回、侵犯肾静脉壁及空间不够等情况，也有相应的预案；另外，此患者阵发性血压升高明显，肿瘤分泌激素旺盛，所以口服酚苄明时间应适度延长，术前仔细评估血管扩张效果，这对于围术期控制血压，特别是预防术后低血压很重要。此例患者诊治过程中充分的术前准备及手术方案制定尤为关键。

（张　帆　黄　毅编；马潞林审）

第十九节　罕见肾上腺胆管腺癌一例

❗ 导读

肾上腺 - 肝融合（adrenal-hepatic fusion，AHF）现象在病理学检查中较为少见，主要组织学表现为肝与肾上腺之间存在混合性间质细胞和组织包膜部分缺失，其中部分患者肾上腺组织内存在胆管结构。肾上腺胆管腺癌即为发生于 AHF 现象基础上罕见的肾上腺恶性肿瘤。我院收治 1 例肾上腺胆管腺癌患者，查阅既往国内外文献，此病尚无相关报道。通过分析此患者的病例资料并复习相关文献，拟探讨肾上腺胆管腺癌的诊断及治疗方法。

【病例简介】

患者男性，71 岁，主因 B 超发现右侧肾上腺区域占位性病变 2 个月入院。

患者 2015 年 10 月因发现右侧肾上腺区域占位性病变 2 个月到我院就诊，无明显肥胖、痤疮、情绪异常，无四肢无力、肢端麻木、心悸、头痛。既往高血压病史 10 年，血压最高达 170/100 mmHg，药物治疗血压控制满意。

既往史：体健。

体格检查：生命体征平稳，心肺查体未及明显异常，腹平软，全腹无明显压痛、反跳痛，肠鸣音正常，双侧肾区无叩痛，双下肢轻度水肿。

实验室检查：促肾上腺皮质激素、血儿茶酚胺、立卧位肾素 - 血管紧张素 - 醛固酮系统、皮质醇测定及节律和尿香草基杏仁酸检测未见明显异常。

影像学检查：肾上腺增强 CT 检查提示右侧肾上腺区占位性病变，大小为 7.1 cm×6.8 cm×4.4 cm，增强扫描后肿物明显不均匀强化，肿瘤与肝关系密切，有侵犯下腔静脉的可能，考虑右侧肾上腺区恶性肿瘤（图 1-57）。

初步诊断：右侧肾上腺占位性病变，性质待定。

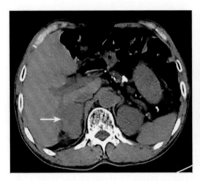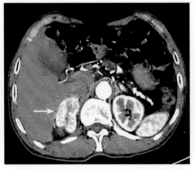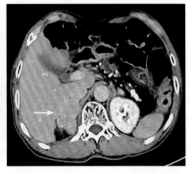

图 1-57　患者 CT 增强检查

【临床决策分析】

此患者因右侧肾上腺巨大占位入院，影像学表现为肿瘤可强化，呈现快进快出改变，并且与肝关系密切。诊断应考虑嗜铬细胞瘤、皮质腺癌、肾上腺髓样脂肪瘤及转移瘤等，不能除外肝来源的肿瘤。患者实验室检查未见明显异常，故考虑嗜铬细胞瘤及皮质腺癌可能性小，但不能完全除外，特别是部分巨大皮质腺癌患者内分泌检查可能为正常；仔细观察肾上腺肿瘤未见明显负值，无脂肪成分，故不支持肾上腺髓样脂肪瘤。患者无恶性肿瘤病史，患者胸部 X 线片、甲状腺超声、腹部 CT 除肾上腺区肿物外无其他阳性发现，故转移瘤可能性亦不大。此例患者的定性诊断确实存在困难，同时由于术前影像学检查提示肿瘤与肝关系密切，手术策略上应充分做好肝损伤准备，联系普通外科会诊。

【治疗过程】

患者术前应用酚苄明药物准备 3 周，服药后患者血压控制于 (110 ~ 125) / (80 ~ 90) mmHg，伴轻度鼻塞、甲床红润，体重较服药前增加 1 kg。于全麻下行后腹腔镜右侧肾上腺区肿瘤切除术。手术经后腹腔建立操作空间，术中可见肿瘤与下腔静脉及肝关系密切，仔细分离肿瘤并保护下腔静脉，游离肿瘤后肝创面严格止血，手术时间 155 min，出血量 50 ml，手术过程中及术后患者血压平稳，恢复良好，1 周后拔除引流管出院。

病理报告：肾上腺胆管腺癌。肿瘤剖面为灰白色多结节样实性肿物，周围可见正常肾上腺组织，光镜下肿瘤呈管状、梁状及实性结构，间质伴明显的淋巴浆细胞反应（图 1-58A），肿瘤呈分叶状生长，无显著的肾上腺外浸润；肾上腺内可见少量分化极好的胆管结构，提示肾上腺内小胆管形成（图 1-58B）。免疫组化染色结果：角蛋白（creatine kinase，CK）7 (+)（图 1-58C），CK19 (+)（图 1-58D），CK20 (−)，CD56（少数 +），CD10（少数 +），CgA (−)，Syn（少数 +），癌胚抗原（carcinoembryonic antigen，CEA）(−)，PAX-8 (−)，甲状腺转录因子（thyroid transcription factor，TTF) -1 (−)，P40 (−)，P63 (−)，前列腺特异抗原（prostate specific antigen，PSA）(−)，SMAD (+)，inhibin-a (−)，CDX-2 (−)，Ki-67 (5% ~ 10%)。结合患者

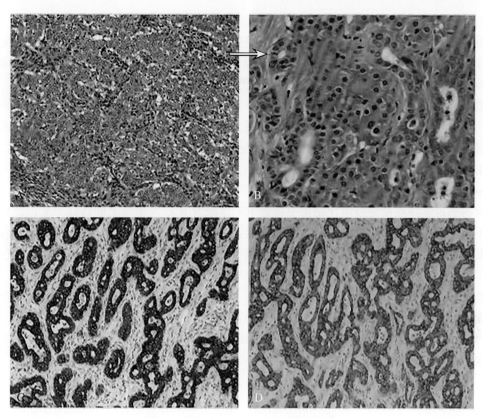

图 1-58　患者病理及免疫组化染色结果

A. 肿瘤异型性明显，呈管状、梁状及实性结构，间质伴淋巴浆细胞反应（HE，×100）；B. 肿瘤周边可见分化极好的胆管结构（箭头所示）（HE，×200）；C. 免疫组化 CK7（+）（×100）；D. 免疫组化 CK19（+）（×100）

临床表现、病理学检查及免疫组化结果，考虑为肾上腺胆管腺癌。

【预后】

2015 年 10 月手术后，患者术后定期复查腹部超声、增强 CT 未见肿瘤复发及转移，规律服用降压药物，血压控制满意，无明显不适症状。随访至 2022 年未见肿瘤复发和转移。

【经验与体会】

肝与右侧肾上腺在解剖位置上毗邻，由于某些特殊原因可能造成组织学肾上腺 - 肝融合（AHF）现象。Matsukuma 等通过 673 例尸检的病理学检查发现 AHF 的发生比率为 1.0%（7/673），其主要组织学表现为肝与肾上腺之间存在混合性间质细胞和组织包膜部分缺失，其中 4 例 AHF（0.6%）患者肾上腺组织内存在胆管结构；AHF 患者肾上腺组织内胆管结构的免疫组化表现均为 CK7（+）、CK19（+）及 CK20（-），其表现与肝内胆管细胞一致。Matsukuma 等曾报道 1 例罕见的发生于 AHF 基础上的肾上腺囊性病变，肾上腺组织内可见致密纤维组织包绕的囊性病变，囊壁细胞为扁平立方结构，其旁存在小胆管结构，免疫组化提示 CK7（+）、CK19（+）、EMA（+）、CK20（-），符合胆管细胞来源囊肿；Antonio 等报道 2 例发生于 AHF 基础上的肝肾上腺皮质腺癌，且患者存在内分泌检查功能学改变，2 例患者肿瘤均手术切除，病理证实为肝肾上腺皮质腺癌。但检索国内外资料，目前尚无发生于 AHF 基础上的肾上腺恶性肿瘤的相关报道。此例患者为中老年男性，右侧肾上腺占位入院，影像学特点符合恶性肿瘤特征，肾上腺功能学检查未见明显异常，但术前鉴别诊断考虑不除外嗜铬细胞瘤，药物准备后行腹腔镜手术治疗。术中可见肿瘤存在包膜或假包膜，但与肝粘连紧密，仔细分离后切除肿瘤。术后可见肿瘤剖面为灰白色多结节样实性肿物，周围可见正常肾上腺组织，光镜下肿瘤呈管状、梁状及实性结构，无显著的肾上腺外浸润，肿瘤周边可见正常肾上腺组织。术后肿瘤剖面为灰白色实性肿物，周围可见正常肾上腺组织，亦可见肾上腺内胆管结构及肿瘤组织。

此例的病理学检查提示肾上腺罕见组织学类型的腺癌，综合实验室检查、形态学及免疫组化结果可除外原发于肾上腺皮质及髓质的恶性肿瘤，另外患者胸部 X 线片、甲状腺超声、腹部 CT 除肾上腺区肿物外无其他阳性发现，术后随访仍为阴性结果，结合免疫组化检查结果，可除外肺、肠道、肝、前列腺、甲状腺等部位转移瘤；综合病理检查结果，提示癌呈胆胰型腺癌分化。仔细对切片进行形态学检查，发现肾上腺内可见分化极好的胆管结构，故考虑此患者存在 AHF，且合并肾上腺组织内胆管形成。患者肿瘤细胞免疫组化为 CK7（+）、CK19（+）及 CK20（-），与胆管细胞癌一致。胆管细胞癌是一种由胆管上皮细胞恶变形成的腺癌，主要分为肝内胆管癌（intrahepatic cholangiocarcinoma，ICC）和肝外胆管癌（extrahepatic cholangiocarcinoma，ECC），本例患者的病理学特点及免疫组化结果更接近 ICC。原发 ICC 发生肾上腺转移罕见，此患者术前及术后 1 年随访影像学检查均未提示肝及胆道内占位性病变，故暂不考虑为转移瘤。另外，此例应考虑发生于极外周的肝内胆管癌直接侵犯右侧肾上腺，但术中观察肿瘤存在包膜或假包膜，病理形态学检查提示肿瘤周边可见正常的肾上腺组织，肿瘤无肾上腺外浸润，故暂不支持。综合此患者的临床表现、病理学检查及免疫组化结果，考虑肿瘤为发生于 AHF、肾上腺内存在胆管结构基础上的胆管腺癌，此类病例在国内外尚属首次报道。综上所述，肾上腺 - 肝融合是极少见的组织病理学改变，肾上腺胆管腺癌是发生于 AHF 基础上罕见的肾上腺恶性肿瘤病理类型，此后临床工作中应予以重视。

（张　帆　黄　毅 编；马潞林 审）

参考文献

[1] Matsukuma S，Kono T，Takeo H，et al．Intra-adrenal bile ductules associated with adreno-hepatic fusion：a possible origin for adrenal epithelial cysts [J]．Histopathology，2013，62：799-804．

[2] Alastrué Vidal A，Navinés López J，Julián Ibáñez JF，et al．Adrenohepatic fusion：Adhesion or invasion in primary virilizant giant adrenal carcinoma？Implications for surgical resection．Two case report and review of the literature [J]．Int J Surg Case Rep，2016，18：24-29．

第二十节　成人肾上腺神经母细胞瘤一例

❗ 导读

神经母细胞瘤（neuroblastoma，NB）是一种由原始神经嵴细胞演化而生的，多发于儿童的实质性恶性肿瘤，约有一半发生在肾上腺。在成人中发病十分少见，至今全球文献报道成人神经母细胞瘤不足百例，而在肾上腺部位的发病率则更为罕见。鉴于极少的发病率，目前对此病的临床表现、影像特征及病理学特点均认识较少。通过我院 2019 年 3 月收治的一例成人肾上腺神经母细胞瘤患者诊疗过程分析，对该疾病的临床表现、病理特点、诊断及治疗要点进行讨论，以期提高对成人肾上腺神经母细胞瘤的进一步认识。

【病例简介】

患者女性，21 岁，主因"体检发现右侧肾上腺肿物 3 个月"入院。

既往史：既往高血压病史 1 年，血压最高达 150/90 mmHg，平时间断服用降压药物，血压未规律监测，控制不详。

体格检查：血压 134/78 mmHg，体态肥胖，身高 168 cm，体重 95 kg，BMI 33.7 kg/m²。神清语利，精神可，心肺检查未及明显异常。泌尿系体检无阳性体征。

实验室检查：肾上腺功能检查：促肾上腺皮质激素 7.9 pmol/L，皮质醇 84.68 μg/L，血浆多巴胺 5.475 pg/ml，血浆肾上腺素 17.806 pg/ml，血浆去甲肾上腺素 448.873 pg/ml。

影像学检查：腹部 CT（平扫＋增强）检查（图 1-59）：右侧肾上腺区见类圆形软组织密度影，边界清，约 4.6 cm×4.6 cm×6.5 cm 大小，局部与肾上腺分界欠清，密度不均，内部见斑片状低密度区，增强后轻度渐进性强化。

初步诊断：右侧肾上腺占位。

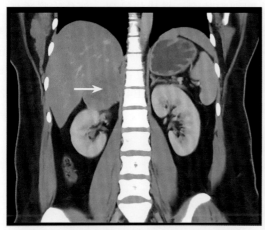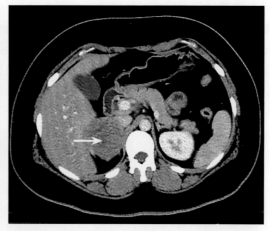

图 1-59　腹部 CT

右侧肾上腺区见类圆形软组织密度影，边界清，约 4.6 cm×4.6 cm×6.5 cm 大小，局部与肾上腺分界欠清，密度不均，内部见斑片状低密度区，增强后轻度渐进性强化

【临床决策分析】

诊断：患者女性，21 岁，既往高血压病史，体检 B 超发现右侧肾上腺区肿物。平时无腹痛、腹胀，无头痛、心悸等症状。体格检查未见明显异常。影像学检查见右侧肾上腺区占位性病变，局部与右侧肾上腺界限不清，伴有不均匀强化，强化弱于肾，结合高血压病史，术前首先不除外嗜铬细胞瘤，所以患者第一次住院时进行了严格的肾上腺功能学检查，结果显示血皮质醇、促肾上腺皮质激素、儿茶酚胺未见异常。即便如此，仍需警惕无典型表现的嗜铬细胞瘤或静默型嗜铬细胞瘤的可能，所以在术前进行了盐酸酚苄明（20 mg，BID）扩容准备。因肿瘤位于右侧肾上腺区，体积较大，肿物在 CT 强化时有不均匀增强，且形态略不规则，术前同样不能排除来源于肾上腺皮质的皮质癌的可能，但检查发现患者皮质激素功能、促肾上腺皮质激素及性激素检查均未见异常，故需术后病理进一步明确。综上，在术前认为该患者肾上腺区占位诊断明确，嗜铬细胞瘤、肾上腺皮质癌的可能性均存在，故决定行后腹腔镜肾上腺区探查、肿物切除术。

治疗：计划经后腹腔镜行右侧肾上腺肿瘤切除。要考虑到：其一，肿瘤与肾上腺、肾静脉、肾动脉关系密切，若术中因粘连或解剖困难，可能损伤血管造成大出血，充分告知患者及家属肾切除的可能；其二，肿瘤推挤肾上腺结构难以分清，有切除肾上腺的可能；其三，若为嗜铬细胞瘤，术中游离和切除肿瘤过程中，可能会出现血压骤然升高或降低，引起心脑血管意外。故此病例病情复杂，风险高，需向患者及家属充分解释病情及各种可能风险。

【治疗过程】

患者分两次住院过程，第一次住院详细检查肾上腺功能，出院后严格进行酚苄明药物扩容治疗约 4 周。再次收入院后完善常规术前准备，评估手术耐受性良好，无绝对手术禁忌，术前静脉扩容治疗 2 天。于全身麻醉下行后腹腔镜右肾上腺区肿物切除术。术中发现肿瘤由右肾动脉分支小血管供应，与肾上极界限较清，肾未见异常。术者探查至右侧肾上腺肿物时，发现肿物挤压肾上腺严重，呈棕黄色，大小约为 6.5 cm×5 cm×5 cm，包膜完整，表面光滑，肿瘤底部可见受压变形、萎缩的肾上腺组织，肾上腺周围未见肿瘤浸润和肿大淋巴结，此后术者完全游离右侧肾上极，进一步游离肾上腺及肿瘤时发现与周围组织粘连紧密而分离困难，故用 Hem-o-lok 夹闭血管后切除部分右侧肾上腺，将肿瘤完整切除，手术顺利。大体标本可见肿物呈结节状，切面呈灰白色髓样组织，有出血、坏死（图 1-60）。切除过程中患者血压无明显波动，术中出血 30 ml。术后予常规止血、补液、对症治疗。术后患者恢复良好，未出现任何并发症，血压恢复正常达 130 /80 mmHg，血常规及血液电解质水平保持正常。术后第 5 天痊愈出院。术后病理诊断肾上腺神经母细胞瘤。病理提示（图 1-61）：小圆细胞肿瘤，巢片状排列，部分胞浆透亮，纤维血管网丰富，大小 6.8 cm×5 cm×5 cm，肿瘤包膜完整。免疫组化结果：Synaptophysin（+），Chromogranin A（+），CD56（+），EMA（−），Melan–A（−），CD68（−），Vimentin（灶状 +），α -inhibin（−），CK（−），CK7（−），CK20（−），CD99（−），CD10（−），CD3（−），PAX-8（−），CD20（−），Desmin（++），NF（−），LCA（−），Myogenin（−），S100（−），HMB45（−），Ki-67（+60%）。

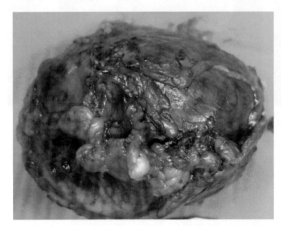 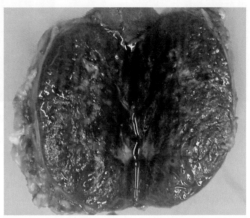

图 1-60　肿瘤的大体标本及剖面观
大体标本可见肿物呈结节状，切面呈灰白色髓样组织，有出血、坏死

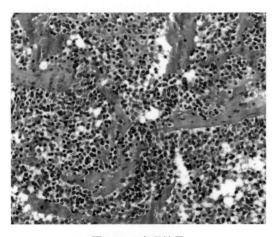

图 1-61　病理结果
提示小圆细胞肿瘤，巢片状排列，部分胞浆透亮，纤维血管网丰富，大小 6.8 cm×5 cm×5 cm，肿瘤包膜完整

【预后】

患者自 2019 年术后定期复查，随访至今未见肿瘤复发，血压控制良好。目前随访患者状态较好，肾上腺相关激素检查、胸部 X 线片、肾上腺 CT、全身骨显像均未见肿瘤复发及转移。

【经验与体会】

1. 成人肾上腺神经母细胞瘤流行病学特点：据文献报道，神经母细胞瘤概念是由 Virchow 在 1863 年首次提出，Kohn 等在 20 世纪初确认该肿瘤起源于交感神经组织。其发病率在 6 岁以内儿童约为 7.5%，是最为常见的儿童恶性肿瘤之一，但在成人中发病率极低，而原发于肾上腺部位的神经母细胞瘤患者更为罕见。目前对成人神经母细胞瘤尚无标准的诊疗指南，治疗主要参照儿童神经母细胞瘤治疗方法。

成人肾上腺 NB 无明显特异性临床表现，患者多为查体发现或因肿瘤局部压迫导致腰腹部疼痛就诊，肿瘤晚期可伴有消瘦、乏力、食欲下降、疼痛等恶病质症状，超声图像表现为圆形、类圆形或形状不规则肿块，其内呈低或中等不均匀回声，当合并出血坏死、钙化时可表现为强回声。

影像学检查可明确肿瘤的大小、位置、形态、与周围组织之间的关系、有无远处脏器转移发生，为治疗方案的选择提供依据。确诊的金标准需做肿瘤标本病理检查。肾上腺 NB 术前常被诊断为嗜铬细胞瘤、无功能腺瘤或肾上腺腺癌，部分被误诊为淋巴瘤。PET/CT 对神经母细胞瘤术后复发的诊断有很大的帮助。故收治肾上腺占位性病变时，若肿物体积较大，边界不规则，增强 CT 内部不均匀强化，应警惕此病。

2. 成人肾上腺神经母细胞瘤与肾上腺嗜铬细胞瘤的鉴别诊断：从该例患者诊治过程中看出成人肾上腺神经母细胞瘤，尤其合并高血压病史的病例诊断非常困难。结合笔者经验与文献报道，有几点可供参考：①嗜铬细胞瘤继发于神经激素肾上腺素和去甲肾上腺素，肾上腺功能检查中血儿茶酚胺水平往往会有明显升高，而本例患者肾上腺功能检查肾上腺素、去甲肾上腺素均在正常范围内，可见术前肾上腺功能检查对该病的鉴别诊断有意义；②影像学特点中，MRI 在嗜铬细胞瘤的鉴别诊断中起重要作用，在 T2 加权像中嗜铬细胞瘤呈明亮的"电灯泡"图像；③术中血压波动情况，嗜铬细胞瘤手术过程中，在触及肿瘤的操作过程中可出现高血压发作和心律失常，而肾上腺神经母细胞瘤术中血压往往无明显变化。另外在不能确定肾上腺肿物的性质时，术前行肿物的穿刺活检也都有利于术前做出较为准确的诊断。

3. 成人肾上腺神经母细胞瘤的治疗要点：目前国内外文献报道成人肾上腺神经母细胞瘤的主要治疗方式选择以手术为主的综合治疗。因术前不能除外嗜铬细胞瘤，建议按嗜铬细胞瘤方案进行术前准备，术中尽可能完整切除肿瘤对预后有很大益处，术后可行辅助性化疗与放疗。常用的化疗药物有环磷酰胺、异环磷酰胺、长春新碱、多柔比星、顺铂、卡铂、依托泊苷等。环磷酰胺＋多柔比星＋长春新碱是最常见的化疗方案。放疗对于高危患者延缓局部复发有一定疗效。骨髓移植治疗对于高危型成人肾上腺神经母细胞瘤患者同样可能有一定作用。患者常在 1 年内出现复发、转移。5 年生存率约为 30%，最终生存率不足 5%。科学设计手术方案、彻底切除病灶对该病治疗有重要意义。

【小结】

成人肾上腺神经母细胞瘤是一种高度恶性的肿瘤，预后极差。因其术前诊断困难，往往发现即是晚期，确诊依靠病理检查。治疗方式目前主要以手术切除为主，术后可辅助化疗、放疗等综合治疗延长生存期。

（徐　良　杨　光　编；李文华　马潞林　审）

参考文献

[1] Maris JM. Recent Advances in Neuroblastoma [J]. N Engl J Med, 2010, 362 (23): 2202.

[2] 易文鸿, 彭雪敏, 刘红梅, 等. 成人腹膜后神经母细胞瘤超声表现 1 例 [J]. 中国医学影像技术, 2011, 06: 221.

[3] Panovska-Stavridis I, Ivanovski M, Hadzi-Pecova L, et al. A case report of aggressive adult neuroblastoma mimicking acute leukemia with fulminant course and fatal outcome [J]. Prilozi, 2010, 31 (1): 349.

[4] Matthay K. Long-term results for children with high-risk neuroblastoma treated on a randomized trial of myeloablative therapy followed by 13-cis-retinoic acid: a children's oncology group study [J]. Journal of Clinical Oncology, 2009, 27 (7): 1007-1013.

[5] Maris JM. Recent advances in neuroblastoma [J]. N Engl J Med, 2010, 362 (23): 2202.

第一节　手术治疗双下腔静脉畸形合并左肾癌伴 Mayo Ⅱ 级下腔静脉癌栓一例

🛈 导读

　　肾癌是常见的泌尿系统恶性肿瘤，肾癌合并下腔静脉癌栓为 T3 期肿瘤，不做手术 1 年存活率仅 29%，对合并下腔静脉癌栓的肾癌患者行根治性肾切除术和下腔静脉癌栓取出术，5 年存活率为 40% ～ 60%，能明显提高患者生存率。双下腔静脉畸形多于体检偶然发现，但如合并肾肿瘤，则会增加肾手术难度。双下腔静脉畸形合并左肾癌伴 Mayo Ⅱ 级癌栓极为罕见，对术者的专业技能要求更高，术者应有娴熟而丰富的下腔静脉癌栓取出术的操作技巧，尤其是血管缝合技巧。本文回顾性分析我科收治的 1 例双下腔静脉畸形合并左肾癌伴 Mayo Ⅱ 级癌栓患者的临床资料，总结此类疾病的手术技巧及临床经验。

【病例简介】

　　患者男性，52 岁，因全程无痛肉眼血尿 6 天、左侧腰痛 3 天于 2017 年 2 月入院。患者 6 天前无明显诱因出现全程无痛肉眼血尿，呈洗肉水样，伴血块。3 天前出现左腰部间歇性隐痛，不伴放射痛。

　　既往史：高血压。

　　体格检查：体质指数 23.1 kg/m^2。泌尿外科体检未见明显异常。美国麻醉医师协会（American Society of Anesthesiologists，ASA）分级为 Ⅱ 级。

　　实验室检查：未见明显异常。

　　影像学检查：完善肾增强 CT 检查，提示双下腔静脉畸形，左肾癌可能性大，左肾静脉及下腔静脉可见癌栓（图 2-1）。左肾下极示不规则形软组织密度影，凸向肾轮廓外，边界不清。增强扫描不均匀强化。大小约 60.6 mm × 44.7 mm × 56.4 mm。左肾静脉及下腔静脉增粗，其内可见低密度结节，腔静脉受累 57 mm。下腔静脉 MRI 提示：下腔静脉近端、左肾静脉及生殖静脉内癌栓，生殖静脉周围多发侧支循环形成。腹主动脉旁多发淋巴结转移可能。

　　初步诊断：左肾癌伴 Mayo Ⅱ 级癌栓，双下腔静脉畸形。

【临床决策分析】

　　本例双下腔静脉畸形癌栓的特点为：癌栓侵入肝静脉水平以下的下腔静脉内，且癌栓顶端距左肾静脉开口处约 6 cm，最大直径约 3.2 cm，为 Mayo Ⅱ 级癌栓。左下腔静脉由左髂内静脉及左髂外静脉在第 1 骶椎椎体前方汇合而成，邻腹主动脉左侧上行，于 L1/2 椎间盘平面斜向右上，跨越腹主动脉前方与右下腔静脉汇合，汇合前收纳左肾静脉、左睾丸静脉和左腰静脉。左下腔静脉长约 175 mm，起始端管径 13.5 mm，末端管径 19.3 mm。右下腔静脉沿腹主动脉右侧上行，收纳右腰静脉，至汇合处长 173 mm，起始端管径 16.5 mm，末端管径 20.1 mm。总下腔静脉由左右下腔静脉在 L1/2 椎间盘水平右前呈 80° 汇合。总下腔静脉管径 32.5 mm，入腔静脉沟之前长

62 mm。癌栓自左肾静脉发出，沿左侧下腔静脉（肾上段）上行至左右下腔静脉交汇处，再继续沿总下腔静脉上行至肝静脉水平以下的腔静脉沟水平。

【治疗过程】

手术方法：全麻，平卧位。取 Chevron 切口，左侧肋缘下 2 cm 处自剑突至腋中线，并向右侧肋缘下延长至腋前线。依次切开皮肤、皮下组织、肌肉及腹膜。沿 Toldt 线切开左侧结肠旁沟处腹膜，切断左侧脾结肠韧带，将结肠脾区向内侧游离。可见左肾周围小静脉迂曲扩张明显，肾周组织水肿并粘连。分离左肾下极。向左肾内侧游离并显露左侧输尿管。肾下极游离出输尿管长约 5 cm，结扎后切断。沿肾内侧向上游离至肾门。游离暴露左睾丸静脉，可见睾丸静脉增粗变硬，癌栓从肾静脉进入睾丸静脉 1 cm，切除长约 10 cm 左睾丸静脉，沿左睾丸静脉向上分离并显露左肾静脉。于左肾静脉背侧上方游离出左肾动脉。7 号丝线双重结扎左肾动脉后切断。沿肾周筋膜外按外侧、背侧、腹侧、上缘顺序游离肾。切除左肾上腺。清扫左肾门及主动脉旁淋巴结，使腹主动脉骨骼化。沿 Toldt 线切开右侧结肠旁沟处腹膜，切断右侧肝结肠韧带，将结肠肝区及十二指肠向内侧游离，显露右肾门及下腔静脉。术中可见双下腔静脉畸形，其中左肾静脉汇入左侧下腔静脉，左右下腔静脉呈 80° 汇合为总下腔静脉（图 2-2，图 2-3）。分离肝下下腔静脉（近心端），用双极电凝 + 超声刀切断 3 支肝短静脉，游离右肾静脉、右下腔静脉、左下腔静脉、左肾静脉。在各分支上放置血管阻断带。按照顺序首先阻断左下腔静脉，其次阻断右下腔静脉和右肾静脉，最后阻断肝下下腔静脉（近心端）。切开下腔静脉分叉处，取出癌栓。术中发现左下腔静脉壁可见癌栓侵犯，无法保留分叉处的左下腔静脉，遂切除左肾本、左肾静脉、部分左下腔静脉及其癌栓。使用 3-0 血管缝合线连续缝合腔静脉切口。首先解除右肾静脉、右下腔静脉血管阻断带，然后解除肝下下腔静脉（近心端）阻断带。修剪左下腔静脉断端。用无损伤心耳钳钳夹缝合口下方 2 cm 处的右侧下腔静脉壁。部分阻断右下腔静脉血流，纵行切开右下腔静脉管壁，直径与修剪后的左下腔静脉直径相等。使用 5-0 血管缝合线 2 点固定，先连续缝合后壁，然后连续缝合前壁，将左下腔静脉与右下腔静脉行端侧吻合（图 2-4，图 2-5）。注意每针都穿透血管内膜，均匀紧密对合。闭合吻合口前用肝素生理盐水冲洗腔内。解除右下腔静脉的心耳钳阻断，解除左下腔静脉阻断，开放血流。创面止血，依次关闭切口。术毕。

手术顺利，手术时间 442 min，术中出血 3000 ml。手术标本见图 2-6。术后病理提示：透明细胞性肾细胞癌，2016 WHO/ISUP 分级 Ⅱ～Ⅲ级。下腔静脉内癌栓侵犯静脉壁。左肾门淋巴结、腹主动脉与腔静脉间淋巴结未见癌转移。肾上腺未见癌转移。术后第 7 天拔除腹腔引流管、尿管。术后第 8 天出院。

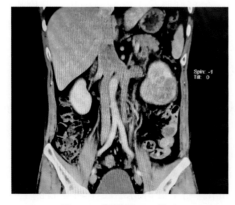

图 2-1 肾增强 CT 检查

示左肾癌（60.6 mm×44.7 mm×56.4 mm），双下腔静脉畸形，左肾静脉及下腔静脉可见癌栓

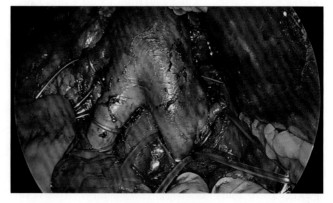

图 2-2 术中图片

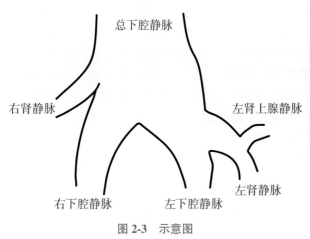

图 2-3 示意图

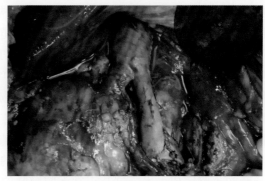

图 2-4 术中见双下腔静脉畸形，左肾静脉汇入左侧下腔静脉，右肾静脉汇入右下腔静脉，左右下腔静脉呈 80° 汇合为总下腔静脉

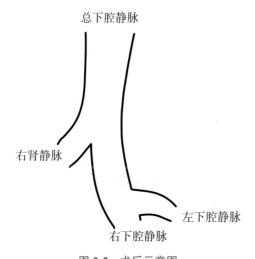

图 2-5 术后示意图
连续缝合腔静脉切口，并在缝合口下 2 cm 处端侧吻合左下腔静脉与右下腔静脉

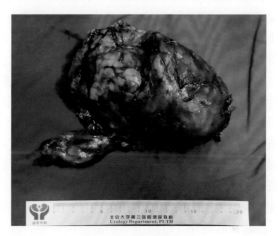

图 2-6 左肾根治标本
大小 18 cm×11 cm×7 cm，附静脉癌栓长 5 cm，直径 2.5 cm

【预后】

患者术后随访至 2020 年 1 月，未见明显肿瘤复发转移。

【经验与体会】

1. 双下腔静脉畸形的解剖基础：正常下腔静脉由左右侧髂总静脉在第 4 或 5 腰椎椎体右前方汇合而成，沿腹主动脉右侧上行至肝的腔静脉沟。下腔静脉的脏支主要包括性腺静脉、肾静脉、肾上腺静脉和肝静脉等。下腔静脉的胚胎发育发生于第 6～8 孕周，腹膜后静脉系统主要由后主静脉、下主静脉和上主静脉三对胚胎静脉构成。这三对静脉逐渐发育，而后逐步退化，最终形成单一的右侧上行的下腔静脉及其主要属支。下腔静脉是全身血管中最为复杂的血管之一，在胚胎发育中可能出现解剖学异常，发生率约为 4%。左、右上主静脉融合不完全会导致下腔静脉隔膜形成。如左上主静脉未完全退化，则形成左侧下腔静脉，而右侧上主静脉发育正常，就形成双下腔静脉畸形。其出现率为 0.2%～3%。双下腔静脉畸形的常见类型可分为 3 种：下腔静脉肾后段重复畸形、肾前段重复畸形、完全重复畸形（包括肾前段和肾后段）。前两型主要为环形下腔静脉，而最后一型为完全双下腔静脉。

2. 双下腔静脉畸形合并下腔静脉癌栓的影像学检查：双下腔静脉畸形合并肾癌伴下腔静脉癌栓术前可完善辅助检查。彩色多普勒超声检查腹部深在血管有较大的价值，双下腔静脉畸形的典型超声表现为腹主动脉两侧异常的管状结构。采用纵向、横向、斜向多切面相结合的方式，有助于判断血管病变的部位。结合彩色多普勒超声可分析血流方向及血流动力学变化等，还能明确下腔静脉有无癌栓及血栓形成。多层螺旋CT中增强扫描及下腔静脉MRI冠状面重组可显示完整连续的下腔静脉及其分支。准确判断肾肿瘤侧别、位置、直径、与肾血管及集合系统的关系等，同时明确癌栓长度、癌栓是否侵犯腔静脉壁等。癌栓在影像学检查上可表现为双下腔静脉畸形中的充盈缺损，或肾静脉和下腔静脉管腔直径增大。静脉造影是双下腔静脉畸形诊断的金标准，但作为侵袭性检查，目前已被无创性检查手段逐渐替代。

3．双下腔静脉畸形合并下腔静脉癌栓的手术入路：我们采用左侧结肠旁沟入路联合右侧结肠旁沟入路完成手术，这与正常下腔静脉的左侧Mayo Ⅱ级癌栓相似。正常的左侧肾静脉（长6～7 cm）长于右侧（2～3 cm），故左肾癌取出癌栓的操作难度较右侧增大。因肠系膜上动脉的遮挡，单纯行左侧结肠旁沟入路极为困难。通常采用左侧结肠旁沟入路结扎左肾动脉，游离左肾静脉和左肾，再切开右侧结肠旁沟进入右侧后腹腔，游离下腔静脉及左肾静脉起始段。本例双下腔静脉畸形癌栓则更为复杂。我们通过左侧结肠旁沟入路除了游离左肾动脉、肾静脉和左肾，还要游离左下腔静脉及其左睾丸静脉和左腰静脉属支。再通过右侧结肠旁沟入路游离右肾静脉、右下腔静脉和总下腔静脉。下腔静脉分叉处切开取栓，连续缝合腔静脉切口及左下腔静脉与右下腔静脉行端侧吻合则均在右侧结肠旁沟入路完成。

4．双下腔静脉畸形合并下腔静脉癌栓的血管阻断：双下腔静脉畸形癌栓与正常左侧Mayo Ⅱ级癌栓处理方法不同。通常，对于正常下腔静脉的左侧Mayo Ⅱ级癌栓要求夹闭肾静脉下方下腔静脉（远心端或癌栓尾端）、右侧肾静脉或右肾动脉和肝下的下腔静脉（近心端或癌栓头端），游离癌栓对应的下腔静脉段，使该区域无血液流动，再切开下腔静脉壁并切除癌栓。而双下腔静脉畸形癌栓则不同。本例中，除了常规在肝下下腔静脉（近心端）、右肾静脉放置血管阻断带外，还需要在右肾静脉下方的右下腔静脉（远心端）、左肾静脉下方的左下腔静脉（远心端）放置血管阻断带。按照首先阻断左下腔静脉，其次阻断右下腔静脉和右肾静脉，最后阻断肝下下腔静脉（近心端）的顺序，以减少下腔静脉内淤血。在下腔静脉分叉处切开静脉壁取出癌栓，并用3-0血管缝合线连续缝合腔静脉切口。如癌栓侵犯下腔静脉管壁，应彻底切除受累的腔静脉壁，使外科手术切缘达到阴性，以提高患者术后存活率。解除右肾静脉、右下腔静脉血管阻断带，最后解除肝下下腔静脉（近心端）阻断带。这样可率先恢复右肾的血液回流。

5．双下腔静脉畸形合并下腔静脉癌栓的血管吻合：我们采用左下腔静脉与右下腔静脉行端侧吻合的方式。选择缝合口下方2 cm处的右侧下腔静脉壁作为切开口，这样可以减小吻合口张力，最大程度上避免了静脉牵拉造成的血管扭曲、成角或吻合口张力过高致吻合口撕裂出血。用心耳钳钳夹右下腔静脉壁，部分阻断右下腔静脉血流后，纵行切开静脉管壁。在静脉吻合前，须摆好左、右下腔静脉之间的关系，切勿让左下腔静脉扭曲。为防止静脉吻合口狭窄，右下腔静脉切口要足够大，应以与左下腔静脉口径相匹配为原则。血管吻合时，先以5-0血管线行上下两点固定，再给予连续全层端侧缝合。解除心耳钳阻断及左下腔静脉阻断，开放血流，本例无漏血。术后无下肢水肿。去除血管阻断带，观察吻合口有无漏血，少量漏血可再缝合1～2针止血，或置棉片覆盖3～5分钟止血。

【小结】

双下腔静脉畸形合并左肾癌伴Mayo Ⅱ级下腔静脉癌栓手术难度大、技术复杂，但我们采用的开放肾癌根治性切除+Mayo Ⅱ级下腔静脉癌栓取出术＋左、右下腔静脉端侧吻合术治疗此类疾病较为有效、安全。但此类手术仍是非常有挑战性的探索性手术。术者应具有娴熟而丰富的下腔静脉癌栓取出术的操作技巧，尤其是血管缝合技巧。

（刘　苗　编；马潞林　审）

参考文献

[1] Al Otaibi M，Abou Youssif T，Alkhaldi A，et al. Renal cell carcinoma with inferior vena caval extention：impact of tumour extent on surgical outcome [J]. BJU Int，2009，104（10）：1467-1470.

[2] Kumar S，Panigrahy B，Ravimohan SM，et al. Rare case of renal cell carcinoma with double inferior vena cava with venous thrombosis [J]. Urology，2008，72（2）：461.e7-10.

[3] Habuchi T，Okagaki T，Arai K，et al. Renal cell carcinoma extending into left side of double inferior vena cava [J]. Urology，1993，41（2）：181-184.

[4] 刘苗，马潞林，王国良，等. 肾细胞癌合并下腔静脉癌栓患者发生术后早期并发症的临床分析 [J]. 国际外科学杂志，2016，43（9）：599-603.

[5] 程文，高建平，张征宇，等. 双下腔静脉畸形合并乳头状肾细胞癌一例报告 [J]. 中华泌尿外科杂志，2007，28（5）：311.

[6] Mao YQ，Zhu SX，Zhang W. The iatrogenic injury of double vena cava due to misdiagnosis during the radical nephroureterectomy and cystectomy [J]. World J Surg Oncol，2015，13（1）：1-4.

[7] 贾翠宇，赵大伟，何宁，等. 下腔静脉畸形的64层螺旋CT表现 [J]. 中华放射学杂志，2010，44（2）：156-159.

[8] Bass JE，Redwine MD，Kramer LA，et al. Spectrum of Congenital Anomalies of the Inferior Vena Cava：Cross-sectional Imaging Findings [J]. Radiographics，2000，20（3）：639-652.

[9] Evans JC，Earis J，Curtis J. Thrombosed double inferior vena cava mimicking paraaortic lymphadenopathy [J]. Br J Radiol，2001，74（878）：192-194.

[10] 马潞林，宋诗雨. 肾癌伴下腔静脉癌栓行腹腔镜手术的处理要点 [J]. 中华泌尿外科杂志，2015，36（9）：641-643.

[11] 王国良，马潞林，毕海，等. 完全腹腔镜手术治疗肾细胞癌合并下腔静脉癌栓的临床分析 [J]. 中华泌尿外科杂志，2015，36（9）：653-656.

第二节　腹腔镜手术治疗妊娠中期肾血管平滑肌脂肪瘤自发性破裂一例

导读

肾血管平滑肌脂肪瘤（angiomyolipoma，AML）是肾最常见的良性肿瘤，约占肾肿瘤的15%。AML成分包括血管、平滑肌和成熟的脂肪组织。妊娠合并肾血管平滑肌脂肪瘤自发性破裂在临床上很罕见。影像学检查受到限制，临床上准确诊断、制定合理治疗方案具有较大挑战。通过介绍我科一例患者的诊治经过，希望能够提高泌尿外科医生对该病的认识和警惕，避免漏诊和误诊。

【病例简介】

患者女性，28岁，主因"间断肉眼血尿1个月，加重伴右侧腰痛1周"于2017年7月入院。

患者1个月前无明显诱因出现间断无痛性全程肉眼血尿，不伴尿频、尿急、尿痛、发热等不适。1周前肉眼血尿症状加重，伴右侧腰痛，外院行泌尿系超声示右肾占位。为进一步诊治来我院。发病以来，饮食、睡眠正常，排便正常，体重无明显变化。

既往史：多囊卵巢综合征病史 5 年。

月经婚育史：孕 18 周，G3P0。

体格检查：生命体征平稳，神清，心肺查体未见明显异常，腹部膨隆，腹软，无压痛、反跳痛，未触及明显腹部包块，双侧肾区无叩痛，双侧输尿管走行区无压痛，双下肢无明显水肿。

实验室检查：血红蛋白 123 g/L，血肌酐 84 μmol/L。

影像学检查：产科超声：宫内妊娠相当于 18⁺⁴ 周；腹部超声：右肾 8 cm×5.7 cm 低回声包块，包块内回声不均匀，可见斑块样强回声，诊断考虑右肾实性包块，肾癌可能。腹盆腔 MRI 平扫：右肾门区肿物呈长 T1 混杂 T2 信号，大小约 7.5 cm×3.9 cm×6.6 cm，肾被膜下弧形短 T1 长 T2 信号。诊断考虑右肾占位，肾癌（？），右肾盂轻度积水，右肾被膜下血肿（图 2-7 ～图 2-9）。

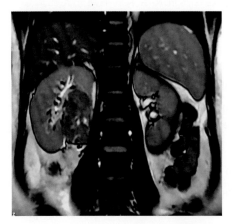 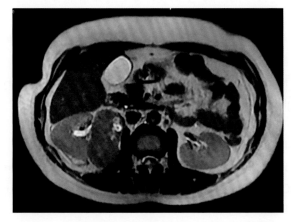

图 2-7　腹盆腔 MRI 冠状位影像提示肿物与肾盂输尿管、肾门上唇关系密切

图 2-8　腹盆腔 MRI 横断位影像提示横断面肿物位于肾门区，紧邻下腔静脉

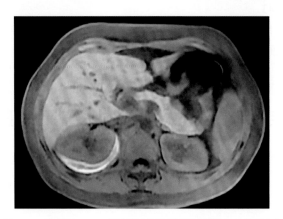

图 2-9　腹盆腔 MRI 横断位影像提示肾被膜下血肿形成

初步诊断：①右肾占位并出血；②宫内妊娠 18 周，G3P0；③多囊卵巢综合征。

【临床决策分析】

患者为妊娠期女性，不宜行 CT 等相关检查，术前难以明确诊断肾肿物性质。患者有腰痛、肉眼血尿病史，超声诊断考虑右肾实性包块，肾癌可能（低回声包块，包块内回声不均匀）；MRI 平扫诊断右肾被膜下血肿，考虑肾癌可能（右肾实质肾门区肿物呈长 T1 混杂 T2 信号）。全科讨论认为考虑：①右肾癌可能性大；②肿瘤形态呈长条形，不除外乏脂型血管平滑肌脂肪瘤。原因如下：超声可见斑块样强回声；MRI 右肾被膜下血肿，为肾癌少有形态，呈长椭圆形。患者手术指征明确，妊娠中期围术期流产、药物致畸的风险相对低，手术时机合适。但患者及家属强烈要求行保留肾单位手术，并且拒绝肾肿物穿刺活检，术前充分告知肿瘤切缘阳性、复发转移风险。讨论决定全麻下行"后腹腔镜右肾部分切除术，备右肾根治术"。

【治疗过程】

全麻后取左侧卧位，升高腰桥，常规建立后腹腔气腹，游离肾周脂肪、暴露肾肿物，术中肾动脉游离困难。腹腔镜下可见肾肿物位于中下极背侧，大小约 6 cm×4 cm，肿物与输尿管、肾门上唇粘连紧密，肿物质地软、表面血供丰富，考虑血管平滑肌脂肪瘤。继续游离肾肿物，在肾门背侧游离出肾动脉 1 支，向远心端游离肾动脉可见供应肾肿物的分支动脉 1 支，直径约 3 mm，用 Hem-o-lok 夹闭后切断。腹腔镜下阻断肾动脉，完整切除肿物及部分肾组织，热缺血时间 15 min，术中出血量 900 ml，术中输悬浮红细胞 400 ml。术中、术后产科医生监测胎心及宫缩情况，无先兆流产等不良妊娠事件。

病理回报：肿瘤呈黄褐色，实性，质地中等，大小 8 cm×7 cm×5.4 cm。Melan A（+），HMB-45（+），SMA（+），S-100（-）。病理诊断：肾血管平滑肌脂肪瘤（图 2-10，图 2-11）。

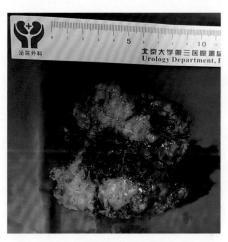
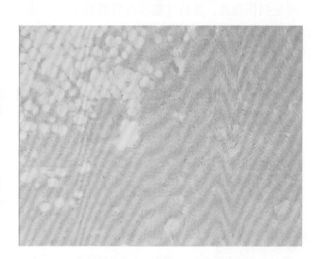

图 2-10　大体病理示瘤体呈黄褐色，局部可见出血灶

图 2-11　显微镜下可见平滑肌、脂肪细胞及散在血管成分（HE，×40）

【预后】

患者术后恢复良好，术后产检正常，顺产一婴儿。2019 年 9 月门诊随访无手术相关并发症，复查腹盆腔 CT 未见肿瘤复发。

【经验与体会】

1. 肾 AML 的诊断：通常无临床症状，瘤体较大或发生破裂出血时可出现腹部包块、腰痛症状。肾 AML 在超声中表现为高回声病灶，CT 上发现脂肪密度影有特异性诊断价值，磁共振压脂序列可有效检出脂肪组织，对诊断肾 AML 也有重要的临床价值。

2. 妊娠期肾 AML 的临床特点：妊娠合并肾 AML 较为罕见，但妊娠期间雌、孕激素水平急剧升高以及肾循环血流量增加可导致肿瘤快速生长，妊娠晚期子宫增大可导致腹压增高，上述因素共同作用导致妊娠期肾 AML 自发性破裂出血风险明显增加。Myoen 等回顾总结了 45 例妊娠期肾 AML 自发性破裂出血的案例，其中约 1/2 出现血流动力学不稳定，20% 进行急诊剖宫产手术，13.3% 发生胎儿死亡。

3. 妊娠期肾 AML 的保守治疗：对于无腰痛、血尿等临床症状，血流动力学稳定的妊娠期肾 AML 自发性破裂患者，多数学者推荐采取观察、输血为主的保守治疗方案，特别是妊娠早期患者，胎儿神经系统等重要器官尚未发育成熟，无论是手术使用的麻醉药物还是介入栓塞治疗伴随的放射性照射都有较高的致畸、流产风险。

4. 妊娠期肾 AML 的非保守治疗：妊娠晚期胎儿呼吸系统发育成熟，保守治疗效果不佳，可以考虑积极采取剖宫产同期行选择性肾动脉栓塞或手术治疗。但是对于妊娠中期肾 AML 自发性破裂出血保守治疗不佳的患者，治疗方案的选择存在一定的争议，多数患者采取选择性肾动脉栓塞，仅个别案例采取手术治疗。2014 年日本妇产科指南指出 10 ～ 27 周胎儿接受 ≥ 100 mGy 的辐射可能对中枢神经系统产生不利影响，选择性肾动脉栓塞是一种治疗妊娠期肾 AML 自发性破裂出血的微创治疗方法，但应当采取防护措施，尽可能减少胎儿辐射。本例患者虽然没有出现血流动力学不稳定，但是出现肉眼血尿、腰痛的临床症状，随着肿瘤逐渐增大、腹腔压力逐渐增高，再发破裂出血的风险较高，而且术前影像学检查未能明确肿物的性质，因此采取后腹腔镜肾部分切除术的治疗方案。

5. 妊娠期肾 AML 的手术时机及注意事项：妊娠中期胎儿的神经、心脏等重要的组织器官已经接近发育成熟，子宫的主体仍然在盆腔内，作者认为这是进行后腹腔镜肾部分切除术的有利时机，减少对胎儿影响的同时又可以达到微创切除肿瘤、快速康复的手术效果。但是术中应当尽可能避免损伤腹膜，维持气腹压在较低的水平，减少气腹压对子宫的压迫作用，避免流产等不良妊娠结局的发生。

【小结】

肾 AML 好发于青年女性，妊娠期受激素等多方面因素影响，肿瘤体积可快速增大，再次出现自发性破裂出血风险明显增加。妊娠晚期可采取肾动脉选择性栓塞，部分出现血流动力学不稳定、胎儿宫内窘迫患者应当积极采取剖宫产同期手术切除肾 AML。妊娠早期患者以保守治疗为主。妊娠中期 AML 自发性破裂是手术治疗的有利时机，后腹腔镜下肾部分切除术是安全有效的治疗方案。

（杨　斌　邱　敏　侯小飞 编；马潞林 审）

参考文献

[1] Zapardiel I，Delafuente-Valero J，Bajo-Arenas JM．Renal angiomyolipoma during pregnancy：review of the literature [J]．Gynecol Obstet Invest，2011，72：217-219．

[2] Myoen S，Mitsuzuka K，Saito H，et al．Spontaneous rupture of a renal angiomyolipoma at 25 weeks of pregnancy treated with transarterial embolization：A case report and review of the literature [J]．Int J Urol，2015，22：710-712．

[3] 谭公祥，熊海云，余明主，等．妊娠期肾血管平滑肌脂肪瘤自发性破裂 1 例报告并文献复习 [J]．南昌大学学报（医学版），2013，3：103-104．

[4] Rana MA，Mady AF，Jakaraddi N，et al．Not all acute abdomen cases in early pregnancy are ectopic：Expect the unexpected：Renal angiomyolipoma causing massive retroperitoneal haemorrhage [J]．Case Rep Crit Care，2016，2016：5643470．

[5] Kira S，Sawada N，Miyamoto T，et al．Hemorrhagic renal angiomyolipoma in pregnancy effectively managed by immediate cesarean section and elective transcatheter arterial embolization：A case report [J]．J Endourol Case Rep，2016，2：65-67．

[6] Orywal AK，Zeile M，Bruning R，et al．Rupture of renal angiomyolipoma during childbirth [J]．Urology，2015，85：e19-e20．

[7] Ugwumba FO，Nnakenyi EF，Okafor OC，et al．Renal angiomyolipoma in pregnancy surgical management with fetal preservation approach in a developing setting [J]．Clinics and Practice，2016，6（4）：893．

[8] Minakami H，Maeda T，Fujii T，et al．Guidelines for obstetrical practice in Japan：Japan Society of Obstetrics and Gynecology（JSOG）and Japan Association of Obstetricians and Gynecologists（JAOG）2014[th]ed［J］．J Obstet Gynaecol Res，2014，40（6）：1469-1499.

第三节　肾平滑肌瘤合并 Castleman 病一例

！导读

　　肾平滑肌瘤合并 Castleman 病属于相对罕见病例，而影像学上，无论是肾平滑肌瘤还是 Castleman 病，均为典型影像学表现，因此如合并以上两种疾病，容易误诊为肾癌合并淋巴结转移。对此，我们希望通过回顾 2017 年诊断的 1 例肾平滑肌瘤合并 Castleman 病的病例，进一步增加对此类疾病的认识。

【病例简介】

　　患者男性，60 岁，因"乏力伴体重下降 2 月余，B 超发现左肾占位 1 周"入院。

　　患者 1 个月前因乏力、体重下降 2 个月就诊于当地医院，行超声、CT 检查提示左肾占位，遂于我院门诊就诊。行 PET-CT 提示"左肾癌伴多发淋巴结转移可能"。为进一步治疗，门诊以"左肾占位"收入院，患者近期一般情况尚可，睡眠可，二便正常，近 1 年体重下降 5 kg。

　　查体：腹部平坦，无腹壁静脉曲张，腹部柔软，无压痛、反跳痛，腹部深触诊似可触及包块，大小约 10 cm，质地偏硬，肝及脾末触及，Murphy 征阴性，肾无叩击痛，无移动性浊音，肠鸣音正常，约 4 次/分。

　　辅助检查：实验室检查：Hgb 86 g/L，Alb 26.6 g/L，Glo 46 g/L，尿潜血（-）。泌尿系增强 CT（CTU）提示"左肾巨大肿物，考虑肾癌可能；腹膜后多发肿大淋巴结"（图 2-12）。后行 PET-CT 提示："腹膜后巨大肿物，考虑胃肠间质来源或左肾来源可能，腹腔、腹膜后及脊柱旁多发淋巴结转移，左膈肌脚结节"。

　　初步诊断：腹膜后巨大占位性病变：左肾癌可能性大。

【临床决策分析】

　　该患者症状及查体无特异性表现，术前 CTU 提示左肾巨大占位合并腹膜后多发淋巴结，结合 PET-CT 结果，术前考虑肾癌合并淋巴结转移可能。依据肾癌的治疗原则，决定行根治性左肾切除术，并对主动脉旁肿大淋巴结行淋巴结清扫术。术中难点在于如何游离左肾动脉，可以从肾上极或下极内侧游离，该患者肿瘤位于上极，所以从肾下极游离。对于 10 cm 左右的肾肿瘤，如切断肾动脉后立即切断肾静脉，常常由于肿瘤侧支循环或副肾动脉的原因，会导致渗血较多，故推荐切断肾动脉后暂不切断肾静脉。该患者左肾肿瘤大小约 15.6 cm×11.9 cm×14.8 cm，最后切断肾静脉。

【治疗过程】

　　完善术前检查，拟于 2017 年 10 月全麻下行"开腹探查，左侧肾根治性切除术，主动脉旁淋巴结清扫术"。患者全麻后采取平卧位。做肋缘下切口，切开皮肤、皮下及肌肉组织，打开腹膜。探查腹腔及肝未见明显异常。左肾肿瘤巨大，沿 Toldt 线切开结肠旁沟处腹膜，切段左侧脾结肠韧带，将结肠脾曲向内侧游离，从肾下极内侧和背侧向上分离，显露肾动脉，切除肾蒂周围淋巴结，游离出肾静脉并牵开，于其上方背侧找到肾动脉，三重结扎后将肾动脉切断。沿肾周筋膜外游离肾，将肾外侧、背侧、腹侧及上缘游离。肾与周围组织粘连紧密，分离困难。肾下极游离输尿管，结扎后切断。将肾完全游离后结扎切断肾静脉，取出标本。探查肾上腺区无异常，保

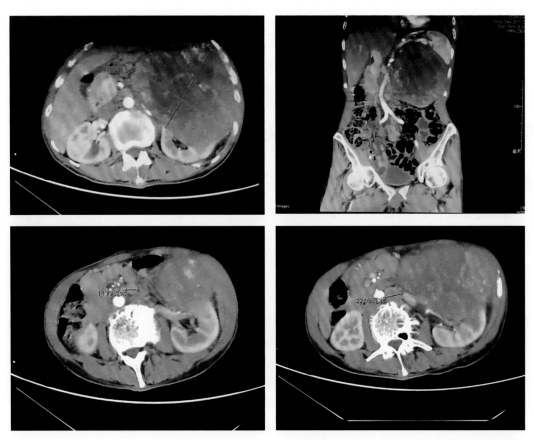

图 2-12　左肾巨大肿物，大小约 15.6 cm×11.9 cm×14.8 cm，边界清，密度不均匀，增强扫描呈不均匀强化，腹膜后可见多发肿大淋巴结

留肾上腺。创面渗血处止血纱布压迫止血。探查主动脉周围多发淋巴结肿大，逐步游离主动脉，将淋巴结切除。充分止血，放置肾周引流管，创面覆盖止血纱布。出血 20 ml。清点纱布器械无误，依层次关闭，手术结束。术后予补液、抗炎等对症治疗，术后第 8 日出院，出院后第 6 日在门诊拔出引流管。术后病理提示：肾肿物：肾平滑肌瘤，伴大片出血坏死，大小 15 cm×12 cm×10 cm，间质多量浆细胞浸润。免疫组化：Caldesmon（+），Desmin（－），SMA（+），S-100（－），CD117（－），HMB45（－），Ki-67（5%+）；送检淋巴结：Castleman 病，浆细胞型。免疫组化结果：CD138（+），CD38（+），CD56（部分+），KAPPA（+），LAMBDA（+）。

【预后】
　　患者术后定期复查，一般情况尚可，未见肿瘤明显复发及转移。

【经验与体会】
　　1．肾平滑肌瘤与 Castleman 病概述：平滑肌瘤是起源于平滑肌组织的良性肿瘤，肾平滑肌瘤相对少见，通常起源于肾被膜，也有起源于肾盏、肾静脉等处的报道。手术切除的标本中，肾平滑肌瘤占肾良性肿瘤的 1.5% 左右。而 Castleman 病是由 Castleman 等学者在 1956 年首次报道的一种少见的淋巴组织增殖性疾病，过去称为巨大淋巴结病或血管滤泡性淋巴结增生症。根据临床表现，Castleman 病可分为单中心性及多中心性；根据病理特征又可分为透明血管型和浆细胞型等。以上两者均属于良性疾病，又相互独立，而本例患者恰好同时合并有以上两种疾病，目前国内外数据库尚未发现关于同时合并有肾平滑肌瘤及 Castleman 病的报道。值得引起我们注意的是，此类疾病极易被误诊为肾癌合并多发淋巴结转移，会对临床决策产生误导。

　　2．肾平滑肌瘤及 Castleman 病的诊断：肾较小的平滑肌瘤无任何症状，多数患者为体检发现肾占位就诊，Castleman 病临床表现也无特异性。无论是肾平滑肌瘤还是 Castleman 病，在影像学上均无特征性表现，因此合并该两种疾病时术前极易诊断为肾癌伴多发淋巴结转移。如术前对于肿大的淋巴结怀疑为Castleman病，不推荐术前对淋巴结进行穿刺活检，因为穿刺组织少，阳性率低，且容易造成致命性大出血。因此，术后病理是诊断肾平滑肌瘤及Castleman病的金标准。肾平滑肌瘤在镜下表现为梭形细胞呈螺旋状或旋涡状排列，无病理性核分裂象，瘤周无侵犯，免疫组化vimentin、SMA、Desmin及Caldesmon多呈阳性表现。Castleman病镜下淋巴结构存在，淋巴滤泡、血管及浆细胞呈不同程度增生。透明血管型Castleman病其滤泡生发中心可见嗜伊红无结构基质，滤泡间毛细血管增生可见血管植入生发中心形成"棒棒糖"结构。浆细胞型病理特征相对不典型，免疫组化可表现为KAPPA、LAMBDA等标志物呈阳性等。

3. 肾平滑肌瘤及Castleman病的治疗：针对肾平滑肌瘤，通常推荐保留肾单位手术，如果肿瘤巨大无法行保留肾单位手术，也可行根治性肾切除术。Castleman病如能手术切除，建议首先手术切除，其10年生存率大于95%。如为多中心型Castleman病无法行手术完整切除，可行化疗、放疗及免疫治疗，化疗可采取CHOP方案，免疫治疗如使用利妥昔单抗或IL-6拮抗剂，也可以取得相对较好的效果。

【小结】

肾平滑肌瘤合并Castleman病属于相对罕见病例，术前常常较难准确诊断，术后病理是诊断的金标准，对于此类疾病首选的治疗方式为手术切除。

（肖若陶 编；马潞林 审）

参考文献

[1] Romero FR, Kohanim S, Lima G, et al. Leiomyomas of the kidney：emphasis on conservative diagnosis and treatment [J]. Urology，2005，66（6）：1311-1319.

[2] Castleman B, Iverson L, Menendez VP. Localized mediastinal lymphnode hyperplasia resembling thymoma [J]. Cancer，1956，9（4）：409.

[3] Meyer L, Gibbsons D, Asgfaq R, et al. Fine-needle aspiration findings in Castleman's disease [J]. Diagn Cytopathol，1999，21（1）：57-60.

[4] Soumerai JD, Sohani AR, Abramson JS. Diagnosis and management of Castleman disease [J]. Cancer Control，2014，21（4）：266-278.

[5] 徐傲，陈柯，王琦，等. Castleman病45例临床病理学分析 [J]. 安徽医药，2017，21（9）：1632-1637.

[6] Talat N, Belgaumkar AP, Schulte KM. Surgery in Castleman's disease：a systematic review of 404 published cases [J]. Ann Surg，2012，255（4）：677-684.

[7] Yu L, Tu M, Cortes J, et al. Clinical and pathological characteristics of HIV-and HHV-8-negative Castleman disease [J]. Blood，2017，129（12）：1658-1668.

第四节 肾特殊类型肿瘤——嗜酸细胞瘤一例

导读

肾肿瘤的类型多种多样，因其性质不同，治疗策略与预后也大不相同。嗜酸细胞瘤属于良性肿瘤，但它通常在 CT 表现上无法与恶性肿瘤充分鉴别，因此给临床带来困难。通过对一例嗜酸细胞瘤患者的诊疗过程分析，希望提高对此类患者的诊治水平。

【病例简介】

患者女性，62 岁，以"体检发现右肾占位 1 周"收入院。

患者 1 周前因"子宫脱垂"于外院行术前检查，发现"右肾可见一类圆形密度影，大小约 3.4 cm×2.8 cm×3.0 cm，增强扫描不均匀强化，考虑右肾 Ca"，自诉无腰痛，无发热，出现尿频半年，伴排尿速度变慢，无尿痛，无血尿。就诊于我院门诊，收入院进一步治疗。患者自发病以来饮食睡眠好，小便如前述，大便无异常，体重无明显变化。

查体：T 36.5 ℃，P 80 次 / 分，R 18 次 / 分，BP 139/85 mmHg。腹软，无肌紧张，全腹无压痛，肝脾肋下未触及，Murphy 征阴性，双肾及输尿管走行区无压痛，双肾区无叩痛。膀胱区无压痛，无叩痛。双下肢不肿。

泌尿系 CTU：右肾上极后缘皮质见一类圆形软组织密度影，大小约 3.3 cm×2.8 cm×3.0 cm，CT 值约 PS 34.0 HU、CEA 136.8 HU、CEV 119.6 HU，延迟期约 85.2 HU，边缘较清（图 2-13）。左肾上极见一类圆形无强化影，直径约 1.3 cm。诊断结论：右肾上极占位性病变，考虑恶性可能，左肾囊肿。

初步诊断：右肾占位，恶性可能。

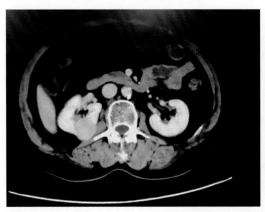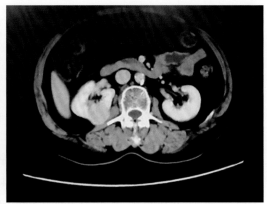

图 2-13　泌尿系 CT 扫描结果

【临床决策分析】

患者 CT 显示右肾肿物为乏血性肿瘤，故不考虑肾透明细胞癌，可能是嫌色细胞癌或者乳头状细胞癌等，因此，依然要按照恶性肿瘤对待。但是患者肿物大小适中，深度合适，可以按照部分切除处理，选择后腹腔镜肾部分切除术。

【治疗过程】

行后腹腔镜肾切除术。麻醉后，左侧卧位，升高腰桥，常规消毒铺巾。于腰大肌前缘第 12 肋缘下做向下纵行切口 2 cm，分开肌肉和腰背筋膜，钝性分离至后腹腔，手指分离扩张后膜腔空间，置入扩张气囊，注入空气 400 ml 扩张 5 分钟，再在腋前线肋缘下和腋中线髂嵴上做另外两个小切口，于腰大肌前缘第 12 肋缘下切口插入 13 mm Trocar，于腋前线切口置入 5 mm Trocar，于髂嵴上切口置入 11 mm Trocar，建立 CO_2 气腹，气腹压力维持于 12 mmHg。清除侧锥筋膜表面的腹膜外脂肪，沿腰大肌前缘打开肾周筋膜。探查肾上腺区无异常。打开肾脂肪囊，贴肾表面游离肾，有粘连，分离困难，钛夹夹闭周围小血管与出血点。于肾上极背侧可见凸出肾表面的肾肿瘤，突出部分约 4 cm×3 cm，将肾上部游离，肾门背侧游离出肾动脉，为 1 支。超声刀切断肾蒂周围淋巴管，腹腔镜动脉阻断钳阻断肾动脉，距肿瘤边缘约 0.5 cm 以剪刀楔形切除肿瘤及部分肾组织，肿瘤切除完整。用 3-0 可吸收线缝合肾盂，用 2-0 可吸收缝线间断缝合肾实质。开放肾动脉，创面有少许渗血，用止血纱布压迫，无明显出血。动脉阻断时间约 28 分钟。将肿瘤及其表面脂肪放入标本袋中，经腋后线切口将标本袋取出。清点纱布器械无误，放置乳胶管引流，关闭切口，手术结束。

　　术后病理标本大小 3 cm×3 cm×2.5 cm，已剖开，切面可见一肿物，最大径约 2.8 cm，切面灰黄实性质中偏软，局灶紧邻剥离面，最近约 0.1 cm，可见假包膜，上附少许肾组织（图 2-14）。另见游离脂肪样组织 5 cm×4 cm×0.5 cm，内检见明显结节样物。病理报告：嗜酸细胞瘤，最大径约 2.8 cm，剥离面未见肿瘤。

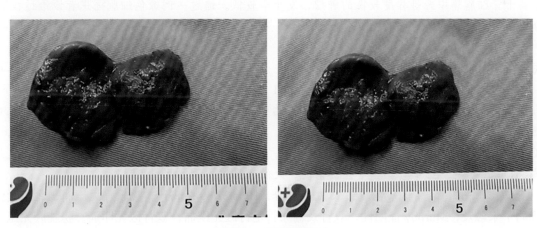

图 2-14　术后病理标本

【预后】

　　患者随访至今，未见肿瘤复发。

【经验与体会】

　　1. 肾嗜酸细胞瘤的 CT 表现具有特征性：①肿瘤界限清楚。②肿瘤中央出现星状瘢痕，是嗜酸细胞瘤的特征性影像学表现。③平扫时肿瘤表现为等密度或稍低密度，增强扫描呈中等强化，无出血、坏死征象。嗜酸细胞瘤大体标本表现为肾实质内边界清楚的实性肿物，直径 0.9～27.0 cm，呈均质的棕红色或褐色，出血、坏死很少见，约 33% 的肿瘤中央可见纤维瘢痕。

　　2. 组织学特点：①瘤细胞呈实性巢团状、大小不等的管状或腺泡状排列，部分可见致密片状或微囊状，分布于细胞稀少、疏松水肿、玻璃样变或黏液样变性的间质中。②瘤细胞大小一致，圆形或多角形，胞质较丰富，嗜酸性，边界不清，核小圆形、规则，染色质均匀，核仁多不明显。个别病例可见胞质稀少、核深染、排列密集的灶状嗜酸性母细胞，瘤组织主要由此种细胞组成的小细胞型嗜酸细胞瘤罕见。③瘤组织界限清楚，呈推挤式而非浸润破坏性生长。能明确诊断，可采取肾部分切除术或单纯肾肿瘤切除术，患者预后良好。

【小结】

　　嗜酸细胞瘤属于良性肿瘤，术前需充分评估 CT 影像学检查，制定严格的手术方案，降低良性疾病肾切除风险。

（毕　海　黄　毅 编；马潞林 审）

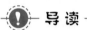

张伟，李玉军，于文娟，等. 肾嗜酸细胞瘤组织病理学和免疫组化特点分析 [J]. 中华泌尿外科杂志，2012，4：254-258.

第五节　肾特殊类型肿瘤——嫌色细胞癌一例

！导读

　　肾肿瘤类型复杂，各种肿瘤的恶性程度不同，治疗决策以及最终预后也不同，嫌色细胞癌属于肾细胞癌中恶性程度较低的肿瘤，发生率较低。通过一例嫌色细胞癌患者诊治过程的分析，希望进一步提高术前诊断水平。

【病例简介】

　　患者男性，64 岁，以"体检发现右肾占位 1 个月"收入院。

　　患者 1 个月前体检行腹部超声提示"右肾占位"，建议进一步检查，1 周前于我院行泌尿 CT 增强提示："右侧肾上极占位，病灶突出肾实质，边界清楚，大小约 3.6 cm×3.1 cm×3.3 cm，考虑 CA；双肾囊肿，前列腺增生、前列腺钙化"。患者自诉无尿频、尿急、尿痛，无腰痛、发热。自发病以来，患者饮食睡眠好，小便如前述，大便无异常，体重无明显下降。

　　查体：T 36.3 ℃，P 80 次 / 分，R 20 次 / 分，BP 127/89 mmHg。腹软，无压痛，无肌紧张，肝脾肋下未触及，Murphy 征阴性，双肾及输尿管走行区无压痛，双肾区无叩痛。膀胱区无压痛，无叩击痛。双下肢不肿。

　　B 超：双肾形态、大小正常，内部结构清晰，双肾盂及输尿管无扩张。右肾上极可见外凸性低回声结节，大小约 3.9 cm×3.1 cm，边界清，内可见少量血流信号。双肾可见多发无回声，左侧大者约为 1.1 cm×1.0 cm，右侧大者约为 1.0 cm×0.9 cm，边界清，未见明显血流信号。超声提示：右肾实性占位——性质待定，CA（？），双肾多发囊肿。

　　泌尿系 CTU：右侧肾上极见一类圆形稍高密度影，病灶突出肾实质，边界清楚，大小约 3.6 cm×3.1 cm×3.3 cm，增强明显强化，强化程度低于肾实质，强化较均匀，CT 值 30 HUPS、95 HUCE、80 HUCE、56 HUCE（图 2-15）。双肾实质另多见小类圆形低密度影，边界清楚，增强后无强化。双侧肾盂、肾盏未见扩张。诊断结论：右肾上极占位，CA（？），双肾囊肿。

　　初步诊断：右肾占位，恶性可能。

【临床决策分析】

　　患者 CT 检查右肾占位为乏血性肿瘤，无快进快出，故透明细胞癌可能性小，乏血供肿瘤考虑嗜酸细胞瘤、嫌色细胞癌及乳头状细胞癌等均可能性大，但患者肿瘤 < 4 cm，深度较浅，可考虑行后腹腔镜肾部分切除术。

【治疗过程】

　　行腹腔镜右肾切除术。麻醉后，左侧卧位，升高腰桥，常规消毒铺巾。于腰大肌前缘第 12 肋缘下做向下纵行切口 2 cm，分开肌肉和腰背筋膜，钝性分离至后腹腔，手指分离扩张后膜

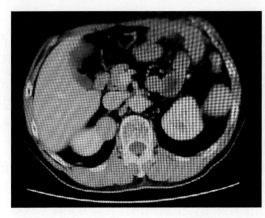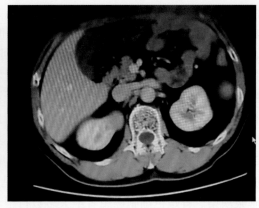

图 2-15　泌尿系 CT 扫描结果

腔空间，置入扩张气囊，注入空气 400 ml 扩张 5 分钟，再在腋前线肋缘下和腋中线髂嵴上做另外两个小切口，于腰大肌前缘第 12 肋缘下切口插入 13 mm Trocar，于腋前线切口穿入 5 mm Trocar，于髂嵴上切口穿入 11 mm Trocar，建立 CO_2 气腹，气腹压力维持于 12 mmHg。清除侧锥筋膜表面的腹膜外脂肪，沿腰大肌前缘打开肾周筋膜。探查肾上腺区无异常。打开肾脂肪囊，贴肾表面游离肾，有粘连，分离困难，钛夹夹闭周围小血管与出血点。于肾上极腹侧可见凸出肾表面的肾肿瘤，突出部分约 4 cm×4 cm，将肾全部游离，上极向背侧旋转。肾门背侧游离出肾动脉，为 1 支。超声刀切断肾蒂周围淋巴管，腹腔镜动脉阻断钳阻断肾动脉，距肿瘤边缘 0.1～0.5 cm 以剪刀楔形切除肿瘤及部分肾组织，肿瘤切除完整。用 2-0 可吸收缝线间断缝合肾实质。开放肾动脉，创面有少许渗血，用止血纱布压迫，无明显出血。动脉阻断时间约 28 分钟。将肿瘤及其表面脂肪放入标本袋中，经腋后线切口将标本袋取出。清点纱布器械无误，放置乳胶管引流，关闭切口，手术结束。

术后病理标本大小 5 cm×3.5 cm×2.5 cm，临床已部分剖开，切面可见一肿物，大小 3.5 cm×3.5 cm×2.5 cm，切面灰黄灰褐质中，凸出于肾被膜，肉眼未见突破（图 2-16）。距剥离面最近 0.3 cm。病理诊断：嫌色细胞型肾细胞癌，部分呈嗜酸细胞亚型，癌肿大小 3.5 cm×3.5 cm×2.5 cm，切缘未见癌。

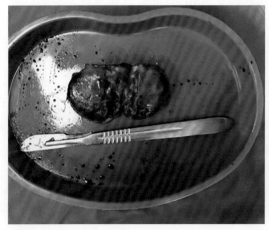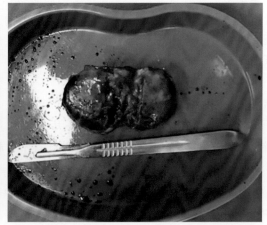

图 2-16　术后病理标本

【预后】

患者随访至今，未见肿瘤复发。

【经验与体会】

1. 肾嫌色细胞癌影像学检查缺乏特异性，但仍有一些特点。B 超主要表现为良性实质占位特点，肿瘤为包膜完整的均匀或不均匀的中低回声；CT 平扫肿瘤密度多均匀一致，且增强后多均匀强化，肿瘤边界清晰。部分肿瘤中央出现星状低密度影，类似中央瘢痕。数字减影血管造影（DSA）显示，肿瘤中少血管分布。病理学特征：瘤体呈球形或结节状，肿块有完整的假包膜，大小相差较大。瘤体常位于肾实质中部，境界清楚，向肾表面突出。切面呈淡黄色，或均匀棕黄色，或灶状灰白色，坏死灶常见，但出血较少。其彩色外观不如透明细胞癌鲜明。

2. 根据 HE 染色情况，将其分为：①典型型：胞浆不被 HE 染色，较为弥散。②嗜酸细胞型：胞浆含有嗜酸颗粒而被伊红染色，电镜下见胞浆内充满 150 ~ 300 μm 的小空泡和大量线粒体，胞浆淡染。肾嫌色细胞癌患者绝大多数行根治性肾除术，个别病例行肾部分切除术或瘤剜除术。目前认为，肾嫌色细胞癌预后较好，介于透明细胞癌与嗜酸细胞瘤之间。

【小结】

肾嫌色细胞癌并不常见，但恶性度较低，术前需要充分 CT 评估，选择合理的治疗方式。

（毕　海　黄　毅 编；马潞林 审）

》》参考文献

何群，杨勇，洪宝发，等. 肾嫌色细胞癌的诊断与治疗 [J]. 中华肿瘤杂志，2007，6：477-478.

第六节　完全腹腔镜切取肾血管平滑肌脂肪瘤伴 Mayo Ⅲ 级瘤栓一例

！ 导读

> 肾血管平滑肌脂肪瘤（angiomyolipoma，AML）是常见的肾良性肿瘤，亦称为肾错构瘤，由厚壁动脉瘤样血管、平滑肌和成熟脂肪组织组成。肾 AML 合并静脉瘤栓较为罕见。本文回顾性分析北京大学第三医院泌尿外科收治的 1 例肾血管平滑肌脂肪瘤伴 Mayo Ⅲ 级下腔静脉瘤栓患者的临床资料，未阻断肝下腔静脉，通过提高气腹压取出 Mayo Ⅲ 级瘤栓，总结此类疾病的手术技巧及临床经验。

【病例简介】

患者女性，70 岁，因左侧腰痛半月于 2018 年 4 月入院。患者半个月前出现左侧腰部钝痛。不伴血尿、腹部包块、贫血、下肢水肿、腹水、腹壁表浅静脉曲张等。

既往史：高血压 30 年，2 型糖尿病 10 年。

体格检查：未见明显异常。体质指数为 24.6 kg/m²。美国麻醉医师协会（American Society of Anesthesiologists，ASA）分级Ⅱ级。

实验室检查：未见明显异常。

影像学检查：泌尿系 B 超提示：右肾中上部高回声实性包块，大小约 6.5 cm×3.5 cm×8.0 cm，边界清楚，内可见少量血流信号。下腔静脉血管彩超提示：下腔静脉内条带样高回声，瘤栓可能。具体表现为自右肾静脉汇入处至第二肝门腔内条带样高回声，其旁可见血流信号通过，其远端血流充盈好，未见明显血栓。完善泌尿系增强 CT 检查，提示右肾占位（内可见大量脂肪组织）伴随右肾静脉及下腔静脉瘤栓。右肾中上极不规则脂肪密度影，大小约 4.5 cm×6.1 cm×7.7 cm，增强后无明显强化（图 2-17）。肿物向右肾静脉内延伸，右肾静脉及下腔静脉内可见多个不规则脂肪密度影，增强后可见充盈缺损，总长度为 9.2 cm（图 2-18）。下腔静脉 MRI 提示：右肾占位，错构瘤可能性大，右肾静脉及下腔静脉内瘤栓可能（图 2-19）。右肾中上极不规则病变，以脂肪信号为主，右肾静脉及下腔静脉内可见不规则脂肪信号影，病变头端达到下腔静脉 - 肝静脉水平。

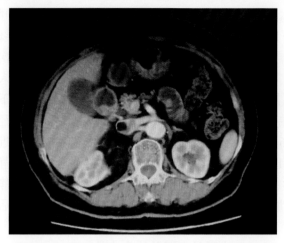

图 2-17　泌尿系增强 CT 检查示右肾中上极不规则脂肪密度影，大小约 4.5 cm×6.1 cm×7.7 cm，增强后无明显强化

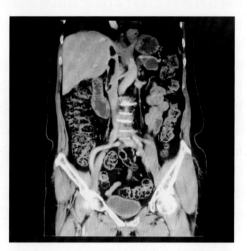

图 2-18　泌尿系增强 CT 检查示右肾静脉及下腔静脉内可见不规则脂肪密度影，增强后可见充盈缺损，总长度为 9.2 cm

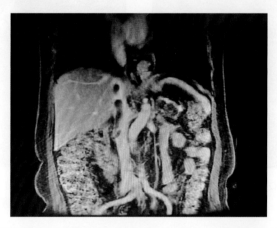

图 2-19　下腔静脉 MRI 示右肾占位，错构瘤可能性大，右肾静脉及下腔静脉内瘤栓

初步诊断：右肾错构瘤伴 Mayo Ⅲ 级瘤栓。

【临床决策分析】

诊断：CT 平扫右肾肿瘤和瘤栓内有明显脂肪，术前已明确诊断右肾 AML 伴随 Mayo Ⅲ 级瘤栓。

治疗：对于肾 AML 伴随 Mayo Ⅲ 级瘤栓，开放根治性肾切除和下腔静脉癌栓取出术是治疗肾癌合并下腔静脉瘤栓的传统治疗方法。随着腹腔镜技术在泌尿外科的普及，本中心已经开展腹腔镜下根治性肾切除术和下腔静脉癌栓取出术并取得丰富经验。故全科讨论后，决定经后腹腔切除和取出瘤栓。

【治疗过程】

手术方法：全麻后取左侧卧位，采用后腹腔镜途径完成根治性肾切除术和 Mayo Ⅲ级下腔静脉瘤栓取出术。后腹腔镜下于肾门处游离暴露肾动脉，采用 Hem-o-lok 夹闭并切断。在右肾动脉内侧游离出右肾静脉，透过右肾静脉管壁可见其内有瘤栓浮动。游离肾。于肾下极游离输尿管约 7 cm 夹闭后切断。保留右侧肾上腺。右肾完全游离后仅保留右肾静脉与下腔静脉相连。游离左肾静脉套阻断带备用（图 2-20）。沿下腔静脉向远心端游离，过程中凝断 3 支腰静脉（图 2-21）。在距离右肾静脉下缘约 2 cm 处套阻断带备用（图 2-22）。沿下腔静脉向近心端游离，过程中用双极电凝＋超声刀切断 5 支肝短静脉（图 2-23）。在肝门水平用腹腔镜下超声探头探查下腔静脉，可见下腔静脉内瘤栓头端高于肝门，瘤栓与下腔静脉血管壁无粘连，瘤栓在血管内可上下浮动。食管超声显示瘤栓上端在肝静脉水平，遂在肝下方的下腔静脉套阻断带备用（图 2-24）。依次阻断下腔静脉远心端、左肾静脉后，将气腹压由 12 mmHg 升高至 25 mmHg。切开右肾静脉汇入处的下腔静脉管壁，少量出血后可见黄色瘤栓（图 2-25）。将切口扩大后逐渐离断右肾静脉与下腔静脉。将下腔静脉内瘤栓完整拉出。瘤栓近端呈哑铃形，长约 8 cm。瘤栓远端呈球形，直径约 2 cm。远端与近端之间可见纤细条索（图 2-26）。瘤栓完整取出后，阻断肝下的下腔静脉（近心端）（图 2-27）。将气腹压由 25 mmHg 恢复至 12 mmHg。时间 8 分钟。用肝素盐水冲洗下腔静脉血管腔，检查无瘤栓残留。用 4-0 血管线连续缝合下腔静脉切口（图 2-28）。依次开放下腔静脉近心端、左肾静脉、下腔静脉远心端。可见下腔静脉充盈两盒，缝合处未见出血。取出标本后留置引流管，术毕。

手术顺利，手术时间 159 min，术中出血 50 ml。肉眼见右肾肿物大小约 8.5 cm×6.5 cm×5 cm（图 2-29）。边界清，切面灰黄，大部分质地偏软，部分质地中等，呈鱼肉样。下腔静脉瘤

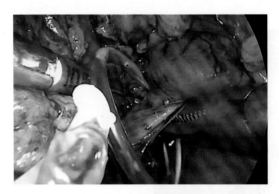

图 2-20　术中图片，游离左肾静脉套阻断带备用

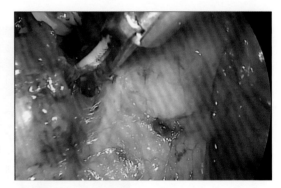

图 2-21　术中图片，沿下腔静脉向远心端游离，过程中凝断 3 支腰静脉

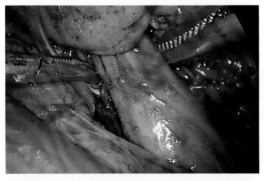

图 2-22　术中图片，在距离右肾静脉下缘约 5 cm 处套阻断带备用

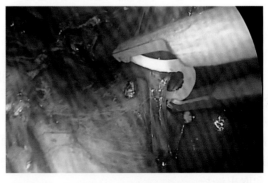

图 2-23　术中图片，沿下腔静脉向近心端游离，过程中切断数支肝短静脉

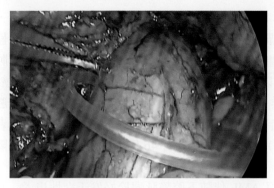

图 2-24　术中图片，在肝门下方的下腔静脉套阻断带备用

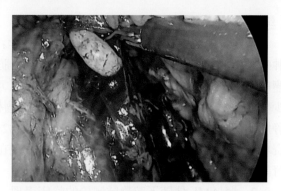

图 2-25　术中图片，切开右肾静脉汇入处的下腔静脉管壁可见黄色瘤栓

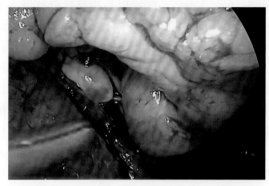

图 2-26　术中图片，瘤栓远端呈球形，直径约 2 cm。远端与近端之间可见纤细条索

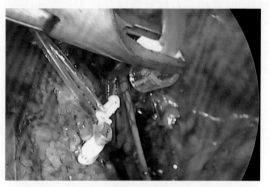

图 2-27　术中图片，瘤栓完整取出后，阻断肝下的下腔静脉（近心端）

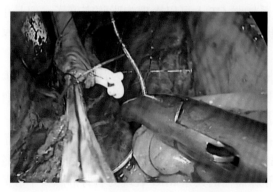

图 2-28　术中图片，用 4-0 血管线连续缝合下腔静脉切口

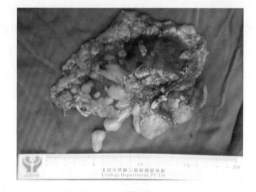

图 2-29　术后标本，右肾肿物大小约 8.5 cm × 6.5 cm × 5 cm，下腔静脉瘤栓大小约 8 cm × 2 cm × 0.5 cm

栓大小约 8 cm × 2 cm × 0.5 cm。病理诊断右肾血管平滑肌脂肪瘤。检测基因 *ABCB1*、*ABCG2*、*BRAF*、*COMT*、*CXCL8*、*CYP1A1*、*CYP3A5*、*EGFR*、*EGFR2*、*FLT1*（*VEGFR1*）、*FLT3*、*FLT4*（*VEGFR3*）、*HIF1A*、*KDR*（*VEGFR2*）、*MET*、*NR1I2*、*NR1I3*、*UGT1A1*、*VEGFA*、*VHL* 共 20 个。其中 *ABCB1* 本次检测到非临床意义的变异基因，其余 19 个未发现变异基因。

【预后】

　　术后第 1 天下地，第 6 天拔除肾周引流管。术后第 7 天出院。术后随访至今存活，未见转移及肿瘤复发。

【经验与体会】

1. 肾 AML 伴随下腔静脉瘤栓的流行病学：肾血管平滑肌脂肪瘤（AML）是常见的肾良性肿瘤，由厚壁动脉瘤样血管、平滑肌和成熟脂肪组织组成，亦称为肾错构瘤。AML 占所有肾肿瘤的 10%～15%，其总发病率约为 0.3%。AML 可以与其他恶性病变共存，例如肉瘤与肾细胞癌。少数文献报道经典的 AML 可以转化为恶性肉瘤样上皮样 AML。肾 AML 肿瘤可向肾静脉或下腔静脉的延伸甚至达到右心房。Kutcher 等于 1982 年报道了首例肾 AML 伴随下腔静脉瘤栓的患者资料。Fernandezpello 等曾进行文献回顾，发现在 1982—2012 年共有 46 例患者存在肾 AML 伴随肾静脉、下腔静脉甚至右心房瘤栓。

2. 肾 AML 伴随下腔静脉瘤栓的临床表现：肾 AML 伴随下腔静脉瘤栓好发于女性患者，其中女性发病率为 87%，男性为 13%。患者的平均年龄范围在 16～75 岁，平均 43 岁。女性的中位发病年龄为 41 岁，男性为 50 岁。肿瘤侧别位于右侧者为 78%，左侧为 18%，只有 4.44% 为双侧同时发病。右侧肾静脉（长 2～3 cm）短于左侧（6～7 cm），瘤栓更易超越肾静脉进入下腔静脉。因此右侧肾 AML 合并 Mayo Ⅱ 级下腔静脉瘤栓者较左侧发病率高。在临床表现方面，肾 AML 伴随下腔静脉瘤栓可出现腹痛等症状，约占 71%；也可仅为体检时影像学检查发现，占 29%。

3. 肾 AML 伴随下腔静脉瘤栓的超声检查：超声检查可作为肾 AML 伴瘤栓的首选筛查手段，以评估肾 AML 的侧别、位置、直径及下腔静脉癌栓是否存在。下腔静脉彩色多普勒超声能有效地检测瘤栓中的脉管频谱，判断下腔静脉内瘤栓的大小、部位、长度，通过血流灌注信息协助判断下腔静脉梗阻程度。肾 AML 伴瘤栓的特征性表现为下腔静脉内条带样高回声。腹腔镜术中 B 超可用于检测癌栓末端位置、腔静脉闭塞程度。

4. 肾 AML 伴随下腔静脉瘤栓的 CT 检查：肾 AML 伴瘤栓在 CT 等影像学检查上可表现为血管内的充盈缺损、肾静脉和下腔静脉管腔直径增大。此外还应进一步评估瘤栓顶端的位置、长度、最大径、占下腔静脉管壁周径比例以及是否浸润下腔静脉壁等，这对于手术方式的选择具有重要的临床意义。肾 AML 伴随静脉瘤栓在泌尿系增强 CT 上可以表现为脂肪密度影。但是单纯 CT 检查不能作为确诊肾 AML 的金标准。如脂肪瘤、脂肪肉瘤、畸胎瘤、肾母细胞瘤、嗜酸细胞瘤和肾细胞癌等均可包含脂肪成分，在 CT 上也可以表现为低密度的脂肪成分。Helenon 等报道黄色肉芽肿性肾盂肾炎、肾周脓肿等也可表现为脂肪密度，而被误诊为肾 AML。肾 AML 伴随静脉瘤栓的典型泌尿系增强 CT 表现为脂肪密度影，且增强后无明显强化。这与肾细胞癌伴下腔静脉癌栓不同。后者主要表现为增强扫描后管腔内病变明显强化。

5. 肾 AML 伴随下腔静脉瘤栓的 MRI 检查：下腔静脉增强 MRI 对于明确肾 AML 伴随静脉瘤栓也有重要意义。MRI 检查的优势在于其无辐射以及多参数、多平面成像等。可以明确癌栓长度、癌栓是否侵犯下腔静脉壁等。肾 AML 伴随静脉瘤栓的典型 MRI 表现为右肾静脉及下腔静脉内不规则脂肪信号影，且增强后无明显强化。

6. 肾 AML 伴随下腔静脉瘤栓的分级：准确的瘤栓分级对手术方式选择、判断预后、评估并发症发生风险等均有重要意义。借鉴我们诊断肾细胞癌伴静脉癌栓的经验，我们采用美国 Mayo 医学中心分级。本例肾 AML 患者瘤栓生长达肝内下腔静脉肝静脉水平且在膈肌以下，因此分级为 Mayo Ⅲ 级。对于肾 AML 伴随 Mayo Ⅲ 级瘤栓，开放根治性肾切除和下腔静脉癌栓取出术是治疗肾 AML 合并下腔静脉癌栓的传统而有效的治疗方法。随着腹腔镜技术在泌尿外科的普及，本中心已经开展腹腔镜下根治性肾切除术和下腔静脉癌栓取出术并取得丰富经验。但是，腹腔镜操作空间相对狭小，要求术者能熟练掌握腔镜下血管缝合技巧，以便能在血管安全阻断时间内完成手术。

7. 肾 AML 伴随下腔静脉瘤栓的手术治疗：对于 Mayo Ⅲ 级瘤栓，常规手术除游离膈下下腔静脉外，还需要充分游离肝短静脉、翻转肝脏并游离第一肝门。阻断时先阻断癌栓下腔静脉远心端，再依次阻断左侧肾静脉或右肾动静脉、第一肝门，最后阻断下腔静脉近心端。切开下腔静脉后取出癌栓，缝合下腔静脉，解除阻断。对本例患者采用了一种创新技术。通过仔细阅片及腹腔镜术中B超，判断此例肾AML下腔静脉瘤栓与下腔静脉血管壁无粘连，瘤栓在血管内可上下浮动。首先阻断下腔静脉远心端、左肾静脉，但暂不阻断肝门下方的下腔静脉。将气腹压由12 mmHg升高至25 mmHg。切开右肾静脉汇入处的下腔静脉管壁，取出瘤栓后立即阻断肝门下方的下腔静脉，再将气腹压恢复至12 mmHg。避免了游离肝、阻断肝门血管等，简化了手术方式，降低了手术难度。手术是治疗肾AML伴静脉瘤栓的主要治疗方式，文献报道97%的患者均接受早期手术治疗，仅4例患者出现围术期并发症，其中2例为术后并发症。本例患者手术顺利完成，未出现术中瘤栓脱落、肺栓塞、气体栓塞等并发症。

【小结】

完全后腹腔镜途径根治性肾切除术及Mayo Ⅲ级下腔静脉瘤栓取出术治疗肾血管平滑肌脂肪瘤伴Mayo Ⅲ级下腔静脉瘤栓安全、可行，患者创伤小，恢复快。

（刘　苗　编；马潞林　审）

参考文献

[1] 刘苗，马潞林，田晓军，等. 肾癌根治性切除加癌栓取出术治疗Mayo Ⅲ级下腔静脉癌栓的手术技术及临床经验 [J]. 北京大学学报（医学版）医学版，2017，49（4）：597-602.

[2] Eble JN. Angiomyolipoma of kidney [J]. Seminars in Diagnostic Pathology，1998，15（1）：21-40.

[3] Cibas ES，Goss GA，Kulke MH，et al. Malignant epithelioid angiomyolipoma（'sarcoma ex angiomyolipoma'）of the kidney：a case report and review of the literature [J]. Am J Surg Pathol，2001，25（1）：121-126.

[4] Kutcher R，Rosenblatt R，Mitsudo SM，et al. Renal angiomyolipoma with sonographic demonstration of extension into the inferior vena cava [J]. Radiology，1982，143（3）：755-756.

[5] Fernandezpello S，Rodriguez IG，Villamil LR，et al. Laparoscopic management of right renal angiomyolipoma with involvement of the inferior vena cava：Case report and review of the literature [J]. Scand J Urol，2013，47（4）：340-344.

[6] Helenon O，Merran SF，Melki P，et al. Unusual fat-containing tumors of the kidney：a diagnostic dilemma [J]. Radiographics，1997，17（1）：129-144.

[7] Blute ML，Leibovich BC，Lohse CM，et al. The Mayo Clinic experience with surgical management，complications and outcome for patients with renal cell carcinoma and venous tumour thrombus [J]. BJU Int，2004，94（1）：33-41.

第七节　合并钙化的特殊肾占位一例

导读

肾肿瘤种类多样，随着影像学技术的进步，各种特殊类型的肾肿瘤也会层出不穷。钙化作为一个重要的标志，需要充分了解其可能的原因，术前与患者充分沟通。通过一例合并钙化的肾肿物特殊病理类型的诊治分析，解读相关疾病的诊治过程。

【病例简介】

患者女性，苏丹人，63 岁，身高 1.58 m，体重 83 kg，BMI 33.25 kg/m²。主因"发现右肾占位 1 年"收入院。

患者 1 年前无明显诱因出现右腰部隐痛，可忍受，不伴放射痛，持续不缓解，不伴发热、血尿、排尿困难，不伴尿频、尿急、尿痛，遂于外院就诊，行超声、泌尿系 CT 提示右肾占位（具体不详），建议手术治疗，患者未采取进一步治疗措施，后患者腰痛自行缓解。患者现为进一步治疗就诊于我院，以"右肾占位"收入院。患者自发病以来，精神、睡眠好，饮食好，小便如前述，大便正常，体重无明显变化。

查体：T 36.2 ℃，P75 次 / 分，R20 次 / 分，BP 127/75 mmHg。腹平软，无肌紧张，全腹无压痛、反跳痛，腹部无包块，肝脾肋下未触及，Murphy 征阴性，双肾及输尿管走行区无压痛，双肾区无叩痛。膀胱区无压痛，无叩击痛。双下肢不肿。

泌尿系 CTU：右肾上极见肿块影，大小约 7.5 cm×6.9 cm×7.4 cm，边缘光滑，密度不均匀，内部及边缘见多发钙化，增强扫描病灶周边可见斑片状强化灶，内部低密度区未见明显强化。双肾另散在小圆形无强化灶，双肾及输尿管无扩张积水，膀胱无明显异常。肠系膜、腹膜后见多发小淋巴结。腹盆腔未见明显积液征象。诊断：右肾占位，恶性不除外；双肾小囊肿（图 2-30）。

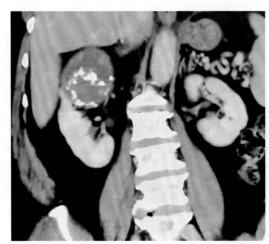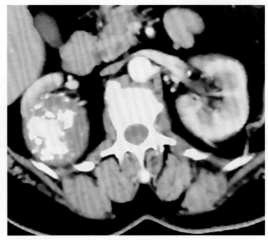

图 2-30　盆腔 CT 扫描结果

盆腔 MRI：右肾上极类圆形混在信号肿物影，大小约 6.2 cm×7.0 cm×7.1 cm，边界清，边缘呈环状短 T1、短 T2 信号，内见团片状短 T2 信号，DWI 序列边缘可见多发斑点状高信号。右肾另见小圆形长 T2 信号影。左肾形态、大小可，可见多发类圆形长 T1、长 T2 信号。腹腔未见明显肿大淋巴结及积液。诊断：右肾上极占位，性质待定；双肾小囊肿（图 2-31）。

初步诊断：右肾上极占位性病变，肾癌可能，T3aN0M0。

【临床决策分析】

患者肾肿物内部钙化明显，同时存在边缘钙化表现，B 超提示内部无血流信号，CT 仅存在周边轻度强化，考虑肾肿物可能大，不能除外肾良性病变，如有肾结核可能，建议完善 PPD 试验。

与患者再次沟通病情，表示既往无结核感染病史，近期偶有午后盗汗表现，但无发热，无尿频、尿急等不适症状。PPD 试验提示 2+，请示呼吸内科，考虑既往存在结核病史或接种过结核疫苗的患者，PPD 试验可出现 2+，不能完全提示结核活动期。与患者及家属沟通病情后，决定切除病变侧肾，接受良性病变可能。

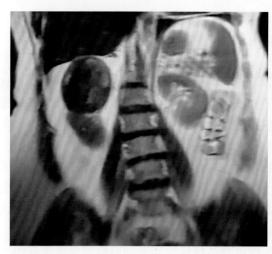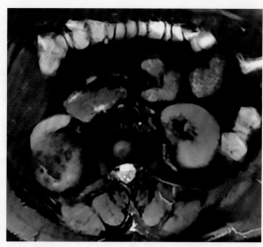

图 2-31 盆腔 MRI 结果

【治疗过程】

行后腹腔镜右肾根治性切除术。左侧卧位，升高腰桥，常规消毒铺巾。沿腰大肌前缘用超声刀切开侧锥筋膜，沿腰大肌表面将肾背侧 Gerota 筋膜后层游离，肾门处游离出肾动静脉，超声刀切断肾蒂周围淋巴管，肾动脉 1 支，肾静脉 1 支，分别上三重 Hem-o-lok 夹闭后分别切断。沿肾脂肪囊表面游离，肾与周围组织粘连紧密，分离困难，钛夹夹闭周围小血管与出血点。肾下极处游离出输尿管，游离至距离肾下极 7 cm 左右上钛夹后切断，探及肾上腺区无异常，保留肾上腺。整个肾完全游离后，放入标本袋中。扩大切口将肾取出，检查手术区域无活动性出血，放置肾周引流管，清点纱布器械无误，关闭切口，手术结束。

术后病理报告：肾结核。肾脏大小 12 cm × 8 cm × 6.5 cm，已剖开，切面见一灰黄结节，大小 8 cm × 7.5 cm × 6 cm，结节紧邻被膜，切面灰黄囊实性，质中，中央可见干酪样坏死，界清，肉眼累及肾盂及肾窦，结节周围可见完整包膜，其余切面未见病变（图 2-32）。病理诊断：结节内可见大片坏死伴灶状钙化，周围纤维结缔组织包裹伴玻璃样变性及胶原变性，未见明确肿瘤细胞浸润，血管断端、淋巴管断端及淋巴结未见肿瘤。因组织坏死较彻底，难以判断原发病变，不除外肾结核。

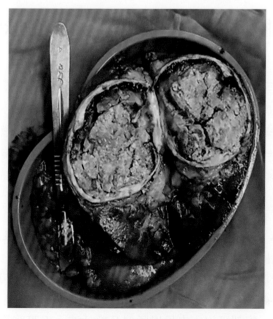

图 2-32 右肾肿物剖面图

【预后】

患者术后无明显发热、结核中毒等表现，术后肾功能恢复良好，已回国。

【经验与体会】

1. 肾结核的影像学表现归纳有：静脉尿路造影显示肾轮廓的改变，肾盏的杯口模糊、破坏而致肾盏变形、狭窄。肾实质内密度不均匀、混有斑点状钙化及肾积水改变对诊断肾结核有很大帮助。CT检查能够显示肾外形的改变，包括形态的扩大、缩小及凹陷；肾实质内单个或多个低密度区，尤其伴有点状或斑片状钙化。肾癌为肾内软组织肿块，浸润性生长，肿瘤可有囊变、坏死、钙化等，增强扫描明显不规则强化，还可现肿瘤周围血管内侵犯，淋巴结转移等。本病例中，患者症状不典型，无特异性提示，影像学上肿物呈现类圆形，边缘光滑，内部伴有多个钙化，以与肾癌相混淆，而增强扫描病灶周边可见斑片状强化灶，内部低密度区未见明显强化，应考虑结核的可能，注意与肾癌相鉴别，术前完善结核相关的检查，进一步明确肿物性质。

2. 人群学特点：患者为非洲人，当地卫生条件以及结核病的高发问题也需要考虑在内，追问病史，患者既往存在右肾囊肿，不除外结核病灶在囊内生长，并未出现典型的肾结核表现。因此，对于肾肿物的判断，尤其是钙化肿物的判断需要充分结合患者的一般情况及既往病史。

【小结】

肾肿物伴钙化要多加注意，虽然很多肾恶性肿瘤也会伴发钙化，但是本例的特点是钙化明显，同时内部无明显血流信号。虽然本例患者的治疗方案仅为肾根治性切除术，但是术前如与患者及家属充分沟通，会增加患者及家属对医生的信任度，减少术后矛盾结果的冲击，提高医疗质量。

(毕 海 黄 毅 编；马潞林 审)

参考文献

周述岭，胡胜利，王有宏，等. 肾结核的影像表现与鉴别诊断 [J]. 医学影像学杂志，2010, 20 (11)：1664-1667.

第八节 完全腹腔镜右肾根治性切除及下腔静脉癌栓切取术一例

导读

肾癌合并下腔静脉癌栓是泌尿外科肿瘤中非常复杂的一类疾病，无论是疾病诊断、围术期管理还是手术治疗都是难点。Ⅱ级癌栓目前的标准治疗依然是开放手术，但对于有经验的医生，完全腹腔镜也是一种可行的治疗方案。通过我们治疗的一例右侧肾癌合并Ⅱ级下腔静脉癌栓采用完全腹腔镜治疗的过程，提供一些手术体会。

【病例简介】

患者女性，64岁。入院前1周无明显诱因出现间歇无痛全程肉眼血尿，无尿频、尿急、尿痛、腰痛、发热。于外院检查提示右肾肿物，考虑肾癌，伴下腔静脉、右肾静脉及其分支癌栓形成。现患者为进一步治疗收入我院。患者自发病以来饮食睡眠正常，小便如前述，大便无异常。既往腹腔镜胆囊切除手术史。

查体：生命体征平稳，腹部平坦，未见胃肠型及蠕动波，无腹壁静脉曲张。腹部软，上腹部剑突下无压痛、反跳痛，Murphy 征阴性。肝脾肋下未触及，肝区无叩痛，移动性浊音阴性，肠鸣音正常，3 ~ 5 次 / 分。右侧腰部可触及一巨大包块，质硬，不活动，界限不清。

　　血尿化验：Hb 127 g/L，尿红细胞 0 ~ 2/HP，尿白细胞 10 ~ 13/HP，尿蛋白阴性，血 Cr 106 μmol/L，BUN 8.1 mmol/L。

　　腹部 CT（图 2-33）：右肾占位性病变，约 5.4 cm×8.9 cm×10.6 cm，增强扫描呈不均匀强化。右肾静脉至下腔静脉内可见软组织密度影，增强扫描可见强化，向上达肝段，长约 9.1 cm。右肾周见迂曲增粗血管，右肾周筋膜部分增厚。右侧肾盏受压变形。考虑右肾癌伴肾静脉及下腔静脉癌栓形成。

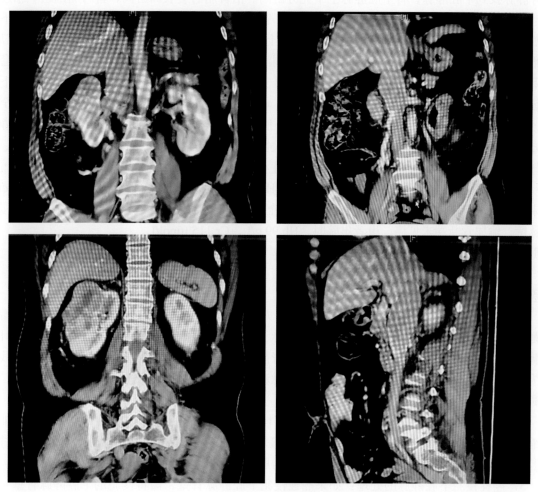

图 2-33　腹部增强 CT

　　PET-CT：右肾代谢活跃肿块，符合肾癌表现，伴右肾静脉、下腔静脉瘤栓，右肺下叶后基底段小结节，左侧第 6 前肋代谢活跃灶。均倾向良性可能，建议定期复查除外转移瘤。

　　初步诊断：右肾癌，Mayo Ⅱ级癌栓。

【临床决策分析】

　　诊断：CT 有典型的快进快出，考虑肾透明细胞癌可能性大，B 超、CT 均未发现瘤栓周围有血栓，因新形成的血栓更易脱落；未发现转移。全科讨论考虑患者右肾癌合并 Mayo Ⅱ级癌栓，未见明确转移证据，为 T3 期肾癌，积极手术切除可能达到根治效果。患者癌栓逐达到肝后，但肾肿物体积适中，癌栓周围边界尚清，高度适中，考虑行完全腹腔镜Ⅱ级癌栓切取术。术中可能要切断几支肝短静脉，游离要耐心，避免大出血。

【治疗过程】

全麻后，左侧卧位，升高腰桥，常规消毒铺巾。于腰大肌前缘第 12 肋缘下做向下纵行切口 2 cm，分开肌肉和腰背筋膜，钝性分离至后腹腔，手指分离扩张后腹腔空间，置入扩张气囊，注入空气 500 ml 扩张 5 分钟，再在腋前线肋缘下和腋中线髂嵴上做另外两个小切口，于腰大肌前缘第 12 肋缘下切口置入 13 mm Trocar，于腋前线切口插入 5 mm Trocar，于髂嵴上切口插入 11 mm Trocar，建立 CO_2 气腹，气腹压力维持于 12 mmHg。沿腰大肌前缘用超声刀切开侧锥筋膜，沿腰大肌表面将肾脏背侧 Gerota 筋膜厚层游离，肾门处游离出肾动静脉，超声刀切段肾蒂周围淋巴管，肾动脉 1 支，肾静脉 1 支，肾动脉上三重 Hem-o-lok 夹闭后切段，肾静脉内可见癌栓充盈。沿肾静脉找到下腔静脉，将下腔静脉上下充分游离。沿肾脂肪囊表面游离，肾与周围组织粘连紧密，分离困难，钛夹夹闭周围小血管与出血点。肾腹侧与腹膜粘连紧密，切除部分腹膜。肾下极处游离出输尿管，游离至距离肾下极 7 cm 左右上钛夹后切段。切除肾上腺。整个肾完全游离后，开始游离下腔静脉。于肾静脉下方下腔静脉环周游离，套带备阻断，于左肾静脉充分游离，套带备阻断，于癌栓上方下腔静脉充分游离，切断 2 支肝短静脉，备阻断。依次阻断肾静脉下方下腔静脉、左肾静脉，提高气腹压，切开下腔静脉，将癌栓完整取出，部分粘连带切断，将肾完全下压。阻断肝下腔静脉，用 4-0 血管缝合线缝合下腔静脉，依次解除肝下腔静脉、肾静脉和肾静脉下方腔静脉的阻断带。未见明显活动出血。扩大切口将肾取出。检查手术区域无活动性出血，放置肾周引流管，关闭切口，手术结束。术中出血 400 ml，未输血。

术后病理报告：透明细胞性肾细胞癌，WHO/ISUP 核分级 Ⅱ 级，大小 8 cm×6 cm×3 cm，癌未侵及肾周脂肪组织，侵及肾窦伴肾静脉癌栓形成，癌栓长 7 cm，直径 3～4 cm，局灶侵及静脉壁，输尿管断端未见癌。患者出院时，Hb 99 g/L，Cr 115 μmol/L。

【预后】

随访至今，患者尚未出现肿瘤复发表现。

【经验与体会】

1．下腔静脉阻断准备：下腔静脉尽量向上方游离，必要时游离肝短静脉并切断，下方游离至肾静脉开口下方，即癌栓下方，将生殖腺静脉、腰静脉等下腔静脉属支完全切断，否则切开腔静脉后出血。采用血管阻断带和阻断钳阻断左肾静脉和肝下腔静脉，必要时阻断第一肝门；我们认为阻断时血管阻断带必须缠绕腔静脉、肾静脉和第一肝门两圈，以防止切开腔静脉时漏血，阻断顺序为肾静脉下方腔静脉下缘、左肾静脉。

2．下腔静脉取栓手法：切开下腔静脉将癌栓取出，用"挤牛奶"法或腔内尿管取癌栓能明显缩短腔静脉切口，连同右肾一并切除，用肝素水冲洗下腔静脉管腔，采用 4-0 血管线连续缝合下腔静脉开口，然后解除阻断，解除阻断顺序为肝下腔静脉、左肾静脉和肾静脉下方腔静脉。

3．癌栓侵犯下腔静脉的处理：如果癌栓侵犯下腔静脉管壁，需将侵犯的下腔静脉管壁一并切除，达到肿瘤完整切除的效果；但存在癌栓广泛侵犯下腔静脉的情况时，可采用下腔静脉节段切除的方式，将下腔静脉上下缘分别用直线切割器夹闭切断后，用 4-0 血管缝合线连续缝合关闭，并将左肾静脉用 Hem-o-lok 夹闭，将下腔静脉节段连同右肾及癌栓一起切除。

4．腹腔镜技术现状：腹腔镜技术以其创伤小、恢复快以及肿瘤治疗效果与开放手术相同的优势，越来越多地应用于肾肿瘤的治疗中。Romero 等于 2006 年首次报道了完全腹腔镜手术治疗肾癌合并 Ⅱ 级下腔静脉癌栓的手术技巧，进一步扩大了腹腔镜的适应证。部分中心开始采用腹腔镜技术及机器人辅助腹腔镜技术治疗 Ⅱ 级下腔静脉癌栓，初步结论是安全有效的，而且可以缩短患者的恢复周期，降低患者围术期的并发症发生率，同时并不损害患者的肿瘤学治疗效果。

【小结】

完全腹腔镜肾癌根治及下腔静脉 Ⅱ 级癌栓取出术并非不可行，主要取决于术者腹腔镜熟练程度和处理血管的经验，肾肿物的大小及与周围的粘连程度，下腔静脉癌栓的高度及癌栓周围的边界是否清晰、粘连情况如何。腹腔镜下的操作与开放手术没有差别，最好在髂前上棘上方加一个辅助 Trocar 帮助操作。腹腔镜操作相对精细，可以避免开放手术的渗血，减少出血量。

（毕　海　王国良　编；马潞林　审）

参考文献

［1］Romero FR，Muntener M，Bagga HS，et al．Pure laparoscopic radical nephrectomy with level II vena caval thrombectomy ［J］．Urology，2006，68：1112-1114．

［2］Shao P，Li J，Qin C，et al．Laparoscopic radical nephrectomy and inferior vena cava thrombectomy in the treatment of renal cell carcinoma ［J］．Eur Urol，2015，68：115-122．

第九节　左侧肾癌伴左位畸形下腔静脉内癌栓形成一例

导读

肾癌合并下腔静脉癌栓是泌尿外科相对棘手的肿瘤，无论是诊断、围术期管理还是手术治疗都是难点，同时，左侧肾癌合并下腔静脉癌栓，由于肠系膜上动脉的遮挡，更增加了手术难度。下腔静脉畸形合并癌栓非常罕见，如何同时处理畸形下腔静脉癌栓，可能是难上加难。通过一例左侧肾癌合并畸形下腔静脉癌栓的诊治过程，探讨对此类患者的诊治经验。

【病例简介】

患者男性，58 岁。患者于半年前无明显诱因出现左侧腰腹部疼痛，呈持续性钝痛，不能自行缓解，伴有间断发热，最高体温 40 ℃，对症治疗后体温可降至正常，偶有恶心，未呕吐，自主排尿尚可，无尿急、尿痛及肉眼血尿。外院就诊提示左侧肾占位，左肾静脉及下腔静脉癌栓形成。为求进一步诊治来我院就诊。患者自发病以来，精神状态尚可，饮食及睡眠尚可，二便正常，近 2 个月体重下降 5 kg。

查体：生命体征平稳，双肾区未见异常隆起，无压痛，左侧肾区轻度叩击痛，左侧腹部压痛阳性，下腹部未见异常隆起，叩诊膀胱浊音界无扩大，站立时左侧阴囊表面可见迂曲增粗精索静脉，触诊左侧阴囊内可扪及迂曲增粗精索静脉，质软，无触诊，左侧睾丸及附睾未见明显异常。

血尿化验：Hg 121 g/L，尿红细胞满视野，尿白细胞 8～10/HP，尿蛋白 2+，血 Cr 112 μmol/L，BUN 9.7 mmol/L。

腹部 CT 提示（图 2-34）：左肾巨大占位性病变，大小约 10.8 cm×14.2 cm×14.5 cm，增强扫描不均匀强化，其内可见多发不规则无强化区，周围可见多发迂曲血管影，邻近脏器受压移位，左侧肾上腺显示不清。左位下腔静脉，左肾静脉及下腔静脉明显增粗，腔内见软组织密度影，增强扫描不均匀强化，下腔静脉内病变头端达肝水平，长度 6 cm，左肾静脉及下腔静脉 Ⅱ 级癌栓。

PET-CT 提示：左肾占位，代谢异常增高，考虑肾癌，伴左肾静脉、下腔镜瘤栓及左肺下叶转移。伴左肾周筋膜侵犯及腹膜后、左侧盆腔淋巴结转移可能大，伴左肾上腺侵犯不除外。右肺下叶小结节，转移不除外。纵隔、双肺门多发淋巴结，代谢增高，倾向于良性改变，定期复查以除外肿瘤转移性。

初步诊断：左侧巨大肾癌，侵犯后腹壁及左侧肾上腺，伴肾静脉癌栓、下腔静脉癌栓形成，

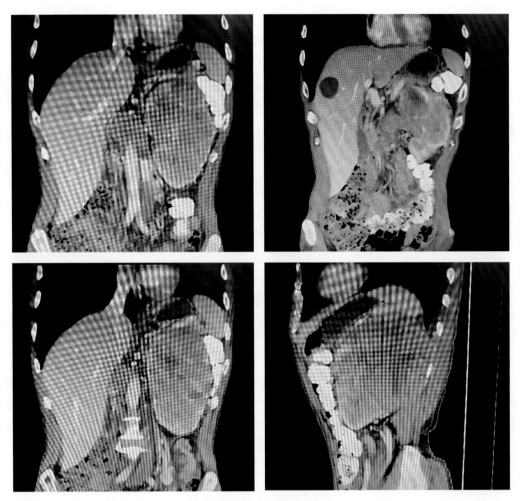

图 2-34　下腔静脉 CEMRV

左肾静脉增粗，其内见大片异常强化软组织肿物，突入下腔静脉主干，局部呈充盈缺损，部分血管内肿物似突入左侧睾丸静脉，左侧睾丸静脉增粗，其下方睾丸静脉显影欠佳

合并多发淋巴结转移，肺转移（？）。

【临床决策分析】

诊断：左肾静脉并 Mayo Ⅱ级癌栓。有典型的快进快出，透明细胞癌可能性大。特殊之处：左位下腔静脉，左肾静脉及下腔静脉Ⅱ级癌栓，给手术增加了难度。PET-CT 提示：右肺下叶小结节，转移不除外，术后定期随访。

治疗：瘤栓近心端已达肝下，左位腔静脉畸形，全科讨论后考虑采用开放肾根治性切除及下腔静脉癌栓切取术，手术治疗主体肿瘤，术后辅助靶向药物治疗控制转移。

【治疗过程】

麻醉后，平卧位，常规消毒铺巾。取 Chevron 切口（做左肋缘下 2 cm 切口，自剑突达腋中线，向右侧肋缘下延长至锁骨中线）。切开皮肤、皮下及肌肉组织，打开腹膜。探查腹腔及肝未见明显异常。沿 Toldt 线切开结肠旁沟处腹膜，切断左侧脾结肠韧带，将结肠脾曲向内侧游离，显露肾门及下腔静脉，见下腔静脉位于主动脉左侧，在肠系膜上动脉下方穿至右侧，下腔静脉及左肾静脉内可见癌栓。断扎肾蒂周围淋巴管，游离出肾静脉并牵开，于其背侧找到肾动脉，Hem-o-lok 多重结扎后将肾动脉切段。沿肾周筋膜外游离肾，将肾外侧、腹侧及上缘游离。肾背侧与周围组织粘连紧密，分离困难，肾背侧侵犯腰大肌，尽量将肿物完整切除。将肾完全翻起。内侧紧贴下腔静脉处打开血管外膜，游离下腔静脉和肾之间的间隙，肾下极游离出输尿管，长约 7 cm，结扎后切断。将肾静脉下方下腔静脉完全游离，放置阻断带备阻断。切开右侧十二指肠旁韧带，将十二指肠向内侧游离，找到下腔静脉，向上游离至无癌栓处，游离出右肾静脉和动脉，套阻断带备阻断，游离出癌栓上方下腔静脉，套阻断带备阻断。采用术中超声，看到癌栓与下腔静脉壁关系紧密，同时癌栓下方可见血栓，决定节段性切除下腔静脉。依次阻断肾静脉下方下腔静脉、右肾动静脉及癌栓上方下腔静脉，切开下腔静脉，见癌栓呈松散型，与下腔静脉壁粘连，将癌栓游离出下腔静脉，癌栓上方切段下腔静脉，断端位于右肾静脉下方，缝合下腔静脉断端，保证右肾静脉回流至上方下腔静脉。切断左肾静脉下方下腔静脉，内可见血栓，将断端封闭。取出肾肿物及下腔静脉癌栓。创面充分止血，分别于左侧肾窝及右侧下腔静脉旁放置引流管，依层次关闭切口，手术结束。手术出血量 4500 ml，输悬浮红细胞 2000 ml，输血浆 1800 ml。

术后病理诊断：透明细胞性肾细胞癌，伴肉瘤样结构和大片状坏死，2016 WHO/ISUP 核分级Ⅳ级，癌肿大小 15 cm×11 cm×8 cm，癌侵及肾周脂肪组织和肾窦，伴肾（腔）静脉癌栓形成，癌栓长约 5 cm，最大径 1.5 cm，癌侵及静脉壁、肾上腺，输尿管断端未见癌肿，输尿管断端周围小血管内可见癌栓。

患者术后恢复可，出院时 Hb 96 g/L，Cr 90 μmol/L，BUN 7.2 mmol/L。给予阿昔替尼 5 mg Bid 口服。

【经验与体会】

1. 左位下腔静脉对手术的影响：左位下腔静脉虽然是下腔静脉畸形，但对于此患者，这种畸形改变为手术降低了难度。左位下腔静脉缩短了左肾静脉长度，降低了左肾静脉属支处理的难度；左位下腔静脉使我们处理下腔静脉时无需跨过主动脉，降低了癌栓下方下腔静脉的处理难度；左位下腔静脉使右肾静脉的位置靠上，避开了节段切除腔静脉的位置，使右肾回流问题得到了解决。

2. 对于下腔静脉癌栓侵犯静脉壁的情况，需要切除受侵犯的腔静脉壁，以达到完整切除肿瘤的目的。如果需要切除的下腔静脉壁超过 50%，对于右侧肾癌合并下腔静脉癌栓，由于癌栓的慢性堵塞，左肾已经建立充分的侧支回流，可以考虑行下腔静脉节段性切除，也是安全有效的。但对于左肾癌合并下腔静脉癌栓，由于右肾静脉没有属支建立侧支循环，下腔静脉离断存在安全性隐患，故应行右肾静脉改道或肾移植，也有学者采用牛心包补片修补缺损的下腔静脉。为了确认腔静脉内癌栓是否彻底清除，有学者采用腔镜下可弯曲的软腔静脉镜进入下腔静脉管腔，观察是否仍有附壁癌栓的存在。但是，这些都需要进一步的临床验证才可以大规模推广应用。但对于此例患者，我们采用了阶段性切除后重建右肾静脉与上方下腔静脉的方式，避免了术后肾功能不全的风险。

3. 游离腔静脉时向外侧牵拉组织，避免挤压腔静脉，减少瘤栓脱落机会。瘤栓侵犯腔静脉壁，切除被侵腔静脉壁 5 年存活率约 60%，未切除仅 25%。

【小结】

左侧肾癌合并下腔静脉癌栓是诊疗中的难点，但是左位下腔静脉畸形将手术难度进一步降低。对于合并下腔静脉侵犯及完全堵塞的情况，阶段性切除下腔静脉是一种可采用的选择。

（毕　海　王国良　编；马潞林　审）

参考文献

[1] Jibiki M，Iwai T，Inoue Y，et al. Surgical strategy for treating renal cell carcinoma with thrombus extending into the inferior vena cava [J]. J Vasc Surg，2004，39：829-835.

[2] Kundavaram C，Abreu AL，Chopra S，et al．Advances in robotic vena cava tumor thrombectomy：intracaval balloon occlusion，patch grafting，and vena cavoscopy [J]．Eur Urol，2016，70：884-890．

第十节　左肾癌合并Ⅱ级下腔静脉癌栓一例

 导 读

　　肾癌合并下腔静脉癌栓是泌尿外科相对棘手的肿瘤，无论是诊断、围术期管理还是手术治疗都是难点，同时，左侧肾癌合并下腔静脉癌栓，由于肠系膜上动脉的遮挡，手术难度比右侧大。通过一例左侧肾癌合并畸形下腔静脉癌栓的诊治过程，探讨对此类患者的诊治经验。

【病例简介】

　　患者女性，47岁。主因右侧腰背部疼痛1周，以腰背部酸胀感、腹部胀痛感就诊于外院，检查泌尿系CT提示：左肾上极占位，大小3.7 cm×4.1 cm×4.8 cm，考虑肾癌，累及上肾盏及部分肾盂、双侧肾静脉及下腔静脉，双侧髂静脉癌栓形成，腹膜后及左肾周多发淋巴结转移。肾图提示：双肾积水，排泄延缓，左肾占位，肾小球滤过率右肾54.71 ml/min、左肾64.5 ml/min。为进一步诊治转入我院。患者自发病来，无明显下肢水肿，精神睡眠可，大小便正常，体重无明显变化。

　　既往高血压10余年，平日口服硝苯地平缓释片1片Qd，血压控制可；16年前行阑尾切除术；青霉素过敏史。平素月经不规律，育有2子，家人体健。

　　患者入院后完善血常规、尿常规及肝肾功检查，患者Hb 120g/L，尿蛋白阴性,Cr 89 μmol/L，余化验未见明显异常。

　　腹部B超提示左肾上极实性占位，大小约5.6 cm×5.4 cm，癌可能性大；左肾肾盂内异常回声，性质待定；左肾静脉及下腔静脉低回声，瘤栓可能；胆囊多发息肉样病变，胆囊颈部结石；右肾结石，左肾多发囊肿。

　　下腔静脉B超提示下腔静脉系统栓子形成，下方起自左侧髂外及右侧髂总静脉，上方止于第二肝门处，部分下腔静脉管腔层次欠清晰，不除外受侵，左肾静脉栓子形成。

　　腹部增强CT：左肾多发占位性病变，考虑癌，大者大小约4.2 cm×4.8 cm，下腔静脉及左肾静脉、左侧生殖静脉近端癌栓形成，继发静脉血栓可能，腹部多发肿大淋巴结，转移（？），右肾钙化灶，双肾多发囊肿，胆囊结石（图2-35）。

　　肺部CT：未见明显转移表现，头颅MRI未见转移，余心肺功能检查未见明显异常，无明显手术禁忌，准备手术治疗。

　　初步诊断：左肾癌合并Mayo Ⅱ级癌栓

【临床决策分析】

　　诊断：CT有典型的快进快出，考虑左肾透明细胞癌可能性大，B超、CT均报瘤栓远心端有血栓，向下延至髂血管，因新形成的血栓更易脱落，未发现转移。全科讨论考虑患者左肾癌合并Mayo Ⅱ级癌栓，未见明确转移证据，为T3期肾癌。

　　治疗：积极手术切除可能达到根治效果，患者癌栓已达到肝后，术中可能要切断几支肝短静脉，游离要耐心，避免大出血。另外，瘤栓远心端有血栓，向下延至髂血管，术中或术后新形成的血栓可能脱落，引起肺动脉栓塞，所以计划术中封闭肾静脉以下腔静脉。患者癌栓已达到肝

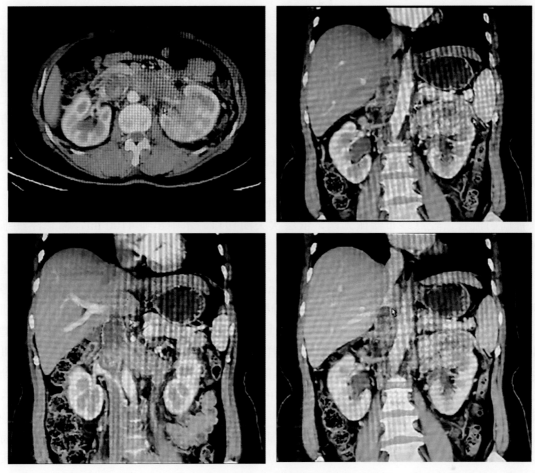

图 2-35　腹部增强 CT

后，癌栓周围腔静脉壁不规则，考虑腔静脉左侧壁受侵，建议开放手术切除左肾癌并 Mayo Ⅱ 级癌栓切取术。

【治疗经过】

患者平卧位，全麻，消毒铺巾。取 Chevron 切口（双侧肋缘下切口），左侧至腋中线，右侧至腋前线，切开皮肤、皮下、肌肉组织，打开腹膜，断扎肝圆韧带。探查腹腔及肝未见明显异常。

沿 Toldt 线切开左侧结肠旁沟处腹膜，切断左侧脾结肠韧带，注意保护脾，将结肠脾曲及左半结肠向内侧游离，显露左肾及肾门。上 Tompson 大拉钩，充分暴露手术区域。肾门区域粘连紧密，游离困难，断扎肾蒂周围淋巴管，游离出肾静脉，肾静脉明显增粗，内含有瘤栓。游离肾背侧，将肾抬起，于背侧肾门部寻找到肾动脉，游离肾动脉，三重结扎后切断。游离肾下极，寻找到左侧输尿管，结扎后切段。游离肾上极，细心分离脾肾间隙，注意保护脾及胰尾，将左侧肾上腺连同肾一并分离切除。沿左肾静脉向内侧游离，尽量游离至下腔静脉入口处，注意保护肠系膜动脉。

沿 Toldt 线切开右侧结肠旁沟处腹膜，切段右侧肝结肠韧带，将结肠肝曲及十二指肠向内侧游离，显露右肾门及下腔静脉，沿血管鞘游离下腔静脉，将左肾静脉入下腔静脉处充分游离暴露，下腔静脉上方增粗，有实性肿物充填，但到肝下方为瘤栓上界，将右肾静脉充分游离，上阻断带备阻断，将肾静脉下方下腔静脉充分游离，下腔静脉内也可触及实性栓子充填，向下达髂血管分叉处，考虑为血栓，断扎相关腰静脉，上阻断带备阻断，沿下腔静脉向肾静脉上方游离，游离至癌栓上缘上方的下腔静脉，断扎 3 支肝短静脉，上橡皮条备阻断。游离右肾，将右肾背侧抬起寻找到右肾动脉，上阻断带备阻断。

依次阻断肾静脉下方下腔静脉、右肾动脉、右肾静脉及癌栓上方下腔静脉，沿左肾静脉开口处剪开腔静脉，见癌栓组织，沿癌栓与下腔静脉管壁间隙钝性游离，部分下腔静脉壁与癌栓粘连紧密，考虑下腔静脉受侵，一并切除部分下腔静脉管壁，将癌栓完整切除。下方下腔静脉内可见血栓充填，结合术前 CT 所示，完整取出血栓困难，考虑封闭下方下腔静脉。将右肾静脉与上方下腔静脉保持连续，切断下腔静脉，将下方下腔静脉采用 4-0 血管线连续缝合关闭，解除下方下腔静脉阻断，无明显渗血。将右肾静脉连同上方下腔静脉进行成型缝合，保证右肾静脉回流，用 4-0 血管线关闭上方下腔静脉。解除右肾动脉及右肾静脉阻断，阻断时间 34 分钟，解除上方下腔静脉阻断，吻合口未见明显出血。

将切除的左肾及癌栓一并取出，创面渗血处充分止血。无菌盐水冲洗伤口，充分止血，防止双肾周引流管，轻点纱布器械无误，依层次关闭切口。术中出血 4100 ml，输悬浮红细胞 2800 ml，血浆 1400 ml。

术后患者入重症监护病房观察，恢复良好，第二日转回普通病房。患者术后前三天，尿量从 810 ml、705 ml、350 ml 依次递减，肌酐从 99 μmol/L、113 μmol/L、133 μmol/L 依次递增，考虑右侧肾处于缺血损伤恢复期，予呋塞米 20 mg 静脉冲入后，尿量逐渐回升至 3000 ml 左右，肌酐也下降至 68 μmol/L。术后第 3 日，患者排气恢复饮食，术后第 4 天，患者右侧肾周引流液增加至 400 ml，次日增加至 800 ml，引流液呈乳糜样，化验引流液肌酐、淀粉酶均正常，苏丹Ⅲ染色阳性，考虑淋巴瘘可能。予患者禁食，补液，静脉高营养，善宁持续泵入处理，引流液逐渐减少，性状逐渐清亮，至 1 周时，引流液仅为 16 ml，停用静脉营养及善宁，嘱患者进食，2 天后未见引流液明显增多，性状清亮，拔除引流管。

术后病理诊断：左肾透明细胞癌，累及范围约 6 cm×5 cm×3 cm，呈多结节分布，肿瘤细胞呈透明及嗜酸性，局灶略呈梭形，2016 WHO/ISUP 核分级Ⅱ～Ⅲ级，局灶Ⅳ级，肿瘤呈实性片状、乳头状及囊状生长，可见灶状坏死及脉管内癌栓，未见明确神经侵犯，肾被膜、肾盂、肾窦、输尿管断端、血管断端及肾周脂肪囊未见癌累及。肾门淋巴结未见癌转移（0/1），另见少量结节状增生的异位肾上腺组织。腔静脉壁间癌栓形成伴机化。腹主动脉旁淋巴结未见转移癌（0/1）。

患者要求靶向治疗，口服舒尼替尼（索坦）3 个月预防肿瘤复发及转移，定期随访。

【预后】

患者随访至今，未见复发和转移，继续随诊观察。

【经验与体会】

1. 左侧肾癌癌栓的主要难点：左肾静脉跨越肠系膜上动脉，同时，需要阻断的血管情况不同。游离左肾静脉至肠系膜上动脉夹角处，并尽量将左肾静脉游离至下腔静脉汇入处，分离切断汇入左肾静脉的中央静脉和生殖腺静脉，游离右肾动脉、右肾静脉起始段、下腔静脉及左肾静脉，下腔静脉上方游离至癌栓上缘，必要时将肝短静脉处理切断，下方游离至肾静脉癌栓下方 2 cm，阻断顺序是下腔静脉下缘、右肾动脉、右肾静脉和下腔静脉上缘；解除阻断顺序为下腔静脉上缘、右肾静脉、右肾动脉和下腔静脉下缘。

2. 对于下腔静脉癌栓侵犯静脉壁的情况，需要切除受侵犯的腔静脉壁，以达到完整切除肿瘤的目的。如果需要切除的下腔静脉壁超过 50%，对于右侧肾癌合并下腔静脉癌栓，由于癌栓的慢性堵塞，左肾已经建立充分的侧支回流，可以考虑行下腔静脉节段性切除，这也是安全有效的。但对于左肾癌合并下腔静脉癌栓，由于右肾静脉没有属支建立侧支循环，下腔静脉离断存在安全性隐患，故应行右肾静脉改道或肾移植，也有学者采用牛心包补片修补缺损的下腔静脉。

3. 特殊情况：但是对于本例患者，虽然也是左肾肿瘤，截断腔静脉后，因患者右肾静脉与下方下腔静脉延续，虽然是反向血流，但是保证了右肾的回流。患者术后虽然经历了一段时间的少尿期，但逐渐恢复，提示右肾静脉回流的重要性。

【小结】

左肾癌合并下腔静脉癌栓是手术的难点，对于需要阶段性切除下腔静脉的患者，一定要做好右肾静脉的回流计划，保证术后肾功能的恢复。

（毕　海　王国良　马潞林　编；马潞林　审）

参考文献

Jibiki M，Iwai T，Inoue Y，et al．Surgical strategy for treating renal cell carcinoma with thrombus extending into the inferior vena cava [J]．J Vasc Surg，2004，39：829-835.

第十一节　肾癌伴同侧肾上腺皮质腺瘤一例

导读

一侧肾癌（renal carcinoma）伴有同侧肾上腺皮质腺瘤（adrenocortical adenoma），临床首先要解决的是肾上腺皮质腺瘤良恶性的诊断问题，判断是否为肾癌转移至肾上腺，这直接关系到下一步手术方案的制定和预后的判断。文献报道，肾透明细胞癌合并同侧肾上腺转移的发生率为 1.2% ～ 10%，《坎贝尔泌尿外科学》中所述是 3%。通过对本例病例的诊疗决策，希望对今后类似病例的术前诊断和治疗方式的选择提供一些帮助。

【病例简介】

患者男性，69 岁，体检发现右肾、右肾上腺占位 1 月余。

患者 1 月余前于社区体检时发现右肾、右肾上腺占位，无腰痛、肉眼血尿，无尿频、尿急、尿痛，无畏寒、发热等表现。20 天前，患者为求进一步诊治于我院行腹部 CT 增强、腹部彩超示"右肾囊实性占位，右侧肾上腺占位"，为行手术治疗于 2018 年 1 月收入院。

既往史：既往高血压 10 余年，血压最高（150 ～ 160）/（90 ～ 100）mmHg，规律服用氨氯地平控制血压在 130/80 mmHg。个人家族史无特殊。

B 超：右肾可探及一混合回声包块，大小约 8.1 cm × 6.8 cm，可见血流信号。右肾上腺可见一低回声团块，大小约 2.7 cm × 3.2 cm，边界清，未见血流信号。右肾囊实性占位——恶性可能。右肾上腺占位——腺瘤（？）。

增强 CT（图 2-36 ～图 2-40）：右肾可见囊实性肿物，大小约 7.4 cm × 7.2 cm × 8.7 cm，边界清，内见分隔及软组织密度影，增强扫描囊性部分未见明显强化，分隔及软组织可见明显强化。右侧肾上腺可见结节，大小约 3.3 cm × 2.7 cm × 2.5 cm，增强扫描动脉期明显强化，静脉期强化程度减低。右肾囊实性占位，恶性可能。右侧肾上腺占位，腺瘤（？）。

初步诊断：右肾肿物，肾癌（？）；右肾上腺肿物，腺瘤（？），转移（？）。

【临床决策分析】

根据术前影像学检查，增强 CT 有典型的快进快出，右肾癌诊断可能性较大，肿瘤最大直径 8 cm，可行腹腔镜根治性肾切除。因右肾上腺肿瘤边界欠清，有明显增强，有不均匀强化，转移待除外，同期可行腹腔镜右肾上腺腺瘤切除术。MDT 讨论决定：治疗方案应行右肾根治性切除 + 右肾上腺全切术。

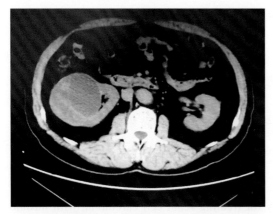

图 2-36 右肾肿物 CT 平扫

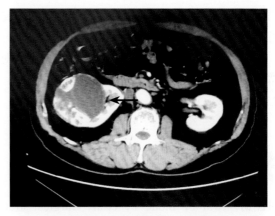

图 2-37 右肾肿物 CT 增强

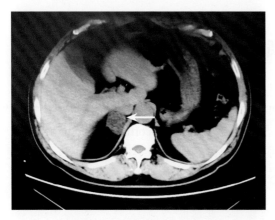

图 2-38 右肾上腺肿物 CT 平扫

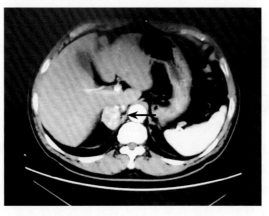

图 2-39 右肾上腺肿物 CT 增强

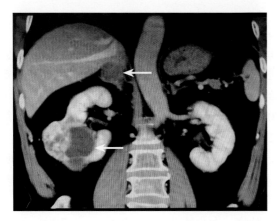

图 2-40 右肾及肾上腺肿物 CT 冠状位重建

【治疗过程】

于 2018 年 1 月行全麻下腹腔镜右肾根治性切除 + 右肾上腺切除术。麻醉后，左侧卧位，升高腰桥，常规消毒铺巾。于腰大肌前缘第 12 肋缘下做向下纵行切口 2 cm，分开肌肉和腰背筋膜，钝性分离至后腹腔，手指分离扩张后腹腔空间，置入扩张气囊，注入空气 500 ml 扩张 5 分钟，再在腋前线切口置入 10 mm Trocar，于髂嵴上切口置入 11 mm Trocar，于髂前上棘内侧切口置入 5 mm Trocar。建立 CO_2 气腹，气腹压力维持于 12 mmHg。沿腰大肌前缘用超声刀切开侧锥筋膜，沿腰大肌表面将肾背侧 Gerota 筋膜后层游离，肾门处游离出肾动静脉，超声刀切断肾蒂周围淋巴管，肾动脉 2 支，肾静脉 1 支，分别上三重 Hem-o-lok 夹闭后分别切断。沿肾脂肪囊表面游离，肾与周围组织粘连紧密，分离困难，夹闭周围小血管与出血点。肾下极处游离出输尿管，游离至距离肾下极 7 cm 左右上 Hem-o-lok 后切断。探查肾上腺区，可见一直径约 3 cm 肿物，将肾上腺连同肿物完整切除。整个肾完全游离后，放入标本袋中。扩大切口将肾取出。检查手术区域无活动出血，放置肾周引流管，清点纱布器械无误，关闭切口，手术结束。手术时间248 分钟，出血量 20 ml。

术后病理结果：（右）肾 + 部分输尿管切除标本：透明细胞型肾细胞癌，伴囊性变，WHO/ISUP核分级Ⅰ～Ⅱ级，癌肿大小 8 cm×6 cm×4 cm，癌未侵及肾窦、肾盂及肾周脂肪组织；输尿管断端及血管断端未见癌。（右肾上腺肿瘤）肾上腺皮质腺瘤。

【预后】

随访至 2019 年 1 月，一般状况良好，未见肿瘤复发及转移。

【经验与体会】

1．肾上腺偶发瘤与转移癌的影像学鉴别要点：临床上因其他原因行 CT 检查发现肾上腺偶发瘤的概率为 3%～7%，这些偶发瘤大部分是良性的。鉴于肾上腺转移和肾上腺偶发瘤均有一定的发生率，因此肾癌患者行 CT 检查发现肾上腺占位仅有部分为转移。临床通常有两种方法鉴别偶发瘤及转移灶。其一，良性偶发瘤多来源于肾上腺皮质，瘤体富含脂质，因此在 CT 平扫呈现低密度，约 10 HU；而肾上腺转移癌往往密度偏高。但临床实际有超过 30% 的肾上腺皮质腺瘤是乏脂的，仍难以与转移癌鉴别。其二，肾上腺皮质腺瘤往往在增强 CT 上呈现快进快出征象，这与瘤体内基质细胞较少有关。但部分原发灶为富血供肿瘤的肾上腺转移瘤也可呈现富血供的快进快出现象，这其中就包括肾癌和肝癌的肾上腺转移瘤。因此肾上腺转移瘤与皮质腺瘤在临床上往往难以鉴别。

2．本病例的鉴别诊断要点：本例患者术前诊断考虑囊性肾癌，术后病理为肾癌囊性变，核分级Ⅰ～Ⅱ级。因囊性肾癌恶性程度通常较低，肾癌核分级Ⅰ～Ⅱ级同样恶性度偏低，因此出现转移的概率也较低，但该肾上腺占位不规则，亦不能完全除外转移（图 2-40）。可见，同一时相肾癌原发灶与肾上腺占位增强程度不一致，提示非同种病变可能性大。术后病理最终证实肾上腺肿物为皮质腺瘤，而非转移灶。

【小结】

一侧肾癌合并同侧肾上腺肿物，术前肿物性质的确定对后续治疗方案的制定尤为关键，必要时可行 PET 等辅助检查以助诊。

（刘 可 编；马潞林 审）

参考文献

[1] Sasaguri K，Takahashi N，Takeuchi M，et al．Differentiation of Benign From Metastatic Adrenal Masses in Patients With Renal Cell Carcinoma on Contrast-Enhanced CT［J］．Am J Roentgenol，2016，207（5）：1031-1038.

[2] Sawai Y，Kinouchi T，Mano M，et al．Ipsilateral adrenal involvement from renal cell carcinoma：retrospective study of the predictive value of computed tomography［J］．Urology，2002，59（1）：28-31.

第十二节 8 cm 多房囊性肾癌行腹腔镜肾部分切除术一例

导 读

多房囊性肾肿瘤在肾部分切除术中如何避免切破，一直以来是临床面临的难题，即使是开放手术，囊肿基底部被切破的概率仍然很高。在腹腔镜肾部分切除术中，囊性肾肿瘤的切除存在很大的挑战，本节结合腹腔镜完整切除囊性肾肿瘤的实例，介绍此类病例的腹腔镜手术经验与体会。

【病例简介】

患者男性，60 岁，主因"体检发现左侧肾占位 1 个月"而入院。

患者 1 个月前体检时超声发现肾脏占位，无腰痛、血尿，无尿频、尿痛、发热等不适。患者就诊于当地医院，行肾 CT 检查发现左肾下极囊实性占位，约 8 cm×7 cm，恶性可能。为求保肾手术治疗于我院就诊。患者自发病以来，精神、食欲、睡眠可，二便正常。既往高血压病史 10 年，服药控制可，否认其他病史。

查体双肾区无叩痛，其他无明显异常。术前化验肌酐 115 μmol/L，肾图提示左肾 GFR = 36.9 ml/min，右肾 GFR = 35.3 ml/min（正常值下限 39 ml/min）。

术前肾增强 CT 如图 2-41 所示。

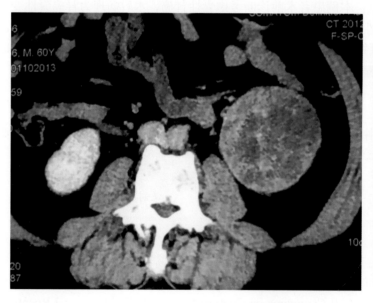
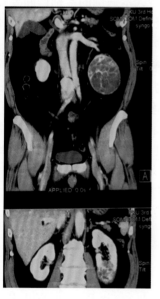

图 2-41 左侧肾下极占位

初步诊断：左侧肾癌（T1bN0M0）。

【临床决策分析】

本例考虑为 T1b 期肿瘤，肿瘤未侵及肾被膜，体积较大，且为囊性，行根治性肾切除术是最好的选择，但患者及家属强烈要求保肾手术，首选腹腔镜，并愿意承担各种后果，科内讨论用腔镜游离肾及肿瘤，若手术困难，改开放行肿瘤部分切除术，向患者详细交代病情，决定为其行腹腔镜左肾部分切除术。

【治疗过程】

采用气管插管全身麻醉，术中动脉压监测。患者健侧卧位，后仰 30° ～ 45°，垫起腰枕，轻起腰桥，固定患者于手术台上。术者与助手站于患者腹侧。Hasson 切开法建立气腹，气腹压力保持在 12 mmHg。第一个穿刺点在脐上缘 2 cm 处，由此处放入 10 mm 穿刺器，腹腔镜经该通道进入腹腔。第二个穿刺点在锁骨中线肋缘下 2 cm，置入 5 mm Trocar。第三个穿刺点选腋前线平脐水平，置入 12 mm Trocar。在观察镜下方放置第 4 个 5 mm 穿刺器帮助牵引。

首先用超声刀沿结肠旁沟 Toldt 线打开后腹膜，沿该切开线向上游离至脾上缘，切开脾结肠韧带，在结肠融合筋膜与肾周筋膜之间分离，游离结肠，将结肠牵向内下方，暴露肾。在肾中部或脾下缘可见蓝色肾静脉，游离肾静脉，静脉分支较早，将静脉各属支游离出来。在肾静脉的后上方向深处游离，可见到呈束状搏动的肾动脉，超声刀切断其表面的淋巴管，打开动脉外鞘，游离出肾动脉长度大于 1.5 cm，便于完全阻断肾动脉。自肾下极腰大肌内侧找到输尿管，沿输尿管找到生殖腺静脉。用术中超声判断肿瘤的边界，在肿瘤靠近肾门的边缘处游离，不游离下方的肿瘤及表面脂肪。判断好肿瘤的边界后，腔镜下血管夹阻断肾动脉，切开肾脏前可将气腹压提高至 18 ～ 20 mmHg，在肿瘤上缘 1 cm 处切开肾实质，沿实质向深方切除，直视下 Hem-o-lok 处理供应肿瘤的分支动脉和静脉，直至切开集合系统，注意保护好输尿管。助手持抓钳夹住肿瘤下方脂肪，向外侧牵拉，术者左手用无创钳沿切缘将肿瘤向下方轻轻推拉，用剪刀边切边分离，最终完整切除肿瘤，最后用超声刀切除肿瘤外面的脂肪，使之完全游离。

使用 3-0 Vloc 可吸收线（15 cm）连续缝合集合系统和部分小血管，末端缝出肾后固定。更换 2-0 Vloc 可吸收线（30 cm），用 Vloc 线自肾创面远心端缝起，正手连续缝合，使创面的左右侧对齐，缝至肾门近心端后出针，出针处用两枚 Hem-o-lok 固定。松开血管阻断钳，将气腹压降至 8 ～ 10 mmHg，检查创面是否出血。动脉阻断时间 18 分钟（图 2-42 ～图 2-50）。

【预后】

术后病理：透明细胞型肾细胞癌伴囊性变，大小 8 cm × 7.5 cm × 5 cm，2016 WHO/ISUP 核分级 Ⅱ 级。肿瘤未侵及肾被膜，肾周脂肪及剥离面未见癌。

患者术后引流 50 ml，2 天后拔除，术后 1 个月时肌酐 154 μmol/L，eGFR 41.61 ml/（min·L）。每日尿量 2000 ml。患者一般情况良好，无其他不适症状。随访 3 年肿瘤无复发、无转移。

【经验与体会】

1. 应用提拉切除技术（pulling-up technique）：本例采用了术者常用于囊性肾肿瘤的提拉切除技术，指在切除肿瘤时，利用辅助孔置入抓钳，提拉肿瘤表面的脂肪或者切开的正常肾实质，通过对肾实质的提拉，使肿瘤与正常的肾组织间形成张力，然后采用钝性 + 锐性游离的方法，完整切除肿瘤。

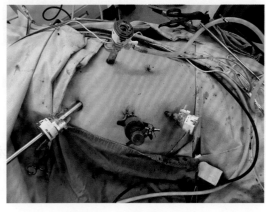

图 2-42　经腹腔穿刺位点

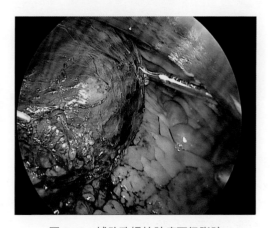

图 2-43　辅助孔提拉肿瘤下极脂肪

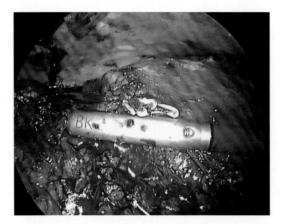

图 2-44　术中超声判断肿瘤的上缘与边界

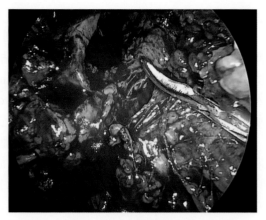

图 2-45　钳子提拉肿瘤表面可见切开的肾盂

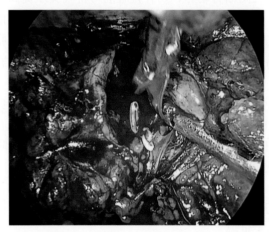

图 2-46　供应肿瘤的动静脉被剪开

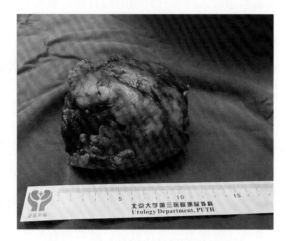

图 2-47　被完整切除的肿瘤及表面脂肪

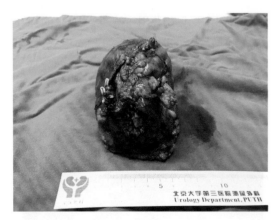

图 2-48　肿瘤及脂肪的纵面观

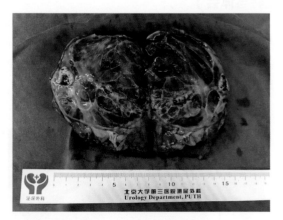

图 2-49　肾肿瘤及剖面

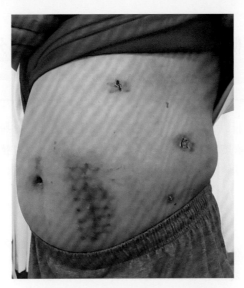

图 2-50　术后 2 周患者切口外观

2．必要时剪开集合系统：对于基底深的囊性肿瘤，可以直接剪开集合系统，沿集合系统切除肿瘤基底面，保证肿瘤切除的完整性。

3．避免囊肿切破的技巧：①广泛游离肾，尽管脂肪厚、分层、颗粒状，与被膜完全固定在一起，仍需要耐心游离，直至发现正常肾，辨认肿瘤的大致界限，可以牺牲部分肾被膜；②肿瘤表面被脂肪层层覆盖，不去游离，只绕肿瘤大致轮廓游离正常肾；③本例肿瘤较深，接近集合系统，剪除时先绕肿瘤轮廓约 1 cm 的地方（若囊性肿瘤大部分在肾内，还要再远些）剪 1/2 左右，然后在背侧术野最清楚的地方向下剪，直至剪开集合系统；④此时用第 4 枚 Trocar 钳子提拉肿瘤表面的脂肪，形成张力，向外上方提拉，边剪边推拉肿瘤，手法轻柔；⑤一边剪一边提肿瘤，肿瘤与正常肾窦脂肪的界限慢慢地分开，尤其是两极或背侧肿瘤集合系统及血管少，适合这种提拉技术。

4．提前设计创面缝合：创面的缝合应在切除肿瘤时即设计好切除的角度及范围，尽可能使创面切呈梭形，缝合时张力小，创缘对合满意。

【小结】

多房囊性肾肿瘤恶性度低，仅需完整切除肿瘤，预后良好，故选择肾部分切除术。行腹腔镜肾部分切除术是风险很高的手术，一旦肿瘤破裂，将可能产生种植、转移等严重后果，因此该技术经验仅供技术熟练的医生参考。对待囊性肿瘤应选择术者最熟悉和最安全的手术方式，才能使患者真正获益。

（张树栋　编；马潞林　审）

第十三节　肾门腹侧中央型肾癌行腹腔镜肾部分切除术一例

导读

中央型肾癌可以在肾门区腹侧，也可以在肾门区背侧，一般指肿瘤边界离肾门不足 0.5 cm。该位置的肿瘤属于高度复杂的肿瘤，行肾部分切除时存在较大的技术挑战，切除和缝合都需要一定的手术技巧，本例将结合腹腔镜切除中央型肾肿瘤的实例，介绍此类病例经腹腔入路的腹腔镜手术经验与体会。

【病例简介】

患者女性，54 岁，主因体检发现肾脏占位 2 周入院。

患者 2 周前体检时超声发现肾占位，无腰痛、血尿，无尿频、尿痛、发热等不适。患者就诊于当地医院，行肾 CT 检查发现左侧肾门区占位，恶性可能。为求进一步保肾手术治疗于我院就诊。患者自发病以来，精神、食欲较差，睡眠可，二便正常。既往高血压病史，规律服药控制可，否认其他病史。查体双肾区略有叩痛，无其他明显异常。术前化验肌酐 72 μmol/L，CT 显示右肾功能正常。

术前肾增强 CT 如图 2-51 ～图 2-52 所示。

初步诊断：左侧肾癌（T1aN0M0）。

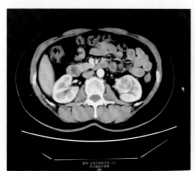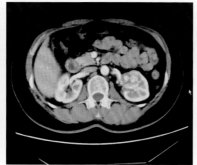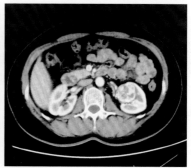

图 2-51　肾肿瘤 3.6 cm×3.5 cm×3.5 cm，紧邻肾动静脉

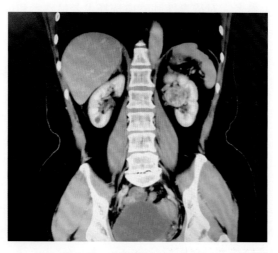

图 2-52　左肾肿瘤（冠状位）

【临床决策分析】

本例考虑为 T1a 期肿瘤，肿瘤未侵及肾被膜，但与肾动静脉和肾盂关系密切，术中出血的风险较高，充分告知患者术后尿漏、大出血、肾动脉栓塞等并发症。行根治性肾切除术是安全的选择，但患者及家属去过国内多家大医院，强烈要求保肾手术，并愿意承担各种后果，科内讨论后，向患者详细交代病情，决定为其行腹腔镜左肾部分切除术。

【治疗过程】

体位与套管位置：采用气管插管全身麻醉，术中动脉压监测。患者健侧卧位，后仰 30° ~ 45°，垫起腰枕，轻起腰桥，固定患者于手术台上。术者与助手站于患者腹侧。Hasson 法直视下切开建立气腹，气腹压力保持在 12 mmHg。第一个穿刺点在脐上缘 2 cm 处，由此处放入 10 mm 穿刺器，腹腔镜经该通道进入腹腔。第二个穿刺点在锁骨中线肋缘下 2 cm，置入 5 mm Trocar。第三个穿刺点选腋前线平脐水平，置入 12 mm Trocar。在腋中线肋缘下放置第 4 个 5 mm 穿刺器帮助牵引。

游离肿瘤：首先用超声刀沿结肠旁沟 Toldt 线打开后腹膜，沿该切开线向上游离至脾上缘，切开脾结肠韧带，在结肠融合筋膜与肾周筋膜之间分离，游离结肠，将结肠牵向内下方，暴露肾。在肾中部或脾下缘可见蓝色肾静脉，游离肾静脉，静脉分支较早，将静脉各属支游离出来。在肾静脉的后上方向深处游离，可见到束状搏动的肾动脉，超声刀切断其表面的淋巴管，打开动脉外鞘，游离出的肾动脉长度大于 1.5 cm，便于完全阻断肾动脉。自肾下极腰大肌内侧找到输尿管，沿输尿管找到生殖腺静脉，在肾门区找到肿瘤，肿瘤位于肾门中央腹侧，约 3.5 cm × 3.0 cm，将肿瘤表面以及附近至少 2 cm 范围内的脂肪切除。

切除术：术中超声判断肿瘤的边界与邻近血管。腔镜下血管夹阻断肾动脉，切开肾前可将气腹压提高至 18 ~ 20 mmHg，可减少创面静脉渗血，保持切缘视野清晰，在肿瘤下缘 1 cm 处切开肾实质，沿实质向深方切除，直至切开集合系统，切除部分集合系统，助手持吸引器吸净创面，左手用无创钳沿切缘将肿瘤向上方抬起，直视下 Hem-o-lok 处理供应肿瘤的分支动脉和静脉，自肿瘤下方向肿瘤外侧切除，然后向肿瘤上方切开肾实质，边切边用无创钳轻推肿瘤，在距离肾脏肿瘤边缘 0.1 ~ 0.5 cm 处用剪刀完整切除肿瘤。检查创面有无肿物残留。创面见明显血管断端者，可用双极电凝止血。肿瘤切除过程中要注意保护输尿管及其在肾盂内的汇入处。肿瘤切除后有一处肾静脉的分支出血，创面较大，无法用 Hem-o-lok 夹闭，遂用 4-0 Prolene 血管缝线将血管断端缝合。

缝合：用 3-0 Vloc 可吸收线（15 cm）连续缝合集合系统和部分小血管，尽可能使肾的创面向中央拉近。更换 2-0 Vloc 可吸收线（30 cm），在缝线尾部打结，在结与针之间靠近结端上 Hem-o-lok 夹，用 Vloc 线自肾门近心端缝起，将肾脏创面的下缘与上缘对合起来（down to up technique），连续缝合至肾门远端后出针，出针处用两枚 Hem-o-lok 固定。松开血管阻断钳，将气腹压降至 8 ~ 10 mmHg，检查创面是否出血，血管阻断时间约 21 分钟。术后病理：透明细胞型肾细胞癌，2016 WHO/ISUP 核分级 Ⅱ ~ Ⅲ 级，癌肿大小 3 cm × 3 cm × 2 cm，癌局限于肾内，局灶紧邻肾纤维膜但尚未突破。肾切缘、肾窦和肾脂肪囊均未见癌（图 2-53 ~ 图 2-56）。

【预后】

患者术后引流 100 ml，3 天后拔除，术后 3 月时肌酐 84 μmol/L，每日尿量 2000 ~ 3000 ml。患者一般情况良好，无其他不适症状。随访 2 年肿瘤无复发、无转移。

【经验与体会】

1. 腹腔镜入路选择：对于肾门腹侧肿瘤，经后腹腔途径暴露肿瘤、缝合困难，即使旋转肾仍然暴露困难，热缺血时间增加，而且肾静脉容易损伤。经腹腔途径操作空间大，可以直视下切除肿瘤及缝合肾，对肾血管的暴露与处理可在直视下完成。而且缝合时更符合人体力学原理，术者不易疲劳，对于下极腹侧或骑缝处肿瘤同样适合。

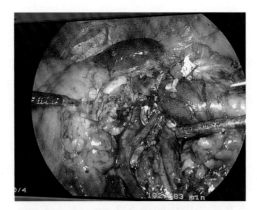

图 2-53　缝合好的创面

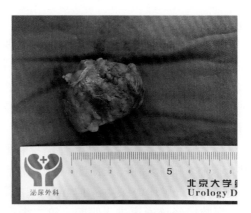

图 2-54　肿瘤侧面观

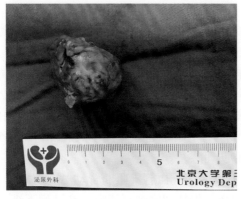

图 2-55　肿瘤基底观

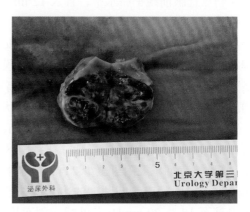

图 2-56　肿瘤剖面观

2. 输尿管早期游离：肾门区肿瘤不管是完全中央部还是下极肿瘤，一定要先将输尿管游离出来，避免误伤，另外，切至集合系统时，要注意观察输尿管汇入肾盂处，避免切断。

3. 完整切除肿瘤技巧：肿瘤的完整切除非常关键，对于肾门腹侧肿瘤，笔者推荐采用下缘对上缘缝合技术，在肿瘤下缘 0.5 ~ 1 cm 处切开肾实质，沿实质向深方切除，直至切开集合系统，左手用无创钳沿切缘将肿瘤向上方抬起，直视下 Hem-o-lok 处理供应肿瘤的分支动脉和静脉。自肿瘤下方向肿瘤外侧切除，然后转向肿瘤上方切开肾实质，边切边用无创钳轻推肿瘤，慢慢将肿瘤自下方向上剥离，最后处理肿瘤靠近肾门近心端的位置，注意保护好肾静脉在肾内的分支，若不慎剪破，尽快直视下用 Hem-o-lok 夹闭或用 4-0 Prolene 血管缝线缝合。

4. 创面缝合技巧：对于肾门处肿瘤的缝合，常见有"C"形缝合、"V-Hilar"缝合等方法，笔者更推荐用肾创面的下缘对上缘缝合技术。缝合时用倒刺线自肾门近心端缝起，自下向上缝合，为正手向夹针，缝合方便，一直缝至远肾门端。肾创面对合满意，可以挤压住创面内的小血管。缝合时注意勿过深，以免形成动静脉瘘或缝住肾动脉或输尿管，形成动脉狭窄或肾积水。

5. 减少热缺血时长：术中应尽可能地缩短肾热缺血时间，对于经验丰富的术者，第一层缝合满意后，第二层缝合 2 ~ 3 针后即可尽早开放肾动脉，也可在肾周注入冰水来降温等，应尽量将肾动脉阻断时间控制在 30 min 以内。

【小结】

中央型肾肿瘤行腹腔镜肾部分切除术是充满挑战的手术，肿瘤切缘易阳性，肾小血管容易漏缝，术后易出现漏尿，术后动静脉瘘、二次出血的风险很高，因此该技术经验仅供技术熟练的医生参考。对待特殊病例，术者应选择最熟悉和最安全的手术方式。

（张树栋　编；马潞林　审）

第十四节 马蹄肾峡部巨大肿瘤切除术一例

> **⚠ 导读**
>
> 马蹄肾属于先天性疾病，是肾融合畸形中的常见类型，在普通人群中的发病率为 0.15%～0.25%。马蹄肾因为特殊的肾盂结构，常常合并结石，但合并肿瘤不常见，马蹄肾峡部肿瘤更为罕见。本节通过对一例马蹄肾峡部巨大肿瘤的手术决策回顾，为大家提供一些马蹄肾的治疗思路。

【病例简介】

患者女性，51 岁，主因"无痛性肉眼血尿 3 周"入院。患者 3 周前无明显诱因出现全程无痛肉眼血尿，为暗红色，同时有不规则血块排出，伴左侧腰部疼痛，否认尿频、尿急等症状。于当地医院就诊，超声提示马蹄肾。于我院行增强 CT 检查，提示马蹄肾伴峡部肿瘤，为手术治疗收住院。患者发病以来，体重下降 2 kg。

既往史：既往未规律体检。已绝经。

体格查体：腹部膨隆，上腹部稍偏右侧可扪及巨大肿物，位置较深，大小约 12 cm × 8 cm × 10 cm，局部否认压痛。双侧肾区轻微叩痛，左侧为著。

实验室检查：术前肌酐 59 μmol/L，余基本正常。

影像学检查：腹部增强 CTU（图 2-57～图 2-58）：马蹄肾峡部巨大占位，大小 10.5 cm × 12 cm × 9.6 cm，动脉期明显强化，中央大片状坏死囊性结构；集合系统为左侧优势型。肾动态现象：左肾 eGFR 29.2 ml/min，右肾 eGFR 65.5 ml/min（正常参考值下限 39 ml/min）。

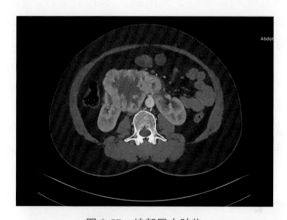

图 2-57 峡部巨大肿物

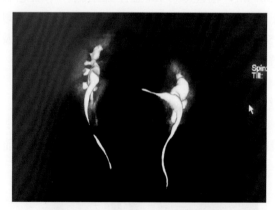

图 2-58 左侧优势型峡部集合系统

初步诊断：马蹄肾峡部巨大肿瘤。

【临床决策分析】

患者为中年女性，反复无痛性血尿病史，依据典型的影像学检查，不难诊断马蹄肾，峡部巨大肿瘤。逆行峡部肿瘤切除术，保留双肾。应用术前增强 CT，动脉期血管重建可以看到峡部肿瘤，靠双侧肾实质延续供血，同时不可忽视的是主动脉向前方发出的直接血供，术中需要完全游离后，切断主动脉对肿瘤的供血途径再离断。通过排泄期，可以看到双侧肾盂输尿管均基本独立，双侧集合系统在峡部似乎有沟通，但无明显的生理学作用，因此术中可以离断，双侧肾盂分别成型后封闭。需要特别注意的是，双侧输尿管上段走行特殊，术中需仔细辨认，为了避免术中误伤输尿管，提前留置输尿管导管不失为合理的选择。峡部与双侧肾实质连接部分均比较宽、厚，开放切割缝合器或肾实质夹均不能很好地控制断面，因此术中用手进行按压止血或用肠钳行局部肾实质压迫，有可能是最高效可靠的选择，并且可以避免阻断双侧肾动脉带来的肾缺血再灌注损伤。根据术前预测，患者双侧肾功能保留良好，术中如分离困难，可能优先保留左肾，不除外右肾随肿瘤一并切除的可能。

【治疗过程】

积极进行术前准备后，全身麻醉，先取截石位，膀胱镜下向双侧输尿管口插入输尿管导管至肾盂，退出膀胱颈，留置14F双腔尿管，改为平卧位。

取Chevron切口，双侧肋缘下3 cm行"人"字形切口，自剑突起始分别至双侧腋前线。逐层切开至打开腹腔。游离肠管及粘连，首先沿右侧Toldt线切开结肠旁沟出腹膜，切断肝结肠韧带，将结肠肝区向内下方游离，显露右侧肾门及下腔静脉。沿下腔静脉表面于肾背侧游离，游离出肾动脉，在右肾下极近中线处发现一大小约为12 cm×8 cm肿物，位于腹主动脉及腔静脉前方，进一步探查发现肿物与左右侧下极均相连，为马蹄肾峡部肿瘤（图2-59）。沿肿瘤表面游离，尽量显露肿瘤腹侧面，游离出右侧输尿管（含导管）至右侧峡部肾盂处，留置牵引带予以保护。再沿左侧Toldt线打开结肠旁沟处腹膜，切断左侧脾结肠韧带。将结肠脾曲及胰尾向内下方游离，暴露左肾及肿瘤左侧面。显露左肾背侧面，游离出左肾动脉。于腹侧寻找并游离出左侧输尿管至峡部肾盂处，留置牵引带保护（图2-60）。将肿瘤腹侧面完整游离，表面可见怒张静脉，部分向上汇入门静脉。沿肿瘤背侧面游离，于腔静脉及腹主动脉前方分束离断供应峡部肿瘤的动静脉，可见由腹主动脉发出的动脉4支，遂完整游离肿瘤及双肾下极背侧面。以肠钳阻断双侧肾下极实质，沿肿瘤外缘0.5 cm将峡部完整切除，5-0可吸收线连续缝合双侧肾盂断面，3-0可吸收线连续加压缝合双侧肾实质断面止血，松开阻断钳，无明显活动性出血，拔出双侧输尿管导管，将双侧输尿管捋顺。反复冲洗创面，留置双侧肾区引流，逐层关腹，术毕。术中预计失血1200 ml，输注800 ml悬浮红细胞。术后患者恢复顺利，术后5天出院。术后1个月，血肌酐57 μmol/L。病理报告：肾透明细胞癌，肾峡部的肿物及部分肾组织标本大小9 cm×7 cm×4.5 cm，2016 WHO/ISUP核分级Ⅰ级，癌未侵及肾周脂肪，切缘未见癌。

【预后】

患者2017年4月手术，随访至2020年1月，未见肿瘤复发及转移，肾功能正常。

【经验与体会】

1. 应用影像学资料做出详尽的手术规划：患者入院后完善了详细的全腹部增强CT检查，根据CT资料和动脉期、排泄期重建，可以提前评估峡部肿瘤大小及位置、双侧肾盂分布、与毗

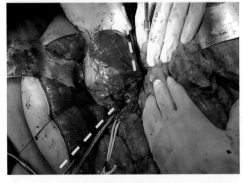

图2-59 双侧峡部及肾下极连接处实质被肠钳阻断

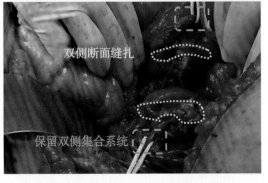

图2-60 峡部肿瘤切除后，缝合双侧肾实质及双侧集合系统

邻脏器（如十二指肠、胰腺）的关系，以及双侧肾动脉血供、峡部肿瘤精确动静脉血供及回流情况。根据上述情况，大致拟定手术切口、肠道游离范围、主动脉前方血管控制、双侧肾与峡部肿瘤连接处处理方式等细节。

2. 处理峡部的动脉血供：根据我们的经验及以往文献报道统计，对于马蹄肾病例，平均单侧肾至少有 2 支动脉血供，而峡部组织可能接收来自于腹主动脉、肾动脉、髂总动脉、骶前动脉等多处变异血管的供血。做亲属肾移植，取一侧马蹄肾时，有 5 支动脉供血。所以欲进行峡部肿物切除，处理好各肾单位的动脉血供控制，特别是峡部血供管理尤为重要。本病例我们通过术前详细阅片，发现峡部肿瘤接受来自腹主动脉的 4 支变异血管的直接供血，这 4 支血管均位于肿瘤背侧，行程短，直径粗，一旦损伤，后果将是灾难性的。根据术前规划，术中精准地处理了 4 支动脉。术中进行肿瘤与双侧肾实质离断时，没有采用传统肾部分切除时阻断肾动脉的方法，而是用肠钳局部压迫下极非常少部分的肾实质来进行血运的阻断，这样成功避免了阻断双侧肾动脉引起的肾缺血再灌注损伤而造成的肾功能损害。

3. 处理双侧肾盂及输尿管：根据以往文献报道，58% 的马蹄肾病例为非对称型，而其中左侧优势型更常见（约 70%）。本例病例即为典型的左侧优势型马蹄肾。但需要特别注意的是，本例马蹄肾峡部肾组织在左右两侧均有一套肾盂结构，且分别与两侧正常肾单位的肾盂相连通。我们认为，术中如何选择合适的位置离断马蹄肾肾盂和正常肾肾盂是难点之一。术前留置输尿管支架管，能大大减小术中输尿管损伤率，帮助辨识正常肾单位肾盂结构。当峡部占位双侧离断之后，对肾盂结构进行单独连续缝合，可以恢复集合系统的完整密闭结构，减少术后尿漏的发生。

4. 应对汹涌的静脉渗血：静脉出血同样可以汹涌。本例手术术中失血 1200 ml，其中主要失血均来源于峡部肿物左前方浅表的 2 条静脉。术中我们预先处理了峡部肿物后方的 2 条源自腹主动脉的直接血供，由于第 3 条供血血管较深，暂未处理。此时在游离肿物过程中，我们不得不离断肿物浅表粗大的静脉血管（回流至门静脉系统）。当结扎完静脉血管后，由于还有动脉灌注，在几分钟之内表浅静脉明显增粗、肿胀，触之即破，出血十分汹涌，术中通过反复缝扎得以控制。我们认为，对于此类情况，应当尽可能完全控制住动脉血供后，再离断粗大静脉，对于深方较难处理的动脉，应当充分游离暴露，可适当使用腔镜器械降低操作难度。

【小结】

马蹄肾峡部肿瘤属于罕见病例。术前充分应用影像学资料，针对手术入路、动静脉处理以及集合系统做出处理决策，有助于降低围术期风险。

（颜　野　张洪宪 编；马潞林 审）

参考文献

［1］ Mano R，Hakimi AA，Sankin AI，et al. Surgical treatment of tumors involving kidneys with fusion anomalies：A contemporary series ［J］. Urology，2016，98：97-102.

［2］ 韩天栋，王磊，丰琅，等. 腹腔镜下马蹄肾合并肾肿瘤的肾部分切除术可行性分析 ［J］. 中华临床医师杂志（电子版），2013，8：184-185.

第十五节　肾部分切除术中转根治性切除术一例

⚠ 导读

T1b 期肾恶性肿瘤并非保留肾单位手术的绝对禁忌证，对于部分患者（特别是对侧肾功能差或孤立肾）可选择施行，但应严格把握保留肾单位手术的适应证，特别是对于可能升级为局部晚期或高度恶性的肾细胞癌应谨慎选择。此例患者肿瘤直径为 4.5 cm 且偏向肾下极，技术上可完成腹腔镜肾部分切除，但影像学提示肿瘤侵犯瘤旁脂肪可能，故临床决策相对比较困难。通过分析此病例，以期介绍我们对于 T1b 期肾肿瘤拟行保留肾单位患者处理的体会，希望对读者有一些帮助。

【病例简介】

患者男性，84 岁，主因体检发现左肾占位 1 周入院（2017 年 12 月）。

患者 1 周前体检发现左侧肾占位性病变，无明显血尿、发热、尿频、尿急、尿痛等不适，为求进一步诊治来我院。患者自发病以来，睡眠食欲正常，大便正常，体重无明显变化。

既往史：8 年前因"窦性心动过缓"行永久起搏器治疗，高血压病史 5 年。

体格检查：生命体征平稳，心肺查体未及明显异常，腹平软，全腹无明显压痛、反跳痛，肠鸣音正常，双侧肾区无叩痛，双下肢轻度水肿。

实验室检查：肾功能：Cr 98 μmol/L；血常规、凝血功能及肝功能等未见明显异常。

影像学检查：肾增强 CT 提示左肾下极占位性病变，最大径 4.5 cm，肿瘤呈囊实性，增强后明显不均匀强化，静脉期及排泄期强化程度减低，周围脂肪毛糙，边界欠清晰。肾动态显像提示双侧肾功能正常（图 2-61）。

初步诊断：左肾占位，肾细胞癌可能（T1bN0M0）。

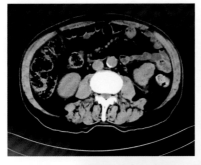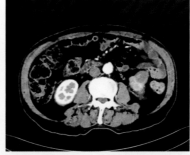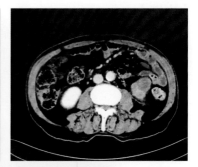
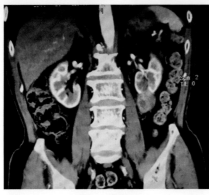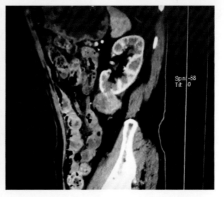

图 2-61　CTU 增强：左肾下极占位性病变

【临床决策分析】

患者左肾占位性病变，肿瘤呈囊实性，最大径 4.5 cm，Bosniak 分级为Ⅳ级，影像学特点为"不均匀强化"及"快进快出"，考虑肾透明细胞癌伴囊性坏死可能，临床分期为 T1b 期。对于 T1b 期肾肿瘤，肿瘤偏于肾一极，可尝试行保留肾单位手术，但是此患者肿瘤与周围脂肪间边界欠清，不能除外肿瘤侵犯肾周脂肪，所以肿瘤分期可能升级为 T3 期，临床决策中应考虑病理升级的问题。患者及家属仍希望做保留肾单位手术，充分沟通后选择以下手术方案：拟行肾部分切除术，术中若发现肿瘤侵犯瘤旁脂肪可能，则将肿瘤及瘤旁脂肪送冰冻病理活检，如发现肿瘤为恶性且瘤旁脂肪受侵犯情况，则转为肾根治性切除术。

【治疗过程】

经过充分讨论及术前准备，患者拟行腹腔镜左肾部分切除术。患者全身麻醉，右侧卧位，升高腰桥。首先于肾背侧游离肾动脉，此后游离肿瘤，肿瘤与周围脂肪组织粘连异常紧密，距肿瘤 0.5 cm 处用剪刀完整切除肿瘤、部分正常肾组织及肿瘤旁脂肪组织，2-0 V-Loc 缝线连续缝合肾实质，创面无明显出血。术中取出标本，剖开肿瘤组织，可见肿瘤存在明显假包膜，假包膜以外仍可见糟脆组织浸润，送术中快速冰冻检查提示肾恶性肿瘤，侵犯肾周围脂肪。与患者家属商议后，决定行肾根治性切除术，将肾血管及输尿管离断后完整切除肾，保留肾上腺。术后病理提示为左肾透明细胞型肾细胞癌，2016 WHO/ISUP 核分级Ⅲ～Ⅳ级，其内可见大片坏死，肿瘤侵及肾周脂肪组织。患者术后恢复顺利，5 天后拔除引流管出院。

【预后】

患者 2017 年 12 月术后定期复查，随访至 2019 年 12 月未见肿瘤复发、转移。

【经验与体会】

此病例诊断难度相对不大，患者左肾占位性病变，影像学表现符合肾透明细胞癌伴囊性变，临床分期为 T1b 期，拟行腹腔镜肾部分切除术，但此患者影像学上肿瘤与周边脂肪边界欠清，不除外侵犯肾周脂肪可能（T3 期），故术前向家属交代可能转为肾根治性切除术。术中游离肿瘤时可见肿瘤与周围脂肪组织粘连异常紧密，将肿瘤、部分正常肾组织及肿瘤旁脂肪组织完整切除，在术中剖开肿瘤组织，可见肿瘤存在明显假包膜，假包膜以外仍可见糟脆组织浸润，送术中快速冰冻检查提示肾恶性肿瘤，侵犯肾周围脂肪。此患者应为病理升级，病理分期 T3 期，故改为肾根治性切除术，术后恢复良好。从此例患者的诊疗看，对于 T1 期肿瘤可选择施行肾部分切除术，但对于术前影像学提示可能出现病理升级的患者，术前应充分交代肾根治性切除术的风险，术中应仔细观察标本有无肿瘤包膜外侵犯及卫星病灶，必要时送术中冰冻病理检查，如存在病理升级现象，应建议改为肾根治性切除术，以改善患者远期肿瘤学预后。

【小结】

影像学可疑肾周脂肪受侵，但对行保留肾单位手术的患者，术前应充分交代肾根治性切除术的风险，必要时术中冰冻病理检查进一步明确。

（张　帆　张树栋　编；马潞林　审）

第十六节　肾囊实性病变一例

⚠ 导读

　　肾囊性肿物是肾部分切除术中的难点，因为有肿物破裂的风险，囊性肿物的治疗方案会根据不同情况选择部分切除或者根治性切除、开放手术或腹腔镜手术，以无瘤手术为原则，因此术前准确识别肿物的囊实性、大小、位置对治疗选择和术中事项注意有重要意义。本节通过分析我们诊治的一例肾囊实性肿物患者，提高今后对类似病例的诊治水平。

【病例简介】

　　患者女性，67 岁，以"体检发现右肾肿瘤半年"收入院。

　　患者半年前于体检时 B 超发现右肾占位，提示右肾肿瘤（具体不详），未在意，未予特殊治疗。近日自觉肿物逐渐增大，遂就诊于我院门诊，要求进一步治疗。自发病以来，患者无尿频、尿急、尿痛，无血尿、腰痛，无腹痛、腹泻、腹胀，无发热、咳嗽、咳痰，饮食、睡眠、精神好，小便如前所述，大便无异常，体重无明显下降。

　　查体：T 36.5 ℃，P 80 次 / 分，R 18 次 / 分，BP 130/80 mmHg。腹平软，无压痛，无肌紧张，肝脾肋下未触及，Murphy 征阴性，双肾及输尿管走行区无压痛，双肾区无叩痛。膀胱区无压痛、叩击痛。双下肢不肿。

　　B 超：双肾形态、大小正常，肾内结构清晰，双肾盂及输尿管无扩张。右肾下极可见一低回声，大小约 4.5 cm×3.6 cm，边界尚清，内未见明显血流信号。左肾内可见强回声，直径约 0.3 cm，后方无明显声影。膀胱充盈良好，壁光滑，其内未见异常回声。超声提示：右肾实性占位，性质待定，左肾小结石。

　　泌尿系 CT 增强：右肾结节状等 - 高混杂密度影，边界清大小约 3.8 cm×3.7 cm×3.3 cm，增强扫描强化不明显，可疑未强化，肾周间隙清晰（图 2-62）。肾静脉未见充盈缺损。双肾见多发点状未强化灶，边界清。双侧输尿管及膀胱未见明显异常。诊断结论：右肾病变，性质待查，恶性不完全除外，请结合临床，必要时 MRI 进一步检查。

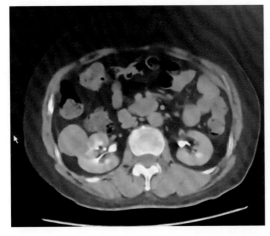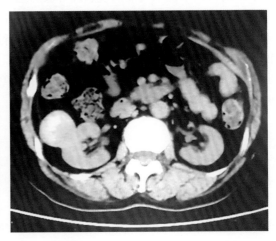

图 2-62　泌尿系增强 CT 扫描结果

　　进一步行下腹部 MRI 平扫：右肾内见类圆形混杂信号病变，病变主体呈短 T1 短 T2 信号，大小约 3.8 cm×3.7 cm×3.3 cm（图 2-63）。左肾实质内未见明显异常信号。双侧肾上腺形态及大

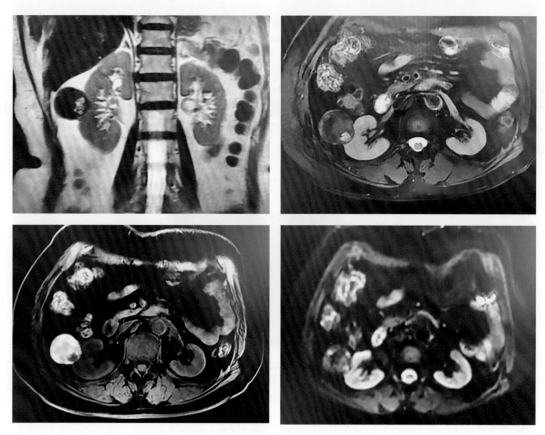

图 2-63　肾及肾上腺 MRI 扫描结果

小可，信号未见明显异常。诊断结论：右肾囊实性占位，倾向于良性或低度恶性。

初步诊断：右肾囊实性占位，Bosniak Ⅳ 级。

【临床决策分析】

该患者 B 超、CT 和 MRI 的结果显示不一致，而且这种现象并不少见。对于大部分情况，CT 对于囊性与实性的判定主要依靠内容物是否可以有造影剂灌注，但是对于坏死和囊液的判定就存在难题，因此，CT 对于囊性的判定不一定准确；B 超因为可以探及液性回声，显著区别于实性回声，因此可以更好地区别囊性和实性肿物，但对于囊肿内容物为胶冻样者，B 超的优势也无法体现出来；而 MRI 根据内容物物质序列信号的不同，可以更好地区分囊性与实性肿物，是目前较为准确的判定方法。本例患者依据 MRI 结果考虑为囊性肿物，因为肿物外凸明显，考虑行腹腔镜肾部分切除术，术中注意避免囊性肿物破裂。

【治疗过程】

行腹腔镜右肾部分切除术。手术过程：麻醉后，左侧卧位，升高腰桥，常规消毒铺巾。于腰大肌前缘第 12 肋缘下做向下纵行切口 2 cm，分开肌肉和腰背筋膜，钝性分离至后腹腔，手指分离扩张后膜腔空间，置入扩张气囊，注入空气 500 ml 扩张 5 分钟，再在腋前线肋缘下和腋中线髂嵴上做另外两个小切口，于腰大肌前缘第 12 肋缘下切口注入 13 mm Trocar，于腋前线切口置入 5 mm Trocar，于髂嵴上切口置入 11 mm Trocar，建立 CO_2 气腹，气腹压力维持于 12 mmHg。清除侧锥筋膜表面的腹膜外脂肪，沿腰大肌前缘打开肾周筋膜。探查肾上腺区无异常。打开肾脂肪囊，贴肾表面游离肾，有粘连，分离困难，钛夹夹闭周围小血管与出血点。于肾上极腹侧可见凸出肾表面的肾肿瘤，突出部分约 4 cm×4 cm，将肾全部游离，向背侧压下。肾门背侧游离出肾动脉，为 1 支。超声刀切断肾蒂周围淋巴管，腹腔镜动脉阻断钳阻断肾动脉，距肿瘤边缘 0.1～0.5 cm 以剪刀楔形切除肿瘤及部分肾组织，肿瘤切除完整。用 3-0 可吸收线缝合肾盂，用

2-0 可吸收缝线间断缝合肾实质。开放肾动脉，创面有少许渗血，用止血纱布压迫，无明显出血。动脉阻断时间约 11 分钟。将肿瘤及其表面脂肪放入标本袋中，经腋后线切口将标本袋取出。清点纱布器械无误，放置乳胶管引流，关闭切口，手术结束。

术后病理标本大小 5 cm×4.8 cm×3.1 cm，临床已剖开，切面可见一囊实性肿物，大小 4 cm×3.6 cm×3 cm，切面实性区灰褐质中，紧邻肾被膜尚未突破，距剥离面最近 0.2 cm（图 2-64）。病理诊断：形态符合乳头状肾细胞癌 I 型，大小 4 cm×3.6 cm×3 cm，伴出血囊性变及胆固醇沉积，未见脉管内瘤栓及神经侵犯，切缘未见癌。

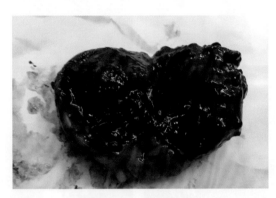

图 2-64 术后病理标本

【预后】

患者随访至今，未见肿瘤复发迹象。

【经验与体会】

肾囊实性病变的各种影像学检查方法有利有弊。

1．超声：能早期、快速地反映出肾囊性病变的囊腔、囊壁、分隔、囊腔内囊液的透声及是否伴有钙化等，并能早期发现肿物内细小迂曲的血管丛，从而提供肾囊实性病变的重要诊断依据，且具有成本低、操作方便等特点。但是对超声下囊液的性质判断依赖于阅片者的经验，囊液呈胶冻状时易判读不明晰。

2．CT：虽然分辨密度较超声高，但是对囊液的性质判断无太大的帮助，本案例中囊液就未被强化，临床实践中应用时应注意仔细识别。

3．MRI：对软组织分辨率较高，可进行任意方向的扫描，对肾囊性肿块诊断的特异性较高。与超声和 CT 相比，MRI 对囊液性质的判定的准确性更高，但是受时间和成本的限制。因此，在临床实践中，临床医生应根据具体情况，结合患者的条件，选择合适的影像学检查方法，B 超明确囊实性肿瘤，则没必要做 MRI；否则应该做 MRI。

（毕 海 黄 毅 编；马潞林 审）

>> 参考文献

郑娟娟，何雨，胡冬梅，等．囊性肾癌的超声、CT 及 MRI 影像学诊断分析 [J]．临床超声医学杂志，2016，18（1）：45-47.

第十七节　肾尤因肉瘤一例

导读

　　尤因肉瘤是一种少见、生长迅速的小圆细胞恶性肿瘤，好发于青少年，以骨和软组织多见，发生于实质性脏器者非常少见，仅占肉瘤类的 1%。原发于肾的尤因肉瘤临床较为少见，多发生在 20 岁左右，术前影像学诊断困难，由于合并了腔静脉瘤栓，手术亦有一定难度，风险增大，因尤因肉瘤瘤栓呈软豆腐样，易脱落导致肺动脉栓塞。通过我们临床处理的这一例病例，希望对今后类似病例的分析和正确选择治疗方式提供一些帮助。

【病例简介】

　　患者女性，16 岁，右侧腰背部疼痛半年，发现右肾占位半月余。

　　患者半年前出现腰背部疼痛，后就诊于当地医院，行电子胃镜检查，考虑为胃食管反流、慢性胃炎，未引起重视。半个月前再次出现疼痛，疼痛较上一次加重，就诊于外院，行泌尿系 CT，考虑为右肾占位性病变（肾母细胞瘤？）。为进一步诊治于 2017 年 10 月入我院。

　　既往史：既往体健，个人、月经、家族史无特殊。

　　B 超：右肾形态失常，中下部可见一巨大低回声包块，大小约 16.7 cm×13.8 cm×10.9 cm，边界清，内回声欠均，内可见少量血流信号。右肾部分肾盂受压扩张，较宽处约 1.5 cm，另于右肾上极可见多发无回声，大者直径约 0.9 cm，未见明显血流信号，左肾形态，大小正常，肾内结构清晰，双肾盂及输尿管无扩张。下腔静脉及右肾静脉内径增宽，部分内透声差，可见低回声充填，范围约 7.1 cm×3.5 cm，未见明显血流信号。

　　MRI（图 2-65 ～图 2-66）：右肾中下部破坏，可见团块状肿物影，信号不均匀，大小约 14.0 cm×10.8 cm×16.3 cm，边缘尚清晰，增强扫描不均匀强化。右肾盏受压积水，周围组织受压推移。右肾见多发斑点状无明显强化影。右肾静脉明显受压，显影不清，下腔静脉内见软组织肿块，增强扫描可见强化，上缘位于肝段，下腔静脉病变上下径约 9.6 cm。

　　初步诊断：右肾肿瘤，腔静脉瘤栓。

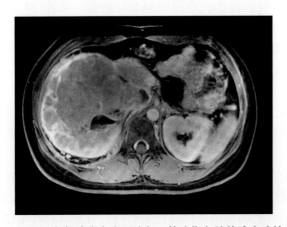
图 2-65　右肾肿瘤密度不均匀，箭头指向腔静脉内瘤栓

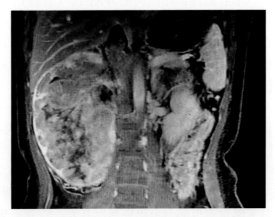
图 2-66　肿瘤冠状位

【临床决策分析】

　　患者有造影剂过敏史，因此未能行增强 CT 检查，MRI 提示右肾巨大占位性病变，伴腔静脉 Mayo Ⅱ级瘤栓，诊断右肾肿瘤伴下腔静脉瘤栓较明确。肿瘤具体病理类型不明确。病例有以下

特点：①患者年轻；②肿瘤完全位于肾内，呈膨胀性生长，侵及肾大部，与常见透明细胞癌生长方式不尽相同。结合患者年龄诊断考虑肾母细胞瘤。治疗方案为开放手术根治性切除右肾，行腔静脉瘤栓取出，待术后病理进一步明确。

【治疗过程】

全麻下行左肾根治性切除＋腔静脉瘤栓取出术。麻醉后，左侧卧位，升高腰桥，常规消毒铺巾。于腰大肌前缘第12肋缘下做向下纵行切口2 cm，分开肌肉和腰背筋膜，钝性分离至后腹腔，手指分离扩张后腹腔空间，置入扩张气囊，注入空气500 ml扩张5分钟，再在腋前线切口置入10 mm Trocar，于髂嵴上切口置入11 mm Trocar，于髂前上棘内侧切口置入5 mm Trocar。建立CO_2气腹，气腹压力维持于12 mmHg。沿腰大肌前缘用超声刀切开侧锥筋膜，沿腰大肌表面将肾背侧Gerota筋膜后层游离，因右肾肿瘤巨大，后腹腔空间狭小，无法暴露肾动脉，遂决定中转开放手术。改为平卧位，再次消毒铺巾。做右肋缘下2 cm切口自剑突达腋中线，向左侧肋缘下延长约10 cm。切开皮肤、皮下、肌肉组织、打开腹膜。探查腹腔及肝脏未见明显异常，右腹膜后区域明显膨隆，将右半结肠及十二指肠推向左侧。沿肿物膨隆处切开肿物表面的后腹膜，切断右侧肝结肠韧带，将结肠肝曲及十二指肠进一步向内侧游离，沿肾周筋膜外游离肾脏，断扎输尿管。游离并显露肾门及下腔静脉。断扎肾蒂周围淋巴管，游离出右肾静脉，右肾静脉明显增粗，其内可触及质硬瘤栓，于其背侧游离出肾动脉。三重结扎后将肾动脉切断。于下腔静脉表面打开血管外膜游离下腔静脉与其周围的间隙，见右肾静脉水平上方下腔静脉明显增粗，于右肾静脉水平下方3 cm处游离下腔静脉备阻断，此处下腔静脉直径正常，其内未触及瘤栓、血栓，其背侧可见1对明显增粗的腰静脉。于右肾静脉水平下腔静脉左侧游离出左肾静脉备阻断。沿下腔静脉向上游离至第一肝门处，断扎6支肝短静脉。于门静脉水平下方见下腔静脉直径变为正常，其内未触及瘤栓，游离此处备阻断。将右肾上腺完整切除，断扎右肾上腺中央静脉。先后阻断下腔静脉远端、腰静脉、左肾静脉、下腔静脉近端，剖开下腔静脉约10 cm，将右侧肾连同腔静脉瘤栓完整切除。肾静脉水平腔静脉壁局部可疑受侵，将此处腔静脉壁局部切除。肝素盐水冲洗腔静脉管腔，将远端少量血栓冲出，4-0血管缝线连续缝合腔静脉切口。无菌蒸馏水和盐水冲洗术野，严格止血，创面渗血处止血纱布压迫止血。充分止血后，放置腹腔引流管，清点纱布器械无误，依层次关闭切口，手术结束。手术时间517分钟，出血量650 ml，输悬浮红细胞2单位。

术后病理：尤因肉瘤/PNET，（右肾）肾癌根治标本：小圆细胞恶性肿瘤，大小17 cm×12 cm×9 cm，肿瘤组织侵犯肾盂及肾窦，伴肾/腔静脉瘤栓形成（大小10 cm×2.6 cm×1.2 cm），肾周脂肪内未见肿瘤侵犯。输尿管断端未见肿瘤。免疫组化提示：小蓝圆细胞恶性肿瘤，倾向于尤因肉瘤/PNET。（右侧）肾上腺未见肿瘤累及。（腔静脉壁）未见肿瘤累及。

【预后】

患者2017年10月手术后，每半年复查一次，术后半年CT报告右肺出现0.6 cm肿物，转移待排，口服舒尼替尼，头发全白，肿物未增大，随访至2022年1月肿物1 cm，患者带瘤生存。

【经验与体会】

1．肾尤因肉瘤的临床特点：尤因肉瘤发生在肾极为罕见，肿瘤恶性程度高，生长快，转移率较高，预后较差，常较早即出现肺、骨及淋巴结转移。骨外尤因肉瘤发病机制目前尚不清楚，有文献报道可能与染色体易位有关，85%～90%的病例染色体易位是t（11；12）（q24；q12），产生了尤因肉瘤原癌基因表型；也有文献报道可能与长期接触放射线有关。

2．肾尤因肉瘤的影像学特点：尤因肉瘤影像学检查常表现为肾内单发性软组织肿块，CT平扫为体积较大的肿物，与肾实质分界欠清，其内可呈混杂密度，无钙化，增强后不同程度强化。MRI在T1WI多呈等或低信号，T2WI无特异性表现，可呈混杂信号，因与肾癌影像学表现相似，其影像学检查也无特异性，常误诊为肾癌，确诊仍需病理和免疫组化染色体检查。

【小结】

肾尤因肉瘤合并瘤栓的病例，在临床极为罕见，术前诊断较为困难。

（刘　可编；马潞林审）

>> 参考文献

[1] Soni A，Wei S．Primary Renal Ewing Sarcoma in an Adult［J］．Urology，2017，99：e11．

[2] Rowe RG，Thomas DG，Schuetze SM，et al.Ewing sarcoma of the kidney：case series and literature review of an often overlooked entity in the diagnosis of primary renal tumors［J］．Urology，2013，81：347-353．

第十八节　双侧肾癌伴双侧肾静脉及下腔静脉癌栓一例

!—导读

一期双侧肾癌癌栓及下腔静脉癌栓取出＋右肾癌根治、左肾部分切除术难度极大，非常具有挑战性，此类手术的成功完成标志着我国对于复杂疑难肾肿瘤的外科治疗已经处于国际领先水平。本文将结合具体的诊治经验与读者分享。

【病例简介】

患者男性，50岁，主因"间断双侧腰痛伴全程无痛性肉眼血尿2周"入院。

患者2周前无明显诱因出现间断双侧腰痛，为钝痛，伴有全程无痛性肉眼血尿，尿色为深红色，偶有血条、血块。同时出现夜尿增多，每晚4～5次。无尿频、尿急、发热等不适。患者就诊于当地医院，行肾CT检查发现双侧肾占位，恶性可能，伴双侧肾静脉瘤栓形成。为求手术治疗于2017年1月收入院。患者自发病以来，精神、食欲较差，睡眠欠佳，小便如前所述，大便正常，近3个月体重下降4 kg。既往高血压病史10年，未服药控制，否认其他病史。有吸烟史30年，平均50支／日；饮酒史30年，平均200 g/d。

查体：双肾区略有叩痛，无其他明显异常。术前化验肌酐114 μmol/L，肾图提示左肾GFR 56.92 ml/min，右肾GFR 71.85 ml/min（正常参考值下限39 ml/min）。

术前肾增强CT如图2-67和图2-68所示。

初步诊断：双侧肾癌，左侧肾静脉瘤栓及右侧肾静脉、下腔静脉瘤栓（Mayo Ⅱ级）。

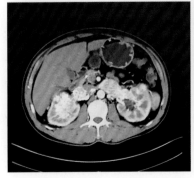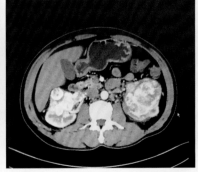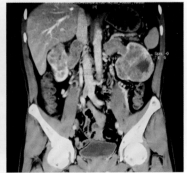

图2-67　增强CT显示双侧肾占位，恶性可能，伴双侧肾静脉及下腔静脉瘤栓形成

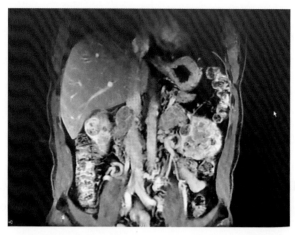

图 2-68　下腔静脉核磁显示双肾占位伴双侧肾静脉及下腔静脉瘤栓形成

【临床决策分析】

本例为很罕见的双肾癌伴双侧肾静脉及下腔静脉瘤栓，若双侧肾根治性切除＋取栓，术后患者需终生透析治疗，而患者及家属辗转多个省市，要求保肾治疗，经科内反复讨论，右肾肿瘤小，但为多灶性，部分切除难以切净，左肾肿瘤尽管较大，但主要位于下极，肾上极还有部分正常的肾实质，因此保肾手术理论上是可行的。向患者详细交代病情后，决定为其行右肾癌根治、左肾部分切除、双肾静脉及下腔静脉癌栓取出术。

【治疗过程】

患者平卧位，取 Chevron 切口：行双侧肋缘下 2 cm 切口自剑突达双侧腋中线。切开左侧结肠旁沟腹膜，探查左肾，可见肿瘤位于左肾下极，大小约 8 cm。肾门处游离左肾静脉，见左肾静脉明显增粗，向近心端游离左肾静脉直到肠系膜上静脉汇入下腔静脉处，并于左肾静脉背侧上方找到左肾动脉。将左肾除肾门血管、输尿管外全部游离。血管夹阻断肾动脉及肾静脉，沿肿瘤边缘切除肿瘤，期间可见肿瘤侵犯集合系统，一并切除受侵的集合系统，注意保护输尿管。此过程相当于将含肿瘤的左肾下三分之二完整切断。于肾门处剪开左肾静脉，取出癌栓，肿瘤完整切除。自切开的肾盂向左侧输尿管置入 6F 26 cm 输尿管支架管。使用 5-0 单乔线行肾盂输尿管成形术，再行左肾静脉成形术。使用 3-0 可吸收线缝合肾切面第一层。打开血管阻断钳。再使用 2-0 薇乔线连续缝合肾切面，取腹部肌肉一块于中间填塞。血管阻断时间约 52 分钟。肾周围用冰屑降温（图 2-69 ～图 2-70）。

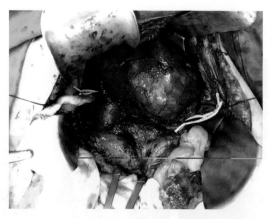

图 2-69　术中左肾癌伴癌栓

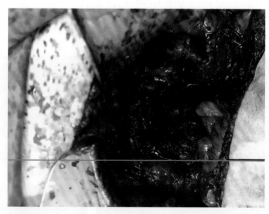

图 2-70　左肾静脉切开取栓、左肾部分切除术后肾外观

再切开右侧结肠旁沟，探查右肾，肿瘤位于肾门处，呈分叶状，边界不清，大小约 5 cm，决定行根治性切除术。游离肾下极及右输尿管，结扎并切断。游离下腔静脉与肾间隙并暴露右肾静脉，可见右肾静脉明显增粗。充分游离右肾，于右肾静脉上方背侧找到右肾动脉，多重结扎后切断。右肾静脉内瘤栓在下腔静脉中略膨出，使用心耳钳将下腔静脉内的瘤栓完全挤回右肾静脉，并夹闭右肾静脉入口水平下腔静脉。用剪刀剪开下腔静脉，将右侧肾完全游离后连同静脉内瘤栓一并切除。下腔静脉切口处使用 3-0 血管线连续缝合。保留右侧肾上腺。充分止血后放置双肾周引流。术中出血 2050 ml，输血 1600 ml。术后病理：双侧透明细胞型肾细胞癌，2016 WHO/ISUP 核分级 I 级（图 2-71）。

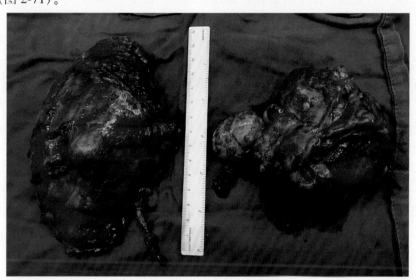

图 2-71　双肾癌合并癌栓标本

【预后】

患者术后第一天无尿，肌酐 252 μmol/L，随即开始行肾替代治疗。术后 2 个月复查肌酐 820 μmol/L，每日尿量 200 ～ 400 ml。患者一般情况良好，无其他不适症状。随访至今无复发、转移（图 2-72）。

【经验与体会】

1. 术前仔细阅读影像资料：术前准确判断双肾静脉癌栓对静脉壁有无明显浸润十分重要。影像学检查方面，若 B 超检查提示肿瘤直径 > 6 cm，要仔细观察 CT 和（或）MRI 片上肾静脉和下腔静脉内有无充盈缺损以及肾静脉和下腔静脉直径是否变大，这可能是存在癌栓的表现，应评估癌栓的长度、最大直径、占下腔静脉管壁周径比例以及是否浸润下腔静脉壁等。我们体会下腔静脉轮廓不平整、癌栓下方的静脉充满血栓常是癌栓侵犯下腔静脉壁的表现。

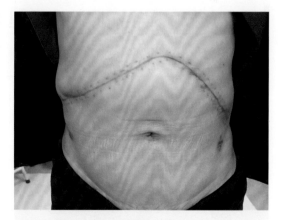

图 2-72　患者术后切口外观

2. 保留肾单位侧别选择：左肾单发肿瘤尽管体积大，但偏于一极，而右肾肿瘤多发且位于肾门中央，很难切净，故选择左肾部分切除、右肾根治术。

3. 肾血管管理要点：术中仔细游离双肾静脉及下腔静脉，处理各静脉属支，尤其是下腔静脉的各属支。缝合左肾创面第二层时及时松开肾动脉的阻断，及早恢复肾血流，术后辅助透析治疗，使患者及时得到恢复。

4. 术式选择分析：手术方式的选择主要依赖于癌栓的水平和下腔静脉受侵的级别。EAU 2017 年肾癌指南并不推荐术前肾动脉栓塞或下腔静脉留置滤网。术前评估患者肿瘤是否侵犯肾周脂肪、淋巴结或是否直接侵犯下腔静脉壁可以大致估计患者术后的疗效和复发风险。有学者对比研究腹腔镜手术与开放手术治疗伴静脉侵犯的肾癌病例的长期随访结果，发现肿瘤整体生存率、并发症及复发风险与患者自身情况和肿瘤因素相关，与术式无关。对于癌栓合并肾门区淋巴结肿大的病例，EAU 2017 年肾癌指南推荐意见中局部淋巴结清扫是否能使患者的生存获益尚不明确，但是清扫淋巴结可以有助于临床分期。

5. 静脉回流处理经验：由于右侧肾静脉较左侧短，长 2 ~ 3cm，Ⅱ、Ⅲ、Ⅳ级癌栓均易发生在右侧，左侧肾静脉长 6 ~ 7 cm，左肾癌伴癌栓的等级分布较右侧稍低，左侧肾静脉由于接受性腺静脉、肾上腺中央静脉、腰静脉的回流，故右侧肾癌形成下腔静脉完全被癌栓堵塞后，左肾静脉容易建立侧支循环，这种侧支循环的建立使术中在 3 个分支以近完全切断缝合左肾静脉变得安全。因右肾癌癌栓侵犯腔静脉壁，节段性切除腔静脉 8 例，仅 1 例需血液透析，1 个月后肾功能逐渐恢复。如果左侧肾癌有下腔静脉癌栓，癌栓侵犯腔静脉壁，节段性切除腔静脉后，右肾需做自体肾移植或静脉分流术，有 1 例用右肾静脉与肾静脉下方的腔静脉端端缝合。另外 1 例左侧癌栓侵犯整个肾静脉，该患者在肾静脉以下，腔静脉分为左、右腔静脉，切除左肾和肾静脉后，将左侧腔静脉端侧吻合于左侧肾静脉以下的右侧腔静脉上，术后无下肢水肿，右肾功能正常。

【小结】

双侧肾癌癌栓及下腔静脉癌栓的手术是非常具有挑战性的，一旦处理不当，术后透析甚至围术期的死亡率较高。术前需充分评估患者的身体状况、癌栓的浸润程度以及术者的相关手术经验，多学科会诊，制定详尽周密的治疗计划。

（张树栋 编；马潞林 审）

第十九节　完全后腹腔镜处理下腔静脉瘤栓（Mayo Ⅲ级）一例

导读

肾癌伴 Mayo Ⅲ级下腔静脉癌栓的手术难度极大，非常具有挑战性，通常采用开放手术，笔者在多年的后腹腔镜手术经验基础上尝试挑战了此类手术，本文将结合具体的诊治经验与大家分享。

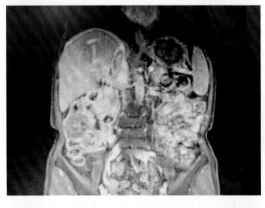

图 2-73　术前肾增强 MRI 提示肾癌癌栓超过肝静脉水平

【病例简介】

患者女性，77 岁，主因"间断无痛性全程肉眼血尿"入院。

患者入院前无明显诱因出现间断全程无痛性肉眼血尿，尿色为深红色。无尿频、尿痛、发热等不适。患者就诊于当地医院，行肾 MRI 检查发现右侧肾下极巨大占位，恶性可能，伴右侧下腔静脉瘤栓形成（图 2-73 ~ 图 2-74）。患者自发病以来，精神、食欲较差，睡眠欠佳，体重无明显下降。既往高血压病史 10 余年，未规律服药控制，否认其他病史。

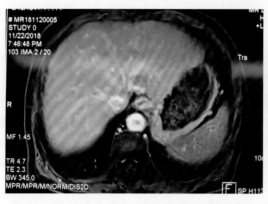
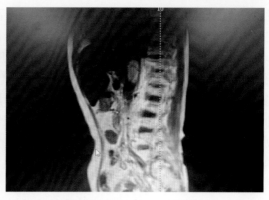

图 2-74　冠状位与矢状位显示下腔静脉癌栓

查体及各项实验室检查无其他明显异常。

初步诊断：右侧肾癌并 Mayo Ⅲ 级。

【临床决策分析】

诊断：本例右肾癌合并癌栓诊断明确，需行右肾根治性切除＋取栓手术，用腹腔镜还是传统开放手术是全科讨论时的焦点。依据 CT 和 MRI 判断静脉内癌栓与腔静脉壁无明显浸润，尤其肝内段。

治疗：笔者结合自身的腹腔镜手术经验，腹腔镜手术是可行的，经与患者充分沟通，决定行后腹腔途径腹腔镜肾癌根治＋下腔静脉癌栓取出成形术。

【治疗过程】

完善检查后全麻下行后腹腔镜肾癌根治、下腔静脉瘤栓切除术。

1. 建立腹腔镜操作通道：第 1 个穿刺点选在 12 肋缘下 2 cm 与骶棘肌外侧缘 1 cm 交叉点或与腋后线相交处，放置 12 mm 穿刺器，以备直线切割器、Hem-o-lok、钛夹使用；第 2 个穿刺点选在第 1 个穿刺点向前 8 ～ 10 cm，或肋缘下 2 cm 与腋前线交叉点，放置 5 mm 的穿刺器；第 3 个穿刺点位于髂嵴上 2 cm 与腋中线交叉点，放置 10 mm 穿刺器，以备观察镜使用。于第三个穿刺器前上 5 ～ 6 cm 放置第四个穿刺器，协助完成手术。先在第一个穿刺点位置切开约 2 cm 小口，切开皮肤皮下，用小指或示指尖向下分离，分开背部肌肉至较韧的组织即腰背筋膜，用中弯钳分开腰背筋膜（有突破感），然后用手指确认为后腹腔间隙后推开腹膜及腹膜外脂肪，放入自制气囊，根据情况注气 400 ml，5 分钟后取出气囊，放入 12 mm 穿刺器，建立气腹，气腹压力设定为 10 ～ 15 mmHg，然后在直视下，放置其他两个穿刺器。本例为腰腹部联合路径，再在腹侧增加 2 个穿刺位点入路（图 2-75）。

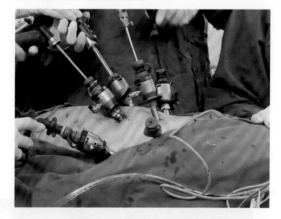

图 2-75　腹腔镜穿刺位点外观

2. 处理肾动脉：在患者背侧寻找到腰大肌，沿腰大肌向内侧逐渐分开腹膜外脂肪，在背侧打开侧锥筋膜，在肾脂肪囊外向上分离至肌纤维呈穹窿样放射状即为膈肌，向下分离至吸引器抵触有空虚感时即为肾下极，用吸引器抵触肾上极和肾下极，判断出肾中部，然后在肾脂肪囊外中部与腰大肌之间向深处分离，即可见到搏动或束状隆起，下方即为肾动脉，用超声刀逐束切开隆起的组织，即可见到搏动的肾动脉；有时也可将肾下极抬起，游离肾脂肪囊与周围组织，逐渐分离即可见肾动脉。肾动脉周围常有丰富的淋巴管，用超声刀慢档逐渐切断，预防术后淋巴瘘。用超声刀切开动脉外鞘进行暴露，游离 1.5～2 cm 后，用 Hem-o-lok 切断。近心端上 2 个 Hem-o-lok，远心端上 1 个，两者之间剪断。

3. 游离肾：在肾周脂肪外游离肾，推荐次序为背侧、下极、腹侧和上极，一般背侧解剖层次较清楚，在肾下极看见脂肪囊外浅灰色筋膜（肾周筋膜），顺此筋膜与脂肪囊间游离可避免损伤腹膜，游离下极和腹侧时注意避免损伤十二指肠，用吸引器或弯钳顶起肾下极，在肾下极与腰大肌之间分离就能找到输尿管，用抓钳提起输尿管，然后沿输尿管向下游离，约至入骨盆跨髂血管处时，Hem-o-lok 夹闭输尿管远近端后，用超声刀切断输尿管。然后顺肾上极脂肪囊外向内下游离就能看到肾上腺上半部分的内侧面，肾上腺与腔静脉之间的组织中有中央静脉，小心分离即可显露，近腔静脉侧上两个钛夹，远心端靠近肾上腺用超声刀慢档切断，切除右侧肾上腺。

4. 游离下腔静脉：然后将下腔静脉充分游离，靠近腰大肌侧和腹侧都要充分游离出来，以便于阻断。将左肾静脉游离出来以备阻断。游离下腔静脉近心端时难度最大，注意腰静脉和肝短静脉的分支，将它们一一用超声刀或双极电凝牢靠处理。出现肝短静脉或下腔静脉损伤时则需用 4-0 血管缝线来 8 字缝合创面。然后广泛游离下腔静脉近心端，腹侧辅助孔置入五叶钳向上抬起肝，切断 5 支肝短静脉，显露并游离癌栓近心端。在腔镜下辨认瘤栓顶端，游离下腔静脉直至可以向下拖动下腔静脉及瘤栓降至肝静脉水平以下（图 2-76）。

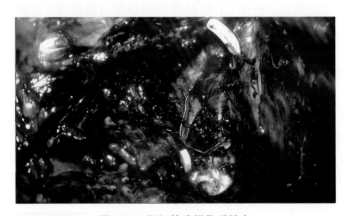

图 2-76　肝短静脉损伤后缝合

5. 切开下腔静脉取栓：游离出合适长度的下腔静脉后，向上提肾，瘤栓上端会下降 2 cm 左右，便于肝下腔静脉阻断；用硅胶管按顺序阻断下腔静脉癌栓远心端和左侧肾静脉，用血管阻断带下腔静脉癌栓近心端。切开下腔静脉壁取出癌栓后用 4-0 血管缝线连续缝合下腔静脉壁。缝合前和临近缝合结束时用肝素盐水冲洗管腔，缝合满意后解除阻断，先开放下腔静脉癌栓近心端，再开放左侧肾静脉，最后下腔静脉癌栓远心端。若发现下腔静脉创缘出血，可以压迫 1～3 min，多能自止。不能自止者可用血管线缝合（图 2-77～图 2-78）。

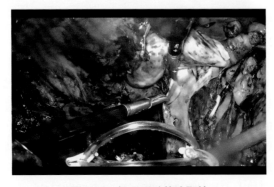

图 2-77　切开下腔静脉取栓

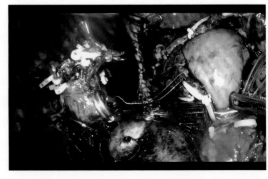

图 2-78　缝合后的下腔静脉

6. 取出标本：用弯钳提住标本袋底端，从 12 mm 的 Trocar 内塞入后腹腔，将标本袋放在标本上方，打开袋口，将标本塞到袋口前，提起袋口下缘，用弯钳顶住标本，牵拉袋口下缘，即可将标本塞入袋中，收紧袋口线，将线通过 12 mm 穿刺器提出切口外。其优势在于可以防止取出切口时肿瘤细胞脱落，也可以使皮肤切口不至于过大。然后沿第 1 个穿刺点切口向下偏内切开皮肤 3 ~ 5 cm，顺腰大肌与腹壁肌纤维方向切开，取出标本。放置引流管于肾窝，从腹侧穿刺点引出体外。按常规逐层关闭切口。手术出血量 400 ml，手术时间 300 min，无严重并发症出现。病理为右肾透明细胞癌（WHO/ISUP 分级：G4），区域见肉瘤样成分（10%），侵犯肾被膜，可见多处肾静脉内癌栓及下腔静脉内癌栓，肾周脂肪及输尿管断端均未见癌侵犯（图 2-79）。

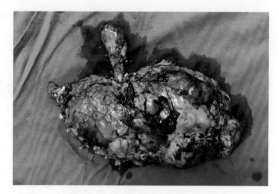

图 2-79　肿瘤及癌栓标本外观

【预后】

给予舒尼替尼靶向治疗，术后随访：1 次 /3 个月，患者情况良好，肿瘤无复发。

【经验与体会】

1. 充分游离下腔静脉及属支：术中需仔细判断癌栓在下腔静脉内的长度和宽度，把右肾静脉下方的下腔静脉、肝下下腔静脉以及左肾静脉入下腔静脉处都充分游离出来，将下腔静脉深面的静脉属支分别处理，从下腔静脉不同角度观察，确定所有腰静脉和下腔静脉上的分支被切断后，才可阻断相关静脉，否则切开下腔静脉后会因出血导致视野不清，使癌栓残留的概率大增。

2. 提前设计、早期清除淋巴结：如伴有淋巴结转移，要先清除淋巴结再阻断下腔静脉。下腔静脉及相关静脉的充分游离、暴露需要娴熟的手术技巧和稳定的心理素质，术前应充分做好预案，对术中的突发事件做出及时、准确的处理。

3. 静脉阻断技巧：游离充分后，可以用血管束带、橡皮筋、小儿胃管或输液管来阻断下腔静脉，用后者时，需把皮筋或管道穿过一段约 2 cm 的吸引器连接管做缓冲，以免夹坏下腔静脉。注意绕过下腔静脉时一定要缠绕 2 圈，否则容易对下腔静脉阻断不全，造成严重出血。可以用动脉血管钳 Bulldogs 来阻断左肾静脉或肝下腔静脉。静脉的深方用大直角钳进行游离，使钳子尖端在静脉后方可自由露出。

4. 取栓要点：阻断完全后切开下腔静脉取癌栓，辅助器械尽量向腹侧牵拉肾，紧贴癌栓根部剪开下腔静脉，在确保癌栓完整切除的前提下，尽量缩短下腔静脉的切口，避免下腔静脉过窄、缝合处以下的下腔静脉血栓形成和脱落的风险。

5. 下腔静脉出血处理经验：切开下腔静脉后如果出血速度快或喷射状出血，多因为阻断不完全，最多见的是肾静脉以下的下腔静脉阻断不完全，此时可提拉橡皮筋或小儿胃管，再夹一个 Hem-o-lok，束紧下腔静脉。如果经上述处理仍未控制出血，则可能腔静脉深方有静脉属支漏扎，再次寻找仍找不到或出血速度明显加快时就及时中转开放手术，用手来控制出血，切不可怀着侥幸心理继续进一步剪开下腔静脉取栓，造成严重的出血。

6. 缝合下腔静脉及解除阻断技巧：缝合下腔静脉的方法同前述，注意针距和边距要均匀，针距约 2 mm 即可。缝合前和临近缝合结束时用肝素盐水冲洗管腔，避免血栓形成和开放血流后栓塞。缝合满意后解除阻断，先开放近心端腔静脉，再开放左肾静脉和肾静脉下方的下腔静脉。下腔静脉的阻断时间尽量控制在 20 ~ 30 分钟。

【小结】

Mayo Ⅲ级癌栓腹腔镜手术风险极高，术者应依据自己对腹腔镜技术掌握的娴熟程度选择术式和入路。右侧腹腔镜取栓主要是采用后腹腔联合经腹腔途径，该方法适用于癌栓顶端刚刚越过肝静脉水平，而且癌栓与腔静脉壁无浸润的病例，并且建议由经验丰富的外科医师来操作。

（张树栋 编；马潞林 审）

第二十节　右肾 TFE3 肿瘤合并下腔静脉 Mayo Ⅱ级癌栓取出术一例

导读

　　肾细胞癌具有诸多病理类型，其中 Xp11.2 易位 /TFE3 基因融合相关性肾癌是 2004 年世界卫生组织（WHO）区分出的一类独立肾癌。TFE3 肿瘤恶性程度较高，好发于儿童及年轻人，手术难度较大。本文回顾一例 TFE3 肾癌合并下腔静脉癌栓病例，为大家提供关于 TFE3 肾癌相关的部分治疗经验。

【病例简介】

　　患者女性，15 岁，主因"右侧腹痛 1 个月"入院。患者近 1 个月来，自觉右侧腹部钝痛，阵发，不剧烈，10 天前于当地医院检查，发现右肾巨大肿瘤伴下腔静脉癌栓，遂转诊于我院治疗。

　　既往史：既往体健，未规律体检。

　　体格检查：腹软，右侧腹部较左侧轻微膨隆，右上腹轻压痛，可扪及肿物，位置深，大小约 20 cm，叩痛阳性，无反跳痛。双侧胫前轻微可凹性水肿。

　　实验室检查：未见异常。

　　影像学检查：术前完善下腔静脉超声、下腔静脉 MRI、泌尿系增强 CT，综合评估考虑右肾巨大占位（16.5 cm×10 cm×7 cm），局部侵犯侧腹壁，肿瘤包绕双支肾动脉，双支肾静脉内均含有癌栓，癌栓延伸至下腔静脉肝后段，且与血栓混合；腹主动脉及腔静脉见广泛淋巴结转移，向下延伸至髂血管分叉处；肿瘤下极与输尿管和部分小肠分界不清。经多学科会诊后，决定行开放右肾肿瘤切除、下腔静脉癌栓切取、腹膜后淋巴结清扫术（图 2-80 ~ 图 2-82）。

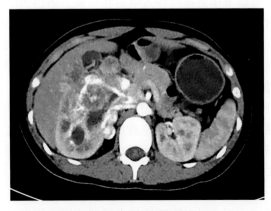

图 2-80　双支肾动脉被肿瘤包绕

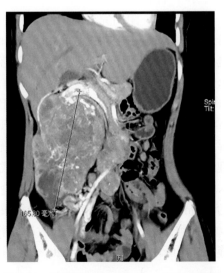

图 2-81　肿瘤长径约 16.5 cm，腹主动脉旁肿大淋巴结向下延伸至双侧髂总动脉间

初步诊断：右肾癌合并下腔静脉Ⅱ级癌栓，腹膜后淋巴结转移。

【临床决策分析】

患者为青年女性，右侧肾肿瘤巨大，合并下腔静脉Ⅱ级癌栓，腹膜后大量淋巴结转移，从影像学表现看，属于恶性度极高的肿瘤，根据以往经验粘连很重，手术难度非常高。综合分析，我们认为手术处理上有三个难点：①肿瘤巨大，双支肾动脉被肿瘤包绕，如何处理好肾蒂是核心难点，根据以往经验，肿瘤巨大游离困难，从背侧

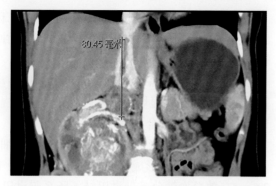

图 2-82 增强 CT 提示：癌栓伸入腔静脉中约 8 cm

处理动脉难度较大，且动脉为双支，均包埋在肿瘤内，靠近腹侧一支处理不易，故考虑在腔静脉和主动脉之间的间隙进行游离，于此处离断肾动脉；②肿瘤于下腔静脉内癌栓长达 8 cm，癌栓是否与下腔静脉壁形成粘连不得而知，术中需游离部分肝，于癌栓上端阻断腔静脉，如果粘连严重，有离断腔静脉可能，围术期循环问题需要额外关注；③腹膜后淋巴结广泛转移，一直延伸至髂总动脉以下，术中淋巴结清扫也是难点之一，患者术前存在下腔静脉不全梗阻、周围静脉代偿性增粗可能，术中需要避免腰静脉及其他侧支循环血管损伤，且由于广泛的淋巴结清扫，需要尽可能避免术后淋巴瘘。

【治疗过程】

手术采用全身麻醉，气管插管呼吸机辅助通气，平卧位，取 Chevron 切口，右侧肋缘下切口，自剑突分别向右侧延伸至腋中线，向左侧延伸至锁骨中线。腹腔内可见淡血性腹水，探查肝未见明显异常。沿右侧 Toldt 线切开结肠旁沟处腹膜，切断右侧肝结肠韧带，将结肠肝曲及十二指肠向内侧游离，探查可见右侧巨大肾肿瘤，自肝下缘延伸至右侧髂总血管水平，回盲部附近肠系膜与肿瘤粘连紧密，肿瘤下极可见极其严重的曲张血管。松解粘连，PK 刀仔细离断曲张血管，逐渐显露肿瘤下极。将结肠及小肠系膜完全翻至腔静脉左侧，探查可见肠系膜两处转移灶，圆形，质韧，予以完整切除。沿腔静脉表面自下而上地小心游离，暴露腔静脉腹侧及左侧肾静脉，可见腔静脉后方、右侧肾门上方以及腔静脉与腹主动脉间多发肿大质硬淋巴结，一直向下延续至双侧髂总动脉之间。肾肿瘤下极与腰大肌及腹壁粘连严重，切除部分腰大肌及侧腹膜，抬起肾下极，PK 刀离断肾蒂周围淋巴管，游离出双支肾静脉，其内均可见癌栓。于肾门背侧肾静脉上方游离出两支肾动脉，分别多重结扎后离断肾动脉。沿肾周筋膜外侧将肾外侧面、背侧面、腹侧面及上极充分游离。抬起肾下极并离断输尿管，肾门内侧打开血管鞘，清除肾门上方淋巴结团块后，完全游离肾门周围腔静脉。在肾门下方腔静脉处、左侧肾静脉处及肾门上方腔静脉处均预置血管阻断带，先阻断肾门下方腔静脉，其次阻断左侧肾静脉。因术前影像学判断癌栓较为游离，故于较低位肾静脉下角处剪开腔静脉约 0.8 cm，迅速置入 F10 号 FOLEY 式气囊尿管，向心房方向插入 12 cm 后注入水囊 10 ml，纵行扩大腔静脉切口，将癌栓自腔静脉切口完整拖出（癌栓长约 6 cm），迅速阻断肾门上方腔静脉，并将右肾及癌栓完整切除。同时观察患者的生命体征，中心静脉压无明显上升，血氧饱和度无明显下降。探查肾上腺区无异常，保留肾上腺。肝素盐水冲洗腔静脉管腔，4-0 血管缝线连续外翻缝合腔静脉切口，依次松开上方腔静脉、左侧肾静脉及下方腔静脉阻断带，缝合口无渗血（图 2-83）。

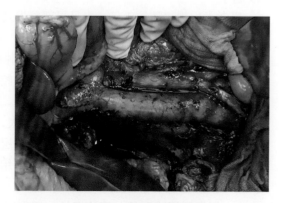

图 2-83 淋巴结清扫术后

应用 PK 刀结合结扎离断的方式依次清扫腔静脉和腹主动脉间淋巴结、腔静脉后方及外侧淋巴结、双侧髂总血管间淋巴结直至术野内无肿大淋巴结。灭菌注射用水浸泡及反复冲洗创面，严格止血，放置右侧肾周引流。逐层关闭切口。出血约 600 ml，未输血，手术时间 372 分钟。

术后处理：患者术后第 3 天自主下地活动，术后禁食禁水完全肠外营养 4 天，第 5 天恢复饮食，引流量无明显增加，术后第 7 天超声提示肠间少量积液，术后第 8 天拔出引流管。术后第 10 天拆线，伤口愈合良好。

术后病理：右肾肿物符合 TFE3 异位肾细胞癌，2016 WHO IUP 核型分级 Ⅱ～Ⅳ级，肾静脉及腔静脉多发癌栓形成，最长 5.4 cm，直径 1.0 cm。另肠系膜两枚肿物均证实为转移瘤，最大 2.6 cm；髂总血管分叉处淋巴结、肠系膜淋巴结、腔静脉后方和外侧淋巴结、腹主动脉及腔静脉间多发淋巴结转移（9/14），输尿管断端未见癌（图 2-84～图 2-86）。

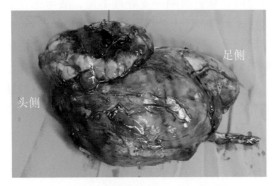 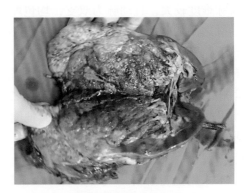

图 2-84　肿瘤完整切除后大体标本　　　　　图 2-85　肿瘤剖面

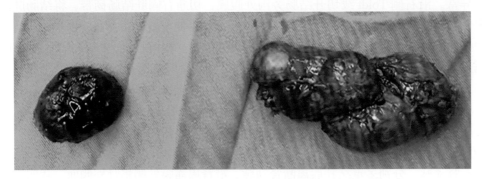

图 2-86　两枚肠系膜转移瘤

因患者有明显淋巴结转移，术后建议患者辅助靶向药物治疗，但由于经济原因，患者未能进行靶向药物治疗。

【预后】

患者术后规律随访 1 年，未见局部复发及远处转移，但后来患者失访。

【经验与体会】

1．相对特殊的肾动脉处理方式：患者肿瘤生长速度快，且呈包绕血管方式生长，在处理最关键的肾动脉时，我们采取了在腹主动脉和腔静脉之间游离并结扎肾动脉的方式，成功阻断了肾最主要的血供。

2．找到合理的层面游离肠道：肿瘤巨大，长径 16.5 cm，下极与肠系膜、腰大肌及侧腹壁粘连严重，在游离肿瘤与肠管的粘连时，找对层次非常重要，可采用两端同时挤压肠管，观察肠管积气膨胀的边缘即为肠管壁，并且必要时可用血管剪进行锐性游离，笔者的体会是其较电刀游离更易于找到层次并保护肠管。

3．气囊尿管法取栓：癌栓细长，超声回报质地松软，脱落风险高，术中采用气囊尿管拖拽癌栓时务必保证气囊尿管的球囊到达癌栓上方。癌栓与腔静脉无粘连，取栓采取气囊尿管拖出，避免了翻肝，术前测量癌栓伸入腔静脉内约 8 cm（实际 5.4 cm），术中插入尿管 12 cm，将癌栓及血栓一并拖出，配合麻醉监测，尽可能避免栓子脱落，进而造成肺栓塞风险。

4. 充分清扫淋巴结：淋巴结广泛转移，尤其是向下方转移到双侧髂总动脉之间，肾癌向肾门下方的淋巴结转移的病例不多，但我们也偶尔碰到，清扫淋巴结务必沿血管鞘的层面游离，大多数肿瘤的淋巴结转移在血管鞘的层面还留有层次。淋巴结清扫彻底，均沿腹主动脉和腔静脉鞘游离，应用 PK 刀及结扎或缝扎的方法预防淋巴瘘，患者术后可早期恢复进食。

【小结】

肾癌合并下腔静脉 II 级癌栓，在手术治疗上具有相当的难度，TFE3 肾肿瘤常发生于年轻患者，肿瘤进展快，粘连严重，多合并淋巴结转移，给手术带来了更进一步的挑战。合理的术前规划、强大的配合团队、恰当的围术期护理，能给患者综合预后的提高带来更高的保障。

（颜　野　张　涛　张洪宪　编；马潞林　审）

》参考文献

[1] Zhu G，Qiu X，Chen X，et al．Cardiopulmonary bypass-assisted surgery for the treatment of Xp11．2 translocation/TFE3 gene fusion renal cell carcinoma with a tumor thrombus within the inferior vena cava：A case report [J]．Oncology letters，2015，10（6）：3532-3534.

[2] Ning Liu，Zhen Wang，Weidong Gan，et al．Renal Cell Carcinoma Associated with Xp11.2 Translocation/TFE3 Gene Fusions：Clinical Features，Treatments and Prognosis [J]．Plos One，2016，11（11）：e0166897.

[3] 甘卫东，杨荣，屈峰，等．Xp11.2 易位 /TFE3 基因融合相关性肾癌 15 例分析 [J]．中华外科杂志，2014，52（2）：153-154.

第二十一节　肾癌术后局部复发一例

！导读

肾癌是恶性肿瘤中预后相对好的种类，无论行根治性肾切除术还是肾部分切除术，术后出现局部复发的病例并不常见。根据以往文献显示，肾癌行根治性肾切除术后 5 年内出局部复发的概率约为 1.8%。肾癌局部复发后如何进行临床决策往往比较困难，通过我们在 2018 年 3 月对 1 例肾癌术后复发患者的诊断和治疗，希望对今后遇到此类病例提供一些参考。

【病例简介】

患者女性，51 岁，因"体检发现右侧肾区占位 1 周"入院。

患者 8 年前因肉眼血尿发现右肾肿瘤，在当地医院行开放根治性肾切除术，术后诊断右肾肿物为"透明细胞癌，Furhman 分级 II 级，分期 T1N0M0 期"。术后未规律复查。1 周前因右腰钝痛外院 CT 提示"右肾区占位"，2017 年 11 月随即转入我院。

既往史：高血压病史，否认家族肿瘤史。

体格检查：清语利，精神可，颈部前方可见手术瘢痕，心肺查体未及明显异常，腹平软，全腹无明显压痛、反跳痛，肠鸣音正常，双侧肾区无叩痛，双侧下肢无水肿。

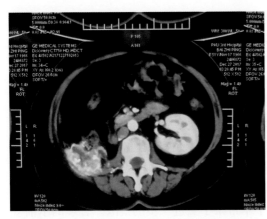

图 2-87 右肾区占位

影像学检查：泌尿系增强 CT（图 2-87）："右肾区占位 3.8 cm×7.1 cm×6.3 cm，增强扫描可见明显不均匀强化，周围小淋巴结"。

初步诊断：①右肾区占位性病变；②右肾切除术后；③高血压。

【临床决策分析】

患者 8 年前行开放右肾根治性切除术，术后病理提示右肾透明细胞癌（Furhman 分级 Ⅱ 级），本次 CT 提示右侧肾区不规则肿物，增强呈明显不均匀强化，结合病史及辅助检查，考虑肾癌术后局部复发可能性大。对于肾癌术后局部复发病灶，如能够手术完整切除，目前指南仍推荐手术治疗。本例患者复发病灶局限，手术可行，但影像学提示肿物与腰背部肌肉关系密切，术中需注意无瘤原则，沿肿瘤边缘游离并行整块切除，以降低后期复发率。

【治疗过程】

完善术前检查，行开放右侧腹膜后肿物切除术。麻醉后侧卧位，升高腰桥，常规消毒铺巾。经腰切口切开皮肤、皮下、肌肉组织，打开腰背筋膜，组织粘连严重，探查到肿物，逐步分离，发现肿物形态不规则，侵犯腰部肌肉，切除部分肌肉，腹部与结肠粘连紧密，仔细分开，注意保护结肠，沿肿瘤边缘逐步将肿物完整游离切除（图 2-88），放置引流管 1 根，出血 150 ml。术后经过对症补液、抗炎、镇痛等治疗，术后第 1 天下地，第 4 天拔引流管，第 5 天出院。术后病理结果：透明细胞型肾细胞癌复发，2016 WHO/ISUP 核分级 Ⅱ 级，大小 5 cm×5 cm×3 cm。

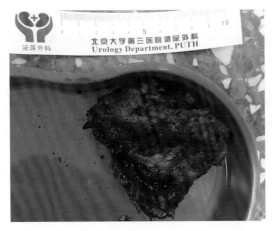

图 2-88 肿物标本，形态不规则，大小约 5 cm× 5 cm×3 cm

【预后】

患者术后规律复查，术后 1 年腹部 CT 提示"肝外侧腹膜结节状增厚，转移待除外"，余无其他不适。

【经验与体会】

1. 肾癌术后复发的定义及相关因素：肾癌术后出现同侧肾、肾周脂肪或静脉系统内复发，同侧肾上腺转移及局部淋巴结转移在广义上均可定义为肾癌局部复发。肾癌常见的几种病理类型恶性程度不高，无论行根治性肾切除术还是肾部分切除术，术后出现局部复发的病例并不常见。根据以往文献显示，肾癌行根治性肾切除术后 5 年内出现局部复发的概率约为 1.8%。研究表明，肾癌出现局部复发可能与肿瘤部位、切缘情况及病理分期等因素相关。然而，部分肾癌术后出现复发时间可能大于 5 年，本例从肾癌术后到出现局部复发经历 8 年时间，部分文献将复发时间大于 5 年的称为迟发复发，迟发复发可能与淋巴血管侵犯、Fuhrman 核分级及病理分期相关，因此也需引起重视。

2. 肾癌术后复发的治疗与预后：肾癌出现局部复发的预后相对较差，总体来说 5 年肿瘤特异性生存率约为 28%，但如果手术切除干净，其 5 年肿瘤特异性生存率提升至 51%。Margulis 等对 54 位肾癌局部复发患者行复发灶切除术后进行随访研究提示，其肿瘤无复发生存时间及肿瘤特异性生存时间大约分别为 11 个月和 61 个月，其肿瘤特异性生存率与复发灶大小、肉瘤样变及复发灶切缘情况、血清碱性磷酸酶及乳酸脱氢酶水平等因素相关。因此如果患者情况允许，手术仍是治疗局部复发的最佳选择，如患者情况不允许做复发灶切除，或是局部无法完整切除，也可以考虑行局部姑息性射频消融。

【小结】

肾癌术后出现同侧肾、肾周脂肪或静脉系统内复发，同侧肾上腺转移及局部淋巴结转移均可定义为肾癌局部复发，手术仍是治疗局部复发的最佳选择，如患者情况不允许做复发灶切除，行局部姑息性射频消融也可以考虑。总体而言，肾癌出现局部复发预后较差。

（肖若陶　田晓军 编；马潞林 审）

≫ 参考文献

[1] Itano NB，Blute ML，Spotts B，et al．Outcome of isolated renal cell carcinoma fossa recurrence after nephrectomy [J]．J Urology，2000，164（2）：322-325.

[2] Wood EL，Adibi M，Qiao W，et al．Local Tumor Bed Recurrence Following Partial Nephrectomy in Patients with Small Renal Masses [J]．J Urol，2018，199（2）：393-400.

[3] Park YH，Baik KD，Lee YJ，et al．Late recurrence of renal cell carcinoma ＞ 5 years after surgery：clinicopathological characteristics and prognosis [J]．BJU Int，2012，110（11b）：E553-E558.

[4] Brookmen-May S，May M，Shariat SF，et al．Features Associated with Recurrence Beyond 5 Years After Nephrectomy and Nephron-Sparing Surgery for Renal Cell Carcinoma：Development and Internal Validation of a Risk Model（PRELANE score）to Predict Late Recurrence Based on a Large Multicenter Database（CORONA/SATURN Project）[J]．Eur Urol，2013，64（3）：472-477.

[5] Margulis V，Mcdonald M，Tamboli P，et al．Predictors of Oncological Outcome After Resection of Locally Recurrent Renal Cell Carcinoma [J]．J Urol，2009，181（5）：2044-2051.

第二十二节　原发性肾滑膜肉瘤一例

❗ 导读

滑膜肉瘤是起源于关节滑膜、腱鞘滑膜等间叶组织的恶性肿瘤，好发于青年男性，发生部位较常见于四肢关节处，文献中也报道过发生于头颈部、后腹膜、骨骼、胸膜、肺、前列腺等部位的滑膜肉瘤。原发性肾滑膜肉瘤极其罕见，由 Argani 等学者于 1999 年首次报道，迄今为止英文文献中报道的例数不超过 50 例。我们于 2017 年诊断并治疗 1 例右侧巨大原发性肾滑膜肉瘤。通过对此病例的学习，希望加强对此类罕见疾病的诊治水平。

【病例简介】

患者男性，16 岁，因"腹痛，腹部肿块及间断肉眼血尿 2 个月"入院。

患者 2 个月前发现右侧腹部肿块，直径约 12 cm，伴腹痛及肉眼血尿，当地医院就诊，CT 提示："右肾巨大肿物，考虑恶性肿瘤，纤维肉瘤（？）"。于 2017 年 10 月转入我院，患者自发病以来一般情况尚可，大便无异常，体重无明显变化。

体格检查：可见腹部巨大肿块，质地较硬，直径可达 20 cm。入院身高 162 cm，体重 45 kg。

影像学检查：泌尿系增强 CT 结果显示如图 2-89 所示。右肾巨大软组织肿物，范围 13.6 cm×16.8 cm×28.8 cm，增强扫描不均匀强化，与胰腺及周围肠管关系密切，胰尾可见团块肿物，转移瘤可能。PET-CT 考虑右肾肿物，考虑恶性，胰腺受累可能，未见明显淋巴结转移。术前 1 日行肠道准备，手术当天留置胃管与尿管。拟行开腹右肾肿物切除术。

初步诊断：①右肾占位性病变：肾母细胞瘤（?）；②胰腺占位性病变。

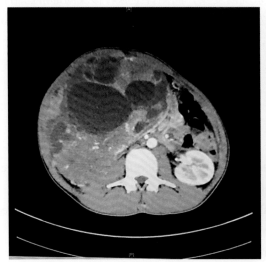
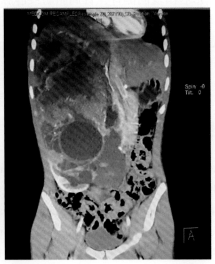

图 2-89　右肾巨大软组织肿物

【临床决策分析】

患者为未成年男性，检查发现右侧肾区巨大肿物，呈不均匀强化，肿物可见囊性改变及坏死区域，依据年龄及右肾巨大肿瘤，考虑右肾母细胞瘤可能性大，但是 CT 显示呈不均匀强化，肿物可见囊性改变及坏死区域，这与肾母细胞瘤不符。肾母细胞瘤多呈均匀强化，肿瘤表面较规则，囊性改变和大片坏死少见，该肿瘤恶性度较高，肉瘤待排。肉瘤中以尤因肉瘤和滑膜肉瘤多见。如此巨大的肿瘤，手术中减少出血是关键：首先结扎肾动脉可明显减少出血。难点在于如何游离肾动脉，可从肾下极背侧游离，将肾从下往上抬起后暴露肾动脉并结扎，如果困难，则从腔静脉与腹主动脉之间结扎肾动脉。从 CT 上看肿物边界不清晰，周围迂曲血管较多，减少游离肾过程中肾周渗血严重的另一个措施是最后结扎肾静脉。此外，患者胰尾部提示团块状肿物，且肿物与肠道关系密切，术前需要行肠道准备，术中必要时需要请普外科台上协同手术。术后依据病理情况再决定后续辅助治疗。

【治疗经过】

肠道准备完善后，全麻下行"开放腹膜后肿物切除术"，麻醉后平卧位，常规消毒铺巾，肋缘下切口（Chevron 切口）切开皮肤、皮下、肌肉，打开腹膜，可见腹腔巨大肿瘤（图 2-90）。探查肝未见明显异常。右肾肿物巨大，沿 Toldt 线切开结肠旁沟处腹膜，切断右侧肝结肠韧带，将结肠及十二指肠向内侧游离，显露肾门及下腔静脉。游离肾下极，将肾抬起，游离肾门周围组织，粘连较重，逐步游离松解，断扎肾蒂周围淋巴管，从右肾背侧游离出肾动脉，使用 7 号丝线近心端结扎两道，远心端结扎一道后切断，游离出输尿管，将输尿管结扎切断。肿物巨大，逐步游离肿物背侧、腹侧，游离肿物上极，肾与周围组织粘连紧密，分离困难。用 PK 刀将周围组织结扎后切断。将肾及肿物完全游离后，结扎切断肾静脉（图 2-91）。然后切除右侧肾上腺，创面覆盖止血纱布。无菌蒸馏水和盐水冲洗伤口，请普外科医生上台处理胰腺，评估如同期处理胰腺需要进一步切除脾，风险极大，依据患者全身情况难以耐受此手术，因此不推荐同期处理胰腺。于是创面充分止血后放置肾周引流，关闭切口，术毕。出血 800 ml，输悬浮红细胞 800 ml，血浆 400 ml。术后予补液、抗炎、肠外营养等对症治疗，术后第 3 日胃肠功能恢复后拔除胃管，术后第 5 天拔出引流管，术后第 8 日出院，嘱其 1 个月后返院复诊并制定化疗方案。病理诊断：右肾滑膜肉瘤，结合常规形态及免疫组化，考虑为肾滑膜肉瘤，肿瘤大小约 26 cm×15 cm×11 cm，侵及肾盂黏膜及肾窦，肾被膜及周围脂肪组织可见肿瘤侵及；未见明确脉管内瘤栓及神经侵犯，肿瘤邻近肾上腺，但肾上腺未见肿瘤侵及。免疫组化：CK 混（−），CD99（+），Fli-1（−），WT-1（−），PAX-8（−），Ki-67（30%+）。

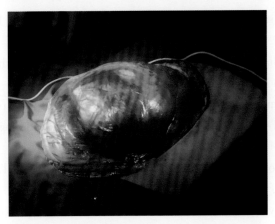

图 2-90　打开腹膜后可见腹腔内巨大肿物，与肝及周围肠管关系紧密

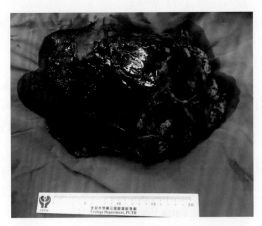

图 2-91　肿物及肾大体标本，肿物表面包膜完整，直径超过 20 cm

【预后】
　　患者术后 3 个月复查腹部磁共振提示胰尾部肿物明显增大，考虑胰尾部肿瘤转移可能性大，患者及家属决定回当地医院对症治疗，现已失访。

【经验与体会】
　　1. 原发性肾滑膜肉瘤的诊断：原发性肾滑膜肉瘤早期常无明显临床表现，随着肿瘤逐渐增大，可能出现一些非特异性的临床表现。目前大多数的个案报道患者多因为腰痛、腹部肿块等来医院就诊，部分以肉眼血尿就诊，这常常意味着肿瘤有局部进展，累及集合系统。原发性滑膜肉瘤在 CTU 上的表现同其他肾肉瘤类似，多表现为肾巨大囊实性占位，囊变部位可有分隔，瘤体周围边界清楚，可有假包膜，增强可发现肿瘤实性部分呈不均匀强化，分隔可出现强化，部分可有"快进慢出"表现。临床表现及影像学难以诊断肾滑膜肉瘤，常常需要术后病理进行确诊。镜下肿瘤细胞呈梭形，排列呈多样性，根据组织学表现差异，原发性肾滑膜肉瘤可分为单相型、双相型及未分化型。免疫组化上，阳性率较高的标志物为 vimentin、CD99、EMA、bcl-2 等，通过 FISH 检查可发现 *SYT-SSX* 融合基因和染色体易位 t（X；18）（p11.2；q11.2）。

　　2. 术后病理提示原发性肾滑膜肉瘤的后续治疗：原发性滑膜肉瘤较为罕见，目前并未有规范的诊治流程。目前根据大多数个案报道，多数滑膜肉瘤可通过手术进行完整切除，单纯的手术切除并不能达到很好的治疗效果，因此多数文献推荐术后使用环磷酰胺为基础的化疗方案进行辅助化疗。但此类病例罕见，目前没有随机对照研究提示化疗能提高原发性肾滑膜肉瘤患者的总体生存率。总体来说，肾原发性滑膜肉瘤的预后极差。

【小结】
　　原发于肾的滑膜肉瘤极其罕见，临床表现及辅助检查并无特异性，诊断主要依赖于术后病理结果。治疗方式上原发于肾的滑膜肉瘤主要依赖于手术完整切除，总体预后极差。

（肖若陶　田晓军 编；马潞林 审）

参考文献

[1] Roth JA, Enzinger FM, Tannenbaum M. Synovial sarcoma of the neck: a followup study of 24 cases [J]. Cancer, 1975, 35 (4): 1243.

[2] Shmookler BM. Retroperitoneal synovial sarcoma. A report of four cases [J]. Am J Clin Pathol, 1982, 77 (6): 686.

[3] Cohen IJ, Issakov J, Avigad S, et al. Synovial sarcoma of bone delineated by spectral karyotyping [J]. Lancet, 1997, 350 (9092): 1679.

[4] Gaertner E, Zeren EH, Fleming MV, et al. Biphasic synovial sarcomas arising in the pleural cavity. A clinicopathologic study of five cases [J]. Am J Surg Pathol, 1996, 20 (1): 36-45.

[5] Hisaoka, Hashimoto, Iwamasa, et al. Primary synovial sarcoma of the lung: report of two cases confirmed by molecular detection of SYT-SSX fusion gene transcripts [J]. Histopathology, 1999, 34 (3): 205.

[6] Iwasaki H, Ishiguro M, Ohjimi Y, et al. Synovial sarcoma of the prostate with t (X; 18) (p11.2; q11.2) [J]. Am J Surg Pathol, 1999, 23 (2): 220-226.

[7] Argani P, Faria PA, Epstein JI, et al. Primary renal synovial sarcoma: molecular and morphologic delineation of an entity previously included among embryonal sarcomas of the kidney [J]. Am J Surg Pathol, 2000, 24 (8): 1087.

[8] Gong J, Kang W, Li S, et al. CT findings of synovial sarcomas of the kidney with pathological correlation [J]. Clin Imag, 2013, 37 (6): 1033-1036.

[9] Yang L, Wang K, Hong L, et al. The value of immunohistochemistry in diagnosing primary renal synovial sarcoma: a case report and literature review [J]. Int Surg, 2012, 97 (2): 177-181.

[10] Bella AJ, Winquist EW, Perlman EJ. Primary synovial sarcoma of the kidney diagnosed by molecular detection of SYT-SSX fusion transcripts [J]. J Urol, 2002, 168 (3): 1092-1093.

[11] Gulum M, Yeni E, Savas M, et al. Primary Renal Synovial Sarcoma [J]. Case Rep Urol, 2011, 2011: 1-3.

[12] Vedana M, Fuenfschilling M, Tzankov A, et al. Primary Synovial Cell Sarcoma of the Kidney: Case Report and Review of the Literature [J]. Case Rep Oncol, 2015, 8 (1): 128-132.

[13] Ozkanli SS, Yildirim A, Zemheri E, et al. Primary Synovial Sarcoma of the Kidney [J]. Urol Int, 2014, 92 (3): 369-372.

[14] Wang Z, Zhong Z, Zhu L, et al. Primary synovial sarcoma of the kidney: A case report [J]. Oncol Lett, 2015, 10 (6): 3542-3544.

第二十三节　左肾巨大肉瘤样透明细胞癌根治性切除术、脾切除术、胰体尾切除术一例

> **导读**
>
> 　　肾细胞癌伴肉瘤样分化曾被称为肉瘤样肾细胞癌（sarcomatoid renal cell carcinoma），占所有主要肾恶性肿瘤的 1%~5%，曾被认为是一种少见的一种恶性肿瘤类型，作为独立的病理类型而报道。以往也有假肉瘤、梭形细胞癌、多形性癌、化生性癌之称。组织学表现类似癌与肉瘤相混合或纯肉瘤样改变。巨大肉瘤样透明细胞癌与周围组织关系密切，常侵犯肝、脾、胰、结肠、十二指肠等部位，临床常采用肾根治性切除术，但术后易发生胰漏等并发症。

【病例简介】

　　患者男性，59 岁，主因"间断性左侧腰腹痛 10 月余"入院。患者自述 10 月余前左侧腰腹胀痛，无明显排尿不适，无肉眼血尿，未积极诊治。1 周前行增强 CT 检查（图 2-92~图 2-93），结果提示"左肾上极巨大占位性病变，约 15.0 cm×14.5 cm，侵犯脾、胰腺、胃底、左膈脚、部分结肠，多发血管受累，腹膜后多发淋巴结肿大"。发病以来精神饮食可，体重下降约 10 kg。既往高血压 9 年，口服药物控制满意。患者住院后完善检查，术前准备。

　　初步诊断：左侧肾癌，侵犯左侧脾、胰腺。

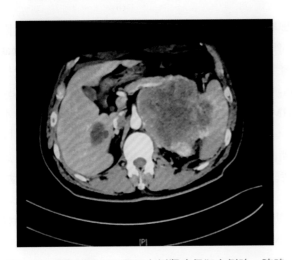

图 2-92　腹部增强 CT 显示左侧肾癌侵犯左侧脾、胰腺

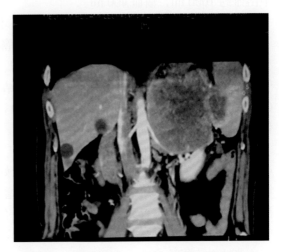

图 2-93　腹部增强 CT 显示左侧肾癌侵犯情况

【临床决策分析】

　　患者检查时发现左侧肾占位，巨大占位性病变，约 15.0 cm×14.5 cm，侵犯脾、胰腺、胃底、左膈脚、部分结肠，多发血管受累，腹膜后多发淋巴结肿大，左侧肾占位在动脉期增强明显，且符合"快进快出"的特点，诊断首先考虑左侧肾癌。大体积肾癌根治术手术径路选择十分重要，直接影响手术野的充分显露及提供足够的空间以处理意外情况，一般不选择经腰径路。双侧肋缘下 Mercedes 切口可以充分显露肾肿瘤，易于处理肾蒂及肿瘤与腹腔组织器官浸润粘连，便于淋巴结清扫，操作安全可靠。该切口可以先处理肾动、静脉，能减少术中出血和手术挤压所致的肿瘤转移；便于游离下腔静脉和腹主动脉，仔细处理肾动、静脉，有利于观察并处理肾静脉、下腔静脉内瘤栓，清扫淋巴结，预防术后局部肿瘤复发；便于自肾周筋膜处整块游离并切除肾周筋膜及其内容物；与腰部及胸腹联合切口比较，对心、肺脏器的生理干扰少，其术后并发症少，不延

长患者的康复时间；便于处理与腹腔组织器官的浸润粘连。请肝胆外科教授处理胰腺及脾。

【治疗过程】

于全麻下行左肾上极巨大肿瘤根治性切除术、脾切除术、胰体尾切除术。术中患者平卧位，采用 Chevron 切口（双侧肋缘下切口），左侧肋缘下沿剑突至左侧腋前线，长约 25 cm，右侧由剑突沿肋缘下延伸约 15 cm，剑突纵行向上约 5 cm，依次切开皮肤、皮下、腹直肌前鞘及肌肉组织，切开腹横筋膜及腹膜进入腹腔。探查腹腔，于降结肠旁沿 Toldt 线打开左侧后腹膜，打开左侧 Gerota 筋膜，沿左肾背侧脂肪囊向上游离，于左侧肾上极探及不规则肿物，肿物与周围组织粘连明显，侵及左侧肾上腺、脾及脾门血管。松解肿瘤周围粘连，分束结扎切断脾结肠韧带，显露胰腺尾部，可见肿瘤浸润胰体尾部。下拉横结肠，于胰腺下缘游离肠系膜上动脉，于胰腺上缘游离门静脉，将胰腺体部中段后方游离贯通后横断胰腺体部，近端结扎主胰管，近端创面用 3-0 可吸收线间断缝合 1 层，再用 3-0 可吸收线间断内翻缝合 1 层。于胰腺后方游离脾动静脉，分别结扎切断脾动静脉，游离脾。可见肿瘤与胃大弯粘连，松解粘连，注意保护胃壁。可见肿瘤与左半结肠肠系膜粘连，充分松解粘连，保护结肠及肠系膜血管。分别结扎离断肿瘤周围增生血管，用 PK 刀凝闭血管后切断。游离肿瘤上方可见与膈肌粘连紧密，切除部分膈肌，膈肌缺损直径约 2 cm，用 3-0 可吸收线连续缝合膈肌缺损，冲洗创面，缝合处未见漏气。于左肾下极游离出左输尿管，结扎切断。游离左肾内侧显露腹主动脉，可见肿瘤与腹主动脉粘连，包绕左肾动静脉，松解粘连，紧贴腹主动脉游离出左肾动静脉，分别用 7 号丝线双重结扎后切断。完整切除左肾及肾上极肿瘤以及肿瘤浸润的脾、胰腺体尾部。反复冲洗创面，吸净冲洗液，创面止血，于胰腺断端留置负压引流管 1 根，并与周围组织缝合固定，左肾区留置乳胶引流管 1 根。逐层关闭切口。术中出血约 1000 ml，输血 400 ml。

切除左侧肾上极肿瘤，台下可见肿瘤呈不规则结节状，切开创面黄白色，与周围组织界限不清。术后病理结果：肾透明细胞型肾细胞癌，伴肉瘤样结构及多灶片状坏死，2016WHO/ISUP 核分级Ⅳ级，癌肿浸润肾窦、肾周脂肪组织、肾上腺、胰腺和脾门，癌肿周围脂肪切缘、输尿管断端和胰腺断端未见癌。免疫组织化学结果：PAX-8×3（+），CK 混 ×2（+），CD68（+），CAIX×2（+），CK7×2（−），CK20×2（−），HMB45（−），MelanA（−），P504S（+）。注：本例癌肿 90% 以上由肉瘤样结构构成。

患者术后 1 周禁食禁水，静脉泵入善宁（醋酸奥曲肽注射液，0.5 mg/24 h）营养支持。患者术后第 2 日发热 38.5 ℃，积极抗感染治疗好转。患者术后恢复良好，于术后第 4 日下地活动，第 5 日肠道排气。术后第 7 日胰腺周围引流增多，每日 40～60 ml，引流液呈黄色较稠厚，血清淀粉酶轻度升高，患者无明显不适，考虑有轻度胰漏。经普外科会诊，患者于术后第 8 日停用善宁，逐渐恢复饮食。术后第 10 日血常规提示血小板升高，最高达 $683×10^9$/L，予阿司匹林、双嘧达莫抗血小板治疗。

【预后】

患者术后病情稳定恢复，于术后第 12 日拔除左肾区引流管，第 14 日出院，出院时胰腺周围引流 10～20 ml/d。出院后第 2 周开始应用苹果酸舒尼替尼胶囊（索坦，50 mg QD）靶向治疗。

【经验与体会】

肉瘤样肾细胞癌是肾癌的一种特殊类型，目前被广泛认为是肾细胞癌向高度恶性分期转化的一种组织病理学上的改变。组织结构酷似软组织肉瘤，易误诊为肾肉瘤或癌肉瘤。肾细胞癌伴肉瘤样分化多发生于 50 岁以上男性，年轻患者很少见。在 1980 年就有人认为大多数作为癌肉瘤或肾复合性肿瘤在文献中报道的可能都是肾细胞癌的肉瘤样变异。WHO 肾肿瘤分类（1998）将这类肿瘤归入梭形细胞癌（肉瘤样癌）。随着免疫组织化学、分子病理学发展，2004 版 WHO 肾细胞癌的病理分类中，肉瘤样癌被认为是各类肾细胞癌亚型中分化差的部分，不作为独立病理类型。

Kourda 等报道了 1 例 32 岁男性左肾下极 7.5 cm 肾细胞癌伴肉瘤样分化，行肾癌根治术，随访 6 个月无复发、转移，后来失访。Hoshi 等报道了 1 例 22 岁左侧肾肿瘤女性患者，行肾切除术后病理诊断肾细胞癌伴肉瘤样分化，2 个月后出现肝转移和多发骨转移，生存 16 个月后死亡。肾细胞癌伴肉瘤样分化临床表现与肾细胞癌相似，可有血尿、疼痛，体格检查时可有患侧肾区压痛、叩痛，肿瘤大者可触及包块。也有特殊表现的患者。Nagy 等回顾性分析了 180 例行肾切除术的患者，11 例为肾细胞癌伴肉瘤样分化。其中 2 例临床影像学为非典型的肾脓肿和结石性脓性肾病表现。恶性化程度高是肾细胞癌伴肉瘤样分化的特点，肿块在短期内可以长到较大的体积，易发生周围组织的浸润和远处器官的转移。

肾细胞癌伴肉瘤样分化由于缺乏特异性的临床特点，术前一般得不到正确的诊断，确诊依赖于术后包括免疫组织化学的病理学检查。上皮部分形态结构为肾细胞癌各亚型表现，肉瘤样成分由梭形细胞或多形细胞组成，但组织学特征复杂，不同病例或同一病例不同区域可不相同。其免疫表型亦复杂，癌区 AEl/AE3、EMA、Ki-67 常阳性，Vim 阴性；肉瘤样区 Vim 阳性，AEl/AE3、EMA、Ki-67 阳性程度差异较大，CD10 可以阳性，S-100 常阴性。但 Gadre 等报道 1 例右侧肾细胞癌伴肉瘤样分化的女性病例，S-100 弥漫性染色阳性与具有上皮性质的梭形细胞构成恶性肿瘤共表达的现象，值得进一步关注和研究。

肾细胞癌伴肉瘤样分化比一般肾细胞癌恶性化程度高，更具侵袭性而预后较差。其预后与肉瘤样成分的含量密切相关，肉瘤成分超过 50%。预后明显不良。术后生存期一般不超过 1 年。本例患者肉瘤样成分约占 5%，推测与其能生存 10 年未见转移密切相关，预后也可能较好。

肾细胞癌伴肉瘤样分化的治疗以根治性手术为主，对放、化疗和免疫治疗不敏感。有应用吉西他滨、多西紫杉醇联合卡铂治疗肾细胞癌伴肉瘤样分化伴多发骨转移得到短期缓解的报道。Bangalore 等报道了 1 例 57 岁男性肾细胞癌伴肉瘤样分化，经 MAID（美司钠，多柔比星，异环磷酰胺，氮烯唑胺）方案化疗得到持久地完全缓解，认为多柔比星是该病取得缓解的重要成分。但取得持久且较好缓解的病例仍为少数。目前，肾恶性肿瘤的靶向治疗是研究热点。Tickoo 等的研究证实，对于肉瘤样肾细胞癌，不管是何种类型，都有血管内皮生长因子（VEGF）的过度表达。近年国外研究报道 43 例转移性肾细胞癌伴肉瘤样分化患者，应用 VEGF 受体靶向治疗，药物分别为舒尼替尼、索拉非尼、贝伐珠单抗，虽然 33% 患者疾病进展，但 19% 患者获得部分缓解，49% 患者病灶稳定，观察结果令人鼓舞。认为转移性肾细胞癌伴肉瘤样分化对 VEGF 受体靶向治疗方法有客观反应并且肿瘤缩小。

解剖学上，胰腺与左侧肾和肾上腺仅通过前方的肾周筋膜相隔离。因此，左侧肾根治性手术过程中，若术者对该部位解剖不了解或病变与邻近组织粘连，可能会造成胰腺损伤。在泌尿外科各类上尿路疾病腹腔镜手术中，胰腺损伤主要发生于左侧胰尾部，发生率仅为 0.2% ~ 0.4%，但若将统计仅限于左侧腹腔镜肾癌根治切除术或左肾上腺肿瘤切除术，胰尾部损伤的发生率则分别为 2.1% 和 8.6%。

及早发现胰腺损伤是保证良好预后的关键。研究表明，有 33.3% 的正常人胰尾与脾动、静脉一起伸入脾肾韧带内抵达脾门处，并覆盖部分肾上极。因此，我们主张对于复杂的病变，如瘤体较大的肾上极或肾上腺肿瘤，采用经腹腔途径施行手术有利于分辨胰尾与肾上极的毗邻关系，也容易及早发现胰腺损伤。Varkarakis 总结经后腹腔途径手术所导致的 4 例胰腺损伤，仅 1 例系术中发现，其余均由于在术后发生中上腹疼痛并后背部放射疼痛、血白细胞升高、血淀粉酶升高以及影像学证实胰尾部积液等急性胰腺炎而确诊。

手术中胰腺损伤的治疗依损伤部位、程度以及有无主胰管断裂而定。Tagaya 等将外科手术所致胰腺损伤按严重程度分为 5 级：Ⅰ级为无胰管损伤的轻度胰腺挫伤或撕裂伤；Ⅱ级为无胰管损伤的严重胰腺挫伤或撕裂伤（损伤范围 > 3 cm）；Ⅲ级为合并胰管损伤的胰尾横断伤或撕裂伤；Ⅳ级为合并胰管损伤的胰腺近端横断伤或撕裂伤；Ⅴ级为胰头或胰十二指肠部损伤。若术中确诊为

Ⅰ、Ⅱ级胰腺损伤，仅需在损伤创面旁留置引流管。对于合并胰管损伤较为严重的Ⅲ级胰腺损伤，若腔镜下暴露清晰，可使用钛夹或 endo-GIA 夹闭损伤的胰导管或胰尾部，尤其是采用 endo-GIA 与胰腺解剖走向垂直并夹闭胰尾部可同时处理胰腺主导管和其他分支导管。使用可吸收的组织凝胶（如 Arlsta，微孔多聚糖）喷洒至胰腺损伤创面，有助于减少创面的渗液或出血，加快胰腺损伤局部愈合。除了上述术中处理和引流外，胰腺损伤的术后治疗与急性胰腺炎的一般原则相同，包括严格禁食、胃肠减压、抑制胰腺分泌药物应用、合理使用抗生素以及静脉高营养等。

【小结】

肉瘤样肾细胞癌是肾癌的一种特殊类型，恶性度高，易浸润周围脏器，手术难度较大，临床常采用双侧肋缘下 Mercedes 切口可以充分显露肾肿瘤，易于处理肾蒂及肿瘤与腹腔组织器官浸润粘连，可能切除部分肝、脾、胰、结肠、十二指肠等部位，围术期并发症发生率高。因肿瘤分化差恶性度高，该类肾细胞癌预后较差。

（刘余庆 编；马潞林 审）

》参考文献

[1] Kyriakopoulos CE，Chittoria N，Choueiri TK，et al．Outcome of Patients With Metastatic Sarcomatoid Renal CellCarcinoma：Results From the International Metastatic Renal Cell Carcinoma Database Consortium [J]．Clinl Genitourin Cancer，2015，13（2）：79-85.

[2] Kunene V，Miscoria M，Pirrie S，et al．Sarcomatoid renal cellcarcinoma：clinical outcome and survival after treatment with sunitinib [J]．Clin Genitourin Cancer，2014，12（4）：251-255.

[3] Lebacle C，Pooli A，Bessede T，et al．Epidemiology，biology and treatment of sarcomatoid RCC：current state of the art [J]．World J Urol，2019，37（1）：115-123．

[4] Nguyen DP，Vilaseca A，Vertosick EA，et al．Histologic subtype impacts cancer-specific survival in patients with sarcomatoid-variant renal cell carcinoma treated surgically [J]．World J Urol，2016，34（4）：539-544．

[5] Thomas AZ，Adibi M，Slack RS，et al．The role of metastasectomyin patients with renal cell carcinoma with sarcomatoiddedifferentiation：a matched controlled analysis [J]．J Urol，2016，196（3）：678-684．

[6] Keskin SK，Msaouel P，Hess KR，et al．Outcomes of Patients with Renal Cell Carcinoma and Sarcomatoid DedifferentiationTreated with Nephrectomy and Systemic Therapies Over Three Decades：Comparison Between the Cytokine（1987-2005）and the Targeted Therapy（2006-2015）Eras [J]．J Urol，2017，198（3）：530-537．

[7] Park I，Cho YM，Lee JL，et al．Prognostic factors of metastaticrenal cell carcinoma with extensive sarcomatoid component [J]．J Cancer Res Clin Oncol，2013，139（7）：817-827．

[8] Merrill MM，Wood CG，Tannir NM，et al．Clinically Non-Metastatic Renal Cell Carcinoma With Sarcomatoid Dedifferentiation：Natural History and Outcomes after Surgical Resection with Curative Intent [J]．Urol Oncol，2015，33（4）：166 .e21-e29．

[9] Eminaga O，Akbarov I，Wille S，et al．Does postoperativeradiation therapy impact survival in non-metastatic sarcomatoidrenal cell carcinoma？A SEER-based study[J]．Int Urol Nephrol，2015，47（10）：1653-1663．

[10] Ginzburg S，Kutikov A，Uzzo RG．Objectifying Complexity of Kidney Cancers：Relationships of Tumor Anatomy and Outcomes [M]／/J A Libertino．Renal Cancer [M]．New York：Springer，2013：201-209.

第二十四节　手术联合化疗治疗局部复发上尿路尿路上皮癌一例

ⓘ 导读

上尿路尿路上皮癌（upper tract urothelial carcinoma，UTUC）发病率占尿路上皮癌的 5% ~ 10%，具有多中心生长、沿尿路播散的特点，部分切除术后肿瘤复发率高，根治性肾输尿管全长切除 + 膀胱袖状切除术已经成为目前 UTUC 手术治疗的金标准。但是术后仍有 20% ~ 30% 的患者出现膀胱外肿瘤复发，22% ~ 47% 的患者发生膀胱尿路上皮癌。辅助化疗及放疗对局部复发 UTUC 有控制肿瘤作用，但其效果并不令人满意。本文通过介绍一例 UTUC 患者诊治经过，为局部复发 UTUC 治疗决策提供借鉴。

【病例简介】

患者男性，62 岁，主因"左侧肾输尿管全长切除术后 3 年半，发现腰部肿块 1 个月"于 2017 年 11 月入院。

患者 3 年半前因 UTUC 行左侧肾输尿管全长切除术，术后病理回报输尿管高级别尿路上皮癌，两处病灶均未见明确浸润。术后定期复查，规律行膀胱内灌注化疗。2 年前发现左侧腹壁切口处肿块，大小约 3 cm，局部切除病理回报高级别尿路上皮癌浸润，术后予吉西他滨 + 顺铂化疗 1 个周期，患者不耐受。1 个月前复查超声发现左侧腰部肿块，大小约 10 cm×10 cm，为求进一步诊治收入院。发病以来，睡眠、食欲正常，大小便正常，体重无明显变化。

既往史：否认高血压、心脏病、糖尿病等内科疾病史。

体格检查：神清语利，精神可，心肺查体未及明显异常，腹半软，左下腹可见手术瘢痕，腹软，无压痛、反跳痛，左侧腰部可触及一质硬包块，与周围组织界限不清，直径约 8 cm，双侧肾区无叩痛，肠鸣音正常，双侧下肢无水肿。

实验室检查：肾功能：Cr 89 μmol/L。

影像学检查：腹盆腔增强 CT（图 2-94）：左肾及输尿管术后改变，左侧腰大肌旁可见囊性包块，大小约 10 cm×11 cm×10 cm，囊壁稍厚，囊内可见分隔，增强扫描囊壁及分隔可见强化，病变与周围腹壁肌肉分界不清，原左前腹壁病变未见。诊断结论：左肾输尿管切除术后，左侧腰部肿物，转移瘤可能。颅脑 MRI、胸部 CT、全身骨显像未见远处转移。

初步诊断：①左侧腰部转移瘤（？）；②左侧根治性肾输尿管切除术后；③左侧腹壁转移瘤切除术后。

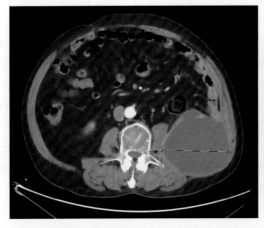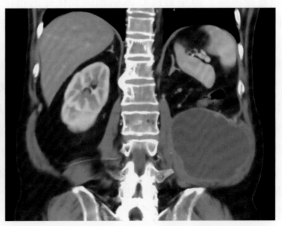

图 2-94　腹部增强 CT 示左侧腰大肌旁巨大囊性肿物，囊壁增厚伴有分隔，增强扫描可见强化

【临床决策分析】

患者影像检查发现左侧腰部巨大囊性肿物，囊肿及分隔伴有强化，考虑恶性肿瘤可能性大。结合患者既往根治性肾输尿管切除术及左下腹部转移瘤病史，首先考虑 UTUC 局部复发。但 UTUC 复发呈囊性表现较为少见，多为囊实性或实性，无法完全除外其他性质肿瘤可能。囊性肿瘤穿刺活检病理诊断准确性不高，而且肿瘤播散转移风险很高，不宜通过穿刺活检明确左腰部肿物性质。如果采取化疗或放疗方式，缺少病灶的病理学依据，而且肿瘤体积较大，预期的缩瘤效果不佳。患者既往无基础疾病，术前检查未见明确远处转移灶，考虑有姑息性减瘤手术的指征。一方面明确肿物病理性质，为辅助放疗、辅助化疗提供指导，另一方面达到减瘤的手术目的。患者既往同一术区两次手术史，局部组织粘连严重。综上，我们最终决定采取开放左腰部肿物切除术，根据术中情况及术后病理结果决定进一步辅助治疗方案。

【治疗过程】

全身麻醉后，取侧卧位，升高腰桥，常规消毒铺单。于肿物上方取长约 10 cm 切口，逐层向下游离至肌层见肿物与肌肉粘连紧密，界限不清。考虑肿物较大，游离过程中肿物破裂、囊液外溢风险很高。决定先用 50 ml 注射器穿刺囊肿，抽出囊液 400 ml。用 4-0 丝线缝扎穿刺点后逐步游离肿物。术中肿物与肌肉、腹膜粘连严重，将肿物与部分肌肉、腹膜整块完整切除。术后病理：灰褐色不规整囊性肿物，大小 11 cm×6 cm×3 cm，囊壁厚，囊内多发小结节，符合转移性高级别乳头状尿路上皮癌。患者恢复良好，术后第 2 天拔除引流管，术后第 3 天出院。术后 1 个月开始行吉西他滨 + 顺铂方案辅助化疗。

【预后】

患者术后于我院行辅助化疗，规律门诊复查，随访至 2022 年 12 月未见肿瘤复发。

【经验与体会】

1. UTUC 术后复发的危险因素：病理分期、病理分级、原位癌、血管侵犯、术中情况等因素是 UTUC 预后的重要影响因素。对 UTUC 患者的病理特征进行分析发现输尿管肿瘤、无蒂肿瘤、≥ pT3 期、血管侵犯是 UTUC 术后尿路外复发的独立危险因素。研究认为腹腔镜根治性肾输尿管全长切除术中高压气腹等因素可能导致肿瘤播散，增加肿瘤复发风险，但是 2017 年 EAU 指南指出 T1 ~ 2N0 期 UTUC 行开放根治性肾输尿管全长切除与腹腔镜根治性肾输尿管全长切除具有相当的疗效和安全性。本例患者为输尿管尿路上皮癌并且有两处病灶，是术后复发转移的高危因素。

2. UTUC 术后复发的预防措施：随访过程中患者先后两次出现不同切口部位转移灶，考虑不能除外术中尿液外渗、肿瘤播散种植的可能。术中经膀胱外处理输尿管末端预防尿液外渗、保证手术切缘阴性是预防 UTUC 术后复发的有效措施。膀胱灌注化疗可以显著降低 UTUC 术后膀胱癌复发风险，但是 UTUC 术后辅助放化疗的指征及其方案尚未形成统一共识。Leow 等研究推荐对伴有血管侵犯、鳞状上皮化生的 pT3 期或 pN+ 的 UTUC 患者术后行辅助放化疗等联合治疗。

3. 局部复发 UTUC 的诊治：UTUC 术后复发大多数发生在术后 1 ~ 3 年，定期复查是早期发现 UTUC 复发的关键。结合病史及相关影像表现诊断 UTUC 局部复发并不难。但临床上囊性 UTUC 复发病灶较为少见，本例患者明确诊断困难。对于 UTUC 术后孤立的局部复发病灶，手术切除局部复发灶联合化疗是有效的综合治疗措施。有研究结果显示 ^{125}I 放射性粒子植入联合手术、化疗治疗局部晚期 UTUC 可以显著降低患者复发转移率，提高患者总生存率。本例患者 UTUC 术后两次行局部复发灶切除联合辅助化疗，取得了良好的肿瘤控制效果。因此，我们认为对于 UTUC 局部复发患者，对可以耐受手术的患者应当行复发灶切除联合辅助放化疗，对于无法耐受手术的患者，可以考虑在全身化疗的基础上联合局部放疗或放射性粒子植入。

【小结】

UTUC 术后复发转移风险较高，定期复查对早期发现 UTUC 具有重要的临床价值。局部复发灶切除联合化疗是治疗局部复发 UTUC 有效的综合治疗措施。

（杨　斌　田晓军 编；马潞林 审）

参考文献

[1] Wang Q，Zhang T，Wu J，et al．Prognosis and risk factors of patients with upper urinary tract urothelial carcinoma and postoperative recurrence of bladder cancer in central China [J]．BMC Urol，2019，19：24.

[2] Rouprêt M，Babjuk M，Compérat E，et al．European Association of Urology guidelines on upper urinary tract urothelial carcinoma：2017 update [J]．Eur Urol，2018，73：111-122.

[3] 刘彬，李文贤，肖慧敏，等．上尿路尿路上皮癌根治术后尿路外复发的临床特点及危险因素分析 [J]．中华泌尿外科杂志，2016，37：740-744.

[4] 李文贤，刘彬，于磊，等．预测上尿路尿路上皮癌根治术后局部复发及远处转移的危险因素分析 [J]．中华泌尿外科杂志，2019，40：8-13

[5] 李鑫，唐铁龙．上尿路尿路上皮癌根治术后膀胱复发危险因素分析 [J]．四川医学，2017，38：1216-1220.

[6] Leow JJ，Orsola A，Chang SL，et al．A contemporary review of management and prognostic factors of upper tract urothelial carcinoma [J]．Cancer Treat Rev，2015，41：310-319.

[7] 韩雪冰，刘建武，庞东梓，等．^{125}I 放射性粒子植入联合手术和化疗治疗 [J]．中华泌尿外科杂志，2017，38（12）：905-909.

第二十五节　囊性肾癌开放肾部分切除术一例

 导读

　　囊性肾癌（cystic renal cell carcinoma，CRCC）是指影像学中具有囊性变的一类肾癌，肿瘤可突入囊腔，也可位于囊壁及分隔处，在所有肾细胞癌中的发病率低于 5%。2004 版 WHO 肾肿瘤分类将其归为肾细胞癌的一个独立亚型，定义为"肿瘤有多个囊性结构组成，分隔含有与 I 级透明细胞癌无法区分的透明细胞"。针对囊性肾癌应该如何进行临床诊疗决策往往比较困难，做肾部分切除术时如果方法不当，易出现囊液外溢，肿瘤播散转移。本文通过对一例囊性肾癌患者诊疗过程的分析，希望对今后类似病例的分析和正确选择治疗方式提供一些帮助。

【病例简介】

　　患者男性，46 岁，主因"右侧腰腹部胀痛不适 1 年"入院。

　　患者于 1 年前无明显诱因出现右侧腰腹部疼痛不适，无明显血尿、发热、尿频、尿急、尿痛等不适。曾于当地检查提示"肾囊肿"，未在意，未特殊处理。2019 年 11 月 7 日于我院就诊，CTU 增强提示：右肾囊实性占位，33 mm×48 mm×44 mm，肾癌可能大。为求进一步诊治来我院。发病以来，睡眠食欲正常，大便正常，体重无明显变化。

　　既往史：否认高血压、心脏病、糖尿病等内科疾病史。

　　体格检查：血压 106/66 mmHg，神清语利，精神可，无皮疹、瘢痕，心肺查体未及明显异常，腹平软，全腹无明显压痛、反跳痛，肠鸣音正常，双侧肾区无叩痛，双侧下肢无水肿。

实验室检查：肾功能：Cr 80 μmol/L，eGFR 102 ml/（min·1.73 m²）。

影像学检查：右肾囊实性肿块影，边界清，大小约 33 mm×48 mm×44 mm，平扫实性成分 CT 值 68 HU，增强扫描实性成分呈明显不均匀强化，三期 CT 值分别为 146 HU、105 HU、68 HU；低密度区未见强化，CT 值约 22 HU；左肾见小类圆形未强化影，右肾窦见点状高密度（图 2-95 ～图 2-97）。双侧排泄功能可，排泄期双肾及输尿管、膀胱内可见造影剂填充。

初步诊断：右肾囊性肾癌（T1bN0M0）。

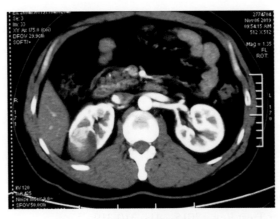
图 2-95 右肾囊实性占位（轴位）

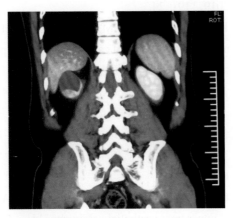
图 2-96 右肾囊实性占位（冠状位）

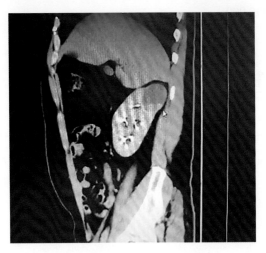
图 2-97 右肾囊实性占位（矢状位）

【临床决策分析】

诊断：囊实性肾肿瘤，囊肿内有明显实变，Bosniak Ⅳ级，75% ～ 90% 为恶性；CT 最大直径 4.8 cm，考虑为 T1b 期肿瘤；肿瘤未侵及肾被膜，体积较大，且为囊性，保留肾单位手术难度很大。

治疗：患者年轻，保肾手术愿望强烈，做肾部分切除术是可行的，考虑到肾上极肿瘤开放途径也较难游离，决定为其先行腹腔镜游离动脉及肾，再视术中情况，必要时行小切口开放入路肾部分切除术。

【治疗过程】

首先在全身麻醉下行后腹腔镜探查术，清除侧锥筋膜表面的腹膜外脂肪，沿腰大肌前缘打开肾周筋膜，探查肾上腺区无异常。打开肾脂肪囊，于肾上极背侧可见突出肾表面的肾肿瘤，约3 cm×3 cm，将肾大部游离。肾门背侧游离出肾动脉，为2支。超声刀切断肾蒂周围淋巴管，由于位置原因，顾虑囊肿破裂种植，改为第11肋间切口，逐层切开进入后腹腔区域。将整个肾完全游离，用手牵拉肾，使肾上极背侧肿瘤暴露于视野内。动脉夹阻断肾动脉，用剪刀在距离肿瘤边缘0.2～0.5 cm处将肿瘤及部分肾组织楔形切除，创面未见肿瘤残留。3-0可吸收线缝合集合系统及出血点，2-0可吸收线间断缝合肾创面，适当加压打结。解除肾动脉阻断约18分钟。充分止血，2-0可吸收线重建肾周脂肪囊，逐层关闭切口，手术结束。

术后病理结果：肾透明细胞型肾细胞癌，核分级Ⅱ级，肾被膜及切缘未见癌累及（图2-98～图2-101）。

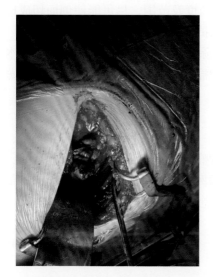

图2-98　缝合后的肾创面

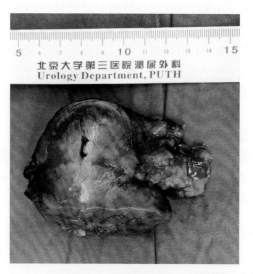

图2-99　肾肿瘤侧面观

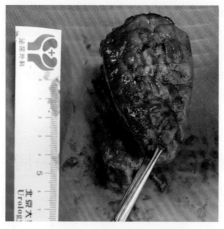

图2-100　切除的标本基底部

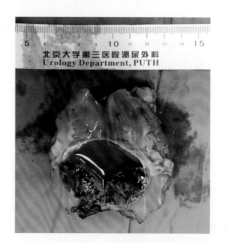

图2-101　肾肿瘤剖面观

【预后】

患者术后引流20 ml，2天后拔除，术后3个月时肌酐78 μmol/L，每日尿量2000～3000 ml。患者自2019年术后定期复查，随访至2020年未见肿瘤复发。

【经验与体会】

1. 开放肾部分切除术最大的优点是可以用手来牵拉、挤压肾，同时对囊壁的保护较腹腔镜途径更确切一些，广泛游离肾，保留肿瘤表面的脂肪，能辨认出肿瘤的大致界限即可，对于脂肪厚且粘连、难以游离的病例，用术中超声判断肿瘤边界与基底，并用电刀在肾表面标记好预切的范围。

2. 本例肿瘤较深，接近集合系统，剪除时先绕肿瘤轮廓约0.5 cm的地方（若肿瘤大部分在肾内，还要再远些）剪1/2左右，然后在背侧术野最清楚的地方向下剪，直至剪开集合系统。

3. 切除时建议保留部分肾及肿瘤表面的脂肪，通过对肾实质向外下方提拉，使肿瘤与正常的肾组织间形成张力，然后用剪刀边剪边推拉肿瘤，左手提拉肿瘤，肿瘤与正常肾窦脂肪的界限就慢慢分开了，尤其是两极或背侧肿瘤，集合系统及血管少，此方法有助于完整切除肿瘤。

4. 对于基底深的囊性肿瘤，不易判断肿瘤基底，可以直接剪开集合系统，沿集合系统切除肿瘤基底面，保证肿瘤切除的完整性，还可降低剪破囊性肿瘤的风险。

5. 创面的缝合应在切除肿瘤时即设计好切除的角度及范围，尽可能使创面切成梭形，缝合时张力小，创缘对合满意。开放式式对肾热缺血的保护要明显优于腹腔镜途径。

6. 如果术中不慎切破肿瘤，应先将肿瘤完整切除，缝合肾创面，然后将整个标本送快速冰冻，若病理回报为良性，则可关闭切口；若为恶性肿瘤，推荐做根治性肾切除手术，蒸馏水浸泡创面，切不可存侥幸心理，囊性肾肿瘤一旦术中破裂，其后果是灾难性的。

【小结】

囊性肾肿瘤行肾部分切除术是风险很高的手术，一旦肿瘤破裂，将可能产生种植、转移等严重后果，因此，对待囊性肿瘤，首要考虑完整切除肿瘤，避免破裂；不论是开放入路、完全腹腔镜途径，还是腹腔镜联合开放入路，术者都应结合病例特点和自身情况选择最熟悉和最安全的手术方式，而不是一味追求技术上的挑战，这样才能使患者真正获益。

（王滨帅　张树栋　编；马潞林　审）

参考文献

[1] Eble JN, Bonsib SM. Extensively cystic renal neoplasms: cystic nephroma, cystic partially differentiated nephroblastoma, multilocular cystic renal cell carcinoma, and cystic hamartoma of renal pelvis [J]. Semin Diagn Pathol, 1998, 15 (1): 2-20.

[2] Lopez-Beltran A, Scarpelli M, Montironi R, et al. 2004 WHO classification of the renal tumors of the adults [J]. Eur Urol, 2006, 49 (5): 798-805.

第二十六节　肾错构瘤出血后行腹腔镜肾部分切除术一例

 导读

错构瘤是较常见的肾良性肿瘤，肿瘤起源于肾间质细胞，由血管、平滑肌、脂肪及纤维组织成分构成。大多数患者无明显症状，约10%患者可有明显的腹部包块。其主要并发症是肿瘤破裂出血。针对错构瘤出血后的临床诊疗决策往往比较困难。通过对本例患者诊疗过程的分析，希望对今后类似病例的分析和正确选择治疗方式能够提供一些帮助。

【病例简介】

患者女性，39岁，间歇性右侧腰痛6个月。

　　患者于6个月前无明显诱因出现突发右侧腰部疼痛，伴恶心、发热、血压下降，就诊于当地医院，考虑右肾错构瘤破裂出血，给予止痛对症治疗，效果良好，疼痛持续6小时后明显好转并消失。发热持续3天后消失。1个月前右侧腰部间歇发作疼痛，进行性加重，伴轻度恶心。为求进一步诊治于2016年11月入我院。发病以来，睡眠食欲正常，大便正常，体重无明显变化。

　　既往史：否认高血压、心脏病、糖尿病等内科疾病史。

　　体格检查：血压116/66 mmHg，神清语利，精神可，无皮疹、瘢痕，心肺查体未及明显异常，腹平软，全腹无明显压痛、反跳痛，肠鸣音正常，右侧肾区轻叩痛，双侧下肢无水肿。

　　实验室检查：肾功能：Cr 80 μmol/L，eGFR 90 ml/（min·1.73 m²）。

　　影像学检查：右肾体积增大，右肾内见不规则混杂密度影，边界清晰，大小约49 mm×33 mm×68 mm，增强扫描呈结节样强化，其内见未强化区。右侧肾周见索条样、结节样高密度影，不均匀强化，与右肾病变相连。左肾上极见小圆形5 mm低密度影，可疑强化。CTA：双肾走行尚可，未见明显充盈缺损，管腔未见明显变窄。见明显扩张积水，膀胱充盈可，壁不厚（图2-102～图2-105）。

　　初步诊断：右肾血管平滑肌脂肪瘤伴出血。

【临床决策分析】

　　诊断：CT有明显负值，右肾错构瘤诊断明确。

　　治疗：本例为肾错构瘤自发破裂出血后的治疗，患者有明显的临床症状，肾错构瘤体积较大，已明显压迫肾盂，继续增大再次出血有丢肾的可能。给患者和家属交代术中出血和术后再出血可能，必要时动脉栓塞，甚至切肾。开放手术创伤大，经科内讨论后，向患者详细交代病情，决定为其行后腹腔入路的腹腔镜右肾部分切除术。

【治疗过程】

　　全身麻醉，左侧卧位，升高腰桥，消毒铺巾，于腰大肌前缘第12肋缘下做1.5 cm纵行切口，分开肌肉和腰背筋膜，钝性分离至后腹膜，扩张后腹腔空间。清除侧锥筋膜表面的腹膜外脂肪，沿腰大肌前缘打开肾周筋膜。由于存在既往错构瘤出血，肾周粘连严重。超声刀切断肾蒂周围淋巴管，肾门背侧游离出肾动脉，为2支。肾腹侧与腹膜粘连较重，切除部分与肾表面粘连的腹膜。肾周脂肪囊与肾被膜难以分离，在脂肪囊外分离肾。游离肾下极，分离出输尿管保护好。于肾中、下极背侧可见凸出肾表面隆起，与脂肪及周边组织粘连重，不易确定范围，使用腔镜超声确定肿瘤边界。腹侧与腹膜粘连严重，遂将腹膜打开，获得较大的游离空间。阻断肾动脉后，于紧贴肿瘤边缘以剪刀楔形切除肿瘤及部分肾组织，瘤体脆，无明显包膜，部分瘤体质地硬，切至创面基底时，用吸引器将瘤体的基底吸除干净，保护好肾静脉及集合系统，创面未见肿瘤残留。3-0可吸收倒刺线缝合集合系统及出血点，注意保护好基底的肾动脉。2-0可吸收倒刺线连

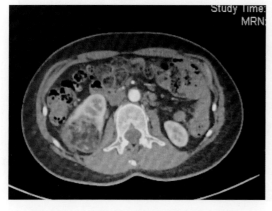

图2-102　右肾内见不规则混杂密度肿瘤

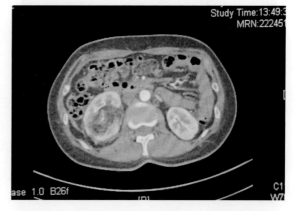

图2-103　轴位见肿瘤突入肾窦内，边缘毛糙增厚

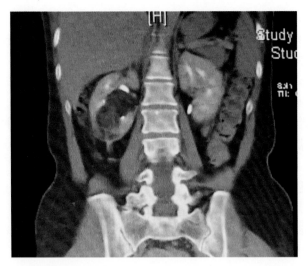

图 2-104　CT 冠状位显示肿瘤与集合系统关系密切

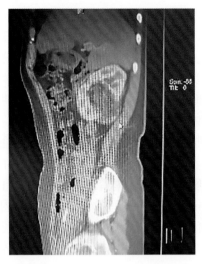

图 2-105　CT 矢状位显示右肾错构瘤

续缝合肾创面，出针处用两枚 Hem-o-lok 固定（图 2-106 ～图 2-114）。松开血管阻断钳，将气腹压降至 8 ～ 10 mmHg，检查创面是否出血，肾动脉阻断约 29 分钟。充分止血，留置引流管，逐层关闭切口。

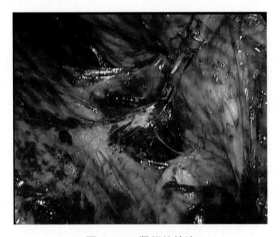

图 2-106　肾门处粘连

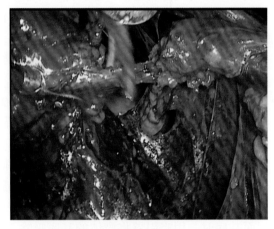

图 2-107　腹侧与腹膜粘连，腹膜薄弱

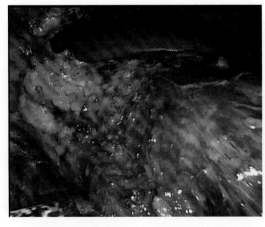

图 2-108　把腹膜扩大，显露肿瘤，边界不清

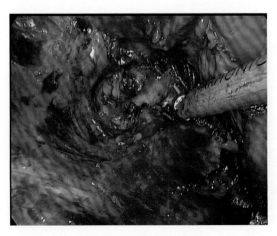

图 2-109　游离出肾动脉

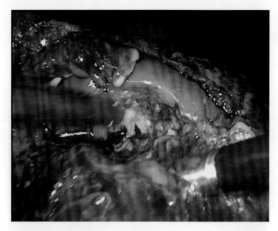

图 2-110　切除肿瘤，无明显包膜，可见黄色脂肪样瘤体

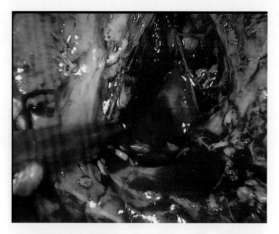

图 2-111　肿瘤基底，可见集合系统与静脉

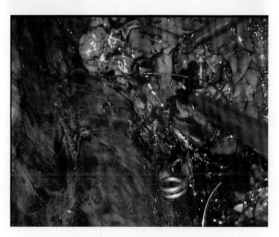

图 2-112　缝合第一层创面

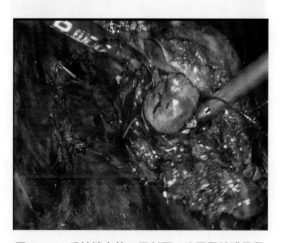

图 2-113　反针缝合第二层创面，连同肾被膜及肾脂肪囊一并缝合

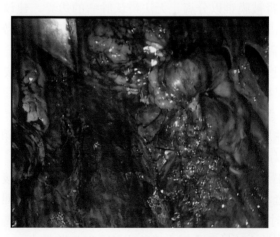

图 2-114　缝合后的创面，开放肾动脉后无出血

【预后】

患者术后引流 100 ml，3 天后拔除，患者自 2016 年术后定期复查，术后 1 年复查肾 CT 显示右肾功能良好，无肾萎缩（图 2-115~图 2-116）。随访至 2020 年 3 月未见肿瘤复发。

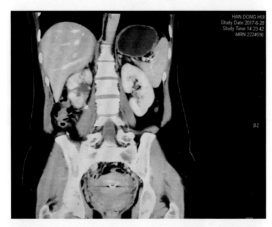

图 2-115　右肾皮质厚，功能良好

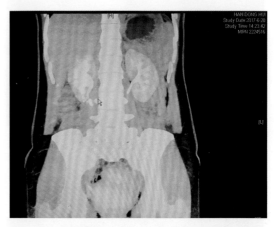

图 2-116　排泄期显示右肾功能良好，肾盂轻度扩张积水

【经验与体会】

1. 对于良性肿瘤，即使直径在 7 cm 以上，患侧肾仍然有保留的必要和价值。本例有过错构瘤破裂出血，手术时机应在出血稳定后半年以上，过早手术介入会存在较严重的粘连，而这种粘连术前难以从 CT 等影像学检查上判断出来，手术相关并发症会明显增加。术者曾比较过出血后半年手术与出血后 4 个月手术的病例，前者的粘连会相对轻一些。

2. 本例为肾下极背侧肿瘤伴出血，选择后腹腔镜入路，虽然有些粘连，但动脉仍是较容易分离出来的。肾下极和肾脂肪囊以及腹膜仍然粘连严重，肾周脂肪囊与肾被膜难以分离，需要在脂肪囊外分离肾。腹膜与肾表面粘连，而且菲薄易破，此时建议将腹膜破损处扩大，可以获得较大的游离空间。

3. 因肾周脂肪囊与肾被膜难以分离，无法辨认肿瘤的边界，建议在超声引导下确定肿瘤的大小、界限、深度、与血管的毗邻关系，在超声监测下把要切除的大致范围标记在肾表面上。

4. 切开肾实质时，需要辨认清楚瘤体，因错构瘤出血后已无肿瘤包膜，瘤体脂肪要比肾周脂肪颜色深，颗粒大。此时可以用边切边吸除的方法，使瘤体快速减小容积，分离到肿瘤基底时，以吸引为主，注意保护好肾静脉及集合系统，不必苛求把肿瘤的每一部分都吸除干净。

5. 缝合第一层集合系统及出血点，要注意保护好基底的小动脉，但集合系统要缝合严密，经验不足者可提前放置输尿管支架管，术中以其为标志来缝合。关闭第一层时，可将肾被膜连同肾脂肪囊一并缝合，可以起到压迫创面止血的目的。

6. 有些体积巨大的肾错构瘤，以实性和脂肪成分混合为主，直接切除十分困难。如用腹腔镜来处理，可以在阻断肾动脉的情况下先吸除肿瘤的脂肪成分，对于难以吸除的实性成分，因肿瘤体积已明显缩小，此时可以通过提拉肿瘤，使其与基底部的血管或集合系统分离，然后将整个肿瘤的实性部分切除，该方法被称为巨大错构瘤的分区切除技术（reginal resection technique），适用于体积巨大、肿瘤成分为实性和脂肪成分混合的错构瘤。若术前高度可疑恶性肿瘤或是上皮样错构瘤，则该方法不适合。

【小结】

肾错构瘤出血后层次严重紊乱，再行腹腔镜肾部分切除术充满挑战与困难，术中脏器易出现副损伤，术后动静脉瘘、漏尿、二次出血的风险都很高，术者应根据自身经验结合患者的实际情况，选择最熟悉和最安全的手术方式。术前应该结合 CT 或 MRI 及各类评分系统来充分评估病例的复杂程度。

（王滨帅　张树栋 编；马潞林 审）

参考文献

[1] 张树栋. 复杂情况腹腔镜肾部分切除术的方法探讨（附光盘）[J]. 现代泌尿外科杂志，2016，21（5）：325-328.

[2] Wang C，Li X，Peng L，et al. An update on recent developments in rupture of renal angiomyolipoma [J]. Medicine（Baltimore），2018，97（16）：e0497.

第二十七节　肾上极近肾门肿瘤行经腹途径腹腔镜肾部分切除术一例

导读

占据一极的肾肿瘤因其边缘邻近肾门，与肾血管关系密切，行肾部分切除时存在较大的技术挑战，术后尿漏、出血的风险较高。本例将结合腹腔镜切除该类型肾肿瘤的实例，介绍此类病例经腹腔入路的腹腔镜手术经验与体会。

【病例简介】

患者男性，52 岁，体检发现右肾占位 1 个月。

患者于 1 个月前体检时行超声检查，结果提示：右肾占位性病变，性质待查。后于外院行增强 CT 提示"右肾不规则占位，考虑为肾癌"，无尿急、尿频、尿痛，无血尿，无腰痛。为求进一步诊治于 2018 年 3 月入院。发病以来，睡眠食欲正常，大便正常，体重无明显变化。

既往史：高血压病史 5 年，最高 150/100 mmHg，否认心脏病、糖尿病等其他内科疾病史。

体格检查：血压 139/89 mmHg，神清语利，精神可，无皮疹、瘢痕，心肺查体未及明显异常，腹平软，全腹无明显压痛、反跳痛，肠鸣音正常，双侧肾区无叩痛，双侧下肢无水肿。

实验室检查：肾功能：Cr 88 μmol/L，eGFR 88 ml/（min·1.73 m^2）。

影像学检查：CT 显示右肾上极见团块稍高密度影，边界清楚，密度不均匀，范围约 35 mm×30 mm×30 mm，增强扫描皮质期明显不均匀高强化，实质期对比剂迅速推出，呈不均匀低强化，延迟期呈低强化。右肾散在点状、结节状低密度，强化不明显（图 2-117～图 2-119）。

初步诊断：右侧肾癌（T1aN0M0）。

【临床决策分析】

诊断：本例考虑为 T1a 期肿瘤，肿瘤与肾动静脉和集合系统的关系密切，术中出血、术后尿漏的风险较高，术后有可能肾动脉栓塞，但患者较年轻，保肾意愿强烈，并愿意承担各种后果，科内讨论后，向患者详细交代病情，决定做腹腔镜肾部分切除术。

治疗：腹腔镜选择后腹腔还是经腹途径？经腹腔入路可以直视下分离肿瘤基底部与肾血管及集合系统，后腹腔镜入路需要广泛游离肾，并且旋转肾，肿瘤包膜在旋转时受挤压，易出现包膜破裂；此外即使把肾旋转过来，对于肿瘤的腹侧面游离仍比较困难，对腹侧肾门血管的暴露也不

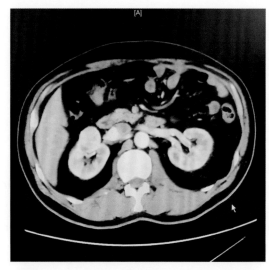

图 2-117　肾肿瘤邻近肾门，增强呈不均匀强化

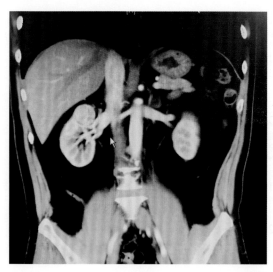

图 2-118　CT 冠状位显示肿瘤与肾动脉的关系

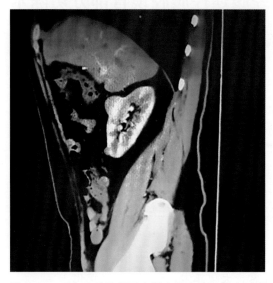

图 2-119　CT 矢状位显示右肾实性占位，突出于肾
实质

满意；另外不利于该肾再长肿瘤时二次手术；因此选择经腹腔入路。

【治疗过程】

体位与套管位置：采用气管插管全身麻醉，术中动脉压监测。患者健侧卧位，后仰 30°～45°，垫起腰枕，轻起腰桥，固定患者于手术台上。术者与助手站于患者腹侧。Hasson 法直视下切开建立气腹，气腹压力保持在 12 mmHg。第一个穿刺点在脐上缘 2 cm 处，由此处放入 10 mm 穿刺器，腹腔镜经该通道进入腹腔。第二个穿刺点在锁骨中线肋缘下 2 cm，置入 5 mm Trocar。第三个穿刺点选腋前线平脐水平，置入 12 mm Trocar。在腋中线肋缘下放置第 4 个 5 mm 穿刺器帮助牵引。

手术过程：探查腹腔未见明显异常，找到结肠，在结肠肝曲上外侧切开壁层后腹膜，将结肠肝曲推向内下方，切断肾与结肠间结缔组织，切开肝结肠韧带，顶起肝，显露右肾周筋膜前叶。肾周游离肾，肾与周围组织粘连紧密，腔静脉右侧显露肾动脉困难，改从腔静脉与腹主动脉之间用超声刀仔细分离，游离肾动脉，为单支。游离肾上极，抬起肝，可见突出肾表面的肾肿瘤，约 25 mm×30 mm，超声刀切断肾周淋巴管，阻断肾动脉，距肿瘤边缘 0.5 cm 以剪刀楔形切除肿瘤及部分肾组织，创面未见肿瘤残留。2-0 可吸收倒刺线缝合集合系统及出血点，2-0 可吸收倒刺线间断缝合肾创面，适当加压打结。解除肾动脉阻断约 10 分钟（图 2-120～图 2-124）。充分止血，逐层关闭切口，手术结束。

【预后】

术后病理提示：肾透明细胞癌，WHO/ISUP 核分级Ⅱ级，肿瘤未累及肾周脂肪，切缘未见癌。患者术后引流 50 ml，2 天后拔除，术后定期复查。1 年复查肾 MRI 提示右肾功能良好（图 2-125），随访至 2020 年 2 月未见肿瘤复发及转移。

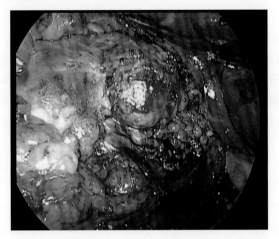

图 2-120　经腹腔入路暴露肿瘤

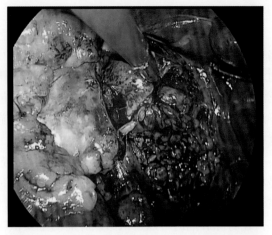

图 2-121　在肿瘤下缘切开肾，左手的钳子轻轻向
上提拉肿瘤

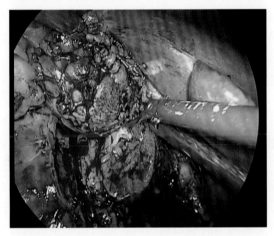

图 2-122　边切边吸，显露肿瘤基底

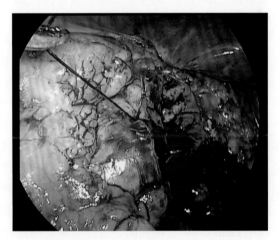

图 2-123　2-0 倒刺线缝合第一层

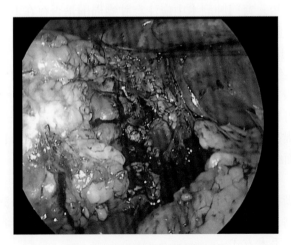

图 2-124　开放动脉后的肾创面

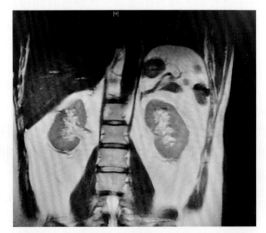

图 2-125　肾 MRI 显示右肾功能良好，未见肿
瘤复发迹象

【经验与体会】

1. 入路选择：肾门上极的肿瘤一般推荐经后腹腔入路行腹腔镜的肾部分切除术，后腹腔入路处理上极肿瘤相对容易操作，肾上极腹侧肿瘤后腹腔入路最容易进行切除肿瘤和正手缝合创面，肾上极背侧肿瘤则多需通过旋转肾来完成切除和缝合动作。然而对一些恶性度高的肿瘤，广泛游离和旋转肾很容易造成对肿瘤的挤压，若包膜脆弱，术中易致肿瘤播散。经腹入路的优势在于游离显露肾门肿瘤比较容易，不需要大范围游离肾，对此类肿瘤，缝合肾创面时腹腔镜缝合角度很适宜。

2. 暴露肿瘤：一般来说，位于上极或下极的肾门肿瘤通常会有单独的肾动脉来供应，可以是单独分支，也可是肾动脉主干分出，在游离时要尽可能将此供应动脉游离出来，判断清楚可以在切除肿瘤前即将此动脉结扎。如果供应血管位于视野远端或盲区，在阻断前不易单独游离出来，在剪除肿瘤时可以辨认出该肿瘤的主要供应血管，直接用可吸收夹或 Hem-o-lok 阻断。如果肿瘤主体位于腹侧，后腹腔入路不易游离到肿瘤最远的边缘，需要将肾大部分游离，包括下极，使肾活动度增加，用辅助孔器械将肾压向下方，或者将肾上极向背侧旋转 30° ～ 180° 不等，使肿瘤暴露于术者的视野下，切除和缝合操作都很方便。按同样方法，对于上极背侧肿瘤，则需要将肾上极向腹侧旋转一定角度，使肿瘤转至合适的术野下，方便切除和缝合。这种"肾旋转技术"此前已有相关报道。游离肿瘤远端的边界容易存在视野盲区，可以用无损伤钳将肾上极压向下方或背侧，尽可能将肿瘤边缘的脂肪清理干净，显露肿瘤的边界。

3. 切除肿瘤：切除的一般原则仍是沿肿瘤边界实质部分最多的部位切开，肾切开的部位需要根据肿瘤的形状来选择，圆形或椭圆形的肿瘤一般沿肿瘤边界下缘 0.5 ～ 1 cm 处切开肾，绕肿瘤下 1/2 棱形切开肾，然后在肿瘤最下方沿切口逐渐切至肿瘤基底部，然后按照自下而上的顺序，沿肿瘤基底部向上方剪开，此时辅助孔可以用无损伤钳夹住肿瘤表面脂肪向上提拉肾，形成张力后，可以使肿瘤的基底部与正常肾实质分开，此种向上提拉技术（pull-up technique）尤其适用于囊性肿瘤，可以减少肿瘤被切破的概率。肿瘤位置深、邻近集合系统者，可以直接切开集合系统，以辨认肿瘤基底部，降低将其切破的风险。在切除过程中，若见到明显的肿瘤供应血管，可以用 Hem-o-lok 直接夹闭。沿肿瘤基底部逐渐向上剥离至肿瘤最远端时，此时已基本没有肾实质，遂可完整切除。如本例所示的肿瘤设计切口时可以使肾的缺损处呈椭圆形，缝合时缺损对合满意，且张力小。对于占据大部分上极的肾门肿瘤，也可选择肾上极切除术，此时创面的缝合会垂直于肾长轴，缝合距离短，热缺血时间也会缩短。肾门肿瘤术中应注意肿瘤周围是否存在卫星灶，若发现可一并切除；若发现多发卫星灶或小静脉内癌栓，应中转为根治术。

4. 缝合创面：肾门肿瘤切面的特点是血供比较丰富，集合系统常被剪开，所以第一层的缝合尤为关键，用 3-0 倒刺线先关闭集合系统，再缝合肉眼可及的小血管，这层缝合还有减张的作用，应尽可能使缺损的两边靠拢。如果整个上极被切除，创面较大，也可用 2-0 的倒刺线来缝合第一层。经腹腔入路时上极肿瘤的创面基本上可以用正手位缝合，如果缺损处方向不合适，也可旋转肾，使之适合于正手夹针缝合，可以明显提高缝合的效率。如果切面呈圆形，也可沿与肾长轴垂直的方向来缝合，缝合的有效距离短，创面缝合张力更低，效率更高。

【小结】

肾门区肾肿瘤行腹腔镜肾部分切除术是充满挑战的手术，肿瘤切缘易阳性，肾小血管容易漏缝，术后尿漏、动静脉瘘、二次出血的风险很高，因此该技术经验仅供腹腔镜技术熟练的医生参考，对待特殊病例术者应选择最熟悉和最安全的手术方式。

（王滨帅　张树栋　编；马潞林　审）

参考文献

[1] 张树栋. 肾门区肿瘤腹腔镜保留肾单位手术的决策（附光盘）[J]. 现代泌尿外科杂志，2018，23（5）：323-327.

[2] Garisto J，Bertolo R，Dagenais J，et al. Robotic versus open partial nephrectomy for highly complex renal masses：comparison of perioperative，functional，and oncological outcomes [J]. Urol Oncol，2018，36（471）：e1-e9.

第二十八节 孤立肾肿瘤术后复发行二次肾部分切除术一例

❗ 导读

　　孤立肾肿瘤因其解剖的特殊性，行肾部分切除术时手术风险较高，易出现肾功能不全，甚至需要血液透析。而孤立肾肿瘤术后复发，其临床诊疗决策的选择就会更加困难，二次肾部分切除术在技术上存在很大的挑战，围术期的并发症处理非常棘手。本文通过对近年一例类似患者诊疗过程的分析，希望对二次肾部分切除的手术适应证选择和手术经验方面提供一些启示。

【病例简介】

　　患者女性，55 岁，2019 年 6 月主因"右肾部分切除术后 4 年，发现右肾肿物半个月"入院。

　　患者于 4 年前因双肾肿瘤，于我院行右肾部分切除术、左肾根治性切除术，病理提示肾透明细胞型肾细胞癌，Fuhrman 分级 II 级，术后恢复良好，未药物治疗。半个月前复查超声发现右肾肿物，行增强 CT 示右肾下极肾癌可能性大，对比之前 CT：右肾上极后部术后缺如，局部可见线状高密度，未见明确占位征象，右肾下极可见一软组织密度影，范围 20 mm × 19 mm × 14 mm。无腰痛，无肉眼血尿，无尿频、尿急、尿痛等不适。为求进一步诊治来我院。发病以来，睡眠食欲正常，大便正常，体重无明显变化。

　　既往史：否认心脏病、糖尿病，高血压 4 年，口服氨氯地平治疗，血压控制可。

　　体格检查：血压 136/80 mmHg，神清语利，精神可，无皮疹，心肺查体未及明显异常，腹平软，全腹无明显压痛、反跳痛，肠鸣音正常，双侧肾区无叩痛，双侧下肢无水肿。

　　实验室检查：肾功能：Cr 139 μmol/L，eGFR 34 ml/（min·1.73 m²）。

　　影像学检查：右肾部分切除术后，左肾根治性切除术后，对比之前 CT：右肾上极后部术后缺如，局部可见线状高密度，未见明确占位征象，周围未见肿大淋巴结。右肾下极可见一软组织密度影，范围 20 mm × 19 mm × 14 mm，局部突出于肾轮廓外（图 2-126 ~ 图 2-127）。

　　初步诊断：右肾占位性病变，右肾部分切除术后，左肾根治性切除术后，高血压。

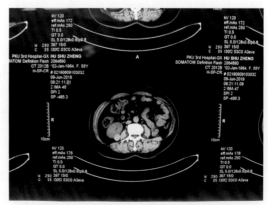

图 2-126　肾 CT 显示右肾下极肿物

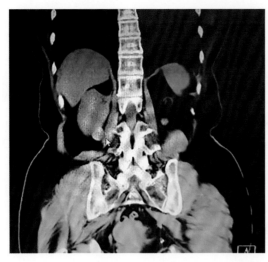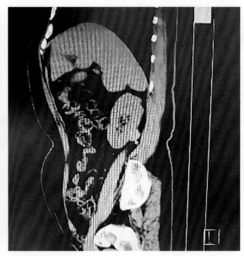

图 2-127　CT 冠状位和矢状位显示右肾下极实性占位，突出于肾外

【临床决策分析】

本例尽管为 T1a 期肿瘤，肿瘤未侵及肾被膜，但因为是孤立肾，既往还曾做过后腹腔镜肾部分切除术，粘连较重，术中出血和术后透析的风险较高。后腹腔做过手术后局部解剖结构紊乱，动脉和肾很难游离，而肾腹侧面游离较少，解剖会相对清楚一些，肿瘤体积较小，开放手术创伤大，经 MDT 讨论后，向患者详细交代病情，决定为其行腹腔入路的腹腔镜右肾部分切除术。

【治疗过程】

全身麻醉，左侧卧位，腰部垫高，向背侧倾斜 30°，于脐旁做 1.5 cm 切口，依次切开至腹膜，Alis 钳提起腹膜后切开，置入 11 mm Trocar，建立气腹。置入 30° 腹腔镜，监视下在右侧腹直肌旁肋缘下 4 cm 处、腋前线肋缘下、髂嵴内侧穿刺分别放入 13 mm、5 mm 和 5 mm Trocar。探查腹腔未见明显异常，找到结肠，在结肠肝曲上外侧切开壁层后腹膜，将结肠肝曲推向下内方，切断肾与结肠间的结缔组织，切开肝结肠韧带，顶起肝，显露右肾周筋膜前叶。在肾周筋膜外游离肾，肾与周围组织粘连紧密，分离困难。用钝性加超声刀切断的方法游离，钛夹夹闭周围小血管与出血点。游离出肾下极，向上顶起下极，找到输尿管。于肾下极可见凸出肾表面的肿瘤，凸出部分约 20 mm×20 mm，将肾中、下部游离。沿输尿管向上找到腔静脉，向肾方向游离找到肾静脉，在肾静脉上方游离，粘连较重，暴露肾动脉，为 1 支。超声刀切断肾蒂周围淋巴管，腹腔镜动脉阻断钳阻断肾动脉，距肿瘤边缘 0.1～0.5 cm 以剪刀楔形切除肿瘤及部分肾组织，未见肿瘤残留创面明显出血，用双极电凝止血，2-0 Vloc 可吸收倒刺线（线 20 cm，针 36 mm）缝合创面及出血点，然后用此线连续缝合肾创面，适当加压后用 Hem-o-lok 固定。肾动脉阻断约 14 分钟。充分止血，逐层关闭切口，手术结束（图 2-128～图 2-137）。

术后病理提示：肾透明细胞癌，WHO/ISUP 核分级 Ⅱ 级，肿瘤未累及肾周脂肪，切缘未见癌。

【预后】

患者自 2019 年 6 月术后定期复查，随访至 2022 年 12 月未见肿瘤复发，肾功能良好。

【经验与体会】

1. 二次手术如果重新选择腹腔镜手术，难度很大。大多数情况下推荐与第一次手术路径相反的入路，因为第一次手术时解剖过肾动脉和游离过肾，势必存在较重的粘连，而这种粘连术前难以从 CT 等影像学检查上判断出来。肾血管和肾的对侧面第一次手术时游离相对较少，理论上存在可以解剖出来的可能性。如果存侥幸心理，选择与上次手术相同的路径，可能会遭遇到难以预料的困难，手术相关并发症会明显增加。

2. 如果第一次手术是经腹腔途径，那么二次手术时仍可选择经腹腔入路，因为经腹腔入路

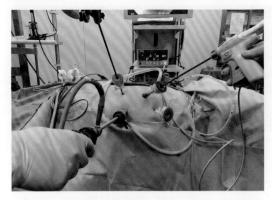

图 2-128 经腹腔入路各穿刺套管的位置及器械布局

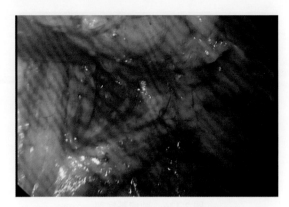

图 2-129 显露右肾静脉及下腔静脉

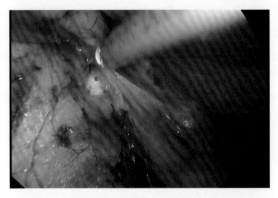

图 2-130 肾静脉上方粘连严重（白色瘢痕处）

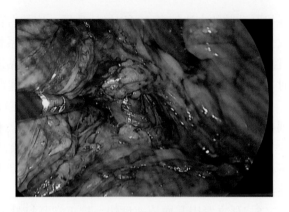

图 2-131 分离出肾动脉

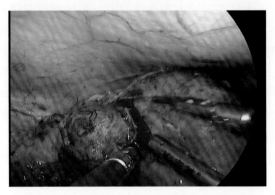

图 2-132 切除肿瘤

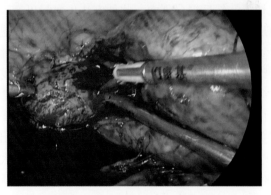

图 2-133 双极电凝对肾创面出血

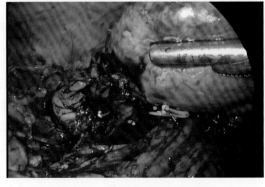

图 2-134 开放动脉后的肾创面

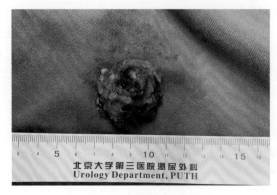

图 2-135 肿瘤正面观

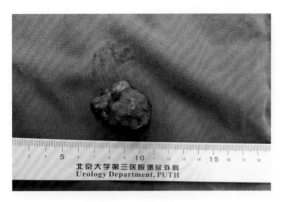

图 2-136 肿瘤基底部

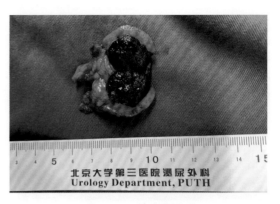

图 2-137 肿瘤剖面观

寻找肾动脉的方法较多，可以灵活选择，比如右肾动脉可以在下腔静脉的后方或者内侧寻找，多数会和左肾静脉在同一水平；左肾动脉可以经系膜途径，在主动脉发出肾动脉的起始处寻找。而且游离肾时可以直视下分离与肠管或者脏器的粘连，副损伤会降低，相反，再次经后腹腔镜入路时，结肠、胰腺、十二指肠等脏器往往因为粘连严重、层次紊乱而出现副损伤。

3．二次手术时因为旋转肾、暴露肿瘤存在较多的困难，因此游离时务必在直视下完成，否则极易出现肠管的损伤，而术中若未及时发现，术后将是灾难性的后果。

4．本例第一次是后腹腔镜肾上极肿瘤切除，本次为肾下极背侧肿瘤，游离相对容易，但肾下极和肾周围仍然粘连严重。若为原部位复发，则手术难度将会明显增加，若要做肾部分切除，建议在超声引导下开放途径做肾一极的切除术。

5．孤立肾因其血流速度快，较正常肾容易出血，本例单支动脉阻断后切开肾，创面渗血仍明显，用双极电凝止血效果不佳，此时因肿瘤体积小，可以让助手用吸引器压迫创面，快速将肿瘤切下，然后缝合创面，此种方法止血最可靠。对于大体积肿瘤有类似情况时，强烈推荐压住创面后，继续寻找肾动脉的分支，或检查动脉夹是否夹闭完全。不可强行切除肿瘤，否则会引起较严重的出血。若找不到分支动脉，肾创面仍出血明显，此时可以用末端夹有 Hem-o-lok 的 4-0 血管线或者 3-0 倒刺线（针的直径均为 26 mm，线长度在 10 cm 左右）将创面快速缝合来止血。

6．孤立肾的创面一定要双层缝合，第一层缝合的推荐顺序是从近到远，第二层的推荐顺序是由远到近，中间注意抽紧缝线，用 Hem-o-lok 来间断减张。不可为追求减少热缺血时间而漏掉对关键血管或者集合系统的缝合，孤立肾术后出血或尿漏的风险远较正常肾高。

7．孤立肾对热缺血时间的耐受存在较大的个体差异，本例 14 分钟，术后即时尿量为 600 ml；但也有过 70 岁患者缺血 18 分钟术后无尿需透析的情况。因此术前需充分评估手术的风险和患者的耐受力，不建议过分追求微创手术方式，开放手术仍然是缩短肾热缺血时间最有效的途径。

【小结】

孤立肾肿瘤行二次腹腔镜肾部分切除术是充满挑战的手术，术中脏器易出现副损伤，术后动静脉瘘、漏尿、二次出血的风险都很高，因此对待孤立肾的肿瘤，尤其是二次手术，不应追求微创手术方式，术者应根据自身经验结合患者的实际情况，选择最熟悉和最安全的手术方式。

（王滨帅　张树栋 编；马潞林 审）

参考文献

[1] Yoshida K，Kondo T，Takagi T，et al．Clinical outcomes of repeat partial nephrectomy compared to

initial partial nephrectomy of a solitary kidney [J]. Int J Clin Oncol, 2020, 25 (6): 1155-1162.

[2] Liu NW, Khurana K, Sudarshan S, et al.Repeat partial nephrectomy on the solitary kidney: surgical, functional and oncological outcomes [J]. J Urol, 2010, 183 (5): 1719-1724.

第二十九节　腹腔镜肾部分切除术一例

 导读

　　T1b 期的肿瘤能否做肾部分切除术一直以来是广受临床争议的问题，随着腹腔镜和机器人辅助腹腔镜技术的快速发展，肾热缺血时间不断缩短，腹腔镜保留肾单位手术已日趋成熟，尤其是肾低温缺血保护技术和各种止血技术的发展，使得保留肾单位的手术适应证逐渐扩大。本例将结合腹腔镜切除 T1b 期肾肿瘤的实例，介绍此类病例的腹腔镜手术经验与体会。

【病例简介】

　　患者男性，47 岁，B 超检查发现左肾占位 1 周。

　　患者 1 周前于当地体检时行超声检查提示左肾占位，无血尿，无腰腹部疼痛，无腹部包块，无尿路刺激症状。门诊 CT 报告左侧肾癌可能性大，左肾下极可见 59 mm×50 mm×54 mm 团块状软组织密度影，内密度不均匀，边缘尚清，增强扫描明显不均匀强化，于 2019 年 10 月入院手术。发病以来，睡眠食欲正常，大便正常，体重无明显变化。

　　既往史：否认高血压、心脏病、糖尿病等内科疾病史。

　　体格检查：血压 127/88 mmHg，神清语利，精神可，无皮疹、瘢痕，心肺查体未及明显异常，腹平软，全腹无明显压痛、反跳痛，肠鸣音正常，双侧肾区无叩痛，双侧下肢无水肿。

　　实验室检查：肾功能：Cr 91 μmol/L，eGFR 87 ml/ (min · 1.73 m^2)。

　　影像学检查：CT 报告左侧肾癌可能性大，左肾下极可见 59 mm×50 mm×54 mm 团块状软组织密度影，内密度不均匀，边缘尚清，增强扫描明显不均匀强化，病灶向外突出于肾实质，向内突向肾窦，周围见迂曲小血管影。肾动、静脉未见充盈缺损（图 2-138 ～图 2-140）。

　　初步诊断：左侧肾癌（T1bN0M0）。

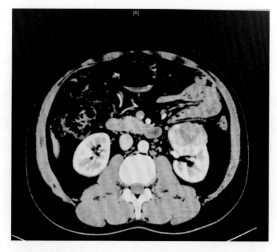

图 2-138　左肾肿瘤，增强扫描呈明显不均匀强化

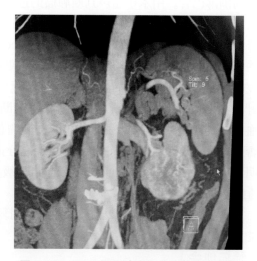

图 2-139　CTA 显示肿瘤有分支肾动脉供血

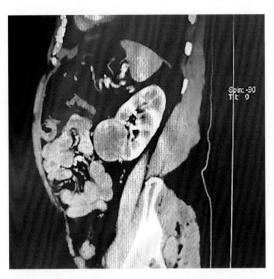

图 2-140　矢状位显示肿瘤的位置

【临床决策分析】

诊断：肿瘤最大直径 5.9 cm，为 T1b 期，肿瘤未侵及肾被膜，但边缘欠规则，体积较大，更适合做根治性肾切除术，但患者及家属强烈要求保肾手术，并愿意承担各种后果，科内讨论认为 T1b 期做肾部分切除术目前国际上尚有争议，向患者详细交代病情，有可能局部复发、种植，患者及家属理解。

治疗：决定为其行腹腔镜左肾部分切除术。对于肾下极腹侧肿瘤，后腹腔或经腹腔途径均可选择，后腹腔暴露肾血管比较容易，故选择经后腹腔入路。

【治疗过程】

全身麻醉，左侧卧位，升高腰桥，消毒铺巾，于腰大肌前缘第 12 肋缘下做纵行切口 2 cm，分开肌肉和腰背筋膜，钝性分离至后腹膜，扩张后腹腔空间。清除侧锥筋膜表面的腹膜外脂肪，沿腰大肌前缘打开肾周筋膜。探查肾上腺区无异常，打开肾脂肪囊，贴肾表面游离肾，有粘连，分离困难，钛夹夹闭周围小血管和出血点。将输尿管游离出来保护好，在肾下极腹侧可见凸出肾表面的肾肿瘤，约 5 cm×3 cm，将肾中、下部游离。肾门背侧游离肾动脉，为 3 支。超声刀切断肾蒂周围淋巴管。用术中超声判断肿瘤的边界，在肿瘤靠近肾门的边缘处游离，不游离下方的肿瘤及表面脂肪。腹腔镜动脉阻断钳阻断肾动脉，距肿瘤边缘 0.5 cm 处以剪刀楔形切除肿瘤及部分肾组织，创面未见肿瘤残留。使用 3-0 Vloc 可吸收线（线 15 cm，针直径 26 mm）连续缝合集合系统和部分小血管，末端缝出肾后固定。更换 2-0 Vloc 可吸收线（线 30 cm，针直径 36 mm），用 Vloc 线自肾创面远心端缝起，反手连续缝合，使创面的左右侧对齐，缝至肾门近心端后出针，出针处用两枚 Hem-o-lok 固定。松开血管阻断钳，将气腹压降至 8～10 mmHg，检查创面是否出血，肾动脉阻断约 24 分钟。体外检查肿瘤包膜与基底是否完整，剖开肿瘤观察大体标本决定是否送冰冻病理（图 2-141～图 2-142）。充分止血，留置引流管，逐层关闭切口。术后病理结果：透明细胞型肾细胞癌，WHO/ISUP 核分级 Ⅱ 级，肾肿瘤局部邻近切缘被膜未见癌累及。

【预后】

患者术后引流 20 ml，2 天后拔除，定期复查，随访至 2020 年 2 月未见肿瘤复发及转移，肾功能良好。

【经验与体会】

1. 入路选择：对于肾下极肿瘤，经后腹腔途径操作困难，多需反手持针缝合，技术熟练后可以克服学习曲线，也可调换 Trocar，用腋前线和腋中线的两个操作点进行缝合；经腹腔途径操

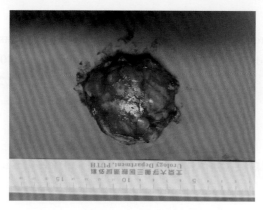

图 2-141　肿瘤正面观

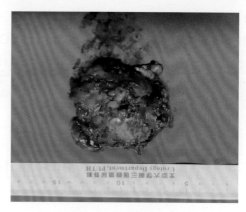

图 2-142　肿瘤背面观

作空间大，缝合肾时可以正手夹针缝合。手术入路的选择需遵循术者的操作习惯，才能减少并发症的发生。

2. 暴露肿瘤：肾下极肿瘤一定要先将输尿管游离出来，避免误伤，输尿管也是解剖标志，可以沿其寻找肾动脉和肿瘤。遇到脂肪多且厚的患者，更要仔细辨认输尿管。需要将肾大部分游离，以便肾朝不同方向旋转。要尽可能地把肿瘤与肾门血管的解剖关系呈现出来，若发现供应肿瘤的分支血管，可以先行切断。注意游离时辨认出十二指肠，以免误伤。要合理应用术中超声，对于判断肿瘤的边界和深度非常有帮助，并在超声实时监测下确定切开肾实质的位置。尽量不游离下方的肿瘤及表面脂肪，减少对肿瘤包膜的挤压。

3. 切除肿瘤：肾切开部位可以选在肿瘤背侧边缘 0.5 ~ 0.7 cm 处，斜向上方切开肾实质，辨认肿瘤边缘与肾窦脂肪的关系，一直向肾门方向剪开，可沿肿瘤外科包膜采用钝锐性相结合方式将肿瘤基底部从肾窦脂肪浅面剥离，完整切除肾肿瘤及部分正常肾组织。必要时可以剪开集合系统，确保肿瘤基底部切除完整。也可自肾门处剪开肾实质，剪断肾动脉供应下极的分支与肾静脉的属支，将整个肾下极切除，此时肾的横断面可沿与肾长轴垂直的方向来缝合，缝合的有效距离短，缺血时间也随之缩短。

4. 缝合创面：下极位于肾门腹侧的肿瘤可以旋转肾，便于切除肿瘤，缝合时可将观察镜自腋中线移至腋后线来观察，此时可以正手缝合肾的缺损。对于下极背侧或骑缝于长轴处的肿瘤，缝合往往比较困难，可以采用反手缝合的方式，注意调整夹针的方向，使针尖可以垂直于缺损面的长轴进针，增加缝合效率。注意缝合第一层时不要过深，以免将重要血管或肾盏缝扎。在缝合时也要注意输尿管的走行，以免将其误扎。推荐的缝合次序为从远及近、从内到外，提拉缝线时注意用力均匀、轻柔，避免切割肾。

【小结】

尽管欧洲泌尿协会 2019 年的肾癌诊断和治疗指南指出，对于 T1 期肿瘤，即直径小于 7 cm 的肾肿物，都可采取保留肾单位的手术。但对于 T1b 期肿瘤，部分切除手术仍存在技术上的挑战，术前准确诊断是关键点。如果考虑为 T3a 期肿瘤，则应行根治术或术中冰冻来判断肿瘤特性及切缘，如果 WHO/ISUP 核分级为Ⅲ级以上，切缘阳性，则术中应果断改为根治术。

（王滨帅　张树栋 编；马潞林 审）

参考文献

[1] Lane BR，Gill IS．7-year oncological outcomes after laparoscopic and open partial nephrectomy［J］．

J Urol，2010，183（2）：473-479.

[2] Huang WC，Levey AS，Serio AM，et al．Chronic kidney disease after nephrectomy in patients with renal cortical tumours：a retrospective cohort study［J］．Lancet Oncol，2006，7（9）：735-740.

[3] 张树栋．肾门区肿瘤腹腔镜保留肾单位手术的决策（附光盘）［J］．现代泌尿外科杂志，2018，23（5）：323-327.

第三十节　持续口服双重抗血小板药物的腹腔镜肾部分切除术一例

 导读

　　随着患者预期寿命的延长，肿瘤患者常常同时合并心脑血管疾病，而长期接受抗凝或抗血小板治疗的患者需外科手术时，围术期药物的取舍是一大难题。介绍一例持续口服双重抗血小板药物的腹腔镜肾部分切除术治疗肾肿瘤的诊疗过程，以供同行们参考。

【病例简介】

　　患者男性，45 岁，主因"体检发现左肾占位 2 月余"入院。

　　患者 2 月余前因突发急性前壁心肌梗死就诊于当地医院，行冠状动脉支架植入术治疗，术前查体左肾占位，B 超提示：左肾上极高回声占位。泌尿系 CT 提示：左肾上部丰富血供结节灶，考虑透明细胞癌可能性大。患者无腰痛、血尿、发热。2019 年 2 月门诊以"左肾恶性肿瘤"收入院。患者自发病以来神志清、精神可、二便正常、饮食可，体重无明显变化。

　　既往史：2 个月前于外院就诊，诊断急性前壁心肌梗死，行冠脉造影及 PCI 术，示 LAD 近段狭窄 60%，中段弥漫狭窄 70% ~ 80%，LCX 开口局限性狭窄 40% ~ 50%，中远段局限性狭窄 40%，RCA 散在斑块。于 LAD 中段置入支架 1 枚。术后规律冠心病二级预防治疗，服用阿司匹林（100 mg qd po）、替格瑞洛（90 mg bid po）双重抗血小板药。否认肝炎、结核、疟疾病史，否认糖尿病、脑血管疾病、精神疾病史，否认外伤、输血史，否认食物、药物过敏史。久居本地，否认吸烟。无家族史。

　　体格检查：T 36.8℃，P 72 次 / 分，R 18 次 / 分，BP 118/77 mmHg。双侧肾区无叩痛，无包块，无血尿，体重无明显变化。

　　辅助检查：2018 年 12 月泌尿系 B 超：左肾上极高回声占位；2018 年 12 月泌尿系增强 CT：左肾可见类圆形稍低密度影，边界清晰，大小约 2.5 cm×2.0 cm×2.0 cm，增强扫描可见不均匀明显强化（图 2-143 ~图 2-144）。考虑透明细胞癌可能性大。血国际标准比率 1.02；血常规（静脉血）：血红蛋白 149 g/L。

【临床决策分析】

　　本例患者诊断明确，焦点是 2 个月前因为急性前壁心肌梗死植入支架 1 枚，术后规律冠心病二级预防治疗，服用阿司匹林、替格瑞洛双抗血小板药物维持。考虑急性心肌梗死恢复期、室壁瘤，围术期心血管事件风险极高危。但患者目前 CT 诊断肾癌比较明确，属于限期手术，按照麻醉科诊疗常规，药物洗脱支架植入术后，建议阿司匹林 / 氯吡格雷抗凝时间 ＞ 1 年，限期手术应在术前 5 ~ 7 天开始应用低分子肝素桥接抗凝。经过泌尿外科、麻醉科、心内科和 ICU 讨论，决定在不停双抗血小板药的情况下做肾部分切除术，相关专家建议围术期应注意出血量和尿量，维持出入量平衡，维持血流动力学和内环境稳定，维持血钾 4.0 ~ 5.0 mmol/L，监测心电图、心肌酶学动态演变。必要时入住重症监护病房，根据情况选择转入普通病房的时机。

　　与患者及家属充分交代围术期心肌梗死再发、恶性心律失常、室壁瘤破裂、急性心力衰竭风

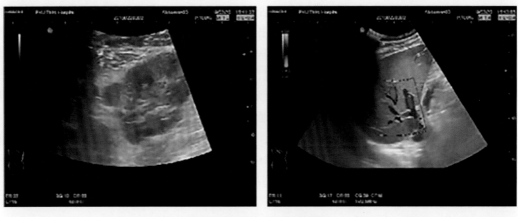

图 2-143 患者的超声图像

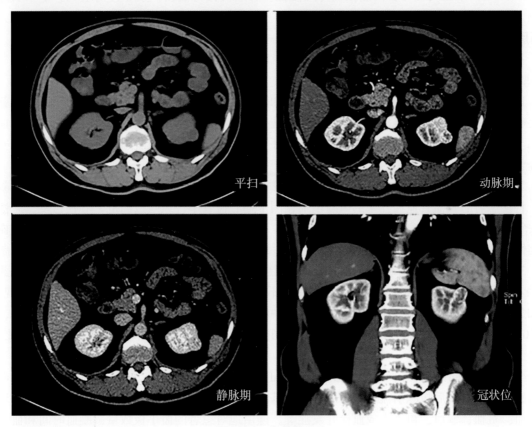

图 2-144 患者的 CT

险，术后有出血和肾动脉栓塞的可能。权衡利弊后患者及家属表示理解，愿意承担风险并要求行全麻下腹腔镜肾部分切除术。

【治疗过程】

麻醉后，右侧卧位，升高腰桥，常规消毒铺巾。于腰大肌前缘第 12 肋缘下做向下纵行切口2 cm，分开肌肉和腰背筋膜，钝性分离至后腹腔，手指分离扩张后腹腔空间，置入扩张气囊，注入空气 500 ml 扩张 5 分钟，再在腋前线肋缘下和腋中线髂嵴上做另外两个小切口，于腰大肌前缘第 12 肋缘下切口、腋前线切口和髂嵴上切口分别置入 3 个 Trocar，建立 CO_2 气腹，气腹压力维持于 12 mmHg。术中为协助手术，于腹侧增加一个 5 mm Trocar。探查见腹膜外脂肪很多，适当清除侧锥筋膜表面的腹膜外脂肪，沿腰大肌前缘打开肾周筋膜。探查肾上腺区无异常。打开肾脂肪囊，贴肾表面游离肾，脂肪层厚，有明显粘连，分离困难，钛夹夹闭周围小血管与出血点。于肾上极腹侧可见突出于肾表面的肾肿瘤，突出部分约 2 cm×2 cm，将肾大部游离。肾门背侧游离出肾动脉，为 1 支。用超声刀凝固切断肾蒂周围淋巴管，用腹腔镜动脉阻断钳阻断肾动脉，距肿瘤边缘 0.1～0.5 cm 以剪刀楔形切除肿瘤及部分肾组织，肿瘤切除完整，集合系统完整。用 2-0 可吸收缝线缝合肾实质。开放肾动脉，创面无出血，表面再用可吸收止血纱布压迫，动脉阻断时间约 11 分钟。降低气腹压力，仔细检查术野并用双极电凝确切止血，肾门部位填塞可吸收止血纱布。将肿瘤及其表面脂肪放入标本袋中，经腋后线切口将标本袋取出。清点纱布器械无误，放置乳胶引流管，关闭切口，手术结束。术中出血量为 20 ml。

术后第 1 天引流为 260 ml，术后第 7 天行超声确认腹膜后无积液后拔除引流管。术后第 8 天顺利出院，之后规律复查。

病理结果：肾透明细胞型肾细胞癌，2016 WHO/ISUP 核分级Ⅰ～Ⅱ级，肿瘤大小 2 cm×2 cm×1 cm，未见明确脉管内癌栓及神经侵犯，肿瘤侵犯肾被膜，紧邻肾周组织。手术切缘未见癌。

【预后】

手术顺利，术后恢复良好。术后定期复查，随访 10 个月无并发症，未见复发。

【经验与体会】

1. 中老年患者常常在突发心脑血管疾病的时候因为全身检查发现各类恶性肿瘤，而心脑血管疾病后需要接受抗凝或抗血小板治疗的患者往往需限期行外科手术治疗肿瘤。这时围术期血栓栓塞与出血的矛盾问题便浮出水面，如何谨慎评估血栓栓塞和出血风险来保证患者围术期的安全至今仍有争论和探讨。

2. 既往处理原则：既往顾及心脑血管更多一些，心脑血管疾病治疗过程中如果中断抗凝治疗，将使患者心脑血管血栓栓塞的风险增加，围术期心血管事件风险极高危，心梗再发、恶性心律失常、室壁瘤破裂、急性心力衰竭风险极大，因为抗凝血药物能够增加血管通透性，导致血管收缩性降低而引起广泛渗血，广泛渗血对外科手术的止血会造成一定的困难，严重时危及生命。

3. 目前观点：目前的观点有所更新。越来越多的外科医生挑战持续口服双重抗血小板药物的手术，并发现术前停用阿司匹林可能不仅达不到心血管保护作用，反而会出现药物反跳现象，增加急性血栓的发生风险。比如泌尿外科手术中经尿道前列腺电切术围术期口服阿司匹林组、术前 10 天及围术期停用阿司匹林组、未服用阿司匹林组的术中出血量和停止膀胱冲洗时间比较，差异无统计学意义。

4. 本例患者预后良好，术中出血量为 20 ml。术后第 1 天引流为 260 ml，术后第 7 天行超声确认腹膜后无积液后拔除引流管。术后血色素基本维持稳定，术后第 8 天顺利出院，没有出现术后出血、贫血、输血、再手术或血栓并发症等。谨慎地对患者的血小板数量、凝血时间和血小板功能进行检查，提前判断患者术中和术后出血的风险，采取有效措施，可以安全合理地完成腹腔镜肾部分切除手术。未来可以尝试更多的术式。

5. 需要注意的是，该病例毕竟是个例，可能存在误差，需要进一步扩大样本，必要时进行随机对照试验来验证该方法的有效性和安全性。

【小结】

综上所述，患有肾癌的患者在持续服用抗血小板药的情况下谨慎地接受腹腔镜肾部分切除术治疗是安全有效的，术后会延长引流管拔除的时间，但围术期可能不会明显增高术中和术后出血的风险。

（叶剑飞 赵 磊 编；马潞林 审）

参考文献

[1] Wolf AM，Pucei MJ，Gabale SD，et al．Safety of perioperative aspirin therapy in pancreatic operations [J]．Surgery，2014，155（1）：39-46.

[2] Lai HM，Aronow WS，Mercando AD，et al．Effect of cardiovascular drugs on cardiovascular events in 1599 patients followed in an academic outpatient cardiology practice [J]．American Journal of Therapeutics，2014，21（2）：68-72.

[3] Antolovie D，Rakow A，Contin P，et al．A randomized controlled pilot trial to evaluate and optimize the use of anti-platelet agents in the perioperative management in patients undergoing general and abdominal surgery-the APAP trial [J]．Langenbecks Arch Surg，2012，397（2）：297-306.

[4] 雒向宁，王禾，杨波．选择性绿激光前列腺汽化术患者围手术期维持口服抗凝药的安全性与手术效果探讨 [J]．中国现代医学杂志，2012，22（15）：84-87.

第三十一节　肾癌伴骨转移一例

导读

肾癌是泌尿生殖系统最常见的恶性肿瘤之一，20%～30%的肾癌患者在初次诊断时已发生肿瘤转移。转移性肾癌患者预后极差，2年生存率不足20%，平均生存时间不足1年。骨转移在肾癌患者中较为常见，约占转移性肾癌患者的1/3。本节通过分析1例肾癌伴骨转移患者的临床资料，以提高诊疗经验。

【病例简介】

患者男性，55岁，于2019年2月主因"间断右侧腰背部疼痛3年"就诊。患者3年无诱因出现间歇右侧腰背部疼痛，在当地对症治疗，效果一般，未进一步诊治。3周前因左侧肩关节疼痛，外院考虑肩关节肿瘤行左肩关节置换术，术后病理提示：透明细胞癌。行彩超提示多囊肾，双肾实质回声稍增强，右肾中低回声团，性质待定。为进一步诊治收入院。

既往史：高血压病史15年，口服替米沙坦片，血压控制在135/85 mmHg左右，分别在35年前和17年前因外伤致脑外伤，行血肿清除术，术后恢复可。发现多囊肾20年余，定期复查，未治疗。

体格检查：右侧肾区叩痛。

实验室检查：碱性磷酸酶未见明显异常。

影像学检查：PET-CT提示：右肾下极见类圆形软组织密度影，大小约5.7 cm×4.8 cm×4.7 cm，放射性分布接近周围正常肾实质，与毗邻的腰大肌分界不清。双肾多发类圆形囊性低密度影。考虑右肾下极占位性病变，肾癌，未见明确转移征象。双肾多发囊肿。双肺多发小结节，代谢不活跃，考虑良性病变。肺气肿，双肺多发肺大疱。左上肢术后改变；左侧腋窝淋巴结，代谢增高，倾向炎性。右肩关节软组织代谢增高，倾向生理性摄取。脂肪肝，肝囊肿。其余器官未见明显转移（图2-145～图2-148）。

初步诊断：①右侧肾癌；②左肩关节骨转移（透明细胞癌）；③高血压；④多囊肾。

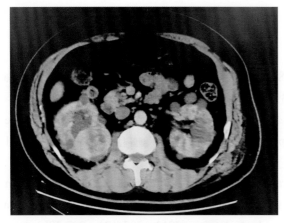

图 2-145　右肾下极占位（水平位）

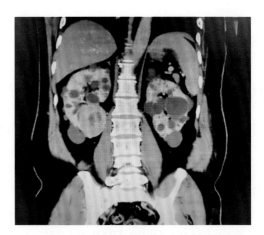

图 2-146　右肾下极占位（冠状位）

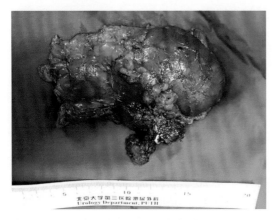

图 2-147　术后大体标本

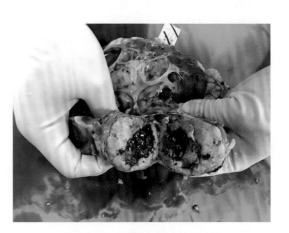

图 2-148　切开标本后可见肿瘤

【临床决策分析】

患者有 3 年余的右侧腰背部疼痛病史，未在意，后因左侧肩关节疼痛在外院检查发现左侧肩关节肿瘤，完整切除左侧肩关节并行左侧肩关节置换术，术后病理提示透明细胞癌。结合患者术前在外院做的腹部超声，发现右侧肾占位，我们进一步检查了泌尿系CTU，发现右侧肾典型的有明显增强和"快进快出"表现的肿物，右侧肾癌伴左侧肩关节转移的临床诊断是明确的。本例患者肾癌骨转移病灶已得到一定控制；除局部转移病灶外其他脏器尚未发现转移；患者一般情况良好，手术意愿强烈，可以耐受局部治疗。因此我们认为本例肾癌骨转移患者具有右肾切除术的指征，为减轻患者的临床症状，有可能完整切除病灶，为术后辅助治疗奠定更好的基础。

【治疗过程】

在左侧肩关节置换术后 3 周，经骨科医生评估，左侧肩关节置换处愈合良好，可以耐受后腹腔镜下右侧肾癌根治的左侧卧位。在全麻下行后腹腔镜右侧肾根治性切除术、右侧肾周引流术。麻醉后，左侧卧位，升高腰桥，常规消毒铺巾。于右侧腰大肌前缘第 12 肋缘下做向下纵行切口 2 cm，分开肌肉和腰背筋膜，钝性分离至后膜腔，手指分离扩张后腹腔空间，置入扩张气囊，注入空气 800 ml 扩张 5 分钟，再在腋前线肋缘下和腋中线髂棘上做另外两个小切口，于腰大肌前缘第 12 肋缘下切口置入 10 mm Trocar，于腋前线切口置入 12 mm Trocar，于髂嵴上切口置入 11 mm Trocar，建立 CO_2 气腹，气膜压力维持于 12 mmHg。清扫右侧腹膜外脂肪，沿右侧腰大肌前缘用超声刀切开侧锥筋膜，沿腰大肌表面将肾背侧 Gerota 筋膜后层游离，肾门处游离出肾动静脉，超声刀切断肾蒂周围淋巴管，肾动脉 4 支，肾静脉 1 支，上三重 Hem-o-lok 夹闭后分别切断。右侧多囊肾，肾巨大，游离及暴露困难。沿肾脂肪囊表面游离，肾与周围组织粘连紧密，分离困难，钛夹夹闭周围小血管与出血点，肾下极处游离出输尿管，游离至距离肾下极 7 cm 左右上钛夹后切断。探查肾上腺区无异常，保留肾上腺。整个肾完全游离后，放入标本袋中。扩大切口将肾取出。检查手术区域无活动性出血，放置右侧肾周引流管，清点纱布器械无误，关闭切口，手术结束。术后大体标本可见肾大小 14 cm×9 cm×8.5 cm，肾外附脂肪囊，脂肪囊易剥离，肾被膜较光滑。临床已剖开，肾下极可见一肿物，大小 5.3 cm×5 cm×4 cm，切面呈灰黄色，实性质中，肿物未突破肾被膜，肉眼可见未累及肾窦及肾盂，周围肾呈多囊状，囊泡最大径 0.5 ～ 3 cm。病理结果：透明细胞型肾细胞癌，2016 WHO/ISUP 核分级：大部分为Ⅰ级，小部分为Ⅱ级，癌侵及肾窦，未侵及肾周脂肪组织；肾门血管断端及输尿管断端未见癌。肾周脂肪内淋巴结未见癌（0/1）。周围肾内可见多发肾囊肿，结合临床，符合成人型多囊肾病。术后患者恢复顺利，左侧肩关节置换处无不适，复查置换的肩关节位置良好。术后 4 天拔除右侧肾周引流管，顺利出院。

【预后】

患者术后随访至 2020 年 2 月，一般情况良好，术后采用舒尼替尼靶向药物治疗，至今未见明显复发及转移。

【经验与体会】

1. 肾癌骨转移的诊治：肾细胞癌早期缺乏明显的临床表现，如果不及时体检，有些患者发现肾癌即发生了转移，骨骼是其常见的转移部位（42%）。肾癌骨转移患者的预后不良，1 年和 5 年的患者总体生存率分别为 47% 和 11%。对于局限性、可以手术切除的骨转移灶，积极手术治疗是恢复功能、控制局部肿瘤进展的有效方法。本例患者首先发现肩部骨转移灶，行手术治疗后确诊为肾透明细胞癌骨转移，行肩关节置换后，左侧肩痛症状消失，左侧肩关节功能活动恢复良好。多数文献报道肾癌伴单发骨转移预后较好，应予以积极的切除转移灶和切除原发灶的手术治疗。而对于多发骨转移是否应该积极手术治疗，手术是否能延长患者的生存时间，目前仍有争议。本例患者术前行 PET-CT 发现，除既往肩部骨转移外，无其他部位转移灶，遂选择右肾根治性切除术，术后腰背部疼痛的症状也大大好转，很大程度上提高了患者的生活质量。

2. 骨转移灶与肾原发病灶的治疗顺序：对于先行骨转移灶切除还是先行肾肿瘤原发灶切除，尚没有定论，基本的原则是看哪个地方的病灶对患者影响更大。本例患者左侧肩关节疼痛剧烈，且先发现了左侧肩关节转移灶，首先选择做左侧肩关节置换术，改善了总体疼痛，3 周后行右侧肾癌根治性，体位耐受性良好。我们也曾处理过多例首先行脊柱骨转移灶切除固定术后的患者，术中摆体位只要足够细心，并未发生内固定物移位的情况。本例患者术后随访至今 1 年，未见明显肿瘤复发及转移。

【小结】

对于单发的肾癌骨转移，可行患侧肾的根治性切除术，联合局部骨转移灶切除术。术后可辅助靶向药物治疗，需要密切随访。

（刘　苗　张洪宪 编；马潞林 审）

>> **参考文献**

[1] Szendroi A，Dinya E，Kardos M，et al．Prognostic factors and survival of renal clear cell carcinoma patients with bone metastases ［J］．Pathol Oncol Res，2010，16：29-38．

[2] Fottner A，Szalantzy M，Wirthmann L，et al．Bone metastases from renal cell carcinoma：patient survival after surgical treatment ［J］．BMC Musculoskelet Disord，2010，11：t45．

第三十二节　一侧肾门处神经鞘瘤一例

❗ 导读

肾门处神经鞘瘤（schwannoma of renal hilum，SRH）是一种极为罕见的原发于肾门处周围神经神经鞘 Schwann 细胞的肿瘤，多为良性，发病率仅占神经鞘瘤的 0.3% ～ 3.2%，国内外文献以个案报道居多。患者多由体检时发现腹膜后占位而就诊。因原发灶较深，起病隐匿，肿瘤体积较大，且多无特异性临床表现，诊断非常困难，因此易被忽视。本文整理了 2019 年 1 月于我院就诊的一例右侧肾门部神经鞘瘤患者的诊治过程及初步预后，希望对该疾病的正确诊断和科学治疗有借鉴意义。

【病例简介】

患者男性，39 岁，以"体检发现腹膜后肿物 1 周余"为主诉入院。

患者入院 1 周前体检发现腹膜后肿物，无腰痛、乏力、排尿困难等不适，否认血尿、腹部肿块。外院 CT：腹主动脉右旁占位，神经源性肿瘤可能性大，左侧副肾动脉。为求进一步治疗于 2019 年 1 月来我院就诊，门诊拟诊"腹膜后肿物"收住院。发病以来，睡眠饮食好，大小便正常，体重无明显变化。

既往史：无特殊。

体格检查：体温 36.0 ℃，血压 139/74 mmHg，神志清楚，自主体位，心肺查体未及明显异常。腹平软，无明显压痛或反跳痛，肠鸣音正常。双侧肾区无隆起，无压痛或叩痛，输尿管走行区无压痛，膀胱区无隆起及压痛。双下肢无水肿。

实验室检查：肝功能：ALT 24 U/L，肾功能：Cr 70 μmol/L；血常规、尿常规、凝血未见明显异常。

影像学检查：泌尿系 CT 检查（CTU）（图 2-149）：腹主动脉右侧右肾门左侧腹膜后见团块状不均匀软组织密度影，边界尚清，其内见多发片状低密度影，并见少许斑点状钙化灶，范围约 4.4 cm×6.3 cm×8.3 cm，邻近胰腺及下腔静脉受压前移。增强扫描囊壁及病变实质呈轻中度强化，CT 值约 29.5 HUPS，50.6 ～ 57.5 HUCE。双肾及肾上腺未见异常。腹主动脉右侧腹膜后占位，性质待定，神经源性（？），其他性质不除外。腹部多系统彩超：脊柱右侧前方腹主动脉与下腔静脉间可见一低回声包块，大小约 8.1 cm×5.5 cm×3.9 cm，边界清，形态欠规则，内回声欠均匀，可见少量血流信号。腹膜后实性占位性病变——性质待定，副节瘤（？）。肾动态显像未见异常，GFR 左肾 58.51 ml/min，右肾 57.58 ml/min。

初步诊断：腹膜后占位，右侧肾门部神经鞘瘤（SRH）。

【临床决策分析】

患者较年轻，无主诉不适或查体阳性表现。结合 CTU 显示腹膜后占位，肿瘤靠近中线，推挤胰腺及下腔静脉前移，内有多发低密度影及少许斑点状钙化，增强扫描见囊壁、实质轻中度强化，超声显示少量血流信号等表现，肿物边界较清晰，与周围重要血管尚有层次，疑为良性占位，首先考虑腹膜后神经来源性肿瘤，如嗜铬细胞瘤、副神经节瘤、神经鞘瘤等。患者血压不高且无头晕、恶心、心悸表现，CT 增强扫描为轻中度强化，嗜铬细胞瘤或副神经节瘤可能性稍小，但仍应警惕静默性肿瘤。同时肿瘤体积较大且位于肾门处，不排除好发于肾周脂肪囊的脂肪肉瘤及原发于肾门肾静脉或下腔静脉血管壁的血管平滑肌肉瘤，上述肿瘤早期也无特异性临床表现，应结合术中探查及术后病理检查最终确定。综合考虑，患者腹膜后占位明确，暂无远处转移，患者年轻，有手术适应证，应积极进行手术治疗。考虑到肿物大体部分主要位于腔静脉和腹主动脉

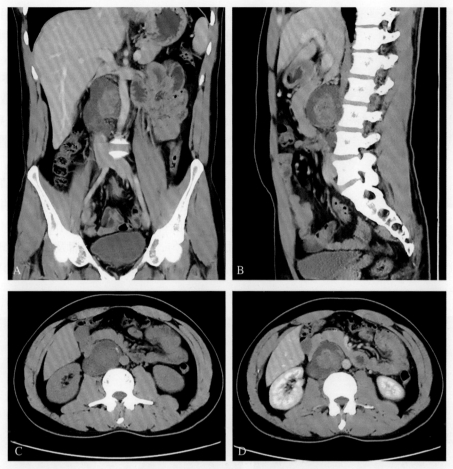

图 2-149 CTU 示腹主动脉右侧腹膜后占位
A. 冠状位；B. 矢状位；C. 轴位；D. 增强扫描见囊壁及中间实质不均匀强化

的后方、右侧肾门的内侧，从腹膜后入路更为直接，更容易接近肿物，我们决定的入路是经腹膜后。肿物虽然较大，但与周围的血管尚能看到层次，术前考虑神经鞘瘤的可能性大，根据以往经验，神经鞘瘤大部分存在完整包膜，且大多为良性，遂决定行后腹腔镜腹膜后肿物切除术。术者术中应注意轻柔操作，避免血管、神经或组织器官损伤。如肿瘤为内分泌性，术中有出现各种危象的风险（如为嗜铬细胞瘤或副神经节瘤，可能术中血压升高难以控制而出现脑血管危象）。术中应严格依照手术层次进行手术，力求完整保留右侧肾和肾上腺，避免腔静脉、腹主动脉、右侧肾动静脉的损伤。术中肿瘤若粘连严重或侵犯重要组织（如肾、肾上腺或者胰腺等），手术可能中止或切除受累器官，术后有肾或肾上腺功能不全，以及术后复发等可能。如病理结果为恶性，可能有转移、复发、扩散、病情加重，术后需辅助治疗或放化疗。病情复杂，手术风险大，应向患者及家属充分交代，取得配合。

【治疗过程】

结合患者辅助检查结果，腹膜后肾门处肿物占位明确，拟行手术切除。完善常规术前评估，患者无明确手术禁忌，遂于全身麻醉下行后腹腔镜腹膜后肿物切除术。于腰大肌前缘第 12 肋缘下切口置入 12 mm Trocar，腋前线切口置入 10 mm Trocar，髂前上棘切口置入 11 mm Trocar，建立气腹，右髂前上棘内上 5 cm 置入 5 mm Trocar 辅助游离暴露。术者首先游离并充分保护腔静脉、输尿管及肾动静脉，在肾动静脉下方发现腹膜后肿物上极（图 2-150），肾下极以下 5 cm 处腔静脉后方见多发腹膜后肿物。在肿物下极游离出肿物和腔静脉的层次后，发现肿物与部分腰静脉存在粘连，故断扎两根腰静脉，尽量游离下腔静脉。术中还发现肿物有明显包膜，部分区域与

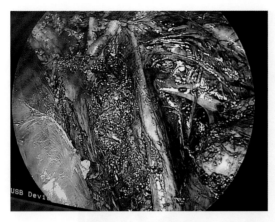

图 2-150　术中影像

周围组织粘连紧密而分离困难。术者沿包膜艰难分离后发现肿物与神经相连，进一步判断肿物来源于神经，故切断与之连接的神经纤维，抬起肿物下极，继续分离至肾动静脉下方，以尽可能完整地切除肿物。另于脊柱与腰大肌间发现数枚类似占位，同样方法切除。共切除肿物 3 枚送病理检查。探查手术区域无活动性出血，放置引流管后，常规关闭伤口。术中出血 100 ml（图 2-151）。术后予常规抗炎、止血、补液、镇痛治疗，病情平稳，术后 2 天拔除尿管，4 天拔除肾周引流管并出院。术后病理诊断神经鞘瘤，肿瘤剖面灰白实性、质韧，质地较均匀，提示神经鞘瘤及神经组织，淋巴结未及肿瘤病变。免疫组化结果：S-100（+），CD34（−），Desmin（−），SMA（−），SOX10（+），PMP22（+）。

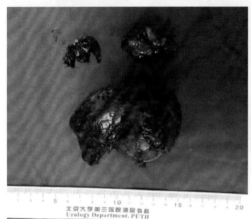
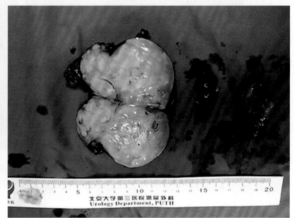

图 2-151　肿物大体标本，剖面呈灰白色，质韧

【预后】

总体来说，神经鞘瘤预后较好。本例患者自 2019 年 1 月术后定期复查，随访至 2020 年 2 月未见肿瘤复发。术后曾有半年左右的时间存在右侧腰痛，考虑与术中采用超声刀切断肿物与神经纤维的联系有关。笔者此后做类似手术时均采用剪刀直接剪断的方式处理断端，术后未再出现明显的腰痛。该患者术后半年后右侧腰痛自行缓解。

【经验与体会】

1. 肾门处神经鞘瘤诊断应注意的问题：肾门部位的神经鞘瘤极为少见，常发于青少年或较年轻的成人，起病隐匿，多于体检时发现腹膜后肾门区占位性肿物而就诊，临床上缺乏特异性症状和体征，少数患者有腰痛或肿瘤压迫症状。术前超声检查、CT 及 MRI 被认为是有效的筛查手段。该例患者 CT 表现为腹膜后稍低密度，进行性延迟强化，中心坏死或囊变区强化不明显，故呈片状，并有点状钙化灶。在诊断方面，从影像学上努力寻找肿物与椎管内神经纤维的联系，往往有助于神经鞘瘤的诊断。CT 对肿瘤部位、尺寸、周围组织官压迫等方面的评估有重要意义。但是，我们的经验认为，对于腹膜后肿物术前还应进行充分鉴别诊断，尽量排除嗜铬细胞瘤、副神经节瘤、脂肪肉瘤等，警惕术中刺激肿瘤可能发生的血压、激素波动，做好相应准备。术后病理及免疫组化检查仍为诊断金标准，文献报道 S-100、波形蛋白阳性，CD34、SMA 阴性对该病具有提示意义。

2．肾门处神经鞘瘤手术技巧：肾门处肿瘤解剖结构复杂，周围有腹主动脉、下腔静脉、肾动静脉、输尿管、肾等重要结构，肿瘤暴露及分离切除难度很大。手术原则是完整切除肿物，同时尽量避免损伤邻近脏器与血管、神经，因而腔镜手术凭视野清晰、操作精细成为当前首选方式。此例手术中，术者先在肾下极游离出腔静脉腹侧和输尿管，向腹侧推输尿管加以保护，沿腔静脉继续游离至肾门并保护周围重要血管，最大程度地防止了术中损伤重要血管及组织。另外，Abe 等报道了对位于肾门后侧的肿瘤，翻转肾有利于暴露肿瘤。本例患者肿瘤虽有明显包膜，但与腰静脉、腹膜后组织粘连，同时神经鞘瘤又有着与神经相连的复杂性，故沿包膜仔细分离肿瘤与周围组织、切断受侵腰静脉并确切止血、切断受累神经、完整切除肿瘤是该手术最重要的部分，同时切除肿物后应反复确认是否多发肿瘤及确切止血，因此术者经验也对预后影响较大。腹膜后大血管特别多，稍不注意就会造成严重出血，笔者在腹腔镜下处理大血管的原则是尽量沿血管鞘的层面进行游离，做到直视下手术，动作合理。近期，3D-CT 技术的兴起能够更直观地显示肿瘤与周边组织的关系，对手术设计有很大帮助。

【小结】

肾门处的腹膜后神经鞘瘤是很罕见的病例，其发病隐匿，缺乏特异性症状和体征，影像学检查是筛查的重要手段。但肿瘤位置较深、解剖结构复杂仍使其诊断困难重重，病理检查仍为金标准。该肿瘤术前应仔细鉴别，充分分析影像学特点及解剖结构，术中轻柔操作，完整切除肿瘤，必要时切除受侵血管或组织对手术效果和预后有重要意义。刘冲等研究显示手术切除是治疗该疾病的首选方法，良性与恶性患者手术完全切除后不易复发和转移。

（王　凯　张洪宪 编；马潞林 审）

参考文献

[1] 胡彦君，刘小娟，刘建军，等．腹膜后神经鞘瘤 11 例的 CT 及磁共振成像诊断 [J]．中国药物与临床，2015，15：644-646.
[2] 刘冲，安晓静，石群立，等．肾脏神经鞘瘤一例报告伴文献复习 [J]．诊断学理论与实践，2009，8（6）：650-652.
[3] 丁留成，卫中庆，赵启群，等．后腹腔镜根治性肾切除术治疗肾门部肾神经鞘瘤 1 例报告及文献复习 [J]．临床泌尿外科杂志，2013，28（7）：501-503.
[4] Abe T. Laparoscopic resection of paraaortic/paracaval neurogenic tumors：surgical outcomes and technical tips [J]．Surg Endosc，2016，30（10）：4640-4645.
[5] 张发财，胡江生，吴志平，等．肾门部肾脏神经鞘瘤初步诊治体会（附 2 例报告）[J]．南京医科大学学报（自然科学版），2017，7（37）：912-914.

第三十三节　一侧肾癌合并对侧肾盂癌一例

导读

一侧肾癌合并对侧肾盂癌属于罕见现象。在碰到一侧明确诊断肾癌，而对侧肾盂癌时，如何进行临床诊疗决策往往比较困难。通过我们在 2017 年对一例患者的诊疗过程的分析，希望对今后类似病例的分析和正确选择治疗方式能够提供一些帮助。

【病例简介】

患者女性，75岁，主因"间歇无痛全程肉眼血尿5个月"入院。

患者于入院前5个月无明显诱因出现间歇无痛全程肉眼血尿，无发热、尿频、尿急、尿痛等不适。入院10余天前于其他医院行增强CT检查发现右肾占位，肾癌可能性大，左侧肾盂内可疑占位，考虑肾盂癌可能性大。为求进一步诊治于2017年5月入我院。发病以来，睡眠食欲正常，大便正常，体重无明显变化。

既往史：2011、2012年分别行冠状动脉支架置入术治疗，规律口服阿司匹林抗血小板治疗；高血压，口服药物治疗，血压控制在120/60 mmHg左右。否认脑血管病、糖尿病等其他内科疾病史。

体格检查：血压121/60 mmHg，神清语利，精神可，心肺查体未见明显异常，腹平软，全腹无明显压痛、反跳痛，肠鸣音正常，双侧肾区无叩痛，双下肢无水肿。

实验室检查：术前肾功能：Cr 106 μmol/L；行右侧肾部分切除术后1周肾功能Cr 205 μmol/L；行右侧肾部分切除术后40天且为行左侧肾输尿管全长切除，术前肾功能Cr 136 μmol/L；行左侧肾输尿管全长切除术后1周肾功能Cr 129 μmol/L。

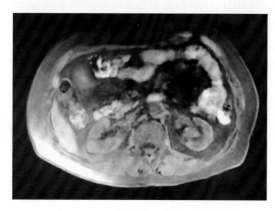

图 2-152 右肾肿物，左侧肾盂肿物

影像学检查：MR泌尿系水成像（图2-152）：右肾中部可见类圆形等T1稍短T2信号，直径约2.3 cm，边界较清。左肾盂内见团片状等T1等T2信号，边界欠清，范围约1.6 cm× 2.0 cm× 2.6 cm。双肾皮质另见多发点状长T2信号。双侧输尿管未见明显扩张积水。膀胱未见明显异常。诊断结论：右肾实质及左肾盂占位，CA（？），双肾小囊肿。肾动态显像：双肾血流灌注、肾功能、肾小球滤过率减低，上尿路引流尚可。左肾 GFR 28.15 ml/min（减低），右肾 GFR 35.97 ml/min（正常）。2017-06-06第二次肾动态显像：对比2017-04-25，左肾血流、GFR及功能严重减低，上尿路引流延缓，肾功能变差。右肾血流灌注、肾小球滤过率较前稍减低，肾功能尚可，上尿路引流情况较前明显好转。左肾盂占位，右肾癌术后。左肾 GFR 19.13 ml/min，明显减低，右肾 GFR 28.66 ml/min，减低。

初步诊断：右肾癌，左侧肾盂癌。

【临床决策分析】

诊断：患者女性，75岁，间歇无痛全程肉眼血尿5个月，合并有冠心病病史，规律口服阿司匹林，辅助检查同时发现右侧肾占位，左侧肾盂占位。右侧肾占位外院增强CT显示在动脉期有增强，且总体符合"快进快出"的特点，MRI为等T1稍短T2信号，诊断首先考虑右侧肾细胞癌。左侧肾盂占位，CT动脉期有弱增强，但是未表现出延迟期强化，这是尿路上皮肿瘤的特点；MRI显示病灶为片状等T1等T2信号，边界欠清，且患者有典型的间歇无痛性肉眼血尿的病史，应该首先考虑左侧肾盂尿路上皮癌。

治疗：患者双侧肾病变都有手术切除指征，如果仅考虑单侧病变，根据影像学检查，右侧肾癌位于中极外侧，肿瘤小于4 cm，略外突，可行右侧肾部分切除术；左侧肾盂癌病灶较大，最佳的治疗方案应为左侧肾输尿管全长切除术。但本例患者的特殊之处是双侧同时发病，术前肾功能虽在正常范围，但肾图显示患者左侧肾小球滤过率减低，若行同期切除，患者同时经受左侧肾丢失和右侧肾部分肾单位丢失及缺血再灌注损伤的打击，患者极有可能面临急性肾衰竭并需要长期透析，将大大影响患者预后和生活质量，所以我们在进行治疗决策的时候倾向于分期进行手术。分期手术带来的问题是先做哪一侧。考虑到在影像学上肾癌诊断的正确性较尿路上皮肿瘤要高，关于尿路上皮肿瘤是否行输尿管镜活检尚有争议，并且右侧肾肿瘤应该可以行保留肾单位手术，综合考虑后我们选择先行腹腔镜右肾部分切除，术中行左侧肾盂肿物活检及输尿管支架管置入，待肾功能恢复后，再选择行左侧肾输尿管全长切除术，以达到尽量保存患者肾功能及避免左侧肾盂肿瘤误诊的目的。综上，我们术前决定先行左侧输尿管镜肾盂肿物活检及后腹腔镜右肾部分切除术，待肾功能恢复后，限期行后腹腔镜左侧肾输尿管全长切除术、左侧输尿管口袖状切除术。另外，冠状动脉支架置入术后规律口服阿司匹林抗血小板治疗，常规不停药。

【治疗过程】

按照术前计划，首先在全身麻醉下行纤维膀胱镜检查、左侧输尿管镜探查、左侧输尿管支架管置入术及后腹腔镜右肾部分切除术，但术中发现进境约 10 cm 处左侧输尿管明显变细，可通过导丝，F6/7.5 细输尿管镜尚难以通过，与家属沟通后放弃左侧肾盂肿物活检，留置左侧输尿管支架管。同期行后腹腔镜右肾部分切除术，动脉阻断时间 18 min。术后入住 ICU，1 天后转回普通病房，术后 7 天拔出引流管出院，此时肾功能 Cr 205 μmol/L。术后病理提示杂合性嗜酸细胞 / 嫌色细胞肾肿瘤，免疫组化 CK7（+），CK20（+），CA Ⅸ（-），CD117（+），Cathepsin（-）。1 月余后再次入院，此时肾功能 Cr 136 μmol/L，较前有所恢复，再次进行术前准备后行左侧输尿管镜探查、肾盂肿物活检、后腹腔镜左侧肾输尿管全长切除术、左侧输尿管口袖状切除术。输尿管镜探查可见肾盂内菜花样肿物，与家属交代病情后术中继续行后腹腔镜左侧肾输尿管全长切除术、左侧输尿管口袖状切除术。术后入住 ICU，1 天后转回普通病房，术后 5 天拔出引流管，6 天出院。术后病理提示左侧肾盂高级别乳头状尿路上皮癌，大部分外生性生长，局灶见固有膜浸润，局灶呈鳞状分化，大小 3 cm×2.4 cm×0.5 cm，癌累及肾盂输尿管移行处，未见脉管内癌栓、神经侵犯，输尿管血管断端未见癌。术后规律行吡柔比星膀胱灌注化疗。本次术后出院时肾功能 Cr 129 μmol/L。

【预后】

患者自 2017 年 5 月术后定期复查，随访至 2019 年未见肿瘤复发，肾功能良好，术后 3 个月肾功能 Cr 188 μmol/L；术后 2 年半复查肾功能 Cr 157 μmol/L。

【经验与体会】

1. 一侧肾癌合并对侧肾盂癌的发病率：一侧肾癌合并对侧肾盂癌临床罕见，属于原发恶性肿瘤。未见明确发病率报道，大多为个案报道。

2. 一侧肾癌合并对侧肾盂癌的治疗：对于单侧的局限性肾癌和肾盂癌，手术切除是目前治疗方法中的金标准。而对于同时发现的一侧肾癌合并对侧肾盂癌，就要具体考虑双侧肿瘤的情况及患者的身体状况。在选择治疗方法时，主要应考虑完全切除肿瘤与肾功能保护的平衡。本例患者高龄，一般情况较差，故我们选择分期手术。由于肾盂癌的标准手术方式是肾输尿管全长切除术，为避免术后透析，在评估患者肿瘤大小、部位后，决定右侧肾癌行肾部分切除术。此时有两种选择：先行肾输尿管全长切除术后行对侧肾部分切除术，或先行肾部分切除术再行对侧肾输尿管全长切除术。前者的优势是首先去除症状重、功能差、进展快的肾盂癌，后者的优势是可利用对侧肾帮助患者度过部分肾切除术后可能发生的暂时性急性肾功能不全。考虑到患者的冠心病病史、高龄等因素，为了最大程度地保护肾功能，避免透析，减小围术期死亡率，我们选择了先行肾部分切除术。

当然在某些情况下，对于不适合手术的患者，冷冻消融、射频消融、动脉栓塞也是有效的治疗方式。有文献报道，行肾盂癌根治术后，使用动脉栓塞治疗对侧肾癌也取得了令人满意的效果。对于这类患者，尚无成熟的指南予以遵循，每个患者的个体化选择就尤为重要，这例患者的肿瘤学和肾功能的预后均较满意，其诊疗策略可供读者参考。

【小结】

一侧肾癌合并对侧肾盂癌属于罕见病例，分期行双侧肾手术是可行的治疗方案，但应根据个体情况谨慎选择手术方式及顺序，以尽量保存残余肾功能，提高肿瘤学预后并改善患者生活质量。

（赵　勋　张洪宪 编；马潞林 审）

参考文献

[1] 翁博文，孙小庆，贾勇，等. 肾盂癌合并对侧肾癌微创治疗 1 例 [J]. 临床泌尿外科杂志，2011，26（11）：872-872.

[2] Berczi C，Thomas B，Bacso Z，et al. Bilateral renal cancers：oncological and functional outcomes [J]. Int Urol Nephrol，2016，48（10）：1617-22.

第三十四节　血友病患者肾癌肾部分切除术一例

！ 导读

血友病是一种遗传性出血性疾病，根据缺乏凝血因子的类型，分为血友病 A 型（F Ⅷ 因子）和血友病 B 型（F Ⅸ 因子）。血友病患者合并肾癌时，行手术治疗是一项严峻的挑战，其出血风险高，难度大，进行诊疗决策往往较为困难，行保留肾单位手术风险更高。通过我们对一例血友病 B 合并肾癌患者的诊疗过程的分析，希望对今后类似病例的分析和正确选择治疗方式能够提供一些帮助。

【病例简介】

患者男性，38 岁，主因"体检发现左肾占位 1 月余"于 2019 年 5 月入院。

患者于入院前 1 个月体检发现左肾占位，无尿频、尿急、尿痛、腰痛、发热。于外院诊治，行 CT 检查提示左肾占位，为进一步诊治，于 2019 年 5 月至我院门诊就诊，行腹部彩超（泌尿系统）示：左肾实性结节（请结合其他检查）；前列腺体积 14.2 ml，前列腺钙化灶。CTU（增强）示：左肾占位，透明细胞癌（？），右肾小结石，脂肪肝，左臀肌脓肿（？）。为进一步行手术治疗收入院。患者自发病来饮食睡眠好，二便无异常。

既往史："血友病 B"病史 34 年，曾于 32 年前因"胃出血"住院治疗，输血 400 ml。否认高血压、心脑血管病、糖尿病等其他内科疾病史。

体格检查：血压 127/83 mmHg，神清语利，精神可，心肺查体未及明显异常，腹平软，全腹无明显压痛、反跳痛，肠鸣音正常，双侧肾区无叩痛，双侧下肢无水肿。

实验室检查：术前肾功能：Cr 72 μmol/L；入院时 APTT 98.6 s，INR 1.28；凝血因子Ⅸ活性 28.6%，术前一天凝血因子Ⅸ活性 59.2%，APTT、INR 等凝血指标正常，术后一天凝血因子Ⅸ活性 61.7%，术后第二天 43.0%，第 5 天 22.5%，术后肾功能 Cr 102 μmol/L。

影像学检查：CTU 增强（图 2-153）：左肾见类圆形等密度影，部分突出肾轮廓外，增强扫描示边界清，大小约 1.8 cm×1.6 cm，呈明显不均匀强化。右肾窦见点状高密度影。腹膜后未见明显肿大淋巴结影。CTU：双肾排泄功能未见异常、双侧肾盂肾盏、双侧输尿管未见明显异常。扫及肝实质密度弥漫减低。左侧臀肌肿胀，见团片状稍低密度影，增强扫描呈低密度，边缘见

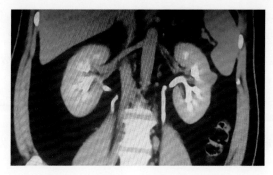

图 2-153　左肾占位

强化。诊断结论：左肾占位，透明细胞癌（？），右肾小结石，脂肪肝，左臀肌脓肿（？）。肾动态显像：左肾血流灌注、肾功能、肾小球滤过率略减低，上尿路引流通畅。右肾血流灌注、肾功能、肾小球滤过率正常，上尿路引流通畅。左肾 GFR 37.38 ml/min（略减低），右肾 GFR 46.39 ml/min（正常）。

初步诊断：左肾细胞癌。

【临床决策分析】

患者中年男性，体检发现左肾占位，增强 CT 可见类圆形密度影，不均匀强化，考虑肾细胞癌可能性大，肾癌位于肾中极外侧，大小仅 2 cm 左右，可行肾部分切除术。但患者自幼患有血友病 B，入院时凝血功能差，行肾部分切除术中及术后出血风险极高。患者左侧肾癌大小仅 2 cm，可以选择的治疗方法还包括左侧肾肿瘤的射频消融、冷冻等微创治疗方式，相对出血风险会低很多；患者 2 cm 的小肾癌按肾癌的自然病程增长速度大概在每年 0.4 cm，还可以选择积极监测，暂时不行手术治疗。患者在院外等待 1 个月，心情极其焦虑，严重影响生活，积极要求进行手术治疗。我科积极请血液科会诊，建议术前凝血因子Ⅸ活性维持在 50% 以上，若预计手术大、出血量多，则应维持在 75% 以上，手术较为安全。因此我们决定，在术前将凝血功能调至正常、凝血因子Ⅸ活性维持在 50% 以上后行左肾部分切除术。术后积极监测凝血功能、凝血因子Ⅸ活性，积极补充治疗。

【治疗过程】

患者因血友病，术前凝血功能异常，Ⅸ因子缺乏，术前予血浆输入、凝血因子Ⅸ（凝血因子Ⅸ为患者自行于韩国购买）注射治疗。术前一天凝血因子Ⅸ活性 59.2%，APTT、INR 等凝血指标正常。充分准备后行后腹腔镜左肾部分切除术，切除肿瘤的基底部并用双极电凝仔细止血，严格进行双层缝合，解除肾动脉阻断后创面有明显渗血，但未见明显动脉性搏动性出血，双极电凝夹持纱布压迫约 5 min 后，创面渗血明显好转。降低气腹压后反复检查，等待 10 min，创面仍无明显出血后结束手术。动脉阻断时间 17 min。术中出血 200 ml，未输血（图 2-154）。术后入住 ICU，1 天后转回普通病房，术后每天监测凝血因子Ⅸ活性，规律注射凝血因子Ⅸ治疗。术后肾

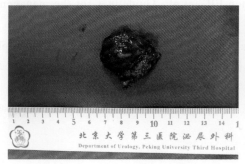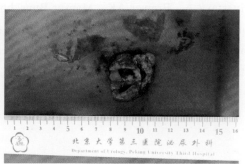

图 2-154　左侧肾部分切除的标本

周引流第 1 天 450 ml，第 2 天 302 ml，第 3 天 174 ml，第 4 天 90 ml，第 5 天 230 ml。患者术后引流偏多，于术后 5 天带引流管出院。于当地继续补充新鲜冰冻血浆、凝血因子，10 天后成功拔除引流管。术后病理提示左侧肾透明细胞性肾细胞癌。WHO 核分级 Ⅱ 级。未见脉管内癌栓，未见癌浸润神经丛，大小 1.7 cm×1.7 cm×1.5 cm，未突破肾纤维膜，切缘未见癌。免疫组化：CA Ⅸ（弥漫 +），PAX-8（弥漫 +），CD117（–），TFE-3（少数 +），Cathepsin K（–）。

【预后】

患者自 2019 年术后定期复查，随访至 2022 年 12 月未见肿瘤复发，肾周无血肿，肾功能良好。

【经验与体会】

1. 血友病概述：血友病是由凝血因子缺乏引起的 X 连锁先天性出血性疾病，是各个凝血因子基因突变的结果。文献报告，血友病的发病率约为万分之一。血友病 A 较血友病 B 更常见，占血友病总人数的 80% ~ 85%。血友病患者接受外科手术有发生严重出血并发症的高风险。

2. 血友病患者行肾癌手术围术期管理的重点：血友病患者围术期最易出现也是最危险的并发症是大出血，通过输注重组或血浆来源的凝血因子浓缩物可实现血友病患者的安全止血。文献报道，在有足够的凝血因子替代后，血友病患者与正常患者在包括出血在内的手术并发症上没有显著性差异。对于血友病 B 患者，理想的术前凝血因子Ⅸ活性是正常值的 60% ~ 80%，在术后第 1 ~ 3 天，建议值为 60% ~ 80%，在第 4 ~ 6 天建议为 40% ~ 60%，在第 7 ~ 10 天为 30% ~ 40%。凝血因子Ⅸ在国内并不容易购得，这例患者由于 30 余年的病史，自己已经总结出了成熟的购药途径，我们在其储备了相对充足的凝血因子Ⅸ后才收其住院备术。但实际情况是，术后恢复过程中，对凝血因子的消耗较术前大大增加，术后第二天凝血因子Ⅸ活动度为 43.0%，第 5 天为 22.5%，患者储备的凝血因子Ⅸ面临耗尽，此时我们跟患者充分沟通后，患者决定返回当地（新鲜冰冻血浆相对充足），通过输注新鲜冰冻血浆并进一步购得凝血因子Ⅸ，积极纠正了凝血功能，成功拔除引流管并保住了左侧肾。总结起来，肾部分切除术中确切的止血缝合加上围术期精细的凝血功能调整的管理是成功的关键。

既往文献表明，对于血友病患者，补充凝血因子后行腹腔镜肾癌根治术是安全的。我们的经验表明，在补充凝血因子的基础上，血友病患者行腹腔镜肾部分切除术也是相对安全可行的。

【小结】

血友病患者合并肾癌属于罕见病例，在补充凝血因子、改善凝血功能后，行精细操作的肾部分切除术是可行的治疗方案。

（赵　勋　张洪宪 编；马潞林 审）

>> **参考文献**

[1] Srivastava A，Brewer AK，Mauser-Bunschoten EP，et al．Guidelines for the management of hemophilia [J]．Haemophilia，2013，19（1）：e1-47.

[2] Gajda S，Szopiński T，Szczepanik AB，et al．Laparoscopic nephrectomy in a hemophilia B patient [J]．Cent European J Urol，2016，69（3）：271-273.

[3] 邓艳艳，王自英，尹雪艳，等．巨大肾癌合并获得性血友病 A 手术治疗一例报告 [J]．中华泌尿外科杂志，2019，40（1）：72-72.

第三十五节　一侧肾癌合并对侧肾上腺静默型嗜铬细胞瘤一例

❗导读

一侧肾癌合并对侧肾上腺静默型嗜铬细胞瘤属于罕见现象，同样，一侧肾癌合并对侧肾上腺转移也不多见，后者发生的概率约 0.7%，肾癌合并同侧肾上腺转移概率约 3%。在遇到一侧明确诊断肾癌，而对侧肾上腺同时合并 CT 增强明显的结节时，如何进行临床诊疗决策往往比较困难。通过我们对一例患者的诊疗过程的分析，希望对今后类似病例的分析和正确选择治疗方式能够提供一些帮助。

【病例简介】

患者男性，62 岁，主因"右侧腰痛 1 个月，发现右侧肾占位、左侧肾上腺占位 20 余天"入院。

患者于 1 个月前无明显诱因出现右侧腰痛，无明显血尿、发热、尿频、尿急、尿痛等不适。20 余天前于当地医院行相关检查发现右侧肾占位及左侧肾上腺占位，未行特殊处理，为求进一步诊治来我院。发病以来，睡眠食欲正常，大便正常，体重无明显变化。

既往史：1999 年因颈椎病行手术治疗。否认高血压、心脏病、糖尿病等内科疾病史。

体格检查：血压 124/78 mmHg，神清语利，精神可，颈部前方可见手术瘢痕，心肺查体未及明显异常，腹平软，全腹无明显压痛反跳痛，肠鸣音正常，双侧肾区无叩痛，双侧下肢无水肿。

实验室检查：肾功能：Cr 84 μmol/L；术前未进行肾上腺功能学检查。

影像学检查：肾＋血管 CT 检查（CTU＋CTA）

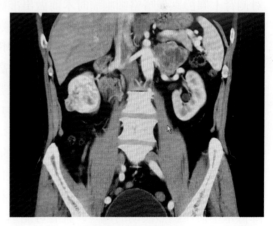

图 2-155　CT 增强提示右肾下极见一外形不规则团块状软组织密度影

（图 2-155）：右肾下极见一外形不规则团块状软组织密度影，大小约 5.8 cm×5.1 cm，突出肾轮廓外，边界清晰，包膜不明显，周围肾实质及肾盏受压，病变内密度欠均匀，增强扫描动脉期明显不均匀强化，呈"快进快出"表现。肾动静脉及下腔静脉未见明显充盈缺损。左侧肾上腺区可见一椭圆形多房囊性密度影，大小约 5.1 cm×3.6 cm，病变包绕肾动脉，肾静脉受压，增强扫描囊壁及分隔明显强化。右侧肾占位——肾癌可能性大，左侧腹膜后占位——转移可能性大。肾动态显像：双肾血流灌注、肾功能、肾小球滤过率正常，左肾 GFR 42.21 ml/min（正常），右肾 GFR 43.2 ml/min（正常），双侧上尿路引流通畅。

初步诊断：右侧肾癌，左侧肾上腺转移瘤。

【临床决策分析】

患者检查同时发现右侧肾占位、左侧肾上腺区占位，均有明显的增强，患者平时无高血压表现，右侧肾占位在动脉期增强明显，且符合"快进快出"的特点，诊断首先考虑右侧肾癌。左侧肾上腺占位，也有明显增强，形态不规则，应该考虑左侧肾上腺转移瘤或者嗜铬细胞瘤可能性，但患者平时无高血压发作，首先考虑左侧肾上腺转移瘤可能性大，但不能完全除外其他性质肿瘤可能。右侧肾癌诊断较为明确，肿物较大，存在右侧肾癌根治的手术指征。考虑到若先行右侧肾根治性切除，再行左侧肾上腺肿物切除，左侧肾上腺区肿物紧邻左侧肾门，行手术切除时有损伤左侧肾动静脉甚至切除左侧肾的可能，患者将面临尿毒症风险，将大大影响患者预后，故可选择先行腹腔镜左侧肾上腺区探查，若术中判断左侧肾上腺肿物无法切除则可单纯取活检，了解左侧肾上腺区肿物的性质，若为转移瘤，即使肿物无法切除，仍可以选择行右侧肾根治性切除后应用靶向治疗。综上，术前决定先行后腹腔镜左侧肾上腺肿物切除术，若手术顺利，同期行后腹腔镜右侧肾根治性切除术。

【治疗过程】

首先在全身麻醉下行后腹腔镜左侧肾上腺区肿物切除术，术中发现左侧肾上腺区肿物来自于左侧肾上腺，肿物与左侧肾上极尚有层次，供应左侧肾上腺肿物的血管较为丰富，肾上腺肿物与肾门血管可以游离开，但游离肿物过程中患者血压剧烈波动，最高时达 295/158 mmHg，曾两度中止游离，麻醉医生给予扩容减压等对症处理后，成功完成左侧肾上腺肿物切除，完整保留左侧肾，切除肾上腺肿物后血压下降至 90/60 mmHg，需持续泵入去甲肾上腺素维持血压。由于血压波动剧烈，放弃同期行后腹腔镜右侧肾根治性切除术，术后入住 ICU，经扩容、升压等对症处理后血压维持良好，1 天后转回普通病房，之后患者恢复顺利暂时出院。术后病理提示左侧肾上腺嗜铬细胞瘤。1 个月后再次入院，顺利完成后腹腔镜右侧肾根治性切除术，术后恢复顺利。术后病理提示右侧肾透明细胞癌。

【预后】

患者自 2011 年术后定期复查，随访至 2022 年 12 月未见肿瘤复发，血压控制良好。

【经验与体会】

1. 一侧肾癌合并对侧肾上腺转移的发病率：据文献报道，一侧肾癌合并对侧肾上腺转移的概率约为 0.7%。而一侧肾癌合并对侧肾上腺嗜铬细胞瘤也非常少见，大多为个案报道，且报道的病例大多有嗜铬细胞瘤典型的高血压表现，或者两次肿瘤先后发生，所以同时存在一侧肾癌、对侧肾上腺静默型嗜铬细胞瘤时术前做出准确的诊断难度非常大。

2. 一侧肾癌合并对侧嗜铬细胞瘤与一侧肾癌合并对侧肾上腺转移的鉴别：一侧肾癌合并对侧肾上腺转移时，对侧肾上腺肿物的增强程度和造影剂消退的规律与肾癌基本相同，但仔细回顾本例患者的 CT 表现，肾癌侧肿物强化程度高于对侧肾上腺肿物的强化程度，且肾上腺肿物的造影剂消退相对慢，这也许是鉴别对侧肾上腺是转移瘤还是嗜铬细胞瘤的一个特点。另外在不能确定对侧肾上腺肿物的性质时，术前行肾上腺功能学检验，或者肿物的穿刺活检也都有利于术前做出较为准确的诊断。

3. 降低一侧肾癌合并对侧肾上腺肿物的手术风险：本例患者行左侧肾上腺肿物切除过程中，血压剧烈波动，大大提高了麻醉风险，且迫使右侧肾根治性切除术延期进行，所以若碰到类似的病例，术前进行肾上腺功能学检查，并且严格按照嗜铬细胞瘤进行药物扩容准备，应该可以大大降低术中血压剧烈波动的风险，且有可能达到双侧手术同期处理的目的，节约医疗资源并减少患者经济负担。

【小结】

一侧肾癌合并对侧静默型嗜铬细胞瘤属于罕见病例，术前仔细分析影像学特点，必要时行肾上腺功能学检测，严格药物扩容治疗，有助于降低手术风险。

（张洪宪　赵　磊 编；马潞林 审）

>> 参考文献

[1] Plawner J. Results of surgical treatment of kidney cancer with solitary metastasis to contralateral adrenal [J]. Urology, 1991, 37 (3): 233-236.

[2] 黄兴端，李普云. 一侧肾癌对侧肾上腺无症状嗜铬细胞瘤一例报告 [J]. 中华泌尿外科杂志，1994，4：314.

第三十六节　完全后腹腔镜下不阻断第一肝门和肝上腔静脉切取右肾肿瘤合并下腔静脉Ⅲ级瘤栓一例

 导读

　　肾癌的 Mayo Ⅲ 级瘤栓是指肾癌瘤栓的生长末端达到了肝静脉及以上、膈肌以下的区域。近年来，随着腹腔镜等微创技术的不断发展，完全腹腔镜下完成此类手术逐渐成为可能。但由于瘤栓位置高达肝静脉后方，常规术中须行阻断第一肝门、翻肝、阻断膈上腔静脉等操作，手术创伤大、时间长、出血多、肝功能异常等风险较高，围术期并发症风险高。然而在处理肾癌合并 Mayo Ⅲ 级瘤栓时，若干操作技巧可帮助我们安全地简化操作步骤，降低围术期风险。本文即对一例右肾癌合并 Mayo Ⅲ 级瘤栓病例进行诊治分析，希望对今后类似情况的处理提供启示。

【病例简介】

　　患者男性，72 岁，主因"纳差、乏力 1 个月，体检发现右肾占位 1 周"入院。

　　患者于 2018 年 3 月前无明显诱因出现纳差、乏力，间断伴右侧腰腹部疼痛，无明显血尿、脓尿、尿频、尿急、尿痛等不适。1 周前患者出现发热症状，体温最高 38.3 ℃。无咳嗽、咳痰、流涕等不适。就诊于当地医院，行肾超声检查，发现右肾占位，为求进一步诊治来我院。患者发病以来，精神、睡眠、食欲可，二便同前，体重下降约 3 kg。

　　既往史：高血压病 10 余年，平日血压最高约 160/95 mmHg，规律口服苯磺酸氨氯地平片治疗，血压控制可。否认高血压、冠心病等内科疾病史，否认手术史、过敏史。

　　体格检查：生命体征平稳，神清语利，精神可，心肺查体未及明显异常，腹平软，全腹无明显压痛、反跳痛，肠鸣音正常，右侧肾区叩痛明显，左侧肾区无叩痛，双侧下肢无水肿。

　　实验室检查：血常规：WBC 8.11×10^9/L，RBC 3.25×10^{12}/L，HGB 82 g/L，PLT 472×10^6/L；尿常规：尿潜血 ++，尿蛋白 –，尿白细胞 +；肾功能：Cr 79 μmol/L；肝功能：ALT 53 U/L，AST 41 U/L。

　　影像学检查：CTU 增强（图 2-156 ~ 图 2-157）：右肾可见结节状混杂密度肿物影，大小约 3.8 cm× 5.4 cm ×4.1 cm，增强扫描见中度不均匀强化，内可见无强化区，肾周脂肪间隙密度增高。右肾静脉及下腔静脉增粗，内见不规则团块状软组织密度影，下腔静脉增粗明显，长约 63 mm。右肾盂、右输尿管显影欠佳。左肾未见明显异常，腹膜后多发小淋巴结。双肾上腺大小、形态、密度未见异常，增强扫描未见明显异常强化。诊断结论：右肾占位，考虑 CA，合并右肾静脉及下腔静脉瘤栓，腹膜后多发小淋巴结，右肾盂、输尿管显影不清，右肾盂可疑受累，必要时进一步检查。下腔静脉 CEMRA：右肾肿物，约 4.2 cm×5.5 cm，边界不清，相对低强化。右肾静脉及下腔静脉内见充盈缺损，下腔静脉内病变长约 6.3 cm。左肾静脉、门静脉、脾静脉及肠系膜上静脉充盈良好，未见狭窄、扩张。右肾盂信号减低，增强扫描可见壁增厚、强化。诊断结论：右肾占位，伴右肾静脉及下腔静脉瘤栓，右肾盂受累（？）。

　　初步诊断：①右肾占位，右肾恶性肿瘤；②下腔静脉瘤栓；③高血压。

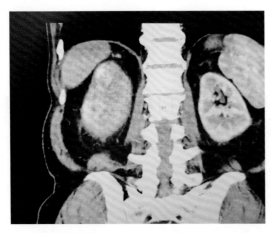

图 2-156　右肾肿瘤

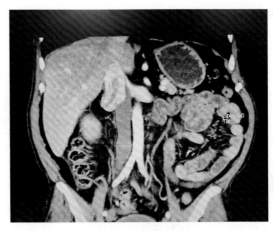

图 2-157　下腔静脉瘤栓

【临床决策分析】

患者老年男性，纳差、乏力 1 个月，体检发现右肾占位 1 周，体重有明显下降。患者术前影像学显示右肾占位符合肾恶性肿瘤表现，同时伴有腔静脉增粗，内可见软组织团块影，考虑右肾肿瘤合并下腔静脉瘤栓。瘤栓长约 6.3 cm，位于肝后方腔静脉近肝静脉水平，Mayo 分级为 Ⅲ 级，行右肾根治性切除、腔静脉瘤栓切取术的指征明确。对于 Mayo Ⅲ 级瘤栓，多数需要开放手术。术中离断肝韧带，充分游离肝，显露并游离出肝上膈下段下腔静脉，然后于膈下阻断下腔静脉，同时游离并阻断第一肝门后取栓。此法缺点为游离部位较多，手术时间长，周围组织损伤及出血风险高，且阻断肝门对肝功能有潜在影响。结合影像学表现，患者肾肿瘤本身体积不大，为腹腔镜下充分游离腔静脉提供了空间，本例患者的癌栓刚刚达到肝静脉水平，属于 Mayo Ⅲ 级瘤栓中癌栓位置比较低的病例。若术中将腔静脉充分游离至靠近瘤栓顶端的肝静脉周围，可尝试通过轻轻挤压（"Milking"技术）或牵拉瘤栓的方式，使瘤栓顶端下降至肝下腔静脉内，继而阻断瘤栓顶端与肝之间的腔静脉。如此即可在不阻断肝血流的情况下，参照 Mayo Ⅱ 级瘤栓的切取方法完成手术，能缩短手术时间，简化操作步骤，降低围术期风险。需要指出的是，本例患者影像学示患者下腔静脉增粗明显，需警惕瘤栓与下腔静脉粘连的可能。若粘连严重，则此法不能奏效，有可能需中转开放手术，充分游离肝，常规阻断肝血流后再行手术。患者右肾肿物大小约 4 cm×5 cm，体积比较小，后腹腔空间相对较大，可考虑经完全后腹腔镜途径完成手术。

【治疗过程】

全麻后，建立右侧后腹腔空间，在肾下极处游离腔静脉，沿腔静脉表面游离，在肾门处游离出肾动脉 1 支，上三重 Hem-o-lok 夹闭后切断，在肾门处分离出右侧肾静脉根部，见肾静脉内被瘤栓填充。继续向上游离下腔静脉，断扎一根腰静脉，游离腔静脉至肝下水平。肾下极处游离出输尿管并切断。探查肾上腺区无异常。为了充分暴露腔静脉，完整切除右侧肾上腺。整个肾完全游离后，沿腔静脉向左小心游离出左侧肾静脉。完全游离腔静脉及左侧肾静脉后方，大直角钳将左侧肾静脉悬空，并在左侧肾静脉根部预留血管阻断带。在腔静脉的前方继续向上游离，断扎肝短静脉 10 支，游离腔静脉至肝静脉下方，并在肝静脉下方腔静脉处预留血管阻断带。依次阻断肾静脉下方腔静脉、左侧肾静脉，牵拉瘤栓使瘤栓低于肝下缘后阻断肝下方腔静脉。阻断确切，在右侧肾静脉根部剪开腔静脉，完整取出瘤栓，切开腔静脉长约 5 cm，肝素盐水冲洗腔静脉后，3-0 血管缝线缝合腔静脉切口，依次解除肝静脉下方腔静脉、左侧肾静脉及肾静脉下方腔静脉处的阻断带。腔静脉切口无渗血。将右侧肾及瘤栓装入标本袋完整取出。术后返回普通病房，经对症支持、抗炎等治疗，术后第 2 天进食、下地，术后第 5 天拔除引流管出院。术后病理提示透明细胞性肾细胞癌，伴横纹肌样结构及大片坏死，2016 WHO/ISUP 核分级 Ⅳ 级，癌肿大小 5 cm×

4 cm×3 cm，癌侵及肾盂肾窦，伴腔静脉瘤栓形成，总体积 7 cm×5 cm×1.5 cm；送检肾上腺组织未见癌累及。

【预后】

患者自 2018 年 4 月术后定期复查，随访至 2021 年 1 月未见肿瘤复发或转移。

【经验与体会】

1．在瘤栓手术患者中，如出血等围术期并发症随着 Mayo 分级的进展而增加，且不同分级间有统计学差异。在术中在充分游离腔静脉的情况下，可尝试适当牵拉瘤栓使其下降，从而降低其 Mayo 分级，降低手术难度及风险。除此之外，亦有文献报道采用"Milking"技术，即术中通过挤压瘤栓上端腔静脉使瘤栓向下移动，达到术中降级的目的。本例手术为全腹腔镜下操作，显然上述牵拉法更为适用。

2．采用本文所述的办法取癌栓过程中一定要警惕瘤栓脱落或瘤栓与腔静脉壁粘连的风险。前者可根据术前影像学所示瘤栓形态及推测肿瘤病理类型而预判，若脱落风险高，则应提前游离瘤栓近心端腔静脉备阻断；后者则可能出现牵拉失败，瘤栓无法降级，此时则仍需按阻断第一肝门血管的方法完成取栓。

3．本例肾原发病灶不大，为完全腹腔镜下操作提供了基础，且取栓前切除右侧肾上腺，增加了腔静脉的暴露空间。结扎肝短静脉时需要仔细轻柔地操作，避免出血风险。笔者认为，为了保证术中直视下操作，采用双极电凝凝闭，再用超声刀切断肝短静脉的办法可以较好地处理腔静脉前方的肝短静脉。过硬的心理素质，严格按解剖层次进行手术，保持良好的手术空间和视野，直视下操作，动作合理轻柔，是成功完成该例手术的关键。

【小结】

对于右侧肾癌合并腔静脉 Mayo Ⅲ级癌栓的特定病例，可在完全后腹腔镜下完成手术。术中充分游离腔静脉，通过向下牵拉瘤栓使其从肝静脉水平下降后再阻断腔静脉近心端，避免了术中解剖和阻断肝血流，降低了手术风险。

（邓绍晖　张洪宪 编；马潞林 审）

参考文献

[1] Gaetano C，Anil V．Management of Renal Cell Carcinoma With Level Ⅲ Thrombus in the Inferior Vena Cava [J]．J Urol，2002，168（4 Pt 1）：1374-1377.

[2] Blute ML，Leibovich BC．The Mayo Clinic experience with surgical management，complications and outcome for patients with renal cell carcinoma and venous tumour thrombus[J]．BJU Int，2004，94（1）：33-41.

[3] 中华医学会泌尿外科学分会中国肾癌联盟与中国肾癌伴下腔静脉癌栓诊疗协作组．肾癌伴静脉癌栓诊治专家共识 [J]．中华泌尿外科杂志，2018，39（12）：881-884.

[4] 马潞林，刘茁．肾癌并肝段和肝以上下腔静脉癌栓的诊治体会 [J]．中华泌尿外科杂志，2017，38（7）：481-484.

第三十七节　腹腔镜联合开放手术切除左肾癌合并 Mayo Ⅰ级下腔静脉癌栓一例

导读

　　左侧肾癌合并 Mayo Ⅰ级以上的下腔静脉癌栓手术处理要比右侧复杂得多，因为左肾静脉横跨主动脉，从肠系膜上动脉下方汇入下腔静脉，癌栓的处理涉及双侧腹膜后空间。常规的开放手术创伤大，出血多，恢复慢。如选择开放的 Chevron 切口，左侧切口末端要到腋后线，右侧至少要到腋前线。采用完全腹腔镜下手术，术中需变换体位，手术时间长，下腔静脉的游离和缝合技术要求高，标本的取出也比较困难。对于一些适合的病例，可以考虑结合开放和腹腔镜手术的优点，采用腹腔镜下切除左肾肿瘤联合开放手术处理癌栓的策略，可减少切口长度，减少术中出血，有利于肿瘤及癌栓标本的取出，保证手术效果。

【病例简介】

　　患者，男性，76 岁，主因"乏力、食欲不振半年，发现左肾占位半个月"于 2017 年 7 月入院。

　　患者在就诊前半年开始出现乏力、食欲不振，未予特殊注意。就诊前 1 个月出现无痛全程肉眼血尿 2 次，半个月前在外院行 CT 检查发现左肾占位，同时伴左肾静脉、腔静脉癌栓。为进一步治疗来我院就诊。患者近半年体重减轻 5 kg。

　　既往史：糖尿病，双侧膝关节置换术后。

　　体格检查：生命体征平稳，左上腹部轻压痛，但未触及明显肿块；双下肢无水肿。

　　辅助检查：CT 检查示左肾中上部混杂密度肿物，范围 7.1 cm×7.2 cm×8.9 cm，增强扫描不均匀强化，侵犯肾窦，肾盂及输尿管上段见软组织影填充。左肾静脉及下腔静脉增粗，腔内见软组织密度影，增强扫描不均匀强化，左侧腹膜后多发淋巴结。左肾上腺略增粗。考虑左肾癌伴肾静脉及下腔静脉癌栓，左肾上腺受侵，左腹膜后多发淋巴结转移可能（图 2-158 ～图 2-159）。下腔静脉 B 超示：左肾静脉增宽，最宽处 1.6 cm，腔内可见中低回声。下腔静脉局限性增宽，最宽处 2.6 cm，其内可见中低回声，范围 4.3 cm×3.2 cm，上缘位于右肾静脉汇入下腔静脉处，进入腔静脉 1.5 cm。

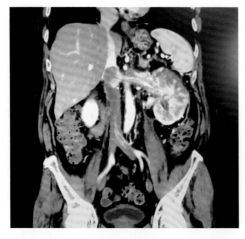

图 2-158　增强 CT（冠状位）示左肾肿瘤合并 Mayo Ⅰ级癌栓

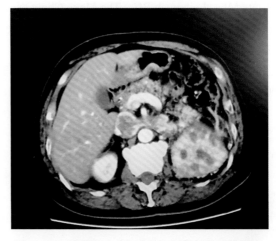

图 2-159　增强 CT（水平位）示肾门淋巴结增大及癌栓侵犯下腔静脉壁

初步诊断：左肾癌合并 Mayo Ⅰ 级下腔静脉癌栓。

【临床决策分析】

诊断：本病例肿瘤分期较晚，临床诊断为左肾癌合并 Mayo Ⅰ 级下腔静脉癌栓，伴有腹膜后淋巴结转移及左肾上腺被肾肿瘤侵犯可能。

治疗：患者年龄大，食欲不振、体重减轻半年，身体一般情况并不理想，但患者本人和家属手术意愿十分强烈。术前讨论认为，要尽量减少手术创伤与出血，增大的腹膜后淋巴结会增加动脉游离的困难和出血风险，而左肾原发肿瘤仅中等大小，后腹腔镜下肾动脉的游离可能更容易，可以减少这一步骤的出血。术前影像学检查显示下腔静脉明显增宽，局部下腔静脉壁边缘不光滑，按既往经验，静脉壁受到侵犯的可能性较大，这种情况更适合开放手术。讨论决定结合这两个方法，腹腔镜切除肾肿瘤联合开放手术取下腔静脉癌栓。患者存在多个危险因素预示着其预后不良，术前充分交代，让患者及家属对此有客观正确的认识和预期。

【治疗过程】

手术先采用右侧折刀位，与常规后腹腔镜肾根治性切除术技术相同，本病例术中发现左肾周围粘连极重，有明显渗出。先在肾下极游离出输尿管，沿输尿管向肾门处游离寻找并断扎肾动脉，在肾及肿瘤大部游离以后，再游离肾静脉。因为癌栓的存在，肾静脉明显增粗变硬，周围小静脉迂曲扩张。游离增粗变硬的肾静脉至完全跨过主动脉右侧缘，最后腹腔镜下切开左侧 Toldt 线处的腹膜以方便后面标本的取出。再改为平卧位，取上腹部人字形切口（Chevron 切口），打开右侧腹膜 Toldt 线结肠旁沟，将结肠及十二指肠向内侧游离，显露出下腔静脉，游离出左肾静脉汇入下腔静脉处，游离出右肾动静脉，断扎部分腰静脉及肝短静脉。探查癌栓上缘位于肝下。将癌栓上方下腔静脉、癌栓下腔静脉套上自制静脉阻断带并分别阻断，下方阻断带斜跨下腔静脉让出右肾静脉以保证右肾血液回流。术中，在切开左肾静脉汇入下腔静脉的根部时有少量出血，当时考虑出血少未予处理，当切口开大以后，开始明显出血，再用心耳钳夹闭切口。重新游离，发现下腔静脉后方有漏扎的腰静脉属支，予以结扎后再沿左肾静脉根部切开下腔静脉壁，取出癌栓，癌栓对下腔静脉壁有侵犯，切除部分下腔静脉壁。使用 2-0 血管线缝合切口，打开阻断带后无明显出血。将左肾及癌栓标本自左侧 Toldt 线处切开的腹膜后取出。充分止血，关闭切口。术后病理情况：肾透明细胞癌，部分呈横纹肌分化（10%），ISUP/WHO 核分级 Ⅲ～Ⅳ 级，呈弥漫多结节状，结节最大径 0.5～2.5 cm，癌侵及肾周脂肪组织、肾盂及肾窦，伴肾静脉内癌栓形成。同侧肾上腺未见肿瘤侵犯。切除下腔静脉壁有癌栓侵及。淋巴结未转移。

【预后】

患者术后 4 个月复查行 CT 检查提示肝多发结节状强化灶，多发转移，术后 8 个月死亡。

【经验与体会】

1. 左肾的切除：左肾及肿瘤采用腹腔镜切除。改为平卧位，取右侧上腹部人字形切口（Chevron 切口）。开始做右侧开放切除时考虑左侧肾及肿瘤已经完全切除，右侧操作仅需游离出下腔静脉，切开取栓，所以一开始切口右侧边界仅到右侧腋前线。开放手术过程中发现切口小对游离造成了较大的阻碍，需要再次延长右侧切口，所以即便是左侧的癌栓，右侧的切口也要充分。因为肿瘤较大，左肾及静脉内的癌栓标本取出步骤要设计好。腹腔镜下左肾肿瘤和左肾静脉完全游离后，腹腔镜下将腹膜在结肠旁沟处打开，方便后面标本从偏右侧的切口顺利取出。因为癌栓需要从肠系膜下方拉出来，标本取出过程中需要特别小心，避免癌栓脱落扩散。

2. 癌栓的取出：在癌栓上方、下方阻断下腔静脉以后，切开左肾静脉根部处的下腔静脉后有少量出血，当时未予处理，切口开大以后，出血明显。用心耳钳夹闭止血后重新游离，发现下腔静脉后方漏扎的腰静脉属支，予以结扎后才顺利剪开下腔静脉取出癌栓。这里给我们两点启示：①在阻断后切开下腔静脉前，最好先切开一个小口，观察有无出血，如有比较明显的出血，可使用血管线缝合后，检查阻断情况或有无漏扎的血管，处理后再重新剪开血管，可以防止潜在的大出血。②尽量将癌栓所在段下腔静脉的属支（如肾静脉、腰静脉、右肾上腺中央静脉、肝短静脉）全部游离出来。尤其腰静脉一定不要漏扎，阻断前尽量将下腔静脉背侧完全游离开，会明显减少切开下腔静脉以后大出血的风险。

3. 受癌栓侵犯下腔静脉壁的处理：本例癌栓侵犯下腔静脉壁，故受侵犯的下腔静脉壁予以部分切除。术后病理提示肿瘤有横纹肌分化，静脉壁受侵犯，这都是预后不良的因素。随访4个月便出现了新发的转移，术后生存期也不足1年。

【小结】

左肾癌合并 Mayo Ⅰ级下腔静脉癌栓切除术因为需要双侧的后腹腔操作，手术难度大。使用后腹腔镜切除左侧肿瘤、完全游离左肾静脉再平卧开放处理下腔静脉是一个可行的选择，能利用两种途径的优点。癌栓侵犯下腔静脉壁、肿瘤横纹肌分化预示着较差的预后。

（刘　磊 编；马潞林 审）

 参考文献

Zini L，Destrieux-Garnier L，Leroyx，et al. Renal vein ostium wall invasion of renal cell carcinoma with an inferior vena cava tumor thrombus：prediction by renal and vena caval vein diameters and prognostic significance [J]. J Urol，2008，179：450-454.

第三十八节　复杂肾囊肿一例

导读

肾囊肿是泌尿外科最常见的疾病之一。对于 Bosniak Ⅰ~Ⅱ级的囊肿，腹腔镜肾囊肿去顶术是最常用的手术治疗方式。但就是这看来最简单的疾病、最基础的手术方式，也往往暗藏玄机。对于一些看似"肾囊肿"的患者，简单地行腹腔镜肾囊肿去顶术，后续可能出现并发症甚至医患纠纷。这里介绍一例术前诊断较困难的案例，与大家分享。

【病例简介】

患者女性，47岁，体检发现左肾多房囊肿2月余。

患者2个月前，行胆囊手术术前检查时，腹部超声发现左肾囊肿，无肉眼血尿，无腰痛，无尿频、尿急、尿痛。当地医院行腹部 MRI 示左肾上极见一类圆形长 T1、长 T2 信号影，边界清楚，内见线样分隔，大小约 6.6 cm×7 cm×7.4 cm，DWI 未见异常弥漫受限，增强扫描各期未见强化。诊断为左肾上极多房囊性肿物。CT 增强（图 2-160 ~ 图 2-161）：左肾可见大小约 7.3 cm×6.8 cm×6.5 cm 肿物，增强扫描内可见细小强化分隔，未见明显壁结节。诊断：左肾囊性病变（Bosniak Ⅱ级）。于2018年5月入院拟行手术。发病以来，精神、食欲、睡眠可，大便如常，体重无明显变化。

既往史：否认高血压、心脏病、糖尿病等内科疾病史。2个月前行腹腔镜胆囊切除术，5年前因子宫肌瘤行子宫切除术。

体格检查：心肺查体未及明显异常，腹平软，全腹无明显压痛、反跳痛，肠鸣音正常，双侧肾区无叩痛，双侧下肢无水肿。

实验室检查：肾功能：Cr 73 μmol/L。

影像学检查：

泌尿系彩超：左肾上极囊性包块，大小约 8.0 cm×7.3 cm，边界清，内可见分隔。CDI：分隔上可见少许动脉血流信号。超声提示：左肾上极囊性包块伴多发分隔。

泌尿系 CT 增强：左肾可见类圆形低密度影，边界清晰，大小约 7.3 cm×6.8 cm×6.5 cm，增强扫描内可见细小强化分隔，未见明显壁结节。排泄期病变内未见对比剂进入。影像诊断：左肾囊性病变（Bosniak Ⅱ级），考虑良性可能。

初步诊断：左肾囊性肿物（Bosniak Ⅱ级）。

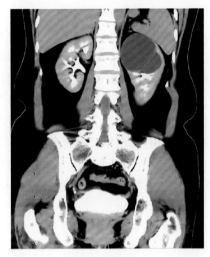

图 2-160　左肾上极囊性肿物（冠状位）

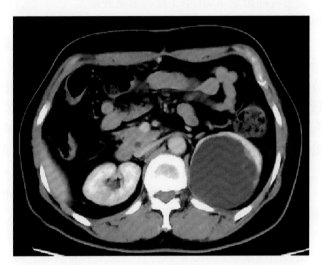

图 2-161　左肾上极囊性肿物（轴位）

【临床决策分析】

患者左肾上极多房性囊肿，从 CT 上判断是 Bosniak Ⅱ级。对于 Bosniak Ⅱ级的肾囊肿，恶性的比例约为 18.5%，所以考虑该患者良性病变可能性大。而对于这样的囊肿，可能的诊断有如下几种。

1. 多房良性肾囊肿：如果是多房良性肾囊肿，只需行腹腔镜肾囊肿去顶术即可，术中注意去除分隔，以免囊肿复发。

2. 肾混合性间叶上皮肿瘤：这类疾病包括囊性肾瘤（cystic nephroma，CN）与混合性上皮间质瘤（mixed epithelial and stromal tumor of kidney，MESTK），虽为良性病变，但如单纯行囊肿去顶，可能导致肿瘤的复发。故如考虑此类疾病，建议行腹腔镜肾部分切除术。

3. 肾盏憩室：有一些大的肾盏憩室可以出现类似于肾囊肿的表现。CTU 可以鉴别多数肾盏憩室，但若憩室颈小，CTU 排泄相憩室内也无造影剂填充，易与单纯肾囊肿混淆。但肾盏憩室多为单囊，与此例不符。

4. 重复肾积水或者局限性肾盏扩张：积水的重复肾或者局限性肾盏扩张，肾皮质萎缩变薄，可为多房性囊性表现。积水重复肾多位于肾的一极，如果合并有双肾盂或双输尿管，从 CTU 上多较易诊断，但如果重复肾功能极差，积水严重的情况也可以不显影，或者重复肾的输尿管发育不良，也不易诊断。局限性肾盏扩张多合并基础病变，如结石堵塞盏颈、炎症导致盏颈狭窄等，局部扩张呈"花瓣样"而非完整的多房，有时也易于和肾囊肿混淆。

结合该患者 CT，病变为多房性，囊壁局部稍厚，分隔较薄，位于肾的上极，虽然 CTU 排泄相囊内未见显影，但囊肿与正常的肾组织交界处呈现平滑的曲线，并未有明显外突。经全科讨论认为，该患者虽多房良性肾囊肿可能性大，不除外有重复肾上肾积水、囊性肾瘤甚至恶性囊肿的可能性。患者对恶性待排顾虑重，选择行腹腔镜上半肾切除术。

【治疗过程】

患者于 2018 年 5 月行腹腔镜左肾上半肾切除术（含囊性肿物）。手术中有集合系统剪破，用 3-0 可吸收缝线缝合肾盂，用 2-0 可吸收缝线缝合肾实质。肿物切除完整，囊肿未破。动脉阻断时间 31 分钟。术后第 4 天拔管出院。

病理报告：单纯性囊肿。送检组织见较为成熟的肾小球及肾小管组织，部分肾小球萎缩，间质纤维化；局灶可见囊腔形成，符合单纯性囊肿。

【预后】

患者随访至 2020 年 2 月，未见肿瘤复发。

【经验与体会】

1. 肾囊性疾病应行 CTU 检查，并仔细阅片。肾囊肿是泌尿外科最常见的疾病之一。此病诊治相对简单，但部分病例诊断和治疗也可以较为复杂，常因掉以轻心而落入陷阱。据我们了解，许多很大的泌尿外科中心均曾因对肾囊肿误诊误治造成并发症。术前诊断方面，CTU 是重要的诊断依据。对于肾囊性病变，应仔细阅片，注意囊肿的部位、囊壁的厚薄及是否强化、有无分隔和壁结节及是否强化、囊肿与集合系统的关系、囊肿内有无造影剂填充、囊肿与正常肾组织交界处的平滑程度等。最后一点对于区分囊肿与肾盏憩室或积水的重复肾有着很重要的意义。

2. 肾囊性疾病应慎重选择去顶术。

首先，对于 Bosniak Ⅰ级的囊肿有 0% ~ 2% 的比例为恶性。如恶性病变行肾囊肿去顶，可能会造成肿瘤的扩散，短期内出现病变的复发和转移。

其次，肾盏憩室和重复肾积水都可以表现为肾囊性病变。此类病变如单纯行去顶手术，术后可能会出现尿瘘。如难以区分肾盏憩室和肾囊肿，可术中先截石位放置输尿管导管，腹腔镜术中可通过此导管逆行注入亚甲蓝溶液或者气体，方便鉴别肾盏憩室和肾囊肿，如确实为肾盏憩室，也方便寻找憩室颈进行相应处理。尿瘘一旦发生，需留置尿管、患侧输尿管支架，延长引流管拔管时间，部分患者可自行愈合。对于无法自行愈合或形成尿液囊肿的患者，需二次手术。肾盏憩室患者可缝合瘘口，亦可经皮穿刺扩大憩室盏颈，顺行置入输尿管 D-J 管，上端置于憩室内，下端置入膀胱，形成内引流。局限性肾盏扩张或者重复肾常需行肾部分切除术才能解除尿瘘。

最后，囊性肾瘤、混合性上皮间质瘤、多发囊性肾肿瘤仅行囊肿去顶易复发，多需再行肾部分切除术甚至患肾切除术。恶性可能的囊性病变术中可行冰冻病理，术中或最终病理若为恶性，则按恶性肿瘤行肾部分切除术或肾癌根治术。

（田　雨　王国良 编；马潞林 审）

参考文献

[1] McGuire BB, Fitzpatrick JM. The diagnosis and management of complex renal cysts [J]. Curr Opin Urol, 2010, 20 (5): 349-354.

[2] 田雨, 王国良, 马潞林, 等. 囊性肾瘤和混合性上皮间质瘤 13 例诊治体会 [J]. 中华泌尿外科杂志, 2013, 34 (11): 814-818.

第三十九节　右肾癌伴肾盂输尿管癌栓一例

导读

　　肾盂输尿管的占位最常见的是尿路上皮肿瘤。研究显示，肾盂内肿瘤90%来源于尿路上皮。但此例患者因血尿就诊，CT报告右肾盂及输尿管上段占位，右肾盂输尿管肿瘤，通过此病例分析或许可以会给大家提供新的诊断思路。

【病例简介】

　　患者男性，70岁，间歇无痛肉眼血尿1年。

　　患者1年前无明显诱因出现肉眼血尿，颜色为鲜红色，可见血条，无尿频、尿急、尿痛、腰痛、腹痛，未诊治。1个月前患者再次出现肉眼血尿，鲜红色，就诊于当地医院，行CT检查提示右肾盂及输尿管上段占位。遂至我院就诊，以"右肾盂输尿管占位"于2018年8月收入院。患者自发病以来，精神、食欲、睡眠可，大便如常，小便如前述，体重无明显变化。

　　既往史：10余年前因"结石"行体外碎石术（具体不详）。脑梗死病史5年，以口角歪斜起病，于当地医院药物治疗后缓解，现反应力下降，平素偶有头晕、头痛，平日口服阿司匹林，入院前已停药3天。高血压2年余，收缩压最高180 mmHg，曾服用厄贝沙坦氢氯噻嗪片，血压控制不稳。

　　体格检查：心肺查体未及明显异常，腹平软，全腹未触及肿物。全腹无明显压痛、反跳痛，肠鸣音正常，双侧肾区无叩痛，双侧下肢无水肿。

　　实验室检查：血常规：血红蛋白107 g/L；肾功能：Cr 101 μmol/L。尿核基质蛋白（NMP22）阳性。3次晨尿找肿瘤细胞均未见肿瘤细胞。

　　影像学检查：

　　泌尿系CT增强（图2-162～图2-265）：右肾皮质变薄，中组肾盏、肾盂及输尿管上段见软组织密度影，增强扫描明显强化，欠均匀，累及右肾实质，肾盏积水扩张，整体强化弱于左肾，排泌期较少排泌。CT提示：右肾盂、输尿管上段占位，癌可能，累及右肾实质；肝多发囊肿。

　　肾动态显像：左肾GFR 51.23 ml/min（正常）；右肾GFR 23.53 ml/min（减低）（参考值下限为34.5 ml/min）。左肾血流灌注、肾功能、肾小球滤过率正常，上尿路引流通畅。右肾功能严重受损，上尿路引流情况无法评估。

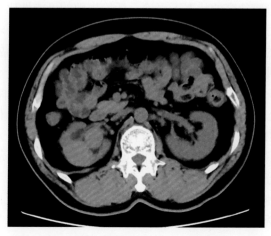

图2-162　泌尿系CT平扫（轴位）

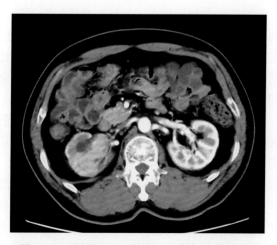

图2-163　泌尿系CT增强——动脉期（轴位）

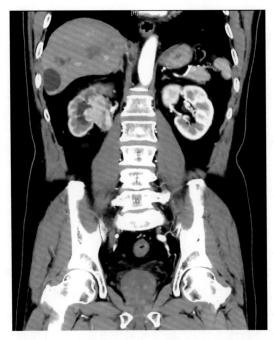

图 2-164　泌尿系 CT 增强——动脉期（冠状位）

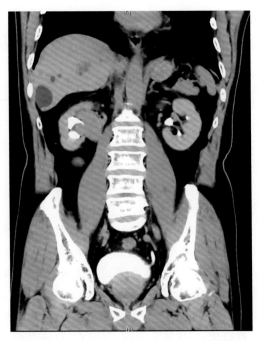

图 2-165　泌尿系 CT 增强——排泄期（冠状位）

颅脑 MRI 平扫：多发腔隙性脑梗死，部分软化灶；脑白质脱髓鞘；脑萎缩；左侧颞部蛛网膜囊肿。

初步诊断：右肾盂输尿管肿瘤，肾癌待排。

【临床决策分析】

诊断：本例患者男性，70 岁，间断全程无痛肉眼血尿，CT 排泄期可见右肾盂及上段输尿管内明显的充盈缺损。MDT 讨论中部分医师考虑尿路上皮癌，因为患者间歇性血尿 1 年，CT 显示肾盂及输尿管上段肿瘤，同时与肾实质内肿瘤相延续。部分医师认为肾癌可能性大：①本例肿瘤体积很大而尿找肿瘤细胞 3 次均阴性。② CT 平扫可见肿瘤呈中等密度或低密度软组织影，增强扫描呈轻至中等密度强化（一般增加 20 ~ 40 HU）。右肾实质内肿物较规则且与正常肾组织边界较清晰，似为一个完整的肿物延伸至肾盂和输尿管上段。动脉期明显强化，较均匀，大部强化程度与同侧肾皮质相近，且呈现出"快进快出"表现。③既往有肾癌瘤栓长入输尿管的病例。综合全科意见，术前诊断肾癌侵犯肾盂及输尿管可能性大，肾盂输尿管尿路上皮癌待排。

治疗：当术前 CT 检查无法判断肾盂内肿瘤性质的情况时，可进一步行输尿管镜下活检术，但该操作为有创性检查，并且在血尿视野不清、管腔狭窄的状态下误诊、活检失败的可能性比较大，再次切肾患者需要两次手术。本例考虑恶性可能性大，第一诊断为肾癌侵犯集合系统，征求家属意见未行输尿管镜活检。肿瘤并未发现远处的转移，根治性切除还是首选。因考虑到并不能完全排除尿路上皮肿瘤，为避免二次手术，经全科讨论决定行右肾输尿管全长切除术。

【治疗过程】

患者于 2018 年 8 月行后腹腔镜右肾输尿管全长切除 + 右肾门淋巴结清扫术。术中左侧卧位腹腔镜离断肾蒂并游离肾，平卧位下腹部弧形切口游离并完整切除输尿管下段及膀胱壁内段。术中见肾门部增大淋巴结，一并切除。大体病理（图 2-166），肿瘤呈黄白色，预计起源于肾皮质，侵犯集合系统并在肾盂及肾盏内塑形样生长，部分肿瘤可见出血，集合系统内可见小凝血块。

病理报告：①肾细胞癌，形态学显示肿瘤细胞部分有乳头状结构；但免疫组化 CA Ⅸ广泛阳性，难以归入乳头状肾细胞癌，综合分析倾向于透明细胞肾细胞癌。肿瘤侵及肾窦及肾盂；未累及肾被膜及周围脂肪组织；未见脉管内瘤栓及神经侵犯。肾门血管断端未见癌累及，输尿管断端未见癌。免疫组化结果：CK7（–），CA Ⅸ（+），GATA-3（–），CD10（+），CD117（–），P504S（+）。②（肾门淋巴结、神经节）可见神经组织及淋巴结，未见癌转移（0/6）。

出院诊断：右肾癌伴肾盂输尿管瘤栓。

【预后】

随访至 2022 年 1 月，患者未出现肿瘤复发和转移。

【经验与体会】

1. 部分肾癌可突入集合系统内形成"尿路瘤栓"。肾盂癌和肾细胞癌是泌尿外科常见的肿瘤性疾病，两者的治疗方案及预后迥异。当肾细胞癌侵犯肾盂时，会对临床判断造成困难。肾透明细胞癌多数是外生性生长，可以有完全肾内型的，也可以有侵犯肾盂的，这些也并不少见。25% ～ 32% 的肾癌诊断时表现为局部进展期，可能侵犯肾周和肾窦脂肪、肾上腺、肾静脉和腔静

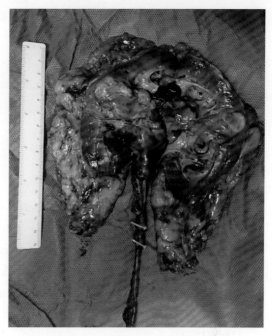

图 2-166　手术切除的右肾输尿管大体标本

脉、集合系统或周围脏器。局限期、局部进展期和转移肾癌的 5 年生存率分别为 92.6%、66.7% 和 11.7%。肾癌侵犯血管时，形成瘤栓，但在肾盂或输尿管内长成明显肿块者十分少见，文献中也有肿瘤侵犯到集合系统内，延伸生长甚至到达膀胱内的多篇个案报道，目前文献多将其称为"尿路瘤栓"或者肾盂 / 输尿管瘤栓，虽目前尚无统一定义，但一般指肾盂输尿管内填充肾癌肿块，不包括集合系统仅受镜下侵犯者。尿路瘤栓在肾盂输尿管内呈塑形样生长但并不侵犯集合系统，部分报道瘤栓尖端有纤维蛋白帽样结构，这与尿路上皮癌明显不同。

2. 尿路瘤栓的形成是肿瘤局部侵犯的结果。目前对于尿路瘤栓的研究还相当少，几乎都是个案报道或文献回顾，如何种病理类型容易出现此情况、病理过程如何、肿瘤的生物学特性、对预后有何影响等，都还没有结论。文献报告可能形成尿路瘤栓的肾癌类型包括未分型、透明细胞癌、透明细胞癌和乳头细胞癌 1 型的混合型、乳头细胞癌 1 型和嫌色细胞癌等，其中以透明细胞癌最为多见。多数文献认为尿路瘤栓的形成机制为起源于肾实质内的肾癌侵犯肾盂肾盏后向中空、阻力小的肾盂输尿管方向塑形样生长，甚至可以沿输尿管口伸入膀胱，而不侵犯输尿管或膀胱，是一种局部侵犯，而不属于转移。其血供来源于原发的肾癌。肾癌伴随尿路瘤栓患者的基因特征目前尚无研究。伴尿路瘤栓的肾癌生物学性质如何虽无大宗病例报告，但总体表现与一般局部进展期肾癌并无不同，可伴随局部淋巴结转移和远处转移。

3. 尿路瘤栓的治疗方法应根据原发肾癌的病理性质和分期决定，能够完整切除者首选包括瘤栓的肾癌根治术。虽然文献中大多数病例术前并未能确定是肾癌还是肾盂输尿管癌，所以选取了单侧肾输尿管全长切除术。相对于侵犯血管系统的瘤栓而言，尿路瘤栓对手术难度增加不大。有文献报告同时合并下腔静脉、生殖腺静脉和输尿管瘤栓时，术前新辅助使用酪氨酸激酶抑制剂阿昔替尼，血管瘤栓和输尿管瘤栓均有缩小，可能会降低手术难度。

4. 尿路瘤栓的预后情况还需进一步研究。目前对于肾癌伴血管瘤栓的研究已比较充分，肾癌的 TNM 分期根据瘤栓的高度以及是否侵犯血管壁将其分为 T3a ～ c，认为它是影响肿瘤预后的独立危险因素之一。而对于尿路瘤栓，大多数文献仅报告了短期随访结果，根据现有证据，尿路瘤栓患者的预后主要取决于原发肾癌的病理类型和分期。由于尿路瘤栓的发生率很低，目前尚未将其单独纳入 TNM 分类系统之中进行研究，统一归入集合系统侵犯 T3a 期。目前看来，尿路瘤栓是肾癌的局部侵犯特性在尿路方面的表现，尚需对更多尿路瘤栓病例进行更深入的研究和更

长时间的随访，才能对其生物学特性有更明确的认识。

【小结】

肾盂输尿管占位并不一定是尿路上皮癌，还有可能是少见的肾癌伴尿路瘤栓，诊断上应多加以思考。

（田　雨　王国良 编；马潞林 审）

参考文献

[1] Riehie JP. Carcinoma of the renal pelvis and ureter. Diagnosis and management of genitourinary cancer [M]. Philadelphia：Saunders，1988：323-336.

[2] SEER Cancer Stat Facts：Kidney and Renal Pelvis Cancer. National Cancer Institute. Bethesda，MD，http：//seer.cancer.gov/statfacts/html/kidrp.html.

[3] Li Y，Ding YU，Chen D. Renal cell carcinoma growing into the renal pelvis and mimicking transitional cell carcinoma：A case report and literature review [J]. Oncol Lett，2015，9（4）：1869-1872.

[4] Fujita O，Wada K，Yamasaki T，et al. Renal cell carcinoma with a tumor thrombus in the ureter：a case report [J]. BMC Urol，2011，11（16）：1-5.

[5] Ishikawa T，Izumi K，Kondo T，et al. A case of renal cell carcinoma growing into the renal pelvis with a fibrin cap in the ureter and bladder [J]. Hinyokika Kiyo，2018，64（3）：117-122.

[6] Parikesit D，Mochtar CA，Tanurahardja B，et al. Thrombus-like tumor of renal cell carcinoma mimicking transitional cell carcinoma of kidney：a case report [J]. Urol Case Rep，2017，10（1）：26-29.

[7] Munechika H，Kushihashi T，Gokan T，et al. A renal cell carcinoma extending into the renal pelvis simulating transitional cell carcinoma [J]. Urol Radiol，1990，12：11-14

[8] Gulati M，Gore JL，Pantuek AJ，et al. Ureteral tumor thrombus from renal cell carcinoma extending into bladder [J]. Urol Oncol，2007，25（5）：393-395.

[9] Komatsubara M，Yamazaki M，Fujisaki A，et al. Tumor Thrombus of Renal Cell Carcinoma Extending Into the Inferior Vena Cava，Ovarian Vein，and Ureter Treated With Neoadjuvant Axitinib [J]. Urology，2016，95：e3-e4，.

[10] Kumar L，Jain S，Kaushal S，et al. A case of type 1 papillary renal cell cancer with pelvic tumor thrombus masquerading as urothelial cancer with review of literature [J]. J of Endourol Case Rep，2019，5（4）：157-160.

[11] 李嘉临，纪志刚. 肾嫌色细胞癌侵入肾盂一例分析及文献复习 [J]. 国际外科学杂志，2016，43（9）：625-627.

[12] Amin MH，Gress DM，Meyer Vega LR，et al. AJCC Cancer Staging Manual [M]. Chicago：Springer Publishing，2018.

第四十节　肾癌伴多支肾静脉瘤栓一例

导读

　　肾癌伴下腔静脉瘤栓的手术难度，一方面在于肾和肿瘤的切除，另一方面在于瘤栓的切取和血管的处理。肾血管解剖变异常见，发生率为 25% ～ 40%。最常见的变异为多支肾动脉，据报道最多可达 5 支。右肾门双静脉是静脉变异中较多见的一种类型。在肾癌合并下腔静脉瘤栓的手术当中，血管变异使手术难度增加。本例患者为双支肾动脉、双支肾静脉，且双支静脉均伴有瘤栓。

【病例简介】

　　患者男性，67 岁，间断无痛肉眼血尿 2 周。

　　患者 2 周前无明显原因出现肉眼血尿，呈洗肉水样，偶有血条，无尿频、尿急、尿痛，无发热，无腰痛。就诊于外院，行 CT 检查示右肾中下部团块状软组织密度影，大小约 8.9 cm×7.8 cm，边缘不清，周围脂肪间隙密度增高模糊，见增大淋巴结；右肾门结构显示紊乱，右肾静脉显示增粗。外院考虑肾占位伴肾静脉癌栓可能，建议手术治疗。现患者为求进一步诊治来我院，门诊于 2019 年 1 月以"右肾占位伴肾静脉癌栓"收入院。患者自发病以来，精神、食欲、睡眠可，大便如常，体重无明显变化。

　　既往史：高血压 7 年，最高 160/100 mmHg，口服非洛地平缓释片 5 mg Qd，血压控制平稳。服用阿司匹林、辛伐他汀进行冠心病二级预防，阿司匹林已停药 2 周。否认糖尿病、心脏病病史。

　　体格检查：心肺查体未及明显异常，腹平软，全腹无明显压痛、反跳痛，肠鸣音正常，双侧肾区无叩痛，双侧下肢无水肿。

　　实验室检查：血常规：血红蛋白 120 g/L；肾功能：Cr 91 μmol/L。

　　影像学检查：

　　泌尿系 CT 增强（图 2-167 ～图 2-169）：右肾实质内可见等低密度影，大小约 9.2 cm×8.8 cm×9.6 cm，压迫肾盂，病变内多发迂曲血管影。右肾静脉局部迂曲扩张，内见多发充盈缺损，下腔静脉局部与肿块分界不清，见充盈缺损，右肾门旁见多发结节影，肾周围脂肪间隙密度增高。右肾上腺区见结节状等密度影，直径约 1.4 cm，增强扫描呈环形强化。CT 提示右肾癌，右肾盂受压受侵，淋巴结转移。右肾静脉、下腔静脉癌栓形成。右侧肾上腺区小结节，转移可能（肾上腺转移？肾周筋膜结节？）。

　　腹部 MRI（平扫＋增强）：右肾体积增大，见巨大团块状软组织肿物影，大小约 9.6 cm×8.7 cm×9.8 cm，信号混杂不均，内见流空血管影，DWI 呈不均高信号，ADC 图信号不均减低。增强后明显不均匀强化。右侧肾上腺区见类圆形软组织结节影，直径约 12 mm，增强后明显不均匀强化。MR 提示右肾癌并肾静脉、下腔静脉癌栓形成，腹膜后淋巴结转移；右侧肾上腺区小结节，转移可能（肾上腺转移？腹膜结节？）。

　　PET-CT：右肾占位性病变，考虑肾癌可能大，侵犯肾窦、肾周筋膜及右侧腰大肌；合并右肾静脉下腔静脉癌栓，伴右肾脂肪囊上方转移。腹膜后多发小淋巴结伴代谢稍高，转移待排，密切观察。

　　肾动态显像：左肾 GFR 42.1 ml/min，正常；右肾 GFR 35.36 ml/min，存在高估（参考值下限为 35.5 ml/min）。左肾血流灌注、肾功能、肾小球滤过率正常，上尿路引流欠佳。右肾上极血流灌注增加，考虑高血供占位所致；右侧肾小球滤过率大致正常，考虑存在富血供占位所致高估；

右肾功能严重受损，右侧上尿路引流情况难以评估。右肾体积增大，失常态，呈环状显影，结合病史，考虑占位所致。

初步诊断：右肾占位伴下腔静脉瘤栓，Mayo Ⅰ级，cT3bN0M1。

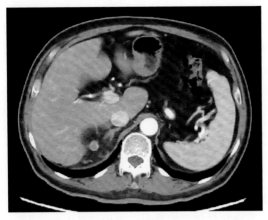

图 2-167　泌尿系 CT 增强动脉期（轴位），肾上腺区可见强化结节

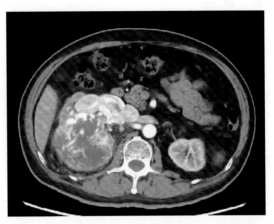

图 2-168　泌尿系 CT 增强动脉期（轴位），可见右肾静脉瘤栓延续至腔静脉内

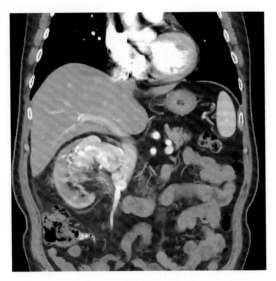

图 2-169　泌尿系 CT 增强动脉期（冠状位），可见右肾肿瘤伴右肾静脉瘤栓延续至腔静脉内

【临床决策分析】

诊断：该患者右肾占位，CT 增强扫描可见明显不规则强化，典型的快进快出，诊断考虑右肾透明细胞癌可能性大。患者有肉眼血尿，提示肿瘤可能侵犯肾集合系统。CT 和 MRI 均提示下腔静脉瘤栓形成，但肾门结构复杂，从 CT 上不易区分是局部凸向下腔静脉的肿瘤结节还是有多支肾静脉伴瘤栓。这些结节位于右肾腹侧，肾肿瘤位于右肾背侧，孤立长段等直径凸出的肿瘤结节可能性较小。且除此之外，找不到其余的右肾静脉结构，综合来看，双支右肾静脉伴瘤栓可能性大。右肾上腺区明显富血供结节，可能是肾上腺转移，也可能是肾周脂肪囊内的癌结节，嗜铬细胞瘤可能性小。PET-CT 未见明确的远处转移。经科里讨论认为，患者右肾癌伴下腔静脉瘤栓，未见远处转移。

治疗：决定行右肾根治性切除、下腔静脉瘤栓切除。患者虽然肾门结构复杂，但影像学上看还是考虑 Mayo Ⅰ级瘤栓，决定首选后腹腔镜入路。

【治疗过程】

患者于 2019 年 1 月行腹腔镜右肾根治性切除、下腔静脉瘤栓切取、肾门淋巴结清扫术。将右肾上腺一并整块切除。肾门可见肿大淋巴结，将淋巴结切除。游离出 2 支肾动脉、2 支肾静脉，2 支肾静脉内均可见瘤栓。经髂前上棘前方 Trocar 置入腔镜侧壁钳，部分阻断下腔静脉，剪开腔静脉，瘤栓与静脉壁无粘连，完整取出瘤栓（图 2-170）。4-0 Prolene 血管线连续缝合下腔静脉切口，下腔静脉阻断时间 25 分钟，术中出血 600 ml。大体标本见 2 支肾静脉内均可见静脉瘤栓（图 2-171），右肾上腺区脂肪内可见白色实性结节一枚（图 2-172）。

病理报告：①（右肾肿瘤 + 肾静脉瘤栓）根治标本：病变符合透明细胞型肾细胞癌，伴片状坏死及出血，局灶呈肉瘤样结构及横纹肌样结构，肿物大小约 9 cm×7 cm×4.5 cm，2016 WHO/ISUP 核分级 Ⅱ 级，局灶 Ⅲ～Ⅳ 级；未见确切神经侵犯，癌累及局灶肾窦，肾盂黏膜未见确切癌累及，肾周脂肪内（近肾上腺区）可见肿瘤结节一枚，肾门检见肿瘤结节一枚。肾静脉内可见瘤栓，大小约 1.7 cm×1.5 cm×1 cm；输尿管断端未见癌；（右）肾上腺未见确切癌累及。②（右肾门淋巴结）送检淋巴结未见癌累及（0/1）。

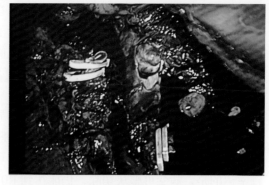

图 2-170　术中剪开腔静脉，取出瘤栓，另一支肾静脉内瘤栓已取出

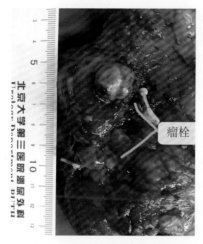

图 2-171　术后大体标本，两支肾静脉内均可见瘤栓

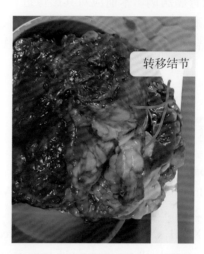

图 2-172　术后大体标本，可见肾上极脂肪内转移结节，不来源于肾上腺

【预后】

术后建议患者如经济允许可辅助靶向药物治疗，但因经济原因，患者未服药。随访至 2022 年 12 月，未发现肿瘤复发或转移。

【经验与体会】

1. 肾癌癌栓手术中尽早控制所有动脉有利于减少术中出血。由于静脉瘤栓的形成，肾和肿瘤周围会新生许多静脉，一定程度上回流了肾和肿瘤的血液。在肾动脉没有全部被结扎之前，一旦这些新生血管出血，更接近于动脉出血。多支肾动脉使得手术出血的风险大大增加。故此例减少出血风险的要点是首先控制所有肾动脉，术前应对 CT 等影像仔细研判，了解肾动脉和肾静脉的支数、动脉有无钙化或严重粥样硬化、静脉内有无瘤栓及其范围、有无肿大的淋巴结包绕肾蒂等。另外，经后腹腔途径有利于早期显露并控制肾动脉。术中应轻柔操作，避免在控制肾动脉之前暴力扯断丰富的侧支静脉，必须切断的侧支静脉首选用双极电凝确切凝固静脉两端，再切断，可避免腔静脉表面的血管夹游离时被扯掉，或影响侧壁钳阻断腔静脉。

2. 本例患者肾静脉的处理：此例患者为双支肾动脉、双支肾静脉，且两支肾静脉内均有瘤栓，使得在影像学上肾门的结构十分紊乱，难以辨识。肾癌合并静脉瘤栓患者多支静脉并不罕见，但双支肾静脉内均有瘤栓，反映了肾癌的局部侵袭特性，属于较少见的情况。肾静脉瘤栓可延续至腰静脉、生殖腺静脉等静脉分支内，手术时应一并切除。患者 2 支肾静脉均被肿瘤累及，可能与其病理程度偏恶性有关，合并片状坏死、肉瘤样及横纹肌样结构，核分级局灶 Ⅲ～Ⅳ 级，局灶累及肾窦等均提示不良预后的可能。我科杨斌等研究显示，伴有肉瘤样及横纹肌样结构均是肾癌伴瘤栓患者不良预后的独立危险因素。在静脉的手术处理上,患者2支肾静脉相距较近,且均为1级瘤栓,使用腔镜下侧壁钳部分阻断下腔静脉即完成了瘤栓的切取。术中需注意需要充分游离腔静脉,阻断时可将腔静脉提起,避免侧壁钳夹到瘤栓引起瘤栓脱落;另外可在肾静脉近心端剪开肾静脉,将瘤栓自腔静脉中提出,更易缝合腔静脉开口。本例双支肾静脉内瘤栓均较粗,不易将其挤进肾静脉内处理。

3. 本例患者病理分期的修正:本例肾周检及癌结节2枚,肾门癌结节考虑肾门淋巴结转移可能性大,因正常淋巴结结构已消失,病理报为癌结节。肾上腺区脂肪内癌结节应考虑转移结节,转移途径尚不十分明确,考虑血行转移可能性大。故此例病理分期应修正为pT3bN1M1。比较幸运的是,病变可整块切除,仍能达到R0。

【小结】

对于复杂肾癌病例,术前应对其影像进行详细研判,了解肾血管解剖、静脉内有无瘤栓及其范围、有无淋巴结转移、肾上腺有无转移或侵犯、肾周围有无转移结节、有无周围器官的侵犯等,以制订出合理的手术方案,减少术中副损伤或并发症。

(田　雨　王国良　编;马潞林　审)

》参考文献

[1] Komatsubara M,Yamazaki M,Fujisaki A,et al. Tumor Thrombus of Renal Cell Carcinoma Extending Into the Inferior Vena Cava,Ovarian Vein,and Ureter Treated with Neoadjuvant Axitinib [J]. Urology,2016,95:e3-e4.

[2] Yang B,Xia H,Xu C,et al. Impact of sarcomatoid differentiation and rhabdoid differentiation on prognosis for renal cell carcinoma with vena caval tumour thrombus treated surgically [J]. BMC Urol,2020,20(1):14.

第四十一节　肾癌合并癌栓脱落致肺栓塞多科室联合诊治一例

⚠ 导读

肾癌是常见的泌尿系统肿瘤,每年有超过14万人死于这种癌症,发病以男性为主,男女比例为1.5:1,发病高峰年龄为60~70岁。局部进展期肾细胞癌中有4%~25%的原发肿瘤延伸至肾静脉、下腔静脉或远至右心房,通常形成一个大的静脉癌栓。未经治疗的肾癌合并癌栓预后差,中位生存时间约5个月,1年肿瘤特异性生存率约29%;而行肾癌根治术联合静脉癌栓取出术可使患者生存时间得到有效改善,5年肿瘤特异生存率可达40%~65%。由此可见,手术治疗是目前大多数肾癌合并癌栓患者的有效治疗方式。但该手术过程较为复杂,术后并发症较多,围术期死亡率可高达13%,治疗难度大。我院多年来进行泌尿系肿瘤多学科综合治疗(multi-disciplinary treatment,MDT),由泌尿外科、放射科、超声诊断科、病理科、麻醉科、肿瘤放疗科、普通外科、心脏外科、肿瘤化疗科等多学科专家围绕某一泌尿系肿瘤疾病进行讨论,在综合各学科意见的基础上为肿瘤患者提供全方位、个性化、连续性、高质量、可执行诊疗方案的临床治疗模式,将多学科的诊治优势强强联合,以期达到临床治疗的最大获益。本节通过对一例肾癌合并癌栓患者术中癌栓脱落导致肺栓塞的诊疗过程分析,希望对今后类似病例治疗方式的选择提供参考。

【病例简介】

患者男性，29岁，亚急性病程，主因"右侧腰痛2周"入院。患者2周前无明显诱因出现右侧腰痛，阵发性，可自行缓解。就诊于当地医院行腹部CT检查示：右肾癌并右肾静脉-下腔静脉癌栓形成。未行特殊处理，为求进一步诊治来我院。发病以来，睡眠食欲正常，大便正常，近半年体重下降5 kg。

既往史：乙肝病史，糖尿病史，腰椎手术史。

体格检查：血压124/78 mmHg，神清语利，精神可，心肺查体未及明显异常，腹平软，全腹无明显压痛、反跳痛，肠鸣音正常，双侧肾区无叩痛，双侧下肢无水肿。

影像学检查：

CTU增强（图2-173）：右肾形态失常，体积明显增大，其内见巨大团块状混杂软组织密度影，边界不清，范围约8.5 cm×7.0 cm×11 cm，增强扫描呈明显不均匀强化，病变与肝右叶及右侧肾上腺分界不清，周围见多发小淋巴结。邻近下腔静脉及双肾静脉增宽，其内见不规则充盈缺损，增强扫描见充盈缺损明显不均匀强化，腔静脉癌栓长约12 cm，下腔静脉癌栓足侧及左肾静脉近肾侧可见血栓。右肾盂肾盏受累。右肾周筋膜增厚。影像诊断：右侧肾癌，伴下腔静脉癌栓及双肾静脉癌栓形成，部分血栓形成，邻近肝右叶及右侧肾上腺受累可能（？），淋巴结转移（？），肾周筋膜受累（？）。

2. 腔静脉CEMRA（腔静脉磁共振，图2-174）：右肾形态失常，体积明显增大，其内见巨大团块状混杂软组织密度影，边界不清，范围约8.5 cm×7.0 cm×11 cm，增强扫描呈明显不均匀强化，病变与右侧肾上腺分界不清，周围见多发小淋巴结。腔静脉癌栓长约12 cm，下腔静脉自右侧肾静脉水平下方起管腔内可见混杂信号影填充，左肾静脉受累。远心端信号均匀，增强扫描未见明显强化，近心端增强扫描可见不均匀强化，与右肾病变大致相同。下腔静脉癌栓足侧及左肾静脉近肾侧可见血栓。右肾盂肾盏受累。右肾周筋膜增厚。影像诊断：右侧肾癌，伴下腔静脉癌栓及双肾静脉癌栓形成，部分血栓形成，邻近右侧肾上腺受累可能（？），淋巴结转移（？），肾周筋膜受累（？）。

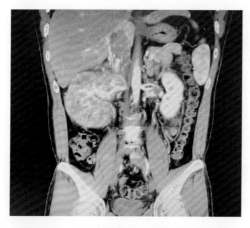

图2-173　CTU增强示右侧肾癌合并癌栓

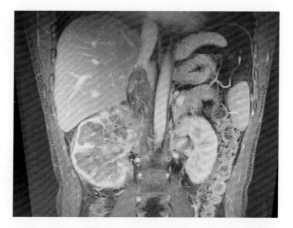

图2-174　腔静脉CEMRA示右侧肾癌合并癌栓

初步诊断：①右侧肾癌伴癌栓；②糖尿病；③慢性乙型病毒性肝炎病毒携带者；④腰椎术后。

【临床决策分析】

患者CTU增强及腔静脉CEMRA检查同时发现右侧肾占位合并下腔静脉癌栓，右肾上腺受累可能，考虑右肾癌合并癌栓诊断较为明确，有手术指征，但手术难度较大。术前联合放射科、病理科、肿瘤放疗科、普外科等相关科室行术前MDT讨论。讨论意见认为患者右侧肾癌合并癌栓诊断明确，建议积极手术治疗，未见绝对手术禁忌证。目前癌栓累及肝后下腔静脉，根据术中情况需游离肝以充分暴露肝后下腔静脉部分。术中应密切监测患者生命体征，必要时行术中超声严密监测，术中仔细操作，避免癌栓脱落引起肺栓塞。术后需转入 ICU 继续治疗，围术期肾衰竭、死亡率较高。术后根据病理结果决定下一步治疗方案。拟手术室全麻下行"开腹探查，右侧肾癌根治性切除，下腔静脉癌栓取出术"。

【治疗过程】

常规消毒铺巾，取 Chevron 切口（肋缘下切口），探查腹腔见右肾肿瘤与结肠及十二指肠粘连严重，仔细游离右侧肾下极，在腔静脉后结扎肾动脉，游离癌栓下腔静脉远心端、左侧肾静脉起始段及下腔静脉近心端，暴露肾静脉，避免挤压，观察静脉内癌栓情况，游离并向左翻开肝，充分显露肝后下腔静脉及肝静脉。游离过程中，血压突然下降，血气分析示 pH 7.25，pO_2 88 mmHg，pCO_2 49 mmHg，后 pCO_2 进行性上升，予增加氧流量及补液量，积极纠酸。同时请超声心动室、心外科、介入血管外科、普外科等科室紧急会诊。行超声心动图未见心脏及肺动脉主干癌栓及血栓，考虑为肺动脉远端栓塞。依次阻断肾静脉下方腔静脉、左肾静脉和肝下腔静脉，切取下腔静脉内癌栓，癌栓软易碎，下方可见机化的血栓与癌栓分界不清，左肾静脉可见癌栓和血栓，将左肾静脉内癌栓和血栓一并取出。用肝素盐水冲洗管腔，用 3-0 Prolene 血管线缝合下腔静脉，依次松开下腔静脉近心端阻断带、左肾静脉阻断带及下腔静脉远心端阻断带。手术区域充分止血，冲洗创面，放置肾周引流管后关闭切口。送入介入血管室，行肺动脉造影，可见双肺栓塞，行肺动脉癌栓取出术，反复抽出癌栓后（图 2-175），送入 SICU 继续治疗。入 SICU 后继续给予呼吸机辅助呼吸。化验结果 WBC 12.14×10^9/L，HB 116 g/L，PLT 176×10^9/L，NE 80.8%。ALT 477 U/L，AST 588 U/L，TBIL 28.7 μmol/L，Cr 128 μmol/L，CK 999 U/L，CK-MB 44 U/L，BNP 4270 ng/ml，cTnI 0.47 ng/ml。PT 17.3 s，APTT 65.5 s，D-Dimer 2.8 μg/ml。予抗感染、保肝、补液、血管活性药物维持循环稳定、低分子肝素抗凝、呼吸循环支持治疗，治疗期间血象逐渐恢复正常，肝功能逐步恢复。于术后第 6 天转回普通病房，第 9 天拔除伤口引流管。术后第 12 天患者一般情况可，嘱出院后定期复查，不适随诊。术后病理提示右侧肾透明细胞癌。术后长期口服索坦。

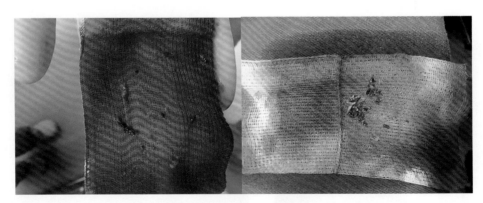

图 2-175 介入治疗取出的栓子

【预后】

患者 2019 年 3 月手术，术后定期复查，随访至 2023 年 1 月未见肿瘤复发。

【经验与体会】

1. 目前关于肾癌伴癌栓术中脱落导致肺栓塞的病例报道较为少见，有可能与该类疾病围术期死亡率高、预后不良情况相关。杨灵波等报道了一例右肾癌伴下腔静脉癌栓患者术中发生急性肺栓塞伴心室颤动，予胸外按压、电除颤 5 min 后恢复自主心律，后应用尿激酶静脉溶栓，30 min 后再次发生心室颤动，予开胸手术建立体外循环，打开肺动脉主干后，见左、右肺动脉被癌栓完全阻塞，取出后缝合肺动脉切口，患者氧合明显改善，后继续行肾癌根治术联合静脉癌栓取出术。

2. 围术期急性肺栓塞的诊断与治疗：在肾癌根治联合静脉癌栓取出术中，体位变动、手术操作对静脉的挤压以及对下腔静脉的阻断、开放等操作，均可导致癌栓松散、脱落，栓子可随血液循环阻塞肺动脉，引起急性肺栓塞。急性肺栓塞病情凶险，进展迅速，往往抢救时间极短，预后极差，因此早发现、早诊断至关重要。手术患者因为处于全麻状态，不能从症状方面得到相关提示，但急性肺栓塞通常有难以纠正的低氧血症、pCO_2 升高、低血压等，具有一定的提示意义。本例患者术中不明原因血压下降，需考虑癌栓脱落引起急性肺栓塞可能。我科在手术过程中，请相关科室会诊后，于介入血管外科行介入治疗将肺动脉栓子吸出，术后入 SICU 继续呼吸机辅助通气，输血、补液、血管活性药物维持循环稳定，抗凝等强化围术期治疗。对于该类患者，术前应充分评估肿瘤及癌栓情况，做好配血输血准备；术中仔细操作，避免对静脉癌栓的挤压，充分监测血压、氧饱和度情况，警惕肺栓塞的发生。必要时术前放置下腔静脉滤器，以防止下腔静脉癌栓脱落，导致肺栓塞，但是否应常规放置滤器仍存在争议，有待进一步探讨。

【小结】

肾癌合并癌栓手术难度大，风险高，围术期并发症多。本案例肾癌合并癌栓术中出现栓子脱落形成肺栓塞，经过多科室协作成功治疗该患者，希望对今后类似病例的分析和正确选择治疗方式能够提供一些帮助。

（唐世英　田晓军　编；马潞林　审）

参考文献

[1] Siegel R, Ma J, Zou Z, et al. Cancer statistics, 2014 [J]. CA Cancer J Clin, 2014, 64（1）：9-29.

[2] Capitanio U, Montorsi F. Renal cancer [J]. Lancet, 2016, 387（10021）：894-906.

[3] 中华医学会泌尿外科学分会中国肾癌联盟，中国肾癌伴下腔静脉癌栓诊疗协作组. 肾癌伴静脉癌栓诊治专家共识 [J]. 中华泌尿外科杂志，2018，39（12）：881-884.

[4] 杨灵波，王学宁，韩冲芳，等. 体外循环下成功抢救肾癌癌栓脱落致急性肺栓塞一例 [J]. 心血管外科杂志：电子版，2015，4：46-48.

[5] Belis JA, Levinson ME, Pae WE. Complete radical nephrectomy and vena caval thrombectomy during circulatory arrest [J]. The Journal of Urology, 2000, 163（2）：434-436.

第四十二节　肾癌合并癌栓脱落至右心房/肺栓塞多科室联合诊治一例

导读

肾癌是常见的泌尿系统肿瘤，4%～10% 的原发肿瘤可延伸至肾静脉、下腔静脉或远至右心房。肾癌根治术联合静脉癌栓取出术是目前大多数肾癌合并癌栓患者的有效治疗方式。但该手术过程较为复杂，术中有癌栓脱落的风险，发生率约为 1.5%，如不能得到及时诊治，患者预后较差。通过我们对一例肾癌合并癌栓患者术中癌栓脱落至右心房后，进一步脱落致肺栓塞的诊疗过程分析，希望为今后类似病例的诊治提供参考。

【病例简介】

患者男性，74 岁，主因"发现右肾占位伴下腔静脉癌栓 20 天"于 2018 年 11 月入院。患者 20 天前因"头晕头痛、意识丧失 7 小时"就诊于外院，完善肺动脉 CTA 检查示：肺动脉栓塞，急诊行溶栓手术，术后予低分子量肝素皮下注射治疗，后患者上述症状消失。行腹盆腔 CT 增强示：右肾占位伴下腔静脉癌栓形成。不伴腹痛、腹胀、腰痛、肉眼血尿、尿频、尿急、尿痛等不适。现患者为求进一步诊治来我院。发病以来，睡眠食欲正常，大小便如常，体重无明显变化。

既往：20 天前发现"阵发性房颤"，予美托洛尔控制心室率在 70～80 次 / 分。糖尿病史 10 年，40 年前行开腹胆囊切除术，50 年前行阑尾切除术。

体格检查：血压 133/78 mmHg，神清语利，精神可，腹平软，全腹无明显压痛、反跳痛，肠鸣音正常，双侧肾区无叩痛，双侧下肢无水肿。

辅助检查：

CTU 增强（图 2-176）：右肾见两个类圆形肿物，大小分别约 53 mm×77 mm×64 mm、40 mm×56 mm×50 mm，密度不均，早期明显不均强化。右侧见双肾盂双输尿管，似呈受压改变，排泄期显影尚可，似均开口于膀胱右后壁。下腔静脉内见软组织团块，长度约 8.2 cm，呈哑铃状，不均强化，局部管腔见充盈缺损。腹盆腔未见明显肿大淋巴结。影像诊断：右肾多发占位，考虑 CA，下腔静脉癌栓。

腔静脉 CEMRA（图 2-176）：右肾上、下极见 2 个肿块，其内信号不均，部分呈短 T1 信号，肿块大小分别约 52 mm×73 mm×60 mm、44 mm×63 mm×61 mm，DWI 呈高信号，增强扫描

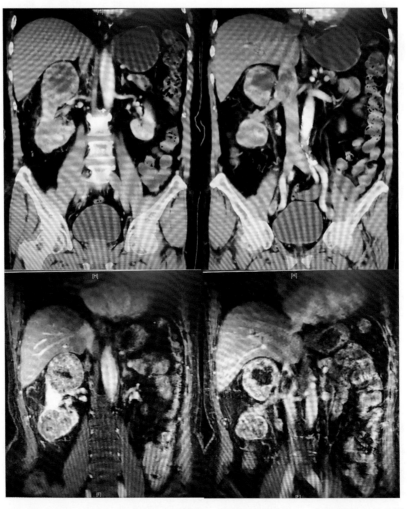

图 2-176　CTU 增强：右侧肾癌合并癌栓；腔静脉 CEMRA：右侧肾癌合并癌栓

明显不均强化。右肾静脉及邻近下腔静脉内见混杂信号，增强扫描呈充盈缺损，下腔静脉内病变长度约 42 mm。影像诊断：右肾多发占位，考虑 CA，右肾静脉及下腔静脉癌栓。

　　PET-CT：右肾上极、右肾下部肿块，代谢增高，肾癌可能大，伴引流静脉及下腔静脉癌栓形成。双肺小结节代谢不高，良性可能大。

　　初步诊断：①右侧肾癌伴 Mayo Ⅱ 级癌栓；②糖尿病；③房颤；④阑尾切除术后；⑤胆囊切除术后；⑥冠状动脉重度狭窄；⑦肺动脉栓塞溶栓术后。

【临床决策分析】

　　患者 CTU 增强及腔静脉 CEMRA 检查同时发现右侧肾占位合并下腔静脉癌栓，癌栓为 Mayo Ⅱ 级癌栓。常规可行右肾癌根治术联合下腔静脉癌栓取出术。但该患者近期肺栓塞病史，说明癌栓组织较为糟脆或表面有附着的血栓脱落致肺栓塞。手术过程中应密切监测患者生命体征，行术中超声严密监测，仔细操作，避免挤压肾静脉及下腔静脉，避免癌栓再次脱落引起肺栓塞。术后根据病理结果决定下一步治疗方案。拟手术室全麻下行"开腹探查，右侧肾癌根治性切除，下腔静脉癌栓取出术"。

【治疗过程】

　　患者于 2018 年 11 月手术。麻醉后平卧位，常规消毒铺巾。做 Chevron 切口：右肋缘下 2 cm 切口自剑突达腋前线，向左侧肋缘下延长约 5 cm。切开皮肤、皮下、肌肉组织，打开腹膜。患者网膜结肠粘连明显，仔细分离粘连，探查腹腔及肝未见明显异常。沿 Toldt 线切开结肠旁沟处腹膜，切断右侧肝结肠韧带，将结肠肝曲及十二指肠向内侧游离，显露肾门及下腔静脉。断扎肾蒂周围淋巴管，游离出肾静脉，于其上方背侧找到肾动脉，多重结扎后将肾动脉切断。沿肾周筋膜外游离肾，将肾外侧、背侧、腹侧及上缘游离。肾与周围组织粘连紧密，分离困难。内侧贴近下腔静脉处打开血管外膜游离下腔静脉和肾之间的间隙，肾下极游离出输尿管，结扎后切断。将肾完全游离，探查肾上腺区无异常，保留部分肾上腺，游离出下腔静脉，下腔静脉增粗，内有癌栓，游离出癌栓远心端，左肾静脉及癌栓近心端，切断两根肝短静脉及两根腰静脉，使用阻断带分别阻断下腔静脉癌栓远心端、左肾静脉及近心端，切开下腔静脉，癌栓表面、近心端、远心端都有新鲜血栓，发现癌栓侵犯部分下腔静脉壁，将癌栓取出，并切除部分被侵下腔静脉壁。将右肾连同癌栓一起切除。创面渗血处严密止血，并用止血纱布压迫。盐水冲洗伤口，钛夹夹闭周围小血管与出血点。充分止血，放置肾周引流管，肾窝覆盖止血纱。清点纱布、器械无误，依层次关闭切口。

　　手术中经食管超声心动监测发现右心占位性病变，游离往返于右心房及右心室之间，大小约 50 mm×20 mm，诊断为癌栓脱落，遂请心脏外科、介入血管外科、心内科、超声科、麻醉科、医务处全院会诊。超声心动图所示右心占位性病变考虑癌栓可能性大，且定位困难、体积较大，介入治疗抓取难度大，建议心外科体外循环下开胸取栓。患者术前冠脉 CTA 提示左前降支以右冠脉狭窄＞70%，但未完善冠脉造影监测，如术后脱机困难，可考虑急诊同期行冠脉旁路移植术。患者体外循环期间需行肝素抗凝，存在下腔静脉手术切口渗血甚至大量出血风险，联系血库紧急备血。术前反复与家属沟通，决定若撤除体外循环顺利，则不同期行冠脉旁路移植术。家属表示了解病情，并要求行开胸切开心脏取出癌栓。

　　患者平卧位，再次消毒铺巾。心脏外科常规正中开胸，打开心包后，心脏窦性节律，收缩良好。升主动脉未触及明显钙化斑块。全身肝素化后经升主动脉及上下腔静脉插管建立体外循环，阻断上下腔静脉并切开右房，仔细探查右房及右室未发现癌栓。行肺动脉纵切口，于左肺动脉根部发现一暗红色瘤栓，大小约 3 cm×5 cm，质地脆，活动度大，包膜完整，符合超声心动图所见右房内癌栓形态，故考虑右房血栓已脱落进入肺动脉。完整取出癌栓，大小约 5 cm×3 cm×3 cm，表面未见到血栓，再次探查右心房、右心室、肺动脉主干以及左右主肺动脉无残余瘤栓，4-0 Prolene 线缝合肺动脉以及右心房切口。在血管活性药物辅助下逐步减低流量至停机，鱼精蛋白中和肝素，拔除体外循环各插管。检查各切口及插管位置无活动性出血，留置心包纵隔引流管一根，逐层关闭胸骨，术毕。出血量：3200 ml；输血量：悬浮红细胞 4000 ml，血浆 1600 ml。

术后入心脏外科重症监护室，术后第 6 天拔除伤口引流管，患者一般情况可，转入二级医院继续治疗。术后肺炎，1 个月后治愈。术后病理结果：标本癌栓表面及近心端有大量血栓。（右肾及下腔静脉瘤栓）透明细胞型肾细胞，瘤栓脱落进入心房内（图 2-177）。术后口服靶向药物阿昔替尼治疗。

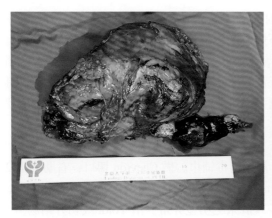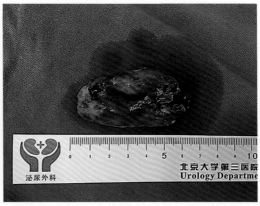

图 2-177　右肾癌合并癌栓，癌栓表面、近心端和远心端都有新鲜血栓附着；从心房里取出的癌栓表面未看到血栓，有可能心脏收缩与舒张使血栓进入肺动脉

【预后】

患者术后定期复查，术后 8 个月胸部 CT 无异常发现，随访至 2023 年 1 月未见肿瘤转移或复发，患者一般情况良好。回顾性分析术前和术后肺动脉栓塞为癌栓表面血栓脱落所致。

【经验与体会】

1. 围术期肾癌癌栓脱落的诊断与治疗：在肾癌根治联合静脉癌栓取出术中，体位变动、手术操作对静脉的挤压以及对下腔静脉的阻断、开放等操作，均可导致癌栓松散、脱落，栓子可随血液循环阻塞肺动脉，引起心房内栓子或急性肺栓塞。既往研究表明术中栓塞的发生率约为1.5%，癌栓级别越高，术中栓塞发生风险越大，占围术期患者死亡原因的 75%。本病例中首先顺利完成肾癌根治术联合下腔静脉癌栓取出术，但术中经食管超声心动图监测发现心脏内占位，考虑癌栓脱落至右心房，发现脱落的癌栓时，当时肺循环未引起明显急性肺栓塞，但是术后肺炎治愈后 8 个月，胸部 CT 未发现转移，推测与术前肺动脉栓塞是脱落的血栓，术后肺炎与小血栓脱落进入分支肺动脉有一定关系。对于这种肿瘤相关性静脉血栓栓塞，溶栓治疗已被证明是一种成功的治疗方法，然而由于存在 22% 的出血风险和高达 3% 的颅内出血，以及在遇到大的活动性栓子的情况下存在远端继发栓塞的风险、溶栓效果不明确的风险等，导致溶栓治疗的临床应用较为受限。此外，还可应用介入取栓方法治疗，详见上一节中所介绍的病例。但介入取栓的缺点在于对于较大的心房内栓子，可能无法取出。因此，对于有溶栓禁忌或无法通过介入取栓治疗的患者，需考虑心脏外科手术取栓。

2. 围术期急性肺栓塞病例回顾：既往报道肾癌伴癌栓术中脱落导致心房癌栓极为少见，但术中癌栓脱落致肺栓塞有所报道。Shuch 等回顾了 282 例肾癌伴癌栓手术患者，其中 5 例（1.8%）患者出现术中癌栓脱落，2 例患者术前有肺栓塞病史。作者认为，术前栓塞病史以及侵犯到下腔静脉的癌栓患者需警惕术中发生癌栓脱落的风险。

3. 围术期肾癌癌栓脱落的预防：对于 Mayo Ⅱ（进入肝后）～Ⅳ级肿瘤癌栓，术中应用经食管超声心动图（TEE）以描述术前的癌栓头端高度、癌栓的特征、癌栓取出术操作期间癌栓栓塞的评估以及心功能的评估。如果术中突然发生血流动力学不稳定,应及时行经食管超声心动图评估癌栓脱落的风险,为手术安全提供可靠的保障。对于该类术前已经发生肺栓塞的患者,更应警惕术中癌栓脱落的可能。术前应充分评估肿瘤及癌栓情况,必要时可在术前放置下腔静脉滤器,以防止下腔静脉癌栓脱落。但滤网本身可以增加手术取栓时的复杂性,在阻断癌栓上方的下腔静脉时会增加手术难度;而且癌症患者的高凝状态可导致在滤网上重新形成血栓,增加围术期并发症的发生率,需临床医生充分权衡利弊。术中需仔细操作,应用血管阻断带控制癌栓头端以上部分,避免对静脉癌栓的挤压。肿瘤癌栓完全切取后,应用肝素盐水冲洗下腔静脉管腔,并检查残余癌栓,以防止小癌栓脱落至肺循环。在术中发生大面积肺栓塞或癌栓脱落至心房的情况下,联合心胸外科行经胸骨正中切口手术取出脱落的癌栓是一种可行的手术策略。

【小结】

肾癌合并癌栓手术难度大,风险高,围术期并发症多。本案例肾癌合并癌栓术中出现较大栓子脱落至心房、心室,经过多科室协作成功实施开胸取栓术,成功治疗该患者,希望对今后类似病例的分析和正确选择治疗方式能够提供一些帮助。

(唐世英 田晓军 编;马潞林 审)

》 参考文献

[1] Siegel R, Ma J, Zou Z, et al. Cancer statistics, 2014 [J]. CA Cancer J Clin, 2014, 64 (1): 9-29.

[2] Shuch, Brian, Larochelle, et al. Intraoperative Thrombus Embolization During Nephrectomy and Tumor Thrombectomy: Critical Analysis of the University of California-Los Angeles Experience [J]. J Urol, 181 (2): 492-499.

[3] 杨灵波,王学宁,韩冲芳,等. 体外循环下成功抢救肾癌癌栓脱落致急性肺栓塞一例 [J]. 心血管外科杂志:电子版,2015,4:46-48

[4] Nickel B, Mcclure T, Moriarty J. A Novel Technique for Endovascular Removal of Large Volume Right Atrial Tumor Thrombus [J]. Cardiovascular and Interventional Radiology, 2015, 38 (4): 1021-1024.

[5] Gonzalez J, Andres G, Martinez-Salamanca J, et al. Improving surgical outcomes in renal cell carcinoma involving the inferior vena cava [J]. Expert Rev Anticancer Ther, 2013, 13: 1373-1387.

[6] Daniel Y Woodruff, Peter Van Veldhuizen, Gregory Muehlebach, et al. The perioperative management of an inferior vena caval tumor thrombus in patients with renal cell carcinoma [J]. Urologic Oncology, 2011, 31 (5): 517-524.

[7] Psutka SP, Leibovich BC. Management of inferior vena cava tumor thrombus in locally advanced renal cell carcinoma [J]. Therapeutic Advances in Urology, 2015, 7 (4): 216-229.

第四十三节　肾癌合并 Mayo Ⅳ级癌栓一例

❗导读

　　肾细胞癌是常见的泌尿系统肿瘤，4%～10%的原发肿瘤可延伸至肾静脉、下腔静脉或远至右心房，其中癌栓沿下腔静脉延伸至右心房占所有肾癌病例的1%。传统上对于该部分患者采用开放式手术进行治疗，在手术技术上具有挑战性，治疗难度大，患者的围术期并发症发生率和死亡率较高。随着手术技术的发展及术者手术水平的提高，肾癌合并下腔静脉癌栓患者的围术期风险不断降低，术后生存率不断提高。目前的研究结果表明，肾癌患者行肾癌根治术及下腔静脉癌栓取出术5年肿瘤特异性生存率为40%～65%。目前，对于肾癌合并下腔静脉延伸至心房内癌栓患者，行根治性肾切除术联合下腔静脉及心房内癌栓取出术仍是唯一有可能治愈的方法，但对于外科治疗技术要求高，围术期并发症发生率高，包括肺部并发症、出血等，早期并发症发生率可高达30%，5年肿瘤特异性生存率为20%～40%。通过对一例肾癌合并 Mayo Ⅳ级癌栓患者的临床诊治过程分析，希望对今后类似病例的治疗提供参考。

【病例简介】

　　患者男性，53岁，慢性病程，主因"间断全程无痛肉眼血尿半年"于2016年7月入院。患者半年前无明显诱因出现全程无痛肉眼血尿，伴蚯蚓状血块，无尿频、尿急、腹痛不适。5个月前患者无明显诱因再次出现肉眼血尿，伴排尿困难，不能自行排尿，就诊于当地医院留置导尿，持续膀胱冲洗。2个月前患者间断出现右侧腰痛，可自行好转，就诊于当地医院行CT示：右肾占位性病变，下腔静脉增粗。行肾穿刺病理检查示：右肾透明细胞肾细胞癌。于2016年7月入我院。患者自发病以来，精神、睡眠、食欲尚可，大便如常，小便如前所述，体重近半年下降5 kg。

　　既往：高血压病史，糖尿病史。

　　体格检查：血压130/78 mmHg，神清语利，精神可，心肺查体未及明显异常，腹平软，全腹无明显压痛、反跳痛，肠鸣音正常，右侧肾区叩痛，左侧肾区无叩痛，双侧下肢轻度水肿。

　　辅助检查：

　　CTU增强（图2-178）：右肾可见类圆形混合密度肿块影，边界不清，大小约6.4 cm×3.5 cm×8.6 cm，与周围肾组织分界不清，增强扫描动脉期呈明显不均匀强化。右肾另可见不强化的囊性低密度影。腹膜后多发肿大淋巴结。右肾静脉及下腔静脉内可见充盈缺损，上缘未扫及，下缘见少许血栓，局部肝中静脉受压，左侧肾静脉近汇入处受累。影像诊断：右肾占位，考虑肾CA，肾静脉及肾静脉瘤栓，建议胸部检查，观察瘤栓上界、腹膜后肿大的淋巴结。

　　腔静脉CEMRA（图2-179）：右肾体积增大，形态结构紊乱，其内信号欠均匀，呈弥漫等、低混杂T2信号，边界毛糙，增强扫描不均强化。右肾静脉及下腔静脉明显增粗，并见软组织信号填充，呈不均匀强化，下腔静脉受累范围长约20 cm，上缘达右心房下腔静脉开口处。左肾静脉近端似见受累。下腔静脉下段见低信号无强化灶。腹膜后见多发淋巴结及多发迂曲血管影。影像诊断：考虑右肾癌，合并右肾静脉及下腔静脉内瘤栓形成，左肾静脉受累可能，下腔静脉瘤栓远端血栓可能，腹膜后肿大淋巴结。

　　PET-CT：右肾占位，代谢增高，结合增强CT，考虑肾癌，合并下腔静脉、双肾静脉癌栓，侧支循环形成；腹膜后多发淋巴结，代谢轻度增高，淋巴结转移可能。

　　初步诊断：①右侧肾癌伴 Mayo Ⅳ级癌栓；②高血压；③糖尿病。

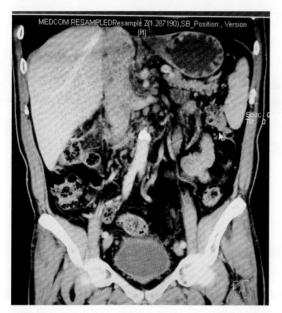

图 2-178　CTU 增强：右侧肾癌合并癌栓

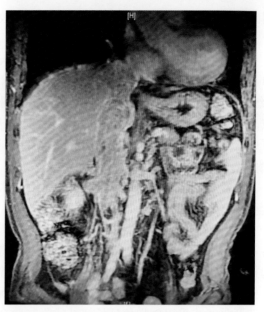

图 2-179　腔静脉 CEMRA：右侧肾癌合并 Mayo Ⅳ 级癌栓

【临床决策分析】

患者临床表现为全程无痛肉眼血尿，伴腰痛，外院肾穿刺活检病理提示右肾透明细胞癌，查体示右肾区叩痛阳性，CTU 增强及腔静脉 CEMRA 检查同时发现右侧肾占位合并下腔静脉癌栓，上缘达右心房下腔静脉开口处，考虑右肾癌合并 Mayo Ⅳ 级癌栓诊断较为明确，有手术指征，但手术难度较大。联合心脏外科、放射科、病理科、肿瘤放疗科、普外科和 ICU 等相关科室行术前 MDT 讨论。讨论意见认为患者右侧肾癌合并 Mayo Ⅳ 级癌栓诊断明确，合并淋巴结转移（？），腔静脉癌栓形成以及血管壁浸润，手术范围大，损伤大；患者肝与下腔静脉间微小血管较多，术中需仔细游离结扎；对于 Mayo Ⅳ 级癌栓的处理，术中需联合心脏外科开胸治疗，必要时行体外循环术。术中应密切监测患者生命体征，必要时行术中超声严密监测，术中仔细操作，避免癌栓脱落引起肺栓塞。术后需转入 ICU 继续治疗，围术期肾衰竭、死亡率较高。术后需规律靶向药物治疗。拟手术室全麻下行"开腹探查，右侧肾癌根治性切除，下腔静脉癌栓取出术"。

【治疗过程】

患者 2016 年 7 月行手术治疗。麻醉后平卧位，常规消毒铺巾。经食管超声发现癌栓位于下腔入口近右心房处，取 Chevron 切口：右肋缘下 2 cm 切口自剑突达腋前线，向左侧肋缘下延长约 5 cm。切开皮肤、皮下、肌肉组织、打开腹膜。探查腹腔及肝，见肠管与肝粘连严重，细心分离粘连带。沿 Toldt 线切开结肠旁沟处腹膜，切断右侧肝结肠韧带，将结肠肝曲及十二指肠向内侧游离，结肠及十二指肠与肾肿物粘连紧密，细心游离，小心损伤肠管，显露肾门及下腔静脉。断扎肾蒂周围淋巴管，游离出肾静脉并牵开，于其上方背侧找到肾动脉，多重结扎后将肾动脉切断。沿肾周筋膜外游离肾，将肾外侧、背侧、腹侧及上缘游离。肾与周围组织粘连紧密，分离困难。内侧贴近下腔静脉处打开血管外膜游离下腔静脉和肾之间的间隙，肾下极游离出输尿管长约 6 cm，结扎后切断。沿下腔静脉表面游离下腔静脉，下腔静脉内充填瘤栓，在瘤栓下方下腔静脉空虚处套带，游离左肾静脉，在左肾静脉空虚处套带，游离肝门动静脉，套带备阻断。

心脏外科常规正中开胸，悬吊心包后，下腔静脉心房入口处套带。依次阻断远端下腔静脉、左肾静脉及肝静脉，切开下腔静脉，见下腔静脉内癌栓与腔静脉粘连紧密，决定切除肝下下腔静脉，右心房缝荷包线，以示指将下腔静脉入口处瘤栓推入下腔静脉内并由肝下完整掏出瘤栓，下腔静脉上下两处断端分别结扎止血，左肾静脉结扎切断，肝静脉解除阻断，阻断时间 17 分钟。

创面渗血处止血纱布压迫止血。充分止血，放置右侧胸腔引流管、心包纵隔引流管、肾周引流管。清点纱布、器械无误，依层次关闭切口，手术结束。出血量 4000 ml，输血量 2800 ml。

术后入心脏外科重症监护室，术后第 1 天转回普通病房，第 9 天拔除伤口引流管。术后第 13 天患者一般情况可，嘱出院后定期复查，不适随诊。术后病理提示：肾透明细胞癌，核分级 3 级，少数区域呈 4 级，局灶呈肉瘤样分化，肿瘤大小 3 cm×3 cm×2.2 cm，肾紧邻被膜但未突破，可疑肾窦脂肪受累，未累及肾盂黏膜；可见肾静脉内癌栓，一直延续至血管断端，血管断端可见癌；输尿管断端未见癌。肾上腺皮质结节状增生，未见癌。术后予口服舒尼替尼治疗。

【预后】

患者术后定期复查，随访至 2020 年 2 月未见肿瘤复发及转移，患者一般情况良好。

【经验与体会】

1. 肾癌合并 Mayo Ⅳ级癌栓的诊断与治疗：常需心脏外科、肝胆外科、麻醉科、危重医学科等密切合作，推荐首选开放途径下根治性肾切除术和下腔静脉癌栓取出术，对于简单病例可选择腹腔镜或机器人辅助途径手术。对于癌栓位于膈上但未达心房者，可采用不开胸取膈上癌栓技术：游离膈肌中心腱或者切开膈肌后，采用气囊尿管法去除癌栓。对于癌栓达到心房者，可切开膈肌或采用剑胸角延长切开或胸腹联合中线切口，可首先尝试采用"Milking"技术将心房内癌栓挤入下腔静脉并用气囊尿管法取栓。对于复杂的 Mayo Ⅳ级癌栓，需采用心肺分流术（cardiopulmonary bypass，CPB）或深低温停循环术或静脉转流技术。建立心肺分流后，打开心房取出癌栓。我们认为，在 CPB 下行下腔静脉及心房内癌栓取出术可使患者术中血流动力学稳定，手术视野为相对无血状态，确保取净癌栓，且能够防止癌栓脱落形成肺栓塞，大大增加了手术的安全性。尽管 CPB 在手术切除下腔静脉内癌栓时的优势明显，但其缺点在于手术并发症发生率较高，最主要的并发症是术后出血，其发生率约为 3%。其他并发症还包括肺不张、肺炎、心室颤动、充血性心力衰竭，以及由灌注量过低引起的缺血缺氧性脑病等神经系统疾病。

2. 癌栓侵犯下腔静脉壁的诊断与治疗：本病例中，我们采用了下腔静脉节段性切除术。当癌栓侵犯下腔静脉壁范围较广时，需要行下腔静脉节段性切除术。如癌栓侵犯下腔静脉壁，未切除者的 5 年生存率为 26%，切除者的 5 年生存率可达 57%。下腔静脉 MRI 扫描可以用于判断癌栓是否侵犯下腔静脉壁。癌栓受侵犯的影像学表现：①下腔静脉管壁毛糙、不光滑，有"毛刺征"；②下腔静脉管壁增粗，超过正常直径的 1.5 倍；③下腔静脉管壁外侧可见水肿带；④癌栓形态不规则。下腔静脉节段性切除术的手术指征为：①癌栓浸润性侵犯下腔静脉壁，且粘连较重者；②癌栓侵犯下腔静脉壁的范围达到周长的 2/3 以上。癌栓侵犯下腔静脉壁时，分支静脉通常呈代偿性扩张。节段性切除下腔静脉对左肾功能影响较小。左肾癌栓侵犯下腔静脉壁时，可行节段性切除下腔静脉、左肾静脉补片或人工血管替代术。

【小结】

肾癌合并 Mayo Ⅳ级癌栓手术难度大，风险高，围术期并发症多，泌尿外科、麻醉科和心脏外科之间的密切配合是成功实施混合手术的必要条件，希望对今后类似病例的分析和手术方式能够提供一些帮助。

（唐世英　田晓军　编；马潞林　审）

》参考文献

[1] Michael L. Blute, Bradley C. Leibovich, Christine M. Lohse, et al. The Mayo Clinic experience with surgical management, complications and outcome for patients with renal cell carcinoma and venous tumour thrombus [J]. BJU International, 2004, 94（1）：33-41.

[2] Al Otaibi M, Abou Youssif T, Alkhaldi A, et al. Renal cell carcinoma with inferior vena caval extention: impact of tumour extent on surgical outcome [J]. BJU Int, 2009, 104 (10): 1467-1470.

[3] Abel EJ, Thompson RH, Margulis V, et al. Perioperative outcomes following surgical resection of renal cell carcinoma with inferior vena cava thrombus extending above the hepatic veins: a contemporary multicenter experience [J]. Eur Urol, 2014, 66 (3): 584-592.

[4] Jan Dominik, Petr Moravek, Pavel Zacek, et al. Long-term survival after radical surgery for renal cell carcinoma with tumour thrombus extension into the right atrium [J]. BJU International, 2012, 111 (3b): E59-E64.

[5] 中华医学会泌尿外科学分会中国肾癌联盟, 中国肾癌伴下腔静脉癌栓诊疗协作组. 肾癌伴静脉癌栓诊治专家共识 [J]. 中华泌尿外科杂志, 2018, 39 (12): 881-884.

[6] 马潞林, 庞林涛, 王国良, 等. 肾癌合并右心房内癌栓的手术治疗及随访 [J]. 中华泌尿外科杂志, 2015, 36 (9): 644-647.

[7] Masanori Hirono, Mikio Kobayashi, Tomoyasu Tsushima, et al. Impacts of clinicopathologic and operative factors on short-term and long-term survival in renal cell carcinoma with venous tumor thrombus extension: A multi-institutional retrospective study in Japan[J]. BMC Cancer, 2013, 13(1): 447.

第四十四节　囊实性乳头状肾细胞癌Ⅱ型一例

 导读

　　乳头状肾癌Ⅱ型肾癌（papillary renal cell carcinoma type Ⅱ）并不多见，而呈囊实性表现的乳头状Ⅱ型肾癌更为少见，为此我们查阅了相关文献。通过这一例病例，希望对今后类似病例的术前诊断及治疗方案的选择提供一些帮助。

【病例简介】

　　患者女性，37岁，发现右肾囊肿15年，间歇右侧腰腹部疼痛7天，间歇无痛性全程肉眼血尿3天。

　　患者15年前体检时发现右肾囊肿，行MRI考虑诊断为先天性无功能肾，未行特殊治疗，亦未复查。7天前患者无明显诱因出现右侧腰腹部间断疼痛，疼痛每次持续4～5秒，无明显放射痛，可忍受，每日发作10余次，无其他不适，开始未予以注意，后疼痛逐渐加重，持续时间同前，发作次数增加，3天前出现间歇无痛全程肉眼血尿，无尿频、尿急、尿痛、腰痛、发热，急诊于我院，行尿常规检查提示尿潜血阳性，彩超提示右肾占位，进一步行增强CT提示右肾囊实性占位，肾癌（？），复杂囊肿伴出血（？），腹膜后、右输尿管走行区多发肿大淋巴结，考虑转移，于2017年9月为进一步诊治收入院。

　　既往史：既往体健。

　　影像学检查：

　　彩超：右肾区混合回声包块——建议增强CT或MRI检查（结合病史不除外囊肿伴出血）。

　　增强CT（图2-180）：右肾囊实性占位，不规则囊实性肿物影，大小约7.8 cm×6.7 cm×8.0 cm。部分囊壁及分隔稍增厚，增强扫描可见强化，内见斑点状钙化。

　　初步诊断：右肾肿瘤，肾癌（？），肾盂癌（？）。

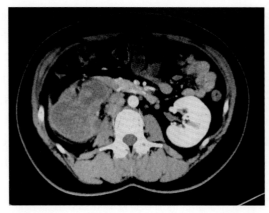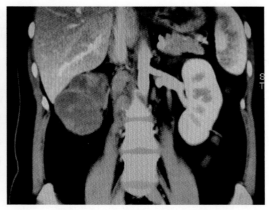

图 2-180 增强 CT

【临床决策分析】

诊断：根据术前影像学检查，诊断右肾囊性占位，Bosniak Ⅳ级，恶性可能性 79% ～ 90%。由于为囊性占位，不适合行穿刺活检。肿瘤最大径 8 cm，如为囊性，肾癌临床分期为 T2a。

治疗：不适合行肾部分切除术，故决定行腹腔镜右肾根治性切除术。

【治疗过程】

于 2017 年 9 月于全麻下行腹腔镜右肾根治性切除术。麻醉后，患者左侧卧位，升高腰桥，常规消毒铺巾。于腰大肌前缘第 12 肋缘下做向下纵行切口 2 cm，分开肌肉和腰背筋膜，钝性分离至后腹腔，手指分离扩张后腹腔空间，置入扩张气囊，注入空气 500 ml 扩张 5 分钟，再在腋前线肋缘下和腋中线髂嵴上做另外两个小切口，于腰大肌前缘第 12 肋缘下切口置入 13 mm Trocar，于腋前线切口置入 5 mm Trocar，于髂嵴上切口置入 11 mm Trocar，于髂前上棘内侧切口置入 11 mm Trocar，建立 CO_2 气腹，气腹压力维持于 12 mmHg，沿腰大肌前缘切开侧锥筋膜，沿腰大肌表面将肾脏背侧 Gerota 筋膜后层游离，肾下极处游离出输尿管，与周围组织明显粘连。肾门处游离出肾动静脉，超声刀切断肾蒂淋巴管，肾动脉 1 支，肾静脉 2 支，分别上三重 Hem-o-lok 夹闭后切断。沿肾脂肪囊表面游离，肾与肾上腺、腹膜、十二指肠等周围组织粘连紧密，分离困难。夹闭周围小血管与出血点。探查肾上腺区无异常，保留肾上腺。肾完全游离后，将标本放入取物袋内，于肾门处放置止血纱布。下腹部弧形切口，长约 10 cm，依次切开各层肌肉，分离腹膜外间隙。将标本提出切口外，沿输尿管向下分离，输尿管与周围组织粘连，分离粘连，将输尿管下段完全游离，取出标本，局部放置止血纱布。清点纱布器械无误后，留置右髂窝引流管一根，逐层缝合伤口，手术结束。手术时间 235 分钟，术中失血 50 ml，未输血。

术后病理诊断：（右侧）肾乳头状肾细胞癌，Ⅱ 型，WHO ISUP 核分级 Ⅲ 级，癌肿大小 8.5 cm × 7 cm × 5 cm，脉管内未见癌栓，未见癌浸润神经丛，癌侵及肾纤维膜、肾脂肪囊、肾窦脂肪组织及肾盂，但尚未侵及肾筋膜。（右侧）输尿管断端及血管断端均未见癌。淋巴结阴性。

【预后】

术后定期随访至 2019 年 12 月，未见肿瘤复发。

【经验与体会】

1. 乳头状肾细胞癌 Ⅱ 型的预后：乳头状肾细胞癌 Ⅱ 型恶性度高，预后差，本例患者诊断时肿瘤直径已达 7.8 cm。肿瘤进展快，瘤体内部有大量坏死液化区域，术前 CT 难以与肾盂肿瘤相鉴别。术中应注意小心分离，避免术中瘤体破裂，肿瘤细胞外溢造成种植转移。

2. 乳头状肾细胞癌 Ⅱ 型的诊治要点：临床上乳头状 Ⅰ 型和乳头状 Ⅱ 型肾癌在影像学往往难以区分。查阅文献发现，影像学表现为囊性病变的更多是乳头状 Ⅰ 型肾癌的特性，因为影像学上呈囊性形态改变往往提示肿瘤进展的惰性行为特征。因此，文献提出目前仍然需要更好的术前评分系统来评价肿瘤生长模式，包括囊性与实性，以便更好地对患者进行恶性风险的分层。Bosniak ⅡF 级的肾囊性病变仍需要仔细评估，必要时行 MRI 检查，以帮助除外乳头状 Ⅰ 型肾癌的可能。但对于呈囊性表现的乳头状肾细胞癌 Ⅱ 型肾癌，临床较为少见，应该引起重视。

【小结】

对于诊断困难的肾复杂囊性占位，应警惕乳头状肾细胞癌的可能性，尤其是乳头状肾细胞癌Ⅱ型，其较为少见但恶性度高，预后差。必要时完善 MRI 以帮助诊断。

（刘　可编；马潞林 审）

参考文献

[1] Young JR，Coy H，Douek M，et al．Type 1 papillary renal cell carcinoma：differentiation from Type 2 papillary RCC on multiphasic MDCT［J］．Abdom Radiol（NY），2017，42：1911.

[2] Akhtar M，Al-Bozom IA，Al Hussain T．Papillary Renal Cell Carcinoma（PRCC）：An Update［J］．Adv Anat Pathol，2019，26：124.

[3] Prochazkova K，Mirka H，Travnicek I，et al．Appearance on Imaging Methods（Bosniak Ⅲ-Ⅳ）in Histologically Confirmed Papillary Renal Cell Carcinoma is Mainly Characteristic of Papillary Renal Cell Carcinoma Type 1 and Might Predict a Relatively Indolent Behavior of Papillary RenalCell Carcinoma［J］．Urol Int，2018，101：409.

第四十五节　肾癌合并 Mayo Ⅱ级下腔静脉瘤栓一例

 导读

　　肾癌合并下腔静脉瘤栓是泌尿外科手术领域的复杂情形之一，临床决策通常较为困难。此例患者虽为 Mayo Ⅱ级瘤栓，但同时合并肺动脉栓子、瘤栓突入左肾静脉等复杂情况，同时术中急性大失血、离断下腔静脉及左肾静脉等情况在肾肿瘤合并下腔静脉瘤栓的治疗过程中较为少见。通过分析此例患者，总结我们对合并肺动脉栓子的瘤栓患者的处理经验、离断下腔静脉及左肾静脉的处理及术中急性大失血处理的相关体会，希望能对读者提供一些帮助。

【病例简介】

　　患者男性，53 岁，主因"右侧腰痛 1 个月"入院。

　　患者于 1 个月前无明显诱因出现右侧腰痛，无明显血尿、发热、尿频、尿急、尿痛等不适，就诊于当地医院行相关检查发现右侧肾占位性病变合并下腔静脉瘤栓形成，未行特殊处理，为进一步诊治于 2019 年 2 月收入我院。发病以来，睡眠食欲正常，大便正常，体重无明显变化。

　　既往史：既往体健。

　　体格检查：生命体征平稳，心肺查体未及明显异常，腹平软，全腹无明显压痛、反跳痛，肠鸣音正常，双侧肾区无叩痛，双下肢轻度水肿。

　　实验室检查：肾功能：Cr 114 μmol/L；血常规、凝血功能及肝功能等未见明显异常。

　　影像学检查：肾脏 CT 检查：右侧肾可见团块状软组织密度影，增强后可见明显不均匀强化，右肾静脉及下腔静脉内瘤栓形成，突入左肾静脉 1.5 cm 左右，下腔静脉内瘤栓长度 7 cm，瘤栓下方长段血栓形成（图 2-181）；肾 MRI 检查：右肾占位性病变伴下腔静脉内瘤栓形成，癌栓足侧可见长范围血栓，左肾静脉汇入下腔静脉出可见瘤栓，左肾静脉完全增粗（图 2-182）；肺动脉 CTPA：左肺下叶肺动脉内可见类圆形低密度充盈缺损（图 2-183）；双下肢静脉超声：双下肢静脉未见明显血栓形成；PET-CT：右肾占位性病变，代谢明显增高，伴下腔静脉癌栓形成，下腔静脉远心端血栓形成可能，肺动脉内充盈缺损，未见明显代谢活跃灶，全身其余部位未见明确转移瘤。

初步诊断：右侧肾癌伴下腔静脉瘤栓形成（Mayo Ⅱ 级）。

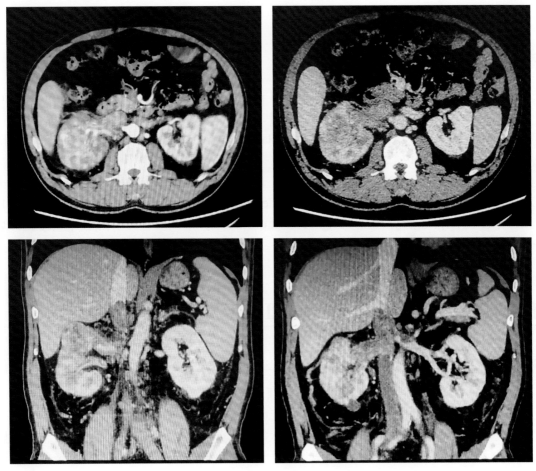

图 2-181 CT 检查

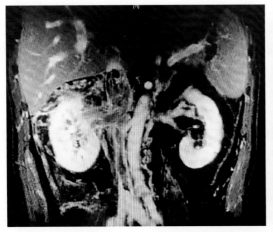
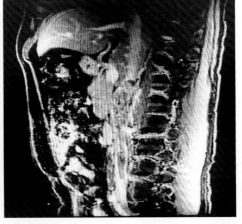

图 2-182 肾 MRI 检查

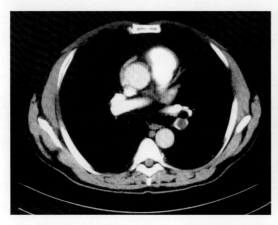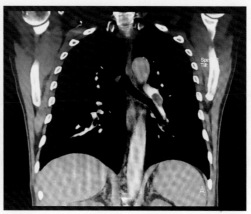

图 2-183　肺动脉 CTPA 检查

【临床决策分析】

此患者影像学提示右肾占位性病变，从强化方式等影像学特点考虑肾透明细胞癌可能性大，同时合并下腔静脉瘤栓形成，瘤栓上界位于肝下（Mayo Ⅱ级），瘤栓突入左肾静脉内，达左侧肾上腺静脉水平，瘤栓下方充满血栓；同时，左肺下叶肺动脉内可见栓子。对于此患者的临床决策，有如下问题：

1. 是否具有手术指征？患者右肾癌合并 Mayo Ⅱ级下腔静脉瘤栓诊断较为明确，PET-CT 未提示全身明确转移瘤，仍属局部晚期肾细胞癌，手术治疗能够改善此类患者预后，故手术指征明确。

2. 是否存在手术禁忌？患者既往体健，无其他合并症，但术前检查提示肺动脉内充盈缺损，此患者既往无血栓类疾病，综合分析考虑肺动脉内应为脱落瘤栓栓子；患者术前无呼吸困难等自觉症状，肺功能检查及血气分析正常，MDT 讨论及全院联合会诊过程中，麻醉科、心外科及危重医学科认为栓子目前相对稳定，围术期进一步造成肺栓塞可能性小，故无绝对手术禁忌证。但是，对于术前存在脱落瘤栓栓子的肾肿瘤合并下腔静脉瘤栓患者，术中再次发生栓子脱落的风险明显增高，围术期应高度警惕。

3. 手术方案如何设计？相比于一般肾肿瘤合并 Mayo Ⅱ级瘤栓患者，此患者存在若干特殊性，所以术前制定严密的手术方案尤为重要。首先，对于是否同期行心脏手术处理肺动脉栓子，心外科医生的意见为栓子位于肺动脉的二级分支，手术难度相对较大，手术创伤大且难以完整取出瘤栓，围术期并发症发生率将明显增高，我科认为在无法完整取出栓子的情况下，同期行心脏手术难以使患者在肿瘤控制方面受益，且严重并发症的发生风险，不建议同期行心脏手术处理肺动脉栓子；其次，此患者术前影像学提示瘤栓下方可见长段血栓形成，按照既往经验，应行下腔静脉离断，避免重建下腔静脉后发生肺栓塞；最后，瘤栓突入左肾静脉 1.5 cm，达左侧肾上腺静脉水平，且左肾静脉起始段可见癌栓侵犯下腔静脉壁，所以此患者术中存在离断左肾静脉风险，观察患者 CT 片，左肾静脉及其属支生殖腺静脉、腰静脉、肾上腺静脉均明显增粗，考虑术前已存在静脉回流代偿，故术中若在左肾静脉汇入下腔静脉处离断左肾静脉，患者可能能够保持一定的肾血液回流，进而维持相对正常的肾功能，但如离断左肾静脉，应做好透析相关准备。

经过充分讨论及术前准备，患者拟行开腹探查、右肾根治性切除、下腔静脉瘤栓取出术、下腔静脉离断可能、左肾静脉离断可能，详尽向患者及家属交代围术期并发症发生风险。患者及家属态度积极。

【治疗过程】

患者麻醉满意后，行 Chevron 切口（肋缘下人字形切口），探查腹腔及肝未见明显异常，打开结肠旁沟，将结肠及十二指肠向内侧游离，显露肾门及下腔静脉；游离并切断输尿管，沿肾下极向上游离找到肾动脉，结扎并切断肾动脉；暴露肾静脉，避免挤压，可见肾静脉内瘤栓并进入下腔静脉，游离肾静脉下方的下腔静脉，游离左肾静脉，可触及左肾静脉内瘤栓，瘤栓进入左肾静脉长度约 2 cm，整个手术过程在经食管超声监测下完成；应用阻断带阻断瘤栓下方、上方下腔静脉，阻断夹阻断左肾静脉，剪开下腔静脉后，掏出瘤栓头端，发现瘤栓侵犯肾静脉水平下腔静脉，瘤栓以下充满血栓，遂决定离断下腔静脉，完整剪除受侵下腔静脉壁，此时发现左肾静脉阻断夹夹住部分瘤栓组织，松开阻断夹完整取出瘤栓，但左肾静脉明显回缩，瞬时大量出血，血液填满整个腹腔创面；应用纱布压住左肾静脉回缩处，止血后吸净整个手术创面，缓慢抬起纱布仔细寻找回缩的左肾静脉，找到后应用平镊提起左肾静脉上缘，松开纱布后未见明显出血，同时提起左肾静脉下缘，再次上阻断钳后缝合左肾静脉。仔细检查创面后关闭伤口，手术时间 280 min，失血量 1500 ml，术中输血 1200 ml。术后病理报告：肾透明细胞性肾细胞癌，癌栓侵及下腔静脉壁，肾门淋巴结未见癌转移。大体病理可见肾占位，切面为实性五彩状肿瘤，右肾静脉及部分腔静脉明显增厚，可见瘤栓伸入左肾静脉（图 2-184）；组织病理结论为右肾透明细胞性肾细胞癌，可见脉管内癌栓及神经侵犯，癌累及肾窦，肾静脉内可见癌栓形成，癌栓侵及下腔静脉壁，肾门淋巴结未见癌转移。患者术后恢复良好，饮食逐渐恢复，肌酐于术后第 3 天升至 170 μmol/L，此后逐渐下降，至术后第 7 天肌酐下降至 96 μmol/L，拔除腹腔引流管后出院。

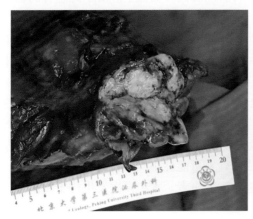 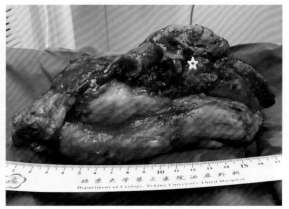

图 2-184　大体病理可见肾占位，切面为实性五彩状肿瘤，右肾静脉及部分腔静脉明显增厚，可见瘤栓伸入左肾静脉（星号位置为伸入左肾静脉的瘤栓）

【预后】

术后常规随访，至 2022 年 1 月无复发及转移。

【经验与体会】

1. 合并肺动脉脱落栓子患者的处理经验：对于肾癌合并下腔静脉瘤栓患者，术前若发现肺动脉内栓子，首先应判断栓子为血栓还是脱落瘤栓，其次需要评估患者的呼吸功能及心功能、是否需要急诊处理等；若患者肺动脉内栓子未引起心脏血流动力学变化，不应作为手术禁忌证，此类栓子一般处于肺动脉的二级分支以下；在泌尿外科手术过程中，是否同期行肺动脉内栓子取出应与心外科、血管外科医生充分沟通，若手术取栓困难或栓子易碎，无论从远期肿瘤控制方面考虑还是预防肺栓塞等严重并发症方面考虑，都不建议同期行外科手术取栓。

2. 下腔静脉及左肾静脉离断的相关经验：对于肾肿瘤合并下腔静脉癌栓的患者应充分评估下腔静脉离断的可能，离断的原因主要有瘤栓侵犯下腔静脉壁、下腔静脉远端长段血栓等，术前影像学检查（如 CT、MRI 及下腔静脉造影等）有一定提示意义，如离断位置在左肾静脉汇入下腔静脉入口以下，对盆腔及下肢静脉回流可能造成影响；如下腔静脉及左肾静脉同时离断，除影响盆腔及下肢静脉回流以外，主要对左肾静脉回流造成影响，严重者可能导致急性肾功能不全。

所以，术前充分评估侧支循环的代偿能力比较重要，本例患者影像学提示左肾静脉及其属支明显增粗，瘤栓侵犯下腔静脉（下腔静脉完全堵塞），说明此患者术前已有侧支循环建立，虽然术中离断下腔静脉及左肾静脉，术后并未出现急性肾功能不全。另外，左侧肾肿瘤和下腔静脉瘤栓不主张离断右肾静脉，若在右肾静脉汇入下腔静脉入口以下离断下腔静脉，处理原则同右肾肿瘤。

3. 术中处理急性出血的经验体会：在本例患者的手术过程中，出现了急性大出血的危急局面。我们总结术中处理急性大出血的经验有：首先，一定要保持冷静的头脑，不要慌乱，尽快明确出血原因、制定止血方案，这是成功处理急性大出血的关键；其次，在处理过程中坚持"直视下操作"，包括观察清楚、动作合理两大要素，避免止血失效及二次损伤；最后，急性大出血一般发生于大血管损伤，所以在平时手术操作过程中，应注意学习和总结不同手术中（如肾移植、胡桃夹及各类瘤栓手术等）处理大血管及出血的经验，关键时候可能会起到作用。

（张　帆　张树栋　编；马潞林　审）

第四十六节　右侧成人肾母细胞瘤合并腔静脉癌栓一例

　导读

　　肾母细胞瘤是比较常见的儿童期肾肿瘤，而成人肾母细胞瘤却十分少见，其发病率约为0.2‰，约占肾肿瘤的0.5%。据相关文献报道，其中位发病年龄为33岁，80%患者的发病年龄在30～70岁，且没有明显的性别差异。大多为单侧发病，偶有双侧发病的报道。其恶性度高，生长速度快，转移发生早。最常见的转移部位为肺、肝、脑、骨等。由于该病相对少见，其合并腔静脉癌栓的发生更是相对罕见。目前对于成人肾母细胞瘤合并腔静脉癌栓的术前诊断往往存在一定的困难。通过我们对2019年一例患者的诊治过程分析，希望能为今后该类疾病的诊治提供一些帮助。

【病例简介】

　　患者女性，31岁，主因"胸部阵发性刺痛1年，发现右肾巨大占位1周"入院。

　　患者近1年间断出现阵发性胸部刺痛，每次持续时间数秒钟，疼痛向腹部放射，不伴尿频、尿急、尿痛、腰痛、发热。外院CT检查考虑右肾巨大占位性病变，为进一步治疗于2019年12月入我院。发病以来，睡眠食欲正常，大便正常，体重无明显变化。

　　既往史：患者既往体健。否认高血压、冠心病、糖尿病等内科疾病史。

　　体格检查：血压130/75 mmHg，神清语利，精神可，心肺查体未及明显异常，腹平软，全腹无明显压痛、反跳痛，肠鸣音正常，双侧肾区无叩痛，双侧下肢无水肿。

　　实验室检查：血常规：HGB 147 g/L；肾功能：Cr 76 μmol/L。

　　影像学检查：肾+血管CT检查（CTU+CTA）（图2-185）：右肾上部见软组织密度影，大小约96 mm×129 mm×107 mm，其内见斑片状稍高密度影，局部边界不清，突入肾窦，增强扫描呈不均匀强化。右肾静脉、下腔静脉可见充盈缺损。肝受压，邻近肝可见片状高强化。左肾未见明显异常密度影。胆囊、胰腺、脾未见明显异常。未见明显肿大淋巴结。考虑右肾恶性肿瘤合并右肾静脉、下腔静脉瘤栓可能。下腔静脉超声：下腔静脉管腔内可见等回声团块，范围3.4 cm×2.7 cm，此处管腔内可见条状血流信号。右肾静脉管腔内透声差，可见细条状血流信号。考虑下腔静脉及右肾静脉管腔内异常回声——瘤栓形成可能。下腔静脉CEMRA：右肾上部见团块影，约95 mm×129 mm×108 mm，信号混杂，其内见斑片状短T1短T2信号影，局部边界不清，侵及部分肾门，DWI 病灶部分呈高信号，扩散受限，增强扫描呈不均匀强化。右肾静脉、下腔静脉可见充盈缺损，其内软组织不均匀强化。右肾上腺显示不清。肝、胆囊、胰腺、脾未见明显异常；左侧肾上腺、左肾未见明显异常。腹腔未见积液及肿大淋巴结。考虑右肾恶性肿瘤合并右肾静脉、下腔静脉瘤栓形成可能。超声心动检查：心内结构未见异常，LVEF 67%。双下肢静脉超声：双下肢静脉未见血栓。肾动态显像：左肾血流灌注、肾功能、肾小球滤过率正常，左侧上尿路引流通畅。右肾血流灌注减低，功能严重受损，上尿路引流情况无法评估。右肾中上份代谢缺损灶，考虑右肾占位所致改变。左肾 GFR 54.1 ml/min，正常；右肾 GFR 23.8 ml/min，明显减低。

初步诊断：右侧肾占位伴 Mayo II 级瘤栓。

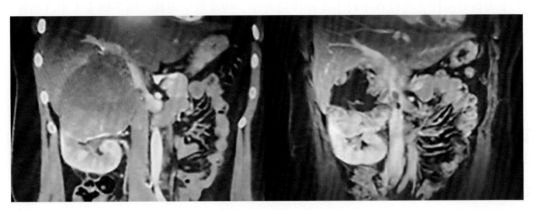

图 2-185　CT 增强提示右肾上部软组织密度影

【临床决策分析】

患者为青年女性，CT 和 MRI 增强扫描右侧肾上极最大直径 12.9 cm 肿物，均呈不均匀强化，局部边界不清。下腔静脉 CEMRA 进入腔静脉 2.9 cm，根据这些影像学特点考虑为右侧肾肿瘤合并 Mayo II 级瘤栓。但右侧肾肿瘤的性质却成为术前讨论的焦点，该年轻患者右侧肾肿瘤，轻度强化，边界欠规则，与肝关系密切，伴有瘤栓，不太符合典型的肾透明细胞癌伴癌栓的表现，大多数教授考虑右侧肾肿瘤为恶性度较高的肿瘤，如尤因肉瘤可能。但本例患者的肿瘤侵袭性较既往碰到的尤因肉瘤弱，且肿块实性部分呈线性不均匀强化，故少数教授也考虑到成人肾母细胞瘤可能。术前若想明确诊断，可进一步行穿刺活检，但考虑到该患者的手术强烈意愿，遂决定直接进行手术治疗，根据术后病理情况决定下一步处理方案。患者腔静脉癌栓为 Mayo II 级，取栓难度相对不大，但右侧肾上极的肿瘤与肝关系密切，术中可能难以跟肝分离，术前需联系普外科肝脏专业医师进一步评估，必要时在术中请普外科专家上台协助行肝部分切除术。

从术前影像学检查可以看出，肿瘤可能与肝有粘连，考虑肿瘤体积较大，遂选择开放手术进行治疗。术中可能遇到肾上极与肝难以分离的情况，此时可以尝试先将腔静脉癌栓取出，使右侧肾内侧面完全游离，从四周包抄游离肾上极与肝之间层次的策略。必要时，请肝胆外科医师协助手术治疗。

【治疗过程】

首先在全身麻醉下开腹探查腹腔及肝，后游离腔静脉、左肾静脉、肾脏及输尿管等。在游离肾上极和上极与腔静脉之间的层面时，发现肿瘤上极和肝粘连紧密，肿瘤内侧与腔静脉粘连紧密，游离极其困难，遂决定先取出癌栓，再行肾上极游离。术中采用经食管超声探查癌栓顶端，使用血管阻断带阻断血管（顺序为：腔静脉远心端、左肾静脉及腔静脉近心端），后切开腔静脉取栓。之后小心游离肾上极和肝，由于考虑肾肿瘤较大且位于上极，遂决定联合右肾上腺一并切除（图 2-186）。手术过程顺利，术中出血为 100 ml。患者术后入住 ICU 病房，予以抗感染、补液等治疗，后患者生命体征平稳，1 天后转回普通病房，术后肾周引流量不多，恢复顺利，术后

4天拔除引流管并出院。术后病理结果示成人肾母细胞瘤，混合型，以上皮型和间叶型为主，亦可见胚芽成分。

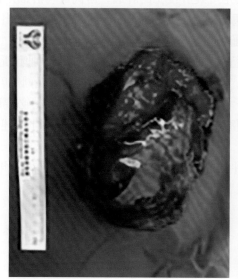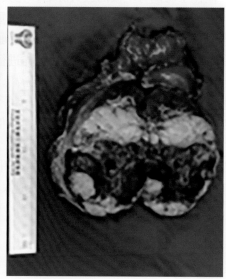

图 2-186　右肾及肿物手术标本

【预后】

患者自 2019 年 12 月手术以来定期复查，随访至 2020 年 2 月未见肿瘤复发及转移。

【经验与体会】

1．成人肾母细胞瘤的诊断：成人肾母细胞瘤最常见的症状是血尿、腰痛，其中 70% 的患者均存在血尿症状，这可能与肿瘤侵及肾盂有关。患者早期常常没有明显症状。在影像学上，平扫 CT 可见肿瘤体积巨大，包膜完整，与周围分界清楚，肿瘤易发生坏死、出血、囊性变，偶见钙化。增强时，强化不均匀，肿瘤实性部位及其纤维间隔可有强化，坏死囊变区域无强化。动脉造影可见纤细的供养血管呈波浪状进入肿瘤组织，可有"锯齿状""波浪状"表现。整体上，术前影像学很难对成人肾母细胞瘤进行诊断，只有通过手术或肿瘤穿刺活检获取组织进行病理检查才能确诊。成人肾母细胞瘤的诊断标准为：①肾原发肿瘤；②含有原始母细胞样梭形或圆形细胞成分；③含有不成熟胚胎样肾小球、肾小管结构；④无肾细胞癌组织成分；⑤年龄大于 15 岁。临床上成人肾母细胞瘤相应的分期标准为：Ⅰ期，肿瘤局限于肾，可完整切除，肾被膜未被侵透，不伴肾窦血管受累；Ⅱ期，肿瘤超出肾，仍可完整切除，无淋巴结转移，但至少包含下列一项：侵透肾被膜，侵及肾窦血管，术前穿刺活检史，术中肿瘤局限性破裂；Ⅲ期，术后有大体或微小残存（包括不能切除的肿瘤、切缘阳性、肿瘤破裂污染腹膜、区域淋巴结转移、脉管瘤栓）；Ⅳ期，血行转移（肺、肝、骨、脑）或腹部以外的淋巴结转移；Ⅴ期，双侧肾母细胞瘤。

临床中，若患者年龄相对较小（＜ 40 岁），肾肿瘤体积较大（直径＞ 10 cm），CT 示低密度而不均，内有不规则坏死囊变，偶有钙化，为线性周边钙化或较集中的小片状钙化，增强 CT 示肿块实性部分呈线性不均匀强化，应考虑成人肾母细胞瘤可能，且成人肾母细胞瘤也可合并癌栓出现。

2．成人肾母细胞瘤的治疗：目前对于成人肾母细胞瘤的治疗没有统一的标准，推荐采用儿童肾母细胞瘤的治疗方案，即手术、放疗和（或）化疗联合。其中，手术治疗为主要的治疗方法，只要患者病情允许，均应尽早手术切除原发灶。术后可予以放疗或化疗进行辅助治疗。相对于儿童肾母细胞瘤而言，成人肾母细胞瘤预后较差，肿瘤分期、手术时间及放疗均是影响预后的重要因素。早期诊断及治疗对患者预后有重要意义。

3．右肾上极巨大肿物可疑侵犯肝合并腔静脉癌栓的手术策略：笔者所在单位有大量的右侧肾及肾上腺肿瘤合并腔静脉癌栓的手术经验，大多数情况下，需要先将右侧肾及肿瘤完全游离，充分暴露腔静脉、左侧肾静脉，分别阻断肾门下方腔静脉、左侧肾静脉、癌栓上方腔静脉后切开腔静脉取栓。但位于右侧肾上极的巨大肿瘤，尤其是可疑肝侵犯的肿瘤，游离肝与肿瘤之间的层次非常困难，游离过程中往往容易出现肝创面的严重出血，或者右侧肾上极肿瘤包膜破裂出血，这两种情况均会造成出血量大大增加。根据我中心经验，若发现右肾上极肿物与肝明显粘连，且瘤栓取出相对容易时，可以在断扎右侧肾动脉后，先进行腔静脉和左侧肾静脉的游离，分别阻断后取出癌栓，缝合腔静脉切口，此时肾内侧面将完全游离，且避免了肝创面、肿瘤创面和腔静脉切口多处同时出血的尴尬局面。肾游离度的提高，也可为肝与肿瘤之间层面的寻找提供方便，必要时可以在短时间阻断第一肝门的情况下行肝部分切除。本例患者手术出血仅 100 ml，就得益于上述方法。

【小结】

成人肾母细胞瘤属于少见疾病，尤其是合并腔静脉瘤栓的病例尤为罕见。当患者年龄较轻、肿瘤体积较大且肿瘤内部乏血供时，需警惕成人肾母细胞瘤的可能。

（洪　鹏　张洪宪　编；马潞林　审）

参考文献

[1]　Ritchey M．Pediatric urologic oncology：Wilms'tumor// Wein AJ，Kavoussi LR，Novick AC，et al．Campbell-Walsh Urology［M］．9th ed．Philadelphia：Saunders，2007：2481-2493．

[2]　Mitry E，Ciccollallo L，Coleman MP，et al．Incidence of and survival from Wilms tumour in adults in Europe：data from the EUROCARE study［J］．Eur J Cancer，2006，42（14）：2363-2368．

[3]　Babaian RJ，Skinner DG，Waisman J．Wilms'tumor in adult patient：diagnosis，management and review of the world medical literature［J］．Cancer，1980，45（7）：1713-1719．

[4]　Tawil A，Cox JN，Roth AD，et al．Wilms'tumor in the adult．Report of a case and review of the literature［J］．Pathol Res Pract，1999，195（2）：105-111．

[5]　Zdrojowy R，Birkowska KS，Apoznanski W，et al．Adult Wilms Tumor［J］．Int Urol Nephrol，2011，43（3）：691-696．

[6]　Kilton L，Matthews MJ，Cohen MH．Adult Wilms'tumor：a report of prolonged survival and review of the literature［J］．J Urol，1980，124（1）：1-5．

第四十七节　颅内支架留置早期不停双抗肾部分切除术一例

导读

心脑血管疾病是一类发病率较高的疾病，其中大部分患者需进行血管内支架置入治疗，并在支架置入后长期进行抗血小板治疗。当长期维持抗血小板治疗的患者发生肿瘤时，其围术期管理往往会成为医生和患者所需要面对的一个难题。当肾癌合并心脑血管疾病拟行肾部分切除的患者围术期口服抗血小板药物时，能否在不停抗血小板药物的情况下行腹腔镜肾部分切除术是一个有争议的话题。不停用抗血小板药物，有增加围术期出血并发症的潜在风险，而停用抗血小板药物可能增加心脑血管事件和支架内动脉血栓形成的概率，是否在术前停用抗血小板药一直是术者关心的问题。通过我们在 2019 年对一例患者的诊疗过程的分析，希望对今后该类疾病的诊治提供一些帮助。

【病例简介】

患者男性，64岁，主因"体检发现左侧肾占位2个月"入院。

患者2个月前体检发现左肾占位，无明显血尿、腰痛、发热、尿频、尿急、尿痛等不适。后就诊于我院门诊，考虑左肾占位性病变，现为求进一步诊治收入我科。发病以来，睡眠食欲正常，大便正常，体重无明显变化。

既往史：患者7个月前曾于当地医院行椎动脉支架置入＋双肾动脉支架置入术，术后规律服用抗凝药。1个月前复查发现椎动脉仍狭窄，后于我院行全麻下右椎动脉扩张成形、支架置入术。术后规律服用拜阿司匹林100 mg qd，波立维75 mg qd。否认高血压、心脏病、糖尿病等内科疾病史。

体格检查：血压122/70 mmHg，神清语利，精神可，右锁骨周可见手术瘢痕，心肺查体未及明显异常，腹平软，全腹无明显压痛反跳痛，肠鸣音正常，双侧肾区无叩痛，双侧下肢无水肿。

实验室检查：凝血检查：凝血酶原时间（PT）11.3 s，国际标准化比值（INR）1.06，纤维蛋白原（Fib）3.35 g/L，活化部分凝血活酶时间（APTT）31 s，凝血酶时间（TT）13.9 s；血常规：WBC 6.94×10^9/L，HGB 166 g/L；肾功能：Cr 62 μmol/L。

影像学检查：颈动脉、椎动脉、锁骨下动脉超声：右侧椎动脉支架术后，双侧颈动脉粥样硬化块形成。双肾动脉超声：双肾动脉主干未见狭窄。腹盆腔CT（平扫）（图2-187）：左肾下极可见类圆形混杂密度肿物影，部分凸向肾外，直径约3.3 cm。右肾见小圆形低密度影及等密度小结节。双侧肾盂肾盏及输尿管未见明显积水扩张及结石征象。双侧肾动脉可见支架影。腹盆腔未见明显肿大淋巴结及积液征象。考虑：左肾占位、右肾病变性质待定，建议完善增强检查；双侧肾动脉支架置入术后改变。肾动态显像：双肾血流灌注、肾功能、肾小球滤过率正常，左肾 GFR 75.3 ml/min（正常），右肾 GFR 79.6 ml/min（正常），双侧上尿路引流通畅。

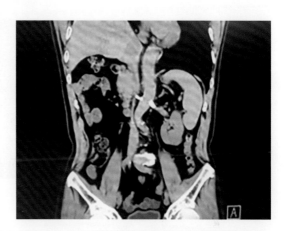

图2-187　CT平扫提示左肾下极类圆形混杂密度肿物影

初步诊断：左侧肾肿物，双肾动脉支架置入术后，右侧椎动脉支架置入术后。

【临床决策分析】

患者为老年人，合并右侧椎动脉及双侧肾动脉狭窄，两次行支架置入术，长期予以规律阿司匹林＋氯吡格雷双重抗血小板药物治疗。患者检查发现左肾占位，结合患者影像学检查，外院增强CT见左侧肾下极肿物，有明显增强和典型的"快进快出"表现，考虑左侧肾癌可能性大，手术治疗应为其首先治疗方法。患者近1个月因椎动脉狭窄再次行椎动脉支架置入术，介入血管外科不建议中断双重抗血小板药物治疗。患者的治疗方案中涉及三个关键问题：①为了手术，双重抗血小板药物治疗是否可以中断；②手术治疗是否可以推迟；③选择肾根治切除术还是肾部分切除术。首先，从影像学检查看，患者目前肿物倾向为恶性，考虑肾透明细胞癌可能性大，但是体积不大，可选择推迟手术时间，根据既往经验和文献，脑血管支架术后抗血小板治疗的时间在1年以上，所以推迟手术会面临肿瘤进展的风险，同时如果肿物继续生长，则可能无法进行肾部分切除手术，需行肾根治切除手术，无法保留肾。患者合并双侧肾动脉狭窄，虽已行双侧肾动脉支架置入，但将来发生再次狭窄继发肾功能不全的可能性较大，所以原则上应尽量行肾部分切除术。经与患者和家属积极沟通，患者及家属手术意愿强烈，遂选择手术治疗。与此同时，根据患者病情，请血管介入科、麻醉科联合会诊，考虑患者不适合停止双重抗血小板药物治疗，遂选择在维持双重抗血小板药物治疗下进行手术。虽然肾部分切除术的出血风险相对肾根治术高，但是患者目前肾肿瘤体积小且为外突型，RENAL评分为5A，并且患者术前凝血功能正常，保肾意愿强烈。综合考虑，决定在不停双重抗血小板药物治疗情况下进行肾部分切除术。

【治疗过程】

患者手术前一天仍正常口服阿司匹林＋氯吡格雷，术晨不服用，在常规术前准备的基础上，备血小板2单位。在全身麻醉下行后腹腔镜下左肾部分切除术，术中从肾门背侧游离出肾动脉，由于左侧肾动脉根部曾置入支架，继续向远端游离至有充分空间放置阻断钳。继续游离肾，左肾下极腹侧可见突出肾表面的肾肿瘤，突出部分约4 cm×4 cm。使用腹腔镜动脉阻断钳阻断肾动脉，距肿瘤边缘0.5 cm以剪刀楔形切除肿瘤及部分肾组织，肿瘤切除完整（图2-188），基底部血管断端用双极电凝确切凝闭，缝合肾盂、基底组织及肾实质，严格进行双层缝合（图2-189）。后开放肾动脉，术中肾动脉阻断时间为29 min。手术出血量为250 ml。术后患者返回病房，术后第一天早晨继续使用阿司匹林＋氯吡格雷，肾周引流管留置5天，引流量分别为180 ml、32 ml、10 ml、0 ml、0 ml。患者拔管后顺利出院，术后病理提示肾透明细胞癌。

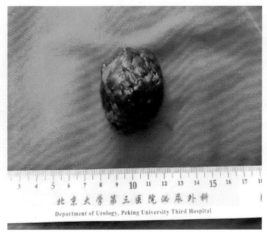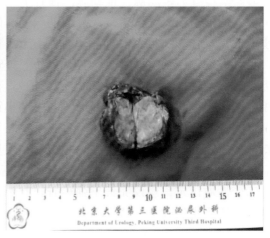

图2-188　切除的肿瘤及部分肾组织

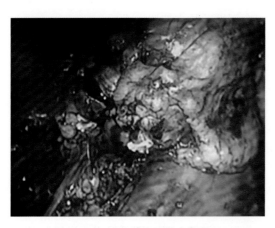

图2-189　切除肿瘤后缝合肾组织

【预后】

患者自2019年术后定期复查，术后短期未出现相关出血性并发症发生，随访至2022年1月未见肿瘤复发，未发生心脑血管相关事件。

【经验与体会】

1. 不停双重抗血小板药物进行手术治疗的安全性评估：随着寿命延长、心脑血管疾病的高发，越来越多肿瘤患者常因支架管留置而需长期服用抗血小板药物。相关的研究认为对于部分支架置入术的患者，术后一定时间内是不能停药的，目前主流观点认为支架置入术后需维持抗血小板治疗1年以上，提前停药会导致血管再发阻塞或其他相关并发症的发生。理论上，术前不停抗血小板药物可能会导致手术失血量增加，甚至导致术后出血性并发症的发生风险增大。但对于肿瘤患者，肿瘤的治疗也是十分重要的，这种情况下就需要权衡利弊。从笔者所在中心的不停双重抗血小板药物的肾部分切除术的治疗来看，整体上是相对安全的，术中出血量不多，术后引流量尚可，也未见其他相关并发症发生。既往文献曾报道对于前列腺癌根治术的患者，术前不停用阿司匹林不会对围术期结果和术后结果造成较大的影响。并且 Parikh 等进行了一项不停阿司匹林的腹腔镜肾根治性切除术研究，其纳入 14 例患者，患者围术期的出血量、输血率和术后住院日都没有发生明显的变化。Leavitt 等通过对比 17 例没有停用抗血小板药物的腹腔镜肾部分切除术和 84 例停用抗血小板药物的腹腔镜肾部分切除术患者，结果发现两组患者在出血量、出血相关并发症、输血率、术后住院日和术后再住院方面均没有明显差异。结合我们的手术治疗结果，我们认为不停双重抗血小板药物的肾部分切除术是相对安全的，但术前一定要做好综合评估。

2. 肾癌手术治疗的选择：从本例病例中，我们还应该意识到，对于肿瘤相对较小的肾癌患者，术前需要进行综合评估，对于不能停用双重抗血小板药物治疗的患者，若肿瘤体积较小，可进行主动监测，局部行射频消融或冷冻治疗。上述选择都是可行的，但缺点是主动监测给患者带来的心理压力不是一般患者可以接受的。而对于局部的微创治疗而言，其治疗效果的不确定性也是大多数患者所担忧的问题。因此，目前肾癌的治疗仍是以手术切除为主流。此外，在手术方式的选择上，虽然肾部分切除术的出血风险相对肾根治手术高，但是我们认为对于适合进行肾部分切除的患者，应该优先选择肾部分切除术，合理地设计手术方案，如切除肿瘤后基底部分的血管断端用双极电凝确切凝闭、严格的双重缝合，其失血量还是相对可以接受的，且术后的引流量也不多。本病例中患者肾肿瘤大小为 4 cm，且为相对外突型肿瘤，RENAL 评分为 5A，再考虑到患者双侧肾动脉狭窄的病史，考虑适合行肾部分切除术。治疗结局也验证了上述治疗选择的正确性。

【小结】

随着心脑血管疾病的高发，部分肿瘤患者也面临着术前是否可以停用双重抗血小板药物的选择，经过术前综合评估，术中仔细操作，我们认为不停双重抗血小板药物治疗的腹腔镜肾部分切除术仍是安全可行的。

（洪　鹏　张洪宪 编；马潞林 审）

参考文献

[1] Udell JA，Bonaca MP，Collet JP，et al．Long-term dual antiplatelet therapy for secondary prevention of cardiovascular events in the subgroup of patients with previous myocardial infarction：a collaborative meta-analysis of randomized trials [J]．Eur Heart J，2016，37（4）：390-399.

[2] Mauri L，Kereiakes DJ，Yeh RW，et al．Twelve or 30 months of dual antiplatelet therapy after drug eluting stents [J]．NEJM，2014，371（23）：2155-2166.

[3] Binhas M，Salomon L，Roudot-Thoraval F，et al．Radical prostatectomy with robot-assisted radical prostatectomy and laparoscopic radical prostatectomy under low-dose aspirin does not significantly increase blood loss [J]．Urology，2012，79（3）：591-595

[4] Leyh-Bannurah SR，Hansen J，Isbarn H，et al．Open and robotic assisted radical retropubic prostatectomy in men with ongoing low-dose aspirin medication：revisiting an old paradigm ? [J] BJU Int，2014，114（3）：396-403.

[5] Parikh A，Toepfer N，BayloR K，et al．Preoperative aspirin is safe in patients undergoing urologic robot-assisted surgery [J]．J Endourol，2012，26（7）：852-856.

[6] Leavitt DA，Keheila M，Siev M，et al．Outcomes of Laparoscopic Partial Nephrectomy in Patients Continuing Aspirin Therapy [J]．J Urol，2016，195（4 Pt 1）：859-864.

第四十八节　结节性硬化症合并双肾巨大错构瘤一例

！导读

结节性硬化症（tuberous sclerosi，TSC）是一种常染色体显性遗传病，以累及多器官系统、表现多样为特征，包括脑、眼、心脏、肺、肝、肾和皮肤的多发性良性错构瘤。该病由 *TSC1* 或 *TSC2* 基因突变引起，不同患者 TSC 的发病年龄、病情严重程度、症状和体征差异较大。血管平滑肌脂肪瘤（angiomyolipoma，AML）是 TSC 患者最常见的肾病变。多项研究显示，AML 在合并肾病变的 TSC 患者中发病率为 75%～85%，而在所有 TSC 患者中发病率为 49%～60%。通过一例 TSC 合并双侧肾 AML 患者的临床诊治过程分析，希望对今后类似病例的治疗提供参考。

【病例简介】

患者女性，22 岁，发现腹部肿物 1 个月。患者 1 个月前因发现腹部肿物就诊于当地医院，行泌尿系 B 超提示腹腔占位，CT 增强考虑脂肪肉瘤可能性大，行穿刺活检，病理提示：脂肪肉瘤。不伴腹痛、腰痛、血尿、尿频、尿急、尿痛等不适。现患者为求手术治疗于 2015 年 8 月收入我科。患者自发病以来，精神、睡眠、食欲尚可，大小便如常，体重无明显变化。

既往史：自幼出现右手示指及拇指肿胀畸形，伴面部红色皮疹（图 2-190），考虑"结节性硬化"，未予正规诊治。剖宫产术后。

体格检查：血压 115/68 mmHg，神清语利，精神可，心肺查体未及明显异常，腹膨隆，无腹壁静脉曲张，卷腹时可见腹部正中脐上长约 13 cm 凸起。腹部柔软，全腹无明显压痛、反跳痛，脐上可触及大小约 15 cm×6 cm 肿物，质硬，固定。肝、脾未触及。肠鸣音正常。双侧肾区无叩痛。

影像学检查：

CTU 增强（2015 年 8 月，图 2-191）：腹膜后腔结构紊乱，可见左右两个巨大团块状混杂密度影，右侧范围约 32 cm×13 cm×18 cm，左侧范围约 28 cm×13 cm×18 cm。病变以脂肪密度为主，其平均 CT 值约为 –73 HU，内可见形状不规则的片状、结节状软组织密度影。增强后实性成分可见强化。双肾受侵，正常形态消失、结构紊乱、密度混杂。双侧肾上腺未显示。双肾动脉可见，左侧肾动脉分支可疑动脉瘤。影像诊断：腹膜后巨大占位，符合脂肪肉瘤表现。双肾受侵，肾上腺受侵可能。

CTU 增强（2015 年 10 月，图 2-192）：双侧肾见多发大小不等混杂脂肪密度为著结节及团块影、向肾周间隙延续的巨大团块状混杂密度影，范围大致同前，病变以脂肪密度为主，内可见形状不规则的片状、结节状软组织密度影，增强后实性成分可见强化，左肾前缘病变动脉期见动脉血管瘤样扩张，约 13.4 mm×7.8 mm，较前未见明显变化。双侧肾盏部分变性受压移位，肾盂、输尿管未见明显扩张积水。影像诊断：双肾巨大血管平滑肌脂肪瘤可能性大，左肾病变内动脉瘤，大致同前。

CTU 增强（2015 年 12 月，图 2-193）：双

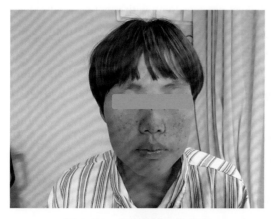

图 2-190　患者面部红色皮疹

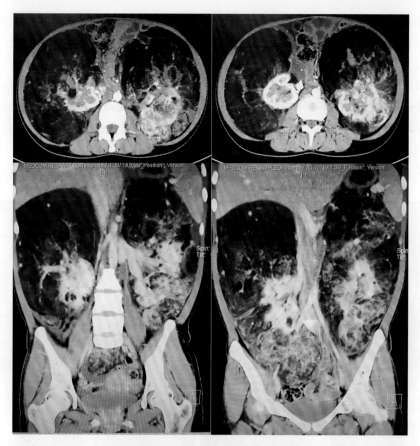

图 2-191　CTU 增强（2015 年 8 月）

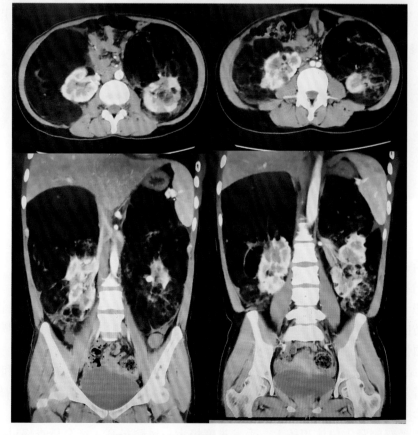

图 2-192　CTU 增强（2015 年 10 月）

肾见多发大小不等的结节及团块影、向肾周间隙延续的巨大团块状混杂密度影，以脂肪密度为主，内可见形状不规则的片状、结节状软组织密度影。增强后实性成分可见强化。双肾形态消失、结构紊乱、密度混杂。双侧肾盏部分受压移位，肾盂、输尿管未见明显扩张积水。左肾前缘病变动脉期见粗大扩张血管影，约 13.4 mm×7.8 mm，较前未见明显变化。双侧肾上腺显示不清。影像诊断：双肾巨大血管平滑肌脂肪瘤可能性大，左肾病变内假性动脉瘤（？），大致同前。右肾下部病变结构紊乱，实性成分较多，恶性待除外。

外周血白细胞基因组中 *TSC1/TSC2* 基因突变情况检测：共检测 *TSC1* 基因 21 个外显子，发现 1 个外显子（*Exon 18*）突变；检测 *TSC2* 基因 41 个外显子，发现 1 个外显子（*Exon 9*）突变。

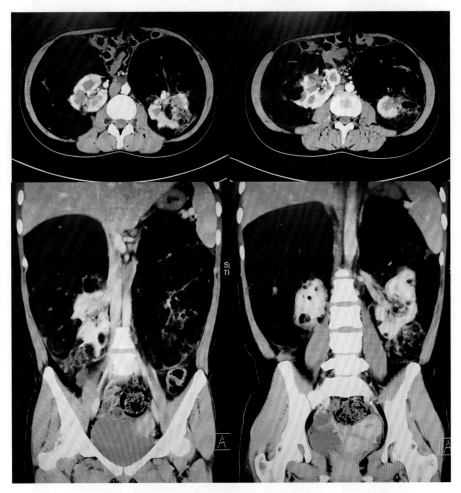

图 2-193 CTU 增强（2015 年 12 月）

初步诊断：①双肾占位性病变；②结节性硬化症；③剖宫产术后。

【临床决策分析】

诊断：患者临床表现为面部蝶形斑，腹部肿物，外院行泌尿系 B 超及 CT 报告双肾巨大肿瘤，考虑脂肪肉瘤可能性大，行穿刺活检。病理提示：脂肪肉瘤。MDT 讨论：我院 CTU 增强提示：双肾肿瘤受侵，大小分别为 32 cm×13 cm×18 cm 和 28 cm×13 cm×18 cm，多有负值，最低 –73 HU，结合患者既往"结节性硬化症"病史，外周血白细胞基因组中 *TSC1* 和 *TSC2* 基因突变，考虑患者双肾占位性病变为多发巨大错构瘤可能性大，病理科教授要求患者取外院病理片会诊，读片后诊断为错构瘤。

治疗：患者双侧肾占位体积较大，手术难度极大，风险极高，经全科查房讨论后决定建议患者先行口服依维莫司治疗，期待肿物经药物治疗后体积缩小，分次做肾部分切除术，保肾的可能性大。告知患者和家属有切肾的可能性。患者口服依维莫司2个月和4个月后复查CTU增强，可见肿瘤体积均明显减小，原腹盆腔病变已缩小局限于腹腔内，且肿瘤血运明显减少，考虑依维莫司作用效果佳，此时若手术治疗，术中出血可较前减少，且更容易行保留肾单位手术，遂建议患者入院行手术治疗。因患者双侧肾多发占位，且肿瘤体积较大，同期手术风险大，建议行分期手术治疗。患者术前影像学提示肾多发巨大占位，肾功能尚可，虽能切除肾肿物，但需警惕术后急性或慢性肾功能不全风险，因此术中需尽可能保留正常肾组织，剜除或吸引器吸出肾肿物。

【治疗过程】

患者口服依维莫司4个月后，于2016年1月行第一次手术治疗，麻醉后，平卧位，常规消毒铺巾。做右侧腹部L形切口，切开皮肤、皮下、肌肉组织、腹膜，进入腹腔。可见腹腔大量腹水，右侧打开侧腹膜，将结肠、十二指肠推至左侧，暴露出右肾及肿物，右肾遍布大量大小不等的肿物，最大者约30 cm，位于上极，逐步游离出腔静脉、右肾静脉和右肾动脉，游离出右侧输尿管，逐步游离出肾下极、背侧、上极和腹侧，将右侧肾上腺游离后保留。阻断右肾动脉后，切除大的肿瘤数枚，然后使用倒刺可吸收缝线和2-0可吸收缝线缝合创面。开放肾动脉，肾动脉阻断时间约29分钟。去除肾动脉阻断后，分别切除小的肾肿物，使用3-0可吸收缝线逐步缝合。创面覆盖止血纱布，检查肾无出血，检查伤口创面无活动性出血，放置肾周引流管，清点纱布、器械无误，依层次关闭切口，手术结束。手术时间345 min。术中出血300 ml，术中输血400 ml。

术后病理：（右侧）肾血管平滑肌脂肪瘤。肿瘤为多发，主瘤体大小25.5 cm×17.5 cm×8 cm。术后第5天拔除伤口引流管，术后1周出院复查HGB 101 g/L，Cr 62 μmol/L。半年后患者再次复查HGB 107 g/L，Cr 51 μmol/L，建议患者再次入院行第二次手术治疗。

CTU增强（2016年8月，第一次手术后，图2-194）：双肾形态消失、结构紊乱，密度混杂，双侧肾见多发大小不等混杂脂肪密度为著的结节及团块影，左肾向肾周间隙延续的巨大团块状混杂密度影，以脂肪密度为主，内可见形状不规则的片状、结节状软组织密度影，较前增大，增强后实性成分可见强化；右肾周病变未见显示，右肾下部病灶内实性成分较前增多。左侧肾盏部分受压移位，双侧肾盂、输尿管未见明显扩张积水。左肾前缘病变动脉期见粗大扩张血管影，约15.1 mm×9.3 mm，见明显异常密度影。左侧肾上腺显示不清，右侧肾上腺形态大小尚可。影像诊断：左肾巨大血管平滑肌脂肪瘤，较前增大，实性成分较前增多。右侧病变大部分未见显示，右肾多发血管平滑肌脂肪瘤（术后），下极病灶内实性成分较多。左肾病变内假性动脉瘤（？），较前略增大。

2016年8月行第二次手术治疗。麻醉后，平卧位，常规消毒铺巾。做腹部L形切口，切开皮肤、皮下、肌肉组织，打开左侧侧腹膜，将结肠向内侧推开，进入后腹膜区域。打开Gerota筋膜，脂肪囊外游离肾背侧，探查发现左侧多发巨大错构瘤。游离出左侧输尿管并注意保护。游离肾及错构瘤，在肾门处游离出肾动静脉，为多支，2支肾动脉，2支肾静脉。由于有一个巨大错构瘤，约30 cm，另有数个较大错构瘤，占据空间，完全游离肾困难，遂阻断2支肾动脉，切除巨大错构瘤，由于肿物较大、较深，创面基底可见数支血管断端，使用3-0倒刺可吸收缝线缝合基底，然后使用2-0倒刺可吸收线缝合肾实质。然后切除两个较大的肾错构瘤，同时缝合肾创面。松开阻断钳，肾动脉阻断时间20 min。然后将肾完全游离，可见右肾还有数个较大错构瘤，右肾表面有很多小的错构瘤，再次阻断2支肾动脉，尽可能切除肾错构瘤，创面使用3-0可吸收线和2-0可吸收线缝合。松开阻断钳，肾动脉阻断时间27 min。严密止血，创面使用止血纱布覆盖。放置肾周引流管，清点纱布、器械无误，依层次关闭切口，手术结束。手术时间275 min。术中出血800 ml，术中输血800 ml。

术后病理：（左肾）多发血管平滑肌脂肪瘤，最小病灶最大径为5.5 cm，最大病灶最大径为23 cm（图2-195）。术后第5天拔除切口引流管，术后1周出院复查HGB 115 g/L，Cr 99 μmol/L。

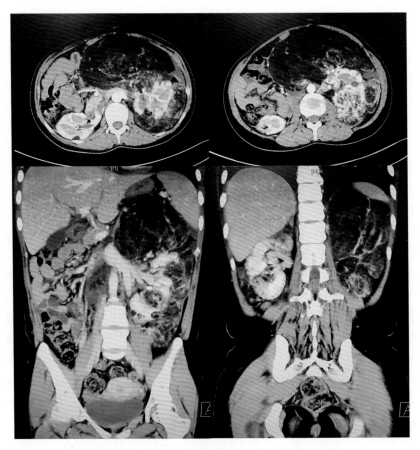

图 2-194　CTU 增强（2016 年 8 月，第一次手术后半年）

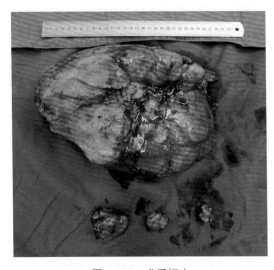

图 2-195　术后标本

【预后】

　　患者术后定期复查，随访至 2022 年 1 月双肾残余肿物较前增大不明显，患者一般情况良好，Cr 85 μmol/L。患者儿子同样诊断为"结节性硬化症"，予西罗莫司治疗，效果良好。

　　CTU 增强（2016 年 12 月，第二次手术后 3 个月，图 2-196）：原左侧巨大混杂软组织团块影，现未见确切显示。双肾形态结构欠规整，双肾实质内可见多发大小不等的混杂密度结节影、团块影，局部突出于肾轮廓外，其内可见脂肪密度，增强扫描实性成分明显强化，右肾下极病变较前增大，实性成分较前增多。双侧肾盂轻度扩张，双侧输尿管未见明显扩张。影像诊断：双肾术后，双肾多发血管平滑肌脂肪瘤。

【经验与体会】

　　1. 结节性硬化症的诊断：TSC 的特征为多个器官发生多种良性肿瘤，累及脑、心脏、皮肤、眼、肾、肺和肝。TSC 的临床诊断标准包含 11 项主要特征及 6 项次要特征。TSC 的主要临床特征包括：①黑色素减退斑（≥ 3 个，直径至少 5 mm）；②血管纤维瘤（≥ 3 个）或头部纤维斑块；③指（趾）甲纤维瘤（≥ 2 个）；④鲨革样斑；⑤多个视网膜错构瘤；⑥皮质发育不良（包括结节和脑白质放射状迁移线）；⑦室管膜下结节；⑧室管膜下巨细胞星形细胞瘤；⑨心脏横纹

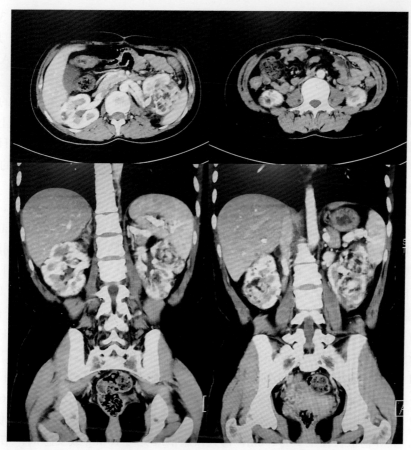

图 2-196 CTU 增强（2016 年 12 月，第二次手术后 3 个月）

肌瘤；⑩淋巴管平滑肌瘤病（lymphangioleiomyomatosis，LAM）；⑪AML（≥2 个）（注：如果仅有 LAM 和 AML，而没有其他特征，则不符合确诊标准）。TSC 的次要临床特征如下：①"斑驳样"皮肤病变（1～2 mm 黑色素减退斑）；②牙釉质凹陷（≥3 处）；③口内纤维瘤（≥2 个）；④视网膜色素脱失斑；⑤多发性肾囊肿；⑥非肾性错构瘤。TSC 诊断把握度取决于患者满足的主要及次要特征个数：①确诊 TSC 需要满足 2 项主要特征，或 1 项主要特征加至少 2 项次要特征。②疑诊 TSC 需要满足 1 项主要特征，或至少 2 项次要特征。因 TSC 由 *TSC1* 或 *TSC2* 基因突变引起，且在满足诊断标准的患者中，75%～90% 的患者能够检出 *TSC1* 或 *TSC2* 基因存在致病突变，临床工作中还可检测 TSC 基因突变情况。如果在非病变组织中检出致病性 *TSC1* 或 *TSC2* 突变基因阳性，无论临床表现如何，都足以确诊 TSC。如果患者疑诊 TSC，但临床评估显示不满足 TSC 确诊标准，基因检测有助于确诊。本病例患者行外周血 TSC 基因检测，发现 *TSC1* 和 *TSC2* 基因突变，结合患者面部病变及肾血管平滑肌脂肪瘤（≥2 个），因此该患者符合 TSC 的确诊标准。

2. TSC 患者肾病变的表现：肾病变常见于各类 TSC 患者，患病率随年龄增长而增加。血管平滑肌脂肪瘤是 TSC 中最常见的肾表现，既往研究表明，肾周细胞经历 TSC 基因的双等位基因突变后克隆扩增可能是 TSC 相关的 AML 病变的原因。良性肾囊肿、肾淋巴管瘤亦有报道，但少见；肾细胞癌发病率约 1%，我院收治过，对西罗莫司敏感。血管平滑肌脂肪瘤进行性增大和病灶内出血可致疼痛并影响肾功能。病灶越大，出血风险越高。伴肾病变的 TSC 患者可能出现肾素依赖性高血压，而且由于肾实质被替代和压迫，还可能易发慢性肾病。TSC 患者中，肾 AML 的患病率、瘤体大小和数量随年龄增长而增加。与男性相比，肾 AML 在女性中的数量更多，并且瘤体也更大，这表明 TSC 的发生和生长受到激素的影响；一项大型研究纳入了 351 例 TSC 成人患者，发现无 AML 的患者中位年龄为 37 岁，而存在 1 处或多处 AML 病灶 ≥ 3.5 cm 的患者中位年龄为 46 岁。尽管 TSC 经常累及肾，但很多患者几乎没有肾病相关的症状，其中较为常见的临床表现有肿瘤出血、慢性肾病、贫血、高血压等。因此，大多数 TSC 相关的 AML 患者是由影像学监测检出。

3. TSC 合并 AML 的治疗：目前的手术指征并不十分明确，仍需参考 AML 的手术适应证。由于肾 AML 可能终生持续生长，所以国际指南推荐在诊断时进行肾 MRI 监测，且已知 AML 的患者每年至少监测 1 次。若 ≤ 1 cm 的病灶保持稳定至少 3 年，即已有病灶未增长且无新发病灶，则可每 2 ~ 3 年监测 1 次。有实践指南建议对于大肿瘤（> 4 cm）和有临床症状的 AML 患者进行积极治疗，以防止肿瘤出血。

4. TSC 的药物治疗：在基因分子水平，人们探索 TSC 已取得一系列进展，阐明了错构瘤蛋白 -tuberin 蛋白复合物的作用，其作用方式为抑制由西罗莫司靶点（mechanistic target of rapamycin，mTOR）介导的细胞信号转导。mTOR 通路对调节蛋白质翻译、细胞周期进程和缺氧反应都非常重要。鉴于错构瘤蛋白 -tuberin 蛋白复合物在 mTOR 信号转导中的作用，人们研发了mTOR 抑制剂依维莫司，它是首个 TSC 治疗药物。Wienecke 等首次显示西罗莫司对 TSC 相关肾 AML 的抗肿瘤作用。考虑到之前的动物研究，他们对一名 19 岁患有 TSC 的男子行西罗莫司治疗。在基线检查时，患者 AML 大小为 5.2 cm×6.8 cm×7.3 cm，在服药 4 个月和 8 个月时复查发现肿瘤逐渐缩小为 4 cm×2.5 cm×4.5 cm。在另一项研究中，纳入了 18 例 TSC 相关 AML 和（或）肺 LAM 患者进行西罗莫司治疗 1 年后停止治疗，后对患者进行为期 12 个月的随访。在药物治疗的第一年后，影像学测量的平均 AML 体积减小到基线体积的 53.2% ~ 26.6%。然而，在停药 6 个月和 12 个月后，平均 AML 体积又增加了。在 EXIST-2 试验中纳入 118 例成人 TSC 合并 AML 患者，其肿物最长径至少为 3 cm，每天口服依维莫司 10 mg 或安慰剂，结果发现相比于安慰剂组（0%），依维莫司组有 42% 的 AML 患者病变总体积减小 ≥ 50%，中位反应时间为 2.9 个月。因此，对于部分 TSC 合并巨大 AML 患者，为减少手术难度，可试行术前口服依维莫司，以期肿瘤体积缩小。本案例中我们建议患者先行口服依维莫司 10 mg Qd 治疗 4 个月后，发现肿物较前明显缩小，更容易行保留肾单位手术；而且服药后影像学提示肿瘤血供较前减少，有利于术中操作，减少术中出血，最终达到良好的治疗效果。

【小结】

TSC 是一种进展性疾病，不同个体疾病的严重程度可有很大的不同；有些可能仅表现为疾病的皮肤特征，有些可能发生更严重的神经或全身性表现。最常见的死亡原因为神经系统疾病，包括癫痫等，而肾疾病排在死亡原因的第二位。因此，对于 TSC 合并肾疾病患者，我们应主动监测，积极治疗，严格把握手术指征；同时需警惕合并其他器官病变，联合相关科室共同诊治患者，希望对今后类似病例的分析和手术方式能够提供一些帮助。

（唐世英　田晓军 编；马潞林 审）

》》 参考文献

[1] Schwartz RA, Geover Fernández, Kotulska K, et al. Tuberous sclerosis complex: Advances in diagnosis, genetics, and management [J]. Journal of the American Academy of Dermatology, 2007, 57 (2): 189-202.

[2] Paolo Curatolo, Roberta Bombardieri, Sergiusz Jozwiak. Tuberous sclerosis [J]. Lancet, 2008, 372 (9639): 657-668.

[3] Rakowski SK, Winterkorn EB, Paul E, et al. Renal manifestations of tuberous sclerosis complex:

Incidence, prognosis, and predictive factors [J]. Kidney Int, 2006, 70 (10): 1777-1782.

[4] Northrup Hope, Krueger Darcy A. International Tuberous Sclerosis Complex Consensus Group, Tuberous sclerosis complex diagnostic criteria update: recommendations of the 2012 International Tuberous Sclerosis Complex Consensus Conference [J]. Pediatr Neurol, 2013, 49: 243-254.

[5] Yates John RW, Maclean Cathy, Higgins J Nicholas P, et al. The Tuberous Sclerosis 2000 Study: presentation, initial assessments and implications for diagnosis and management [J]. Arch Dis Child, 2011, 96: 1020-1025.

[6] Siroky BJ, Yin H, Dixon BP, et al. Evidence for pericyte origin of TSC-associated renal angiomyolipomas and implications for angiotensin receptor inhibition therapy [J]. Am J Physiol Renal physiol, 2014, 307 (5): F560.

[7] Eijkemans Marinus JC, van der Wal Willem, Reijnders Leida J, et al. Long-term Follow-up Assessing Renal Angiomyolipoma Treatment Patterns, Morbidity, and Mortality: An Observational Study in Tuberous Sclerosis Complex Patients in the Netherlands [J]. Am J Kidney Dis, 2015, 66: 638-645.

[8] Ouzaid Idir, Autorino Riccardo, Fatica Richard, et al. Active surveillance for renal angiomyolipoma: outcomes and factors predictive of delayed intervention [J]. BJU Int, 2014, 114: 412-417.

[9] Kwiatkowski DJ, Manning BD. Molecular basis of giant cells in tuberous sclerosis complex [J]. New England Journal of Medicine, 2014, 371 (8): 778-780.

[10] Ralf Wienecke, Ingrid Fackler, Ulrich Linsenmaier, et al. Antitumoral Activity of Rapamycin in Renal Angiomyolipoma Associated With Tuberous Sclerosis Complex [J]. Am J Kidney Dis, 2006, 48 (3): e27-29.

[11] Bissler JJ, Mccormack FX, Young LR, et al. Sirolimus for Angiomyolipoma in Tuberous Sclerosis Complex or Lymphangioleiomyomatosis [J]. New England Journal of Medicine, 2008, 358 (2): 140-151.

[12] Bissler John J, Kingswood J Christopher, Radzikowska Elżbieta, et al. Everolimus for angiomyolipoma associated with tuberous sclerosis complex or sporadic lymphangioleiomyomatosis (EXIST-2): a multicentre, randomised, double-blind, placebo-controlled trial [J]. Lancet, 2013, 381: 817-824.

第四十九节　双侧肾细胞癌一例

导读

　　肾细胞癌（renal cell carcinoma, RCC）是一种常见的泌尿系肿瘤，其发病率为成人癌症的 2% ～ 3%。双侧肾细胞癌相对少见，占所有肾细胞癌病例的 1% ～ 5%。随着诊断水平的提高，双侧肾癌的检出率逐渐提高。根据是否有阳性家族史将双侧肾癌分为散发性和家族遗传性，根据双侧肾肿瘤出现的时间分为同时性和异时性。已有研究表明，手术尤其是保留肾单位手术（nephron-sparing surgery, NSS）是治疗双侧散发性肾癌的首选方法，其预后较单侧散发性肾癌更差。但是，该病的手术治疗在如何平衡长期肿瘤控制和保留最大肾功能的需要方面仍是一个外科挑战。我们通过一例散发性双侧肾细胞癌的临床诊治过程分析，希望对今后类似病例的治疗提供参考。

【病例简介】

患者女性，48 岁，检查发现双肾占位 2 周。患者 2 周前因腹泻就诊于当地医院，行 B 超检查发现双肾占位，无肉眼血尿、尿频、尿急、尿痛、腹痛、腰痛等不适。就诊于我院门诊行 CTU 增强检查考虑双肾占位，考虑恶性。现患者为求手术治疗于 2018 年 8 月入院。患者自发病以来，精神、睡眠、食欲尚可，大小便如常，体重无明显变化。

既往史：体健。否认家族病史及遗传病史。

体格检查：血压 124/68 mmHg，神清语利，精神可，心肺查体未及明显异常，腹平软，全腹无明显压痛、反跳痛，肠鸣音正常，双侧肾区无叩痛。

影像学检查：

CTU 增强（2018 年 8 月，图 2-197）：右肾下极、左肾上极各见一不均匀密度结节影，大小分别为 3.9 cm×3.9 cm×3.7 cm、4.0 cm×3.5 cm×4.0 cm，增强扫描均呈明显强化，内可见不规则无强化区。腹膜后见多发轻度肿大淋巴结。影像诊断：双肾占位，考虑恶性。腹膜后多发轻度肿大淋巴结。

肾动态显像（2018 年 8 月，基线）：左肾 GFR 49.45 ml/min，正常；右肾 GFR 48.64 ml/min，正常（参考值下限为 40 ml/min）。双肾血流灌注、肾功能、肾小球滤过率正常，双侧上尿路引流通畅。

肾动态显像（2018 年 11 月，第一次手术后 3 个月）：左肾 GFR 56.66 ml/min，正常；右肾 GFR 36.93 ml/min，稍减低。左肾血流灌注、肾功能、肾小球滤过率正常，大致同前，上尿路引流通畅。右肾血流灌注正常，肾功能大致正常，肾小球滤过率减低；肾功能总体较前减低，上尿路引流通畅。

初步诊断：双肾占位性病变。

【临床决策分析】

诊断：双侧肾癌。B 超检查发现双肾占位，我院行 CTU 增强检查考虑双侧肾癌，大小相似，

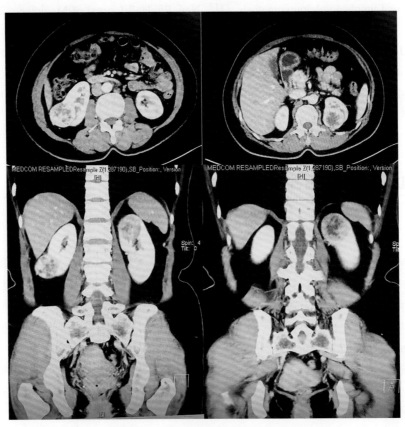

图 2-197　CTU 增强示双侧肾占位性病变

分别为 3.9 cm×3.9 cm×3.7 cm（右侧）和 4.0 cm×3.5 cm×4.0 cm（左侧）；术前行肾动态显像检查提示双侧肾功能相似。

治疗：经全科查房讨论后决定行分期手术治疗，第一次手术术后 2～3 个月后，待肾功能充分恢复后再行第二次手术治疗；患者右肾下极、左肾上极分别可见一小于 4 cm 肿物，可行肾部分切除术以最大化保留肾功能；手术方式可考虑先行腹腔镜手术游离，充分发挥腹腔镜精细化解剖肾门血管、减小腰部切口长度的优势，而后延长其中一个 Trocar 孔为切口，发挥开放手术操作较容易的优势，以减少热缺血时间及手术时间，尽量保护肾功能。拟先行右肾部分切除术，2～3 个月后行左肾部分切除术。

【治疗过程】

患者 2018 年 8 月行第一次手术治疗。麻醉后，取左侧卧位，升高腰桥，常规消毒铺巾。于腰部放置 Trocar，建立 CO_2 气腹，气腹压力维持于 12 mmHg。清除侧锥筋膜表面的腹膜外脂肪，沿腰大肌前缘打开肾周筋膜。探查肾上腺区无异常。打开肾脂肪囊，贴肾表面游离肾，有粘连，分离困难，使用钛夹夹闭周围小血管与出血点。完全游离右肾，于肾下极可见突出于肾表面的肾肿瘤，突出部分约 4 cm×4 cm。肾门背侧游离出肾动脉，为 2 支。术中发现肿瘤较大、较深，周围粘连重，按照术前制订的方案，为减少热缺血时间，行腰部切口，暴露右肾，用动脉阻断钳阻断肾动脉，距肿瘤边缘 0.5～1 cm 以剪刀楔形切除肿瘤及部分肾组织，肿瘤切除完整。用 3-0 可吸收线缝合肾盂，3-0 可吸收倒刺缝线再缝合一层，用 2-0 可吸收倒刺缝线缝合肾实质，开放肾动脉，用止血纱布压迫，无明显出血。动脉阻断时间约 20 min。清点纱布、器械无误，放置乳胶引流管，关闭切口，手术结束。手术时间 124 min。术中出血量 30 ml。

术后病理：（右肾肿物）透明细胞型肾细胞癌，伴囊性变，WHO/ISUP 核分级Ⅰ级，大小 3.5 cm×3.5 cm×3.0 cm，癌未侵及肾周脂肪组织，切缘未见癌。术后第 4 天拔除伤口引流管，术后 1 周出院，复查肾功能 Cr 为 63 μmol/L。术后 3 个月复查未见右肾癌复发及转移征象，行肾动态显像提示右肾血流灌注正常，肾功能大致正常，肾小球滤过率减低，Cr 为 69 μmol/L，拟再次入院行手术治疗。

CTU 增强（2018 年 11 月，第一次手术后 3 个月，图 2-198）：右肾局部术后，局部见条状高密度及索条影。左肾上极可见一不均匀密度结节影，大小 3.5 cm×3.8 cm，增强扫描呈明显强化，内可见不规则无强化区。腹膜后见多发轻度肿大淋巴结。影像诊断：左肾癌（？），右肾术后，腹膜后多发轻度肿大淋巴结。

患者 2018 年 11 月行第二次手术治疗。麻醉后，取侧卧位，升高腰桥，常规消毒铺巾。于腰部放置 Trocar，建立 CO_2 气腹，气腹压力维持于 12 mmHg。清除侧锥筋膜表面的腹膜外脂肪，沿腰大肌前缘打开肾周筋膜。探查肾上腺区无异常。打开肾脂肪囊，贴肾表面游离肾，有粘连，分离困难，使用钛夹夹闭周围小血管与出血点。于肾上极可见突出于肾表面的肾肿瘤，突出部分约 4 cm，将肾全部游离。肾门背侧游离出肾动脉，为 2 支。超声刀切断肾蒂周围淋巴管，将肾完全游离，考虑肾肿瘤较大、位置较深，按照术前制订的方案，行开放肾部分切除。取腰部切口，逐层切开，将左肾暴露完全，使用血管阻断钳阻断两支动脉，距肿瘤边缘 0.5～1 cm 以剪刀楔形切除肿瘤及部分肾组织，肿瘤切除完整送病理。用 3-0 可吸收线缝合肾盂，再用 3-0 可吸收倒刺缝线缝合一层，用 2-0 可吸收倒刺缝线缝合肾实质全层。开放肾动脉，用止血纱布覆盖创面，无明显出血。动脉阻断时间约 20 min。清点纱布、器械无误，放置乳胶引流管，关闭切口，手术结束。手术时间 137 min。术中出血量 10 ml。

术后病理：（左肾肿物）透明细胞型肾细胞癌，WHO/ISUP 核分级Ⅰ级，肿瘤大小 3.5 cm×3.5 cm×3.4 cm，未见脉管内癌栓及神经侵犯，癌侵及肾被膜，周围脂肪及切缘未见癌累及（图 2-199）。术后第 6 天拔除伤口引流管，术后 1 周出院复查肾功能 Cr 为 76 μmol/L。

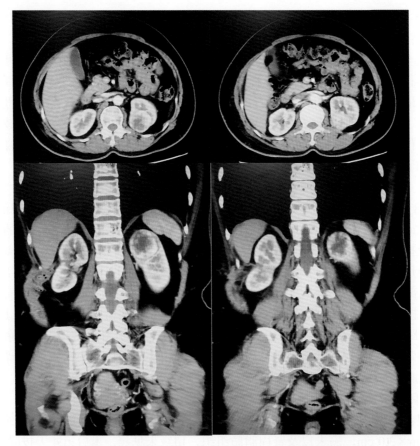

图 2-198　CTU 增强（2018 年 11 月，第一次手术后 3 个月）

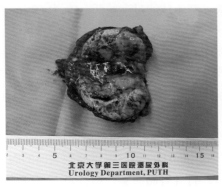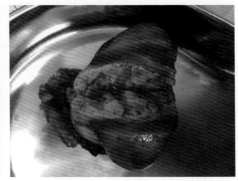

图 2-199　术后标本

【预后】

患者术后定期复查，随访至 2022 年 1 月未见肿瘤复发及转移，患者一般情况良好。

CTU 增强（2019 年 2 月，第二次手术后 3 个月，图 2-200）：双肾部分切除，局部见条状高密度及索条影，增强扫描见条片状低密度区。影像诊断：双肾部分切除术后改变。

【经验与体会】

1. 双侧肾细胞癌的一般临床特征：肾细胞癌临床多见为单侧，双侧较为少见。双侧肾细胞癌在遗传性肾细胞癌综合征患者中很常见，如 von Hippel-Lindau 病、遗传性乳头状肾癌、Birt-Hogg-Dube 综合征等。这些遗传性疾病常有癌基因或抑癌基因的基因突变，但临床中也有一些患者出现了生物学行为与遗传性肾癌不同的散发性双侧肾肿瘤。既往文献表明，散发性双侧肾细胞癌占所有肾细胞癌病例的 1% ～ 5%。在临床表现方面，与单侧肾癌相同，大多数双侧肾肿

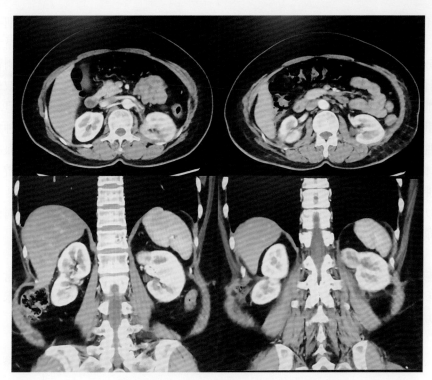

图 2-200　CTU 增强（2019 年 2 月，第二次手术后 3 个月）

瘤是体检发现的，只有约 30% 的患者是根据症状来诊断的，包括腹痛、血尿、腰痛或可触及肿块等。多发性肿瘤的症状并不比孤立性肿瘤多。在病因和发病机制方面，一些研究试图通过基因分析来研究双侧肾细胞癌的起源，发现双侧肾细胞癌与单侧肾细胞癌在基因上不同，但同时性双侧肾癌的病因和发病机制尚不清楚。

2．双侧肾癌的治疗：手术治疗是双侧肾癌的主要治疗方法，早期合理的手术干预对于双侧肾癌患者的预后具有重要意义。手术治疗双侧肾癌的目标在于完整切除肿瘤，预防肿瘤复发，同时尽量降低肾功能不全的发生率，这似乎是一个临床矛盾；而且双侧肾癌易呈多灶性分布，临床特点复杂，手术难度较大。目前，双侧肾癌外科治疗的常用术式包括保留肾单位手术（NSS）、根治性肾切除术（radical nephrectomy，RN）、物理消融术等。其中 NSS 为双侧肾癌手术治疗的首选术式，能够在控制肿瘤进展的同时有效保护肾功能。一般情况下，为了便于肿瘤切除及重建肾实质时控制出血，避免术后主要并发症，在 NSS 期间进行短暂的血管阻断，使得残余肾暴露于热缺血再灌注损伤。因此，肾缺血是一个重要的危险因素，可在术后 6 ～ 12 周内永久或暂时影响肾功能。这对于外科手术医师的技术要求更高，必要时可以进行术中肾冷却，可延长肾耐受热缺血的时间，保护肾功能。

3．双侧肾癌的保肾治疗：双侧肾癌具备以下条件者建议行 NSS：①双侧肿瘤直径均＞ 4 cm，局限于肾表面或一极；②一侧肿瘤直径＜ 4 cm，对侧肿瘤较大或者多发。Singer 等纳入了 128 例行 NSS 的双侧肾癌患者，发现术后 10 年的总生存率为 88%，肿瘤特异性生存率为 97%，超过 95% 的患者术后肾功能维持良好，无需肾替代治疗。另一项研究表明，肾细胞癌 NSS 组的总生存率明显优于 RN 组，这是因为 NSS 组具有保留肾功能的优点，术后肾功能下降与术后代谢紊乱或心血管疾病进而导致 OS 降低有关。

4．双侧肾癌的手术时机选择：双侧肾癌的手术方案分为一期手术和分期手术两种。一期手术的优势在于减轻患者生理和心理压力，减少多次麻醉并发症的发生率、多次手术的出血量以及术后药物治疗的次数，并有效缩短患者的住院时间和恢复期，节省患者医疗费用；分期手术可及时确定原发肿瘤的组织学类型及相关危险因素，为二期对侧肾肿瘤的处理提供参考，且可有效保护肾功能，不足之处是围术期并发症发生率较高。目前没有关于同时性双侧肾癌分期手术的明确指南，对于一期手术和分期手术的选择至今尚存在争议，大多数作者建议时间间隔大约为 2 个月。Blute 等对 70% 以上的双侧肾癌患者施行一期手术，围术期并发症发生率与单侧肾癌手术比较差异无统计学意义。Becker 等认为分期手术方案对肾功能打击较小，因此推荐对双侧肾癌实施分期手术。腹腔镜下 NSS 可获得与开放 NSS 相同的治疗效果且创伤小、恢复快，但术后并发症发生率高。我们认为双侧肾癌患者手术方案选择应综合考虑患者的年龄、合并症、肿瘤特征以及患者个人意愿等，本案例中采用分期手术的方式，以减少对肾功能的打击和术后贫血的发生；此外，两次手术可将腹腔镜和开放手术的优势相结合，均先采用腹腔镜手术方式进行游离探查，可充分发挥腹腔镜手术减小切口长度、精细化游离肾门血管和游离肾的优势，其后延长其中一个 Trocar 孔为切口，转为开放手术以利于更方便的手术操作、缩短热缺血时间和手术时间以最大程度保护肾功能，减少术后并发症的发生，最终达到良好的治疗效果。

【小结】

双侧肾癌较为罕见，且预后较差。目前，外科手术仍是主要治疗方式。NSS 通常作为首选术式，泌尿外科医生必须经验丰富，应根据患者和肿瘤的特点调整所有可用的外科技术，以便在肿瘤控制和肾功能保留方面为患者取得最佳结果。

（唐世英　田晓军　编；马潞林　审）

》参考文献

[1] Siegel Rebecca L，Miller Kimberly D，Jemal Ahmedin．Cancer statistics，2020 [J]．CA Cancer J Clin，2020，70：7-30.

[2] William T Lowrance，David S Yee，Alexandra C Maschino，et al．Developments in the surgical management of sporadic synchronous bilateral renal tumours [J]．Bju International，2009，105（8）：1093-1097.

[3] 徐楚潇，刘苗，马潞林．双侧肾癌治疗的研究进展 [J]．中华泌尿外科杂志，2017，3：229-231.

[4] Jung，Kwon，Kim，et al．Synchronous Bilateral RCC Is Associated With Poor Recurrence-Free Survival Compared With Unilateral RCC：A Single-Center Study With Propensity Score Matching Analysis [J]．Clinical Genitourinary Cancer，2019.

[5] Capitanio，Umberto，Montorsi，Francesco．Renal cancer [J]．Lancet，2016，387（10021）：894-906.

[6] Qi N，Li T，Ning X，et al．Clinicopathological Features and Prognosis of Sporadic Bilateral Renal cell Carcinoma：a Series of 148 Cases [J]．Clinical Genitourinary Cancer，2017：S1558767317300708.

[7] Kito H，Suzuki H，Igarashi T，et al．Distinct Patterns of Chromosomal Losses in Clinically Synchronous And Asynchronous Bilateral Renal Cell Carcinoma [J]．The Journal of Urology，2002，168（6）：2637-2640.

[8] Bagheri Fariborz，Pusztai Csaba，Farkas László，et al．Impact of parenchymal loss on renal function after laparoscopic partial nephrectomy under warm ischemia [J]．World Journal of Urology，2016，34（12）：1629-1634.

[9] Dawidek Mark T，Chan Ernest，Boyle Shawna L，et al．Assessing Time of Full Renal Recovery Following Minimally Invasive Partial Nephrectomy [J]．Urology，2018，112：98-102.

[10] Jang HA，Kim JW，Byun SS，et al．Oncologic and Functional Outcomes after Partial Nephrectomy

Versus Radical Nephrectomy in T1b Renal Cell Carcinoma：A Multicenter，Matched Case-Control Study in Korean Patients [J]. Cancer Res Treat，2016，48（2）：612-620.

[11] Singer Eric A，Vourganti Srinivas，Lin Kelly Y，et al. Outcomes of Patients with Surgically Treated Bilateral Renal Masses and a Minimum of 10 Years of Follow up [J]. J Urol，2012，188（6）：2084-2088.

[12] Shuch Brian，Hanley Janet，Lai Julie，et al. Overall survival advantage with partial nephrectomy：A bias of observational data？[J]. Cancer，2013，119（16）：2981-2989.

[13] Linda F Fried，Ronit Katz，Mark J Sarnak，et al. Kidney Function as a Predictor of Noncardiovascular Mortality [J]. Journal of the American Society of Nephrology，2006，16（12）：3728-3735.

[14] Blute Michael L，Itano Nancy B，Cheville John C，et al. The effect of bilaterality，pathological features and surgical outcome in nonhereditary renal cell carcinoma [J]. J. Urol，2003，169：1276-1281.

[15] Frank Becker，Stefan Siemer，Athanasios Tzavaras，et al. Long-term Survival in Bilateral Renal Cell Carcinoma：A Retrospective Single-Institutional Analysis of 101 Patients After Surgical Treatment [J]. Urology，2008，72（2）：349-353.

[16] 罗照，王德林，盛夏，等. 腹腔镜与开放性肾部分切除术临床疗效比较的 Meta 分析 [J]. 中华泌尿外科杂志，2013，34（6）：444-447.

第五十节　肾毛细血管瘤合并静脉瘤栓一例

 导读

　　肾毛细血管瘤是一种罕见的良性血管畸形，既往文献报道较少，合并静脉瘤栓者则更为罕见，多为个案和小型病例报道。目前对其临床理化及治疗策略研究并不充分，本节报告一例肾毛细血管瘤合并静脉瘤栓患者的临床诊治过程分析，希望对今后类似病例的治疗提供参考。

【病例简介】

　　患者女性，55 岁，主因"体检 B 超发现左肾占位 20 天"于 2018 年 9 月入院。患者 20 天前在当地医院体检时 B 超发现左肾占位，不伴肉眼血尿、尿频、尿急、尿痛、腹痛、腰痛等不适。后就诊于当地医院行泌尿系增强 CT 检查提示：左肾占位。现患者为求手术治疗入我科。患者自发病以来，精神、睡眠、食欲尚可，大小便如常，体重无明显变化。

　　既往史：胆囊切除术后。无家族史。

　　体格检查：血压 128/76 mmHg，神清语利，精神可，心肺查体未及明显异常，腹平软，全腹无明显压痛、反跳痛，肠鸣音正常，双侧肾区无叩痛。

　　辅助检查：

　　CTU 增强（图 2-201）：左肾中极见不规则异常强化结节影，境界显示欠清，范围约 2.5 cm×2.2 cm×2.0 cm，增强扫描动脉期不均匀明显强化，延迟期呈略等密度，左肾静脉内见充盈缺损。左肾盂略受压。腹盆腔内未见明显肿大淋巴结影。影像诊断：左肾中极占位，考虑为肾癌可能，左肾静脉癌栓形成。

　　腔静脉 CEMRA（图 2-202）：左肾静脉肾门处见团块状稍长 T1 长 T2 信号，信号欠均匀，与左肾实质分界清晰；DWI 呈低信号，增强病变外周明显强化，病变中心及肾静脉腔内见未强化

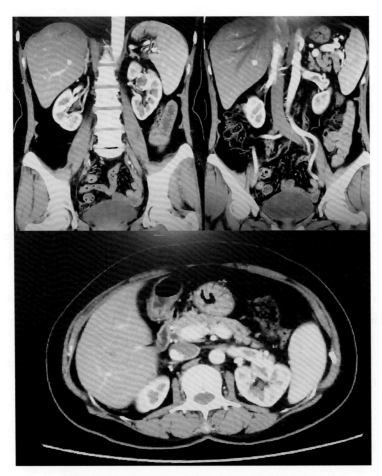

图 2-201　CTU 增强示左侧肾占位性病变合并瘤栓

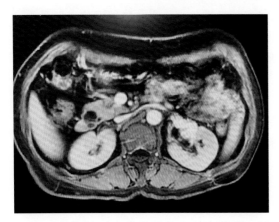

图 2-202　腔静脉 CEMRA 示左侧占位性病变合并
Mayo 0 级瘤栓

信号，延迟部分强化。肾动脉可见分支，绕过肾静脉似与其相通。影像诊断：左肾病变，肿瘤合并肾静脉瘤栓（？），肾动静脉畸形合并血栓（？）。

肾动态显像：左肾 GFR 60.48 ml/min，正常；右肾 GFR 61.39 ml/min，正常。（参考值＞ 39 ml/min）。右肾血流灌注及肾小球滤过率正常，肾功能大致正常，上尿路引流略延缓。左肾血流灌注、肾功能、肾小球滤过率正常，上尿路引流通畅。

初步诊断：①左肾占位性病变伴 Mayo 0 级瘤栓，②胆囊切除术后。

【临床决策分析】

诊断：MDT 讨论患者 55 岁，体检 B 超发现左肾占位，无明显临床症状，行 CTU 增强及腔静脉 CEMRA 提示左肾占位性病变、肾静脉瘤栓，考虑左肾占位性病变合并 Mayo 0 级瘤栓。多数泌尿外科医师认为肿瘤有典型的快进快出，但是肿瘤形状呈长椭圆形，边缘不规则，确切诊断较为困难。放射科医师认为可能是特殊类型肿瘤，通过术前检查，患者肿瘤分期为 T3aN0M0，有肾肿瘤根治术手术指征，无手术禁忌证。

治疗：拟行左肾根治性切除术、左肾静脉瘤栓切除术。

【治疗过程】

麻醉后，右侧卧位。于腰部放置 Trocar，建立 CO_2 气腹，气腹压力维持于 12 mmHg。沿腰大肌前缘用超声刀切开侧锥筋膜，沿腰大肌表面将肾背侧 Gerota 筋膜后层游离，肾门处游离肾动静脉，超声刀切断肾蒂周围淋巴管，肾动脉 1 支，肾静脉 1 支，分别上三重 Hem-o-lok 和夹闭后分别切断。沿肾脂肪囊表面游离，肾与周围组织粘连紧密，分离困难，钛夹夹闭周围小血管与出血点。肾下极处游离出输尿管，游离至距离肾下极 7 cm 左右上钛夹后切断。探查肾上腺区无异常，保留肾上腺。整个肾完全游离后，放入标本袋中。扩大切口将肾取出。检查手术区域无活动性出血，放置肾周引流管，清点纱布、器械无误，关闭切口，手术结束。出血量 10 ml。

术后第 4 天拔除伤口引流管，第 7 天患者一般情况可，嘱出院后定期复查，不适随诊。术后病理诊断：（左肾）肾门 - 肾窦脂肪组织内毛细血管瘤，大小 2.5 cm×2.5 cm×2 cm，伴间质黏液样变性，可见肾静脉内瘤栓，大小 2.5 cm×2.5 cm×2 cm；输尿管断端及血管断端未见肿瘤。免疫组化结果：CD31（+），SMA（+），HMB45（-），FLI-1（+），ERG（+），CD10（-），PAX-8（-），S-100（神经 +），Ki-67（偶见阳性细胞）（图 2-203）。

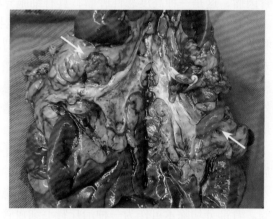

图 2-203　术后病理标本

左侧箭头所示为肿物位置；右侧箭头所示为瘤栓位置

【预后】

患者术后定期复查，随访至 2022 年 1 月未见肿瘤复发及转移，患者一般情况良好。

【经验与体会】

1. 肾毛细血管瘤的一般临床特征：毛细血管瘤是比较常见的肿瘤，通常发生在儿童的皮下组织，很少出现在腹部实质脏器如肝、脾、肾上，但亦有相关病例报道。尽管肾接受 25% 的心输出量，是一个血供极为丰富的器官，但肾的血管肿瘤诊断较少，而合并静脉瘤栓患者则更为少见。迄今为止，个案报道和小型病例报道肾血管瘤约 200 例。Bui 等报道了一例罕见的多发性肾毛细血管瘤病例，影像学检查发现 2 例血管瘤，病理学检查又发现 2 例较小的血管瘤，提示由于一些小的、影像学上隐匿的肾血管瘤的存在，血管瘤可能有更高的发病率。肾毛细血管瘤没有性别差异，30 ~ 40 岁是疾病的发病高峰，常单侧、单发，双侧约占 12%；分为毛细血管瘤和海绵状血管瘤，交织状血管瘤是近年来发现的一种毛细血管瘤。患者最常见的是无任何临床症状，通常是在影像学上偶然发现的，也有少部分患者可能会出现腹痛和血尿。大多数肾毛细血管瘤发现于肾盂（48.7%）、肾髓质（42.1%）和肾皮质（9.2%），2 例报告于肾门处。

2. 肾毛细血管瘤的影像学特征：肾毛细血管瘤与其他病变（包括肾细胞癌和血管肉瘤）具有相似的影像学特征，且没有特征性的影像学表现能够明确血管瘤的诊断，术前往往难以判断，因此在诊断和临床上都面临困境。最常见的超声表现大多为高回声病变，也有低回声病变的报道。在增强 CT 检查中，肾海绵状血管瘤通常表现为低密度肿物；而肾毛细血管瘤通常表现为不均匀增强的肿物。在磁共振成像检查中，肿物在 T1 加权相上表现为低信号强度，在 T2 加权相上表现为高信号强度；此外肿物中还可见一些类似于流空效应的低强度环状或管状区域。王增利等报道了 1 例临床表现为血尿的病例，术前影像学提示右肾盂内不规则肿块，右肾积水，右侧输尿管扩张，考虑右肾盂癌，行腹腔镜右肾盂癌根治术，术后病理考虑肾髓质毛细血管瘤。作者总结认为选择性肾动脉造影有助于诊断，特征性表现为造影剂早期向静脉分流，也可表现为毛细血管期显示团状扩张，毛细动脉网呈卷发状、斑点状分布。手术切除往往是指由于该病变在影像学上有类似于恶性病变的外观，或出现出血等明显症状的情况。最终的诊断是基于病理学显示毛细血管大小的血管聚集和免疫组化 CD31 阳性。本病例中，患者无任何临床症状，通过体检发现肾肿物，影像学动脉期不均匀明显强化，延迟期呈略等密度，考虑肾占位倾向恶性，而且左肾静脉内可见充盈缺损，考虑瘤栓可能性大，从侧面更加倾向肾占位为肾癌，因此行手术切除。

3. 肾毛细血管瘤的病理学特征：肾血管瘤病理诊断主要是发生在肾的血管畸形。在组织学上，它们由异常排列的厚壁和薄壁血管组成，如畸形的微动静脉和动静脉，偶尔伴有血栓形成。作为肾毛细血管瘤组织学形态上的变异亚型，交织状血管瘤的典型病理表现是血窦样管腔的毛细血管呈吻合状分布，管腔表面被覆钉突状的内皮细胞，间质呈纤维组织网架。与其相鉴别的是血管肉瘤，这是一种高度恶性肿瘤，具有细胞异型性、坏死和高细胞增殖指数。

4. 肾毛细血管瘤的病例回顾：既往文献报道，肾毛细血管瘤与终末期肾病、红细胞增多症和肾细胞癌相关。一项对 5 家医学中心 23 例肾血管瘤的回顾性研究发现，其中 16 例被诊断为终末期肾病，其中大多数血管瘤为肾交织状血管瘤。Mehta 等报道了一例毛细血管瘤合并肾细胞癌患者。随后亦有相关文献报道肾毛细血管瘤患者同时存在终末期肾病、肾细胞癌和肾血管瘤。此外，还有个案报道 1 名患者被诊断为红细胞增多症，病因考虑为 1 个长约 6 cm 的肾毛细血管瘤，最终患者进行了手术切除。

5. 肾毛细血管瘤的治疗：泌尿系血管瘤是一种良性病变，只要及时诊断、正确处理，则预后良好。如果病变是通过在动脉造影上发现的，选择性栓塞可能是一种有效的治疗方法。因为在术前很难诊断出肾毛细血管瘤，大多数该病患者接受肾切除术是因为控制肿瘤出血或疑似恶性肿瘤。肾部分切除术可作为一种治疗肾毛细血管瘤的手术方式，不仅能完整切除肿瘤，同时能最大限度地保护肾功能。此外，本病例中患者还伴有肾静脉肿瘤瘤栓，这在良性肿瘤中是罕见的。既往文献报道肾良性肿瘤同样可以合并静脉瘤栓，如肾血管平滑肌脂肪瘤、嗜酸细胞腺瘤、肾混合性上皮间质瘤等，以肾血管平滑肌脂肪瘤最为多见。Zhao 等报道了一例巨大的肾海绵状血管瘤合并肾静脉瘤栓，行手术切除后治疗效果良好。本病例中，目前对于该患者术后随访 1 年半未见肿瘤复发及转移征象，一般状况良好，未来仍需继续随访以明确肾毛细血管瘤合并瘤栓患者的预后情况。

【小结】

肾毛细血管瘤是一种良性病变，临床理化无典型表现，术前难以诊断，常被误作恶性肿瘤行手术切除，术后病理能够明确诊断。肾毛细血管瘤与终末期肾病、肾细胞癌和红细胞增多症的关系已有报道，临床中需格外警惕合并症的可能。

（唐世英　田晓军 编；马潞林 审）

参考文献

[1] Omiyale AO. Anastomosing hemangioma of the kidney：a literature review of a rare morphological variant of hemangioma [J]. Ann Transl Med, 2015, 3 (11)：151.

[2] Benjamin J Leak, Javid Javidan, Rifaat Dagher. A rare case of renal hemangioma presenting as polycythemia [J]. Urology, 2001, 57 (5)：975.

[3] Thanh-Lan, Bui, Justin, et al. Multiple renal capillary hemangiomas in a patient with end-stage renal disease [J]. Radiology case reports, 2019, 14 (6)：750-754.

[4] Zhao X, Zhang J, Zhong Z, et al. Large Renal Cavernous Hemangioma With Renal Vein Thrombosis：Case Report and Review of Literature [J]. Urology, 2009, 73 (2)：443.e1-443.e4433.

[5] 王增利，孙伍柒，孙飞达. 肾毛细血管瘤 1 例报告 [J]. 现代泌尿外科杂志，2016，21 (2)：83.

［6］ Montgomery，Elizabeth，Epstein，Jonathan I．Anastomosing Hemangioma of the Genitourinary Tract ［J］．American Journal of Clinical Pathology，2009，33（9）：1364-1369．

［7］ Mehta V，Ananthanarayanan V，Antic T，et al．Primary benign vascular tumors and tumorlike lesions of the kidney：a clinicopathologic analysis of 15 cases ［J］．Virchows Archiv，2012，461（6）：669-676．

［8］ Beamer M，Love M，Ghasemian S．Renal capillary haemangioma associated with renal cell carcinoma and polycythaemia in acquired cystic disease ［J］．BMJ Case Reports，2017，bcr 2017220936．

［9］ Geenen RWF，Den Bakker MA，Bangma CH，et al．Sonography，CT，and MRI of Giant Cavernous Hemangioma of the Kidney：Correlation with Pathologic Findings ［J］．American Journal of Roentgenology，2004，182（2）：411-414．

［10］ Masaaki Oikawa，Shingo Hatakeyama，Itsuto Hamano，et al．Capillary hemangioma in renal hilum；A case report ［J］．Hinyokika Kiyo，2014，60（1）：33-37．

［11］ Büttner Maike，Kufer Verena，Brunner Kathrin，et al．Benign mesenchymal tumours and tumour-like lesions in end-stage renal disease ［J］．Histopathology，2012，62（2）：229-236．

［12］ Brown JG，Folpe AL，Rao P，et al．Primary Vascular Tumors and Tumor-like Lesions of the Kidney：A Clinicopathologic Analysis of 25 Cases ［J］．The American Journal of Surgical Pathology，2010，34（7）：942-949．

［13］ 蒋昊，刘光香，付尧，等．肾交织状血管瘤 1 例报道 ［J］．现代泌尿外科杂志，2018，1：79-80．

［14］ Kryvenko Oleksandr N，Haley，Susan L Smith，Steven C，et al．Haemangiomas in kidneys with end-stage renal disease：a novel clinicopathological association ［J］．Histopathology，2014，65（3）：309-318．

［15］ 秦自科，周芳坚，梅骅，等．泌尿系血管瘤的诊断与治疗（附 20 例报告）［J］．中华泌尿外科杂志，2004，1：53-55．

［16］ Kondo Hideyuki，Okabe Takashi，Okada Yoshitaka et al．A Case of Renal Oncocytoma with Renal Venous Tumor Thrombus ［J］．Keio J Med，2019，68：39-41．

［17］ Zhang C，Li X，Mo C，et al．Benign mixed epithelial and stromal tumor of the kidney with inferior vena cava tumor thrombus：A rare case report and review of literature ［J］．Journal of X-Ray Science and Technology，2017，25（5）：831-837．

第五十一节　肾周囊性淋巴管瘤一例

> **！导读**
>
> 　　肾周囊性淋巴管瘤又称肾周淋巴管囊肿，是一种罕见的肾良性病变。目前学者认为淋巴管瘤是由于生长发育期淋巴引流障碍而引发的疾病。淋巴管瘤通常多发生于颈部及腋下，也可出现于腹膜后、纵隔膜、肠系膜、网膜、结肠和盆腔，腹膜后淋巴管瘤只占 1% 左右，而肾周淋巴管瘤更为罕见。

【病例简介】

　　患者女性，48 岁，2017 年 2 月主因"体检发现左侧肾周囊性病变 4 个月"入院。

　　患者 4 个月前体检发现左侧肾周囊性病变，为手术治疗于 2017 年 2 月入院。无明显不适症状，无发热，无腰腹疼痛不适，无腹胀、腹泻，无恶心、呕吐。

既往史：高血压病史 3 年。

体格检查：体温 36.5℃，脉搏 80 次 / 分，呼吸 20 次 / 分，血压 150/85 mmHg，神志清，精神可，发育正常，浅表淋巴结无肿大，腹平软，无压痛、反跳痛、肌紧张，腹部无包块，肝、脾未触及，肾区无叩痛，无肠型及蠕动波，移动性浊音阴性，肠鸣音正常。

实验室检查：肾功能 Cr 77 μmol/L。

影像学检查：

CT：左肾前间隙良性囊性病变，淋巴管囊肿（？）。

腹部彩超示：双肾形态大小正常，左肾盂分离，约 0.9 cm，左肾周前内侧可见无回声包绕中下部肾，大小约 13.5 cm×8.8 cm，边界尚清，内可见多发高回声条索，未见明显血流信号。考虑左肾周囊性包块，性质待定。

MRU：左肾周可见不规则长 T1 长 T2 信号影，包绕左肾、输尿管及肾门血管，范围约 11.3 cm×10.6 cm×12.8 cm，边界清晰，其内可见低信号分隔，压脂序列为高信号（图 2-204 ～图 2-205）。临床考虑为左肾周病变，淋巴管囊肿（？）。

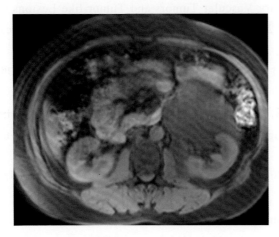 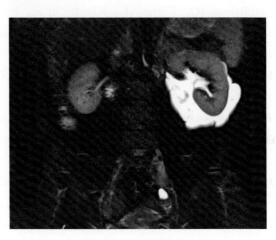

图 2-204　T1 加权相　　　　　　　　　图 2-205　T2 加权相

初步诊断：左肾周病变，淋巴管囊肿可能性大，高血压。

【临床决策分析】

诊断：左肾周前内侧无回声包绕中下部肾，边界尚清，内可见多发高回声条索，未见明显血流信号，考虑左肾周囊性包块左侧肾周病变，术前考虑淋巴管囊肿可能性大。CT 示左肾前间隙良性囊性病变，淋巴管囊肿。MRU 示左肾周不规则长 T1 长 T2 信号影，包绕左肾、输尿管及肾门血管，边界清晰，其内可见低信号分隔，压脂序列为高信号，临床考虑为左肾周病变，淋巴管囊肿。影像科和泌尿外科多数医师认为良性病变可能性大，首先考虑为左肾周病变，淋巴管囊肿。

治疗：有手术指征，手术行腹腔镜探查，切除淋巴管囊肿病变。由于病变与输尿管关系密切，所以术前提前留置输尿管支架，避免输尿管损伤。另外，注意保护肾门血管，避免损伤肾血供。

【治疗过程】

全身麻醉下行腹腔镜探查、左侧肾周淋巴管囊肿切除术。手术经过：术前留置输尿管支架管，术中于腰大肌前缘打开 Gerota 筋膜和侧锥筋膜，分离脂肪囊至肾表面，沿肾表面游离。用超声刀切断纤维组织条索，钛夹夹闭周围小血管及出血点，探查肾上极无明显异常。术中见左肾中下极腹侧囊性肿物，形态不规则，包裹肾周向输尿管上段延伸。囊壁薄，囊壁与周围组织粘连，沿囊肿表面将囊肿游离至与肾组织交界处，切开囊肿，吸尽囊液，囊液浑浊，量约 200 ml，囊壁与肾表面之间有大量条索状结构（图 2-206）。用超声刀将囊壁于接近肾实质处切除，将标本及肾周脂肪放入取物袋，止血，放置引流，关闭切口。术后第 2 日拔除引流管。

术后病理诊断：淋巴管瘤。条状细胞带即为术中所见条索结构，表面为内层扁平细胞，其内可见大量淋巴细胞。免疫组织化学结果：CD31（+），CD34（+），D2-40（+），SMA（+）。

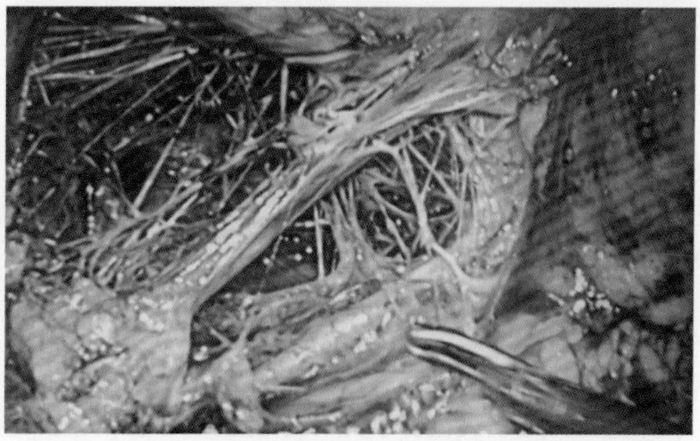

图 2-206 术中照片

【预后】

随访 36 个月。2017 年 3 月患者行输尿管镜下输尿管支架取出术，术后无不适。定期复查超声提示肾周淋巴结囊肿无复发。患者无腰部疼痛，无发热，无血尿等症状。

【经验与体会】

1. 肾周淋巴管瘤概述：国外学者通过免疫组化、病理检查和超微结构分析证实淋巴管瘤为有别于肾孤立性多发性囊肿的独立疾病。具体的病因尚未明确，一些学者认为可能的病因有感染、纤维化、遗传因素或机械压力、创伤、淋巴滞留、淋巴结退化、丝虫病等，部分学者发现患者存在 45XX 染色体长臂缺陷和缺损，认为该病有潜在恶性。另有学者认为该病的发生可能与 VHL（von Hippel-Lindau）基因突变相关。目前大多数人认为这是一种淋巴引流发育异常引起的先天性疾病。淋巴管瘤的发病没有性别差异，存在于任何年龄阶段，但多发于儿童时期，大约 50% 的患儿出生时即发现疾病，90% 的患者 2 岁前即诊断该病，这也间接证明该病是一种先天性疾病。肾周淋巴管瘤多为双侧发病，也存在单侧发病的病例，本例即为单侧发病。该病通常表现为血尿、季肋部疼痛、腹痛、蛋白尿等，少数无临床症状者多于检查时发现，并发症包括囊肿破裂、感染、出血等。妊娠可造成症状出现或加重，出现肾周积液或腹水，同时孕期也可出现一过性肾功能减退和高血压，多于产后恢复正常。一些儿童仅表现为肾肥大，可能由淋巴管瘤引起的阻塞性尿路病变造成。个别病例报道实验室检查中发现患者促红细胞生成素（EPO）异常升高，达 45 mU/ml（正常值 0 ~ 27 mU/ml）。

2. 肾周淋巴管瘤的鉴别诊断：肾周淋巴管瘤常需与多种良恶性疾病相鉴别，如多囊肾、尿性囊肿、肾淋巴瘤、囊性间皮瘤、畸胎瘤、未分化肉瘤、恶性间质瘤、胰腺假囊肿等。患者多通过超声发现该病，表现为肾周或肾旁的低回声囊状液性暗区，包膜完整，形状较为规则，内部可有分隔，也可表现为单囊肿。CT 及 MRI 可帮助诊断该病，在鉴别单房或多房、评估囊肿与周围组织的关系、测定囊肿边界方面具有较大的优势。CT 检查通常表现为肾被膜或实质内囊性包块，通常为低密度，边缘清晰，密度基本均匀，囊内多可见分隔，囊内容物不同，其 CT 值可差别很大。CT 检查若表现为肾内淋巴管瘤伴皮质厚度变薄，可提示远期肾功能的逐步减退。MRI 检查通常表现为 T1WI 低信号、T2WI 高信号的囊性包块。组织学检查在囊壁内发现平滑肌，囊壁由扁平内皮细胞包绕，囊壁和囊腔内发现淋巴细胞具有诊断意义。

3. 肾周淋巴管瘤的治疗：国外一些学者认为不需要手术治疗，通过保守治疗或穿刺引流即可。大部分学者认为，如果囊肿较小或没有临床症状，无需手术治疗，推荐注射硬化剂或经皮穿刺引流，发现预后较好。但对于多房淋巴管瘤，可能需要重复多次注射硬化剂。如果囊肿较大或存在明显临床症状，推荐开放性或腹腔镜手术治疗，包括单纯囊肿切除、肾部分切除或肾切除术等。对于复杂病例，推荐手术与非手术治疗相结合的方式。

【小结】

肾周囊性淋巴管瘤是较为罕见的肾良性病变之一，可通过腹腔镜切除病变，术中注意保护肾门血管以及输尿管，避免损伤肾功能。由于肾周淋巴管瘤较为罕见，同时人们对于该病的认知较少，通常很多病例无法简单地通过影像学检查准确诊断，需要手术治疗及病理学检查明确诊断，防止病情进展及恶化。

（何　为　郝一昌 编；马潞林 审）

参考文献

[1] Debiec-Rychter M，Kaluzewski B，Saryusz-Wolska H，et al．A case of renal lymphangioma with a karyotype 45，X，-X，i dic（7q）[J]．Cancer Genet Cytogenet，1990，46（1）：29-33.

[2] Zapzalka DM，Krishnamurti L，Manivel JC，et al．Lymphangioma of the renal capsule [J]．J Urol，2002，168（1）：220.

[3] Jeon TG，Kong DH，Park HJ，et al．Perirenal lymphangiomatosis [J]．World J Mens Health，2014，32（2）：116-119.

[4] Honma I，Takagi Y，Shigyo M，et al．Lymphangioma of the kidney [J]．Int J Urol，2002，9（3）：178-182.

第五十二节　右侧孤立肾多发性肾癌一例

导读

孤立肾肾癌的肾部分切除术对泌尿外科医生来说一个巨大的挑战，因为既要完整切除病灶、控制肿瘤进展，又要最大可能地保留肾功能。我们遇到过一个更棘手的情况，即孤立肾的多发性肾癌，共 3 个肿瘤。对于此种特殊病例，任何并发症的发生都可能导致比一般肾部分切除术更糟糕的结果，如急性肾衰竭、术后出血、切缘阳性、尿瘘等，患者生活质量会因此出现明显下降，透析的风险大大增加，所以手术方案的设计和实施尤其重要。

【病例简介】

患者男性，63 岁。主因"左肾切除 13 年，发现右肾多发占位 1 周"于 2017 年 8 月入院。患者 13 年前因肾癌行左肾切除术，1 周前复查超声提示右肾占位，不伴疼痛、血尿及其他症状。在外院行 CT 检查发现右肾多发占位，右肾囊肿。患者体重无明显变化。

既往史：左肾癌 13 年，行左肾根治性切除术，病理报告肾细胞癌；右肾囊肿 10 年。

体格检查：生命体征平稳，左腰部可见原肋缘下切口瘢痕。腹软、无压痛，腹部未触及明显肿块。

辅助检查：CT 显示右肾 3 个类圆形软组织肿物影，部分局部突向肾外，大者 2.3 cm × 2.5 cm × 2.2 cm。密度不均匀，增强扫描皮质期明显强化，实质期强化减弱。下部两个结节分界欠清。右肾另见点状及圆形无强化低密度影，大者约 4.9 cm，边界清。考虑右肾多发肾癌，右肾囊肿（图 2-207 ~图 2-208）。肾功能：Cr 104 μmol/L。

初步诊断：右侧孤立肾多发性肾癌。

【临床决策分析】

本病例有三个难点：孤立肾、肿瘤多发、其中一个肿瘤为完全内生性。这对手术提出了几点要求：保证肿瘤切除的效果，保护肾功能，避免出现手术并发症，不能遗漏肿瘤。术前我们对孤立肾的多发肿瘤影像学进行仔细的分析，熟悉肿瘤的位置、大小、血供情况，以便能制定缩短肿

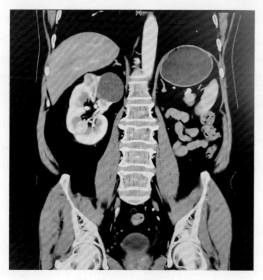

图 2-207　右侧孤立肾上极及偏下极完全肾内型
肾癌及肾囊肿

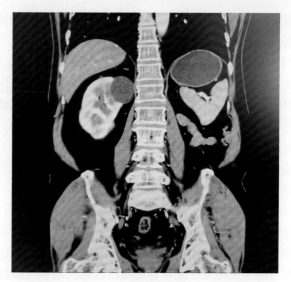

图 2-208　右侧孤立肾肾下极肿瘤（第三个）

瘤寻找时间、减少手术创伤以及热缺血时间的手术方案。术中超声的准备也是必不可少的。术前讨论认为，针对这个病例的高要求，开放手术更适合，因为操作难度要低一些，而且在切除肿瘤的完整性、缝合创面、寻找肿瘤等方面更具优势。为了减轻缺血再灌注损伤，决定借用肾移植的技术，术中在肾周覆盖冰屑，减小局部温度。另外由于我们对腹腔镜更为熟悉，肾动脉的游离及肾上极的游离在后腹腔镜操作中更容易并可以减小切口，同时可将肾上极的囊肿一并去顶。最终决定先行腹腔镜游离，再转为小切口开放手术。

【治疗过程】

手术先采用常规的经腹膜后途径腹腔镜技术，肾门背侧游离出肾动脉。患者肾周脂肪囊厚，沿肾周脂肪囊与肾周筋膜间隙游离。肾下极游离出输尿管并注意保护。肾上极背侧 5 cm×5 cm 肾囊肿，予以去顶。剔除肾周脂肪囊。按计划中转为开放手术。取肋缘下两个 Trocar 连线之间为手术切口，长约 10 cm。肾动脉先用血管阻断带套住但并不阻断，术中腔超声再确定 3 个肿瘤的位置。使用冰屑撒在右肾周围。未阻断动脉情况下，用手轻捏肾上极肿瘤的基底，完全予以剜除。基底用 3-0 可吸收线连续缝合，外层用 2-0 可吸收线连续缝合。再阻断肾动脉，分别完整切除肾中下极肿瘤，发现 2 个肿瘤的基底切面可连在一起一同缝合，内层使用 3-0 可吸收线连续缝合后，即解除肾动脉阻断，缺血时间只有 15 min。外层再使用 2-0 可吸收线连续缝合，充分止血，关闭切口。

术后第二天肾功能 Cr 升高至 214 μmol/L，以后逐渐下降，出院时降至 131 μmol/L。

病理报告：肾多发性肾透明细胞癌（3 个），ISUP/WHO 核分级 Ⅱ～Ⅲ级，肿瘤大小分别为 2.4 cm×2.2 cm×1.8 cm、2.4 cm×2.2 cm×2 cm 和 1.4 cm×1.4 cm×1.3 cm，癌局限于肾内，切缘均未见癌。

【预后】

目前随访至 2022 年 12 月，患者一般情况良好，CT 检查无肿瘤复发，Cr 121 μmol/L。

【经验与体会】

1. 多发性肾癌概述：多发性肾癌临床上相对少见，占肾癌的 1.1%～5.0%，多于一侧肾癌根治术或肾部分切后数年发病。多发性肾癌首先应鉴别是遗传性还是散发性。遗传性肾癌需要结合综合征的临床表现和基因检测来明确。肾癌多中心病灶的发生机制尚不完全清楚。Kongnyu 等研究认为，多发性肾癌是肾癌原发病灶以肾内转移的方式形成，且各个病灶的恶性程度和原发灶一致，但肾肿瘤病灶数目的多少并不影响其预后。对于多发性肾癌，术前明确的诊断及准确的肿瘤定位是手术成功的基本前提。如果术前检查遗漏病灶而导致在术中没有完全切除所有肿瘤，可能会发生严重的医疗不良事件。临床实践中，必须将精准的影像学检查放在首要位置，通过增强CT来明确肿瘤的数量、位置、大小以及周围的血管分布，还要结合超声或MRI以保证不遗漏病灶。我们既往曾遇到过超声下明显显示但CT下不明显的肾肿瘤。术中腔镜下超声能实时监测肿瘤的位置，对迅速寻找内生性肿瘤、避免遗漏肿瘤也具有重要的作用。

2. 孤立肾患者手术的处理技巧：由于孤立肾肾癌患者的特殊性，在保证肿瘤完全切除的前提下，尽可能地保护肾功能就显得格外重要。由于热缺血对肾的损伤较大，尽量避免热缺血以及减少热缺血时间是手术的关键。对于适当选择的患者，不阻断血管技术并不增加出血或尿瘘的风险。在本病例中，肾上极肿瘤位于肾边缘且体积不大，我们采取了轻压止血的方法，而没有阻断动脉。下极的两个肿瘤分别剜除后发现创面可连在一起缝合，故缝合内层后，我们就解除了阻断，让热缺血时间仅有 15 min，保证了孤立肾功能的快速恢复。同时术中放冰屑，降低局部温度，也是减少缺血再灌注损伤的可行方法。对本例病例中的下极完全内生性肿瘤，先用超声明确了位置，而且由于质地硬，正常肾皮质比较软，用手可以触及肿瘤轮廓，切除时可以不断用手的感觉来确定边缘。对孤立肾的肾癌，过分强调切缘的厚度或者无限制地保留肾实质都是不对的，应该在肿瘤治疗的彻底性与肾功能的保护之间寻找一个平衡点。对于体积较小的多发肿瘤，我们采用了剜除术，但必须保证肿瘤的包膜完整。另外在保证手术迅速操作的同时，一定要保证缝合的质量，避免出血和尿外渗的发生，切口关闭前建议对创面和尿管尿液颜色多观察一段时间，确保安全。

【小结】

对于孤立肾多发性肾癌的手术处理必须提高警惕。要在丰富的手术经验基础上制定详细的手术预案。术前必须仔细评估影像学检查，避免遗漏病变。保留肾单位肾部分切除术是可行的手术方式，如果方法得当，术后可以得到很好的效果。

（刘　磊 编；马潞林 审）

参考文献

[1] Mano R，Kent M，Larish Y，et al．Partial and radical nephrectomy for unilateral synchronous multifocal renal cortical tumors [J]．Urology，2015，85（6）：1404-1410.

[2] Kongnyuy M，Lawindy S，Martinez D，et al．A rare case of the simultaneous，multifocal，metastatic renal cell carcinoma to the ipsilateral left testes，bladder，and stomach [J]．Case Rep Urol，2016，2016：1829025.

[3] Thompon RH，Lane BR，Lohse CM，et al．Comparison of warm ischemia versus no ischemia during partial nephrectomy on a solitary kidney [J]．Eur Urol，2010，58（3）：331-326.

第五十三节　结节性硬化症合并双侧肾细胞癌一例

导读

结节性硬化症（tuberous sclerosis，TSC）是一种常染色体显性遗传病，中枢神经系统、皮肤、心脏、肾脏等多器官血管平滑肌脂肪瘤形成是 TSC 的特征性表现。TSC 在肾的表现包括肾血管平滑肌脂肪瘤、肾细胞癌等，肾癌占 2%～4%。TSC 的临床表现多样化，较容易出现误诊、漏诊。通过介绍我们诊治的一例 TSC 合并双侧肾细胞癌患者，希望对 TSC 的诊断及治疗提供参考。本例曾作为个案发表，在此结合最新文献进一步解读。

【病例简介】

患者男性，15岁，主因"发现双肾占位1年，肉眼血尿8个月"入院。

患者于1年前于外地医院行腹部CT检查发现双肾占位，考虑双肾血管平滑肌脂肪瘤，患者无腰痛、血尿等不适，未予特殊治疗。8月前患者无明显诱因出现肉眼血尿，到北京就诊，在外院行右肾占位穿刺活检，病理活检提示肾细胞癌。为求进一步诊治于2015年2月入我院。发病以来，睡眠食欲正常，大便正常，体重无明显变化。

既往史：癫痫病史8年余，口服丙戊酸钠、卡马西平治疗。基因检测提示患者及其父亲存均在TSC基因突变，诊断TSC，目前口服依维莫司治疗。否认高血压、心脏病、糖尿病等内科疾病史。

体格检查：血压109/68 mmHg，神清语利，精神可，右侧颈部可见片状咖啡斑，心肺查体未及明显异常，腹平软，全腹无明显压痛、反跳痛，肠鸣音正常，双侧肾区无叩痛，双侧下肢无水肿。

实验室检查：肾功能：Cr 53 μmol/L。

影像学检查：

肾增强CT：右肾实质内团块状混杂密度影，大小约7.1 cm×7.2 cm×7.8 cm，边界欠清晰，增强扫描动脉期可见不均匀强化，静脉期呈渐进性强化，排泄期强化减退（图2-209）。左肾下极见类圆形高低混杂密度影，大小约0.8 cm×1.0 cm，增强扫描呈环状强化（图2-210）。右侧腰大肌前方见多个肿大淋巴结，最大者约0.8 cm×1.1 cm。肝、胰腺未见明显异常。双肾占位性病变，恶性待除外，腹腔淋巴结影。

肾动态显像：右肾血流灌注略减低，肾小球滤过率减低，肾功能受损，左肾GFR 87.5 ml/min，右肾GFR 36.9 ml/min。

颅脑MRI：右侧顶叶、双侧额颞叶可见多发斑片状稍长T1长T2信号影，FLAIR序列呈高信号。脑室系统大小形态未见明显异常。右侧顶叶、双侧额颞叶异常信号。

初步诊断：双侧肾肿瘤，癫痫，结节性硬化症。

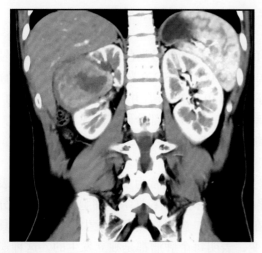

图 2-209　右侧肾占位

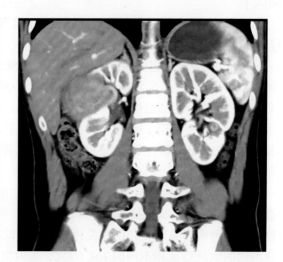

图 2-210　左侧肾占位

【临床决策分析】

诊断：病史及影像学检查发现肾、中枢神经系统、皮肤多器官受累表现，基因检测证实患者及直系亲属TSC基因突变，考虑TSC诊断明确，双侧肾肿瘤及癫痫与TSC相关。患者CT检查发现双侧肾占位，平扫期无脂肪密度。右侧肾占位在动脉期不均匀强化，并且符合"快进快出"

的影像特点，结合右肾占位穿刺病理结果，考虑右侧肾细胞癌诊断基本明确。左侧肾占位较小，动脉期有明显强化，考虑左侧肾细胞癌可能，但是 TSC 相关肾肿瘤具有双侧多发、异质性特点，不能完全除外乏脂型肾血管平滑肌脂肪瘤的可能。

治疗：患者右肾肿瘤诊断明确，肿瘤直径较大，影像上肿瘤与肾集合系统关系密切，而且术前患者出现肉眼血尿症状，考虑病理分期 T3a 期可能，因此有行右肾根治性切除的手术指征。考虑患者同时存在双侧肾肿瘤，右肾根治性切除 + 左肾部分切除术后存在肾功能不全、血液透析风险，而且 TSC 相关肾肿瘤发病年龄早、复发风险高。患者年仅 15 岁，保肾意愿强烈。术前决定先行后腹腔镜右侧肾部分切除术。由于肿瘤直径较大、肾周穿刺活检病史，术前充分告知中转开放或根治性切除可能。左侧肾肿瘤诊断不明确，肿瘤直径较小，考虑可以先行密切监测，择期行后腹腔镜左侧肾部分切除术。

【治疗过程】

2015 年 2 月在全身麻醉下行后腹腔镜右侧肾部分切除术，术中发现右肾中上极由于穿刺后出血导致周围粘连致密，游离困难，肿瘤暴露不满意，为保证完整切除肿瘤，最大程度保留肾功能，遂决定中转开放手术。取肋缘下切口，术中切除与肿物粘连的部分腹膜，充分游离肿瘤后距肿瘤边缘 0.5 cm 楔形切除肿瘤，创面未见肿瘤残留，连续缝合集合系统及肾实质创面。手术热缺血时间 15 min，术中出血 200 ml，手术时间 225 min。术后病理检查大体标本肿瘤 7 cm×7 cm×5 cm，切面灰褐色兼灰红色，出血坏死明显，镜下见肿瘤细胞核分级高，胞质嗜酸性，伴大片坏死。免疫组化染色检查：CD10（+），CD117（-），CK20（-），CK7（-），HMB-45（-），P504S（+），SDHB（+），TFE3（-），CAIX（-）。病理诊断右侧肾细胞癌，未分型。2015 年 7 月再次入院，顺利完成后腹腔镜左侧肾部分切除术。术后病理检查大体标本可见一结节样物，大小 1.2 cm×1.0 cm×1.0 cm，切面灰褐色，实性质中，包膜完整，距肾被膜最近 0.8 cm，切缘阴性。免疫组化染色检查：CAIX（-），CD117（灶状弱+），CK7（-），PAX-8（+），SDHB（+），P504S（+），HMB-45（-），Melan-A（+/-），TFE3（-）。术后病理提示左侧肾细胞癌，未分型。术后恢复顺利。

【预后】

患者自 2015 年术后定期复查，随访至 2022 年 8 月未见肿瘤复发、转移，肾功能良好。

【经验与体会】

1. TSC 相关肾细胞癌的流行病学特点：TSC 的突变基因为 9 号染色体 *TSC1* 基因和 16 号染色体 *TSC2* 基因，在新生儿中的发病率为 1/（6000 ~ 10000）。TSC 在肾的表现最常见的是肾血管平滑肌脂肪瘤，肾细胞癌并不常见。Shepherd 等统计 149 例 TSC 合并肾病的患者中仅有约 1% 为肾细胞癌。研究报道 TSC 相关肾细胞癌的发病率为 2% ~ 4%，部分研究发现女性更常见。与一般肾癌中位发病年龄在 60 岁不同，TSC 相关肾细胞癌发病年龄要低 20 岁左右，在青少年、婴幼儿中较为多见。

2. TSC 相关肾细胞癌的多灶性特点：TSC 相关肾细胞癌的通常为多灶、双侧发病，可表现为透明细胞癌、乳头状肾细胞癌、嫌色细胞癌、伴有囊状结构的颗粒样嗜酸细胞型肾癌、未分类型肾癌等各种病理类型。TSC 相关肾细胞癌可以在同一 TSC 患者双侧多灶发生，每个癌灶具有明显不同的病理特征和不同的 *TSC1/TSC2* 基因突变，表明每个肿瘤都是独立发生的，这种遗传异质性也出现在 TSC 患者的错构瘤中。为什么一些 TSC 患者会双侧多灶发生 RCC 仍然未知。除 *TSC1/TSC2* 之外的其他驱动性基因突变尚未在 TSC 相关肾细胞癌中稳定发现，这表明 *TSC1/TSC2* 基因的等位失功性突变是唯一的致病性遗传异常，进一步支持了 TSC 相关肾细胞癌的独特性质。

3. TSC 相关肾细胞癌的病理特点：2014 年发表的两项大宗病例研究对 TSC 相关肾细胞癌进行了详细的病理和免疫组化研究。第一项研究对 18 例 TSC 相关肾细胞癌患者的 57 个癌灶进行了病理学研究，包括 17 例肾血管平滑肌腺样 RCC（30%）、4 例嫌色肾细胞癌（59%）和 6

例具有嗜酸性大细胞形态的 RCC 癌灶（11%）。所有 RCC 都表现出为 PAX8 和 CAIX 强（+）、HMB-45（-），可以区别于血管平滑肌脂肪瘤，而弥漫 CK7（+）则仅表现在肾血管平滑肌脂肪瘤中。第二项研究发现，24 例 RCC 具有乳头样结构、细胞质内有纤细嗜酸线样条带，15 例混合嗜酸 / 嫌色肾细胞癌和 7 个无法分类的 RCC。乳头样 RCC 对 CAIX（100%）、CK7（94%）、vimentin（88%）和 CD10（83%）免疫染色呈强（+）。虽然这两项研究都确定了 TSC 相关肾细胞癌的三个主要病理类型，但两组之间的病理类型则几乎没有重叠。TSC 相关肾细胞癌似乎有独特的病理学表现，难于纳入现有的遗传或散发性 RCC 的病理分类之中。本例双侧肾癌都归类为未分类型，也反映了 TSC 相关肾细胞癌的独特病理特性。

4. TSC 相关肾细胞癌的诊断：TSC 相关肾细胞癌直径较小时与乏脂型肾血管平滑肌脂肪瘤、上皮样血管平滑肌脂肪瘤的鉴别存在一定难度，必要时可行穿刺活检协助诊断。此外，患者的不同病灶在基因突变、病理类型上存在一定异质性，血管平滑肌脂肪瘤、肾囊肿和肾细胞癌可共存于同一肾中，临床诊断时应当提高警惕。

5. TSC 相关肾细胞癌的治疗方案：鉴于 TSC 相关肾细胞癌多灶性发病的特点，治疗方案优先考虑肾部分切除术。TSC 相关肾细胞癌通常生长较缓慢，对于直径很小、术前难以明确诊断的病灶，可以考虑行密切观察或射频、冷冻消融治疗。研究表明 TSC 基因突变过度激活 mTOR 信号通路，导致细胞增殖失控及细胞自噬受抑制。但是，目前关于 mTOR 信号通路抑制剂治疗 TSC 的临床证据并不充分。一项多中心研究报道依维莫司治疗 TSC 的结果显示 82%（14/17）的患者可以获得癫痫的控制和肿瘤体积缩小。理论上 mTOR 信号通路抑制剂如依维莫司、西罗莫司可用于 TSC 相关肾细胞癌治疗，但是仍有待进一步临床随机对照研究证实。Pressey 等报道采用西罗莫司治疗 1 例 TSC 相关性肾癌患者，西罗莫司应用的前 9 个月肿瘤缩小，之后的 13 个月肿瘤维持稳定。TSC 患者每年进行腹部影像学检查，以便早期发现 TSC 相关病变是非常有必要的。

【小结】

TSC 是一种罕见的常染色体显性遗传病，合并双侧肾细胞癌则更为罕见。术前仔细分析影像学表现，必要时行穿刺活检可协助明确诊断 TSC 相关肾细胞癌。肾部分切除术是治疗 TSC 相关肾细胞癌的首选治疗方案。

（杨　斌　张启鸣　王国良 编；马潞林 审）

参考文献

[1] Lam HC，Siroky BJ，Henske EP，Renal disease in tuberous sclerosis complex：pathogenesis and therapy [J]．Nat Rev Nephrol，2018，14（11）：704-716.

[2] 卢国良，夏庆华．结节性硬化症的肾脏表现及处理 [J]．泌尿外科杂志（电子版），2016，8（1）：49-55.

[3] 张启鸣，张洪宪，王国良，等．结节性硬化症合并双侧肾癌一例报告 [J]．中华泌尿外科杂志，2019，40（6）：466.

[4] Shepherd CW，Gomez MR，Lie JT，et al．Causes of death in patients with tuberous sclerosis [J]．Mayo Clin Proc，1991，66（8）：792-796.

[5] Kubo M，Iwashita K，Oyachi N，et al．Two different types of infantile renal cell carcinomas associated with tuberous sclerosis [J]．J Pediatr Surg，2011，46（10）：E37-E41.

[6] Guo J，Tretiakova MS，Troxell ML，et al．Tuberous sclerosis-associated renal cell carcinoma：a clinicopathologic study of 57 separate carcinomas in 18 patients [J]．Am J Surg Pathol，2014，38（11）：1457-1467.

[7] Yang P，Cornejo KM，Sadow PM，et al．Renal cell carcinoma in tuberous sclerosis complex ［J］．Am J Surg Pathol，2014，38（7）：895-909.

[8] Pressey JG，Wright JM，Geller JI，et al．Sirolimus therapy for fibromatosis and multifocal renal cell carcinoma in a child with tuberous sclerosis complex ［J］．Pediatr Blood Cancer，2010，54（7）：1035-1037.

第五十四节　一侧肾癌合并对侧肾血管平滑肌脂肪瘤一例

 导读

　　同侧肾癌合并肾血管平滑肌脂肪瘤比较少见，而一侧肾癌合并对侧肾血管平滑肌脂肪瘤更为罕见，仅在部分双肾肿瘤的文献中有少量报道。同样，双侧肾癌的发病率很低，仅占肾癌发病率的 3%～5%。当术前增强 CT 及泌尿系 MRI 均考虑为双侧肾癌，而根据检查结果提示一侧肾需行根治性肾切除术，对侧肾可行保留肾单位手术，在手术治疗先后顺序的选择上，如何进行临床诊疗决策往往比较困难。通过我们在 2019 年 11 月对一例患者的诊疗过程的分析，希望对今后类似病例的分析和正确选择治疗方式能够提供一些帮助。

【病例简介】

　　患者男性，67 岁，主因"检查发现双肾占位 2 天"入院。

　　患者自诉 2 天前当地医院体检，行 CT 检查提示双肾肿瘤，无腰痛，无尿频、尿急、尿痛及血尿，为进一步诊治于我科就诊，以"双肾肿瘤"收入院。病来无发热，无头晕，无胸闷、胸痛，精神可，睡眠佳，大便正常，近期无体重明显减轻。

　　既往史：平素体健。否认高血压病、心脏病、2 型糖尿病等慢性疾病史。否认肝炎、结核病等传染病史。曾行阑尾切除术。否认外伤史。否认输血史。否认药物及食物过敏史。

　　体格检查：体温 36.6 ℃，脉搏 78 次 / 分，呼吸 20 次 / 分，血压 130/80 mmHg，心肺听诊无异常，腹平软，无压痛。双肾区未触及包块，双肾区无叩痛。双侧输尿管走行区无压痛。膀胱区无膨隆，无压痛，未触及包块。

　　实验室检查：肾功能：Cr 92.3 μmol /L。

　　影像学检查：泌尿系增强 CT（图 2-211）：双肾形态欠规则，实质密度不均匀，双肾下极实质内见团块状异常密度影，边界欠清，大小分别为右侧 4.1 cm×3.6 cm、左侧 6.6 cm×5.6 cm；其中右侧肾团块异常密度影增强扫描动脉期明显不均匀强化，平扫及增强动脉期、实质期、肾盂期 CT 值分别为 27～48 HU、13～182 HU、12～114 HU、18～85 HU；左侧肾盂内及肾盂输尿管移行处见团块状异常密度影，最大径线约 4.2 cm×2.8 cm，动脉期明显强化，平扫及三期 CT 值分别为 37～44 HU、90～146 HU、52～94 HU、68～98 HU，肾盂期左侧输尿管未见造影剂充盈。右侧肾盂肾盏形态正常，双肾周脂肪间隙清晰；左肾实质强化较低。检查结论：双肾占位性病变，考虑双侧肾癌；左侧累及肾盂及输尿管上段。磁共振成像（图 2-212）：双侧肾可见软组织肿块，大小右侧约 4.6 cm×4.1 cm，左侧约 5.1 cm×4.7 cm，边缘不规整，肿块向外生长，突出于肾轮廓之外，左侧肾盂扩张，右侧肾盂未见明显异常，肝及胆囊、脾及胰腺实质形态信号无异常，腹膜后未见明显肿大淋巴结，腹腔内未见液体影。提示：双肾占位性病变，癌（？），结合临床，建议进一步检查。

　　初步诊断：①肾肿瘤（双侧）：左肾癌，右肾癌（？），右肾错构瘤（？）；②功能性孤立肾（右侧）；③阑尾切除术后。

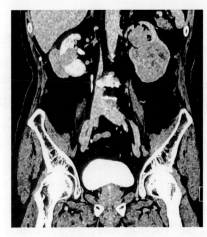

图 2-211　腹部增强 CT 显示双侧肾占位

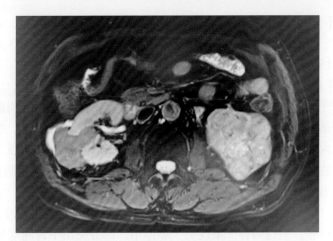

图 2-212　腹部 MRI 显示双侧肾占位

【临床决策分析】

诊断：患者男性，67 岁，检查发现双肾占位，增强扫描均有明显的强化，呈"快进快出"表现；磁共振成像检查提示双侧肾软组织肿块，边缘不规整，肿块向外生长，突出于肾轮廓之外。其中右侧肾肿瘤瘤体较大，从形态上来看，右侧肿瘤瘤体大部分外突生长，呈蘑菇状，不除外右肾血管平滑肌脂肪瘤的可能，但结合患者平扫及三期 CT 值，均未见脂肪组织密度影。虽然文献报道双肾肿瘤恶性的可能性较大，双侧肾肿瘤同时为恶性的概率达到 84% ～ 95%，但是依我们的经验考虑：左肾癌可能性大；右肾血管平滑肌脂肪瘤可能，右肾癌待除外。

治疗：透析的患者 10 年生存率远低于非透析者，由于双侧肾同时患肿瘤，治疗时需兼顾治疗肿瘤及最大限度地保留肾功能，对手术方式的选择较单侧肾肿瘤而言更为慎重，对外科技术也是一大挑战。该患者左侧肾癌诊断较为明确，肿物较大，侵犯左侧肾盂及输尿管，有根治性肾切除的手术指征。考虑到右侧肿瘤实质内部分未见明显侵及肾盂及输尿管，形态呈蘑菇状，有错构瘤可能性，应行保留肾单位手术，因此，综合考虑，决定行右肾部分切除术。患者年龄较大，如双侧同时手术，风险会更大。因此依据最大限度保留肾功能原则，决定先行右侧肾部分切除术。在术式的选择上，为尽量缩短手术时间及肾动脉阻断的热缺血时间，首先应用腹腔镜充分游离肾及肾动脉，然后改为小切口开放肾部分切除术。待术后肾功能恢复后，再行左侧根治性肾切除术。

【治疗过程】

2019 年 11 月首先在全身麻醉下行后腹腔镜右肾部分切除术。充分游离肾周及肾动静脉，并留置无损伤血管夹于肾动脉旁备用，术中发现右肾下极偏上肿物，瘤体大部分突出于肾表面，实性，蘑菇状，直径约 4 cm，关闭气腹，改开放手术，逐层切开，显露肾及肿物，阻断肾动脉，完整切除肿瘤组织及周围部分肾组织，2-0 可吸收线双层缝合肾实质创面。肾热缺血时间 18 min，手术顺利，安返病房。术后患者出现无尿，行腹部超声及肾血管超声检查，未见肾周积液，膀胱内无尿，血肌酐 303.1 μmol/L。因患者功能性孤立肾（右侧），出现急性肾功能损伤，考虑为右肾缺血再灌注损伤所致，给予利尿及保护肾功能药物治疗。术后第 2 天，复查尿素 11.23 mmol/L，肌酐 576.6 μmol/L，给予急诊透析治疗保护肾功能，之后顺利拔除引流管及拆线，规律透析。术后病理提示肿瘤由畸形的厚壁血管、梭形及上皮样细胞及成熟脂肪细胞构成，结合免疫组化结果，考虑右肾血管平滑肌脂肪瘤。术后 2 周尿量逐渐增多，后维持在 1500 ml/d，尿素 9.98 mmol/L，肌酐 322.0 μmol/L，暂停透析治疗，给予口服改善肾功能药物治疗，顺利出院。定期检测肾功能，血肌酐持续缓慢下降，4 个月后血肌酐降至 184 μmol/L，再次入院，顺利完成机器人辅助腹腔镜左侧根治性肾切除术，术后恢复顺利。术后病理提示左侧肾透明细胞癌。术后血肌酐 167 μmol/L。

【预后】

患者自 2019 年术后定期复查，随访至 2022 年 3 月，肾功能仍在持续缓慢下降，血肌酐 159 μmol/L。

【经验与体会】

1. 肾血管平滑肌脂肪瘤与肾癌的鉴别：肾血管平滑肌脂肪瘤（renal angiomyolipoma，RAML）是最常见的肾良性肿瘤，典型的 RAML 主要由脂肪、平滑肌和畸形血管组成，CT 扫描发现瘤内负值脂肪成分而确诊。不典型 RAML 为乏脂肪或无脂肪、瘤体含单一成分（如平滑肌、脂肪）及瘤体内合并出血、坏死、囊变，需与肾癌、脂肪肉瘤等鉴别，CT 诊断较困难，有学者提出"劈裂征"，即"蘑菇状"（肿瘤与肾实质交界平直，尖端指向肾门，形似劈开的裂缝）和"杯口征"（病灶周围肾实质沿病灶周缘掀起），反映了病变的良性生长方式，可借此鉴别 RAML 与肾癌。但这两种征象仅见于瘤体小，部分突出于肾轮廓外时，而当瘤体较大时，肾变形，很难判断；也有学者提出 RAML 的主体部分位于肾轮廓外者，较肾癌常见；有文献亦报道磁共振成像 T2WI 低信号、出现囊变或坏死对于不典型 RAML 与肾癌的鉴别诊断具有重要价值。综上，不典型 RAML 与肾癌的鉴别比较困难，术前应结合多种检查仔细鉴别，而且是否选择行根治性肾切除术亦应慎重考虑。

2. 双侧肾肿瘤行一侧根治性肾切除术和对侧肾部分切除术的手术先后顺序选择：对于手术先后顺序，大致有两种观点。第一种认为如果通过影像学等检查，临床明确一侧为肾癌，无法行保留肾单位手术，按治疗原则早晚都需行肾癌根治术，因任何肾部分切除手术均有术中改为根治性肾切除的可能，故认为应先行根治性肾切除术，这样早期手术可避免较大肿瘤进一步发展以至无法行根治性切除术。第二种观点认为，如一侧肾肿瘤需行根治性切除，另一侧肿瘤较小，理论可行保留肾单位手术（nephron sparing surgery，NSS），先行 NSS，另一侧残存肾功能可能有利于术后恢复，待第一次手术侧肾功能恢复后再行另一侧根治手术，有利于明确肿瘤类型，同时为另一侧手术做好充分准备。综上所述，在手术先后顺序的选择上，应遵循兼顾肿瘤的治疗及最大限度地保留肾功能的原则，结合本例患者，我们选择先行肾部分切除术，肾功能恢复后，再行肾根治切除术。

3. 双侧肾癌治疗中保护肾功能：双侧肾癌的治疗首选手术治疗，但目前手术治疗方式没有具体标准，各持己见，唯一比较肯定的是 NSS 对保护患者的肾功能、提高生活质量是最有利的一种治疗方案。双侧同时发生的肾恶性肿瘤，对于术前患者一般情况尚好，对于可切除的肿瘤，在能保证肿瘤根治和手术安全的情况下，尽量选择 NSS。对于手术方式，无论是开放手术、腹腔镜手术，亦或机器人辅助腹腔镜手术，都应遵循尽量缩短肾热缺血时间的原则。本例即遵循此原则，腹腔镜下充分游离后改为小切口开放后阻断动脉、切除肿瘤、缝合创面，最大程度降低了手术创伤及热缺血时间；另外需提及的是术前靶向治疗，对减低瘤体负荷、使手术尽可能保留肾单位也很有积极意义。

【小结】

一侧肾癌合并对侧肾血管平滑肌脂肪瘤属于罕见病例，非典型的乏脂性肾血管平滑肌脂肪瘤与肾癌术前鉴别诊断困难，尤其是两者同时发生时，应仔细分析影像学特点，手术兼顾肿瘤治疗及保护肾功能，慎重选择手术方式，提高生活质量。

（王东耀　杨　光　编；马潞林　李文华　审）

» 参考文献

[1] Lowrance WT，Yee DS，Maschino AC，et al．Developments in the surgical management of sporadic

synchronous bilateral renal tumors [J]. BJU Int, 2010, 105 (8): 1093-1097.

[2] Kim YH, Han K, Oh YT, et al. Morphologic analysis with computed tomography may help differentiate fat-poor angiomyolipoma from renal cell carcinoma: a retrospective study with 602 patients [J]. Abdom Radiol, 2018, 43 (3): 647-654.

[3] Park JJ, Kim CK. Small (< 4cm) Renal Tumors With Predominantly Low Signal Intensity on T2-Weighted Images: Differentiation of Minimal-Fat Angiomyolipoma From Renal Cell Carcinoma [J]. AJR, 2017, 208: 124-130.

[4] 廖文峰，马潞林，李明. 双侧同时性肾癌的治疗 [J]. 现代泌尿外科杂志，2012，6：625-627.

第一节　肾盂鳞癌伴腔静脉癌栓一例

导读

　　肾盂鳞癌（squamous cell carcinoma of the renal pelvis，SCCRP）合并腔静脉瘤栓罕见。肾盂鳞癌的 CT 表现可以为乏血性肿瘤，且常以血尿为首发症状，术前难以确诊。本文介绍一例表现为肾实质肿瘤合并腔静脉瘤栓，但术后病理诊断为肾盂鳞癌的特殊病例，期望提高我们的诊治水平。

【病例简介】

　　患者男性，61 岁。患者 3 个月前无明显诱因出现间歇无痛性肉眼血尿，为初始血尿，无血块、血条、腐肉样物质。无尿频、尿急、尿痛、腰痛、发热。于当地医院门诊诊治，诊断为"左输尿管结石"，诉当时未发现右肾明显异常，行体外震波碎石治疗，未见明显结石排出。1 个月后再次出现肉眼血尿，为酱油色，在当地医院复查泌尿系彩超示"右肾结石、右肾积水"，未做进一步治疗。约 1 个月前感尿道灼热，当时血象高，遂在当地医院行 CT 示"右肾癌伴癌栓形成"。于 2017 年 8 月收入我院拟行手术。患者自发病来饮食睡眠欠佳，小便如前述，大便无异常，体重下降约 8 kg。

　　既往史：3 岁因气管异物行气管切开术（具体不详）。2002 年因"胆囊息肉"行腹腔镜下胆囊切除术。否认肝炎、结核、疟疾病史，否认高血压、心脏病史，否认糖尿病、脑血管疾病、精神疾病史，否认外伤、输血史，否认食物、药物过敏史。生于吉林省，久居本地，无疫区、疫情、疫水接触史，无牧区、矿山、高氟区、低碘区居住史，无化学性物质、放射性物质、有毒物质接触史，无吸毒史，否认吸烟，饮酒 40 年，平均 250 g/d，未戒酒。无家族史。

　　体格检查：一般状况可，双肾区无叩痛。未及腹部或腰部包块。

　　实验室检查：血白细胞 18.16×10^9/L，血红蛋白 118 g/L，血小板 232×10^9/L。尿常规：白细胞数 0～1/HP，血肌酐 134 mmol/L，丙氨酸氨基转移酶 12 U/L，天冬氨酸氨基转移酶 12 U/L，白蛋白 39.1 g/L。

　　影像学检查：我院 CT（图 3-1～图 3-2）提示右肾肿物，可疑侵及右侧腰大肌，考虑髓质癌或集合管癌可能性大，伴右肾静脉及下腔静脉癌栓形成。右侧肾上腺转移瘤。双肾多发囊肿。双肺多发结节，考虑转移、左下肺支气管扩张。右下肺及右侧胸膜陈旧病变。前列腺钙化，为陈旧病变。膀胱结石。

　　初步诊断：①右肾恶性肿瘤伴下腔静脉癌栓形成（Mayo Ⅱ级）；②右肾上腺转移瘤；③肺转移（？）；④胆囊切除术后。

【临床决策分析】

　　考虑患者为右肾癌合并下腔静脉癌栓形成（Mayo Ⅱ级），虽然考虑肾上腺、肺转移，但未见明显颅内转移的表现，根据既往经验及文献，对于这类患者，肾切除术后，依据病理应用术后辅助治疗可延长患者生存期。鉴于患者较为年轻，无明显基础病，对于治疗非常积极，因此患者及家属强烈要求行右肾姑息性切除，术后根据情况可能应用靶向治疗药物。

【治疗过程】

2017 年 8 月在全麻下行右肾根治性切除术（腹腔镜中转开放手术）、右肾上腺切除术、下腔静脉癌栓取栓术（下腔静脉壁部分切除术）、腹腔引流术。手术经过：麻醉后，首先左侧卧位，升高腰桥，常规消毒铺巾。于腰大肌前缘第 12 肋缘下做向下纵行切口约 2 cm，分开肌肉和腰背筋膜，钝性分离至后腹腔，手指分离扩张后腹腔空间，置入扩张气囊，注入空气 800 ml 扩张 5 分钟，再在腋前线肋缘下和腋中线髂峰上做另外两个小切口，于腰大肌前缘第 12 肋缘下切口置入 13 mm Trocar，于腋前线切口置入 10 mm Trocar，于髂峰上切口置入 10 mm Trocar，建立 CO$_2$ 气腹，气腹压力维持于 12 mmHg。术中于腹侧增加 1 个 5 mm Trocar 用于暴露。沿腰大肌前缘用超声刀切开侧锥筋膜，局部粘连非常严重，层次不清，沿腰大肌表面游离，可见肿瘤侵犯腰大肌，寻找到下腔静脉，沿下腔静脉游离，尝试寻找右肾动脉，局部粘连严重，层次不清，右肾动脉被淋巴组织包绕，无法分开，尝试游离肾腹侧，粘连亦十分严重，考虑腹腔镜操作困难，决定改为开放手术。去掉 Trocar，缝合切口，改为平卧位。做双侧肋缘下切口，右侧延伸至腋后线，左侧到锁骨中线，进入腹腔后，将升结肠推向左侧，游离十二指肠，可见十二指肠周围粘连、水肿严重，仔细分开，推向左侧，找到并游离下腔静脉，为减少术中出血，最好先结扎右肾动脉，肾肿瘤与腔静脉粘连严重，肿瘤坚硬，在下腔静脉与腹主动脉之间找到右肾动脉并结扎，将下腔静脉游离至肝下，切断 3 支肝短静脉，触摸下腔静脉内可及癌栓上端达肝下，瘤栓坚硬；右肾上腺明显肿大，考虑转移，将肝翻向左侧，用超声刀和 PK 刀游离肾；游离腔静脉，切断数支腰静脉，将下腔静脉完全游离；游离左肾静脉；分别用阻断带阻断右肾静脉下方的下腔静脉、左肾静脉以及肝下下腔静脉，切开下腔静脉壁，将癌栓及被侵犯的下腔静脉管壁一并切除，将肾/肾上腺及癌栓整块取出。用肝素盐水冲洗管腔，3-0 血管线连续缝合下腔静脉，缝合结束依次开放肝下下腔静脉、左肾静脉和远端下腔静脉，缝合后下腔静脉直径约为原直径的 1/2，检查下腔静脉缝合口无出血。一般认为腔静脉有原先 1/2 时足够回流下肢及左肾静脉血，不需要血管替代（图 3-3 ～图 3-4）。出血量为 1300 ml。输悬浮红细胞 800 ml。

术后病理结果回示：右肾盂中高分化鳞状细胞癌，伴大片坏死，大小 11.5 cm×9 cm×8 cm，癌侵及肾窦及肾实质，可见脉管内癌栓，未侵及肾周脂肪；癌侵及肾上腺；肾静脉及腔静脉内可见癌栓。输尿管断端未见癌。腔静脉壁断端阴性。术后复查血红蛋白 97 g/L，肌酐 90 mmol/L。

【预后】

患者出院时一般情况尚可，饮食尚可，尿量正常。但术后 3 个月后因全身多发转移死亡。

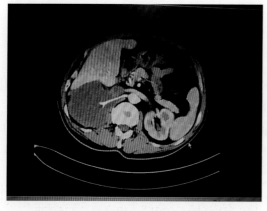

图 3-1　术前 CT 显示肿瘤包绕肾动脉

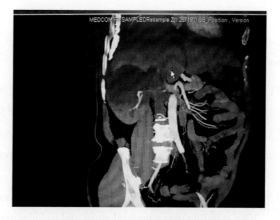

图 3-2　术前 CT 显示癌栓位置

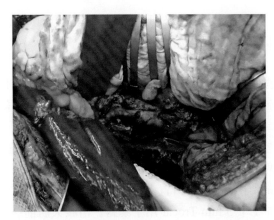

图 3-3　术中显示腔静脉仅剩余原先的 1/2 左右

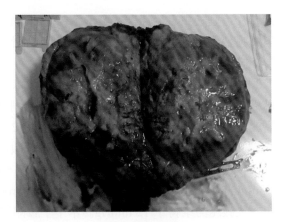

图 3-4　术后标本

【经验与体会】

1. 肾和肾盂鳞癌 CT 表现为乏血性肿瘤，该患者以血尿为首发症状，行 CT 检查提示右肾肿物伴腔静脉癌栓，既往经验认为肾癌伴腔静脉癌栓术后应用靶向治疗的效果较为肯定，因为一项随机双盲对照研究结果显示，术后对于高风险的肾癌进行辅助靶向治疗的患者无疾病生存时间明显延长 1.2 年。鉴于患者较为年轻，无明显基础病，对于治疗非常积极，因此在患者及家属积极要求下行手术治疗，拟定术后继续靶向治疗。

2. 该病容易误诊：该类疾病术前很难确诊，主要原因为肾盂鳞癌表现不特异，却易被结石症状掩盖，并且肾盂鳞癌非常罕见，占肾盂恶性肿瘤的 0.7% ～ 7%，一般认为是在长期结石和慢性炎症刺激下发生鳞状上皮化生，进而出现不典型增生和癌变。另外，上尿路鳞癌与尿路上皮癌相比，多呈外生性生长，向周围组织浸润多见，因此在影像学上也难以鉴别。

3. 肾盂鳞癌预后差：因其恶性程度高，多数发现即为晚期。肾盂鳞癌患者以手术为主，分期早的话应争取行根治性切除，包括肾、周围脂肪组织和淋巴结以及近段输尿管。肾盂鳞癌尿路上皮种植转移少见，故不需行输尿管全程切除和膀胱袖状切除。肾盂鳞癌对放疗不敏感，多数主张以铂类药物为基础的化疗，但化疗后预后仍然很差。肿瘤分期是影响患者预后的主要因素，但总体生存率仍然很低，平均生存期为 7 ～ 14 个月，5 年存活率约为 7.7%。

【小结】

肾盂鳞癌恶性程度高，术前难以明确诊断，而术后预后很差，常常发现即为晚期，存活期很短。

（叶剑飞　赵　磊 编；马潞林 审）

参考文献

[1] 叶剑飞，马潞林，赵磊，等 . 腔静脉节段切除术在处理侵犯腔静脉的肾肿瘤瘤栓中的应用 [J] . 北京大学学报（医学版），2018，50（1）：183-187.

[2] Kalayci Z. Bozdag，F. Sonmezgoz N. Sahin Squamous cell carcinoma of the renal pelvis associated with kidney stones：radiologic imaging features with gross and histopathological correlation [J] . J Clin Imaging Sci，2013，3，14.

[3] Ham BK，Kim JW，Yoon JH，et al . Squamous cell carcinoma must be considered in patients with long standing upper ureteral stone and pyonephrosis [J] . Urol Res，2012，40（4）：425-428.

第二节　肾盂尿路上皮癌伴下腔静脉癌栓一例

🛈 导读

上尿路尿路上皮癌（upper tract urothelial carcinomas，UTUCs）是发生在肾盂及输尿管尿路上皮的恶性肿瘤。尿路上皮癌占肾原发恶性肿瘤的 10%～15%。肾盂尿路上皮癌合并肾静脉或下腔静脉癌栓临床罕见。肾细胞癌合并下腔静脉癌栓的概率为 4%～10%，肾细胞癌合并癌栓的概率约为肾盂癌合并癌栓概率的 48 倍。本文报道了本院收治的 1 例肾盂尿路上皮癌伴下腔静脉癌栓的患者。

【病例简介】

患者男性，84 岁。BMI 为 22.5 kg/m^2。主因"间断全程无痛肉眼血尿 5 天"于 2016 年 3 月就诊。不伴腰痛、腹部包块、尿频、尿急、尿痛、体重下降等。

既往史：高血压。

体格检查：前列腺增生，其余泌尿外科专科体检未见明显异常。

实验室检查：尿常规提示：尿潜血 ++，尿红细胞数 64/μl（正常值 0～25/μl）。血常规提示：血红蛋白 114 g/L，红细胞 4.03×10^{12}/L。血生化检查提示：血肌酐 91 μmol/L，尿素 5.0 mmol/L。

影像学检查：完善泌尿系增强 CT（图 3-5）提示右肾占位性病变，考虑右肾癌，侵及右侧肾盂、肾盏，伴右肾静脉及下腔静脉内癌栓；腹膜后淋巴结转移可能性大；邻近的下腔静脉可能受侵。肺部 CT 平扫提示：双肺间质炎性病变，未见明显肺转移灶。下腔静脉增强 MRI（图 3-6）提示右肾癌，侵及右侧肾盂、肾盏，右肾静脉、下腔静脉癌栓形成；有腹膜后淋巴结转移可能、下腔静脉壁受侵可能。^{99m}Tc 标记的肾动态显像提示：右肾血流灌注及肾小球滤过率明显减低，肾小球滤过率为 16.99 ml/min（参考值 ＞ 31.5 ml/min）；左肾血流灌注、肾功能正常，肾小球滤过率为 52.55 ml/min。

初步诊断：右肾恶性肿瘤，伴 Mayo Ⅱ级癌栓。

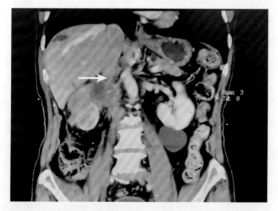

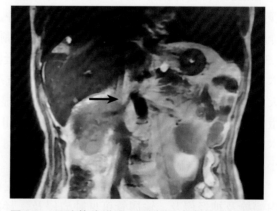

图 3-5　泌尿系增强 CT 示右肾实质不规则低密度团块影，边界不清，增强扫描可见不均匀强化，右肾静脉、下腔静脉可见充盈缺损（图中箭头所示）；腹膜后多发淋巴结影

图 3-6　下腔静脉增强 MRI 提示右肾静脉、下腔静脉内条状充盈缺损（图中箭头所示），上下范围约 6 cm。病变与下腔静脉分界不清。右肾癌伴右肾静脉、下腔静脉癌栓形成，下腔静脉壁受侵可能

【临床决策分析】

诊断：我院泌尿系增强 CT 提示右肾占位性病变，考虑右肾癌，为乏血性肿瘤，但是排泄期

未见延迟增强；侵及右侧肾盂、肾盏，伴右肾静脉及下腔静脉内癌栓，进入腔静脉 3 cm；腹膜后淋巴结转移可能性大，说明恶性度较高；邻近的下腔静脉可能受侵。肺部 CT 平扫提示双肺间质炎性病变，未见明显肺转移灶。下腔静脉增强 MRI 提示右肾癌，侵及右侧肾盂、肾盏，右肾静脉、下腔静脉癌栓形成；腹膜后淋巴结转移可能，下腔静脉壁受侵可能，同样显示是一个高度恶性的肿瘤。术前诊断：右肾恶性肿瘤，肾癌（？），乳头状细胞癌（？），肾盂尿路上皮癌（？），伴 Mayo Ⅱ级癌栓。

治疗：全科讨论 CT 和 MRI，右肾肾癌可能性最大，乳头状细胞癌和肾盂尿路上皮癌待排。肾癌并腔静脉癌栓，若不做手术，1 年存活率仅 29%，中位生存时间为 5 个月，而积极手术 5 年存活率达 40% ~ 65%。家属经讨论后要求手术。

【治疗过程】

2016 年 3 月行手术治疗。全麻后取平卧位，取肋缘下"人"字形切口右侧自剑突到达腋前线，左侧到达锁骨中线。术中见肾肿瘤位于肾门处偏腹侧，触之质地硬。肾门淋巴结增大质硬，包绕右肾动静脉。清扫肾门淋巴结。肾与周围组织粘连紧密，采用锐性联合钝性游离肾及输尿管。沿右肾下极游离右输尿管至近膀胱入口处切断。切除同侧肾上腺。游离并切断右肾动脉。探查下腔静脉癌栓达到肝下 2 cm 水平。依次阻断肾下极下腔静脉（下腔静脉远心端）、左肾静脉、肝下的下腔静脉（下腔静脉近心端）。沿左肾静脉开口下方至癌栓近心端处切开下腔静脉。可见右侧肾门水平至右肾下极水平的下腔静脉壁被肿瘤侵犯。在右肾下极水平截断下腔静脉，以 3-0 血管缝合线缝合下腔静脉远心端，封闭下腔静脉。切除被肿瘤侵犯的下腔静脉。以 3-0 血管缝合线将左肾静脉与下腔静脉近心端做吻合，以恢复左肾静脉至肝下下腔静脉的血流。留置右侧肾周引流管，术毕。手术时间 284 min，术中出血 1700 ml，术中输注悬浮红细胞 1600 ml，输注血浆 800 ml。

术后转入外科重症监护室，术后 12 天转入普通病房，术后 13 天拔除肾周引流管，术后 28 天出院。①肾功能及血电解质方面：术后第 1 天出现肾功能不全（血肌酐 277 μmol/L）、高钾血症（血钾 6.15 mmol/L），尿量减少（24 小时入量 3050 ml，尿量 358 ml）。予纠正电解质紊乱及间断床旁血液滤过治疗。术后第 8 天，肾功能不全（血肌酐 414 μmol/L）、血钾正常 4.34 mmol/L，尿量增多（24 小时入量 2340 ml，尿量 1590 ml）。术后第 28 天，肾功能恢复正常（血肌酐 96 μmol/L）、血钾正常 4.21 mmol/L，尿量正常（24 小时入量 1700 ml，尿量 1300 ml）。②下肢静脉血栓方面：术后第 1 天出现双侧下肢水肿。双下肢血管 B 超提示左侧大隐静脉、双侧髂总静脉、髂外静脉、股总静脉、股浅静脉及腘静脉血栓形成。但患者凝血功能紊乱，血纤维蛋白原 1.36 g/L，考虑为术中失血消耗所致，予纤维蛋白原改善凝血功能，暂不予低分子肝素抗凝治疗。术后 6 天患者凝血功能改善，予低分子肝素抗凝、制动、禁止挤压、按摩患肢等治疗。术后 21 天加用华法林口服。术后 28 天双下肢水肿明显好转。③贫血方面：术后第 1 天中度贫血（血红蛋白 74 g/L），静脉输注悬浮红细胞 800 ml 纠正贫血（血红蛋白 94 g/L）。④低血小板血症方面：术后第 4 天患者出现低血小板血症（血小板 $38×10^9$/L），予静脉输注血小板治疗，术后 28 天血小板恢复正常（血小板 $131×10^9$/L）。

术后病理提示：右侧肾盂高级别尿路上皮癌，肿瘤侵及肾实质达肾周脂肪组织，可见脉管内癌栓及神经侵及，输尿管可见肿瘤侵及。肾门淋巴结可见癌转移。下腔静脉血管壁可见癌浸润。输尿管断端及血管断端未见肿瘤侵及。美国癌症联合会（AJCC）2002 年 TNM 临床分期为 T4N1M0。肿瘤分级（2004 年 WHO/ISUP 分级法）为高级别乳头状尿路上皮癌。

【预后】

随访至术后 7 个月发生肿瘤特异性死亡。

【经验与体会】

1. 肾盂尿路上皮癌伴下腔静脉癌栓的临床表现：肾盂癌指发生在肾盂尿路上皮的恶性肿瘤。

肾盂尿路上皮癌合并肾静脉或下腔静脉癌栓临床罕见。从 1972—2016 年检索的英文文献中，共有 27 篇文献以个案报道的形式描述肾盂尿路上皮癌合并下腔静脉癌栓的资料，共 40 例患者。肾盂癌合并下腔静脉癌栓的临床症状中，腰痛（54.8%）和肉眼血尿（48.4%）是最常见的症状。此外，体重减轻（22.6%）、发热（12.9%）、偶发肾包块（12.9%）、乏力（9.7%）、腹部可被触及的包块（9.7%）、双下肢水肿（9.7%）也是较常见的症状。少数患者也可表现为食欲减退、嗜睡、干咳等。发病性别上，男女比例为 23 ∶ 16，平均年龄为 63.3 岁。本组表现为肉眼血尿，与既往文献报道基本相符。

2. 肾盂尿路上皮癌伴下腔静脉癌栓的影像学表现：影像学检查对肾恶性肿瘤的诊断具有重要意义，但对于肾盂路上皮癌和肾细胞癌合并下腔静脉癌栓的鉴别诊断具有难度。肾盂癌和肾细胞癌发病部位相似，且均可侵犯正常肾实质。在既往文献中，影像学对于肾盂癌的误诊率为 56.8%。RAZA 等认为 CT 上有 6 种影像学特点可用于区分肾盂癌和中心型肾癌：①肾盂癌的肿瘤位于肾集合系统内部；②在肾盂内可见局部充盈缺损；③肿瘤对肾外形轮廓影响较小；④较少出现坏死或囊性改变；⑤肿瘤常表现为均匀强化；⑥肿瘤生长方向朝向肾盂输尿管交界处。也有学者对单纯 CT 检查指导治疗存在质疑，认为鉴别诊断肾盂癌与肾细胞癌除了 CT 检查以外，还需要结合其他检查方法，例如尿找肿瘤细胞、逆行肾盂造影、输尿管镜下活检等。虽然影像学检查在鉴别肾盂癌和肾细胞癌方面具有难度，但是有学者认为下腔静脉 B 超联合 CT 和 MRI 检查在发现肾静脉或下腔静脉癌栓方面敏感性较高。在影像学检查方式中，MRI 能更精确地显示癌栓的大小和位置。TAJIMA 等认为对于单纯肾盂癌，肾动脉造影可表现为肿瘤浸润部分呈现乏血管区，而当肾盂癌合并下腔静脉癌栓时肿瘤及癌栓可呈现富血管区。本组研究认为泌尿系增强 CT 和 MRI 检查对于鉴别肾盂路上皮癌和肾细胞癌存在难度。具体表现在以下两方面：①对于肾盂尿路上皮癌泌尿系增强 CT 和 MRI 检查可误诊为肾细胞癌。本组 1 例患者术前泌尿系增强 CT 及下腔静脉增强 MRI 均提示病变为右肾癌。而术后病理提示高级别乳头状尿路上皮癌。说明肾盂癌和肾细胞癌发病部位及影像学表现具有一定相似性，最终明确诊断需要病理诊断作为金标准。②泌尿系增强 CT 和 MRI 检查容易对肾盂癌伴随的下腔静脉癌栓误诊。

3. 肾盂尿路上皮癌伴下腔静脉癌栓的鉴别诊断：既往研究认为术前对于肾盂癌和肾细胞癌合并癌栓的鉴别诊断非常重要。因为二者的治疗方式有区别，除进行下腔静脉癌栓取出术以外，对于肾盂癌应行肾输尿管全长切除术、输尿管膀胱入口段袖状切除术，而肾细胞癌采用单纯肾切除术。Li 等认为术中冰冻病理将有助于鉴别诊断肾盂癌和肾细胞癌。既往研究中，对于肾盂癌合并下腔静脉癌栓采取的不同的治疗方式如下：①肾切除术合并下腔静脉癌栓取出术（或下腔静脉截断术）占 57%；②肾输尿管全长切除术合并下腔静脉癌栓取出术（或下腔静脉截断术）占 34%；③单纯行肾切除术、不行输尿管全长切除术和下腔静脉癌栓取出占 6%；④肾输尿管全长切除术、不行下腔静脉癌栓取出占 3%。Wang 等于 2013 年首次报道了肾盂癌伴癌栓行完全腹腔镜下根治性肾切除术、下腔静脉癌栓取出术。Li 等报道的 3 例肾盂癌伴癌栓患者资料，其中 2 例采用腹腔镜手术，另外 1 例为开放途径。该学者首次报道了对于肾盂癌伴癌栓行腹腔镜下肾输尿管全长切除术、下腔静脉癌栓取出术。

4. 肾盂尿路上皮癌伴下腔静脉癌栓的手术治疗：本例患者采用手术治疗，围术期平稳。采用开放肾输尿管全长切除术合并下腔静脉癌栓取出术。结合本中心既往治疗肾细胞癌合并下腔静脉癌栓的经验，我们认为开放根治性肾切除和下腔静脉癌栓取出术是治疗肾癌合并下腔静脉癌栓的传统而有效的方法。开放途径虽然创伤大于腹腔镜及机器人等微创手术，但手术适应证更广。腹腔镜手术操作空间相对狭小，要求术者能熟练掌握腔镜下血管缝合技巧，以便能在血管安全阻断时间内完成手术。病例术前影像学检查提示肿瘤侵犯肾盂肾盏可能，肾与周围组织粘连紧密。下腔静脉癌栓达到肝下 2 cm 水平，为 Mayo Ⅱ级癌栓，我们判断采用腹腔镜手术难度较大，故选择开放途径完成手术。目前对于肾盂癌合并下腔静脉癌栓的患者是否要行淋巴结清扫尚无一致的意见。其相关的淋巴引流路径目前尚未完全明了，尚无标准的清扫模板。我们建议做标准的腹膜后淋巴结清扫。腹膜后淋巴结清扫界限：上至肾静脉水平，下至髂总血管分叉处，外至输尿管内侧，内至腹主动脉。淋巴结清扫的价值以及标准清扫模板有待通过进一步的前瞻性研究明确。

5. 肾盂尿路上皮癌伴下腔静脉癌栓的预后：肾盂癌合并肾静脉或下腔静脉癌栓预后较差。Miyazato 等回顾性地分析了 18 例肾盂癌合并下腔静脉癌栓患者的临床资料，发现 18 例中有 17 例（94.4%）采用了手术治疗。行肾输尿管根治性切除术的患者有 6 例，这其中有 2 例患者先行肾切除术，术中行冰冻病理检查提示为尿路上皮癌后行输尿管全切术。有 6 例患者行下腔静脉癌栓取出术。14 例获得术后随访的患者中有 8 例于术后 6 个月内死亡。笔者所在中心有 2 例类似的患者，分别于术后 7 个月及术后 11 个月发生肿瘤特异性死亡。对于合并肾静脉或下腔静脉癌栓的患者，肿瘤分期分级通常较高，这可能是其预后较差的原因之一。对于身体条件允许的患者可采用术后化疗作为手术的辅助治疗。文献回顾中，肾盂癌合并下腔静脉癌栓的患者中有 13 例选择化疗作为术后辅助治疗，其平均生存时间为术后 10.6 个月。1 例患者术后接受化疗联合辅助放疗术后生存时间为 19 个月。对于术后辅助化疗的效果目前尚缺乏大样本量长时间随访的研究。本例患者年龄超过 80 岁，不适合做术后辅助化疗。另外肾盂癌合并腔静脉癌栓的病例多发生腔静脉的侵犯，本例患者侵犯腔静脉比较严重，故术中做了腔静脉节段性切除，由于术前没有充分的侧支循环形成，术后发生了双侧下肢的严重肿胀、广泛的下肢静脉血栓形成，术后抗凝治疗接近 1 个月时双侧下肢水肿缓解。

【小结】

肾盂尿路上皮癌伴下腔静脉癌栓临床罕见，但当癌栓侵入下腔静脉或肾静脉时，可选择肾输尿管全长切除术合并下腔静脉癌栓取出术。肾盂癌合并肾静脉或下腔静脉癌栓预后较差，术后需要密切随访，有条件的患者可以进行辅助放化疗。

（刘　苗　张洪宪 编；马潞林 审）

》》参考文献

[1] Huber J，Teber D，Hatiboglu G，et al．Does a venous tumor thrombus exclude renal transitional cell carcinoma？Implications for neo-adjuvant treatment strategies [J]．Anticancer Res，2014，34（2）：1031-1035.

[2] Li M，An S，Wen K，et al．Transitional cell carcinoma with extension of the renal vein and IVC tumor thrombus：report of three cases and literature review [J]．World J Surg Oncol，2016，14（1）：309.

[3] Raza SA，Sohaib SA，Sahdev A，et al．Centrally infiltrating renal masses on CT：differentiating intrarenal transitional cell carcinoma from centrally located renal cell carcinoma [J]．Am J Roentgenol，2012，198（4）：846-853.

[4] Taneja SS．Centrally infiltrating renal masses on CT：differentiating intrarenal transitional cell carcinoma from centrally located renal cell carcinoma [J]．J Urol，2012，188（5）：1719-1720.

[5] Oba K，Suga A，Shimizu Y，et al．Transitional cell carcinoma of the renal pelvis with vena caval tumor thrombus [J]．Int J Urol，1997，4（3）：307-310.

[6] Tajima T，Yoshimitsu K，Honda H，et al．Hypervascular renal transitional cell carcinoma with extension into the renal vein and inferior vena cava [J]．Comput Med Imaging Graph，1997，21（6）：365-368.

[7] Juan YS，Jang MY，Shen JT，et al．Transitional cell carcinoma of the renal pelvis with extension into

the inferior vena cava：a report of two cases［J］. Kaohsiung J Med Sci，2003，19（7）：362-366.

［8］ Wang W，Wang L，Xu J，et al. Pure retroperitoneal laparoscopic radical nephrectomy for right renal masses with renal vein and inferior vena cava thrombus［J］. J Endourol，2014，28（7）：819-824.

［9］ 刘苗，马潞林，田晓军，等. 根治性肾切除术＋下腔静脉癌栓取出术治疗 Mayo 0～Ⅳ级下腔静脉癌栓的临床经验［J］. 中华泌尿外科杂志，2017，38（11）：842-847.

［10］ 刘苗，马潞林，田晓军，等. 腹腔镜和开放肾癌根治性切除 +Mayo Ⅱ级下腔静脉癌栓取出术 11 例临床分析［J］. 现代泌尿外科杂志，2017，22（8）：607-605.

［11］ Miyazato M，Yonou H，Sugaya K，et al. Transitional cell carcinoma of the renal pelvis forming tumor thrombus in the vena cava［J］. Int J Urol，2001，8（10）：575-577.

第三节　肾盂特殊占位——黄色肉芽肿性肾盂肾炎一例

导读

肾盂肿物是泌尿系统肿瘤中恶性度最高的肿瘤之一，治疗以根治性肾输尿管全长切除为主，但是肾盂肿物存在一些特殊良性肿物的可能，对于此类患者，根治性治疗的代价会很大，需要充分评估。通过对一例特殊类型肾盂肿物的诊治分析，希望提高此类病例的诊治经验。

【病例简介】

患者女性，32 岁，3 周前无明显诱因出现全程肉眼血尿，偶有间断左侧腰腹部疼痛，无放射痛，可忍受，偶伴恶心，无发热、尿频、尿急、尿痛、发热、呕吐、腹泻等不适，于当地医院就诊，行彩超考虑肾炎，予以消炎对症治疗，持续 5 天无缓解，于 2017 年 9 月我院就诊。尿常规示：红细胞满视野，白细胞 2～4/HP，行超声提示左肾实性结节，性质待定，为求进一步治疗入住我科。患者自发病以来精神、食欲、睡眠好，大便如常，体重无减轻。

入院查尿常规：红细胞满视野，白细胞 10～12/HP。尿核基质抗原（NMP22）阳性。

泌尿系 CTU（图 3-7）：双肾对称，左侧肾窦区可见结节样高密度影，大小约 10 mm×9 mm，境界尚清，增强后病灶似轻度强化，CT 值约 66 HUPS、72 HUCEA、82 HUCEV、86 HUCEU，其旁肾实质见扇形强化减低区，双肾周围脂肪囊清晰，右侧肾盂、肾盏及双侧输尿管未见明确扩张及异常密度影，增强扫描未见明确异常强化。膀胱充盈可，未见明显异常征象。肝内见小结节样无强化低密度影，界清。盆腔少量积液。考虑左肾病变，倾向于良性，较难定性，肝内小囊肿。

初步诊断：左侧肾盂肿物，性质待定。

【临床决策分析】

经全科讨论，考虑患者肾肿物呈现扇形分布，增强扫描未见明显强化，肿物未见明显包膜，同时，尿常规见白细胞，考虑肾炎症或肾梗死，尿路上皮肿瘤待排，不考虑肾细胞癌。建议行输尿管探查，明确病变性质。但患者尿常规存在感染，门诊抗炎 1 周后复查 CT，如病变仍存在，再行输尿管镜探查。

【治疗过程】

患者抗炎 1 周后复查尿常规提示：尿 RBC 0～2/HP，WBC 0～1/HP。复查泌尿系 CTU 提示（图 3-8）：双肾对称，原左肾窦区结节样等密度影未见明确显示。双肾周围脂肪囊清晰，未见明显异常强化。右侧肾盂、肾盏及双侧输尿管未见明确扩张及异常密度影，增强扫描未见明确异常强化。膀胱充盈可，未见明显异常征象。肝内见小结节样无强化低密度影，界清。盆腔少量积液。诊断意见：原左肾病变未见明确显示，请结合临床，肝内小囊肿。

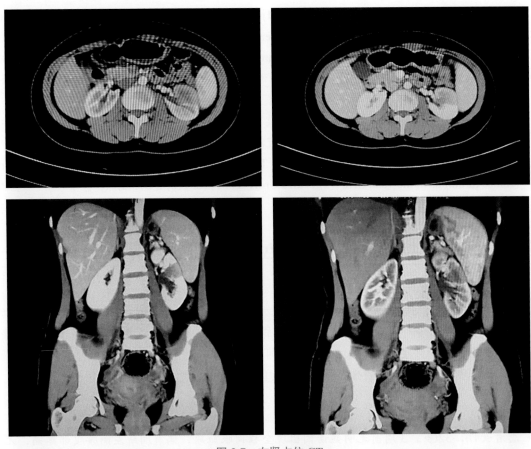

图 3-7　左肾占位 CT

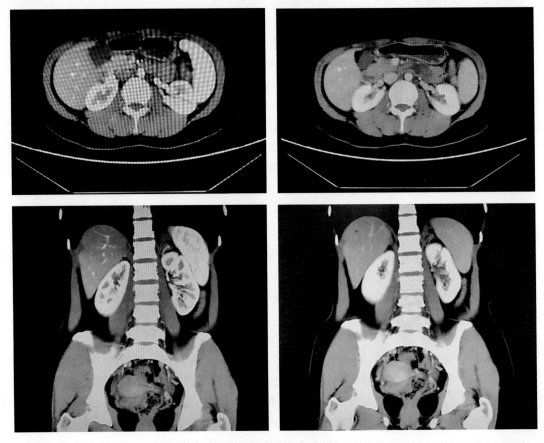

图 3-8　左肾占位复查 CT

经过抗炎治疗 1 周，患者肾"肿物"完全消失。最终诊断：黄色肉芽肿性肾盂肾炎。

【预后】

患者随访至今，未见肿物复发及感染复发表现。

【经验与体会】

1. 肾盂肿物诊断一定要结合患者的症状及其他化验检查，尿中红白细胞较高，同时有左侧腹痛表现，也需要与肾盂肾炎相鉴别。

2. CT 是肾肿物的诊断金标准，扇形肿物为肾脓肿或肾梗死，肿物没有明显边界多为炎症，需要仔细鉴别，降低误诊率。

3. 尿 NMP22 虽然有一定的提示意义，但是对于尿中炎症较重、出血较多等情况，它的假阳性率较高，不能以此为诊断标准。

4. 对于诊断不明确的患者，输尿管镜明确诊断是必需的。

【小结】

肾盂肿物的诊断是治疗选择的关键，对于这样的年轻患者，更需要审视诊断的正确性，避免脏器丢失的风险。另外，输尿管镜对于诊断不明的肾盂肿物是必需的。

（毕 海 黄 毅 编；马潞林 审）

 参考文献

卓涛，叶敏，张金伟，等. 黄色肉芽肿性肾盂肾炎的临床诊治分析（附 41 例报告）[J]. 中华泌尿外科杂志，2019，40（8）：578-582.

第四节　肾占位性病变疑诊肾癌或肾盂癌一例

导读

　　肾占位性病变是泌尿外科常见的疾病之一，存在囊肿、肾癌、肾盂癌、肉瘤样癌等多种类型，不同的病理类型诊疗方法不尽相同。因此，术前诊断尤为重要，特别是遇到影像学资料不典型的病例时，丰富的诊疗经验往往可以帮助我们综合分析，制定合理的手术方案。

【病例简介】

患者男性，63 岁，因无痛性全程肉眼血尿 1 个月入院。

患者 1 个月前因无痛性全程肉眼血尿就诊于外院，行腹部 B 超、泌尿系增强 CT 及泌尿系 MRI 示左肾占位。尿找肿瘤细胞：可疑阳性。输尿管镜活检：坏死组织。于我院行腹部增强 CT 示：左肾占位，考虑恶性，双肾囊肿；左侧肾上腺增粗；左侧输尿管置管术后。患者自发病以来，近 2 个月体重下降 4 kg。

既往史：吸烟 20 年，每日半包，否认高血压、心脏病、糖尿病等基础疾病。

体格检查：脉搏 90 次 / 分，血压 125/73 mmHg，神清语利，精神可，心肺查体无异常，腹平软，双肾区平坦无隆起，未触及肿物，无压痛或叩痛。双侧输尿管走行区、膀胱区平坦，无肿物或压痛。

实验室检查：尿常规：尿红细胞数 1182/HP（正常范围 0 ～ 25/HP）。尿白细胞数 172/HP（正常范围 0 ～ 30/HP）。肌酐：130 µmol/L。尿找肿瘤细胞：可疑阳性。输尿管镜活检：坏死组织，未见肿瘤。

影像学检查：

腹部 B 超：左肾上极不均质高回声包块，范围约 5.3 cm×4.5 cm，边界清晰；CDI：内部血流信号。

腹部 CT 增强：左肾等密度影，边缘不清，范围 5.1 cm×4.9 cm，增强扫描不均匀强化，内见坏死区，左肾窦部、局部肾盏肾盂受侵，肾静脉未见明显充盈缺损；左侧肾上腺增粗；左侧输尿管置管术后（图 3-9 ~ 图 3-11）。

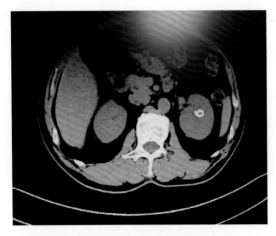

图 3-9　CT 平扫

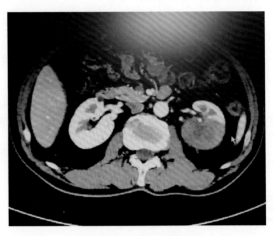

图 3-10　CT 增强动脉期

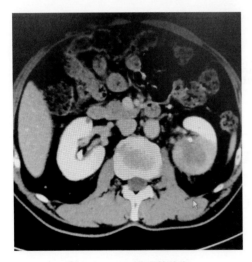

图 3-11　CT 增强静脉期

初步诊断：①左肾占位，肾盂癌可能。②左输尿管支架置入术后。

【临床决策分析】

诊断：患者为中老年男性，有血尿病史，影像学检查发现左肾占位，位于肾上极，边界不清，没有肿瘤轮廓，为乏血性肿瘤，不均匀强化，增强 CT 延迟强化，结合病史分析，患者吸烟、血尿，均为尿路上皮癌的典型特点，尿找肿瘤细胞可疑阳性，虽然输尿管镜活检未得到确诊的依据，综合考虑还是肾盂癌可能性大。乳头状癌、磷癌、肾癌待排。

治疗：肾盂癌可能性极大，决定行腹腔镜下肾输尿管全长切除术。

【治疗过程】

2017 年 11 月行腹腔镜下肾输尿管全长切除术。首先取截石位，用 2 μm 激光距左侧输尿管管口 0.5 cm 将黏膜作环状切开，切开黏膜及肌层，看到膀胱外组织，然后将输尿管壁内段推到膀胱外，留置 20 Fr 尿管一根。患者由截石位改为侧卧位，腹腔镜下行根治性左肾切除，不保留肾上腺，沿输尿管向下分离至膀胱，将输尿管膀胱壁内段完整提出，完整游离肾后，将标本放入取物袋内，扩大切口取出。术后病理结果提示肾盂占位、高级别尿路上皮癌。术后给予膀胱内灌注化疗 8 次。定期复查。

【预后】

患者 2017 年术后定期复查膀胱镜、CT 等，术后 14 个月未见肿瘤复发转移。截至本文书写时患者仍无瘤存活。

【经验与体会】

　　肾肿物患者的术前诊断非常重要，关系到手术方案的制定和手术效果。肾肿瘤与肾盂肿瘤在临床表现及病史上是有差别的。当影像学检查无法明确诊断时，病史采集尤为关键。一些不典型肾盂癌的影像学表现容易与肾癌混淆，这时临床症状、尿细胞学的检查可以协助鉴别。即使在输尿管肾盂镜检查无法获取病理的情况下，综合临床表现、影像学及相关的辅助检查，也可做出相对准确的诊断。

（丁振山　编；马潞林　审）

≫ 参考文献

[1] Grahn A，Mellehannah M，Malm C，et al．Diagnostic accuracy of CT urography and visual assessment during ureterorenoscopy in upper tract urothelial carcinoma [J]．BJU Int，2017，119（2）：289-297.

[2] 葛芳清，韩希年．多层螺旋 CT 多期扫描对早期肾盂癌的诊断价值 [J]．中国 CT 和 MRI 杂志，2013，11（3）：27-29.

第五节　肾盂尿路上皮癌伴临床疑诊下腔静脉癌栓一例

❗ 导读

　　上尿路尿路上皮癌（upper tract urothelial carcinoma，UTUC）是发生在肾盂及输尿管尿路上皮的恶性肿瘤。尿路上皮癌占肾原发恶性肿瘤的 10% ～ 15%。本文报道了本院收治的 1 例肾盂尿路上皮癌伴临床疑诊下腔静脉癌栓的患者。

【病例简介】

　　患者男性，61 岁。BMI 19.7 kg/m²。主因"右侧腰背部隐痛 1 年"于 2016 年 8 月 16 日就诊。不伴肉眼血尿、腰痛、腹部包块、尿频、尿急、尿痛、体重下降等。

　　既往史：体健。

　　体格检查：未见明显异常。

　　实验室检查：尿常规提示：尿潜血 -，尿红细胞数 3.2/μl（正常值 0 ～ 25/μl）。血常规提示：血红蛋白 126 g/L，红细胞 4.34×10¹²/L。血生化检查提示：血肌酐 121 μmol/L，尿素 8.3 mmol/L。

　　影像学检查：完善泌尿系增强 CT 提示（图 3-12）：右肾盂及输尿管上段占位，尿路上皮癌可能性大，右肾积水；右肾静脉及下腔静脉内癌栓；腹膜后多发肿大淋巴结转移。下腔静脉增强 MRI 提示（图 3-13）：右肾盂及输尿管上段占位，尿路上皮癌可能性大，右肾积水；右肾静脉及下腔静脉癌栓形成；腹膜后多发肿大淋巴结，转移可能。下腔静脉血管 B 超提示：下腔静脉管腔清晰，血流充盈良好，腔内未见明显异常回声，诊断印象：下腔静脉血流填充好。⁹⁹ᵐTc 标记的肾利尿动态显像提示：右肾血流灌注及肾小球滤过率明显减低，肾小球滤过率为 8.81 ml/min（参考值 > 36.5 ml/min）；左肾血流灌注、肾功能正常，肾小球滤过率为 56.14 ml/min。

　　初步诊断：右肾盂及输尿管恶性肿瘤，伴下腔静脉癌栓不除外。

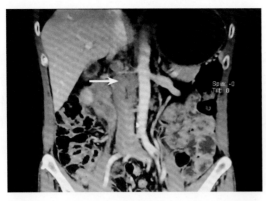

图 3-12　泌尿系增强 CT 提示：右肾静脉及下腔静脉内可见充盈缺损，增强稍低强化，下腔静脉受累范围为 4.9 cm

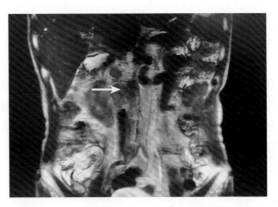

图 3-13　下腔静脉增强 MRI 提示：右肾静脉及下腔静脉内可见充盈缺损

【临床决策分析】

UTUC 包括肾盂癌与输尿管癌。其中，肾盂癌指发生在肾盂尿路上皮的恶性肿瘤。肾盂尿路上皮癌合并肾静脉或下腔静脉癌栓临床罕见。影像学检查对肾恶性肿瘤的诊断具有重要意义，但对于肾盂路上皮癌和肾细胞癌合并下腔静脉癌栓的鉴别诊断具有难度。虽然影像学检查在鉴别肾盂癌和肾细胞癌方面具有难度，但是有学者认为下腔静脉 B 超联合 CT 和 MRI 检查在发现肾静脉或下腔静脉癌栓方面敏感性较高。在影像学检查方式中，MRI 能更精确地显示癌栓的大小和位置。治疗方面建议首选手术治疗，可选择开放途径下肾输尿管全长切除术 + 下腔静脉癌栓取出术。

【治疗过程】

本例患者于 2016 年 8 月 24 日行手术治疗。全麻后取自剑突沿正中线至脐下 6 cm，并向右侧延长至腋前线，呈倒 L 形切口。术中触及肿瘤质硬，肾门淋巴结、腔静脉后淋巴结、腹主动脉旁淋巴结增大质硬。游离肾蒂并切断右肾动脉。行淋巴结清扫。游离肾。沿右肾下极游离右输尿管至近膀胱入口处结扎后切断。因考虑肿瘤晚期，为避免术后并发症，未行输尿管壁内段切除。保留右侧肾上腺。术中探查下腔静脉内未探及明显癌栓。术毕。手术时间 285 min，术中出血 200 ml，术中未输注悬浮红细胞。

术后病理提示：右肾盂及右侧输尿管浸润性高级别乳头状尿路上皮癌，肿瘤主体位于肾盂，肿瘤侵犯肾窦、肾实质、肾周脂肪、输尿管开口。输尿管远端断端未见肿瘤侵犯，肾动脉及静脉未见肿瘤侵犯。肾门淋巴结、腔静脉后淋巴结、腹主动脉旁淋巴共 13 枚，最大直径 0.5 ～ 5.5 cm，13 枚中的 11 枚可见癌转移。临床分期为 T3N2M0。肿瘤分级（2004 年 WHO/ISUP 分级法）为高级别乳头状尿路上皮癌。

【预后】

术后 6 天出院，予间断膀胱灌注化疗、术后辅助全身化疗。术后 11 个月发生肿瘤特异性死亡。

【经验与体会】

1. 影像学表现：本患者的增强 CT 及下腔静脉增强 MRI 提示右肾静脉及下腔静脉内癌栓。但手术中探查未见下腔静脉内有明显癌栓，术后病理亦提示肾静脉未见肿瘤侵犯。考虑误诊原因如下：下腔静脉癌栓在 CT 及 MRI 等影像学检查上可表现为血管内的充盈缺损、肾静脉和下腔静脉管腔直径增大。但肾盂肿瘤较大或存在肿大淋巴结时，可压迫肾静脉及下腔静脉变形，误诊为癌栓。本例患者术前下腔静脉血管 B 超提示下腔静脉管腔清晰，血流充盈良好，腔内未见明显异常回声。由此可见术前下腔静脉 B 超对于明确诊断具有重要价值。彩色多普勒超声能有效检测癌栓中的脉管频谱，能判断下腔静脉内癌栓的大小、部位、长度，通过血流灌注信息协助判断下腔静脉梗阻程度，对术式的选择及手术风险的评估尤为重要。

2. 治疗方式：结合本中心既往治疗肾细胞癌合并下腔静脉癌栓的经验，我们认为开放根治性肾切除和下腔静脉癌栓取出术是治疗肾盂癌合并下腔静脉癌栓的传统而有效的方法。开放途径虽然创伤大于腹腔镜及机器人等微创手术，但手术适应证更广。腹腔镜手术操作空间相对狭小，要求术者能熟练掌握腔镜下血管缝合技巧，以便能在血管安全阻断时间内完成手术。虽然开放途径虽然手术适应证更广，但主要用于治疗复杂型肾盂癌合并下腔静脉癌栓或肝段和肝以上下腔静脉癌栓。随着腹腔镜和机器人技术在泌尿外科的普及，部分中心已经开展腹腔镜下或机器人辅助肾输尿管切除术和下腔静脉癌栓取出术。但是，腹腔镜和机器人手术要求术者能熟练掌握腔镜下血管缝合技巧，以便能在血管安全阻断时间内完成手术。目前对于肾盂癌合并下腔静脉癌栓的患者是否要行淋巴结清扫尚无一致的意见。其相关的淋巴引流路径目前尚未完全明了，尚无标准的清扫模板。我们建议做标准的腹膜后淋巴结清扫。腹膜后淋巴结清扫界限：上至肾静脉水平，下至髂总血管分叉处，外至输尿管内侧，内至腹主动脉。淋巴结清扫的价值以及标准清扫模板有待进一步的前瞻性研究明确。

【小结】

肾盂尿路上皮癌伴下腔静脉癌栓临床罕见，但当癌栓侵入下腔静脉或肾静脉时，可选择肾输尿管全长切除术合并下腔静脉癌栓取出术。对于是否合并下腔静脉癌栓，影像学检查可能会误诊，需要以术中情况为准。肾盂癌预后较差，术后需要密切随访。

（刘　苗 编；马潞林 审）

参考文献

[1] Huber J，Teber D，Hatiboglu G，et al．Does a venous tumor thrombus exclude renal transitional cell carcinoma？Implications for neo-adjuvant treatment strategies［J］．Anticancer Res，2014，34（2）：1031-1035．

[2] Li M，An S，Wen K，et al．Transitional cell carcinoma with extension of the renal vein and IVC tumor thrombus：report of three cases and literature review［J］．World J Surg Oncol，2016，14（1）：309．

[3] Raza SA，Sohaib SA，Sahdev A，et al．Centrally infiltrating renal masses on CT：differentiating intrarenal transitional cell carcinoma from centrally located renal cell carcinoma［J］．AJR Am J Roentgenol，2012，198（4）：846-853．

[4] 刘苗，马潞林，田晓军，等．根治性肾切除术＋下腔静脉癌栓取出术治疗 Mayo 0～Ⅳ级下腔静脉癌栓的临床经验［J］．中华泌尿外科杂志，2017，38（11）：842-847．

第六节　右肾盂癌合并肾静脉癌栓一例

导读

肾细胞癌有 4%～10% 的病例可能伴发静脉癌栓，临床阅片若发现肾占位合并肾静脉或下腔静脉癌栓，则往往首先考虑原发病灶为肾细胞癌。但肾盂癌亦有可能伴发静脉瘤栓甚至下腔静脉癌栓。由于肾细胞癌和肾盂癌的手术切除范围不同，因此术前需结合临床仔细判断，以免手术切除范围不足或对预后判断不足。

【病例简介】

患者女性，66 岁。主因"间断肉眼血尿 1 年余，查体发现右肾占位 5 个月"入院。

患者 1 年前无明显诱因出现肉眼血尿，外院脱落细胞学检查为阴性，静脉给予抗生素后血尿症状缓解，未行进一步影像学检查。5 个月前因尿频、尿急行腹部 CT 检查发现右肾积水并右肾占位，于当地医院行右侧输尿管支架管置入术，1 个月前拔除，后出现间断右侧腰痛，并出现肉眼血尿、尿急、尿痛症状。1 周前行 PET-CT 检查提示"肾肿瘤并淋巴结转移"，2017 年 9 月入我院。患者近 1 月体重下降 7 kg。

既往史：腰椎退行性病变史半年。

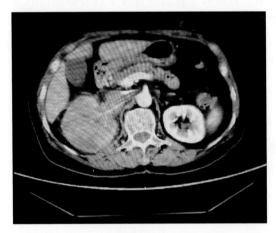

图 3-14 增强 CT 动脉期右肾动脉平面截图，可见右肾静脉癌栓

体格检查：血压 120/75 mmHg，神清语利，精神可，心肺查体未及明显异常，腹平软，全腹无明显压痛、反跳痛，肠鸣音正常，右肾区叩痛（+），左肾区叩痛（-），双侧下肢无水肿。

实验室检查：肾功能：Cr 91 μmol/L。

影像学检查：腹盆腔强化 CT 检查示右肾结构不清，呈团块状软组织肿物影，范围约 7.5 cm×7.0 cm×9.3 cm，其内密度不均匀，增强扫描呈不均匀强化，CT 值约 36 HUPS、89 HUCEA、95 HUCEV、94 HUCED，周围间隙模糊，可见迂曲血管影及多发肿大淋巴结影。右肾动脉纤细，右肾静脉显示不清。影像诊断：右肾占位，考虑恶性肿瘤，侵及肾盂输尿管，伴周围淋巴结转移，右肾静脉癌栓可能（图 3-14 ～图 3-15）。

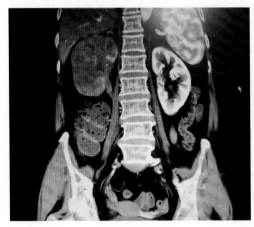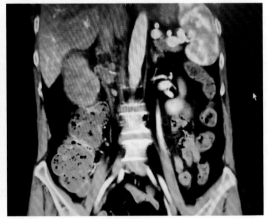

图 3-15 增强 CT 动脉期右肾盂平面冠状位重建图。左图显示肾盂受侵，右图显示肾门多发淋巴结肿大

初步诊断：右肾占位，合并右肾静脉癌栓。

【临床决策分析】

诊断：患者右肾占位及周围淋巴结肿大诊断明确，但是肿瘤性质来源不明确，有血尿病史，腹盆腔强化 CT 右肾结构不清，呈团块状软组织肿物影，范围约 7.5 cm×7.0 cm×9.3 cm，其内密度不均匀，CT 值约 36 HUPS，肾门周围淋巴结肿大明显，肾实质全部受侵。有右肾静脉癌栓可能，MDT 讨论多数人认为较大可能为尿路上皮癌。

治疗：拟行根治性肾切除术＋癌栓取出术＋输尿管全长切除术。淋巴结因肾门淋巴结肿大明显，术中显露肾蒂血管困难，游离切除肿大淋巴结常常渗血较多，肿瘤可能侵及下腔静脉壁，充分告知患者。化疗科医师建议患者术后进行辅助性化疗及蒽环膀胱灌注化疗。依病理结果决定是否行放疗。

【治疗过程】

患者行右侧肾输尿管切除术。手术经后腹腔镜入路，于肾门处游离出 2 支肾动脉和 1 支肾静脉，Hem-o-lok 常规夹闭并切断肾动静脉。术中见肾蒂血管旁多发肿大淋巴结，沿下腔静脉游离，将淋巴结一并切除。部分肿大淋巴结包裹右肾静脉，使得右肾静脉游离困难。沿肾脂肪囊表面游离肾，肾与周围组织粘连紧密，分离困难，小血管密布。自肾下极处辨别并向下游离输尿管至距离肾下极以下 7 cm 处，考虑患者腹膜后淋巴结广泛转移，无法完全清除，于此处钛夹夹闭并切断右侧输尿管，未再行输尿管全长切除。探查右侧肾上腺下部与肾肿物粘连，切除下部肾上腺，保留部分肾上腺。术中见下腔静脉腹侧壁与周围组织粘连明显，分离困难，使用腔镜下心耳钳阻断腔静脉，于右肾静脉汇入腔静脉处切开肾静脉与腔静脉交界处，顺瘤栓切除部分腔静脉，使用 4-0 血管缝合线缝合关闭下腔静脉切口。完整游离肾，将肾肿物与淋巴结取出。术中出血 300 ml。

术后病理：浸润性高级别尿路上皮癌伴鳞状分化（约占 10%），癌侵及肾皮质，局灶侵及肾周脂肪组织，可见腔静脉内癌栓，长度约 2.5 cm；血管断端未见癌，周围软组织内见癌浸润伴神经侵犯；距输尿管断端 1.5 cm 处可见癌浸润。肾上腺可见癌转移，下腔静脉旁组织为纤维脂肪组织。

【预后】

患者术后 6 个月随访时失访。

【经验与体会】

本病例病理为高级别尿路上皮癌伴鳞状分化，临床分期为 T4N0M0。来自肾盂肾盏的尿路上皮细胞癌占肾恶性肿瘤的 10% ~ 15%，其中 90% 为移行细胞癌，10% 为鳞状细胞癌，1% 为黏液腺癌。本例患者的肾盂肿瘤广泛侵及肾，并疑似肾静脉癌栓，术前与肾细胞癌鉴别有一定困难。首先，本例患者有明确的血尿病史。其次，影像学表现更支持尿路上皮癌：①肾盂尿路上皮癌侵袭性较强，往往侵袭并穿透尿路上皮，侵入肾窦处的肾周脂肪，在此处呈现出低增强的异质团块影。不同于肾细胞癌，肾盂尿路上皮癌即使肿瘤较大，一般也不造成肾实质轮廓的明显改变。②肾盂癌的血供少于肾实质肿瘤，因此肾盂尿路上皮癌的动脉期多为中轻度增强，且肿瘤密度明显低于肾实质密度，排泄期强于动脉期。③肾盂癌侵犯肾实质时，往往与肾实质没有明显界限。④肾盂尿路上皮癌的淋巴结转移发生较早。另外，肾细胞癌有 4% ~ 10% 的病例可能伴发静脉瘤栓，肾癌尿路上皮癌亦有可能伴发静脉瘤栓（但较为罕见），且此类患者预后比肾细胞癌伴静脉瘤栓的患者预后明显更差。本例患者术后进行辅助性化疗及蒽环膀胱灌注化疗。淋巴结肿大为炎症反应，未转移。

【小结】

合并肾静脉以及下腔静脉癌栓的肾肿瘤可能有尿路上皮癌的可能，术前需结合病史等临床资料仔细阅片，必要时可行新辅助化疗。

（刘　承 编；马潞林 审）

参考文献

[1] Guinan P，Vogelzang NJ，Randazzo R，et al．Renal pelvic cancer：a review of 611 patients treated in Illinois 1975-1985．Cancer Incidence and End Results Committee [J]．Urology，1992，40（5）：393-399.

[2] Prando A，Prando P，Prando D．Urothelial cancer of the renal pelvicaliceal system：unusual imaging manifestations [J]．Radiographics，2010，30（6）：1553-1566.

[3] Bree RL，Schultz SR，Hayes R．Large infiltrating renal transitional cell carcinomas：CT and ultrasound features [J]．J Comput Assist Tomogr，1990，14（3）：381-385.

[4] Cowan NC，Turney BW，Taylor NJ，et al．Multidetector computed tomography urography for diagnosing upper urinary tract urothelial tumour [J]．BJU Int，2007，99（6）：1363-1370.

[5] Roscigno M，Brausi M，Heidenreich A，et al．Lymphadenectomy at the time of nephroureterectomy for upper tract urothelial cancer [J]．Eur Urol，2011，60（4）：776-783.

[6] Miyazato M，Yonou H，Sugaya K，et al．Transitional cell carcinoma of the renal pelvis forming tumor thrombus in the vena cava [J]．Int J Urol，2001，8（10）：575-577.

第七节　罕见肾盂间叶性梭形细胞瘤一例

 导读

　　肾盂肿瘤多起源于尿路上皮，以乳头状肿瘤多见，约占肾肿瘤的 10%，与尿石症、感染等长期刺激有关，病因并不明确。而源于尿路上皮以下间叶组织（如平滑肌层、纤维结缔组织层）的较罕见，在诊疗过程中易被误诊为尿路上皮肿瘤。2016 年 1 月，我院收治一例肾盂占位患者，曾就诊于多家医院，经影像学、输尿管镜活检等检查无法明确肿瘤性质。经多次讨论及与家属沟通，患者最终接受经皮肾镜切除肾盂肿物，病理检查为梭形细胞瘤。经查阅文献，该病极为罕见，国内外仅有 20 例个案报道，在此进行分享，希望对今后肾盂特殊类型肿瘤的诊治有借鉴意义。

【病例简介】

　　患者男性，30 岁，主因"间断性无痛肉眼血尿 11 个月"入院。

　　患者入院 11 个月前无明显诱因间断出现无痛性肉眼血尿，尿中可见血块。无排尿困难、发热、腰痛、腹部肿块及膀胱刺激征，自服云南白药后血尿不缓解。4 个月前外院 CTU 提示"左肾盂占位性病变"，未做治疗。为进一步诊治，以"左肾盂占位"收住院。患者发病以来睡眠、饮食良好，大便正常，小便如上述。

　　既往史：1 年前因"右输尿管口囊肿、右肾积水、右肾输尿管结石"行"经尿道右输尿管口囊肿切除术、右侧输尿管镜探查、输尿管结石取出术"。否认高血压、心脑血管疾病等内科基础病及传染病等。

　　体格检查：体温 36.5 ℃，脉搏 86 次 / 分，血压 125/85 mmHg。神清语利，自主体位，心肺查体无异常。腹平软，无压痛或反跳痛，肠鸣音正常。双侧肾区无隆起，无压痛或叩痛，未扪及肿物。输尿管走行区无压痛，膀胱区无隆起及压痛。双下肢无水肿。

　　实验室检查：血常规：白细胞 8.97×10^9/L，红细胞 4.84×10^{12}/L，血红蛋白 103 g/L，中性粒细胞百分比 70.9%；尿常规：尿潜血 +++，尿红细胞满视野、3016/µl，尿白细胞数 8 ～ 12/HP、126/µl；肾功能：Cr 74 µmol/L，BUN 2.8 mmol/L。

　　影像学检查：腹部彩超（图 3-16）：双肾形态、大小正常，肾内结构清晰，左肾肾盂内似见大小约 0.9 cm×0.9 cm 低回声，边界不清，内可见少量血流信号。泌尿系 CT（CTU，取活检置管后，图 3-17）：双肾大小形态正常，左侧肾盂内见斑片状稍等密度影，增强见不均匀强化，约 15 mm×7 mm。双肾动静脉管壁及走行未见异常，余血管未见明显异常。腹部 MRI（图 3-18）：

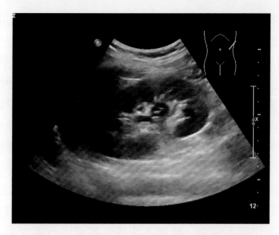

图 3-16　腹部彩超见左肾盂内低回声占位

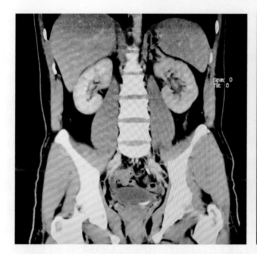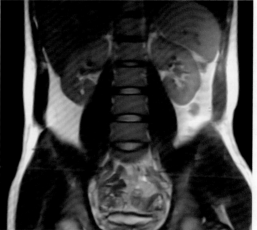

图 3-17　CT 见左肾盂内稍低密度影，增强不均匀强化（左），腹部 MRI 示左肾盂占位（右）

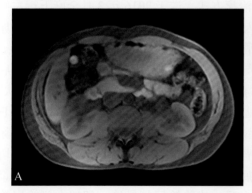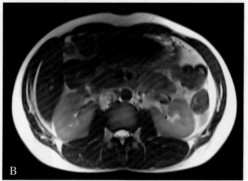

图 3-18　腹部 MRI 示左肾盂内等 T1 等 T2 信号可疑占位

A. T1 相；B. T2 相

左侧肾盂内见斑片状等 T1 等 T2 信号，DWI 呈稍高信号。左侧输尿管未见明显扩张，腹膜后未见明显肿大淋巴结。

初步诊断：左侧肾盂占位。

【临床决策分析】

患者为青年男性，以间歇性无痛肉眼血尿就诊，影像学检查提示左侧肾盂占位，不伴肾积水，增强 CT 见不均匀强化，因此首先考虑为肾盂尿路上皮癌，不排除鳞癌、腺癌以及来源于平滑肌层的肿瘤、肾盂息肉等。最初的治疗建议是行左侧肾输尿管全长切除术。因患者年轻，且在诊疗过程中对病情极其恐惧，顾虑重重，多次住院均不能下定决心进行手术，且其家属也较难于沟通，为明确其左侧肾盂肿物的性质，建议患者行输尿管镜检查，取肾盂处肿物活检行病理检查。检查结果回报为梭形细胞间叶性肿瘤，不支持尿路上皮癌，因此肿瘤来源于肾盂平滑肌层可能性大。该类型肿瘤在肾盂极为罕见，文献报道甚少，我们再次进行了详细的术前讨论，并多次与患者及家属进行沟通。考虑的治疗方式选择如下：①经皮肾镜肾盂肿瘤切除术。该手术可取得更多病理标本明确诊断，为行进一步治疗提供更多的证据，如为高度恶性肿瘤，可进一步行根治性切除，术后可配合放化疗。另外一个优点在于有可能完整切除病灶并保留左侧肾。但同时有术中出血量较大、经皮肾镜手术导致恶性肿瘤转移扩散或者穿刺道种植的风险。②输尿管软镜探查，左侧肾盂肿瘤激光切除术。本选择创伤最小，可以保留左侧肾，但其通道狭窄，激光切除不容易留取更多标本，有可能切除不完全、诊断不明确，甚至进行多次手术的风险，同时由于肾盂内压力升高，也有造成肿瘤扩散的风险。③左侧肾输尿管全长切除术。影像学及活检结果均显示恶性可能性大，该手术能彻底切除病灶，减少术中转移扩散的风险。但存在术后石蜡病理提示病变为良性的可能，切除一侧肾后，随着年龄增长，由于各种原因可能导致孤立肾功能下降，甚至尿毒症，需要透析治疗或肾移植。患者左侧肾盂肿物性质未完全确定，且患者及家属犹豫不决，保留肾的意愿非常强烈，经多次向患者及家属充分交代病情及各种治疗方案的优劣，患者最终决定选择经皮肾镜治疗，要求保留左侧肾。

【治疗过程】

患者左侧肾盂内占位明确，完善术前检查，评估无手术绝对禁忌，可耐受手术，于2016年1月全身麻醉下行输尿管镜探查活检。术中观察膀胱黏膜光滑，双侧输尿管口清晰，左肾盂中盏见一2 cm肿瘤，呈黄色，基底略宽，表面有出血坏死。用活检钳抓取10块组织后，留置D-J管、导尿管结束手术。KUB检查D-J管位置满意。术后病理结果：梭形细胞间叶性肿瘤，局部可见厚壁血管。细胞大小欠一致，可见少数核分裂象，不支持尿路上皮癌。免疫组化：Caldsmon（+），S-100（+），SMA（少数+），Desmin（少数+），Ki-67（阳性10%），CD34（−），CD68（−）。术后患者血尿减轻，强烈要求出院，2个月后因血尿加重再入院。经多次沟通，患者及家属选择保留左侧肾（具体分析见临床决策分析部分）的治疗方式，遂于2016年3月全麻下行左侧经皮肾镜下左侧肾盂肿瘤电切术、左侧输尿管支架置入术。截石位行膀胱镜探查，拔除左侧输尿管支

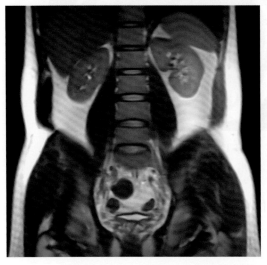

图 3-19　患者术后 MRI 示双肾、肾盂肾盏及输尿管未见异常

架管，更换为左侧输尿管导管后改为俯卧位，B超引导下穿刺左肾中盏成功，留置16 F外鞘后置入输尿管镜，见肾盂内一2 cm×1.5 cm乳头状肿物，宽基底，表面黏膜光滑。扩张通道后置入F22电切镜，距肿瘤边缘0.3 cm处将肿瘤完整切除，深至肾盂黏膜下层，创面电凝止血。再次电切肿瘤基底创面组织至肾窦脂肪层，分别送病理。彻底止血后，拔除输尿管导管，留置左侧输尿管支架管、肾造瘘管结束手术。术中出血50 ml。术后病理结果：（左肾盂肿瘤＋肿物基底）梭形细胞肿瘤。术后常规补液、镇痛、抗感染治疗，病情稳定。术后第6天拔除左侧肾造瘘管，复查KUB见D-J管位置满意，腹部彩超及MRI（图3-19）示双肾及肾盂、肾盏结构正常，输尿管无扩张。同日患者出院。

【预后】

患者术后规律复查，随访至 2020 年 1 月，其间未见血尿复发，恢复良好，未见肿物复发。此后患者失访。

【经验与体会】

1. 诊断不明确的肾盂肿瘤病理类型的鉴别：对于上尿路上皮肿瘤，尿路上皮癌最为常见，约占上尿路上皮肿瘤的 90%，可为单灶或多灶性，其细胞可呈扁平状（原位癌）、乳头状或无柄广基底状。因肾盂的肌层比输尿管要薄，因此肾盂肿瘤能更早浸润并穿透肌层生长并侵及肾实质。

非尿路上皮癌病理类型繁多，良恶性程度各异，最常见的是鳞癌（占上尿路上皮肿瘤的 0.7% ~ 7.0%）及腺癌（占比 < 1%）。鳞癌多与慢性炎症、止痛药滥用等有关。镜下见鳞癌组织分化较差，因此随着疾病发展更易侵袭周围组织。腺癌则多与长期尿路梗阻、泌尿系结石有关。发现时一般级别较高，预后较差。此外，纤维上皮息肉、神经纤维瘤、血管平滑肌脂肪瘤等也曾有过报道，其治疗方法与该类型常见部位肿瘤相似，以手术切除并辅助治疗为主。此例患者输尿管镜取活检结果为间叶性梭形细胞瘤，非常罕见，治疗也无确切的指南遵循，应注意与平滑肌源性肿瘤与外周神经肿瘤相鉴别。

2. 疾病治疗策略的选择：对于肾盂肿瘤，早期手术切除仍是最重要的治疗方法。Grainger 等研究发现，即使被认为良性的内翻性乳头状瘤，也有 18% 的恶变可能，早期切除预后较好。

而对于肾盂尿路上皮肿瘤，目前根治性肾输尿管全长切除术是治疗的"金标准"，切除范围为肾周筋膜及其内容物、输尿管全长、膀胱壁内段及输尿管开口。同时受侵的肾静脉、下腔静脉也应一并切除。这种方法并发症也很明显——术后肾功能储备下降，若各种原因导致对侧肾损伤，患者可能需透析或肾移植。因此术前评估对侧肾功能至关重要，不仅可评估对侧肾有无受累，还为治疗方案制定提供参考。

对于双肾受累、孤立肾、肾功能不全及保留肾愿望强烈的患者，若肿瘤分级较低，可考虑经皮肾镜或输尿管镜切除肿瘤。然而经内镜手术存在手术视野小、通道狭窄、切除不彻底、易造成肿瘤播散的风险。像膀胱灌注疗法一样，肾盂肿瘤术后经导管灌注药物（如卡介苗或丝裂霉素 C 等）被证明对手术预后有显著提高。该例患者因病理结果少见且不确切，建议其术后至肿瘤科接受化疗，但患者拒绝。

若肾盂尿路上皮肿瘤为晚期，发生广泛浸润、远处转移者，应行全身化疗治疗。目前认为化疗方案同膀胱癌，如 GC 或 M-VAC 方案，5 年生存率仅为 10% ~ 25%。近年来，PD-1、PD-L1 等免疫检查点抑制剂的兴起为晚期肾盂尿路上皮肿瘤的治疗带来了新的希望。

【小结】

来源于间叶组织的肾盂梭形细胞瘤较为罕见，病理检查未必能得到明确分型，因此综合超声、CT 及磁共振成像检查对推断肿瘤性质和指导治疗有重要意义。目前认为手术切除是治疗肾盂肿瘤最重要的方法，术前应对双侧肾功能进行评估。根治性肾输尿管切除术能够较完整地切除病灶，改善预后。但对于双侧受累或存在切除后肾功能不全而须接受透析或移植风险的患者，经内镜治疗能在保留肾功能前提下尽量切除肿瘤，但复发概率较前者大。因此应慎重权衡利弊，结合患者病情及意愿谨慎选择，争取最大的治疗收益。

（王　凯　张洪宪 编；马潞林 审）

参考文献

[1] Siegel R，Naishadham D，Jemal A. Cancer Statistics，2013 [J]. Cancer J Clin，2013，63（1）：11-30.

[2] Tian X，Zhao J，Wang YUE，et al．Sarcomatoid carcinoma of the renal pelvis：A case report［J］．Oncol Lett，2014，8：1208-1210．

[3] Smith AK，Matin SF，Jarrett TW．Urothelial Tumors of the Upper Urinary Tract and Ureter［M］．In：Wein AJ，Kavoussi LR，Partin AW，Peters CA，editors．Campbell-Walsh Urology．11th ed．Pheladelphia：Elsevier，2015：1365-1402．

[4] Blacher EJ，Johnson DE，Abdul-Karim FW，et al．Squamous cell carcinoma of renal pelvis［J］．Urology，1985，25（2）：124-126．

[5] Spires S，Banks E，Cibull M，et al．Adeocarcinoma of renal pelvis［J］．Arch Pathol Lab Med，1993，117：1156-1160．

[6] Grainger R，Gikas PW，Grossman HB．Urothelial Carcinoma Occurring Within an Inverted Papilloma of the Ureter［J］．J Urol，1990，143（4）：802-804．

[7] 吴孟超，吴在德．黄家驷外科学［M］．7版．北京：人民卫生出版社，2008：2367-2369．

[8] Gil S，Medina D De，Cussenot O，et al．Oncologic control obtained after exclusive flexible ureteroscopic management of upper urinary tract urothelial cell carcinoma［J］．World Journal of Urology，2010，28（2）：151-156．

[9] 张浩，张炎，司徒杰，等．经皮肾镜方法切除孤立肾肾盂肿瘤并灌注化疗1例报告［J］．中华腔镜泌尿外科杂志，2013，7（2）：64．

第八节　持续抗血小板药物治疗下的肾盂肿瘤一例

导读

随着我国人口老龄化的进程，合并有心脑血管病的肿瘤患者越来越多。这类患者在接受手术时，需要平衡手术出血与心脑血管不良事件的风险。围术期继续口服抗血小板药物可能会增加手术出血的风险，暂停抗血小板药物则可能会增加心脑血管不良事件的风险。此时，如何平衡风险是进行临床诊疗决策时必须面对的困难。通过我们在2019年对一例肾盂肿瘤患者的诊疗过程的分析，希望对今后类似病例的分析和正确选择治疗方式能够提供一些帮助。

【病例简介】

患者男性，67岁，间歇无痛全程肉眼血尿3年余，复发半月余。

患者于3年前无明显诱因出现无痛肉眼血尿，于外院对症治疗后好转，未行系统治疗。7个月前于外院行增强磁共振成像考虑肾盂癌可能性大，建议先行冠心病治疗，于我院心脏外科行冠脉造影示LCA双开口。LAD：中段发出D2处狭窄70%～80%，D2近段狭窄50%，LCX：管腔不规则；RCA：全程管腔不规则，近中段狭窄30%～40%，PDA长病变，狭窄40%～50%。住院期间出现持续性血压高值及血象异常，请心内科及血液科会诊，怀疑存在原发性血小板增多症，完善骨髓穿刺后于血液科门诊就诊，予以治疗性血细胞分离、口服羟基脲治疗，并监测血小板。血小板恢复正常后，2月余前在我院行小切口左乳内动脉 - 冠状动脉旁路移植术，术后恢复可。2周前再次出现肉眼血尿，无发热、尿频、尿急、尿痛等不适，于我院就诊，行CTU增强示左肾盂占位，移行细胞癌（？），左肾实质受侵，左肾功能减低，双肾多发小囊肿，右肾下极低密度影，肝囊肿，胆囊腺肌症。为求进一步诊治于2019年2月入我科。发病以来，睡眠食欲正常，近2周未再出现血尿，大便正常，体重无明显变化。

既往史：高血压病史15年，最高200/100 mmHg，口服硝苯地平缓释片20 mg bid，美托洛尔 47.5 mg qd，培哚普利 4 mg qd，血压控制可。冠心病史 3 年。2 月余前在我院行小切口左乳内动脉 - 冠状动脉旁路移植术，原发性血小板增多症 7 月余，口服阿司匹林肠溶片 75 mg qd，羟基脲 0.5 g bid，碳酸氢钠 1 g bid，2 年前在外院行左输尿管取石术。否认脑血管病、糖尿病等其他内科疾病史。

　　体格检查：血压 142/77 mmHg，神清语利，精神可，左胸部术后瘢痕，心肺查体未及明显异常，腹平软，全腹无明显压痛及反跳痛，肠鸣音正常，双侧肾区无叩痛，双侧下肢无水肿。

　　实验室检查：尿找肿瘤细胞阴性，PLT $239×10^9$/L，肾功能：Cr 119 μmol/L；术后 1 周 Cr 105 μmol/L；PLT $157×10^9$/L。

　　影像学检查：CTU 增强（图 3-20）：左侧肾盂肾盏见软组织肿块影，侵及左肾上极，增强扫描病灶见明显不均匀强化，左肾实质强化程度减低，排泌期部分肾盏内见少量造影剂进入。左肾周见多发索条影，腹膜后未见明显肿大淋巴结。双肾另见多发小圆形低密度影，无强化，大者约 1.4 cm。右肾下极见低密度区。右肾排泌功能、肾盂肾盏形态未见异常。扫及肝类圆形低密度影，胆囊底部壁增厚。诊断结论：左肾盂占位，移行细胞癌（？），左肾实质受侵，左肾功能减低，双

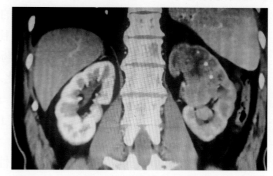

图 3-20　左侧肾盂肿物

肾多发小囊肿，右肾下极低密度影，肝囊肿，胆囊腺肌症。肾动态显像：左肾血流灌注、肾功能、肾小球滤过率减低，上尿路引流情况无法准确评估；右肾血流灌注、肾功能、肾小球滤过率正常，上尿路引流情况尚可，利尿试验未见明显异常。左肾 GFR 24.35 ml/min（减低），右肾 GFR 54.54 ml/min（正常）。

　　初步诊断：左侧肾盂肿物。

【临床决策分析】
　　诊断：患者长期间歇无痛性肉眼血尿病史，严重时血块填塞膀胱，在外院多次行膀胱冲洗，严重影响生活质量，患者检查同时发现左侧肾盂占位，增强 CT 示不均匀强化，诊断首先考虑左侧肾盂癌。金标准的手术方式为左肾输尿管全长切除术。但患者长期高血压及冠心病病史，2 月余前行小切口左乳内动脉 - 冠状动脉旁路移植术，需服用抗血小板药物，服药后加重了血尿症状。由于患者心血管情况差，多家医院拒绝为其行肾盂癌手术治疗。一方面，尿路上皮癌属于恶性度较高的肿瘤，延迟手术可能会造成肿瘤进展，并且口服抗血小板药物后血尿加重；另一方面，患者冠脉旁路移植术后需要维持抗血小板治疗，停用抗血小板药物可能会造成旁路移植的通路血栓形成，但维持抗血小板药物治疗对于进行手术治疗有潜在的增加出血风险，如何平衡手术出血与心脑血管不良事件的风险是患者诊治过程中的难题。

　　治疗：我院行多学科会诊后，为了保证心血管安全，决定在不停抗血小板药物的情况下进行手术。为了缩短手术时间，降低患者麻醉风险，请心外科、麻醉科评估手术风险后决定行后腹腔镜左肾根治性切除术、左侧输尿管大部切除术治疗。

【治疗过程】
　　患者入院后完善 CTA，请心外科评估手术风险后，在全身麻醉下行后腹腔镜左肾根治性切除术、左侧输尿管大部分切除术，术中严格按照解剖层面进行手术，每一步均确切止血，手术顺利。术中出血约 10 ml，未输血。术后入住 ICU，1 天后转回普通病房，术后使用硝酸甘油泵入舒张冠脉血管，术后 1 天即恢复阿司匹林等口服药物，术后 2 天停硝酸甘油后出现剑突下 - 左胸不适，持续超过半小时，心电图示窦性心律，96 次 / 分，3 导联 Q 波形成，5、6 导联 T 波低平，血气分析 PO_2 67 mmHg，CK 355 U/L，BNP 1040 pg/ml，TnI < 0.010 ng/ml，CK-MB < 2.0 μg/L，

予监测心肌酶、心电监护、吸氧及硝酸异山梨酯 30 mg 泵入治疗后好转，使用单硝酸异山梨酯控制至出院。术后 5 天拔出引流管出院。术后第一天引流 100 ml，第二天 75 ml，第三天开始少于 20 ml。术后病理提示杂合性嗜酸细胞 / 嫌色细胞肾肿瘤，免疫组化 CK7（+），CK20（+），CA Ⅸ（−），CD117（+），Cathepsin（−）。

【预后】

患者自 2019 年术后定期复查，随访至 2020 年 1 月未见肿瘤复发，肾功能良好，术后 1 年 Cr 149 μmol/L，PLT 538×10^9/L。

【经验与体会】

1. 冠心病患者术前停用抗血小板药物的安全性：关于暂停抗血小板药物是否会增加围术期主要不良心血管事件的发生，研究结果相差比较大，尤其体现在欧美和亚洲之间。文献报道，在亚洲人群中冠心病患者术前停用抗血小板药物是较为安全的。对于冠脉支架置入术后的患者，停用抗血小板药物要在基本完成支架内皮化之后进行，冠状动脉血管内裸金属支架（bare-metal stents，BMS）完成内皮化最快需要 1 个月，药物洗脱型支架（drug-eluting stents，DES）完成内皮化需 1 年，也就是抗血小板治疗至少持续 1 年，择期手术可在此之后进行，术后视出血情况尽早恢复抗血小板药物。

2. 不停抗血小板药物进行手术的安全性：关于是否应当在围术期持续口服抗血小板药物，研究结论并不一致。多数研究证实术前持续口服抗血小板药物会显著增加外科手术的出血风险和围术期输血概率，但也有研究认为不会增加出血风险。一项专门针对泌尿外科手术的文献研究指出，当抗血小板药物为二级预防措施时，可以在所有泌尿外科手术中继续使用，同时术中要特别注意止血。当为一级预防措施时，可视患者情况停药。而近几年的文献指出，在进行腹腔镜或机器人前列腺癌根治术、机器人肾部分切除术时，持续应用阿司匹林单药抗血小板治疗并不增加出血风险，而应用阿司匹林和氯吡格雷双重抗血小板药物治疗时，出血并发症发生风险升高。本例患者由于评估心血管意外发生的风险高，故采取了维持阿司匹林抗血小板的治疗，同时为了缩短手术时间，采取了腹腔镜左侧肾根治性切除、左侧输尿管大部切除的策略，取得了较好的手术效果。

【小结】

对于心血管意外高危的患者，不停抗血小板药物行肾盂癌手术是可行的，但术中应仔细操作，注意止血。

（赵　勋　张洪宪 编；马潞林 审）

参考文献

[1] 黄伟明，齐康，陈志茂，等. 冠状动脉支架植入后肺癌患者行肺切除术的围手术期结局 [J]. 中国肺癌杂志，2020，23（1）：36-40.

[2] 冷培俊，杨晓峰，尚琳. 经尿道前列腺电切术围手术期抗凝药物的管理 [J]. 现代泌尿外科杂志，2018，23（2）：150-156.

[3] Culkin DJ, Exaire EJ, Green D, et al. Anticoagulation and antiplatelet therapy in urological practice：ICUD/AUA review paper [J]. J Urol，2014，192：1026-1034.

第九节　血尿症状首诊的癌栓患者一例

❗ 导读

　　血尿是泌尿外科常见的主诉之一。血尿的原因可以有很多，可以是简单的泌尿系感染，可以是肾炎等内科疾病引起的，也可以是"胡桃夹"综合征等血管疾病引起的，当然也可以是肿瘤。无痛肉眼血尿首先想到的是尿路上皮肿瘤。膀胱癌可以通过膀胱镜探查活检快速明确，但对于伴发血尿的上尿路肿瘤，有时在术前做出准确判断则较为困难。

【病例简介】

　　患者男性，55 岁，间断肉眼血尿 1 个月入院。

　　患者 1 个月前晨起运动后发现尿色深，呈茶色，当日下午转为鲜红色，未见凝血块。无尿频、尿急、尿痛，无腰痛，无发热。于当地医院就诊，以"血尿待查"收入院，行增强 CT 检查，提示下腔静脉及右肾静脉血栓形成，于介入血管外科行尿激酶溶栓、下腔静脉滤网置入治疗。取出滤网时将脱落栓子送检病理，提示"透明细胞癌"。后患者间断出现肉眼血尿，尿液颜色为茶色或洗肉水样。现患者为求进一步诊治来我院，门诊于 2018 年 8 月以"右肾占位伴下腔静脉癌栓"收入院。患者自发病以来精神、食欲、睡眠可，大便如常，体重无明显变化。

　　既往史： 尿激酶溶栓治疗第 6 天出现皮肤过敏反应，停药后好转。否认高血压、心脏病、糖尿病等内科疾病史。1 个月前于外院行下腔静脉滤网置入术，2 周前取出滤网。

　　体格检查： 心肺查体未及明显异常，腹平软，全腹无明显压痛、反跳痛，肠鸣音正常，双侧肾区无叩痛，双侧下肢无水肿。

　　实验室检查： 血常规：血红蛋白 117 g/L；肾功能：Cr 103 μmol/L。3 次晨尿找肿瘤细胞均未见肿瘤细胞。

　　影像学检查：

　　超声造影： 右肾大小约 10.9 cm×7.5 cm×7.0 cm，结构不清，右肾静脉内可见不规则中低回声填充，延续至下腔静脉。下腔静脉内低回声范围约 8.7 cm×3.1 cm，其内可见少量血流信号。超声提示：右肾静脉及下腔静脉超声造影提示癌栓形成，不除外合并血栓。

　　泌尿系 CT 增强（图 3-21 ～图 3-22）：右肾实质及肾窦部见软组织密度影填充，密度不均匀，边界不清，增强扫描不均匀强化，肾周脂肪间隙模糊，右输尿管中上段增粗，壁毛糙，肾周筋膜增厚。腹膜后肿大淋巴结。CT 提示右侧尿路上皮癌（？）并下腔静脉、右肾静脉癌栓形成，腹

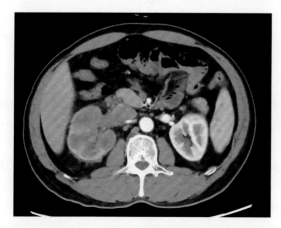 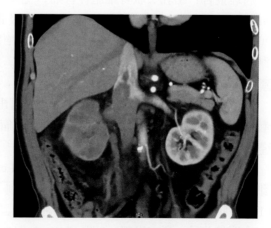

图 3-21　泌尿系 CT 增强动脉期（轴位）　　　　图 3-22　泌尿系 CT 增强动脉期（冠状位）

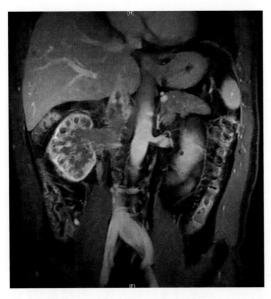

图 3-23　腹部 MRI T2 相（冠状位）

膜后肿大淋巴结，右侧副肾动脉，肝多发囊肿。

腹部 MRI（平扫＋增强）（图 3-23）：右肾恶性肿瘤，尿路上皮癌（？）并下腔静脉、右肾静脉癌栓形成，腹膜后肿大淋巴结，肝多发囊肿，左肾小囊肿。

PET-CT：右肾占位，代谢活性增高，考虑恶性，伴右肾盂及包膜侵犯，伴右肾静脉，下腔静脉瘤栓形成，腹膜后淋巴结转移。

肾动态显像：左肾 GFR 43.16 ml/min，正常；右肾 GFR 20.23 ml/min，减低（参考值下限为 39 ml/min）。左肾血流灌注、肾功能、肾小球滤过率正常，上尿路引流通畅。右肾肾功能严重受损，上尿路引流情况无法评估。

初步诊断：右肾占位伴下腔静脉瘤栓，Mayo Ⅱ级。

【临床决策分析】

诊断：患者男 55 岁，间歇性全程肉眼血尿，泌尿系 CT 增强显示右肾实质及肾窦部见软组织密度影填充，密度不均匀，边界不清，增强扫描不均匀强化，肾周脂肪间隙模糊，右输尿管中上段增粗，壁毛糙，肾周筋膜增厚。腹膜后肿大淋巴结。CT 报告右侧尿路上皮癌并下腔静脉、右肾静脉癌栓形成，腹膜后肿大淋巴结。腹部 MRI 报告：右肾恶性肿瘤，尿路上皮癌并下腔静脉、右肾静脉癌栓形成，腹膜后肿大淋巴结。MDT 讨论认为，肿瘤无明显假包膜，无"快进快出"征象，从影像学上并不支持典型的透明细胞癌的诊断。但是外院静脉滤网带出组织的病理提示为透明细胞癌，病理科医师认为组织少，透明细胞癌与乳头状细胞癌不易鉴别，综合分析认为乳头状肾细胞癌伴瘤栓可能性最大，其次肾盂癌伴瘤栓也有可能，需病理诊断证实。患者 PET-CT 提示有腹膜后淋巴结转移，未见远处器官转移。

治疗：经全科讨论后决定积极行右肾根治性切除、下腔静脉瘤栓切取术，清扫肿大淋巴结。根据术后病理再决定进一步治疗。瘤栓血供不明显，考虑软瘤栓可能性大，瘤栓上极较窄，术中脱落风险大，要充分告知家属。

【治疗过程】

行开腹探查右肾癌根治＋下腔静脉癌栓取出术。手术过程顺利，术中一并切除右肾、右肾上腺、瘤栓及腹主动脉 - 腔静脉间肿大的淋巴结。下腔静脉阻断时间 22 min，术中出血 300 ml。

病理报告：①乳头状肾细胞性肾癌，免疫组化结果支持为 Ⅱ 型乳头状肾细胞癌，肿瘤大小 4 cm×2 cm×0.5 cm，2016 WHO ISUP 核分级 Ⅱ 级，可见多发脉管内癌栓，肾静脉内可见癌栓，未见明确神经侵犯，癌侵及肾窦及肾周脂肪组织，输尿管断端未见癌。②腹主动脉 - 腔静脉间淋巴结未见癌转移（0/3）。③肾上腺未见癌累及。

【预后】

患者术后辅助舒尼替尼治疗，2019 年 3 月出现肝转移，4 月行介入治疗，并更换靶向药为阿昔替尼，效果亦差。患者 2019 年 12 月死于肿瘤转移。

【经验与体会】

1. 乳头状肾细胞癌癌（papillary renal cell carcinoma，pRCC）是仅次于透明细胞癌的第二大肾细胞癌亚型，占全部肾细胞癌的 15%～20%。根据肿瘤细胞及结构特征，乳头状肾细胞癌分为 1 型（嗜碱性）和 2 型（嗜酸性）两种亚型，其病理形态、分子生物学特征、临床表现及预后均存在明显差异。研究发现，1 型 pRCC 中 81% 有 *MET* 基因改变或携带 *MET* 基因的 7 号染色体变异，2 型 pRCC 分子特征表现为 *CDKN2A* 沉默、*SETD2* 突变、*TFE3* 融合以及 NRF2ARE 通路表达增加。1 型均为边界光滑、清楚的圆形肿块，而 2 型多为不规则形或类圆形分叶状肿块，边界不清楚，这与 2 型肿瘤细胞级别高、侵袭性强、周围组织受累较多有关。

2. 乳头状肾癌的影像学表现：因乳头状肾细胞癌为乏血供肿瘤，增强 CT 上强化程度低于透明细胞癌，大多呈渐进性轻度强化。MRI 检查上，乳头状肾细胞癌在 T1WI 上一般呈等信号，内部可见片状高信号，在 T2WI 上实性部分主体为低信号。

3. 乳头状肾癌的预后：2 型乳头状肾细胞癌恶性程度显著高于 1 型，2 型患者 Fuhrman 分级高、血管侵犯多。Kim 等报道的 74 例下腔静脉癌栓的肾癌患者中，12 例为乳头状肾细胞癌，均为 2 型。Pignot 等对 130 例 PRCC 患者进行随访，2 型的临床分期和微血管侵犯都高于 1 型，27% 的 2 型患者死因与肿瘤相关，而 1 型仅为 7%。5 年生存率 2 型为 55%，1 型为 89%。

4. 乳头状肾癌的靶向治疗：与转移性肾透明细胞癌（ccRCC）相比，乳头状肾细胞癌（pRCC）对血管内皮生长因子受体（VEGFR）TKI 和 mTOR 抑制剂疗效差，5 年生存率仅 13.3%，而 ccRCC 的 5 年生存率达 19.7%。MET 抑制剂卡博替尼用于转移性 pRCC，ORR 达 27%（18/66），DCR 达 73%（48/66），明显优于血管内皮生长因子受体（VEGFR）TKI 和 mTOR 抑制剂，有较好的应用前景。

【小结】

对于以血尿为症状的肾乏血供病灶伴瘤栓，除尿路上皮肿瘤外，乳头状肾细胞癌 2 型也是一种需要考虑的病理类型。

（田　雨　王国良　编；马潞林　审）

》》参考文献

[1] Lopez-Beltran A，Scarpelli M，Montironi R，et al. 2004 WHO classification of the renal tumors of the adults [J]. Eur Urol, 2006, 49：798-805.

[2] Moch H，Cubilla AL，Humphrey PA，et al. The 2016 WHO classification of tumours of the urinary system and male genital organs-part a：renal, penile, and testicular turnouts [J]. Eur Urol, 2016, 70：93-105.

[3] Allory Y，Ouazana D，Boucher E，et al. Papillary renal cell carcinoma：prognostic value of morphological subtypes in a clinicopathologic study of 43 cases [J]. Virchows Archiv, 2003, 442：336-342.

[4] 丁振山，马潞林. 乳头状肾细胞癌不同分型间的差异及相关研究进展 [J]. 中华泌尿外科杂志，2019，40（1）：69-72.

[5] Kosaka T，Mikami S，Miyajima A，et al. Papillary renal cell carcinoma：clinicopathological characteristics in 40 patients [J]. Clin Exp Nephrol, 2008, 12：195-199.

[6] Kim KH，You D，Jeong IG，et al. Type II papillary histology predicts poor outcome in patients with renal cell carcinoma and vena cava thrombus [J]. BJU Int, 2011, 110：673-678.

[7] Pignot G，Elie C，Conquy S，et al. Survival analysis of 1 30 patients with papillary renal cell carcinoma：prognostic utility of type 1 and type 2 subclassification [J]. Urology, 2007, 69：230-235.

[8] Kaldany A，Paulucci DJ，Kannappan M，et al. Clinicopathological and survival analysis of clinically advanced papillary and chromophobe renal cell carcinoma [J]. Urol Oncol, 2019, 37（10）：727-734.

[9] Motzer RJ，Barrios CH，Kim TM，et al．Phase Ⅱ randomized trial comparing sequential first-line everolimus and second-line sunitinib versus first-line sunitinib and second-line everolimus in patients with metastatic renal cell carcinoma［J］．J Clin Oncol，2014，32（25）：2765-2772.

[10] Martinez Chanzá N，Xie W，Asim Bilen M，et al．Cabozantinib in advanced non-clear-cell renal cell carcinoma：a multicentre，retrospective，cohort study［J］．Lancet Oncol，2019，20（4）：581-590.

第一节　输尿管 IgG4 相关硬化性疾病保守治疗一例

 导读

　　IgG4 相关硬化性疾病（immunoglobulin G4 related sclerosing disease，IgG4-RSD）是近年来逐渐被认识到的一类以淋巴浆细胞浸润、多器官纤维化变性为特征的免疫性疾病，在泌尿系统主要累及肾及膀胱。该病以输尿管为原发灶的报道较少，过去被称作特发性腹膜纤维化（idiopathic retroperitoneal fibrosis，IRF）或输尿管炎性假瘤（ureter inflammatory pseudotumor，UIPT）。患者以 40 岁以上男性多见，多数患者因体检发现，无任何症状，影像学检查可见输尿管走行区占位，易被误诊为尿路上皮癌，导致进一步做了肾输尿管全长切除等错误的治疗。在此分析一例 2017 年 12 月就诊于我院的累及输尿管中段的 IgG4-RSD 患者的诊疗过程，希望为今后该病的诊断及治疗规划提供参考。

【病例简介】

　　患者男性，44 岁，主因"左下腹隐痛 2 个月"入院。

　　患者入院 2 月前无明显诱因出现左下腹隐痛，呈间断性，无远处放射，无血尿、排尿困难或膀胱刺激征。1 个月后外院就诊，CT 示"左侧输尿管走行区软组织结节，肿瘤可能性大"，盆腔 MRI 示"盆腔内占位侵及输尿管，炎性病变可能，肿瘤不除外"。诊断为盆腔占位、左肾积水。为进一步治疗入我科，发病以来睡眠、饮食良好，二便可，体重无明显变化。

　　既往史：高血压 1 年，缬沙坦、氨氯地平治疗，控制良好。否认其他内科疾病或传染病。

　　体格检查：体温 36.3℃，血压 139/88 mmHg。神清语利，自主体位，心肺查体无异常。腹平软，无压痛或反跳痛，肠鸣音正常。双侧肾区无隆起，无压痛或叩痛，未扪及肿物。输尿管走行区无压痛，膀胱区无隆起及压痛。双下肢无水肿。

　　实验室检查：肾功能：Cr 105 μmol/L，BUN 5.2 mmol/L。血清 IgG4 亚型 0.607 g/L，补体 C3 0.900 g/L，补体 C4 0.170 g/L。

　　影像学检查：腹部彩超（图 4-1）：左肾盂增宽约 1.8 cm，左输尿管上段宽约 1.1 cm，中部输尿管旁软组织内可见一低回声包块，形态不规则，中心强回声，局部累及输尿管壁，上方输尿管增宽约 1.0 cm，下端输尿管显示不清。泌尿系 CT（CTU）（图 4-2）：左侧髂血管旁不规则软组织肿物，大小 3.8 cm × 2.9 cm，边界不清，CT 值 39 HU，内多发点状钙化。增强扫描动脉期、静脉期 CT 值分别为 72 HU、80 HU，包绕左侧输尿管，近端输尿管、肾盂、肾盏扩张。左

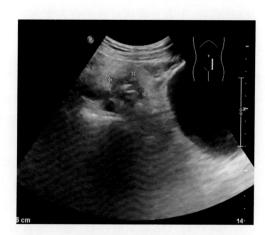

图 4-1　腹部彩超见左侧输尿管旁低回声占位

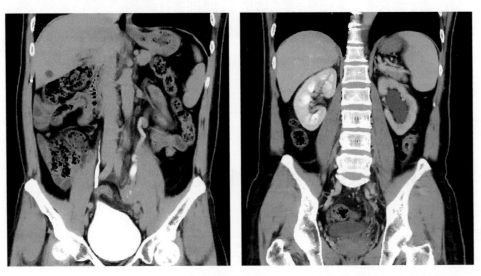

图 4-2　CTU 见左侧髂血管旁不规则软组织肿物，近端输尿管、肾盂、肾盏扩张

肾强化减低，排泄期对比剂退出延迟。盆腔 MRI：盆腔内占位侵及输尿管并左侧输尿管、肾盂肾盏扩张、积水，炎性病变可能，肿瘤不除外。肾动态显像：左肾显影延迟且浅淡，左肾肾图呈低水平延长线型。GFR 右肾 55.71 ml/min，左肾 15.67 ml/min。结论：左肾肾功能严重受损，上尿路引流情况无法评估。

初步诊断：左侧输尿管区占位；左肾积水；高血压。

【临床决策分析】

诊断：患者为青年男性，因下腹痛 2 个月入院，影像学检查发现左侧输尿管走行区周围软组织占位，近端肾盂、输尿管扩张积水，远端排泄期无造影剂通过，左侧输尿管中下段周围占位有轻度强化，不除外左侧输尿管癌，但考虑到患者无血尿病史，也不排除良性病变如输尿管息肉或因输尿管外的肿瘤压迫输尿管导致梗阻。根据我科既往经验，左侧输尿管周围炎症性病变如输尿管 IgG4-RSD 等也应考虑。患者较为年轻，病史不典型，虽在多家医院考虑左侧输尿管癌，拟行左侧肾输尿管全长切除术，但目前患者诊断仍不明确。

治疗：我科建议进一步行输尿管镜探查活检及超声引导下穿刺取活检明确诊断。因患者受累输尿管以上节段及肾盂积水明显，左肾 GFR 为 15.67 ml/min，功能下降，在左侧输尿管镜探查活检术中，可放置输尿管支架管暂时缓解梗阻，保护肾功能。若病理结果为恶性，可进一步行根治性肾、输尿管全长切除术；若为良性，则根据病变性质再次讨论治疗方案。向患者及家属充分解释病情后，患者及家属对该治疗方案表示接受。

【治疗过程】

患者入院后完善术前常规检查，接受了超声引导下盆腔肿物穿刺活检，于腰麻下行纤维膀胱镜检查、左侧输尿管镜探查、左侧输尿管支架置入术。术中见膀胱黏膜光滑，双侧输尿管口清晰，插入输尿管镜时发现左侧输尿管口狭窄，多次尝试插入 F8/9.8 输尿管镜失败，换用 F6/7.5 输尿管镜后成功进入。上行 6 cm 见输尿管外压型狭窄，黏膜苍白，通过狭窄段后未见输尿管腔内及肾盂占位，因此判断肿瘤并非来自输尿管尿路上皮，暂留置输尿管支架及导尿管后结束探查。后穿刺病理回报：穿刺组织内见较多浆细胞、组织细胞及急、慢性炎性细胞，符合慢性化脓性炎。免疫组化结果：CD138（+），IgG4（部分 +），Kappa（+），Lambda（+）。

结合探查发现及病理结果，考虑输尿管 IgG4-RSD 可能性大，故完善了 IgG4 定量及补体 C3、C4 检查（结果如前述）。随后患者分别于我院及外院风湿免疫科门诊就诊，诊断高度怀疑 IgG4-RSD，遵嘱予口服免疫调节剂雷公藤多苷、甲泼尼龙及他莫昔芬行诊断性治疗。考虑到保

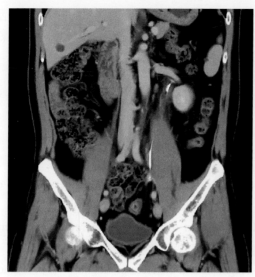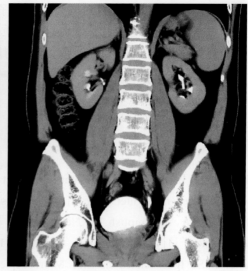

图 4-3　患者药物治疗 3 个月后 CT 示肿物明显缩小，肾盂、输尿管扩张好转

守治疗疗程较长且输尿管梗阻已缓解，向患者交代病情后，患者及家属决定出院，继续药物治疗。3 个月后患者复查 CT（图 4-3）见肿物较前明显缩小，直径约 1.3 cm，近端输尿管、肾盂、肾盏扩张明显好转。拔除输尿管支架管后继续院外保守治疗，复查未见明显左侧肾积水。

【预后】

患者出院后继续保守治疗。随访至 2018 年 3 月未见肿物进展或复发。治疗 3 月后肌酐 88 μmol/L，后患者未再回院复查。近期电话随访患者，诉出院后口服雷公藤多苷及他莫昔芬约半年，口服泼尼松约 1 年，后在当地复查，未见左侧肾积水。

【经验与体会】

1．相对少见的输尿管 IgG4 相关性疾病的准确诊断：对于肾尚残存功能、肾皮质较厚者，如本例患者，直接行肾输尿管全长切除显然不妥。本例我们选用了超声引导下穿刺活检 + 输尿管镜探查的方法明确该肿物为炎性细胞浸润，且并非源自尿路上皮，适时邀请风湿免疫科会诊辅助治疗，避免了手术切除，为患者争取了最大获益。因此对于输尿管走行区特殊病变、无明确血尿病史的患者，我们建议：仔细询问感染及免疫疾病病史、检测 IgG4 与补体水平、完善穿刺活检和输尿管镜探查，对明确该病诊断、选择治疗方案是有意义的。

2．临床上 IgG4-RDS 的鉴别诊断：有研究显示血清 IgG4 水平升高并非 IgG4-RSD 诊断的充分条件，多种常见病均会造成血清 IgG4 高于正常。

（1）感染：细菌、病毒、真菌、寄生虫感染等都可能导致血清 IgG4 升高或浆细胞浸润。合并可疑感染的患者，注意收集病原学证据，抗感染治疗有效也可帮助鉴别。

（2）肿瘤：IgG4-RSD 也具有类似肿瘤呈侵袭性生长的特性，使其与恶性肿瘤的鉴别极具挑战，前面也提及建议行 IgG4 水平的检查，但用不同的方式取活检是最重要的。Moriarty 等报道穿刺检查因取材少易导致假阴性，因此其结果并非完全可靠。另外研究发现近 20% 的 IgG4-RSD 患者血清 IgG4 及补体检测结果无异常，误诊率仍较高，相当数量患者通过术后病理而确诊。因此我们应综合分析各项检查结果以尽可能明确诊断，对于确诊困难的患者，可以多次取活检或者行激素等诊断性治疗，也有助于明确诊断。但临床上仍有不少病例术前误诊为恶性肿瘤而行手术切除后才明确诊断。

（3）ANCA 相关性疾病：IgG4-RSD 可见多器官受累，部分病例可有 ANCA 阳性，应注意鉴别。

【小结】

IgG4-RSD 累及输尿管的病例较为少见，极易误诊为输尿管尿路上皮癌。因治疗策略不同，积极取活检明确诊断意义重大。对疑诊患者应仔细询问病史、检查 IgG4 定量、进行穿刺活检及内镜检查，根据综合的检查结果来判断病变性质，必要时联合风湿免疫科谨慎选择治疗方案。该病以内科治疗为主，应密切随访，导致无功能肾时可考虑手术治疗。

（王　凯　张洪宪 编；马潞林 审）

参考文献

[1] Marando A，D'Ambrosio G，Catanzaro F，et al. IgG4-related disease of the ureter：Report of two cases and review of the literature [J]. Virchows Arch，2013，462（6）：673-678.

[2] Moriarty MA，Dahmoush L，Nepple KG. IgG4 related disease of the ureter（Inflammatory Pseudotumor）[J]. J Urol，2014，191（4）：1126-1127.

[3] Detlefsen S. IgG4-related disease：Microscopic diagnosis and differential diagnosis [J]. Pathologe，2019，40：619-626.

[4] Ebbo M，Grados A，Schleinitz N. IgG4-related disease [J]. N Engl J Med，2012，366：539-551.

[5] Evans RDR，Cargill T，Goodchild G，et al. Clinical Manifestations and Long-term Outcomes of IgG4-Related Kidney and Retroperitoneal Involvement in a United Kingdom IgG4-Related Disease Cohort [J]. Kidney Int Reports，2019，4（1）：48-58.

第二节　输尿管良性病变导致无功能肾肾切除一例

导读

输尿管 IgG4 相关硬化性疾病是一种输尿管炎症性疾病，可引起输尿管狭窄，继发肾积水，甚至进展为无功能肾。其术前诊断困难，常被误诊为输尿管尿路上皮癌。通过我们在 2019 年对一例患者的诊疗过程的分析，希望对今后类似病例的分析和正确选择治疗方式能够提供一些帮助。

【病例简介】

患者男性，34 岁，主因"左侧腰部疼痛不适 7 年，体检左肾积水 2 个月"于 2019 年 2 月入院。

患者于 7 年前出现偶发左侧腰部疼痛，无明确诱因，疼痛性质为钝痛，不伴明显放射。期间未行规律诊治。2 个月前体检时发现左侧肾积水。于当地医院行全腹 CT 平扫示左侧输尿管下段实性占位伴以上输尿管及肾盂、肾盏显著扩张，左肾实质萎缩，建议行 CT 增强扫描除外肿瘤。行 CT 增强扫描示左侧输尿管下段实性结节，输尿管癌可能大，伴上段输尿管、肾盂明显扩张，左肾实质大部萎缩，低灌注。为求进一步诊疗收入我科，发病来饮食睡眠可，二便规律，体重未见明显变化。

既往史：既往体健。否认高血压、糖尿病、心脑血管病等其他内科疾病史。

体格检查：血压 111/67 mmHg，神清语利，精神可，心肺查体未及明显异常，腹平软，全腹无明显压痛、反跳痛，肠鸣音正常，左侧肾区轻微叩痛，右侧肾区无叩痛，双侧输尿管走行区及膀胱区未及明显压痛、反跳痛，双侧下肢无水肿。

实验室检查：尿找肿瘤细胞阴性，NMP22 阴性，肾功能：Cr 90 μmol/L；术后 1 周 Cr 74 μmol/L。

　　影像学检查：CTU 增强（图 4-4）：左输尿管下段局部壁增厚，管腔明显狭窄，范围约 2.3 cm×1.6 cm×3.7 cm，CT 值约 50 HUPS、60 HUCEA、80 HUCEV；继发近端上段输尿管及肾盂明显积水扩张，肾实质明显变薄。CTU：左侧上尿路未见对比剂排泄；右侧肾盂、肾盏、输尿管及膀胱充盈可，未见明显异常。右肾、双肾上腺、肝、胆囊、胰、脾未见明显异常密度及强化征象。腹盆腔未见明显肿大淋巴结及积液征。诊断结论：左输尿管下段占位，继发近端上尿路积水，符合左侧无功能肾表现。肾动态显像：①右肾血流灌注、

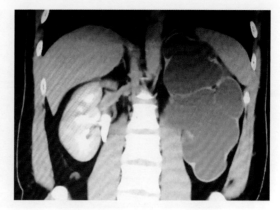

图 4-4　左侧积水，左侧无功能肾

肾功能、肾小球滤过率正常，上尿路引流不畅（受积水影响 GFR 有高估风险）。②左肾未显影，无功能。左肾 GFR 7.9 ml/min（明显减低），右肾 GFR 87.37 ml/min（正常）。

　　初步诊断：左侧输尿管占位，左肾积水，左侧无功能肾。

【临床决策分析】

　　诊断：青年男性，慢性病程，左侧腰部胀痛 7 年，发现左侧肾积水 2 个月，影像学检查发现左侧输尿管下段实性占位，伴有上尿路积水，继发左侧肾无功能，诊断首先不除外左侧输尿管癌，输尿管狭窄继发上尿路积水、左侧无功能肾，但考虑到患者年纪轻，病程长，无明显血尿症状，尿找肿瘤细胞和 NMP22 均为阴性，左侧输尿管下段占位也不能完全除外良性可能。

　　治疗：目前患者左肾重度积水，左肾皮质菲薄，GFR 仅有 7.9 ml/min，存在切除左侧肾的指征，为了能一次手术切干净病灶，我们选择行腹腔镜左肾输尿管全长切除术。充分交代病情后，患者及家属接受上述治疗方案。

【治疗过程】

　　完善术前准备，患者在全身麻醉下行后腹腔镜左侧肾输尿管全长切除术、左侧输尿管下段及膀胱袖状切除术。由于左侧肾巨大，手术空间狭小，为了避免被动打开肾皮质后尿液污染术野，选择术中主动打开肾皮质，主动吸出积水 1300 ml，缝合打开处肾皮质，避免尿液流动至其他部位，之后顺利完成手术。术中见输尿管肿物位于左侧髂血管分叉处，质地坚硬，与周围粘连紧密。术中出血约 30 ml，未输血。术后恢复好，术后 5 天拔除引流管出院。标本切开后，见左侧输尿管占位质地均匀、实性（图 4-5 ～图 4-6），术后病理诊断：输尿管 IgG4 相关性硬化性疾病；输尿管管壁局灶纤维结缔组织增生伴玻璃样变性，其内可见以浆细胞为主的慢性炎性细胞浸润，倾向于输尿管 IgG4 相关性硬化性疾病。肾小球硬化伴数目显著减少，肾小管显著萎缩伴肾间质纤维化。免疫组化：CD138（+），CK 混（-），IgG（-），IgG4（大部分浆细胞 +），MUM1（+），Kappa（+），Lambda（+）。

【预后】

　　患者自 2019 年术后定期复查，随访至 2019 年 3 月肾功能良好，术后 1 个月 Cr 89 μmol/L，此后患者未再复查。

【经验与体会】

　　1. IgG4 相关硬化性疾病是什么？发生于输尿管常见吗？

　　IgG4 相关硬化性疾病是一种由免疫介导的慢性全身性的自身免疫病，具有局部组织纤维化、闭塞性静脉炎、淋巴细胞（尤其是 IgG4 阳性浆细胞）浸润、血清中 IgG4 水平显著升高等临床和病理特点，最常见的受累器官为胰腺，其余依次为腮腺、胆管、肝、腹膜后、肺、乳腺、肾、前列腺、淋巴结等，可伴有皮肤改变。

　　IgG4 相关硬化性疾病在泌尿系统中主要发生在肾，肾受累在所有的 IgG4 相关硬化性疾病中

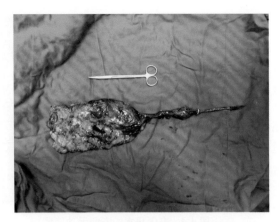

图 4-5 左侧肾输尿管全长切除术后的标本

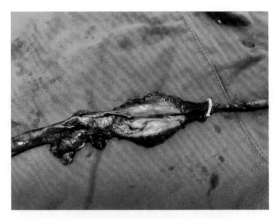

图 4-6 左侧输尿管肿物切除术后的标本切面

占 7.0% ~ 24.6%，而输尿管病例极为罕见。由于该病近年来才被归为一种特定的疾病，具有相似临床病理特征的输尿管病变既往通常被称为"炎性假瘤"或"特发性节段性输尿管炎"。该病术前诊断困难，因为影像学表现为输尿管节段性壁增厚伴管腔狭窄，可以有增强，继发肾积水，常常提示诊断为尿路上皮癌。

2. 输尿管 IgG4 相关硬化性疾病的治疗方法及预后：IgG4 相关硬化性疾病需要使用糖皮质激素进行治疗，只有在发生肾并发症如严重肾积水、无功能肾时才需要手术治疗。评估 IgG4 血清水平有助于在手术前鉴定输尿管癌和 IgG4 相关性输尿管疾病。IgG4 相关硬化性疾病有很高的复发风险，且容易累及其他器官，包括自身免疫性胰腺炎、良性淋巴上皮病、垂体炎、里德尔甲状腺炎、间质性肺炎、间质性肾炎、前列腺炎、淋巴结肿大、腹膜后纤维化、炎性主动脉瘤等。因此，需要密切随访，监测病情变化。本例患者仅在术后 1 个月复查一次，我们也建议其密切监测其他系统器官的情况，但随后患者失访。

在这个病例中，虽然术前诊断更多倾向于输尿管癌，但由于病情的特殊性，我们也向患者交代了输尿管病变为良性的可能，但患者已经出现严重肾积水，左侧肾已无功能，因此我们直接进行了左肾输尿管全长切除术。类似的病例我们也曾有不同的治疗结局，术前采用了输尿管镜活检，超声引导穿刺活检，明确了病灶性质，采用了药物治疗后病灶完全消失，肾积水明显恢复，成功保留了肾，具体病例我们会在其他章节详细介绍。

【小结】

输尿管 IgG4 相关硬化性疾病临床罕见，易被误诊为输尿管尿路上皮癌，保守治疗可采用糖皮质激素，当其继发上尿路积水、形成无功能肾时，可采取手术治疗。

（赵 勋 张洪宪 编；马潞林 审）

>> 参考文献

[1] 孙希印，燕丽，刘萍，等. IgG4 相关的硬化性疾病 [J]. 中国麻风皮肤病杂志，2016，32（10）：634-637.

[2] Kawano M，Saeki T，Nakashima H. IgG4-related kidney disease and retroperitoneal fibrosis：An update [J]. Mod Rheumatol，2019，29（2）：231-239.

[3] Marando A，D'Ambrosio G，Catanzaro F，et al. IgG4-related disease of the ureter：report of two cases and review of the literature [J]. Virchows Arch，2013，462（6）：673-678.

第三节　输尿管癌保留肾手术一例

导读

上尿路尿路上皮癌（upper tract urothelial carcinoma，UTUC）占全部尿路上皮癌的 5%～10%。由于术前肿瘤分期的不确定性，长期以来根治性肾输尿管全长切除加膀胱袖状切除一直被认为是治疗局限性 UTUC 的金标准，但是随着影像诊断和内镜治疗等技术的发展，在经过详细评估和筛选后，保留肾手术的可行性和合理性得到大大提升。通过我们在 2016 年对一例患者的诊疗过程的分析，希望对今后类似病例的分析和正确选择治疗方式能够提供一些帮助。

【病例简介】

患者女性，63 岁，左侧腰痛，彩超示左肾积水 2 个月。

患者 2 个月前无明显诱因出现左侧腰痛，无肉眼血尿，无尿频、尿急、尿痛、发热，于外院诊治，查彩超示左肾积水，未治疗，病情无明显变化，10 天前就诊于我院，行 CTU 检查，考虑左侧输尿管下段肿瘤，现为进一步治疗于 2016 年 4 月收入院。发病来饮食睡眠可，二便规律，体重未见明显变化。

既往史：高血压 1 年，口服硝苯地平治疗，血压控制在 130/80 mmHg 左右。否认糖尿病、心脑血管病等其他内科疾病史。

体格检查：血压 135/68 mmHg，神清语利，精神可，心肺查体未及明显异常，腹平软，全腹无明显压痛、反跳痛，肠鸣音正常，左侧肾区叩痛，右侧肾区无叩痛，双侧输尿管走行区及膀胱区未及明显压痛、反跳痛，双侧下肢无水肿。

实验室检查：尿找肿瘤细胞阴性，肾功能：Cr 100 μmol/L；术后 1 周 Cr 75 μmol/L。

影像学检查：CTU 增强（图 4-7～图 4-8）：左输尿管盆腔段见充盈缺损，呈等密度，范围约 1.2 cm×1.2 cm×3.3 cm，增强扫描明显不均匀强化，外壁欠规则，近端输尿管及左肾盂、肾盏明显扩张，左肾强化程度明显减低。双肾皮质内可见多发低密度影，左侧大者约 0.9 cm×1.0 cm，右侧大者约 0.7 cm×0.5 cm，均边界清，增强扫描未见强化。右肾盂及输尿管未见明显扩张，膀胱充盈好，壁光滑，无增厚，腔内未见明显异常密度影。扫描范围内其他脏器未见明显异常。诊断结论：左输尿管下段尿路上皮癌可能性大，左肾积水及肾功能减退，双肾多发囊肿。肾动态显像：①右肾血流灌注、肾功能、肾小球滤过率正常，上尿路引流通畅。利尿试验未见异常。②左肾血流灌注减低，肾功能受损，肾小球滤过率减低。左侧上尿路引流情况无法评估。左肾 GFR 19.46 ml/min（减低），右肾 GFR 44.38 ml/min（正常）。

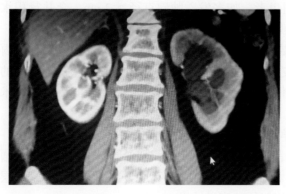

图 4-7　左肾积水

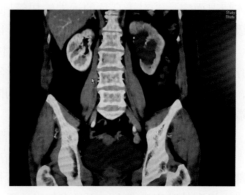

图 4-8　左侧输尿管下段肿物

初步诊断：左侧输尿管尿路上皮癌，左肾积水。

【临床决策分析】

诊断：患者为年轻老年人，因腰痛 B 超发现左肾积水，CTU 示左肾积水、左侧输尿管肿物，伴不均匀强化，诊断首先考虑左侧输尿管癌。但患者无明显血尿，尿找肿瘤细胞阴性，也应警惕左侧输尿管下段良性占位的可能，可行左侧输尿管镜探查活检进一步明确诊断。但近期文献证实，行输尿管镜活检可能提高膀胱内肿瘤复发的概率，若患者可接受术后病理为良性可能，可直接行左肾输尿管全长切除术。与患者沟通后，患者坚决拒绝行左侧肾输尿管全长切除术，坚决要求保留左侧肾。再次评估病情，患者左侧肾实质仍较厚，判断左肾功能尚可，仔细阅片，左侧输尿管肿瘤为单发、长 3.3 cm，位于输尿管下段，距输尿管膀胱开口较近，影像学未见肌层浸润，根据患者意愿也可尝试行保留肾手术。

治疗：决定行左侧输尿管下段切除（包含肿物）、输尿管膀胱再吻合术，术中切除肿瘤前注意保证尿路的封闭性，尽量减少尿液外渗，减少种植转移的概率。术后可行辅助化疗及局部放疗，以减少复发的概率，提高整体生存期。

【治疗过程】

经积极术前准备后，患者在全身麻醉下经开放途径腹膜外入路行左侧输尿管下段切除术、左侧输尿管膀胱翻瓣再吻合术、左侧输尿管支架管留置术。术中见距左侧输尿管膀胱开口 5 cm 处输尿管膨大，为输尿管肿物，质硬，长约 3 cm，距肿物上缘 1 cm 切除输尿管下段及肿物，发现直接行左侧输尿管膀胱再吻合输尿管长度不足，遂继续游离膀胱左侧壁、膀胱前壁，膀胱翻瓣后行左侧输尿管膀胱瓣吻合术，手术顺利，术中出血约 100 ml，未输血。术后恢复好，术后 3 天拔除引流管出院。术后病理提示低级别乳头状尿路上皮癌，未见明确浸润，上下断端未见癌。出院后每周吡柔比星 40 mg 膀胱灌注，共 8 次，后因膀胱刺激症状放弃进一步灌注。建议患者进行全身辅助化疗，患者因担心副作用，拒绝全身化疗。

【预后】

患者自 2016 年术后定期复查，于 2017 年发现左侧肺小结节，在外院行胸腔镜下左侧肺叶切除术，术后病理为原发性肺癌，术后行针对肺癌的全身化疗。于 2018 年 5 月复查时发现膀胱内肿瘤复发，行经尿道膀胱肿瘤电切术，术后病理为低级别尿路上皮癌，未见浸润，送检组织内未见固有肌层。本次术后患者规律行吡柔比星膀胱灌注化疗 1 年，继续随访至 2019 年 12 月未见肿瘤复发，肾功能良好，血清 Cr 75 μmol/L。

【经验与体会】

1. 上尿路尿路上皮癌保留肾手术的适应证是什么？都有哪些手术方法？

最新的欧洲泌尿外科协会指南指出：①对于低危 UTUC 患者，如单发、肿瘤直径 < 2 cm、低级别（细胞学或活检病理）和非肌层浸润性（影像学）患者，推荐保留肾的治疗作为首选治疗；②在不影响生存的前提下，建议对孤立肾或肾功能不全的患者行保留肾的治疗，须视患者的具体情况而定；③对于高危的远端输尿管肿瘤患者，如多发、肿瘤直径 > 2 cm、合并肾积水或高级别（细胞学或活检病理）等，可尝试予以保留肾的治疗。

目前临床上 UTUC 保留肾的手术方法主要包括内镜治疗和输尿管节段性切除术两种。内镜治疗包括输尿管镜和经皮肾镜两种，由于经皮肾镜并发症发生率高以及输尿管软镜等技术的发展，经皮肾镜的应用较少。输尿管节段性切除依重建方法的不同分为输尿管局部切除再吻合术和远端输尿管切除膀胱再植术两种。

2. 上尿路尿路上皮癌保留肾手术的肿瘤学疗效如何？有什么优缺点？

内镜治疗只有在低级别和非浸润性肿瘤患者中具有与根治手术相似的肿瘤学效果，但会增加局部复发的风险。有文献报道，输尿管节段性切除手术即使在具有高度侵袭性特征如局部肌层浸润或高级别的肿瘤患者中，也具有与根治手术相似的肿瘤学结果。

保留肾手术的主要目的及获益仍然是防止术后慢性肾疾病的发生，通过避免透析来维持良好的生活质量。多数文献表明，与根治性手术相比，保留肾手术后患者的肌酐水平和估计的肾小球滤过率明显较好。根据我们近年来的经验，在保留肾手术后，若能进一步辅助全身化疗及局部放疗，可以进一步降低复发率，提高远期生存率。

到目前为止，我们仍然认为肾输尿管全长切除对于这例患者是首选的手术方式，但由于患者有强烈的保肾意愿和肿瘤位于输尿管下段的病情特点，我们采用了输尿管下段切除、输尿管膀胱瓣再吻合的手术方式。患者术后 1 年余发现左侧原发性肺癌，肺癌术后行全身化疗。患者对于肺癌术后化疗的良好耐受，与保留肾后良好的肾功能是分不开的。术后 2 年有一次膀胱内肿瘤复发，经 TURBt 治愈，目前随访 4 年，未见其他复发和转移，生活质量良好，肾功能情况良好。由于患者的依从性差，术后未行针对尿路上皮癌的全身辅助化疗，但也从侧面说明，对于特殊患者，保留肾手术方式的预后是不错的，可在严格选择后有强烈保肾意愿的患者中实施。

【小结】

输尿管尿路上皮肿瘤在经过严格的评估和选择后，行保留肾手术在最大限度保留肾功能的前提下也可获得良好的肿瘤学结果。

（赵　勋　张洪宪 编；马潞林 审）

参考文献

[1] Rouprêt M，Babjuk M，Compérat E，et al．European Association of Urology Guidelines on Upper Urinary Tract Urothelial Cell Carcinoma：2015 Update［J］．Eur Urol，2015，68（5）：868-879.

[2] 韩菲，李胜文．上尿路尿路上皮癌保留肾治疗的研究进展［J］．现代泌尿外科杂志，2019，24（10）：871-874.

[3] Seisen T，Peyronnet B，Dominguez-Escrig JL，et al．Oncologic Outcomes of Kidney-sparing Surgery Versus Radical Nephroureterectomy for Upper Tract Urothelial Carcinoma：A Systematic Review by the EAU Non-muscle Invasive Bladder Cancer Guidelines Panel[J]．Eur Urol,2016,70(6)：1052-1068.

第四节　经皮肾镜联合二期输尿管软镜手术治疗孤立肾上尿路肿瘤一例

导读

上尿路移行细胞癌（upper urinary tract transitional cell carcinoma，UUT-TCC）临床相对少见。近年来，随着泌尿外科腔内治疗和经皮肾镜技术的不断进步，经皮肾镜已逐步应用于低级别非浸润性 UUT-TCC 患者的治疗，并取得良好效果。现报道 1 例孤立肾上尿路肿瘤患者行经皮肾镜肿瘤切除术，并二期行输尿管肾盂软镜术，术后规律行吡柔比星灌注化疗，疗效满意。通过对该病例的回顾，可对内镜下肿瘤切除的保肾手术处理孤立肾患者肾盂癌或输尿癌的诊治加深认识

【病例简介】

患者女性，83 岁，主因"左侧肾盂肿瘤根治术后 2 年，无尿 3 天"入院。

患者入院 2 年前因左侧肾盂肿瘤，行腹腔镜左侧肾输尿管全长加膀胱袖状切除术，术后规律行吡柔比星膀胱灌注化疗，定期复查膀胱镜及肾功能，未发现肿瘤复发、转移，血清肌酐维持在 160 ~ 280 μmol/L。入院 2 个月前患者出现尿量减少伴双下肢凹陷性水肿，肌酐持续升高，入院 3 天前出现无尿，肌酐最高达 711 μmol/L，遂行血液透析治疗。超声提示右侧肾盂输尿管连接处占位。为求进一步诊疗住院。

既往史：慢性肾功能不全、高血压、糖尿病病史。

实验室检查：血常规：血红蛋白 73 g/L，血小板 90×10^9/L；尿常规：尿潜血 +++，尿蛋白 +++；肾功能：肌酐 377 μmol/L；凝血功能正常。

影像学检查：腹部超声提示右侧肾盂扩张，宽约 2.3 cm，输尿管上段扩张，宽约 1.9 cm，累及长度约 5 cm，内透声欠佳，未见明显血流信号。腹部增强 CT（图 4-9 ~ 图 4-10）提示左肾缺如，右肾盂肾盏扩张，右肾盂 - 输尿管连接处可见结节样软组织密度影，上下范围约 3.3 cm。增强扫描可见不均匀强化，静脉期强化明显，右肾强化程度减低，肾周筋膜增厚，右肾周脂肪间隙及腹部肠系膜内可见索条影。

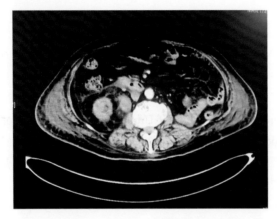
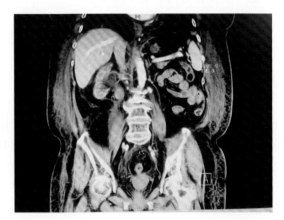

图 4-9　增强 CT 水平位：右侧肾下极内侧输尿管上段占位，可见强化，横径约 2 cm

图 4-10　增强 CT 冠状位：右侧输尿管上段占位，可见强化，最大长径约 3.3 cm

初步诊断：右侧输尿管上段占位，尿路上皮癌可能性大；左侧肾盂癌根治术后；慢性肾功能不全，高血压，糖尿病。

【临床决策分析】

患者高龄、左侧肾盂癌根治术后、孤立肾伴肾功能不全。右侧输尿管上段占位，尿路梗阻导致发热、肾功能不全，经过透析及抗炎治疗后，病情尚平稳。患者基础疾病较多、高龄，很难耐受根治性手术，且患者及家属拒绝接受定期透析治疗。患者肾功能不全，无法行全身化疗。患者及家属手术意愿强烈，依从性良好，在患者家属与我科室医疗团队医生充分讨论沟通后，拟行右侧经皮肾造瘘、肾镜下肾盂输尿管肿瘤切除术。二期行输尿管软镜探查、肿瘤切除术。

【治疗过程】

一期手术时间：2016 年 1 月。

一期手术经过：全麻下行右侧经皮肾造瘘、肾镜下肾盂输尿管肿瘤切除术。患者取截石位，常规消毒铺巾，直视下经尿道顺利置入 F21 膀胱镜，探查膀胱无异常。经膀胱镜于右侧输尿管置入 5F 输尿管导管，并留置尿管。改为俯卧位，升高腰桥，消毒铺巾。经 B 超引导下穿刺右肾中上盏成功，置入导丝，依次用 6F ~ 16F 筋膜扩张器扩张通道，原位留置 16F 外鞘，经此置入输尿管镜，观察外鞘位置良好，右侧肾盂肾盏扩张明显，肾盂内尿液浑浊。依次用金属扩张器扩张穿刺通道至 28F，留置 28F 外鞘。经外鞘置入 F22.5 电切镜，探查肾盂肾盏，可见肾盂 - 肾盏交界处团块状肿物，大小约 3 cm×3 cm，基底部宽约 2 mm。直视下用电切镜分块切除肿瘤，送检病理。电凝止血，再次探查肾盂肾盏未见肿瘤残留。拔除右输尿管导管并留置 7F/26 cm 输尿管支架管 1 根，在穿刺通道内置入 F14 Foley 尿管 1 根。术中失血 20 ml。手术时间约 70 min。术后病理结果：浸润性高级别尿路上皮癌。术后 2 周开始行吡柔比星 40 mg 膀胱灌注化疗，每周 1 次，持续 8 周，后每个月 1 次。

二期手术时间：2016 年 4 月（距离第一次手术 3 个月）。

二期手术经过：全身麻醉下行右侧输尿管软镜探查、钬激光切除可疑病变活检术。术中使用钬激光将肿瘤瘢痕处及其周围组织汽化、灼烧，留取病理标本送检，未发现肿瘤细胞残留。

【预后】

随访 50 个月，共计 4 次输尿管软镜探查，右侧输尿管上段肿瘤无复发。术后膀胱镜发现膀胱癌 1 次，为术后第二年，行 TURBt，术后病理为低级别尿路上皮癌，其后复查膀胱镜无复发。每年复查超声、磁共振成像未见其他脏器转移。肌酐水平为 300 ～ 350 μmol/L，维持在其术前水平，肾功能控制稳定。目前由于患者高龄，每年复查 MRU，每半年复查泌尿系超声、尿液肿瘤标记物及尿液脱落细胞学检查。

【经验与体会】

1. 适合行保留肾单位的内镜下肿瘤切除手术的 UTUC 患者：上尿路尿路上皮癌（UTUC）治疗的金标准为肾、输尿管全长切除加膀胱"袖状"切除术。但是，患者在切除患侧肾后会出现进行性肾功能不全。保留肾单位的上尿路肿瘤治疗手术具有必要性。

EAU 指南推荐保留肾单位手术治疗低危上尿路肿瘤的指征包括：①单发肿物；肿物小于 2 cm；②低级别肿瘤（脱落细胞学或活检病理）；③影像学无肌层浸润性病变。保留肾单位手术的患者必须能够接受积极监测和随访。此外，包括一些特殊类型的患者：①孤立肾：先天性（缺如或发育不良）或者后天性（外伤、炎症、肿瘤等因素导致一侧肾切除）、功能性孤立肾（一侧肾萎缩无功能）。②双侧上尿路肿瘤或者合并其他情况需行对侧肾切除者。③慢性肾功能不全者。④患者强烈拒绝行传统的手术切除治疗，要求行保留肾单位治疗并能够接受由此带来的后果的患者，也可以遵循患者意愿进行手术治疗。

随着腔内微创手术技术的发展，以及对上尿路肿瘤认识的深入，其使用范围逐渐扩大，已经成为低危及特殊人群 UTUC 的重要治疗方式。

2. 经皮肾镜切除肿瘤和输尿管软镜切除肿瘤的手术技巧：随着手术经验的积累，本临床中心总结了以下内镜处理上尿路肿瘤的临床经验。①采用较大口径的工作鞘，有效降低肾盂内压力。②在内镜下操作过程中，适当控制冲洗液流速，降低肾盂内压力，降低肿瘤细胞通过肾盂-肾静脉及肾盂-淋巴管逆流的风险。③采用灭菌注射用水作为灌洗液，有助于裂解脱落的肿瘤细胞。④切除肿瘤的过程中，于肿瘤基底部完整切除肿瘤，尽量保持肿瘤的完整性，避免肿瘤细胞播散。⑤缝合前用聚维酮碘或灭菌注射用水浸泡工作通道。⑥输尿管软镜代替肾镜处理肾盂肿瘤，当肿瘤小于 2 cm 时，选用输尿管软镜联合钬激光切除肿瘤。随着输尿管软镜设备及技术的发展，肾盂输尿管软镜同样适合处理下盏的肾盂肿瘤。本临床中心针对较大的肾盂肿瘤，首次提出"一期肾镜下肿瘤切除、二期输尿管肾盂软镜下肿瘤切除术"的方案，通常于术后 4 ～ 6 周行输尿管软镜探查，如发现肿瘤则行钬激光肿瘤切除术。

【小结】

内镜下治疗 UTUC 要求严格遵守手术适应证，合理选择患者，需要与患者及家属充分沟通，严格定期监测和随访。手术操作过程中需要注意做好预防措施，降低肿瘤种植和转移的风险，并注意保护肾功能。综上所述，内镜下肿瘤切除术是低危及特殊人群的 UTUC 的重要治疗方式。

（郝一昌　编；肖春雷　审）

参考文献

[1] Rouprêt M，Babjuk M，Burger M，et al. European Association of Urology Guidelines on Upper Urinary Tract Urothelial Carcinoma：2020 Update [J]. European Urology，2021，79（1）：62-79.

[2] 郝一昌，肖春雷，刘余庆，等. 经皮肾镜术治疗上尿路肿瘤术后通道种植 1 例报告及相关问题的探讨 [J]. 临床泌尿外科杂志，2017，32（1）：70-73，76.

[3] 徐楚潇，郝一昌，肖春雷，等. 经皮肾镜技术联合二期输尿管软镜手术治疗孤立肾上尿路肿瘤 1 例 [J]. 临床泌尿外科杂志，2017，32（2）：161-162.

第五节　窄带成像技术辅助输尿管软镜上尿路肿瘤切除一例

导读

　　窄带成像（narrow-band imaging，NBI）是一种光学图像增强技术，可改善图像的对比性和可视性。输尿管软镜治疗上尿路尿路上皮癌（UTUC）适合于孤立肾、慢性肾功能不全、双侧上尿路肿瘤等患者。此外，低危 UTUC 患者可优先选择保肾的内镜手术。通过对该例患者诊疗过程的回顾、分析，希望对 UTUC 的内镜下保肾手术方案加深认识和理解。

【病例简介】

　　患者男性，51 岁，主因"间断无痛性肉眼血尿 1 个月"入院。

　　2014 年 9 月因左侧输尿管结石行输尿管镜钬激光碎石，同时因右侧输尿管下段占位行右侧输尿管镜下肿物钬激光切除术，病理提示为低度恶性潜能的尿路上皮癌。术后规律膀胱灌注化疗。

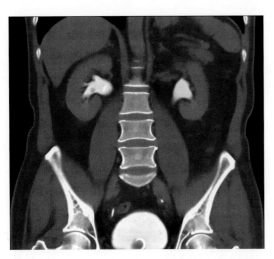

图 4-11　CTU 提示右肾下盏可见充盈缺损，肿物大小约 1 cm

　　既往史：高血压病史 3 年

　　实验室检查：血常规：血红蛋白 133 g/L；肾功能：肌酐 77 μmol/L；凝血功能正常。

　　影像学检查：CTU 提示右侧肾下盏肿物，直径约 1.0 cm（图 4-11）。肾动态显像提示左侧（健侧）肾功能减低，肾小球滤过率 23.15 ml/min（参考值下限 35 ml/min）；右侧（患侧）肾小球滤过率正常。

　　初步诊断：右肾盂占位，尿路上皮癌可能性大；右侧输尿管癌内镜切除术后，左侧输尿管结石术后，高血压。

【临床决策分析】

　　该患者右侧肾盂占位，考虑尿路上皮癌可能性大。既往患者输尿管下段肿瘤，病理为低度恶性潜能的尿路上皮癌，由于肿瘤较小，通过内镜下钬激光切除。可选的手术方案包括：右侧肾、输尿管全长、膀胱袖状切除术，输尿管软镜肿瘤切除术等。肾图提示健侧肾功能减低，如果行根治性手术，术后肾功能不全可能性大。且患者相对年轻，拒绝行根治性手术，积极要求行内镜下保肾手术。与患者及家属充分沟通，其依从性好，能够保证定期复查随诊。

【治疗过程】

手术时间：2016年10月。窄带成像技术辅助输尿管软镜左侧肾盂肿瘤钬激光切除术。全身麻醉，截石位。先行膀胱镜检查，观察膀胱内有无病变及输尿管口情况。膀胱、输尿管口观察无异常后，退出膀胱镜，经尿道置入F10硅胶尿管，避免膀胱过度充盈。蒸馏水作为灌注液，直视下经尿道置入输尿管硬镜（F8.0/9.8）。进入膀胱后，找到患侧输尿管口，沿超滑导丝（美国COOK公司）进入右侧输尿管，探查输尿管全程，缓慢上行至肾盂。留置超滑导丝至肾盂，退出输尿管硬镜。沿导丝留置输尿管软镜导引鞘（F12/14），至肾盂输尿管连接部下方。沿软镜导引鞘置入带有窄带成像技术（NBI）的电子输尿管软镜（URF-V，日本Olympus公司），观察肾盂及各个肾盏。在传统白光下寻找肿物或可疑病变（图4-12），再切换至NBI模式（图4-13）寻找、观察肿物或可疑病变，包括肿瘤周围白光下不易发现的微小卫星灶。找到肿物后，首先用NGage镍钛合金取石网篮（美国COOK公司）留取组织做病理检查。沿输尿管软镜操作通道置入200 μm钬激光传导光纤，设置0.5～1.5 J，10～20 Hz，能量10～30 W，在白光下行钬激光肿物切除术。切除过程中以整块切除为主，肿瘤较大时，以烧灼汽化为主。用NGage镍钛合金取石网篮（美国COOK公司）将切除的肿瘤组织取出，行常规病理检查。在NBI模式下检查切除是否满意，要求完全切除肿瘤瘤体，烧灼肿瘤基底及其周边0.5 cm。观察无明显出血后，退出输尿管软镜，输尿管留置F6/26 cm输尿管支架管。术后1～2天复查泌尿系平片，观察输尿管支架管位置满意。

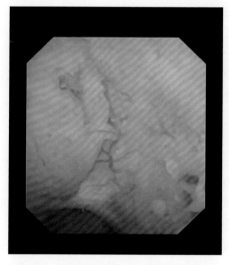 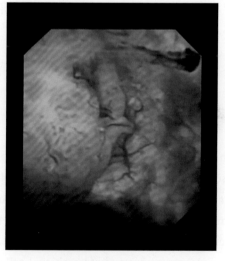

图4-12　在传统白光下寻找肾盂肿瘤及可　　图4-13　NBI模式下寻找肾盂肿瘤和可
　　　　　　　疑病变　　　　　　　　　　　　　　　　　疑病变

【预后】

随访39个月，每年行输尿管软镜探查，无肿瘤复发。血肌酐波动在70～110 μmol/L。每半年复查泌尿系超声、尿液肿瘤标记物及尿液脱落细胞学检查。

【经验与体会】

1. 窄带成像技术概述：窄带成像（NBI）是一种光学图像增强技术，增强了黏膜表层结构和微血管系统的对比度和清晰度，可改善图像的对比性和可视性。NBI技术已经广泛应用于食管、胃、结直肠等疾病的内镜检查，并且取得了很好的效果。在膀胱肿瘤的诊断方面，Bryan等最先报告应用NBI膀胱镜技术，结果显示NBI膀胱镜能发现传统白光膀胱镜无法发现的病灶。在UTUCs的诊断方面，Traxer等最先报告应用NBI输尿管软镜技术，结果显示NBI输尿管软镜能发现传统白光输尿管软镜无法发现的病灶，可以提高肿瘤检出率约22.7%。而且，NBI对于尿路上皮肿瘤是一种简单、有效的方式，无需染色剂，真阴性率也高于白光。尤其对于复查的患者，由于长时间输尿管支架的留置，可能导致输尿管壁或肾盂黏膜呈现滤泡样的炎症反应，传统白光下难以同肿瘤鉴别，可通过 NBI 技术进一步排除可疑的病变。在尿路上皮肿瘤的诊断、治疗及术后监测随访过程中，应用 NBI 输尿管软镜技术可以提高肿瘤检出率，降低术后复发率，患者预后得到改善。

2. 输尿管软镜切除肿瘤的手术技巧：随着手术经验的积累，为降低肿瘤复发率，本临床中心总结了以下内镜处理上尿路肿瘤的临床经验。

（1）输尿管软镜探查过程中，在 NBI 视野下于肿瘤边界 1～2 cm 外预先钬激光处理正常膀胱黏膜标记切除范围。然后转换至普通白光，进行激光切除，最后再转换至 NBI 视野观察切除是否满意。

（2）在内镜下操作过程中，适当控制冲洗液流速，降低肾盂内压力，降低肿瘤细胞通过肾盂 - 肾静脉及肾盂 - 淋巴管逆流的风险。

（3）采用灭菌注射用水作为灌洗液，有助于裂解脱落的肿瘤细胞。

（4）当肿瘤小于 2 cm 时，优先选用输尿管软镜联合钬激光切除肿瘤，代替肾镜处理上尿路肿瘤。

【小结】

NBI 技术辅助输尿管软镜，可以更准确地显示肿瘤组织与正常肾盂或输尿管黏膜的边界，明显改善传统白光输尿管软镜的图像质量；明显提高 UTUC 的检出率。综上所述，在 UTUC 的诊断、治疗及术后监测随访过程中，应用 NBI 辅助输尿管软镜技术可以提高肿瘤检出率，降低术后复发率，提高生活质量，改善预后。

（郝一昌 编；肖春雷 审）

▶▶ 参考文献

[1] Gono K，Obi T，Yamaguchi M，et al. Appearance of enhanced tissue features in narrow-band endoscopic imaging [J]. J Biomed Opt，2004，9（3）：568-577.

[2] Bryan RT，Billingham LJ，Wallace DM. Narrow-band imaging flexible cystoscopy in the detection of recurrent urothelial cancer of the bladder [J]. BJU Int，2008，101（6）：702-706.

[3] Traxer O，Geavlete B，de Medina SG，et al. Narrow-band imaging digital flexible ureteroscopy in detection of upper urinary tract transitional-cell carcinoma：initial experience [J]. J Endourol，2011，25（1）：19-23.

[4] 郝一昌，肖春雷，刘可等. 窄带成像技术结合输尿管软镜在上尿路尿路上皮肿瘤诊断、治疗和随访中的应用研究 [J]. 中华外科杂志，2018，56（3）：222-226.

第一节　肾透明细胞癌发生膀胱转移一例

导读

肾细胞癌（renal cell carcinoma，RCC）是较常见的肾恶性肿瘤，占肾恶性肿瘤的 80% ~ 90%。若一侧肾癌，另一侧患肾癌的发生率为 2% ~ 6%，肾癌发生转移至肺、骨、肝等常见，但是 RCC 转移至膀胱非常罕见。本文回顾性分析我们对 1 例 RCC 发生膀胱转移患者的临床病理特点及诊疗经过，结合文献回顾，提高对该病诊疗特点的认识。

【病例简介】

患者女性，71 岁。2011 年 7 月 29 日因"体检发现右肾肿物 3 个月"就诊。

既往史：高血压、冠心病。

体格检查：泌尿系专科检查未见明显异常。

实验室检查：未见明显异常。

影像学检查：泌尿系 MRI（图 5-1）：右肾巨大不规则形混杂团块样信号影，直径约 8.2 cm × 5.7 cm × 7.8 cm，考虑右侧肾癌可能性大。肾动态显像肾小球滤过率：左肾 63.09 ml/min，右肾 37.18 ml/min（正常值下限为 35.5 ml/min）。胸部 CT 平扫检查（图 5-2）：双肺多发大小不等结节影，考虑转移瘤。

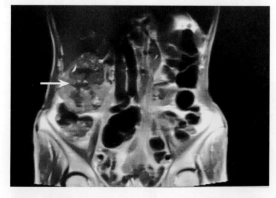　　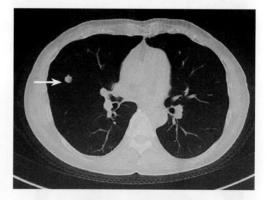

图 5-1　泌尿系 MRI 示右肾巨大不规则形混杂团块样信号影，直径约 8.2 cm × 5.7 cm × 7.8 cm

图 5-2　胸部 CT 平扫检查示双肺多发大小不等结节影，考虑转移瘤

初步诊断：右侧肾癌，肺转移。

【临床决策分析】

外科手术治疗肾癌通常是首选治疗方法，也是目前公认可治愈肾癌的手段，即便对中、晚期肾癌患者，采用根治性肾切除术部分患者也可获益。但是对转移性肾癌多采用以内科为主的综合治疗方式，包括姑息性手术。手术治疗常常是为了减轻瘤负荷，明确病理类型，指导靶向药使

用，延长生存时间。

【治疗过程】

患者于 2011 年 8 月 3 日在全麻下行开放性经腹腔右肾切除术。术后病理诊断右肾透明细胞癌（图 5-3），Fuhrman 核分级 Ⅱ～Ⅲ 级，未侵及肾被膜、肾周脂肪组织等。

术后每日口服苹果酸舒尼替尼 25 mg，持续 3 个月。2016 年 4 月 28 日（术后 5 年）复查腹部彩超示：膀胱左后壁中等回声实性结节，直径约 0.72 cm×0.53 cm，考虑膀胱转移瘤可能性大；左肾下极不均匀回声区，直径约 2.87 cm×2.76 cm，考虑左侧肾癌可能性大。泌尿系 MRI 示：膀胱颈偏左可见一小结节状低信号（图 5-4），弥散加权成像（diffusion weighted imaging，DWI）为高信号；左肾软组织肿物（图 5-5），直径约 2.5 cm×2.9 cm×3.4 cm，DWI 为明显高信号。全身骨显像（图 5-6）：右侧第 5、6 肋，左侧第 11 肋，骶椎，右侧髂骨代谢活跃灶，考虑骨转移。术前诊断：左侧孤立肾肾癌，肺转移，骨转移，膀胱转移可能。于 2016 年 5 月 10 日全麻下行经尿道膀胱肿瘤电切术。术中见膀胱肿瘤位于膀胱左侧壁，距膀胱颈约 0.5 cm。肿瘤呈"蘑菇状"，冠部呈淡红色，直径约 0.5 cm（图 5-7）。有蒂，基底不宽，约 0.2 cm。距离肿瘤边缘约 0.5 cm 处将肿瘤完整切除，深至肌层。术后病理：肉眼所见膀胱肿物呈灰白灰褐组织。病理诊断符合肾透明细胞癌转移至膀胱（图 5-8），Fuhrman 核分级 Ⅱ 级，癌侵及固有层，肌层未见癌。免疫组化结果：核转录因子（PAX-8）（+）（图 5-9）、碳酸酐酶（CA Ⅸ）（+）（图 5-10）、上皮膜抗原（EMA）（+），尿路上皮特异蛋白Ⅲ（uroplakin-Ⅲ）（−），高分子量细胞角蛋白（34βE12）（−），

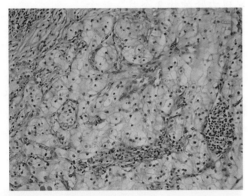

图 5-3　右肾切除术后病理示肾透明细胞癌，肿瘤细胞胞浆透明，呈巢状、腺泡状排列（HE 染色，×200 倍）

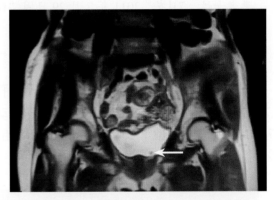

图 5-4　泌尿系 MRI 示膀胱颈偏左一小结节状低信号，考虑为膀胱转移瘤

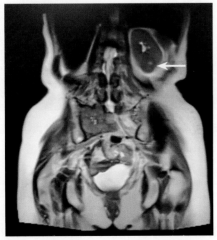

图 5-5　泌尿系 MRI 示左肾软组织肿物，直径约 2.5 cm×2.9 cm×3.4 cm

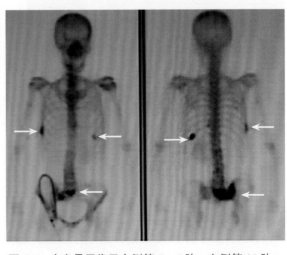

图 5-6　全身骨显像示右侧第 5、6 肋，左侧第 11 肋，骶椎，右侧髂骨代谢活跃灶，考虑骨转移

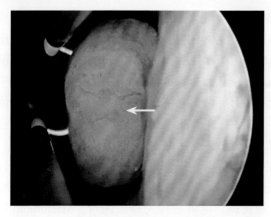

图 5-7　经尿道膀胱肿瘤电切术中见肿瘤呈"蘑菇状"，冠部呈淡红色，直径约 0.5 cm

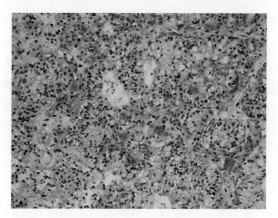

图 5-8　经尿道膀胱肿瘤电切术后病理示肾透明细胞癌转移至膀胱，肿瘤细胞胞浆透明，呈巢状排列（HE 染色，×200 倍）

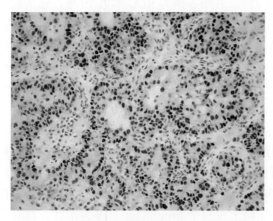

图 5-9　经尿道膀胱肿瘤电切术后病理示免疫组化 PAX-8 阳性（×200 倍）

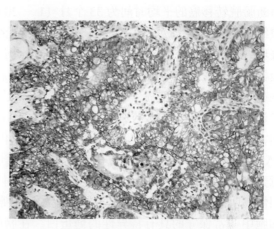

图 5-10　经尿道膀胱肿瘤电切术后病理示免疫组化 CA IX阳性（×200 倍）

细胞角蛋白 20（CK20）（+），细胞角蛋白 7（CK7）（−）。2016 年 5 月 17 日行腹腔镜下左侧孤立肾肾部分切除术。术后病理提示左肾高级别透明细胞癌（图 5-11），伴神经内分泌分化；WHO/ISUP 核分级为Ⅲ级，可见脉管内癌栓；左肾淋巴结转移。

【预后】

术后第 2 日无尿，血肌酐增高至 172 μmol/L，考虑急性肾小管坏死。2016 年 5 月 23 日血肌酐达到峰值 647 μmol/L。予血液透析治疗 2 周，尿量逐渐恢复至正常，血肌酐逐渐下降，2016 年 6 月 6 日暂停血液透析，间断利尿，维持水、电解质平衡。术后随访 2 个月（2016 年 7 月 25 日）复查血肌酐 289 μmol/L。腹部彩超提示双肾区及膀胱未见肿瘤复发。

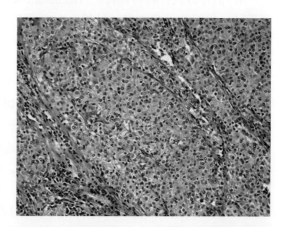

图 5-11　左肾部分切除术后病理示左肾高级别透明细胞癌，肿瘤细胞胞浆嗜酸性，呈巢状排列（HE 染色，×200 倍）

【经验与体会】

1. 肾细胞癌转移瘤的流行病学：有近 1/4 的肾细胞癌（renal cell carcinoma，RCC）患者在确诊时就已合并肿瘤转移。近 30% 的器官局限性 RCC 行肾原发灶手术治疗后会出现局部复发或远处转移。肾细胞癌最常见的转移部位分别是肺（50%）、骨（49%）、淋巴结（6% ~ 32%）、皮肤（11%）、肝（8%）、脑（3%）。RCC 发生膀胱转移极为罕见。Saitoh 等回顾性分析 1451 例 RCC 患者的尸检资料，发现膀胱转移 23 例（2%）。

2. RCC 发生膀胱转移的发病机制：①通过全身循环系统转移：肾癌膀胱转移合并其他部位转移支持此种机制，如本例合并肺转移和骨转移，可能为血行转移结果；②通过侵犯肾静脉或性腺静脉逆行转移；③通过肾与膀胱间淋巴系统转移；④通过泌尿系统尿流转移等。

3. 临床表现：肾细胞癌膀胱转移患者平均年龄为 60 岁（19 ~ 81 岁），男女比例为 2.6 : 1。典型临床表现为肉眼血尿，发生率约 75%；其次还可表现为腹痛（16%）、发热（5%）；有 13% 无明显症状，仅影像学检查发现。如肿瘤生长在膀胱颈，也可表现为排尿困难。Matsumoto 等回顾性分析 1955—2013 年文献报道共 65 例资料，其中原发肾肿瘤中有 63 例为单侧，2 例为双侧；平均肿瘤直径 7.6 cm（3.2 ~ 16 cm）；64% 的患者诊断明确时既无淋巴结转移也无远处转移；RCC 原发病灶可与膀胱转移灶同时发现（15 例，23%）或相继发现（50 例，77%）；RCC 术后诊断膀胱转移癌的平均时间为 33 个月（1 ~ 204 个月）。其中 3 例为 RCC 术后 10 年；尿常规镜检红细胞可增多；膀胱 B 超可表现为强回声光团，且不随体位变化；泌尿系 MRI（排泄期）可表现为膀胱壁软组织充盈缺损信号影；膀胱镜检查并行镜下肿物活检是诊断肾细胞癌膀胱转移的金标准。成龙等报道 1 例肾透明细胞癌膀胱转移，肿瘤膀胱镜下表现为突入膀胱腔的无柄球形突起，基底宽，且无蒂。本例肿瘤呈"蘑菇状"，冠部呈淡红色，有蒂，基底不宽，约 0.2 cm。肾透明细胞癌膀胱转移的典型病理表现为：圆形或多边形的透明细胞呈片状、巢状或腺泡状排列，癌细胞胞质丰富、透明。本组患者免疫组化结果显示 PAX-8（+），CA IX（+）、EMA（+）。PAX-8 是肾细胞谱系转录因子，在 98% 的肾透明细胞癌中表达，对肾源性肿瘤的判断具有重要意义。CA IX 是一种肿瘤内源性低氧标志物，对肾肿瘤具有良好的特异性，且在肾透明细胞癌的阳性率明显高于其他类型肾肿瘤。原发的膀胱癌多为尿路上皮癌。Uroplakin-III 是尿路移行上皮细胞中非常保守的具有特异性的糖蛋白。在膀胱尿路上皮癌中 uroplakin-III 多为阳性，且可作为明确肿瘤恶性程度的指标。以上免疫组化染色有助于鉴别诊断肾透明细胞癌膀胱转移与膀胱原发癌。

4. 治疗方式：转移性肾癌（metastatic renal cell carcinoma，mRCC）应采用综合治疗。mRCC 尚无统一的标准治疗方案。虽然 mRCC 预后较差，但对合适的患者行转移灶切除术仍然具有重要意义。由于发病罕见，目前尚无手术治疗膀胱转移的标准术式。文献报道的手术方式包括经尿道膀胱肿瘤电切术（transurethral resection of bladder tumor，TURBt）、膀胱部分切除术、膀胱全切术。对于表浅性肿瘤，大多数研究选择 TURBt。Matsuo 等回顾性分析 28 例肾癌膀胱转移行手术治疗的资料，其中行经尿道膀胱肿瘤电切术 20 例，膀胱部分切除术 6 例，膀胱全切术 1 例，膀胱肿瘤电灼术 1 例。作者认为对于肾癌膀胱转移患者应积极手术切除。对于只有膀胱转移的患者，积极手术有良好的预后，其 3 年生存率达到 80%。本例诊断为右侧肾癌、右肾切除术后、左侧孤立肾肾癌、肺转移、骨转移、膀胱转移。对于肾癌伴全身多发转移，外科手术只作为辅助性治疗手段。对肾原发病灶，采用右肾切除术、左肾部分切除术等减瘤手术。对于膀胱单发的转移灶，采用 TURBt。术后联合舒尼替尼靶向治疗，以提高 mRCC 患者的生存期。

5. 预后：研究认为肾原发灶切除术到发现膀胱转移瘤的间隔时间越长，生存率越大。初次就诊时同时发现肾原发灶与膀胱转移灶的患者，较原发灶与转移灶相继发现的预后更差。Kavolius 等认为间隔期 > 12 个月患者 5 年总生存率为 53%，而 ≤ 12 个月者只有 33%。Matsumoto 等的研究也发现，14 例发生孤立膀胱转移瘤且间隔期 > 1 年者的，只有 1 例患者死于 RCC。本例为肾癌合并膀胱转移及肺、骨多发转移，间隔期约 5 年。对于肾癌膀胱转移，单独转移 3 年生存率为 80%，伴其他部位转移生存率为 20%。此患者随访时间较短（仅 2 个月），仍需长时间随访。

【小结】

转移性肾癌（mRCC）应采用综合治疗。mRCC 尚无统一的标准治疗方案。虽然 mRCC 预后较差，但对合适的患者行转移灶切除术仍然具有重要意义。

（刘　苗 编；马潞林 审）

参考文献

[1] 罗康平，马潞林，黄毅，等. 后腹腔镜根治性肾切除术 126 例报告 [J]. 中国微创外科杂志，2007，7（3）：245-246.

[2] 崔心刚，徐丹枫，郑军华，等. 后腹腔镜肾癌根治术 108 例报告 [J]. 中国微创外科杂志，2008，8（4）：1164-1166.

[3] Hock LM，Lynch J，Balaji KC. Increasing incidence of all stages of kidney cancer in the last 2 decades in the United States：an analysis of surveillance，epidemiology and end results program data [J]. J Urol，2002，167（1）：1613-1622.

[4] Frank I，Blute ML，Cheville JC，et al. A multifactorial postoperative surveillance model for patients with surgically treated clear cell renal cell carcinoma [J]. J Urol，2003，170（170）：2225-2232.

[5] Pagano S，Franzoso F，Ruggeri P. Renal cell carcinoma metastases. Review of unusual clinical metastases，metastatic modes and patterns and comparison between clinical and autopsy metastatic series [J]. Scand J Urol Nephrol，1996，30（30）：165-172.

[6] Saitoh H. Distant metastasis of renal adenocarcinoma [J]. Cancer，1981，48（6）：1487-1491.

[7] Abeshouse BS. Metastasis to ureters and urinary bladder from renal carcinoma：report of two cases [J]. J Int Coll Surg，1956，1（25）：117-126.

[8] Bolkier M，Moskovitz B，Munichor M，et al. Metastatic renal cell carcinoma to the bladder [J]. Urol Int，1993，50（2）：101-103.

[9] Hajdu SI，Savino A，Hajdu EO，et al. Cytologic diagnosis of renal cell carcinoma with the aid of fat stain [J]. Acta Cytol，1971，15（1）：31-33.

[10] Matsumoto K，Hayakawa N，Nakamura S，et al. Bladder metastasis from renal cell carcinoma：retrospective analysis of 65 reported cases [J]. Clin Exp Metastasis，2015，32（2）：135-141.

[11] Nair HT，Little G. Metastatic renal carcinoma：rare cause of outflow obstruction（a case report）[J]. J Postgrad Med，1991，37（4）：233-234.

[12] 成龙，苏泽轩，丁泓文，等. 肾透明细胞癌膀胱转移 1 例报告并文献复习 [J]. 国际医药卫生导报，2013，19（17）：2647-2651.

[13] 褚菁，韩桂燕，张伟，等. 转移性透明细胞性肾细胞癌 42 例临床病理分析 [J]. 临床与实验病理学杂志，2016，32（4）：384-387.

[14] Matsuo M，Koga S，Nishikido M，et al. Renal cell carcinoma with solitary metachronous metastasis to the urinary bladder [J]. Urology，2002，60（5）：911-912.

[15] Kavolius JP，Mastorakos DP，Pavlovich C，et al. Resection of metastatic renal cell carcinoma [J]. J Clin Oncol，1998，16（6）：2261-2266.

第二节　膀胱内异常占位一例

！导读

膀胱异物多发于男性，多为自行将异物经尿道置入膀胱，均有明确的置入过程史，诊断方法较为简单准确，治疗多通过膀胱镜或手术取出。若异物残留时间过长，可以引起膀胱结石、感染等不适。若有腹部手术史或放置节育器的女性患者发现膀胱内病变时，需警惕医疗用品移位的可能。

【病例简介】

患者男性，66岁，因尿痛半年，发现膀胱占位4天入院。

患者半年前出现排尿时疼痛，伴夜尿增多，无排尿困难，无肉眼血尿、腰痛。3周前来我院就诊，尿细菌培养：大肠埃希菌阳性，给予口服米诺环素治疗，症状减轻；尿常规检查示潜血阳性，4天前行膀胱镜检查提示膀胱占位。

既往史：高血压病史10年，2年前因结肠化脓性憩室炎侵犯膀胱行乙状结肠切除＋膀胱部分切除术，双侧腹股沟疝修补术后1年。

体格检查：脉搏87次/分，血压155/93 mmHg，神清语利，精神可，心肺查体无异常，腹平软，双肾区平坦无隆起，未触及肿物，无压痛或叩痛。双侧输尿管走行区、膀胱区平坦，无肿物或压痛。

实验室检查：无特殊。

膀胱镜检（图5-12）：肿物位于膀胱左侧壁近顶部，呈球形生长，大小约2.0 cm×1.5 cm，有蒂，表面黄褐色，钙化可能。因患者疼痛难忍，血尿较重，未取活检。

影像学检查：

泌尿系超声：右肾集合系统大小约3.3 cm×2.6 cm，无回声；右肾集合系统内强回声伴声影，直径约1.2 cm；前列腺4.7 cm×3.7 cm×3.6 cm。诊断意见：右肾结石；右肾盂旁囊肿；前列腺增生。泌尿系CT（平扫＋增强，图5-13）：右肾结石；双肾多发囊肿、右肾盂旁囊肿；乙状结肠切除术后、膀胱术后改变。

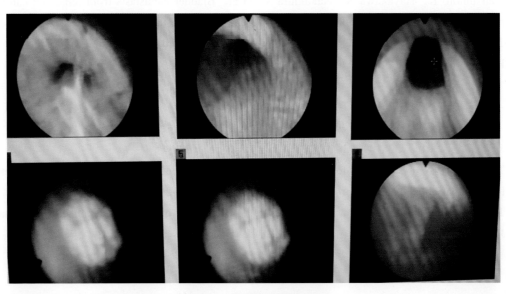

图5-12　膀胱镜示膀胱占位

　　初步诊断：膀胱占位性病变，高血压，右肾结石，双肾囊肿，膀胱结肠瘘术后，双侧腹股沟疝修补术。

【治疗过程】

　　患者膀胱内病变，完善检查后于 2017 年 10 月行经尿道膀胱肿物电切术。麻醉后取截石位，常规消毒铺巾，用甘露醇做冲洗液，直视下经尿道置入 Fr22 电切镜，双侧输尿管开口清晰可见。膀胱肿物位于膀胱后侧壁，距离输尿管口较远，肿物呈球形钙化灶，大小约 1.5 cm，基底不宽，周边膀胱黏膜内可见钛钉，将肿物完整切除，去除钛钉，创面电凝止血，留置双腔 Fr20 尿管。

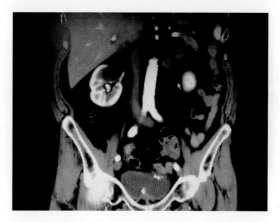

图 5-13　CT 示右肾结石、右肾囊肿、膀胱内钙化灶

【预后】

　　患者术后 3 个月复查膀胱镜可见膀胱内创面愈合好，无肿物等异常病变。

【经验与体会】

　　因结肠化脓性憩室炎侵犯膀胱行乙状结肠切除 + 膀胱部分切除术，经过认真看手术纪录，膀胱部分切除术时用了钛钉，则术前会想到钛钉形成结石。从手术过程看，病变是由于膀胱内钛钉形成结石 + 肉芽肿，形成膀胱内肿物。类似的情况也经常出现在早前前列腺癌根治术后的患者，随着膀胱吻合口的愈合，周围的黏膜会包裹距离吻合口比较近的血管组织夹，最后在膀胱内形成异物肉芽肿或结石。故膀胱手术尽量避免使用钛夹或 Hem-o-lok 夹等器械，避免患者再次手术。

（丁振山　编；马潞林　审）

参考文献

[1] 徐海江，杨东奎. 泌尿系统异物合并结石的临床及影像学诊断 [J]. 中华临床医师杂志（电子版），2012，6（8）：2246-2248.

[2] 吴进锋，严春寅，李纲，等. 宫内节育器膀胱异位伴结石一例报告 [J]. 中华泌尿外科杂志，2009，30（2）：135-135.

第三节　膀胱癌合并广泛腹膜后浸润一例

！导读

　　浸润性膀胱癌临床进展较快，会较早出现盆腔淋巴结转移，但较少出现腹膜后浸润，因此临床上易被忽略。通过本例诊疗过程的分析，希望对今后类似病例选择合适的治疗方式提供一些参考。

【病例简介】

　　患者男性，65 岁，TURBt 术后 4 年 9 个月，间断肉眼血尿 3 周。

　　患者 2014 年 3 月因体检发现膀胱肿物入院，肿瘤位于膀胱右侧壁（图 5-14），直径 1.5 cm，在硬膜外麻醉下行经尿道膀胱肿瘤电切术。病理回报：膀胱癌，部分呈高级别非浸润性，部分呈

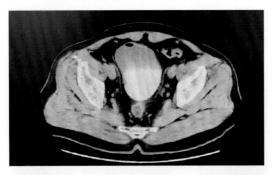

图 5-14　2014 年膀胱 CT 显示膀胱右侧壁小肿物

高级别浸润性尿路上皮癌（可见固有层浸润）。术后规律吡柔比星膀胱灌注，每年定期复查未见肿瘤复发。近 1 年多未规律复查，3 周前无明显诱因出现全程肉眼血尿，尿色为深红色。伴小腹坠痛，无尿频、尿痛、发热等不适。CT 及 PET-CT 显示：膀胱癌术后复发，侵犯相邻腹膜，伴双侧精囊腺、前列腺及双侧输尿管下段侵犯可能，继发双侧肾盂及输尿管扩张。伴盆腔多发小淋巴结转移可能。余器官未见明显转移征象（图 5-15）。膀胱镜提示：膀胱右侧壁菜花样肿物，宽基底，双侧输尿管口清晰。膀胱镜病理示膀胱右侧壁浸润性高级别尿路上皮癌。2018 年 12 月因膀胱癌复发拟行手术收入院。患者自发病以来精神、食欲可，体重无明显下降。既往高血压、糖尿病病史 10 余年，规律服药控制可，否认其他病史。

查体及各项实验室检查无其他明显异常。

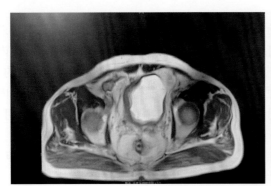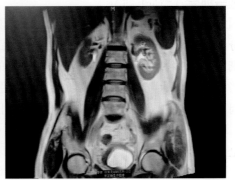

图 5-15　2018 年泌尿系 CTU 显示膀胱癌术后复发

初步诊断：膀胱癌（T4N1M0）。

【临床决策分析】

诊断：超声及膀胱镜提示膀胱右侧壁菜花样肿物，宽基底，双侧输尿管口清晰。膀胱镜病理示膀胱右侧壁浸润性高级别尿路上皮癌。术前盆腔增强 CT 及 PET-CT 显示膀胱癌术后复发，侵犯相邻腹膜，伴双侧精囊腺、前列腺及双侧输尿管下段侵犯可能，继发双侧肾盂及输尿管扩张。伴盆腔多发小淋巴结转移可能。MDT 讨论认为，浸润性高级别膀胱癌应该行膀胱全切 + 淋巴结清扫。尿流改道做原位膀胱或 Bricker 膀胱。由于 PET-CT 显示膀胱癌侵犯相邻腹膜，伴双侧精囊腺、前列腺及双侧输尿管下段侵犯可能，术后有可能做放疗，故选择 Bricker 膀胱。

治疗：腹腔镜膀胱癌根治、双侧盆腔淋巴结清扫术、Bricker 回肠膀胱术。术中冰冻病理判断输尿管和尿道残端有无肿瘤残存。

【治疗过程】

完善检查后硬膜外麻醉下行经尿道膀胱肿瘤电切术。病理回报：膀胱右侧壁、左侧壁、前壁、基底均为浸润性高级别尿路上皮癌，固有肌层可见癌浸润，部分呈腺样分化，部分为微乳头型。膀胱底部可见脉管内癌栓，黏膜未见显著变化。

患者术后休息 2 周后，在全麻下行腹腔镜膀胱癌根治、双侧盆腔淋巴结清扫术。术中见右侧闭孔及髂内淋巴结明显增大，完整清除双侧髂内、髂外及闭孔淋巴结。双侧输尿管明显扩张，膀胱周围脂肪明显增厚，游离困难。完整切除膀胱、前列腺及精囊腺。术中将输尿管断端送冰冻病理，结果提示输尿管外膜下可见癌浸润，遂再次切除输尿管断端送检，左侧输尿管断端第三次送检未见癌，右侧输尿管断端送检 9 次外膜下均可见小灶癌浸润。向家属交代病情后决定行右侧肾输尿管全长切除术，左侧输尿管皮肤造口，留置 8F 输尿管支架管。

手术顺利，出血量约 200 ml，无并发症出现。病理为膀胱浸润性高级别尿路上皮癌，部分呈巢状变异，部分为微乳头型，癌浸透膀胱壁达周围脂肪组织，侵犯双侧精囊腺、输精管及前列腺基底部周围脂肪组织，未累及精囊腺、输精管及前列腺实质；可见脉管内癌栓及神经侵犯，癌组织紧邻环周切缘，尿道切缘未见癌。右肾及输尿管：输尿管外膜可见癌浸润，肾实质未见癌累及。右闭孔及髂内淋巴结可见癌转移。右髂外纤维脂肪组织可见癌。

【预后】

术后患者情况良好，切口愈合后行 GC 方案静脉化疗。患者担心放疗副作用而未行放疗，随访至今 2 年，肿瘤无复发、无转移。

【经验与体会】

1. 治疗方案要点分析：本例膀胱癌复发后出现广泛腹膜外浸润，尽管未侵及输尿管及肾实质，但右侧腹膜后组织及膀胱周围脂肪组织广泛受癌浸润，临床罕见，提示病变恶性程度很高，术后需要辅助化疗、放疗等综合治疗方案。术中输尿管残端冰冻病理应为常规措施。尿道远端冰冻病理需结合肿瘤部位而定。

2. 定期随访复查：患者 TURBt 术后 3 年定期随访未见癌复发，第 4 年未按照每半年复查的随访方案进行，在第 4 年底出现肉眼血尿，此时 CT 已提示肿瘤侵及周围脂肪组织。因此定期规律复查有助于早期判断肿瘤的进展情况。

3. 综合考虑多方面因素决定术式：根治性膀胱切除、盆腔淋巴结清扫术是肌层浸润性膀胱癌的标准治疗，是提高浸润性膀胱癌患者生存率、避免局部复发和远处转移的有效治疗方法。该手术需要根据肿瘤的病理类型、分期、分级、肿瘤发生部位、有无累及邻近器官等情况，结合患者的全身状况进行选择。

4. 化疗方案决策：近年研究发现，膀胱辅助化疗对于患者生存期的改善不如新辅助化疗，T3、T4 期或伴有淋巴结转移的患者可以考虑行辅助化疗。目前尚无临床研究比较术后立即开始的辅助化疗和发现转移病灶后再开始的化疗在生存期上的获益。但已有临床研究证实术后有高危复发风险的患者给予含顺铂的联合化疗可以降低肿瘤复发率。CUA 指南对于 cT2～cT4a 期肌层浸润性膀胱癌围术期化疗推荐 GC/DD-MVAC/CMV 方案。拟行根治性膀胱切除术治疗的患者，术前可选择新辅助化疗，对于 pT3～4/N+ 患者，术后推荐辅助化疗。

5. 放疗方案决策：膀胱癌的放疗可分为根治性放疗、辅助性放疗和姑息性放疗。通过术前 4～6 周的放疗，可使 40%～65% 的患者肿瘤降期，使 10%～42% 的患者提高局部肿瘤控制率，但根治性膀胱切除术前放疗对延长患者生存是否有益尚不明确，因此不推荐术前放疗。根治性膀胱切除或膀胱部分切除术未切净的残存肿瘤或术后病理切缘阳性者，可行术后辅助放疗。

【小结】

浸润性膀胱癌行膀胱全切、尿流改道时必须对输尿管残端做冰冻病理，以免术后病理回报残端阳性。尿道残端需结合肿瘤部位尽可能做冰冻病理。腹膜后浸润临床上易忽略，术后辅助放化疗可以提高生存率。

（张树栋　编　马潞林　审）

第四节　脐尿管癌一例

　导读

　　脐尿管癌是一种罕见的肿瘤，从 1863 年报道首例脐尿管癌以来，英文文献中有完整组织学和临床资料的病例数不超过 150 人，占成人所有恶性肿瘤的 0.01%，占所有膀胱癌的 0.17% ~ 0.34%，占原发性膀胱腺癌的 20% ~ 39%。由于病例数太少，许多泌尿外科医生对其认识度不够。通过我们诊治的一例脐尿管癌患者，希望为今后的临床工作能够提供一些帮助。

【病例简介】

　　患者男性，62 岁，主因"发现肉眼血尿 1 年余"收入院。

　　患者 1 年余前无明显诱因出现全程肉眼血尿数次，伴尿频、尿急、尿痛，不伴发热、腰痛，尿中无血块、血条、腐肉样物质，后血尿未再出现，患者未在意，未诊治。10 天前患者无明显诱因再次出现肉眼全程血尿，伴上述症状，遂于外院就诊，行经尿道膀胱肿瘤切除术。术后病理提示：膀胱中 - 低分化腺癌，癌细胞多呈印戒细胞样，局部伴有黏液分泌及黏液湖形成，癌呈浸润性生长，局部侵及肌束。现为进一步诊治收入院。患者自发病以来精神好，饮食睡眠好，体力情况好，小便如前述，大便正常，体重无明显变化。

　　体格检查：36.7 ℃，P 80 次 / 分，R 20 次 / 分，BP 135/87 mmHg。腹平软，无肌紧张，全腹无压痛，腹痛无包块，肝脾肋下未触及，Murphy 征阴性，双肾及输尿管走行区无压痛，双肾区无叩痛。膀胱区无压痛、叩痛。双下肢无水肿。

　　影像学检查：

　　超声：膀胱充盈可，右前壁局限性增厚，不光滑，范围 3.6 cm×1.5 cm，其内可见斑点状强回声，未见明显血流信号。诊断：膀胱右前壁局限性增厚，请结合临床。

　　盆腔 MRI：膀胱顶壁形态不规则，见囊带状隆起，局部壁见结节状团块状增厚，边缘毛糙，浆膜面毛糙，DWI 为明显高信号，部分层面与邻近的乙状结肠壁关系密切，乙状结肠壁可以增厚毛糙，周围可疑多发小结节，右前髂血管旁可见稍大淋巴结，短径约 8.5 mm。扫及前列腺增大，局限性突向膀胱，中央腺体信号不均匀，其内见结节状混杂密度影，边界清，大小约 1.1 m×1.5 cm，包膜完整（图 5-16）。诊断：膀胱改变，CA 可能；乙状结肠病变待除外；右盆腔稍大淋巴结，转移待除外；前列腺增生。

　　初步诊断：膀胱腺癌，脐尿管癌待除外；右侧盆腔淋巴结转移（？）。

【临床决策分析】

　　患者在外院检查发现膀胱顶壁占位性病变，电切后病理提示膀胱中 - 低分化腺癌，癌细胞多呈印戒细胞样，但膀胱原发性腺癌非常少见，需根据患者肿瘤部位评估是否为脐尿管癌。本院 MRI 可见，患者肿物位于顶壁脐尿管部位，因此，考虑脐尿管癌诊断可能性大。准备行腹腔镜脐尿管癌切除、膀胱部分切除术。

【治疗过程】

　　麻醉后，平卧位，常规消毒铺巾，留置 16F 尿管。腹腔镜下见广泛腹膜、肠系膜及小肠表面转移病灶，脐尿管肿物位于正中，大小约 3 cm，双侧脐动脉皱襞处可见肠道与转移灶粘连（图 5-17）。切除部分转移灶，送冰冻病理，病理提示癌转移。与家属沟通后，考虑广泛转移，手术完整切除不可能，切除脐尿管肿物存在尿瘘可能，故仅切除部分转移灶，送病理，术后辅助治疗。

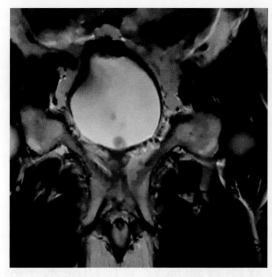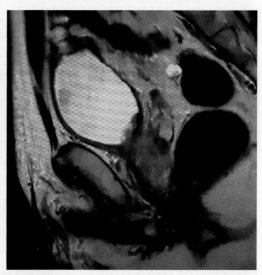

图 5-16　盆腔 MRI 扫描

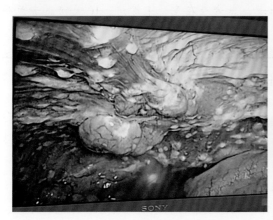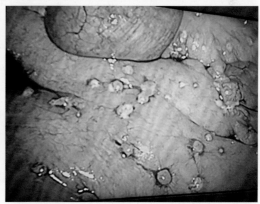

图 5-17　术中见多发转移灶

切下部分转移灶病理结果：纤维结缔组织中可见腺癌浸润，部分呈印戒细胞癌，部分呈黏液腺癌，部分伴有神经内分泌分化。免疫组化结果：Syn（部分 +），CgA（个别细胞 +），CD56（+），CK 混（+），SATB2（-），β-catenin（膜 +）。

【预后】

患者目前在放疗科进行辅助放疗，复查盆腔淋巴结较前缩小，目前继续复查。

【经验与体会】

1. 临床表现：脐尿管癌是临床罕见的恶性肿瘤，多位于脐尿管下段与膀胱交界处，其发病部位隐匿，早期症状多不典型，发现时多为局部晚期，预后较差。影像学检查多表现为膀胱顶 / 前壁占位，超声作为最基本的筛查方法多表现为低回声肿物，可伴高回声表现和钙化点。CT 扫描其囊性结构多为黏液，与其他黏液肿瘤相同，脐尿管癌有钙化倾向，且多发生于肿物周边。此外，脐尿管肿瘤高表达 CK20，此外还表达 CK7、34BE12 等肠上皮免疫表征物。值得一提的是，膀胱腺癌的发病率较低，如果在膀胱肿物中病理提示是腺癌，那就需要根据肿瘤部位充分考虑是否存在脐尿管癌的可能性。

2. 治疗方法：手术切除仍是脐尿管癌最主要的治疗方法，根治性全膀胱切除术和扩大性膀胱部分切除术目前最被认可，扩大膀胱部分切除术为局限性脐尿管癌的主要治疗方法。本病例中患者于外院就诊，未充分考虑脐尿管癌的可能性，行经尿道膀胱肿瘤电切，切至深肌层，甚至可能切穿膀胱，造成尿液外渗，导致广泛腹膜、肠系膜和小肠表面的转移灶，因此，在早期接诊可疑部位肿瘤的患者时，应对脐尿管癌进行充分的诊断与鉴别，选择合适的治疗方式，避免延误病情。

（毕　海　黄　毅编；马潞林　审）

参考文献

[1] 田迪，闫哲，杨锦建，等.脐尿管癌17例临床分析 [J].现代泌尿外科杂志，2017，22（11）：857-860.
[2] 范凡，冯继锋.脐尿管癌一例及文献复习 [J].中国肿瘤外科杂志，2017，9（5）：334-336.

第五节　全尿路切除——腹腔镜双侧肾输尿管全长切除术＋膀胱根治性切除术一例

导读

我们遇到的这例泌尿系多发尿路上皮癌（multiple urothelial carcinoma，MUC）临床较为少见，泌尿系多个器官同时受累使得手术治疗变得复杂而困难。通过我们对这例病例诊疗过程的分析，希望对今后类似病例治疗方安的选择提供一些帮助。

【病例简介】

患者男性，48岁，主因"间歇无痛全程肉眼血尿4个月"于2017年7月入院。

患者4个月前出现间歇无痛全程肉眼血尿，伴血块、血条样物质；无尿频、尿急、尿痛、发热。就诊于外院行MRI示：左肾及左输尿管明显积水扩张，左肾盂内结节样异常信号；右肾上极囊实性占位性病变。

既往史：既往发现肾功能不全7年，规律行血液透析治疗4个月，目前每日尿量1200 ml左右。

体格检查：腹平坦，无腹壁静脉曲张，腹部柔软，无压痛、反跳痛，腹部无包块。肝未触及，脾未触及，肾无叩痛，无移动性浊音。肠鸣音正常，4次／分。

影像学检查：B超：膀胱内实性结节、左输尿管中下段及左肾下组肾盏占位性病变，考虑癌；右肾囊实性包块，局部扩张肾盏内伴实性成分，考虑癌；左肾盂及输尿管扩张。增强CTU（图5-18～图5-20）：双肾、左输尿管及膀胱多发性移行细胞癌可能性大；双肾及左侧输尿管积水，左侧显著。膀胱肿瘤活检病理：高级别尿路上皮癌（相当于移行细胞癌2级）

初步诊断：①右肾盂占位；②左肾盂占位；③左输尿管占位；④膀胱占位；⑤肾功能不全，尿毒症期。

【临床决策分析】

根据增强CTU，双侧上尿路肿瘤及膀胱肿瘤诊断较明确。根据肿瘤治疗原则，针对双侧上尿路肿瘤均应行肾输尿管全长切除术，膀胱肿瘤可行TURBt。但考虑到双侧上尿路术后患者无尿，膀胱肿瘤容易再次复发且不易发现。最终我们决定同期行腹腔镜双侧肾输尿管全长切除术＋膀胱根治性切除术。

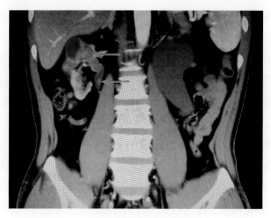

图 5-18 右肾盂肿瘤（红箭头处）

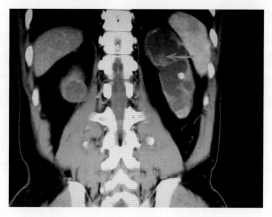

图 5-19 左肾盂肿瘤（红箭头处）

【治疗过程】

患者于 2017 年 7 月在全麻下行腹腔镜双侧肾输尿管全长切除术 + 膀胱根治性切除术。麻醉后，首先右侧卧位，左侧向上，升高腰桥，常规消毒铺巾。于腰大肌前缘第 12 肋缘下做向下纵行切口 2 cm，分开肌肉和腰背筋膜，钝性分离至后腹腔，手指分离扩张后腹腔空间，置入扩张气囊，注入空气 500 ml 扩张 5 分钟，再在腋前线肋缘下和腋中线髂嵴上做另外两个小切口，于腰大肌前缘第 12 肋缘下切口置入 13 mm Trocar，于腋前线切口置入 5 mm Trocar，于髂嵴上切口置入 11 mm Trocar，建立 CO_2 气腹，气腹压力维持于 12 mmHg，沿腰大肌前缘切开侧锥筋膜，沿腰大肌表面将肾

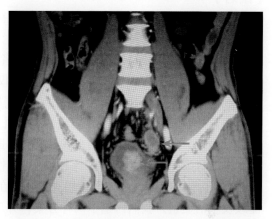

图 5-20 膀胱及左输尿管下段肿瘤（红箭头处）

背侧 Gerota 筋膜后层游离，肾下极处游离出输尿管，将其游离至尽量远处。肾门处游离出肾动静脉，超声刀切断肾蒂淋巴管，肾动脉 1 支，肾静脉 1 支，分别上三重 Hem-o-lok 夹闭后分别切断。沿肾脂肪囊表面游离，肾与周围组织粘连紧密，分离困难。夹闭周围小血管与出血点。探查肾上腺区无异常，保留肾上腺。缝合关闭切口，改为右侧卧位，左侧在上，重新消毒铺巾，同法切除右侧肾，其中肾动脉 2 支，肾静脉 1 支。保留肾上腺，将输尿管游离至尽量远处。缝合关闭切口，再改为平卧位，再次消毒铺巾，重新留置 14 F 尿管。脐下纵行切口 6 cm。分离皮下、腹直肌前鞘、腹直肌，打开后鞘和腹膜，进入腹腔，置入 11 mm Trocar，建立 CO_2 气腹，放入 30° 腹腔镜镜头，监视下分别于双侧腹直肌外缘脐下 3 cm 以及髂前上棘内侧 3 cm 处置入两个 13 mm Trocar 和两个 5 mm Trocar。打开右侧后腹膜，找到右侧髂外血管，顺髂外血管向上游离，髂外血管周围未见明显肿大的淋巴结，向上游离髂外静脉找到跨过髂血管的右侧输尿管，游离输尿管，向下到膀胱边缘，向上越过髂血管。将侧腹膜打开至髂血管上方，与后腹腔相通，同法游离左侧输尿管，左输尿管明显增粗，下段质硬，与周围粘连紧密，分离困难。打开膀胱上的后腹膜，游离膀胱后方间隙，找到右侧输精管，将其分离切断，提起输精管，分离出右侧精囊，同样处理左侧的输精管和精囊。沿精囊与直肠之间的层次打开狄氏间隙，锐性游离至前列腺尖部，将前列腺与直肠分开。游离膀胱两侧，用 Hem-o-lok 和腔镜下 PK 刀夹闭切断膀胱侧后韧带。游离膀胱前壁，切除过多的脂肪组织，将膀胱、前列腺前壁与耻骨之间的间隙游离出来，向前列腺两侧游离至盆筋膜，打开盆筋膜，向前列腺尖部游离，前列腺两侧与盆筋膜粘连紧密，分离困难，游离至耻骨前列腺韧带，用 2-0 可吸收线缝扎阴茎背静脉复合体，将耻骨前列腺韧带切

断，双极电凝确切止血，沿前列腺尖部用剪刀切断至尿道，切开尿道，提起尿管，将前列腺尖部与尿道切断，将膀胱、前列腺整块游离。检查创面，钛夹夹闭周围小血管与出血点。可吸收缝线缝合关闭尿道远端。腹腔镜下将标本置入取物袋中，蒸馏水浸泡术野，扩大腹部切口，将膀胱前列腺及双侧肾输尿管全长取出体外。放置盆腔引流管，检查无活动性出血，清点纱布器械无误，关闭腹膜、腹直肌后鞘、腹直肌以及前鞘，缝合皮下、皮肤，伤口用无菌敷料覆盖，手术结束。手术时间 708 分钟，术中失血 100 ml，未输血。

术后病理：左侧肾＋输尿管切除标本：肾下极高级别尿路上皮癌，伴大片坏死，癌侵及肾实质，肾上极乳头状尿路上皮癌，被覆上皮几乎脱落，难以判断级别，未见浸润。左侧输尿管高级别尿路上皮癌，穿透肌层，环周切缘未见癌。右侧肾＋输尿管＋膀胱＋前列腺根治标本：肾盂乳头状尿路上皮癌，绝大部分被覆上皮脱落，未见确切浸润；输尿管高级别浸润性尿路上皮癌，癌侵及输尿管壁全层，局灶延续至切缘；膀胱高级别尿路上皮癌，癌侵及固有层，环周切缘未见癌；前列腺及双侧精囊腺未见癌侵及；双侧精囊腺断端未见癌。免疫组化结果：P53（＋）。

【预后】

随访至 2017 年 11 月一般状态良好，规律血液透析治疗，未见肿瘤复发。

【经验与体会】

1. 双侧上尿路尿路上皮癌的诊断：患者平日肌酐 700 ～ 1000 μmol/L，每日尿量约 1200 ml，常规无法行增强 CT 检查。外院行平扫 CT 仅可见双侧肾盂可疑占位，诊断不明确，膀胱肿瘤亦可造成血尿。患者虽然已开始透析，但如误切肾（病理未发现肿瘤），术后出现无尿，患者生活质量将进一步下降。因此，我们协调影像科及透析室，安排患者先行增强 CTU 检查，然后即刻行透析治疗，从而获得必要的影像学资料帮助诊断。但应注意，检查前仍需向患者及家属详细交代造影剂肾病导致肾损害加重、无尿等可能性，取得知情同意。

2. 手术方案的制定：患者相对年轻，在手术方案制定过程中，除需考虑控制肿瘤进展，也需顾及生活质量。我们讨论了两种方案，并反复权衡其利弊。方案一：同期行双侧上尿路切除及膀胱根治性切除术。其优点为最大限度控制肿瘤进展，减小术后复发风险。缺点是手术创伤大，切除膀胱后，患者今后将无法行肾移植手术，需终生透析，而透析也可成为增加患者死亡率的因素之一。方案二：同期行双侧上尿路切除术，膀胱肿瘤行 TURBt。其优点为手术创伤减小，保留膀胱，为患者保留了接受肾移植的可能性。缺点是术后无尿，膀胱失用，可能出现肿瘤复发／炎症、出血、萎缩，需反复复查膀胱镜，影响生活质量。且原则上患者需在肿瘤控制稳定、5 年无复发的情况下才适合接受肾移植手术，在此期间存在尿路上皮癌膀胱复发可能，患者无尿，复发后不易发现，容易延误治疗，导致肿瘤进展。结合患者个人意愿、居住地医疗条件以及经济条件，我们和患者最终共同选择方案一。

3. 围术期处理：患者入院后规律每周透析 3 次，术前日安排患者行无肝素透析 1 次，手术后入 ICU 监护。术后第一日于 ICU 行床旁血滤 1 次，出 ICU 后隔日行无肝素透析 2 次，半量肝素透析 2 次，然后恢复每周规律透析 3 次，患者一般状况平稳。手术中先行侧卧位经后腹腔切除肾并游离输尿管中上段。我们选择先切除肾功能较差的左侧肾，使得手术过程中右侧肾还可发挥功能，增加手术安全性；反之如先切除右侧肾，则使患者提早进入无尿状态，手术安全性降低。在完成膀胱全切后，我们分别从左右侧切开侧腹膜处将肾从腹膜后拉至腹腔，最终和膀胱前列腺一并经腹部切口取出，既保证了术中标本的完整性，又减少切口数量，最大限度减小手术对患者的创伤。

【小结】

临床工作中时常遇到尿路多发尿路上皮癌，泌尿系多脏器受累的患者。在手术方案的制定上应该兼顾肿瘤控制及生活质量。在需要同期手术切除多个器官时，合理安排手术入路及方案有助于减少患者的创伤。

（刘 可编；马潞林 审）

参考文献

[1] Xylinas E，Rink M，Margulis V，et al．Multifocal carcinoma in situ of the upper tract is associated with high risk of bladder cancer recurrence [J]．Eur Urol，2012，61：1069．

[2] Pignot G，Colin P，Zerbib M，et al．Influence of previous or synchronous bladder cancer on oncologic outcomes after radical nephroureterectomy for upper urinary tract urothelial carcinoma [J]．Urol Oncol，2014，32：23e1．

第六节　膀胱高级别尿路上皮癌浆细胞样亚型一例

导读

　　浆细胞样尿路上皮癌是较罕见的尿路上皮癌亚型，由 Sahin 于 1991 年首次报道。WHO（2016）泌尿系统肿瘤分类中将其命名为浆细胞样变异型。该肿瘤少见，现报道 1 例，探讨其临床病理学特征、鉴别诊断及预后。

【病例简介】

　　患者男性，57 岁，于 2018 年 12 月主因"全程肉眼血尿 7 个月，逐渐加重"就诊。患者 7 个月前无明显诱因出现全程肉眼血尿，有血块，可堵塞尿道致排尿困难，伴排尿疼痛，无腰痛；半个月前出现尿频、尿急，前往当地医院行 CT 检查提示膀胱三角区及底部正中偏右侧肿物继发双侧尿路积水，给予抗生素及中药治疗，自诉症状未见明显好转。1 个月前来我院，CTU 提示膀胱壁明显不均匀增厚，累及双侧输尿管开口处，增强后明显不均强化，浆膜面毛糙。双侧肾盂及输尿管扩张积水。行经尿道膀胱肿瘤诊断性电切术，术后病理回报：（膀胱肿物）高级别尿路上皮癌，浆细胞样亚型，浸润固有层间质，未见固有肌层。因此类型肿瘤恶性度高，拟做膀胱全切术收入院。

　　既往史：发现结肠息肉半个月。

　　体格检查：未见明显异常。

　　实验室检查：尿常规提示尿红细胞 +++。

　　影像学检查：CTU 提示膀胱壁明显不均匀增厚，累及双侧输尿管开口处，增强后明显不均匀强化，浆膜面毛糙。双侧肾盂及输尿管扩张积水。双肾盂、肾盏及输尿管扩张，造影剂充盈欠佳，未见充盈缺损。腹膜后多发肿大淋巴结，边界模糊，不均强化，后腹膜增厚模糊。双肾大小、位置可，右肾下极似见类圆形等密度影，边界模糊，大小约 1.5 cm×1.7 cm×1.8 cm，增强扫描似呈低强化。结肠肝曲肠壁不均匀增厚，管腔局限性变窄，增强扫描明显强化，病变累及肠管约 6.2 cm，浆膜面毛糙，周围未见明显肿大淋巴结。肝大小、形态可，肝实质内可见多发大小不等类圆形低密度灶，增强后未见强化。肝内外胆管未见扩张，胆囊、胰腺、脾、双侧肾上腺未见明显异常。双侧阴囊内见积液（图 5-21 ～图 5-24）。诊断：膀胱占位，考虑膀胱癌，继发双侧尿路积水、功能减低，多发淋巴结转移，右肾可疑病变，必要时进一步检查，结肠肝曲占位（？），需要结合临床，肝多发小囊肿，双侧睾丸鞘膜积液。

　　初步诊断：①膀胱高级别尿路上皮癌，浆细胞样亚型，淋巴结转移可能；②双肾积水；③结肠息肉；④肝囊肿；⑤双侧睾丸鞘膜积液。

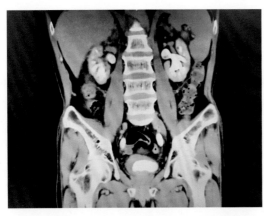

图 5-21 膀胱占位，考虑膀胱癌，继发双侧尿路
积水（冠状位）

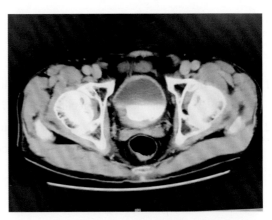

图 5-22 膀胱占位，膀胱壁毛糙（水平位）

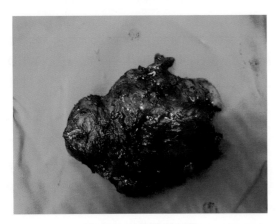

图 5-23 术后大体标本

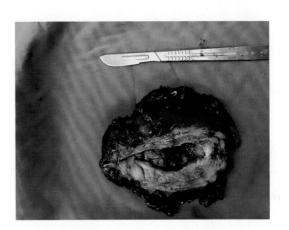

图 5-24 切开标本后可见肿瘤

【临床决策分析】

诊断：本例患者男性，57 岁，有典型的无痛性全程肉眼血尿病史，终末加重，CT 见膀胱壁弥漫性增厚，经膀胱颈活检有可能不能确诊，经科室讨论采用诊断性电切，考虑膀胱尿路上皮癌浆细胞样亚型肿瘤诊断明确。经尿道诊断性电切时，判断不可能通过电切的方式将肿瘤切除干净。文献报道膀胱尿路上皮癌浆细胞样亚型肿瘤同传统的乳头状尿路上皮癌相似，绝大多数患者以无痛性肉眼血尿为首发症状，但与传统的膀胱尿路上皮癌不同，该亚型肿瘤都具有浸润性生长特性，至少浸润至固有膜和固有肌层，发现肿瘤时已经有 85% 为 T2 期以上，40% 已有区域淋巴结转移或者远处转移。膀胱尿路上皮癌浆细胞样亚型仍以手术为主。

治疗：膀胱尿路上皮癌浆细胞样亚型 T1 期的肿瘤可以行经尿道膀胱肿瘤电切术，而 T2 期以上的肿瘤，宜选择根治性膀胱全切术。综合分析，该例患者属于 T2 期以上肿瘤，有明确的行膀胱全切的手术指征。腹膜后多发肿大淋巴结，边界模糊，不均强化，淋巴结转移的可能性大，因肿瘤放疗科医师强调用肠管后影响放疗剂量，选择输尿管皮肤造口。术后可采用吉西他滨、顺铂等药物的辅助化疗，可以延长患者的生存期。依病理结果决定是否放疗。

【治疗过程】

患者在全麻下行腹腔镜膀胱根治性切除术、双侧盆腔淋巴结清扫术、双侧输尿管皮肤造口术、经尿道盆腔引流术。患者全身麻醉后，平卧位，常规消毒铺巾，留置 16F 尿管。在脐上缘做纵行切口 1.5 cm，分离皮下、腹直肌前鞘、腹直肌，打开后鞘和腹膜，进入腹腔，置入 11 mm Trocar，建立 CO_2 气腹，放入 30° 腹腔镜镜头，监视下分别于双侧腹直肌外缘脐下 3 cm 以及髂前上棘内侧 3 cm 处置入两个 12 mm Trocar 和两个 5 mm Trocar。打开右侧后腹膜，找到右侧髂外血管，顺髂外血管向上游离，髂外血管周围未见明显肿大的淋巴结，直径 2 cm，向上游离髂外静脉找到跨过髂血管的右侧输尿管，游离输尿管，见输尿管扩张积水明显，且输尿管与周围组织粘连严重，分离困难，周围组织质脆、易出血，小心游离输尿管向下到膀胱边缘，向上越过髂血管。沿髂血管游离血管周围的淋巴和脂肪组织，将髂外动脉和髂外静脉完全游离出来，再沿血管向下游离淋巴组织至闭孔，用钛夹夹闭小血管及淋巴管，将闭孔神经完全暴露，将包含淋巴组织的脂肪团完全从髂内、外血管和闭孔神经周围剥离，完成右侧淋巴结清扫，淋巴结组织分组送检。同法清扫左侧髂外、髂内和闭孔淋巴组织。将双侧的输尿管在靠近膀胱壁处分别用 Hem-o-lok 夹闭并切断。打开膀胱上的后腹膜，游离膀胱后方间隙，找到右侧输精管，将其分离切断，提起输精管，分离出右侧精囊，同法处理左侧的输精管和精囊。双侧精囊均与周围组织粘连紧密，分离困难，沿精囊与直肠之间的层次打开狄氏间隙，锐性游离至前列腺尖部，将前列腺与直肠分开。游离膀胱两侧，用 Hem-o-lok 夹闭切断膀胱侧后韧带。游离膀胱前壁，切除过多的脂肪组织，将膀胱、前列腺前壁与耻骨之间的间隙游离出来，沿前列腺内侧游离至盆筋膜。打开盆筋膜，向前列腺尖部游离，前列腺两侧与盆筋膜粘连紧密，分离困难，游离至耻骨前列腺韧带，用 2-0 可吸收线缝扎阴茎背静脉复合体，将耻骨前列腺韧带切断，双极电凝确切止血，沿前列腺尖部用剪刀切断至尿道，抽空水囊，拔除尿管，Hem-o-lok 夹闭尿道，在夹闭的远端切断尿道，将前列腺尖部与尿道切断，将膀胱、前列腺整块游离。检查创面，钛夹夹闭周围小血管与出血点。盆腔创面覆盖止血纱布。

腹腔镜下将标本置入取物袋中，固定双侧输尿管。由于患者肿瘤分期晚，周围粘连重，肠管条件差，术中向患者家属解释病情，患者家属同意仅行双侧输尿管皮肤造口术。将双侧输尿管分别自双侧腹直肌旁切口引出体外，将双侧输尿管末端纵行剖开，然后将两根输尿管支架管分别插入两侧输尿管至肾盂（右侧红色、左侧蓝色），将左侧输尿管末端外翻形成乳头后，用可吸收缝线将输尿管黏膜外翻并与皮肤缝合，同法处理右侧输尿管末端，引出右侧输尿管后发现距末端约 3 cm 可见一处输尿管狭窄环，且输尿管壁厚，尽量向上方再次切除输尿管长约 4 cm（完整包含狭窄环），用可吸收缝线将输尿管黏膜外层与皮肤缝合，两根输尿管支架管用丝线固定在输尿管黏膜上，完成输尿管皮肤造口。冲洗腹腔，放置经尿道盆腔引流管，检查无活动出血，清点纱布、器械无误，关闭腹膜、膜直肌后鞘、腹直肌以及前鞘，缝合皮下、皮肤，伤口用无菌敷料覆盖，手术结束。手术结束时患者情况良好。出血量 400 ml，术中未输血。

术后病理结果：膀胱浸润性尿路上皮癌，浆细胞亚型，癌呈条索状及单个细胞弥漫浸润于固有肌层及周围脂肪组织，可见神经周围侵犯及脉管内癌栓，未累及切缘及前列腺。左右输精管、精囊腺未见癌。前列腺腺泡腺癌，癌主要分布于前列腺右叶及右尖端，Gleason 评分：3+3=6 分，分级分组 Ⅰ/Ⅴ，未见确切脉管内癌栓及神经侵犯，前列腺环周切缘及基底均未见癌。左闭孔淋巴结可见膀胱癌转移（3/3），右闭孔淋巴结可见膀胱癌转移（2/6）。左髂外淋巴结未见癌转移（0/4）。右髂外淋巴结未见癌转移（0/3）。左输尿管断端近心端未见癌累及，远心端黏膜下可见癌细胞浸润。右输尿管断端的远、近心端均未见癌累及。

【预后】

患者术后第 8 天出院，定期复查。术后随访至 2020 年 2 月，一般情况良好，至今未见明显复发及转移。

【经验与体会】

1. 临床表现与疾病特点：本例患者为一种特殊类型的膀胱癌，即浆细胞样尿路上皮癌，具有高侵袭性、高复发率、易转移和预后差的特点，进展迅速，容易导致膀胱周围组织受累，如直肠旁复发及腹膜内播散。常见的邻近转移部位包括直肠前区、卵巢、阴道、输卵管、肠浆膜面及网膜，也可以远处转移到心、胃、肺、肝、肾以及肾上腺等器官。文献报道总体生存期为 2～120 个月，中位总体生存期仅为 17.7 或 27.2 个月，而出现转移者的生存期仅为 12.6 个月。

2．治疗与预后：本例患者进行根治性膀胱全切术，术中发现膀胱壁弥漫性增厚，质地硬，与周围粘连非常紧密，手术难度较一般的膀胱全切术大许多。我们进行了精细的淋巴结清扫术，将肿瘤复发率尽量降低。本例患者随访了 1 年余，目前恢复良好，未见复发和转移，但因浆细胞样尿路上皮癌具有高侵袭性、高复发率、易转移和预后差的特点，本例患者仍需要密切随访。

【小结】

浆细胞样尿路上皮癌是一种罕见的尿路上皮癌亚型，具有高侵袭性、高复发率和预后差等特点，早期发现和早期诊治对于提高患者生存率意义重大。

（刘　苗　张洪宪 编；马潞林 审）

参考文献

[1] Ricardo-Gonzalez RR，Nguyen M，Gokden N，et al．Plasmacytoid carcinoma of the bladder：a urothelial carcinoma variant with a predilection for intraperitoneal spread [J]．J Urol，2012，187（3）：852-855．

[2] Keck B，Stoehr R，Wach S，et al．The plasmacytoid carcinoma of the bladder：rare variant of aggressive urothelial carcinoma [J]．Int J Cancer，2011，129（2）：346-354．

第七节　膀胱癌不停双重抗血小板药物行腹腔镜下根治性膀胱切除术一例

导读

肿瘤和心脑血管疾病已成为全球范围内人类两大主要死亡原因。膀胱癌属于泌尿系常见恶性肿瘤，有不少患者合并心脑血管疾病，其中有部分患者需要长期口服抗血小板药物。腹腔镜下根治性膀胱切除术是治疗浸润性膀胱癌的主要治疗手段，但手术范围较大，步骤繁琐，是泌尿外科最复杂的手术之一。当我们碰到需长期口服抗血小板药物的浸润性膀胱癌患者时，抗血小板药物的管理是一个充满矛盾且没有确切结论的问题。维持抗血小板药物的应用可降低患者心脑血管疾病的风险，但同时有增加围术期出血并发症的潜在风险，尤其是面临腹腔镜膀胱全切术这样的复杂手术时矛盾尤其突出。本文回顾性分析一例膀胱癌不停双重抗血小板药物行腹腔镜下根治性膀胱切除术的临床资料，以提高对于这类特殊患者的诊治经验。

【病例简介】

患者男性，56 岁。主因"间断全程无痛肉眼血尿 5 个月"于 2018 年 11 月就诊于我科。患者 5 个月前出现间断全程无痛肉眼血尿，无尿频、尿急、尿痛、腰痛、发热。当地医院 B 超提示膀胱肿瘤。但同时患者出现急性心肌梗死，行冠脉支架置入术，术后口服阿司匹林和氯吡格雷双重抗血小板药物治疗。3 个月前来我院就诊，于我科住院全麻下行经尿道膀胱肿瘤切除术。术中见双侧输尿管口清晰可见。膀胱三角区、膀胱颈口上半周、膀胱后壁、膀胱左侧壁及左侧输尿管口周围可见多发菜花样肿物，部分呈地毯样，肿瘤数量多，难以计数，较大的肿瘤位于膀胱左侧壁和膀胱后壁，大小约 3 cm，宽基底，左侧输尿管口周围肿瘤呈地毯样，包绕输尿管口。退镜过程中，见前列腺部尿道也有菜花样肿物，予以汽化切除。术后病理提示：高级别乳头状尿路上皮癌。患者拒绝膀胱全切术。术后规律膀胱灌注治疗，术后出现明显尿频症状，日间平均

30 分 / 次，夜尿 5 ～ 6 次，半个月前停止使用膀胱灌注化疗药物后尿频症状稍缓解，夜尿平均 2 ～ 3 次。患者接受膀胱全切术后于 2019 年 2 月收入院。

既往史：发现高血压 6 年，口服降压药物，平素血压维持在 140/80 mmHg 左右，5 个月前发现急性心肌梗死并行心脏支架置入术，手术顺利，目前口服阿司匹林、阿托伐他汀、氯吡格雷。

体格检查：泌尿外科专科查体未见明显异常。

实验室检查：尿常规提示尿红细胞 +++。

辅助检查：泌尿系 CTU 提示膀胱后上壁增厚，范围约 3.0 cm×1.7 cm，厚度约 7 mm，增强扫描稍高强化，排泌期局部充盈缺损，局部肌壁浆膜面光整。左肾下极见类圆形低密度影，大小约 2.3 cm×2.1 cm，边界清，平扫约 33 HU，未见明确强化。双侧肾盂及输尿管未见明显异常（图 5-25 ～图 5-28）。诊断膀胱癌，左肾下极病变，肾囊肿可能。

初步诊断：①膀胱高级别尿路上皮癌；②高血压；③心肌梗死恢复期；④冠状动脉支架置入术后。

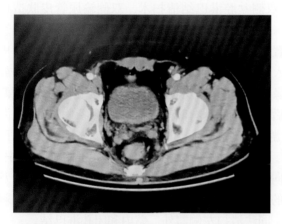

图 5-25　膀胱壁增厚，膀胱癌可能（水平位）

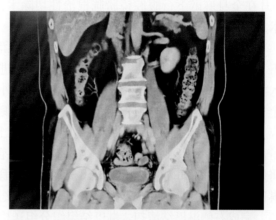

图 5-26　膀胱后上壁增厚，膀胱癌可能（冠状位）

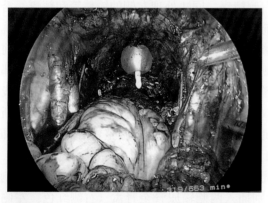

图 5-27　术中膀胱切除术后创面未见明显渗血

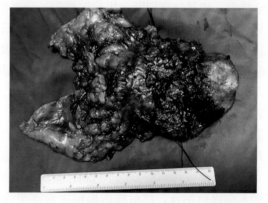

图 5-28　术后标本

【临床决策分析】

诊断：患者男性，56 岁，结合患者临床症状、体征及辅助检查，膀胱癌诊断明确。在进行经尿道膀胱肿瘤术后，病理进一步提示多发的高级别乳头状尿路上皮癌。

治疗：膀胱肿瘤多发，无法用经尿道切除的方式切干净肿瘤，且由于患者心脏支架置入接受双重抗血小板药物治疗，间断出现严重的肉眼血尿。目前膀胱癌的治疗方案应该首选根治性膀胱切除术。随着微创技术的进步，可采用腹腔镜途径完成。但患者 5 个月前合并急性心肌梗死，行心脏支架置入术，术后采用阿司匹林及氯吡格雷双重抗血小板药物治疗，心内科专家评估心血管事件高危，不适合停用抗血小板药物。故该患者治疗过程中存在减少围术期出血和保证心血管安全的矛盾，具体如下：①为了保证心血管系统安全，继续服用双重抗血小板药物对减少冠脉再发堵塞和预防冠脉支架内血栓形成有益。且患者行心脏支架置入术时间距离较近，暂停一种或两种药物大大增加心血管事件风险。②根治性膀胱切除术手术范围大，需要完整切除膀胱、前列腺、双侧输精管、精囊，且需要进行双侧髂外、髂内、闭孔淋巴结清扫术，术中创面大，术中出血风险高。继续服用抗血小板药物可能导致术中出血进一步增多，甚至引起大出血、失血性休克等严重并发症。术前进行了心内科、麻醉科、ICU 和泌尿外科多学科讨论，最终达成共识，在不停双重抗血小板药物的前提下，进行腹腔镜根治性膀胱切除术，为了降低手术风险，尿流改道采用双侧输尿管皮肤造口术。为了预防围术期出血，术中小心操作，按解剖层次进行手术，术中充分利用超声刀和双极电凝的优势，确切止血。术前备血小板 2 单位。

【治疗过程】

患者因冠心病行冠状动脉支架置入术，需要长期采用阿司匹林和氯吡格雷双重抗血小板药物，为保证循环系统安全，药物持续应用到术前一天，并于手术当天早晨停药。患者于 2019 年 2 月在全身麻醉下行腹腔镜膀胱根治性切除术、双侧盆腔淋巴结清扫术、双侧输尿管皮肤造口术、经尿道盆腔引流术。

全麻后采取头低脚高位，常规消毒铺巾，留置 16F 尿管。脐上缘做纵行切口 1.2 cm，分离皮下、腹直肌前鞘、腹直肌，打开后鞘和腹膜，进入腹腔，置入 11 mm Trocar，建立 CO_2 气腹，放入 30° 腹腔镜镜头，监视下分别于双侧腹直肌外缘脐下 3 cm 以及髂前上棘内侧 3 cm 处，置入两个 12 mm Trocar 和两个 5 mm Trocar。打开右侧后腹膜，找到右侧髂外血管，顺髂外血管向上游离，髂外血管周围未见明显肿大的淋巴结，向上游离髂外静脉找到跨过髂外血管的右侧输尿管，游离输尿管，向下到膀胱边缘，向上越过髂血管。沿髂血管游离血管周围的淋巴结和脂肪组织，将髂外动脉和髂外静脉完全游离出来，再沿血管向下游离淋巴组织至闭孔，用钛夹夹闭小血管及淋巴管，将闭孔神经完全暴露，将包含淋巴组织的脂肪团完全从髂内、外血管和闭孔神经周围剥离，完成右侧淋巴结清扫，淋巴结组织分组送检。同法清扫左侧髂外、髂内和闭孔淋巴结。

在双侧的输尿管靠近膀胱壁处的连线处打开膀胱上的后腹膜，游离膀胱后方间隙，找到右侧输精管，将其分离切断，提起输精管，分离出右侧精囊，同法处理左侧的输精管和精囊。沿精囊与直肠之间的层次打开狄氏间隙，锐性游离至前列腺尖部，将前列腺与直肠分开。游离膀胱两侧，用 Hem-o-lok 夹闭切断膀胱侧后韧带。游离膀胱前壁，切除过多的脂肪组织，将膀胱、前列腺前壁与耻骨之间的间隙游离出来，向前列腺两侧游离至盆筋膜。打开盆筋膜，向前列腺尖部游离，前列腺两侧与盆筋膜粘连紧密，分离困难，游离至耻骨前列腺韧带，用 2-0 可吸收倒刺线缝扎阴茎背静脉复合体，将耻骨前列腺韧带切断，双极电凝确切止血，沿前列腺尖部用剪刀切断至尿道，切开尿道，提起尿管，将前列腺尖部与尿道切断，将膀胱、前列腺整块游离。检查创面，钛夹夹闭周围小血管与出血点。留置经尿道引流 1 根。

取下腹部纵行切口长约 10 cm，整块取出膀胱及前列腺，将双侧输尿管引出体外，将双侧输尿管末端纵行剖开，然后将两根输尿管支架管分别插入两侧输尿管至肾盂（右侧红色、左侧蓝色），自右侧腹直肌旁切口将右侧输尿管及输尿管支架管引出体外，用可吸收缝线将输尿管黏膜外翻与皮肤缝合，完成右侧输尿管皮肤造口，右侧输尿管支架管用丝线固定在输尿管黏膜上，同法完成左侧输尿管皮肤造口。冲洗腹腔，检查无活动性出血，清点纱布、器械无误，关闭腹膜、腹直肌后鞘、腹直肌以及前鞘，缝合皮下、皮肤，伤口用无菌敷料覆盖，手术结束。术中出血 1400 ml，术中未输血。

术后病理提示：膀胱高级别尿路上皮癌，伴肌层浸润，淋巴结均未见淋巴结转移，输尿管断端及尿道断端未见癌。

【预后】

患者术后进入 ICU 病房，术后第 1 天转入普通病房，并于术后第 1 天恢复口服双重抗血小板药物。术后每日引流量：第一天 700 ml，第二天 380 ml，第三天 235 ml，术后第 6 天引流量少于 20 ml 时拔除盆腔引流。术后 12 天出院，围术期未发生心血管相关事件。术后随访至 2020 年 2 月，心脏及一般情况良好，至今未见明显肿瘤复发及转移。

【经验与体会】

1. 概述：随着心脑血管疾病的高发，越来越多的肿瘤患者常因为血管支架留置而需长期服用抗血小板药物。相关的研究认为，对于心脑血管支架置入术后的患者，术后一定时间内抗血小板药物是不能停药的，目前主流观点为维持抗血小板治疗至少 1 年，提前停药会导致血管再发阻塞或支架内血栓形成等其他相关并发症的发生率升高。

2. 治疗选择：当膀胱癌合并心脑血管疾病拟行膀胱全切术的患者围术期口服抗血小板药物时，能否在不停抗血小板药物的情况下行腹腔镜膀胱全切术是一个有争议的话题。不停抗血小板药物，有增加围术期出血并发症的潜在风险，而停用抗血小板药物可能增加心脑血管意外和支架内动脉血栓形成的概率。对于长期服用抗血小板药物的膀胱癌患者，行腹腔镜膀胱全切术前是否停用抗血小板药物、何时停用、停用多长时间均没有统一的认识。根据我们掌握的资料，关于在主要泌尿外科手术期间持续应用抗血小板药物的研究非常有限。既往文献曾报道对于机器人辅助前列腺癌根治术、肾癌根治术、腹腔镜及机器人肾部分切除术的患者，术前不停用阿司匹林不会对围术期结果和术后结果造成较大的影响，但同时服用氯吡格雷行双重抗血小板药物治疗时有一定的增加出血并发症的风险。笔者所在中心曾完成不停双重抗血小板药物治疗的腹腔镜肾癌根治术、腹腔镜肾部分切除术、腹腔镜前列腺癌根治术和腹腔镜巨大嗜铬细胞瘤切除术，积累了相关的手术经验。而本例患者冠脉支架置入术后 5 个月，经心内科和麻醉科评估心血管风险高危，不适合停用双重抗血小板药物，另外考虑到患者间断出现的严重血尿，经尿道切除治疗效果不佳，综合考虑我们决定在不停双重抗血小板药物的情况下进行腹腔镜膀胱全切术。

3. 手术技巧：在手术步骤方面，优先进行淋巴结清扫，再进行根治性膀胱切除术。术中，充分利用超声刀和双极电凝的优势，以锐性分离为主，沿血管鞘的层面游离血管周围的淋巴结和脂肪组织，将髂外动脉和髂外静脉完全游离出来，再沿血管向下游离淋巴组织至闭孔，用钛夹夹闭小血管及淋巴管。术中进行充分止血，采用锐性分离与钝性分离相结合，但是以锐性分离为主。这样可以尽量将小血管闭合，避免创面的渗血。游离膀胱两侧的侧后韧带也是易出血的常见部位。采用 Hem-o-lok 夹闭切断膀胱侧后韧带，同时采用双极电凝协助止血。阴茎背深静脉复合体的确切处理是减少出血的关键，用 2-0 可吸收倒刺线缝扎阴茎背静脉复合体，要保证将缝线拉紧，防止阻断不全引起的出血。随后将耻骨前列腺韧带切断，双极电凝确切止血。本例患者出血 1400 ml，是我们所有进行不停抗血小板药物手术中最多的，但围术期循环稳定，并未输血。总结出血的原因，与患者近期进行最大程度的 TURBt 有关，部分区域膀胱壁切透，膀胱后壁与直肠之间层次粘连、混乱，渗血及出血明显，仅处理膀胱后壁时出血就在 1200 ml 左右，这也是我们总结的教训。对于类似患者，若膀胱全切不可避免，不要进行大范围的 TURBt，仅行诊断性电切即可，而应尽快选择膀胱全切，避免后续造成的手术难度的增加。

【小结】

对于严格选择的膀胱癌患者，在不停双重抗血小板药物下行腹腔镜根治性膀胱切除术是可行的，但需要术者有丰富的腹腔镜手术经验及血管处理经验，并且经过多学科的严格评估。

（刘 苗 张洪宪 编；马潞林 审）

参考文献

[1] 马潞林，毕海. 腹腔镜膀胱根治性切除术及尿流改道的应用进展 [J]. 中华腔镜泌尿外科杂志

（电子版），2012，6（1）：1-3.

[2] 黄建林，邱敏，马潞林，等. 腹腔镜下根治性膀胱切除术围术期并发症分析 [J]. 北京大学学报（医学版），2011，43（4）：544-547.

第八节　Studer 原位新膀胱术后漏尿一例

 导读

　　膀胱全切原位新膀胱术并发症发生率较高，但是原位新膀胱术后漏尿相对少见。原位新膀胱术后漏尿的诊断及治疗方案选择往往比较困难，而且术前、术中明确漏尿位置存在比较大的难度。通过我们在 2019 年对一例患者诊疗经过的分析，希望能对今后类似病例的诊治及相关并发症的预防提供借鉴。

【病例简介】

　　患者男性，65 岁，主因"膀胱全切原位新膀胱术后 15 天，拔除输尿管支架管后突发腹痛 1 小时"于 2019 年 4 月入院。

　　患者 15 天前因膀胱尿路上皮癌于我院行腹腔镜膀胱根治性切除、双侧盆腔淋巴结清扫、Studer 原位新膀胱术，术后恢复良好出院。术中双侧输尿管 -Studer 储尿囊回肠输入端行 Wallace 法吻合，双侧单 J 管上端置入双侧肾盂，下端经回肠输入端、储尿囊前壁和下腹腹壁穿出体外固定。1 小时前将双侧输尿管支架管拔除后患者突发剧烈腹痛，伴双侧腰痛、恶心、呕吐。复查肾功能示血肌酐较前升高，腹盆腔 CT 示双侧尿路轻度积水，腹盆腔渗出积液较前增多。为进一步诊治收入院。自发病以来，睡眠、食欲欠佳，大便正常，体重无明显变化。

　　既往史：高血压、冠心病病史 3 年，冠脉支架置入术后 3 年。否认糖尿病、脑血管病等内科疾病史。否认吸烟史。

　　体格检查：血压 128/80 mmHg，神志清楚，精神可，心肺查体未及明显异常，腹平软，下腹部轻压痛，无反跳痛，肠鸣音减弱，双侧肾区叩痛阳性，盆腔引流量为 0 ml，尿管引流通畅，见少量清亮尿液。

　　实验室检查：血肌酐 158 μmol/L。

　　影像学检查：腹盆腔 CT 平扫：对比输尿管支架管拔除前 CT，盆腔引流管位置大致同前，双侧输尿管回肠代膀胱吻合口显示不清，双侧尿路轻度积水，周围渗出增多，腹盆腔渗出积液较前增多，腹腔游离气体较前增多。

　　初步诊断：双侧输尿管吻合口狭窄，急性肾功能不全，Studer 原位新膀胱术后，高血压，冠心病。

【临床决策分析】

　　患者拔除双侧输尿管支架管后出现腹痛，查体下腹部轻压痛，盆腔引流量为 0 ml，肾功能示血肌酐升高，腹盆腔 CT 示双侧尿路积水，腹盆腔积液较前增多。初步诊断考虑术后输尿管回肠代膀胱吻合口水肿狭窄，输尿管支架管拔除后出现输尿管梗阻，漏尿不能除外。但腹盆腔液体不能引出，可能两个空间相对有间隔。遂决定暂时予抗感染、解痉保守治疗，注意观察腹部体征、尿液引流、盆腔引流变化，监测肾功能变化。

　　入院后第 2 天患者腹部症状体征缓解，但盆腔引流 800 ml 清亮液体，尿量仍很少，查盆腔引流液肌酐、尿素氮明显升高，考虑尿瘘。尿瘘位置考虑输尿管 -Studer 原位新膀胱吻合口瘘、Studer 原位新膀胱瘘（特别是原支架管穿出处）、新膀胱尿道吻合口瘘，可行膀胱造影进一步明确尿瘘位置。经尿道原位新膀胱内注入造影剂 50 ml 行腹部 CT 膀胱造影检查见造影剂外漏，新膀胱显影较差，右输尿管可显影，左输尿管未显影，考虑 Studer 原位新膀胱漏尿诊断明确（图 5-29）。漏尿位置仍不能明确，但右输尿管显影良好，右输尿管 -Studer 原位新膀胱吻合口瘘可能性不大，左输尿管 -Studer 新膀胱吻合口、Studer 原位新膀胱某处、新膀胱尿道吻合口处均有可能。治疗方案考虑如下：①保守治疗：予抗感染、营养支持治疗，保持尿管引流通畅，等待瘘口自行愈合；②膀胱镜或输尿管镜探查、输尿管支架置入可能：Studer 原位新膀胱膀胱镜探查 + 逆行留置单 / 双侧输尿管支架或者双侧经皮肾镜探查 + 顺行留置单 / 双侧输尿管支架管，如瘘口小，阴性探查可能；②开腹探查：原位新膀胱瘘口修补或输尿管原位新膀胱吻合口修补，如一侧输尿管末端

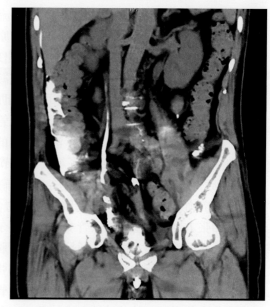

图 5-29　Studer 原位新膀胱周围造影剂外漏

坏死，上段输尿管和对侧输尿管端侧吻合可能。必要时行原位新膀胱切除 + 双侧输尿管皮肤造口可能。由于患者腹部症状体征缓解，家属要求暂时予以保守治疗，同时积极完善术前准备。入院后第 6 天患者出现高热，腹腔引流管每日在 1000 ml 以上，导尿管尿液引流量极少，血肌酐逐步升高至 650 μmol/L，伴直肠刺激症状。考虑尿性腹膜炎合并腹腔感染，虽毒素随尿液能排出，又被腹膜重吸收导致肌酐升高，保守治疗无效，决定行手术治疗。

【治疗过程】

患者于 2019 年 4 月在全身麻醉下行开腹探查、Studer 原位新膀胱瘘口修补、膀胱造瘘术。取原腹部正中切开并向下延长至耻骨水平，术中肠管水肿明显，组织粘连严重，腹腔内可见脓苔。打开右侧后腹膜，沿右侧髂外血管向上探查游离输尿管，同法游离左侧输尿管，但组织粘连严重，无法探查到输尿管原位新膀胱吻合口。尽量游离原位新膀胱顶壁、前壁，未探及明显瘘口，注水测试见原位新膀胱右前壁直径约 3 mm 瘘口漏水，其余膀胱壁未见明显漏水。扩大瘘口，尝试探查原位新膀胱输入袢，由于原位新膀胱位置固定，无法探及原位新膀胱输入袢。术中决定行原位新膀胱造瘘，于原位新膀胱留置"蘑菇头"造瘘管后，用 4-0 可吸收线黏膜对黏膜缝合原位新膀胱瘘口。夹闭造瘘管后经尿管向原位新膀胱注射亚甲蓝盐水混合液，未见原位新膀胱周围及腹腔亚甲蓝渗出，给予卡络磺钠静脉滴注后可见黄色尿液自尿管和膀胱造瘘管引出，原位新膀胱周围及腹腔亦未见黄色液体渗出，间接判定输尿管原位新膀胱吻合口无漏尿。止血后用大量生理盐水冲洗伤口，留置引流管，关闭伤口。术后第 2 天患者血肌酐恢复正常，术后第 9 天拔除盆腔引流管，带尿管及膀胱造瘘管出院。门诊按时复诊，术后 1.5 个月拔除尿管，术后 3 个月拔除膀胱造瘘管。

【预后】

患者自 2019 年 4 月术后定期复查，随访至 2020 年 2 月，肾功能正常，无肾积水，未见肿瘤复发转移，控尿功能良好。

【经验与体会】

1. 原位新膀胱常见并发症：膀胱全切原位新膀胱手术复杂，并发症发生率高，术后早期并发症包括大出血、肠梗阻、肠吻合口瘘、输尿管吻合口瘘、原位新膀胱瘘、尿道吻合口瘘；术后远期并发症主要有输尿管吻合口狭窄、上尿路积水、输尿管反流、尿失禁、原位新膀胱排空障碍、原位新膀胱排泄或重吸收导致代谢并发症。研究报道膀胱全切术后瘘管形成发生率为

0.3% ～ 3%，而原位新膀胱相比其他类型尿流改道方式发生瘘管形成的风险显著提高。

2．原位新膀胱术后漏尿的早期诊断：原位新膀胱术后漏尿早期可以有下腹部局限性压痛，但往往没有明显发热、腹膜炎体征，容易出现漏诊或延误诊断。术后应当注意观察患者腹部体征、引流液量及性质的变化，术后尿液引流减少、引流液增加时应当警惕漏尿风险。引流液尿素氮、肌酐检测，腹盆腔超声以及 CT 可以协助诊断。泌尿系 CTU、逆行尿路造影是明确漏尿的有效方法。原位新膀胱术后漏尿主要见于输尿管吻合口瘘、原位新膀胱瘘、尿道吻合口瘘。从本例来看，确定瘘口位置困难，导致了治疗方案的不确定性，探查术前应作各种预案。膀胱造影有利于确定瘘口，造影后 CT 有助于了解具体细节。

3．原位新膀胱术后漏尿的预防：预防输尿管吻合口瘘的关键有以下几点：游离输尿管时充分保留营养血管；输尿管与新膀胱的正确吻合技术（特别是黏膜对黏膜吻合）；避免输尿管吻合时扭曲和张力过大；留置输尿管支架管有利于愈合。储尿囊瘘预防的关键在于保证新膀胱血运良好；建立储尿囊后注水试漏；通畅引流新膀胱，避免新膀胱内压力升高等。新膀胱与尿道吻合时注意选取最低点进行吻合，有助于降低局部张力、保证吻合口血运，正确的吻合技术等能够预防尿道吻合口瘘的发生。我们采用尿液经输尿管支架管引流至腹壁外的方法，可在术后早期使新膀胱处于空虚状态，对膀胱冲洗要求较低，有利于新膀胱愈合及减少尿瘘，不需常规留置膀胱造瘘管。本例储尿囊尿瘘，考虑系输尿管支架管穿出膀胱处窦道形成差，尿液漏入游离腹腔所致，这也是我们遇到的第一例此类病例。延迟拔管可能降低尿瘘的可能性，但原则上 2 周窦道即已形成，此后我们采取将输尿管支架管穿出腹壁处与穿出新膀胱处错开的方法，可以使拔除输尿管后的窦道尽快闭合，未再发生新膀胱的尿瘘。

4．原位新膀胱术后漏尿治疗方案的选择：明确漏尿部位对治疗方案选择具有重要价值，尿路造影、膀胱镜探查是可供选择的诊断措施，但是临床上术前明确漏尿部位仍然具有一定的困难。由于一般瘘口较小，文献报道膀胱镜下发现瘘口的概率只有 10%。本例患者拔除输尿管支架后出现腹痛症状及上尿路积水，逆行膀胱造影左输尿管未显影，术前考虑左输尿管吻合口瘘可能性大，但术中探查明确为原位新膀胱瘘。对于较小的原位新膀胱瘘或尿道吻合口瘘，在保证尿管引流通畅、盆腔引流管充分引流外渗尿液的前提下，可以考虑先行保守治疗。但是从本例看来，回肠形成的储尿囊和真正的膀胱还是有较大差别，肌层较薄，回缩力弱，支架管穿出处距离腹壁远，尿液漏在游离腹腔而不是腹膜外等综合因素造成本例保守未成功。对于输尿管吻合口瘘，保守治疗往往效果不佳，应当尽早手术行输尿管支架置入或输尿管重新吻合。

5．漏尿开腹探查术的注意事项：结合本例和文献，应注意以下情况。①在漏尿点未知的情况下，应做多种手术预案。②由于粘连等情况，充分显露想探查的位置是比较难的，勉强游离也容易造成副损伤，所以开腹之后，尽早行注水实验确定漏尿点，修补漏尿点后再行注水实验确定有无其余漏尿点。③术中静脉注射亚甲蓝或者卡络磺钠，利用前者排泄后尿液的蓝色和后者的黄色，有利于确认漏尿点。④留置膀胱造瘘管和有效的腹腔引流管有利于瘘口的愈合。

【小结】

原位新膀胱术后漏尿时一种少见的并发症，泌尿系 CTU、逆行尿路造影、膀胱镜探查可协助诊断，原位新膀胱瘘或尿道吻合口瘘可以先行保守治疗，无效时应积极开腹探查修补。对于输尿管吻合口瘘，应当积极采取手术治疗。

（杨　斌　王国良 编；马潞林 审）

参考文献

[1] 周芳坚，余绍龙，熊永红，等．全膀胱切除和原位新膀胱术并发症的预防和处理 [J]．临床泌尿

外科杂志，2008，23（7）：451-489．

[2] Smith ZL，Johnson SC，Golan S，et al．Fistulous complications following radical cystectomy for bladder cancer：Analysis of a large modern cohort [J]．J Urol，2018，199（3）：663-668．

第九节　原位新膀胱术后肠梗阻一例

导读

根治性膀胱全切术及盆腔淋巴结清扫术是治疗肌层浸润性膀胱癌及高危表浅性膀胱癌的金标准。根治性膀胱全切手术步骤复杂、手术时间长、术后并发症多、患者康复慢，是泌尿外科中极具挑战性的手术之一。随着手术技术的进步和围术期护理的进展，膀胱全切术后的并发症发生率逐渐减少。术后肠梗阻是根治性膀胱全切术最常见的术后并发症，文献报道膀胱全切术后麻痹性肠梗阻并发症的发生率为 1.6% ~ 23.5%，术后肠梗阻的发生延长了住院时间、增加了住院费用、减缓了患者康复。

原位新膀胱术作为一种可控性尿流改道方式，能够给患者提供更高的生活质量，有研究报道原位膀胱术后肠梗阻发生率超过 30%，大约 5% 的患者需要手术治疗。泌尿外科医生掌握术后肠梗阻基本的诊断和治疗方法具有重要的临床意义。通过我们在 2019 年对一例患者的诊治过程的分析，希望对类似病例的诊断和治疗方式选择能够提供一些帮助。

【病例简介】

患者男性，68 岁，主因"膀胱肿瘤电切术后 2 月余"入院。

患者 2 月余前因膀胱肿物于外院行全麻下经尿道膀胱肿瘤电切术，术后予吡柔比星膀胱灌注化疗，术后病理提示低分化恶性肿瘤，考虑癌肉瘤可能性大。患者无肉眼血尿、发热、尿频、尿急、尿痛等不适。于我院门诊复查膀胱镜见膀胱右侧后壁菜花样肿物，病理活检提示低级别乳头状尿路上皮癌。为求进一步诊治于 2019 年 12 月收入院。发病以来睡眠、食欲正常，大便正常，体重无明显变化。

既往史：否认高血压、心脏病、糖尿病等内科疾病史。

体格检查：神清语利，精神良好，心肺查体未及明显异常，腹平软，全腹无压痛、反跳痛，肠鸣音正常，双侧肾区无叩痛，双侧下肢无水肿。

实验室检查：肾功能：Cr 86 μmol/L。

影像学检查：

泌尿系 CTU：双肾肾盂膀胱见囊状无强化影，右侧大小约 2.2 cm×1.0 cm，左侧大小约 1.5 cm×1.2 cm；双侧肾盂及输尿管未见明显扩张，排泄期未见充盈缺损；膀胱充盈可，膀胱壁不均匀增厚，右下壁为著，增强扫描强化略明显。膀胱术后改变，膀胱壁不均匀增厚，CA 可能，双侧肾盂旁囊肿。

膀胱镜检查：双侧输尿管口清晰可见，膀胱右侧后壁可见术后瘢痕，局部表面可见少量菜花样肿物，大小约 0.5 cm。活检病理提示低级别乳头状尿路上皮癌，未见明确固有肌层。

患者于 2019 年 12 月在全麻下行腹腔镜膀胱癌根治性切除、盆腔淋巴结清扫、Studer 原位新膀胱术。术中恢复肠道连续性采用手工端端吻合，全层连续缝合＋间断浆肌层加强。手术过程顺利，手术时间 457 min，估计出血量 50 ml。术后病理示高级别尿路上皮癌伴鳞状分化，分期 pT1N0M0。

患者术后第 5 天排气排便，饮食逐步恢复至半流食。术后第 14 天患者出现腹胀，停止排气、排便，无腹痛、恶心、呕吐、发热。查体全腹膨隆，叩诊鼓音，腹软，无肌紧张、压痛及反跳痛，听诊肠鸣音弱，未闻及气过水音。

影像学检查：腹部平片（图 5-30）示中上腹多发小肠积气扩张并见阶梯样气液平面。腹盆腔平扫CT（图 5-31）示腹盆腔小肠积气、积液、肠管扩张，最宽处 4.1 cm，移行处位于右下腹，局部可见多发索条影，考虑小肠梗阻。

初步诊断：小肠梗阻，膀胱癌根治术后。

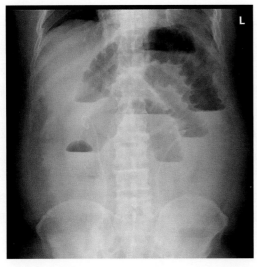 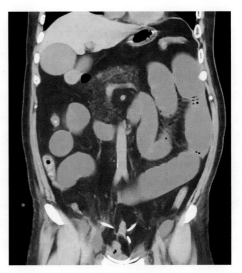

图 5-30　腹部立位平片可见中上腹小肠积气扩张伴气液平面　　图 5-31　腹盆腔CT平扫见小肠积气、积液、肠管扩张，局部多发索条影

【临床决策分析】

患者术后恢复排气、排便，并逐渐过渡至半流食，之后又出现肠梗阻。腹胀明显，腹痛及恶心呕吐不明显。查体无腹膜炎体征。考虑术后炎性肠梗阻可能性大。患者术后 14 天出现肠梗阻，不考虑全麻手术后麻痹性肠梗阻。患者症状、体征较轻，影像学检查除外肠管内疝、肠扭转，故不考虑绞窄性肠梗阻。炎性肠梗阻多数可经保守治疗后缓解，本例症状、体征不重，肠管扩张不重，决定予以保守治疗。先行禁食禁水、胃肠减压。患者无恶心、呕吐症状，结合影像检查考虑低位小肠梗阻，胃管的胃肠减压效果可能欠佳。如效果不佳，需留置小肠减压管进行胃肠减压。

【治疗过程】

予禁食禁水、肠外营养支持治疗，经鼻胃管持续胃肠减压，善宁抑制肠液分泌（每日 6 支，微量泵 24 小时持续泵入），口服液状石蜡（30 ml，tid），间断甘油灌肠促进胃肠蠕动。同时纠正水电解质紊乱、预防性抗感染治疗。治疗 2 天后腹胀缓解不明显。术后第 16 天患者在局麻下胃镜下留置小肠减压管，并延续上述治疗，加用口服硫酸镁促进胆囊收缩。逐步送入小肠减压管，至体外剩余 60 cm 后将小肠减压管远端气囊抽空。术后第 22 天患者排气排便伴液状石蜡排出。术后第 26 天复查腹部立位平片示小肠积气积液基本消失，2 次小肠造影示右下腹局部小肠成角，活动较差，未见明显肠管狭窄，考虑右下腹局部小肠粘连，小肠动力减弱（图 5-32）。决定逐步恢复饮食，至顺利口服半流食后逐步拔除小肠减压管。术后第 50 天患者顺利康复出院（受新冠疫情影响，患者住院时间延长）。出院前拔除双侧输尿管支架管、尿管，可自行排尿，轻度尿失禁。嘱患者夜间每 3 小时定时排尿，行盆底肌锻炼。

【预后】

患者术后门诊按时复诊，随访至 2020 年 3 月年患者饮食正常，控尿功能恢复良好。

【经验与体会】

1. 术后肠梗阻的流行病学：根治性膀胱全切术是泌尿外科并发症较多的手术，围术期并发症高达 25% ~ 64%，死亡率为 1% ~ 3%。术后肠梗阻是根治性膀胱全切术最常见的围术期并发症，文献报道膀胱全切术后麻痹性肠梗阻并发症的发生率为 1.6% ~ 23.5%，发生率范围较大可能反映了不同中心对膀胱癌术后肠梗阻的定义的不统一。超过一半肠梗阻发生在术后早期，一项回顾性分析提示使用回肠作为流出道，15% 的患者在术后 6 个月内发生轻度肠梗阻且保守治疗可治愈，3% 的患者需要通过手术治疗，而 6 个月后发生肠梗阻的概率较小。

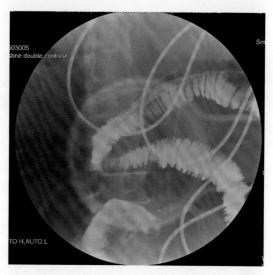

图 5-32 小肠造影示肠管未见明显狭窄，右下腹局部肠管成角

2. 术后肠梗阻的病因：肠梗阻按照病因分为机械性肠梗阻（粘连及束带压迫、肠扭转、内疝、吻合口水肿）、动力性肠梗阻（术后早期；腹胀明显）、缺血性肠梗阻（血栓病史或房颤）、假性肠梗阻（常发生术后 3 天内，合并症较多的患者）。肠梗阻最常见的原因为粘连，其次是肿瘤复发。肠扭转和内疝较前两种原因少见。更加少见的便是肠道吻合口处的狭窄所致梗阻。吻合口狭窄常常与肠道水肿、吻合技术不过关或肠道缺血相关。Varkarakis 曾报道 434 例膀胱癌根治、回肠流出道术后的患者中，14 例（3.2%）于术后 30 日内因肠梗阻行剖腹探查术，平均在术后 5.8 天行探查术，发现吻合口狭窄异常 6 例、肠粘连 5 例、内疝 1 例。肠梗阻多经保守治疗可成功缓解，对于未经手术探查的特定病例，仍很难确定其发生的原因。

术后早期炎性肠梗阻由黎介寿院士首次提出，此概念在国内接受度较高，而国际上多采用传统分型。认为炎性肠梗阻多发生于术后 1 ~ 2 周内，多由于手术损伤了肠管浆膜面或腹腔内无菌性炎症等原因导致肠壁水肿和渗出，由此产生了肠管的狭窄和粘连，最终形成一种动力性与机械性并存的肠梗阻，一般不出现肠绞窄。本病的发病特点是均于术后早期已有排气、排便，但进食后短期内就出现肠梗阻，症状以腹胀为主，腹痛相对较轻，所有患者停止排气、排便，部分患者有恶心、呕吐，CT 可见肠管扩张，肠腔内有液气平面，肠壁广泛增厚，无明确局部的肠管狭窄。按此概念，本例为典型的炎性肠梗阻表现。

3. 术后肠梗阻的预防措施：选取正常血供的肠段（避免放疗后的肠段）；解剖系膜时保证肠管血供；关闭所有系膜裂孔以防止内疝；将游离的肠段固定在腹膜后；术后留有足够的胃肠减压时间；肠管吻合口周围放置大网膜覆盖；盆腔脏器切除术后修复盆底或盆底腹膜化；正确的吻合技术：保证肠管湿润、干净；改善营养，减少吻合口水肿等。文献报告将吻合口近心端肠系膜用丝线缝合 2 ~ 3 针以固定在壁层后腹膜上，可避免吻合段肠管坠入盆腔，可减少粘连性肠梗阻的发生，但不会减少麻痹性肠梗阻的发生。

4. 术后肠梗阻的病理生理学机制：术后肠梗阻的病理生理学机制目前仍不清楚。肠道的正常蠕动需要在中枢神经系统、肠神经系统、有关激素以及肠道局部因素等的共同调节下才能实现。目前认为，肠梗阻发生的原因可能与以下机制相关：①手术的创伤抑制交感神经活性，从而导致胃肠道蠕动减弱；②肠道黏膜充血、术后过度补液等可能会导致肠道水肿及麻痹；③对肠道的手术操作引发炎性介质的释放，如巨噬细胞激活后可释放前列腺素、氮氧化物等炎症介质，导致肠道炎性水肿，抑制平滑肌收缩；④外周阿片受体在胃肠道中分布广泛，阿片类麻醉药物的使用可激活胃肠道阿片受体，抑制乙酰胆碱的释放，从而抑制肠蠕动；⑤术后早期腹腔会形成广泛的疏松粘连，术后 2 周左右疏松粘连会转化为致密粘连并血管化，限制肠道的运动。

5．膀胱全切术后肠梗阻的危险因素：膀胱全切术后肠梗阻的病因和病理生理机制相对复杂，随着手术技巧和护理方法的改进，术后肠梗阻的发生率依然很高。许多临床研究分析了膀胱全切术后肠梗阻的危险因素，不同研究的危险因素不尽相同。首先，高龄是膀胱全切术后肠梗阻的重要危险因素。高龄患者胃肠蠕动功能减弱，术后发生肠梗阻风险显著升高。其次，尿流改道方式对术后肠梗阻的发生也产生重要影响，原位新膀胱、回肠膀胱术后肠梗阻发生率显著高于输尿管皮肤造口。研究还发现较高和较低 BMI、盆腔淋巴结清扫增加术后肠梗阻的发生风险。肥胖、淋巴结清扫增加局部组织损伤，术后渗液增加继发术区炎症反应和肠管水肿，进而增加术后肠梗阻风险。部分研究认为手术时间是术后肠梗阻的危险因素，手术时间的延长增加了术后肠梗阻的发生率。Varkarakis 等发现相对于采用端-端手工缝合的患者，采用切割吻合器行侧-侧吻合的患者更不易发生肠梗阻，可能与后者吻合口更宽敞有关。术前有效识别肠梗阻危险因素，有利于临床医生筛选高危患者、制定合理的手术方案。

6．膀胱全切术后肠梗阻的保守治疗：肠梗阻保守治疗过程中，应当密切观察症状体征有无改善，有无排气排便，大便中有无液状石蜡滴，有无绞窄性肠梗阻等表现。同时应注意补充足够的液体量、能量；维持水、电解质平衡；注意胃肠外营养长期使用时造成的肝功损伤等并发症；定期更换中心静脉导管，尤其是有引起感染的征象时；长期进食引起胆囊排空障碍，甚至胆囊炎症、坏死等。若保守治疗无效，应尽早放置小肠减压管，有利于缓解症状、明确病因、避免肠绞窄、缩短住院时间。间断经小肠减压管行造影术可了解梗阻原因，动态了解梗阻缓解情况，有利于确定饮食方案。恢复饮食应循序渐进，能够顺利进半流食以后再拔除小肠减压管。

7．膀胱全切术后肠梗阻手术治疗时机的选择：临床上注意观察患者胃肠道功能恢复情况及腹部体征变化，术后肠梗阻的早期诊断并不困难。多数肠梗阻患者保守治疗有效，少数患者经保守治疗出现绞窄性肠梗阻表现，需要及时调整治疗方案，及时行手术治疗探查。绞窄性肠梗阻的常见表现包括：持续性腹痛；早期出现频繁呕吐，呕吐物、肛门排出物为血性；早期出现休克症状，且抗休克治疗后改善不明显；腹胀不均匀，有孤立扩大的肠袢；有腹膜炎体征和化验表现，体温升高、脉率增快；影像检查发现孤立扩大的肠袢；经积极的非手术治疗症状体征无明显改善。文献报道腹部 X 线片小肠直径 ≥ 8 cm 为手术指征。其中肠管吻合口狭窄、肠管粘连、肠内疝是术后肠梗阻手术治疗最常见原因。

【小结】

术后肠梗阻是膀胱全切术后最常见的并发症，尤其是多发生于 Bricker 膀胱、原位新膀胱尿流改道方式。改进手术技术和围术期管理可降低术后肠梗阻的发生率。多数患者保守治疗可取得良好效果，识别绞窄性肠梗阻是决定手术治疗时机的关键。

（杨　斌　王国良 编；马潞林 审）

参考文献

[1] Shabsigh A，Korets R，Vora KC，et al．Defining early morbidity of radical cystectomy for patients with bladder cancer using a standardized reporting methodology [J]．Eur Urol，2009，55：164-176．

[2] 孟一森，苏杨，范宇，等．根治性膀胱全切术后肠梗阻的危险因素分析（附 740 例报道）[J]．北京大学学报（医学版），2014，47：628-633．

[3] Ramirez JA，McIntosh AG，Strehlow R，et al．Definition，incidence，risk factors，and prevention of paralytic ileus following radical cystectomy：a systematic review [J]．Eur Urol，2013，64：588-597．

[4] Song W，Yoon HS，Kim KH，et al．Role of bowel suspension technique to prevent early intestinal

obstruction after radical cystectomy with ileal orthotopic neobladder：A retrospective cohort study [J]．Int J Surg，2018，55：9-14.

[5] Varkarakis IM，Chrisofos M，Antoniou N，et al．Evaluation of findings during re-exploration for obstructive ileus after radical cystectomy and ileal-loop urinary diversion：insight into potential technical improvements [J]．BJU Int，2007，99：893-897.

[6] 李幼生，黎介寿．再论术后早期炎性肠梗阻 [J]．中国实用外科杂志，2006，26（1）：38-39.

第十节　扩大膀胱部分切除术治疗脐尿管癌一例

 导读

脐尿管癌是一种少见的恶性肿瘤，发病率约 1/100 万，占膀胱癌的 0.5% ～ 2.0%，占原发性膀胱腺癌的 20% ～ 39%。脐尿管癌早期发现和诊断较困难，容易出现误诊和漏诊。多数患者出现临床症状时已经进入局部进展期，容易出现远处转移，肿瘤预后较差。因此提高脐尿管癌诊疗水平具有重要的临床价值。目前对脐尿管癌诊疗方案尚缺乏共识，临床决策存在困难。本文通过介绍我们 2019 年诊治的一例脐尿管癌患者，希望对该病诊治决策提供借鉴。

【病例简介】

患者男性，34 岁，主因"间断终末无痛性肉眼血尿半个月"入院。

患者于半个月前无明显诱因间断出现终末无痛性肉眼血尿，伴有凝血块，偶有尿频、尿急膀胱刺激症状，不伴腰痛、发热等不适。就诊于我院门诊行泌尿系超声、CTU 示膀胱顶壁形态不规则软组织肿物贯穿膀胱前壁，考虑脐尿管癌可能。膀胱镜检查示膀胱顶壁肿物，病理活检回报异型增生腺样结构，倾向于脐尿管肿瘤。为求进一步诊治于 2019 年 12 月收入院。患者自发病以来饮食、睡眠良好，大便正常，小便如前述，体重无明显变化。

既往史：糖尿病病史 2 年余，血糖控制良好。否认高血压、心脏病等内科疾病史。

体格检查：神清，精神良好，心肺查体未及明显异常，腹平软，无压痛、反跳痛，肠鸣音正常，双侧肾区无叩痛，双侧下肢无水肿。

实验室检查：肾功能：Cr 43 μmol/L；尿核基质蛋白（NMP22）阳性。

影像学检查：泌尿系 CTU 检查（图 5-33）：膀胱顶壁可见形态不规则的软组织密度肿物贯穿膀胱壁，大小约 6.2 cm×2.0 cm×2.4 cm，肿物位于脐尿管走行区，似与闭锁脐尿管相连，增强扫描可见明显强化。双肾输尿管未见明显扩张，排泄期未见明显充盈缺损。影像诊断考虑脐尿管癌可能。

初步诊断：脐尿管癌（？），糖尿病。

【临床决策分析】

患者 CTU 检查发现膀胱顶壁不规则软组织肿物贯穿膀胱壁，走行于脐尿管区，似与闭锁脐尿管相连，增强扫描可见明显的增强，膀胱镜检见膀胱顶壁肿物，病理活检示异型增生腺样结构，

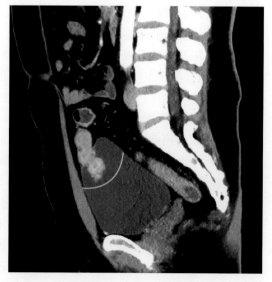

图 5-33　膀胱顶壁不规则软组织肿物，肿物贯穿膀胱壁，走行于脐尿管区，橙色线条为拟切除的边界

诊断考虑脐尿管癌可能，应与膀胱癌相鉴别。但是膀胱癌以老年男性多见，好发于膀胱三角区，具有多灶性发病的临床特点，病理类型以尿路上皮癌为主。少数膀胱癌病理类型亦可为腺癌，本例肿物位于膀胱顶壁，基底较窄，侵透膀胱壁与脐尿管相连，符合脐尿管癌的临床诊断标准。膀胱腺癌可位于膀胱任何部位，一般为广基，即使侵透膀胱壁，中心一般也位于膀胱内。因此该患者膀胱癌可能性小，首先考虑诊断脐尿管癌。手术是脐尿管癌主要的治疗方法，手术方案包括根治性膀胱切除术和扩大膀胱部分切除术。术前检查未见明确远处转移，考虑该患者年轻，切除肿物后膀胱容量尚可，膀胱根治性切除手术创伤大、严重影响生活质量，我们最终选择行腹腔镜下扩大膀胱部分切除术。

【治疗过程】

全身麻醉后建立气腹，于腹直肌鞘后方探查脐尿管。游离脐尿管及双侧脐动脉，向上游离至肚脐后切断，向下游离至膀胱。结扎双侧脐动脉，游离膀胱顶壁暴露肿瘤。距肿瘤边缘 2 cm 以上完整切除肿瘤及部分膀胱壁，切除过程中注意不触碰肿瘤。切除肿瘤后立即置于取物袋内，下腹正中切口取出标本送冰冻病理。2-0 可吸收线缝合膀胱壁，注水实验检查膀胱无漏尿。术中冰冻病理回报脐尿管腺癌可能，手术切缘阴性。行双侧闭孔神经淋巴结、髂内淋巴结、髂外淋巴结清扫术。患者术后恢复良好，术后第 5 天拔除引流管后出院。术后病理示脐尿管中分化腺癌，肿瘤浸润固有肌全层至外膜下脂肪组织，周围膀胱壁切缘阴性，双侧盆腔淋巴结未见转移。

【预后】

患者自 2019 年 12 月术后定期门诊复查，随访至 2020 年 2 月未见肿瘤复发。

【经验与体会】

1. 脐尿管癌的诊断与鉴别诊断：由于脐尿管解剖部位特殊，脐尿管癌早期临床表现不典型，早期诊断较为困难，经常诊断时已经为晚期或有转移。症状因肿瘤位于脐尿管的部位而不同：近端脐尿管癌破溃后可见脐部流出伴有恶臭的黏液或血性液体，中段脐尿管癌侵犯腹壁后可触及下腹部包块，远端脐尿管癌常侵犯膀胱壁，主要表现为无痛性肉眼血尿。影像学检查和膀胱镜是脐尿管癌定位和定性诊断的主要方法。脐尿管癌在超声表现为腹壁与膀胱顶壁间不规则低回声肿物，可伴有周边和内部钙化；在 CT 上表现为低密度信号，常伴有钙化，增强扫描呈不均匀强化表现。黏液腺癌约占脐尿管癌的 57%，是最常见的病理组织类型。研究发现脐尿管腺癌患者血清中癌胚抗原、CA19-9、CA125 表达水平升高，对疾病诊断具有一定的临床价值。膀胱镜检查与组织活检对脐尿管癌的定性诊断具有重要意义，膀胱镜下观察到膀胱顶壁肿物伴黏液分泌是脐尿管癌特征性的表现。但是通过膀胱镜鉴别脐尿管癌与膀胱原发性腺癌仍然比较困难，需要超声、CT 等影像学检查辅助鉴别诊断。

2. 脐尿管癌的诊断和排除标准：目前尚无完全统一的诊断和排除标准，比较认可的标准如下。①诊断标准：主要证据：肿瘤位于膀胱顶壁或中线；肿瘤和膀胱黏膜上皮之间有明显的界限。支持证据：肠型组织学。②排除标准：有腺性膀胱炎或囊性膀胱炎转化为肿瘤的证据；有腺癌原发于其他器官的证据。

3. 脐尿管癌病理分期：常用的为 Sheldon 分期和 Mayo 分期，约 92% 的患者发现时已是局部晚期（≥Sheldon Ⅲ期），21% 的患者发现时已有远处转移。Sheldon 分期：Ⅰ期：肿瘤浸润脐尿管黏膜。Ⅱ期：肿瘤局限于脐尿管内。Ⅲ期：肿瘤局部扩散。ⅢA 期，肿瘤局部侵及膀胱；ⅢB 期，肿瘤局部侵及腹壁；ⅢC 期，肿瘤局部侵及腹膜；ⅢD 期，肿瘤局部侵及膀胱以外的内脏器官。Ⅳ期：肿瘤出现转移。ⅣA 期，淋巴结转移；ⅣB 期，远处转移。Mayo 分期：Ⅰ期，肿瘤局限于脐尿管和（或）膀胱内；Ⅱ期，肿瘤超出脐尿管肌层和（或）膀胱；Ⅲ期，肿瘤侵犯局部淋巴结；Ⅳ期，肿瘤侵犯远处淋巴结或有远处转移。

4. 局限性脐尿管癌的治疗方案：手术依然是治疗脐尿管癌的首选方案，目前缺乏文献支持根治性膀胱切除术能够改善患者生存结局，因此文献报道主要采用扩大膀胱部分切除的手术方式。扩大膀胱部分切除术推荐的切除范围上至脐，下至脐尿管及膀胱顶壁，周围包括部分腹膜、弓状线、部分腹直肌及腹直肌后鞘，并且尽可能整块切除，避免手术切缘阳性。关于盆腔淋巴结清扫目前仍存在一定争议，但是我们认为脐尿管癌恶性程度高，盆腔淋巴结清扫有助于明确病理分期，对指导术后辅助化疗具有重要意义，因此推荐进行盆腔淋巴结清扫。本例脐尿管癌病灶位于远端，术中决定保留脐。手术切缘阳性是影响肿瘤预后的重要因素，因此推荐术中充分游离脐尿管周围组织及膀胱顶壁，仔细辨认肿瘤边界，必要时进行术中冰冻病理检查以确认手术切缘阴性。

5．脐尿管癌手术的注意事项：①在保证剩余膀胱容量的前提下，切除边缘距肿瘤有足够的距离，并且术中避免直接触碰肿瘤；②于膀胱顶部环行游离脐尿管及其肿瘤，确定肿瘤边界，避免从一个方向做部分切除，可避免去除过多的膀胱壁；③切除肿瘤后，剩余膀胱壁修补成形时，尽量缝合成球形，这样剩余膀胱容量最大；④肿瘤切除后立刻置入取物袋内并尽快取出，用蒸馏水冲洗术野，避免肿瘤种植；⑤如切除肿物后腹壁缺损小，可直接缝合，必要时行减张缝合。如腹壁缺损较大，可采用人工补片修补缺损，选用下面光面的人工补片。亦可请成型外科协助，采用转移皮瓣的方法来修补缺损。

6．转移性脐尿管癌的治疗方案：对于转移的脐尿管癌患者，化疗是主要的治疗方案。但是脐尿管癌对化疗的敏感性不高，而且目前缺乏标准的化疗方案，一般认为以 5-FU 为基础的方案效果优于以顺铂为基础的化疗方案。Gem-FLP 方案包含 5-FU、甲酰四氢叶酸、吉西他滨、顺铂，疗效较好，客观有效率达 35%～40%，个别可完全缓解至 2 年。肿瘤标记物有助于判断术后复发和化疗疗效。也可采用以顺铂为基础联合依托泊苷、5-氟尿嘧啶、环磷酰胺的化疗方案。由于病例数少，关于化疗的适应证以及其改善脐尿管癌患者生存期的证据仍不充分。

【小结】

脐尿管癌是一种罕见的恶性肿瘤，早期诊断困难，容易复发转移，肿瘤预后差。扩大膀胱部分切除术是目前主要的治疗方法，辅助化疗可能改善患者生存期。

（杨　斌　王国良 编；马潞林 审）

参考文献

[1] Reis H，Szarvas T．Urachal cancer-current concepts of a rare cancer［J］．Pathologe，2019，40（Suppl 1）：31-39．

[2] Wright JL，Porter MP，Li CI，et al．Differences in survival among patients with urachal and nonurachal adenocarcinomas of the bladder［J］．Cancer，2006，107（4）：721-728．

[3] 王玮，张敏，史伟，等．脐尿管腺癌 18 例诊治分析［J］．临床泌尿外科杂志，2019，34（3）：231-234．

[4] Tibor S，Orsolya M，Christian N，et al．Clinical，prognostic，and therapeutic aspects of urachal carcinoma—A comprehensive review with meta-analysis of 1,010 cases［J］．Urol Oncol Semin & Original Invest，2016，34（9）：388-398．

[5] Hayashi T，Yuasa T，Uehara S，et al．Clinical outcome of urachal cancer in Japanese patients［J］．Iin Clin Oncol，2016，21（1）：133-138．

第十一节　原位膀胱内原发性肠源性腺癌一例

导读

膀胱癌是泌尿系统的常见肿瘤，膀胱全切术是肌层浸润性膀胱癌手术治疗的金标准。回肠作为膀胱全切后的尿流改道，特别是构建原位膀胱的材料，具有较大的优势。由于肠代膀胱后尿液和肠道分泌物经由肠管排泄，可产生电解质和代谢紊乱、尿路感染、积水等并发症，但回肠代膀胱发生肠源性肿瘤很罕见。本文通过介绍我院2016年收治的一例回肠代膀胱内原发性肠源性腺癌的病例，探讨肠代膀胱内原发性肠源性腺癌的特点及诊治方法。

【病例简介】

患者男性，64岁，主因"持续性下腹部胀痛2周"入院。

患者于2周前无明显诱因出现持续性下腹胀痛，伴尿中腐肉样物质，无肉眼血尿、腰痛，无尿频、尿急、尿痛、发热等症状。外院腹盆腔增强CT检查示回肠原位膀胱，腔内可见不规则软组织影，双侧输尿管扩张积水，左输尿管中段结石。为求进一步诊治收入院。发病以来睡眠、食欲正常，大便正常，体重无明显变化。

既往史：膀胱全切＋原位膀胱术后9年，糖尿病病史9年，高血压病史25年。否认心脏病、脑血管病病史。否认吸烟史。

体格检查：神清语利，精神好，活动自如，心肺查体未及明显异常。中下腹可见长约15 cm的手术瘢痕，腹平软，无压痛、反跳痛，双侧肾区无叩痛，肠鸣音正常，双侧下肢无水肿。

实验室检查：肾功能：Cr 103 μmol/L。

影像学检查：

泌尿系CT平扫＋重建：回肠原位膀胱。双肾盂扩张，左侧显著，左右肾盂宽分别为4.7 cm、2.0 cm。双肾肾盏内见点状高密度影。双侧输尿管迂曲、扩张。左输尿管中段结石，代膀胱回肠充盈可，腔内可见不规则软组织影，5.7 cm×2.4 cm×4.8 cm（图5-34）。诊断结论：膀胱切除、回肠代膀胱术后，腔内腹壁肿物，性质待定，左输尿管结石，双侧肾盂肾盏、输尿管扩张积水，双肾小结石。

膀胱镜：观察膀胱黏膜为肠黏膜，膀胱右侧壁偏输入祥侧似可见肿瘤，膀胱镜无法接近肿瘤，换用输尿管镜观察肿瘤，可见膀胱右侧壁肿瘤，直径4～5 cm，呈隆起状生长，不带蒂，取活体组织病理活检5块，留置尿管。活检病理：送检黏膜组织的形态和免疫标记显示为肠源性上皮，呈高级别上皮内瘤变，局灶形成黏膜内癌，由于取材表浅，无法判断浸润情况。

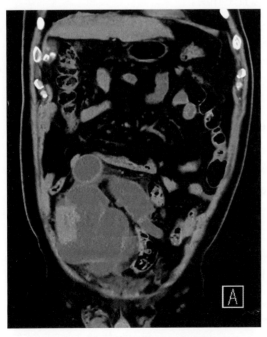

图5-34　回肠代膀胱腔内不规则肿物

初步诊断：肠代膀胱肿瘤，慢性尿潴留，左侧输尿管结石，膀胱全切原位膀胱术后，糖尿病，高血压。

【临床决策分析】

诊断：患者膀胱全切＋回肠代膀胱术后，检查发现回肠代膀胱肿瘤。回肠代膀胱肿瘤大多是原发性肠源性肿瘤，也可以是尿路上皮癌等其他类型肿瘤。患者膀胱镜病理活检提示肠源性上皮，呈高级别上皮内瘤变，局灶形成黏膜内癌。因此诊断考虑回肠代膀胱内原发性肠源性腺癌可能性大。

治疗：二次手术腹腔、肠管、输尿管粘连，手术难度大。首选原位膀胱部分切除，次之选 Bricker 膀胱，预计手术难度比较大，最后选择双侧输尿管皮肤造口术，但患者较年轻，输尿管皮肤造口术后生活质量会明显下降。考虑到二次手术肠管粘连严重，决定行开放手术。肿瘤体积不大，主体位于腔内，活检显示肿瘤恶性度较低，肿瘤无明确外侵，可能尚有肿瘤连同周围正常组织切除可能，亦能保证代膀胱容量，但是术中需打开膀胱，有肿瘤种植的可能，可以用蒸馏水浸泡，减少肿瘤细胞种植。

慢性尿潴留考虑与膀胱排尿功能下降导致残余尿多有关，定时排尿，必要时可行导尿治疗，导尿后可缓解输尿管扩张。

【治疗过程】

患者留置尿管后双侧肾积水明显减轻，双侧输尿管扩张近消失，左输尿管结石排至膀胱内，并排出了体外。

2016 年 3 月于全身麻醉下行开腹探查＋肠粘连松解＋回肠代膀胱肿瘤切除术＋膀胱修补术。患者取平卧位，常规消毒铺单，取右侧腹直肌旁约 10 cm 切口，逐层分离进入腹腔，可见腹腔内明显粘连，松解肠粘连，向下腹部游离见回肠代膀胱，游离膀胱右侧壁。注意保护输入袢及双侧输尿管，游离肿瘤及周围膀胱壁，切开膀胱，距肿瘤 1 cm 完整切除肿瘤，3-0 V-loc 线缝合膀胱伤口并包埋一层。膀胱内注水检查无漏水，逐层关闭伤口。术后病理结果：肠代膀胱内隆起型中 - 高分化腺癌，癌穿过肌层达周围纤维结缔组织，周围可见正常结肠黏膜，切缘未见癌。肿瘤放疗科和化疗科不建议术后放化疗，术后未予特殊治疗。

【预后】

患者自 2016 年 3 月术后定期复查，末次随访至 2019 年 1 月肿瘤未复发。

【经验与体会】

1. 肠代膀胱恶性肿瘤的流行病学：肠代膀胱内新发恶性肿瘤报道发生率极低，相关报道多为个案及文献回顾，我院多年亦仅见 1 例。自小肠代膀胱术后新膀胱内新发恶性肿瘤的潜伏期一般需要 20 年左右。有文献表明使用结肠新膀胱肠内肿瘤的发生率为 1.29%，使用回肠新膀胱的发生率为 0.05%，发生率差异与小肠较结肠较少发生恶性肿瘤有关。性别男性多于女性，原发病为膀胱癌的患者多为老年患者，因脊柱裂、膀胱外翻等良性疾病行尿流改道者由于首次手术时多为青年，发生肿瘤时亦较年轻。潜伏期自 5 ～ 30 年长短不等。不同尿流改道方式，包括原位膀胱术、可控性尿流改道、不可控性尿流改道均有肠代膀胱新发恶性肿瘤的报道。一项 266 例原位肠代膀胱术患者远期疗效跟踪显示术后 4 年和 6 年发生肠代膀胱内肿瘤的患者各 1 例。随着肠代膀胱患者越来越多，存活时间越来越长，肠代膀胱再发肿瘤患者也会越来越多，会逐渐成为膀胱全切后肠代膀胱不可忽视的问题。

2. 肠代膀胱恶性肿瘤的病理类型：病理类型以腺癌为主，尿路上皮癌、鳞癌、燕麦细胞或小细胞癌、淋巴瘤或者肉瘤等均可发生。输尿管直接和结肠吻合（尿粪合流）者，肿瘤多为腺癌，且几乎都发生在吻合口处。肠代膀胱者病理类型多样，约 58% 发生于输尿管肠吻合口处，42% 发生于其他肠壁处。病理类型为尿路上皮癌者，多伴发上尿路和尿道处尿路上皮癌，仅少数只存在于新膀胱壁，且可以是多部位发生。

3. 肠代膀胱恶性肿瘤的发病机制：由于发病率低，相关系列报道极其罕见，肠代膀胱后新发肿瘤的机制目前还不明确，目前仅仅提出了一些假说。N- 亚硝基化合物是一种强烈的致癌物质，正常人尿液和粪便中亚硝胺含量极少，但在输尿管乙状结肠吻合术患者直肠黏液中却发现了较高浓度的亚硝酸盐和亚硝胺。多种革兰氏阴性杆菌可将硝酸盐还原成亚硝酸盐，并催化形成 N- 亚硝基化合物，这些物质可见于患者或鼠的感染性尿液中，并被证明与膀胱癌变有关。另外，流行病学表明膀胱癌与吸烟呈正相关，吸烟已公认为膀胱癌的危险因素之一。香烟中存在着几十种致癌物质，其中许多是经过尿液排泄的，在膀胱切除术后，尿液中存在的致癌物质同样对新膀胱有刺激作用，芳香胺等物质与再发肿瘤的风险呈正相关，术后仍不能戒烟的患者，再发肿瘤的概率明显高于戒烟患者。总之，肠代膀胱后肿瘤的发病机制为多方面的，包括多种引起肿瘤发生的启动子和促进子。其中具有潜在致癌作用的启动子包括尿液中细菌的促亚硝胺形成作用、香烟中的致癌物质、储尿囊内的炎症反应、储尿囊内的尿潴留、尿路移行细胞 - 肠管上皮黏膜吻合处的细胞增生等。这些诱发因素在伴有促进子如鸟氨酸脱羧酶和 N- 亚硝基化合物的作用下，可最终导致肿瘤的发生。对于新膀胱内新发尿路上皮癌而言，不排除上尿路尿路上皮癌复发，肿瘤细胞在新膀胱内种植的可能。

4. 肠代膀胱恶性肿瘤的诊断：肠代膀胱后新发肿瘤的症状多不典型，部分较隐匿，可以是血尿、尿中排出坏死物、因继发肾积水而出现的腰痛或者尿路感染、下腹部不适、局部侵犯或远处转移的症状，也可在常规影像学检查时发现肿物，或者尿中检查到尿路上皮癌细胞而在膀胱镜检查时发现。

5. 肠代膀胱恶性肿瘤的治疗：肠代膀胱恶性肿瘤的治疗方法首选手术治疗，包括经尿道切除、局部切除、储尿囊切除 + 再次尿流改道等方法。经尿道切除或局部切除对大多数患者而言是不够的，局部复发的风险较高。储尿囊切除 + 再次尿流改道手术较大，术后出现并发症或者副损伤的可能性较大，应作充分的术前准备和患者知情，术中和普外科合作可能会降低手术难度。部分患者可经再次手术长期治愈。术后应终生随访。术后应严格进行饮食及吸烟控制，避免接触过多的芳香胺及亚硝胺物质。

【小结】

肠代膀胱内原发性肠源性腺癌属于罕见病例，膀胱镜检查是有效的诊断方法，手术治疗可取得良好疗效。

（杨　斌　毕　海　王国良 编；马潞林 审）

参考文献

[1] Stillwell TJ，Myers RP．Adenomatous polyp in defunctionalized colonic segment used as a urinary bladder [J]．Urology，1988，32（6）：538-540.

[2] L'Esperance JO，Lakshmanan Y，Trainer AF，et al．Adenocarcinoma in an Indiana pouch after cystectomy for transitional cell carcinoma [J]．J Urol，2001，165（3）：901-902.

[3] Pelaez C，Leslie JA，Thompson IM．Adenocarcinoma in a colon conduit [J]．J Urol，2002，167（4）：1780.

[4] 徐鸿毅，邱学德，石永福，等．原位肠代膀胱术远期疗效评价（附 266 例报告）[J]．中华泌尿外科杂志，2005，8：551-554.

[5] Austen M，Kälble T．Secondary malignancies in different forms of urinary diversion using isolated gut [J]．J Urol，2004，172：831-838.

[6] Doshi CP，Barkan GA，Quek ML．Urothelial carcinoma recurrence in an orthotopic neobladder without urethral or upper urinary tract involvement [J]．Case Reports Urol，2019：8458706.

[7] Stewart M，Hill MJ，Pugh RCB，et al．The role of N-nitrosamine in carcinogenesis at the ureterocolic

anastomosis [J]. Br J Urol, 1981, 53: 115-118.

[8] Okada H, Yamada Y, Nakamura I, et al. Adenoma in the orthotopic neobladder [J]. J Urol, 1997, 157 (4): 1358.

第十二节　膀胱癌新辅助化疗后抗利尿激素分泌失调综合征一例

 导读

抗利尿激素分泌失调综合征（syndrome of inappropriate secretion of antidiuretic hormone，SIADH）是一种少见的副肿瘤综合征，常见于肺癌、胰腺癌和胸腺癌。本文分享 1 例膀胱癌相关的抗利尿激素分泌异常综合征患者，以加深对这一病症的诊治认知。

【病例简介】

患者男性，67 岁，主因"膀胱癌电切术后 7 年复发"入院。

患者 7 年前因血尿就诊，超声提示膀胱占位，先后于我院行 3 次 TURBT 手术，术后病理回报高级别浸润性尿路上皮癌，低分化。最近一次复发间隔 9 个月。2 个月前于我院行诊断性电切，术中可见病变侵犯膀胱黏膜广泛，病理提示膀胱异型细胞浸润，倾向为浸润性高级别尿路上皮癌，低分化，可见固有肌层浸润，伴鳞状分化 20%。综合考虑，行新辅助化疗 + 根治性膀胱切除。

【临床决策分析】

抗利尿激素分泌失调综合征（SIADH）是一种内分泌疾病，特征是抗利尿激素（ADH）分泌过多，导致肾储水过多。主要临床表现：低浓度肾素血症、低血渗性低钠血症、高尿钠排泄、肾能正常浓缩尿液。常见原因：中枢神经系统疾病（脑肿瘤、脑炎等）、肺部疾病（肺炎、肺癌等）、药物治疗（利尿剂撤退，苯巴比妥类药物等）。诊断依据：典型症状和排除其他引起低钠血症的疾病。治疗：限制水分摄入，补充钠盐，治疗基础疾病。使用利尿剂也可帮助排出多余的体液。此疾病预后良好，但未控制可能导致脑水肿及其他并发症。此疾病需要严格注重鉴别诊断：①胃肠道损失所致低钠血症：腹泻、呕吐会导致电解质流失，需要排除胃肠道疾病史。②饮水过多所致稀释性低钠血症：多饮水会稀释血浆钠浓度，需要询问患者饮水史。不同于 SIADH，其尿浓缩能力下降。③肾上腺皮质功能减退：导致钠钾代谢紊乱，需要检测肾上腺皮质激素水平。④心力衰竭：严重心力衰竭可引起抗利尿激素分泌增加，需要心脏超声排除。⑤肾性钠浪费：肾小管功能损害导致钠排泄增加，这类患者尿浓缩能力下降。

【治疗经过】

患者一般状况尚可，ECOG 评分为 1 分，患者身高 158 cm，体重 68 kg，体表面积 1.73 m^2，血肌酐 140 μmol/L，综合考虑拟行 GC（吉西他滨 + 顺铂）方案新辅助化疗，具体为：吉西他滨 1000 mg/m^2，取 1.6 mg day1，8 + 顺铂 75 mg/m^2，取 60 mg day1，2 q21d。

第 3 日自述双下肢沉重，查体可见双侧胫前可凹性水肿，双侧外踝可凹性水肿，第一时间考虑化疗相关急性肾损害，遂复查肌酐，提示 118 μmol/L，低于基线水平，白蛋白 40 g/L。

第 4 日患者尿量进一步减少，全天尿量 750 ml，双下肢水肿进展至双膝水平，伴明显颜面水肿。

第 5 日急查化验，三系平稳，血钾正常低限，但血钠降低明显（115.4 mmol/L），肌酐依旧正常，当日予以口服盐胶囊 2 g tid，静脉应用苏塞米 20 mg bid，总尿量 1150 ml，无明显提高。

第 6 日，回顾既往病情，患者 GC 方案化疗后出现急性少尿，伴严重低钠，患者晨起空腹体重上升 4 kg，水潴留基本明确，但应用呋塞米后尿量提升不明显。患者肌酐无明显升高，基本可除外化疗相关急性肾损伤，寻找其他病因，考虑抗利尿激素分泌异常综合征（SIADH）不除外。请内分泌科专家会诊考虑：患者为稀释性低钠血症，容量负荷高，但 SIADH 证据不足，建议限制入量低于 1500 ml，补钠利尿对症处理。综合考虑，抗利尿激素分泌异常综合征不除外，遂于当晚试验性应用血管加压素拮抗剂托伐普坦（Tolvaptan）7.5 mg 口服。

第 7 日，未使用利尿剂情况下，尿量明显回升，全天尿量 5400 ml（入量 1800 ml），血钠逐步回升。遂继续应用托伐普坦 1 天，量出为入，增加入量，保证出入基本平衡，至第 9 天停止补液，患者自主自由进食，出入量恢复平衡，平稳出院。

第 13 日复查，血小板减低，考虑化疗相关副作用，予以巨系和粒系对症处理。电解质基本恢复正常，出入量平衡，体重与化疗前持平，肌酐恢复基线水平。

	Day 1	Day 2	Day 3	Day4	Day 5	Day 6	Day 7	Day 9	Day 13
干预	GC Part 1	GC Part 2			Furosemide 40 mg	Tolvaptan 7.5 mg	Tolvaptan 7.5 mg		
WB（$\times 10^9$/L）	9.58		7.59		6.24		5.33		4.3
HGB（g/L）	132		116		117		107		118
PLT（$\times 10^9$/L）	218		157		132		110		49
Na$^+$（mmol/L）	130		127		115.4		123		131
K$^+$（mmol/L）	4.0		3.85		3.5		3.4		4.0
Cr（μmol/L）	140		118		115		116		140
入量（ml）	3500	3000	2600	2500	2400	1100	1800	4000	2500
尿量（ml）	2200	1800	1100	750	1150	1100	5450	4300	1400
体重（kg）	68					72			67

【预后】
患者第一次化疗后 28 天突发脑出血，14 天后不幸去世。

【经验与体会】
1. 明确诊断：抗利尿激素分泌异常综合征（SIADH）是指体内抗利尿激素分泌异常增多，或活性超常，并且不受血容量及电解质浓度调节控制，从而导致稀释性低钠血症、水潴留、尿钠排出增多等综合征。SIADH 的经典诊断标准如下：①血浆渗透压 < 275 mmol/L；②尿渗透压 > 100 mmol/L；③尿钠升高超过 30 mmol/L；④肾、甲状腺功能及肾上腺功能正常；⑤有关原发病及用药史；⑥血浆 AVP 检测对诊断具有重要辅助作用。

必要特点	补充特点
血浆渗透压降低（< 275 mOsm/kg）	血尿酸降低（< 4 mg/dl）
尿渗透压升高（> 100 mOsm/kg）	BUN 下降（< 10 mg/dl）
尿钠分泌升高（> 40 mmol/L）	钠排泄分数 > 1%；尿素排泄分数 > 55%
正常血容量	输注 2 L 生理盐水后无法纠正低钠血症
甲状腺和肾上腺功能正常	限制液体摄入后纠正低钠血症
近期未使用过利尿剂	水负荷异常，或尿液稀释不足
	在低渗状态或正常血容量时，血浆 ADH 异常升高

此患者有：①膀胱肿瘤病史；②血浆渗透压 254.46 mmol/L（day5 清晨数据）；③肾功能正常。因患者膀胱肿瘤 TURBt 术后，尿中红白细胞较多，因此尿液检测可靠性较低。综合考虑，不完全满足经典的必要诊断条件，但患者利尿剂效果不佳，遂试验性应用托伐普坦，用药后尿量增加，血钠回升，水潴留明显缓解。综合考虑，SIADH 诊断明确。

2．副肿瘤综合征：以副肿瘤综合征做出 SIADH 的诊断，在临床实际工作中并不容易。因为 SIADH 继发的多系统功能障碍经常会误导临床医师考虑某一方面的专科诊断。例如，消化系统症状常常可以误诊为胃肠功能紊乱、肠炎；低血钠、低血钾第一时间可能考虑肾上腺皮质功能不全，或 RAAS 异常；因血钠异常导致的精神系统症状，如淡漠、谵妄或定向力异常，常常会考虑神经系统症状。临床医生需要充分鉴别，最终才能"拼凑"出 SIADH。作为副肿瘤综合征，SIADH 常见于肺燕麦细胞癌、胰腺癌、淋巴肉瘤、胸腺瘤、十二指肠癌等，膀胱癌及前列腺癌相关 SIADH 少见。

3．SIADH 的治疗：当无法明确诊断时，应当根据患者的症状进行对症处理，包括：①限制液体摄入，避免水潴留进一步进展；②阶梯性补充高渗盐水，防止血钠浓度升高过快，引发神经系统症状；③V2 受体拮抗剂，是治疗 SIADH 的一个突破，它可以与 AVP 竞争性结合 V2 受体，促进自由水的排泄而不增加尿钠排泄，降低渗透压，提高血清钠离子浓度。

【小结】

本文通过回顾膀胱癌合并抗利尿激素分泌异常综合征 1 例，希望在临床上给予大家一定的提示，当遇到难以解释的低钠血症或顽固的水潴留时，需考虑 SIADH 的可能。计算血浆渗透压、尿液渗透压，应用合适的药物，能合理快速地纠正患者的异常状态。

（颜　野 编；马潞林 审）

参考文献

[1] Berardi R，Rinaldi S，Caramanti M，et al．Hyponatremia in cancer patients：Time for a new approach [J]．Crit Rev Oncol/Hematol，2016，102：15-25.

[2] Esposito P，Piotti G，Bianzina S，et al．The syndrome of inappropriate antidiuresis：pathophysiology，clinical management and new therapeutic options [J]．Nephron Clinical Practice，2011，119（1）：c62-c73.

[3] Abraham WT，Shamshirsaz AA，McFann K，et al．Aquaretic effects of lixivaptan，an oral，non-peptide，selective V2 receptor vasopressin antagonist，in New York association functional class Ⅱ and Ⅲ chronic heart failure patients [J]．J Am Coll Cardiol，2006，47（8）：1615-1621.

第十三节　膀胱平滑肌瘤一例

导读

膀胱平滑肌瘤是一种临床罕见的膀胱间质来源的良性肿瘤，其发病率占膀胱肿瘤的 0.43%。目前该病病因尚不清楚，且发病症状不典型，部位不固定，给疾病的诊断和治疗带来困难。我们在 2017 年 11 月收治一例膀胱平滑肌瘤患者，通过对此例患者的诊疗过程进行分析，以期对该类疾病的诊断和治疗方式选择提供帮助。

【病例简介】

患者女性，48岁，主因"体检发现膀胱占位性病变20天"入院。

既往史：既往体健。

体格检查：体温36.4 ℃，血压120/72 mmHg，神清语利，心肺查体未及明显异常，泌尿系查体无明显阳性体征。

实验室检查：尿液分析：尿比重（干化学法）1.019，尿白细胞（干化学法）阴性，细菌（尿沉渣）78.54（−）p/μl，黏液丝（尿沉渣）729.96（++）p/μl，尿镜检鳞状上皮细胞0～1/HP，尿镜检黏液丝少许。

影像学检查：盆腔CT检查（平扫＋增强）（图5-35）：膀胱充盈良好，壁厚薄均匀，前壁见约1.9 cm×1.2 cm结节，密度均匀，并腔内外突出，平扫CT值约50 HU，增强后延迟强化，最大CT值约68 HU，子宫饱满、形态及密度正常，宫腔显示清晰，宫旁未见异常密度影，附件未见显示。直肠形态正常，未见占位性病变。盆腔淋巴结无肿大，盆腔少量积液。

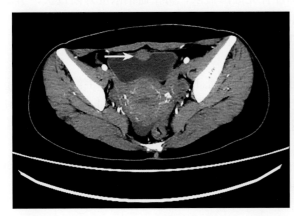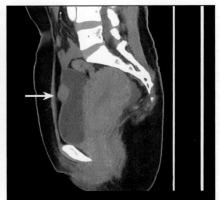

图5-35 盆腔CT检查（平扫＋增强）

初步诊断：膀胱占位性病变。

【临床决策分析】

诊断：患者为中年女性，体检发现膀胱占位性病变，无血尿，术前留取尿脱落细胞找肿瘤细胞检查为阴性，不符合尿路上皮肿瘤的表现，为术前诊断带来困难；术前增强CT发现肿瘤向膀胱腔内外均突出，且增强后有延迟强化表现，不能完全排除膀胱恶性肿瘤的可能；另外肿物位于膀胱前壁与腹壁之间，位置居中，不能排除脐尿管肿瘤的可能，患者既往无脐部感染病史，基本排除脐尿管囊肿伴感染的可能。肿物较为规则，且在增强CT上有强化，也应考虑膀胱副神经节瘤的可能性，但患者无高血压病史，CT上仅为轻度强化，考虑膀胱副神经节瘤的可能性小。可先行膀胱镜检查明确肿瘤侵入膀胱腔内的情况，若病情允许，可取肿瘤活检进一步明确诊断。综上所述，术前决定先行膀胱镜检查术。

治疗：若术中可取肿物活检，则待病理结果回报后行二期手术治疗；若肿物在膀胱镜下无法活检，则行腹腔镜下肿瘤切除术，术中行肿物快速冰冻病理检查，若病理结果为良性，则行膀胱部分切除术，若为脐尿管恶性肿瘤，则行根治性膀胱切除术或扩大膀胱部分切除术。

【治疗过程】

首先在局麻下行膀胱镜检查术，术中发现膀胱肿物位于黏膜下，突向膀胱腔内（图5-36），表面黏膜正常，膀胱腔内无法取肿物活检，遂决定行腹腔镜下肿物切除术。分别于腹正中线脐上方5 cm处、脐下2 cm水平线与双侧腹直肌外缘交叉点置入Trocar，进入腹腔。术中见肿物位于膀胱顶壁，位于脐正中皱襞腹膜外（图5-37），与腹膜粘连，沿肿瘤头侧切开脐正中皱襞，显露肿物，提起肿物及其表面腹膜，沿其周围分离，肿物与膀胱壁界限不清，无法分离，遂沿肿物边缘 0.5 cm 处标记膀胱壁，完整切除肿物及部分膀胱壁。术中快速冰冻病理结果为平滑肌瘤。观察双侧输尿管口处无损伤，遂间断全层缝合膀胱壁，手术顺利。术后患者病情恢复稳定，1 周后拔除尿管，排尿良好，痊愈出院。术后病理回报：平滑肌瘤，肿瘤直径为 2 cm。肿物表面光滑，切面质韧、灰白色。镜下观察：肿瘤细胞分化良好，无异型性，偶见病理性核分裂象（图 5-38）。SMA（+），Desmin（+），S-100（-），Ki67 < 1%。

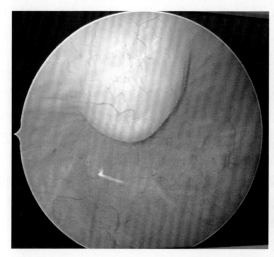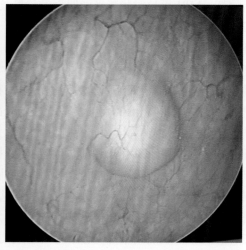

图 5-36　膀胱镜检查术中发现

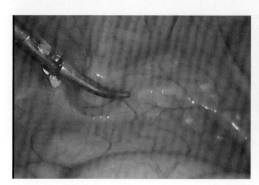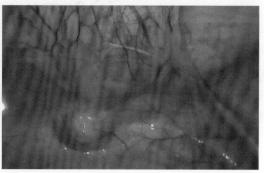

图 5-37　肿瘤腹腔镜下特点

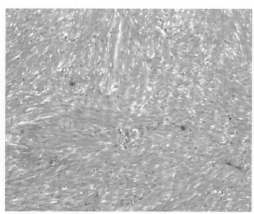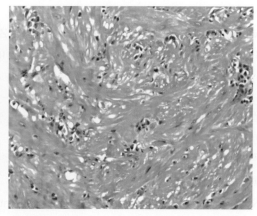

图 5-38　肿瘤病理结果

【预后】

患者自 2017 年 11 月术后定期复查，随访至今未见肿瘤复发，无尿频、尿急等膀胱刺激症状。

【经验与体会】

1. 膀胱平滑肌瘤的流行病学特点：据文献报道，膀胱平滑肌瘤是发生于膀胱的一种良性肿瘤，成熟的平滑肌细胞为其主要成分，发病率约占膀胱肿瘤的 0.43%，女性发病率较高，为男性的 2.5 ~ 4.0 倍，发病年龄集中在 40 ~ 50 岁，病因尚不明确。膀胱平滑肌瘤多为单发。依据发病位置可分为 3 种类型，即膀胱黏膜下型、膀胱壁间型、膀胱浆膜下型。影像学检查（如泌尿系超声、下腹部 CT、MRI 等）对膀胱平滑肌瘤的诊断均有较大帮助。手术治疗是目前最主要的治疗手段。

2. 膀胱平滑肌瘤与其他膀胱肿瘤的鉴别：膀胱平滑肌瘤与平滑肌肉瘤之间的鉴别主要依据：①瘤体的直径大小，当肿瘤直径＞ 2.5 cm 时，存在恶变的可能，＞ 6 cm 的肿瘤常为恶性；②平滑肌肉瘤生长较快，呈侵袭性生长特点，病理学核分裂象对良恶性肿瘤的诊断更有价值。膀胱平滑肌瘤与功能性膀胱副神经节瘤的鉴别诊断：在实验室检查中主要依据血、尿中尿香草基苦杏仁酸水平高低进行鉴别，辅助检查中功能性膀胱副神经节瘤 I-MIBG 显像呈阳性；功能性膀胱副神经节瘤在临床主要表现为排尿时或排尿后出现头晕、头痛、血压升高，借此可以做鉴别。膀胱平滑肌瘤与非功能性膀胱副神经节瘤鉴别主要依据膀胱镜检查，镜检可见黏膜下黄色瘤体，肿瘤组织病理活检进一步明确肿物性质。与尿路上皮膀胱癌的鉴别：膀胱癌往往有典型的无痛性肉眼血尿，超声、CT 等影像学检查可发现带蒂或广基的肿物，形状不规则，部分伴有膀胱壁增厚，膀胱镜检查可见肿物呈菜花样生长，肿物体积较大时可有出血、钙化、坏死等表现。

3. 膀胱平滑肌瘤的治疗方法：手术治疗是目前最主要的治疗手段。术前病理活检或术中快速冰冻病理切片对于确诊肿瘤的性质有着至关重要的意义，目前最为常用的手术方式包括膀胱肿瘤电切术、膀胱肿瘤剜除术和膀胱部分切除术。手术方式的选择主要决定于肿瘤的类型、大小及位置。体积较小、膀胱黏膜下型的膀胱平滑肌瘤可以选择行经尿道切除或电灼治疗；体积较大、膀胱壁间型和膀胱浆膜下型的膀胱肿瘤，则需行腹腔镜下膀胱肿瘤剜除术或膀胱部分切除术，术后效果较好。

【小结】

膀胱平滑肌瘤属于一种良性肿瘤，其预后良好，少见该病复发和恶变的报道。但术后仍应采取积极的随访措施，常规每 3 ~ 6 个月进行 B 超检查，对肿瘤复发的检测有重要意义。

（徐　良　丁　峰编 李文华编；马潞林 审）

参考文献

[1] Niu H T, Dong P, Wang JN, et al. Analysis of treatment and prognosis in post-operative patients with urachal carcinoma [J]. Zhonghua Yi Xue Za Zhi, 2016, 96 (24): 1923.

[2] Jiang XZ, Chao XU, Zhang NZ, et al. Influence of clinical characteristics and tumor size on symptoms of bladder leiomyoma: a pooled analysis of 61 cases [J]. Chinese Medical Journal, 2012, 125 (14): 2436-2439.

[3] 何朝辉，曾国华，陈文忠，等. 腹腔镜处理膀胱平滑肌瘤 3 例报告 [J]. 中国微创外科杂志，2012，7：650-652.

[4] 汪帮琦，胡卫列. 膀胱副神经节瘤诊治分析：16 例临床报告 [J]. 临床军医杂志，2015，9：971-973.

[5] Singh O, Gupta SS, Hastir A. Laparoscopic enucleation of leiomyoma of the urinary bladder: A case report and review of the literature [J]. Urology Journal, 2011, 8 (2): 155-158.

第一节　前列腺基底细胞癌一例

 导读

前列腺基底细胞癌（basal cell carcinoma，BCC）是一种罕见的前列腺癌病理类型，占所有前列腺恶性肿瘤的比例不足 0.01%。通过我们对一例患者的诊疗过程的分析，对此种疾病的诊治提供一些帮助。

【病例简介】

患者男性，83 岁，于 2014 年 9 月 9 日因血尿 1 个月就诊。

既往史：前列腺增生，急性尿潴留，泌尿系感染。

体格检查：前列腺增生，前列腺质硬。

实验室检查：未见明显异常。

影像学检查：全身磁共振弥散加权成像（diffusion weighted imaging，DWI）提示前列腺左侧外周带近尖部可见片状 DWI 高信号，下段胸椎及多个腰椎可见多发片状 DWI 高信号；双侧腹股沟区可见散在淋巴结，DWI 呈高信号。考虑前列腺癌、下段胸椎及多个腰椎骨转移可能，双侧腹股沟区淋巴结转移不除外。PET-CT 示膀胱及前列腺恶性病变，侵犯直肠前筋膜，伴左侧髂内血管旁淋巴结转移、双肺多发转移（图 6-1）。总前列腺特异性抗原（total prostate specific antigen，tPSA）44.44 ng/ml，fPSA 4.2 ng/ml。因患者存在血尿、血色素下降，采用保守治疗效果不明显，遂采用经尿道膀胱镜探查，发现前列腺膀胱颈病变广泛，行前列腺电切止血术。术后病理提示前列腺恶性肿瘤，具体类型未定。

初步诊断：前列腺恶性肿瘤。

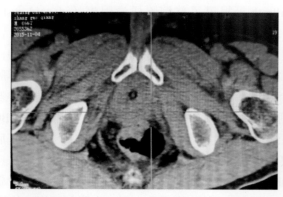 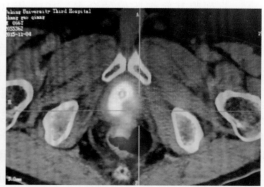

图 6-1　PET-CT 提示前列腺恶性肿瘤

【临床决策分析】

因患者存在血尿、血色素下降，采用保守治疗效果不明显，遂采用经尿道膀胱镜探查，发现前列腺膀胱颈病变广泛,行前列腺电切止血术。术后病理提示前列腺恶性肿瘤,具体类型未定。TURP 术后仍出血不止,全科讨论认为患者年龄大,身体弱,决定行膀胱全切、前列腺切除 + 双侧输尿管皮肤造口术 + 盆腔淋巴结清扫术。

【治疗过程】

2014 年 11 月因前列腺恶性肿瘤及膀胱活动性出血行膀胱全切、前列腺切除 + 双侧输尿管皮肤造口术 + 盆腔淋巴结清扫术。术后病理提示:前列腺基底细胞癌,可见大的基底细胞样细胞巢,周围呈栅栏状排列并伴有粉刺样坏死及大片状坏死。可见脉管浸润及神经浸润。肿瘤弥漫浸润整个前列腺并突出前列腺被膜,侵犯前列腺周围组织及精囊腺,并侵犯膀胱颈部及三角区,肿瘤总体积为 7.5 cm × 6.5 cm × 4.5 cm,癌组织极度邻近外周切缘,尿道断端可见癌,双侧淋巴结未见癌转移(图 6-2 ~ 图 6-3)。免疫组化:M630 (+),CK8/18 (+),Bcl-2 (+),Ki67 (> 80%),PSA (+/-),PsAP (-),AR (-),CK5/6 (部分 +),CK7 (部分 +),S-100 (-)。

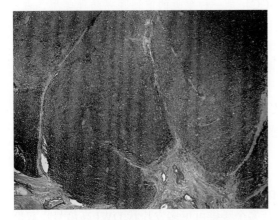

图 6-2　病例术后病理(HE 染色,光镜 40 倍)

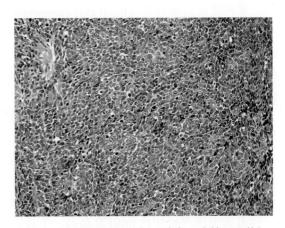

图 6-3　病例术后病理(HE 染色,光镜 200 倍)

【预后】

2015 年 1 月 8 日复查盆腔增强 MRI 提示盆腔内弥漫软组织占位,考虑复发,累及腹直肌、双侧闭孔内肌、盆底腹膜、直肠前壁。骶 3 ~ 5 椎体骨质破坏,考虑骨转移。胸片示双肺多发结节,考虑肺转移。2015 年 7 月 11 日复查腹部增强 CT 提示肝多发转移、胰腺转移。2015 年 10 月发生前列腺癌特异性死亡。

【经验与体会】

1. 前列腺基底细胞癌的命名:1859 年 Billroth 等报道了首例腺样囊腺癌(adenoid cystic carcinoma,ACC),原发于唾液腺。除唾液腺外,ACC 还可原发于上颌窦、皮肤、肺、乳房、宫颈等部位。Frankel 和 Craig 于 1974 年首次报道了前列腺原发的 ACC。起初对于此类肿瘤的命名未达成共识,很多词汇被交替使用,如基底细胞癌(BBC)、腺样囊腺癌(ACC)、腺囊样肿瘤(adenoid cystic like tumour)、腺样基底细胞瘤(adenoid basal cell tumour)、基底细胞样肿瘤(basaloid tumour)等。1997 年 Randolph 等将此类肿瘤统称为前列腺腺样囊性 / 基底细胞癌(AC/BC of the prostate,ACBCP)。2004 年 WHO 泌尿系统及男性生殖系统疾病分类中将腺样囊性、基底细胞样型的恶性基底细胞肿瘤统称为前列腺基底细胞癌(BCC)。

2. 前列腺基底细胞癌的临床表现:Ayyathurai 等回顾了 1966—2006 年 43 例 BCC 患者资料,其平均发病年龄为 64 岁(28 ~ 87 岁)。BCC 的主要症状可表现为血尿、会阴部 / 直肠疼痛、夜尿增多、尿急等尿路刺激症状、尿潴留等下尿路梗阻症状。本组 1 例患者因血尿就诊。BCC 患者直肠指诊可触及增大的前列腺,部分病例可触及硬结。通常认为 BCC 的 B 超、CT 或 MRI 等影像学表现无异于普通前列腺腺癌。影像学检查对 BCC 与普通前列腺腺癌的鉴别诊断价值有限。Terris 认为经直肠 B 超下观察到的大量微小囊肿可能是 BCC 的特征表现。BCC 的 PSA 通常在正常范围内。Iczkowski 等报道了 19 例患者，其中大多数患者血清 PSA 正常，PSA 免疫组化染色阴性，故不易被早期发现。周彦等报道 1 例患者术前血清 PSA 为 5 ng/ml，病理免疫组化提示局灶 PSA 检测呈阳性，PAP 部分阳性。

3. 前列腺基底细胞癌的分型：由于缺乏典型的临床表现，因此其诊断主要依靠组织病理诊断及免疫组化。有时通过前列腺细针穿刺活检、TURP 术、开放前列腺切除术后病理组织学检查发现并确诊，也有患者因传统前列腺腺癌行耻骨后前列腺根治术后病理发现。2004 年 WHO 发布了鉴别良性与恶性基底细胞的具体诊断标准，即应包括浸润性的生长模式；前列腺外浸润、神经浸润、坏死和间质结缔组织增生等。根据 BCC 不同的病理形态特征，可以分为两大类：腺囊性型（adenoid cystic carcinoma，ACC）和基底细胞样型（basaloid carcinoma，BC）。在 BC 型中，基底样细胞可组成不规则固状团块、小梁或较大的蜂窝样结构（图 6-2）。这些细胞有均匀的多形性细胞核，胞核较大而胞浆较少（图 6-3）。癌巢周边细胞呈栅栏状排列并常伴坏死。ACC 型特征是由小上皮细胞癌巢围绕着透明的或黏液样的基质组成的囊性圆筒形结构。这两类病理类型既可以独立存在，也可表现为混合型，并以其中一种为主，Ayyathurai 等回顾了 1966—2006 年 49 例 BCC 患者病理资料，其中 ACC 33 例（67%），BC 11 例（23%），ACC 与 BC 混合型 5 例（10%）。免疫组化染色更多用来区别分泌细胞来源或是基底细胞来源，而非精确区分良恶性。正常人类前列腺上皮细胞由分泌上皮细胞、神经内分泌细胞、基底细胞组成。基底细胞是一种富含角蛋白的未分化多能细胞，基底细胞癌起源于基底细胞，这些基底细胞多无分泌功能。前列腺特异性抗原（PSA）与前列腺酸性磷酸酶（PAP）染色阳性多为前列腺分泌性上皮细胞的特征性表现，而在基底细胞少表达，因此可以用于鉴别基底细胞癌与传统前列腺腺癌。基底细胞特异性 HMW-CK 34βE12 染色阳性，可表达于正常基底细胞，因此良性基底细胞增生其表达也可以阳性，对于分泌细胞及内分泌细胞不表达。P63 也多表达于基底细胞而非分泌细胞。 Shah 等认为 P63 联合 HMW-CK 34βE12 诊断基底细胞病变较单独应用 HMW-CK 34βE12 价值更高。

4. 前列腺基底细胞癌的鉴别诊断：BCC 应主要和以下疾病进行鉴别诊断。①良性基底细胞增生（basal cell hyperplasia，BCH）：其特点是含有多层增生的基底细胞，并具有良性细胞学特征，好发于前列腺移行带，常与腺瘤样增生并存；发病年龄常较 BCC 晚，McKenney 等认为 BCH 的平均年龄为 72 岁，晚于 ACC 患者的 46 岁；BCH 无浸润性生长，无神经浸润，无包膜外浸润和坏死的存在；常伴鳞状上皮化生，局灶性玻璃样变而非广泛玻璃样变，胞浆内常见小球样物质、腔内钙化；Ki67 也可在一定程度上区别良性与恶性前列腺基底细胞病变。②分化较差的前列腺腺癌；细胞角蛋白 14 阳性表达或者高分子细胞角蛋白的阴性表达更支持前列腺腺癌。③分化较差的前列腺鳞癌多含有上皮角化，有明显的细胞间桥，缺乏腺泡结构。

5. 前列腺基底细胞癌的预后：前列腺 BCC 较为罕见，目前国内外尚无大规模临床研究，因此其生物学行为及治疗方法存在争议。有学者认为 BCC 是惰性肿瘤，以局部浸润为主，发生淋巴结及血行转移较晚，预后较好，无需积极治疗。但更多研究认为前列腺 BCC 是一种侵袭能力强、恶性程度较高的肿瘤，需要给予积极的治疗和密切的随访。Iczkowski 等描述了 15 例获得随访的 ACC 患者中 21% 出现淋巴结转移。T1 和 T2 肿瘤的 5 年转移可能性为 5% ~ 10%，在 T3、T4 期肿瘤则为 50% ~ 85%。以上 15 例患者中有 3 例患者随访期间发生远处转移，因此我们认为 BCC 是一种侵袭能力强、易发生转移的肿瘤。

6. 前列腺基底细胞癌的手术治疗：对于早期疾病，建议采用前列腺根治术。Ayyathurai 等统计 13 例选择前列腺根治性切除术中获得随访的 8 人均存活且无肿瘤复发。Schmid 等对 1 例前列腺基底细胞癌患者实施了前列腺癌根治术，并给予术后辅助放疗，结果患者恢复较好，且未出现严重的并发症及癌细胞转移。周彦等报道 1 例 BCC 患者采用辅助内分泌治疗及手术治疗，术前口服氟他胺（每次 0.253 g，一日三次）治疗 1 个月，45 天后在全麻下行前列腺癌根治术，随访 24 个月排尿正常，未见复发或转移。

7. 前列腺基底细胞癌的辅助治疗：对于疾病进展或转移的晚期疾病，Ahuja 等建议使用内分泌阻断治疗作为首选，作者报道 1 例较晚临床分期（肿瘤侵犯骨盆）患者，采用双侧睾丸切除术并予比卡鲁胺 50 mg 口服，术后 6 个月无疾病进展。本组中两例患者采用了内分泌治疗，治疗后均出现疾病进展。有学者认为由于本病为非雄激素依赖细胞肿瘤，对去势治疗可能无效，对于采用抗雄激素治疗，其效果尚需要大宗病例研究报告。

【小结】

前列腺基底细胞癌临床罕见，是一种侵袭能力强、恶性程度较高、易发生转移的肿瘤，需要给予积极的治疗和密切的随访。

（刘 苗 编；马潞林 审）

参考文献

[1] Ayyathurai R，Civantos F，Soloway MS，et al.Basal cell carcinoma of the prostate：current concepts[J]. BJU Int，2007，99（6）：1345-1349.

[2] Ahuja A，Das P，Kumar N，et al. Adenoid cystic carcinoma of the prostate：case report on a rare entity and review of the literature[J]. Pathol Res Pract，2011，207（207）：391-394.

[3] Frankel K，Craig JR.Adenoid cystic carcinoma of the prostate. Report of a case[J]. Am J Clin Pathol，1974，62：639-645.

[4] Randolph TL，Amin mb，Ro JY，et al.Histologic variants of adenocarcinoma and other carcinomas of prostate：pathologic criteria and clinical significance[J]. Mod Pathol，1997，10：612-629.

[5] Stearns G，Cheng J S，Shapiro O，et al. Basal cell carcinoma of the prostate：a case report[J]. Urology，2012，79（6）：e79-e80.

[6] Terris MK. The appearance of adenoid cystic carcinoma of the prostate on transrectal ultrasonography[J]. BJU Int，1999，83：875-876.

[7] Iczkowski KA，Ferguson KL，Grier DD et al. Adenoid cystic/basal cell carcinoma of the prostate：clinicopathologic findings in 19 cases[J]. Am J Surg Pathol，2003，27：1523-1529.

[8] 周彦，刘定益，唐崎，等. 前列腺基底细胞癌一例报告及文献复习[J]. 中华泌尿外科杂志，2006，27（6）：411-413.

[9] Denholm SW，Webb JN，Howard GC，et al. Basaloid carcinoma of the prostate gland：histogenesis and review of the literature[J]. Histopathology，1992，20（2）：151-156.

[10] Chang K，Dai B，Kong YY，et al. Basal cell carcinoma of the prostate：clinicopathologic analysis of three cases and a review of the literature[J]. World J Surg Oncol，2013，11（1）：1-6.

[11] Ayyathurai R，Civantos F，Soloway MS，et al. Basal cell carcinoma of the prostate：current concepts[J]. BJU Int，2007，99：1345-1349.

[12] Wojno KJ，Epstein JI. The utility of basal cell-specific anti-cytokeratin antibody（34βE12）in the diagnosis of prostate cancer. A review of 228 cases[J]. Am J Surg Pathol，1995，19：251-260.

[13] Shah RB，Kunju LP，Ronglai S，et al. Usefulness of basal cell cocktail（34betaE12 + p63）in the diagnosis of atypical prostate glandular proliferations[J].Am J Clin Pathol，2004，122（4）：517-523.

[14] Epstein JI，Armas OA.Atypical basal cell hyperplasia of the prostate[J]. Am J Surg Pathol，1992，16：1205-1214.

[15] McKenney JK, Amin MB, Srigley JR et al. Basal cell proliferations of the prostate other than usual basal cell hyperplasia: a clinicopathologic study of 23 cases, including four carcinomas, with a proposed classification [J]. Am J Surg Pathol, 2004, 28: 1289-1298.

[16] Gilmour AM, Bell TJ. Adenoid cystic carcinoma of the prostate [J]. Br J Urol, 1986, 58: 105-106.

[17] Schmidhp, Semjonowa, Eltaee, et al.Late recurrence of adenoidcystic carcinoma of the prostate [J]. Scand J Urol Nephrol, 2002, 36: 158-159.

第二节　正确看待前列腺"一针癌"

 导读

　　前列腺癌在世界范围内是男性发病率最高的肿瘤，随着我国经济快速发展、医疗诊治水平不断提高，人均寿命达到 80 岁左右。全国 PSA 筛查工作广泛开展，我国的前列腺癌发病率也在不断升高。前列腺穿刺活检作为前列腺癌诊断的"金标准"，被广泛应用于临床工作中，同时，在前列腺癌治疗临床决策中，前列腺穿刺也起到了重要的作用。但病理升级问题一直是困扰泌尿外科医生的重要问题，本节将通过我院诊治的"一针癌"患者的临床经验，为今后类似患者的决策提供一些帮助。

【病例简介】

　　患者男性，60 岁，主因"PSA 升高 2 周，穿刺发现前列腺癌 4 天"收入院。

　　现病史：患者 2 周前体检发现血 PSA 升高，前列腺总特异性抗原 8.635 ng/ml，游离前列腺特异性抗原 0.819 ng/ml，游离 PSA 与总 PSA 的比值为 0.09。伴尿频，无夜尿增多，不伴尿急、尿痛、排尿困难，不伴发热、血尿。4 天前完善前列腺穿刺活检，穿刺 12 针，仅 1 针（右上）病理回报前列腺腺泡腺癌，Gleason 评分：3+3=6 分，癌约占 5%。患者为做手术到我院就诊，自发病以来精神、饮食、睡眠、体力情况好，小便如前述，大便正常，体重无明显变化。

　　体格检查：体温 36.5 ℃，P 75 次 / 分，R 18 次 / 分，BP 125/85 mmHg。腹平软，无肌紧张，全腹无压痛，腹痛无包块，肝脾肋下未触及，Murphy 征阴性，双肾及输尿管走行区无压痛，双肾区无叩痛。膀胱区无压痛、叩痛。双下肢不肿。直肠指诊：前列腺中度增大，质地硬，未触及结节，中央沟平坦，无出血。

　　盆腔 MRI：前列腺稍增大，大小约 52 cm×22 cm×31 cm，移行带消失，未见明显突入膀胱内，其内信号不均，见多发斑片状及结节短 T2 信号，DWI 未见明显高信号。双侧精囊腺未见明显异常信号，双侧膀胱精囊三角清晰，膀胱充盈欠佳，膀胱壁增厚。盆腔内未见明显肿大的淋巴结及积液影（图 6-4）。磁共振成像诊断印象：前列腺增生。

　　初步诊断：前列腺癌，T2aN0M0，低危。

【临床决策分析】

　　结合患者的临床特点：PSA < 10 ng/ml，临床分期 T2a 以及 Gleason=6 分，属于低危组，而且患者 60 岁，平素无明显排尿症状，手术可能会给患者带来尿失禁或勃起功能障碍等并发症。但随着手术技术的提高，目前我中心前列腺癌根治术后的尿控率接近 100%，60% ~ 80% 患者术后勃起功能得到了很好的保护；同时，我们也需要正视的是，大病理较穿刺病理升级的现象还是普遍存在的，加上患者对肿瘤的恐惧感，患者要求行手术治疗，使我们为该患者选择了腹腔镜下前列腺癌根治术。

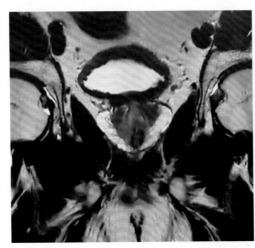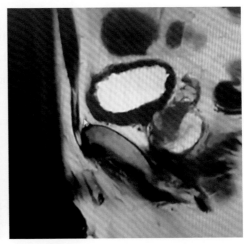

图 6-4　盆腔 MRI 扫描

【治疗过程】

全麻后，平卧位，常规消毒铺巾。钝性加锐性分离膀胱、前列腺前间隙，显露两侧盆筋膜，清除前列腺背侧脂肪，显露两侧耻骨前列腺带。分别切开两侧盆筋膜，显露肛提肌前列腺表面血管，前列腺两侧与盆筋膜粘连紧密，分离困难，游离粘连后沿前列腺边缘游离至前列腺尖部。超声刀切断两侧的耻骨前列腺韧带，用 2-0 可吸收缝线缝扎耻骨后血管复合体。沿膀胱前列腺交界处切开膀胱颈前壁，保护双侧输尿管口，经腹壁穿入肝针，悬吊尿管，牵拉抬高前列腺底部，切断膀胱颈两侧，紧贴前列腺打开膀胱颈后壁，使前列腺与膀胱分离。显露双侧输精管，超声刀切断输精管，并分离出双侧精囊，提起双侧精囊，剪开狄氏筋膜，分离狄氏间隙至前列腺尖部。提起右侧精囊，用 Hem-o-lok 夹闭右侧侧后韧带并紧贴前列腺剪断至前列腺尖，保留性神经。同法处理左侧侧后韧带。用剪刀分离前列腺尖部的尿道，尖部组织与尿道粘连紧密，剪开粘连带，在尿道外括约肌以近 1.5 cm 处剪断尿道，将前列腺完整切除。检查双侧侧后韧带，钛夹夹闭周围小血管与出血点。将前列腺等标本置入标本袋，吸净创面处积液，将尿管更换为尿道探子，引导缝合尿道，用 3-0 可吸收缝线连续全层缝合膀胱颈与尿道内口后壁和侧壁，插入 18 号双腔 Foley 尿管，继续缝合前壁，注水检查无渗漏。扩大脐部切口取出标本，自右侧腹直肌旁切口留置耻骨后引流管 1 根，清点纱布、器械无误，逐层关闭切口，手术结束。

术后病理标本：前列腺大小 5.0 cm×4.0 cm×3.5 cm，左精囊腺大小 2.5 cm×1.0 cm×0.5 cm，右精囊腺大小 2.0 cm×1.5 cm×1.0 cm，从基底到尖端自上到下依次切开，共 11 层，前列腺切面灰白、灰黄、实性质中。病理结果：前列腺腺泡腺癌，Gleason 评分 4+3=7 分，预后分组 Ⅲ / Ⅴ 组。癌弥漫分布于前列腺左、右叶，可见神经侵犯，未见明确脉管内癌栓，右侧中部局灶可见腺外侵犯，癌累及尖端，未累及基底部，环周切缘未见癌。癌累及双侧精囊腺，双侧输精管断端未见癌。

【预后】

患者随访至 PSA 为 0.001 ng/ml，未用内分泌治疗，术后恢复良好，无明显尿失禁表现。

【经验与体会】

1. 前列腺穿刺活检是诊断前列腺癌的"金标准"，并且穿刺的阳性针数、穿刺标本的 Gleason 评分等结果是治疗的重要依据。但由于诊断性前列腺穿刺活检存在采样误差及前列腺肿瘤的多灶性等原因，穿刺标本与根治术标本的评价往往存在一定的偏差，Gleason 评分被低估很有可能延误患者的治疗。在后期与超声科医生及病理科医生沟通过程中，考虑患者前列腺病理集中于前列腺尖部区域，但此区域由于穿刺后出血、尿潴留风险较高，所以超声科在穿刺过程中会尽量避开，防止严重并发症的发生。因此，在应用前列腺穿刺时应充分考虑其局限性，减小主观评价和穿刺部位选择的误差。

2. 本病例特点分析：该患者术前前列腺穿刺标本中，仅一针为癌阳性，其余皆未检测到癌，结合危险分层，患者为低危组。但在切下的前列腺根治标本中，癌却广泛弥漫分布在前列腺左、右叶，而且存在腺外侵犯，考虑分期升至 T3，但幸运的是，患者还是选择了前列腺癌根治，而且环周切缘是阴性的，所以术后患者的 PSA 也达到了根治状态，获得了良好的生存获益。这提示我们，对于"一针癌"，我们需要更充分地跟患者沟通，根据患者意愿，选择合理的治疗方案。

【小结】

我们要充分认识到，"一针癌"绝对不是极低危的代名词，它受到穿刺手法、病理医生辨识等多种因素的干扰，要充分与患者及家属沟通治疗方案和治疗意愿，不过度医疗，但也不要漏诊中高危前列腺癌患者，选择合理的治疗策略。

（毕　海　黄　毅 编；马潞林 审）

参考文献

王友林，朱磊一，姜波，等. 超声引导下经直肠前列腺穿刺与前列腺癌根治术后病理组织 Gleason 评分差异性的研究 [J]. 临床泌尿外科杂志，2015，30（7）：628-630.

第三节　前列腺癌根治术后双侧盆腔淋巴囊肿一例

导读

高危前列腺癌可以选择性行腹腔镜根治性前列腺切除、盆腔淋巴结清扫术，该手术需要根据肿瘤的病理类型、分期、分级、有无累及邻近器官等情况，结合患者的全身状况进行选择。文献显示高危前列腺癌行扩大盆腔淋巴结清扫可使患者明显受益。值得注意的是，扩大盆腔淋巴结清扫后淋巴漏的发生率较高，本文将介绍前列腺癌术后淋巴漏的诊治经验。

【病例简介】

患者男性，67 岁，主因"体检发现前列腺癌"入院。

患者因 2018 年 5 月体检发现 PSA 升高至 9.94 ng/ml，在当地医院行经直肠前列腺穿刺术，病理回报：前列腺癌，右中：Gleason 4+5=9 分，预后分组 Ⅴ；左下、左中：Gleason 3+5=8 分，预后分组 Ⅳ；右下：Gleason 3+3=6 分，预后分组 Ⅰ。为求进一步诊治转入我院。

患者自发病以来精神、食欲可，体重无明显下降。既往高血压病史 10 余年，规律服药控制可，否认其他病史。

查体及各项实验室检查无其他明显异常。

骨扫描、胸部 X 线片、腹部超声未见明显转移征象。

超声提示前列腺 5.1 cm×4.9 cm×4.3 cm，回声欠均匀。

前列腺 MRI 提示：前列腺双侧外周带 T2 低信号，以左侧外周带明显（图 6-5）。

初步诊断：前列腺癌（T2cN0M0）。

【临床决策分析】

该患者 67 岁，体健，诊断明确，高危前列腺癌，MDT 讨论应该行腹腔镜前列腺癌根治 + 双侧盆腔淋巴结清扫术，术后依病理和 PSA 决定是否行放疗和内分泌治疗。

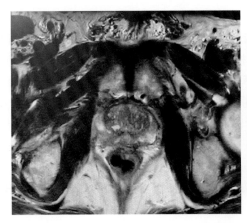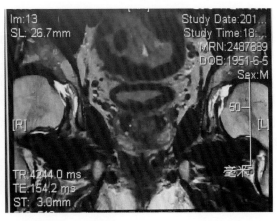

图 6-5　前列腺 MRI 显示前列腺可疑肿瘤

【治疗过程】

完善检查后于 2018 年 6 月在全麻下行腹腔镜前列腺癌根治、双侧盆腔淋巴结清扫术。术中见左侧闭孔及髂内淋巴结增大，完整清除双侧髂内、髂外及闭孔淋巴结。前列腺基底部与直肠粘连紧密，完整切前列腺及精囊腺。用 3-0 单乔可吸收缝线将膀胱尿道连续吻合，注水检查无渗漏，留置 18F 尿管。手术顺利，出血量约 100 ml，手术时间 90 min。

病理为前列腺腺泡腺癌，Gleason 4+5=9 分，预后分组 V。癌主要分布于左右叶背侧，基底及尖端可见癌。可见神经侵犯及脉管内癌栓。双侧输精管断端未见癌累及，左侧精囊腺可见癌累及，右侧精囊邻近癌巢，但未见癌累及。左闭孔及髂内淋巴结可见癌转移。余淋巴结未见癌。

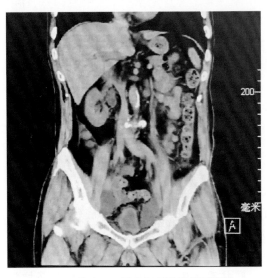

图 6-6　盆腔 CT 显示双侧盆腔淋巴囊肿

患者情况良好，术后 3 天检查盆腔超声未见明显积液，遂拔除引流管，术后 6 天出院，出院后患者自诉腹部憋胀，双下肢水肿，复查 CT 显示双侧盆腔包裹性积液（图 6-6）。患者症状持续加重，术后 3 周复查超声提示左侧腹部包裹性积液，约 22 cm×6 cm，右侧积液约 7 cm×4 cm。当地医院在局麻超声引导下行左侧积液穿刺术，吸出淡黄色透明液体，留置引流管，引出淡血性液体约 400 ml。患者症状明显缓解，术后每天引流液在550 ml。留置引流管 1 个月后复查超声，显示积液约 15 cm×6 cm，持续引流，此后每天引流量减至 100 ml，约在留置引流管 1.5 个月后拔除引流管。复查超声示左侧厚壁囊肿 2 cm×1.5 cm×7 cm，右侧盆腔囊性包块，约 4.6 cm×2.5 cm×4 cm。

【预后】

患者尿控恢复后在当地做了盆腔外照射放疗，同时加用亮丙瑞林 + 比卡鲁胺治疗（CAB），术后 3 个月 PSA 为 0 ng/ml，术后 1 年半复查 PSA 0.044 ng/ml。

术后半年至我院复查超声，右侧髂血管旁囊性包块约 6.3 cm×3.5 cm，左侧盆腔未见明显积液。术后 1 年半时外院 CT 检查显示右下腹髂血管旁囊性包块约 3.6 cm×2.4 cm×2.3 cm。

【经验与体会】

1. 前列腺癌根治术后可出现淋巴漏：前列腺癌根治术后淋巴漏的发生率为 2% ～ 5%，常因肿瘤分期晚且手术范围大而损伤淋巴管，导致术后淋巴漏。淋巴液的主要成分为水、电解质、蛋白质和淋巴细胞。乳糜液是肠淋巴液中经肠干吸收的大量乳糜微粒而呈乳白色，主要是长链脂肪酸——三酰甘油。盆腔淋巴结清扫手术中可能损伤髂外动脉及静脉周围的淋巴管，致使淋巴回流障碍，从而增加了淋巴管内压力，在淋巴管末端未经结扎或夹闭的情况下漏出淋巴液。当淋巴液外渗至密闭的间隙内时，则引起淋巴囊肿。

2. 前列腺癌术后淋巴漏的诊断及预防：诊断主要通过术后引流液每天 200 ml 以上，乳糜试验阳性，引流液肌酐与血肌酐值接近。主要靠预防来避免淋巴漏，熟悉解剖并可靠结扎淋巴管。术中超声刀应用慢档或双极电凝有效封闭淋巴管断端，必要时用钛夹或 Hem-o-lok 结扎或夹闭周围淋巴管。术前低脂饮食，术后禁食 4 天以上。拔除引流管前可做盆腔超声或 CT 平扫来排除。

3. 前列腺癌术后淋巴漏的治疗：治疗主要依靠支持治疗，包括低脂饮食或补充中链脂肪酸三酰甘油等维持热量，7 ~ 14 天多可自行吸收。可加用静脉高营养、生长抑素类似物。< 150 ml 的局限性包裹积液可单纯抽吸，经皮穿刺引流常需数周至数月，是有效可靠的方法。可注射硬化剂（96% 乙醇溶液）、纤维蛋白胶或含碘的造影剂，也可单纯穿刺，但最好留置引流管。多房囊性者多需去顶引流或经腹腔内引流。

【小结】

前列腺癌根治、扩大盆腔淋巴结清扫后淋巴漏的发生率较高，术后 1 个月常规做盆腔超声还是必要的，发现淋巴漏后需及时处理，出现压迫症状时需及时穿刺引流。

（张树栋 编；马潞林 审）

第四节 腹腔镜前列腺癌根治的疑难病例：前列腺侧叶突入膀胱一例

导读

前列腺腺体明显突入膀胱的情况在前列腺根治手术中并不少见，但是一侧叶突入膀胱的情况并不常遇到。一侧叶突入膀胱后导致尿道内口位置严重偏离中线，给膀胱颈口的辨别及处理带来一定困难，本节主要介绍对此例患者的治疗体会。

【病例简介】

患者男性，50 岁。主因"发现 PSA 升高 3 年，活检确诊前列腺癌 2 周"于 2017 年 10 月入院。

既往史：10 年前出现过敏性紫癜；高血压病史 1 个月，药物控制可。

查体：前列腺直肠指诊：前列腺无明显增大，质地韧，中央沟平坦，未触及结节，无触痛。

实验室检查：tPSA 25.6 ng/ml，fPSA 1.6 ng/ml，f/t 为 0.06。

影像学检查：经直肠前列腺超声：前列腺横径 4.6 cm，上下径 5.0 cm，前后径 4.0 cm。全身骨显像未见转移瘤表现。MRI：前列腺大小约 4.8 cm×4.2 cm×4.9 cm，前列腺癌（？）（图 6-7 ~图 6-9）。穿刺病理：前列腺腺泡腺癌，2/12 针阳性，Gleason 评分 3+4=7 分。

初步诊断：前列腺癌。

【临床决策分析】

患者病理提示前列腺腺泡腺癌，2/12 针阳性，Gleason 评分 3+4=7 分，诊断明确，术前检查未见明显禁忌，可行腹腔镜前列腺癌根治术。从 MRI 上看前列腺左侧叶突入膀胱，可能会增加切除过程中的手术难度，术中应注意保护膀胱颈，同时避免损伤输尿管口。

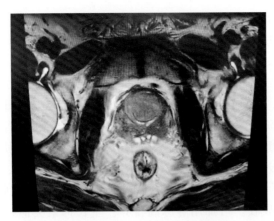

图 6-7　MRI 轴位提示前列腺癌可能

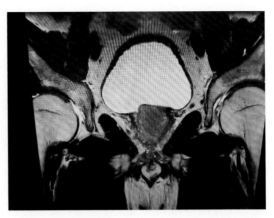

图 6-8　MRI 冠状位可见尿道被挤压偏向右侧

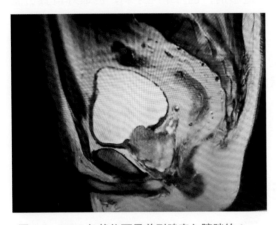

图 6-9　MRI 矢状位可见前列腺突入膀胱约 1 cm

【治疗过程】

手术采用经腹膜外途径腹腔镜前列腺癌根治术，清理膀胱前列腺前脂肪，在耻骨前列腺韧带外侧打开双侧盆筋膜。常规缝扎 DVC 后，通过拉拽导尿管来寻找膀胱颈和前列腺的连接部。发现尿管的水囊停位于膀胱内的右下部，结合术前 MRI，考虑前列腺左侧叶突出较明显，膀胱颈口整体向右方移动，尿道也被前列腺挤压到右下方，以至水囊停止位置不在膀胱中线。左侧辅助孔抓钳向患者头侧方向牵拉膀胱，在前列腺后侧与膀胱颈口之间的平面打开膀胱前列腺前围裙肌层并沿此平面向膀胱颈口分离。于膀胱颈水平偏右下方打开膀胱，寻找到水囊，确认前列腺左侧叶明显突入膀胱并将尿道内口压向右侧。超声刀打开尿道内口后壁的黏膜困难，遂将水囊排空，然后将尿管通过耻骨结节上方偏左侧进入膀胱前间隙的肝针悬吊于腹壁偏左侧，此时右侧开口的尿道被拉向中线，即可按常规方法打开尿道内口后壁的黏膜及膀胱颈口。此后操作无特殊，保留双侧 NVB。术后病理与术前一致，切缘阴性，淋巴结及精囊腺阴性，pT2bN0M0。患者术后第 4 天出院，第 8 天拔除尿管。

【预后】

患者术后 6 周复查 TPSA 小于 0.001 ng/ml，未使用内分泌治疗。术后 6 周复查时尿控满意，阴茎可勃起，较术前差。目前随访 5 年，未见肿瘤复发。

【经验与体会】

1. 前列腺癌往往合并前列腺增生：前列腺癌和前列腺增生是独立的两个疾病，而前列腺增生是老年男性的常见良性疾病，如果增生的前列腺叶比较大，可能会突入膀胱，也会挤压尿道，使尿道变形，增加手术难度。需要注意的是，采用常规的腹腔镜前列腺癌根治术操作处理腺体突向膀胱时，特别是前列腺中叶突向膀胱超过 1 cm 时易出现输尿管口损伤，是手术的技术难点。曹达龙等总结了 8 例此种类型病例，其认为可将手术技巧优化如下：①牵拉导尿管以确认膀胱内腺体的形态和位置；②游离膀胱颈两侧分别至 3 点和 9 点方向；③剥离尿道隧道；④将前列腺中叶从尿道开口中提起；⑤从前列腺中叶表面剥离膀胱黏膜；⑥靠近膀胱后壁分离前列腺。

2. 术前仔细读片：前列腺癌根治过程中一侧叶突出的情况比较少见。若术前仅阅读轴位和矢状位 MRI 图像，容易将之漏掉。因此，术前不应忽视对冠状位图像的仔细阅读分析。初学者在术中通过牵拉尿管球囊确定膀胱颈口位置时往往不将球囊推入膀胱深处再慢慢拉回，而仅仅反复拉动尿管，这种做法容易造成对膀胱颈口位置的误判。此例患者缓缓拉动尿管时球囊明显向右侧偏移。

3. 术中牵拉尿管技巧：若术者为右利手而尿道内口严重偏向右侧，在打开尿道后壁时将较为困难，若尿道内口偏向左侧，并不会给右利手术者造成麻烦。在此病例的手术中，术者为右利手，因此我们通过牵拉尿管的方法纠正尿道内口的位置。具体方法为：在耻骨结节上方 1.5 cm、距离中线偏左 1.5 cm 的位置经皮肤向手术野插入直肝针，穿过尿管头端开口后将肝针原路穿出并与穿入线原创打结。同时牵拉尿道外口的尿管。使得尿管向左侧牵拉前列腺及尿道内口，以此纠正尿道内口的严重偏移，以利于膀胱颈口的处理。

4. 处理前列腺突出较严重的病例需要注意手术并发症：除了需要重视损伤输尿管口，还要注意保护直肠。徐亚文等报道了 20 例中叶突出前列腺癌行腹腔镜手术治疗，其中 1 例出现直肠损伤。

【小结】

对所有拟行腹腔镜前列腺根治性切除术的患者，术前应对 MRI 在轴位、冠状位和矢状位三个平面仔细阅片。在术中可通过对尿道内口的悬吊在一定程度上纠正膀胱颈口的位置，以利于膀胱颈口的处理。

（邱　敏　刘　承　编；马潞林　审）

参考文献

[1] 曹达龙，叶定伟，戴波，等. 腹腔镜前列腺癌根治术时对腺体突向膀胱的优化处理：附视频 [J]. 中华腔镜泌尿外科杂志（电子版），2015，9（5）：4-6.
[2] 徐亚文，陈玢屾，徐啊白，等. 腹腔镜术治疗中叶突出前列腺癌 20 例报告 [J]. 临床泌尿外科杂志，2013，28（4）：260-262.

第五节　前列腺癌根治术后直肠膀胱瘘三次修补一例

导读

直肠膀胱瘘是前列腺癌根治术后的罕见但严重的并发症，发生率约 0.9%，一般是由于在游离精囊腺或前列腺后壁时将直肠全层损伤所致。遇到此类情况一般先行结肠或回肠造瘘，半年后行瘘管修补术，再行肠道还纳。瘘管修补有多种方式，我们尝试经直肠入路修复，该术式相对较为简单，疗效良好。

【病例简介】

本例系外院会诊手术。患者于当地医院行开放根治性前列腺切除术后 9 天发现直肠漏尿，确诊为直肠膀胱瘘后，进行了首次修补，术后第三天尿瘘。3 个月后请当地的全国知名整形外科专家行经直肠瘘修补术，未能成功。二次修补术后 6 个月请我科教授赴当地医院会诊。

【临床决策分析】

本例患者手术指征明确。前列腺癌根治术后直肠膀胱瘘的修补有多个手术入路，包括经会阴入路、经膀胱入路、经直肠入路等。本例患者窦道相对较小，我们选择创伤较轻的经直肠入路。

【治疗过程】

第一次修补：前列腺癌根治术后第 9 天，在全麻下行腹腔镜下分两层缝合直肠瘘口，术后第三天漏尿。

第二次修补：患者第一次修补术后 3 个月，在全麻下经下腹部正中切口，经膀胱行膀胱直肠瘘修补，术后第五天漏尿。

第三次修补：第二次修补后 6 个月，在全麻下行经直肠的直肠膀胱瘘修补术。先取截石位，经尿道置入一输尿管导管；然后置入膀胱镜。由于角度不理想，膀胱镜未能成功置入膀胱，遂改用输尿管镜经尿道置入膀胱，观察窦道情况，插入输尿管支架管，留置导尿。

将患者改为俯卧位，使用直肠扩张器扩张直肠。观察窦道，离肛门 5 cm，用剪刀环行切除瘢痕，显露新鲜创面后，使用 5/8 弧单桥线纵行缝合膀胱，再横向缝合直肠壁。

【预后】

患者目前恢复良好，术后 1 年随访无复发。

【经验与体会】

1. 修补时机：手术中发现即可修补，或术后 6 个月修补，手术中切除前列腺后，肛门插入气囊导尿管，向气囊内注水 30 ml，适度牵拉导尿管，同时腹腔镜下冲洗管注水，水平面高于直肠，从直肠内导尿管注入气体至直肠明显膨隆，看是否有气泡，类似于自行车补胎。如果术后发现，如果漏尿量少，少于 200 ml，可先禁食 2 ~ 3 周，部分患者可治愈。否则行结肠造瘘，半年后修补。

2. 患者由截石位改为俯卧位修补直肠膀胱瘘时，麻醉师告知术者俯卧位需要用特殊气管插管，故重新换气管插管。因此，此类俯卧位手术需要提前与麻醉医师沟通，避免术中更换气管插管。

3. 助手初次使用直肠扩张器扩张直肠时用力过大，造成直肠部分撕裂，窦道修补瘘结束后术者缝合直肠裂口。因此在行直肠扩张时应注意不可用力过大。

4. 瘢痕切除要彻底，手触瘘口无瘢痕即为软组织；缝合每一针要拉紧，缝合要可靠，缝合近膀胱处窦道时，需留意导尿管位置，勿将缝针穿过尿管。

【小结】

前列腺癌根治术需尽量避免直肠损伤的发生。术前需对患者行直肠指诊，注意直肠与前列腺的粘连情况。同时需仔细阅读前列腺 MRI，特别是注意：①轴位图中直肠与前列腺的关系和精囊腺的情况；②冠状位与矢状位图中尿道尖部是否与周围粘连。对于直肠与前列腺可能粘连的患者，术前应清洁灌肠。术中在分离精囊腺和直肠前间隙时需小心仔细，尽量不用热器械。在处理前列腺尖部时应尽量紧贴前列腺，时刻注意保护直肠。尿道重建前可行直肠指诊，排除直肠损伤。尿道重建前发现直肠前壁出血时慎用热器械反复止血，必要时可缝合止血。如发现直肠瘘，需在保证创缘新鲜的前提下双层吻合，术后留置肛管并扩肛，禁食 5 ~ 7 天。如直肠损伤较大，应断行结肠或回肠造瘘，后期还纳。

对直肠膀胱瘘的处理方式多种多样，各有所长。对 416 例直肠膀胱瘘的荟萃分析发现，总体而言，经会阴并在直肠与尿道之间插入股薄肌的术式具有较高的修复成功率。这种术式创伤较大，对严重的直肠膀胱瘘（窦道直径 > 2 cm、窦道瘢痕严重、其他术式治疗失败、有放疗史）的患者较为合适。经直肠途径手术较为简单，手术创伤小，患者恢复较快。手术的关键是环行切开直肠游离窦道至近膀胱时应尽量切除瘢痕组织，双层缝合时注意保持吻合口附近血运。有报道此术式膀胱直肠瘘复发概率约 30%，但未成功的病例多合并有窦道周围严重瘢痕组织或窦道直径过大等不利于修复的因素。

总之，对前列腺癌根治术后发生直肠膀胱瘘的患者，若不合并严重瘢痕化或放疗病史等不利因素，经直肠修补可以作为一个创伤较小、效果比较确切的选择。

（刘　承　编；马潞林　审）

参考文献

[1] Brodak M，Kosine J，Tacheci I，et al．Endoscopic treatment of a rectovesical fistula following radical prostatectomy by over-the-scope clip（OTSC）[J]．Wideochir Inne Tech Maloinwazyjne，2015，10（3）：486-490.

[2] Borland RN，Walsh PC．The management of rectal injury during radical retropubic prostatectomy [J]．J Urol，1992，147（3）：905-907.

[3] Zmora O，Tulchinsky H，Gur E，et al．Gracilis muscle transposition for fistulas between the rectum and urethra or vagina [J]．Dis Colon Rectum，2006，49（9）：1316-1321.

[4] Kanehira E，Tanida T，Kamei A，et al．Transanal endoscopic microsurgery for surgical repair of rectovesical fistula following radical prostatectomy [J]．Surg Endosc，2015，29（4）：851-855.

[5] 马潞林，黄毅，王国良，等．经直肠修复前列腺癌根治术膀胱直肠瘘2例报告 [A] // 中华医学会泌尿外科学分会．第十五届全国泌尿外科学术会议论文集 [C]，2008.

第六节　腹腔镜手术治疗前列腺中叶明显突入膀胱的前列腺癌一例

！导读

　　腹腔镜前列腺根治性切除术是治疗局限性和局部进展期前列腺癌的重要方法。前列腺中叶突入膀胱是腹腔镜前列腺根治性切除术中面临的困难，可能会影响膀胱颈离断、寻找输精管及膀胱-尿道吻合等手术步骤，并与手术时间延长、出血量增加及围术期并发症比率增高等有关，另外前列腺突入膀胱对术后控尿功能恢复可能造成负面影响。通过分析此病例，以期分享我们在前列腺中叶突入膀胱的前列腺癌手术方面的经验体会，希望对读者有一些帮助。

【病例简介】

　　患者男性，65岁，发现PSA升高2个月，经前列腺穿刺活检确诊前列腺癌4周。

　　患者主因PSA升高2个月就诊，tPSA 11.6 ng/ml，4周前行前列腺穿刺活检提示前列腺腺泡腺癌，3/12针阳性，Gleason评分4+3=7分，为进一步诊治于2017年12月收入院。

　　既往史：体健。

　　体格检查：前列腺直肠指诊示前列腺质地韧，中央沟消失，未触及结节，无触痛。

　　影像学检查：全身骨扫描：全身骨扫描未见转移瘤表现。前列腺MRI：前列腺大小约4.9 cm×3.7 cm×3.8 cm，外周带多发T2低信号，前列腺中叶明显突入膀胱（图6-10）。

　　初步诊断：前列腺腺癌，T2N0M0。

【临床决策分析】

　　诊断：此例患者前列腺癌诊断明确，tPSA 11.6 ng/ml，前列腺穿刺活检提示前列腺腺泡腺癌，Gleason评分4+3=7分，为中危前列腺癌。

　　治疗：拟行腹腔镜前列腺根治性切除术。全科讨论：难点在于该患者前列腺中叶明显突入膀胱。此前我们应用前列腺突入膀胱长度（intravesical protrusion of prostate length，IPPL）进行评估，定义为MRI冠状位测量突入膀胱的前列腺组织顶点至膀胱基底部的垂直距离，此患者IPPL为1.8 cm，为前列腺明显突入膀胱。前列腺突入膀胱可能对多个手术步骤造成影响：首先，突入膀胱的前列腺中叶会影响术者判断膀胱颈界限以及输尿管管口等重要解剖标志；其次，突入膀胱

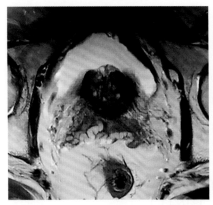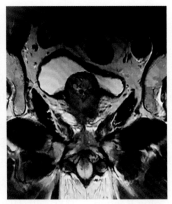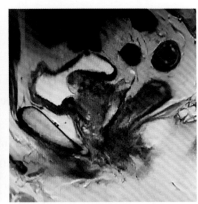

图 6-10 前列腺 MRI 提示前列腺中叶明显突入膀胱

腺体的遮挡造成膀胱后壁离断困难，进而影响寻找输精管和精囊；最后，突入膀胱和体积巨大前列腺膀胱颈口一般较大，吻合张力大，大部分患者需要行膀胱颈口重建。术前应充分向患者交代输尿管口损伤等围术期并发症及远期控尿功能延迟恢复等风险。

【治疗过程】

麻醉完成后，患者取仰卧位，腰部垫高，头低脚高位。脐下切口置入穿刺器建立气腹，并于左侧腹直肌外缘、右侧腹直肌外缘和右侧髂前上棘内侧放置 3 个穿刺器；分离膀胱前壁及两侧壁疏松组织，显露前列腺腹侧并分离暴露盆筋膜。剪开盆筋膜后紧贴前列腺后沿前列腺边缘游离至前列腺尖部，缝扎阴茎背深静脉复合体。沿膀胱颈前列腺交界处切开膀胱颈前壁，可见前列腺中叶明显增大，此时不急于处理前列腺中叶，将两侧叶与膀胱颈部游离开，应用缝线缝过前列腺中叶后腹壁悬吊，用于暴露膀胱颈后壁，此时应仔细辨认输尿管口，紧贴前列腺打开膀胱颈后壁，使前列腺与膀胱分离。暴露双侧输精管并切断，分离精囊。在两侧精囊之间剪开狄氏筋膜，分离狄氏筋膜至前列腺尖部。在前列腺侧后方用剪刀沿前列腺包膜锐性分离出神经血管束并予以保留。钝性分离前列腺尖部的尿道并尽量保留膜性尿道，剪断尿道，将前列腺完整切除。应用 3-0 V-Loc 缝线重建膀胱颈口，并行膀胱尿道吻合后留置尿管。术后病理提示前列腺腺癌，两侧叶均可见肿瘤，Gleason 评分 4+3=7 分，环周切缘阴性。

【预后】

患者术后 6 周复查 tPSA 降至测不出水平。术后 2 周复查时拔除尿管，患者诉轻度尿失禁，术后 8 周控尿功能完全恢复。至 2022 年 11 月规律随访 PSA 仍处于测不出水平。

【经验与体会】

1. 前列腺突入膀胱的负面影响：前列腺突入膀胱的前列腺癌手术对患者的围术期并发症、手术切缘及控尿功能恢复等均有负面影响。我们考虑前列腺突入膀胱影响控尿功能恢复的原因为：①对于前列腺明显突入膀胱者，保留膀胱颈部较为困难，对于尿道内括约肌的破坏相对较大，影响患者在术后保持足够的尿道内压力；②在大体积前列腺及前列腺明显突入膀胱的患者中，膀胱出口梗阻及膀胱功能失调的患者比率明显升高，此类患者术前即有可能存在膀胱过度活动，术后膀胱不稳定及不自主收缩造成膀胱内压力异常升高，进而导致尿失禁。

2. 前列腺突入膀胱前列腺癌患者的手术经验：对明显突入膀胱的前列腺癌患者施行腹腔镜前列腺根治性切除手术，我们有如下经验。术前仔细阅 MRI 片，对于中叶突入膀胱的程度、侧别、与膀胱颈的关系和输尿管管口位置等有预判；术中准确寻找前列腺与膀胱交界处，打开膀胱颈，如观察不清应主动适当扩大膀胱开口，避免过分强调保留膀胱颈而造成切缘阳性；另外，对前列腺中叶明显突入膀胱的患者，应注意保护双侧输尿管口，术中可提前静脉注射呋塞米协助判断，必要时术前留置输尿管支架管；离断膀胱颈后壁时可腹壁悬吊前列腺中叶以增加操作空间；

如切除前列腺后膀胱颈口过大，应作膀胱颈口重建，同时膀胱前列腺吻合后可悬吊膀胱颈以提高尿道张力。

（张　帆编；黄　毅审）

> **参考文献**

[1] Coelho RF，Chauhan S，Guglielmetti GB，et al．Does the presence of median lobe affect outcomes of robot-assisted laparoscopic radical prostatectomy？[J]．J Endourol，2012，26（3）：264-270.

[2] 张帆，肖春雷，张树栋，等．前列腺体积及前列腺突入膀胱长度与腹腔镜前列腺癌根治术后控尿功能恢复的相关性［J］．北京大学学报（医学版），2018，50（4）：621-625.

[3] Yamada Y，Fujimura T，Fukuhara H，et al．Overactive bladder is a negative predictor of achieving continence after robot-assisted radical prostatectomy [J]．Int J Urol，2017，24：749-756.

第七节　腹腔镜手术治疗巨大体积前列腺癌一例

> **! 导读**
>
> 　　巨大体积的前列腺癌行腹腔镜前列腺根治性切除术相对较为困难，主要受手术空间影响，操作难度相对较大。我们总结一例腹腔镜手术治疗体积为 175 ml 的前列腺的前列腺癌患者，通过分析此病例，以期分享我们在巨大体积的前列腺癌手术方面的经验体会，希望对读者有一些帮助。

【病例简介】

　　患者男性，67 岁，主因"发现 PSA 升高半年，活检确诊前列腺癌 4 周"入院（2017 年 12 月）。

　　患者主因 PSA 升高半年就诊，tPSA 8.7 ng/ml，4 周前行前列腺穿刺活检提示前列腺腺泡腺癌，2/12 针阳性，Gleason 评分 3+3=6 分，为进一步诊治收入院。

　　既往史：体健。

　　体格检查：前列腺直肠指诊示前列腺质地韧，中央沟消失，未触及结节，无触痛。

　　影像学检查：全身骨扫描：全身骨扫描未见转移瘤表现。前列腺 MRI：前列腺大小 6.0 cm×6.6 cm×8.5 cm，外周带及中央腺体多发 T2 低信号，前列腺体积 175 ml（图 6-11）。

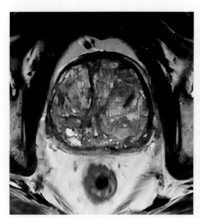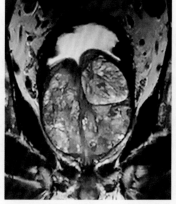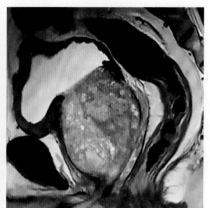

图 6-11　前列腺 MRI 示前列腺大小 6.0 cm×6.6 cm×8.5 cm，前列腺体积 175 ml

初步诊断：前列腺腺癌，T2N0M0。

【临床决策分析】

诊断：已确诊前列腺腺泡腺癌，tPSA 8.7 ng/ml，4 周前行前列腺穿刺活检，诊断前列腺腺泡腺癌，2/12 针阳性，Gleason 评分 3+3=6 分。

治疗：对于体积巨大的前列腺癌患者，行腹腔镜手术的难度相对较大。此例患者前列腺体积 175 ml，属于巨大体积前列腺，这可能造成手术如下困难：手术空间不足、操作困难；巨大体积前列腺一般合并前列腺突入膀胱，会影响膀胱颈部离断；腺体巨大，影响保留神经血管束；吻合张力大，膀胱颈需重建等。新辅助内分泌治疗对前列腺癌的肿瘤控制意义不大，但对于巨大体积前列腺癌患者可以缩小前列腺体积，降低手术难度，也是可选择的方法之一。此例患者属临床低危型前列腺癌，身体情况较好，结合家属手术意愿，未行新辅助内分泌治疗，选择直接行手术治疗。

【治疗过程】

麻醉完成后，患者取仰卧位，腰部垫高，头低脚高位。脐下切口置入穿刺器建立气腹，并于左侧腹直肌外缘、右侧腹直肌外缘和右侧髂前上棘内侧放置 3 个穿刺器；分离膀胱前壁及两侧壁疏松组织，显露前列腺腹侧并分离暴露盆筋膜。剪开盆筋膜后紧贴前列腺后沿前列腺边缘游离至前列腺尖部，缝扎阴茎背深静脉复合体，由于腺体巨大，此过程可能存在操作空间不足等困难，助手应协助暴露。沿膀胱颈前列腺交界处切开膀胱颈前壁，将两侧叶与膀胱颈部游离开，应用肝针腹壁悬吊尿管，便于暴露膀胱颈后壁，此时应仔细辨认输尿管口，紧贴前列腺打开膀胱颈后壁，使前列腺与膀胱分离。暴露双侧输精管并切断，分离精囊。在两侧精囊之间剪开狄氏筋膜，分离狄氏筋膜至前列腺尖部。在前列腺侧后方用剪刀沿前列腺包膜锐性分离出神经血管束并予以保留。钝性分离前列腺尖部的尿道并尽量保留膜性尿道，剪断尿道将前列腺完整切除。应用 3-0 V-Loc 缝线重建膀胱颈口，并行膀胱尿道吻合后留置尿管。术后病理提示前列腺腺癌，两侧叶均可见肿瘤，Gleason 评分 3+4=7 分，环周切缘阴性。

【预后】

患者术后 6 周复查 tPSA 降至测不出水平。术后 3 周复查时拔除尿管，患者诉轻度尿失禁，术后 3 个月控尿功能完全恢复。至 2022 年 11 月规律随访 PSA 仍处于测不出水平。

【经验与体会】

1. 巨大体积前列腺癌对手术的负面影响：巨大体积前列腺癌行手术治疗相对困难，手术时间延长，围术期并发症发生率相对较高，术后控尿功能延迟恢复。但是文献报道大体积前列腺癌术后的病理学参数（GS 评分、病理升级、病理分期、切缘阳性等）反而优于小体积前列腺癌。特别地，大体积前列腺癌术后包膜侵犯发生率明显低于小体积前列腺癌，造成此结果的原因可能为：①前列腺体积与肿瘤的生物侵袭性相关，小体积前列腺癌患者术后的 Gleason 评分相对较高，肿瘤的生长存在侵袭性较强的特点，故更容易出现包膜侵犯；②体积较大的前列腺癌在肿瘤与包膜之间存在更多的良性前列腺组织，可以作为生物性屏障使得前列腺包膜更难被突破；③体积较大的前列腺包膜更厚，理论上可以降低包膜侵犯发生率。

巨大体积前列腺癌造成控尿功能恢复延迟的主要原因：保留膀胱颈部较为困难，对于尿道内括约肌的破坏相对较大；在巨大体积前列腺患者中，膀胱出口梗阻及膀胱功能失调的患者比率较高，此类患者术前即有可能存在膀胱过度活动，术后膀胱不稳定及不自主收缩造成膀胱内压力异常升高，进而导致尿失禁；巨大体积前列腺癌造成手术空间狭小，对术中保留神经血管束及保留功能性尿道长度均会产生影响，而神经血管束损伤及功能性尿道长度缺损也是引起患者术后控尿功能延迟恢复的重要因素。

2. 巨大体积前列腺癌的手术经验：可增加 1～2 个操作通道协助操作，准确寻找前列腺与膀胱交界处打开膀胱颈，如观察不清应适当扩大膀胱开口；注意保护双侧输尿管口，必要时术前留置输尿管支架管；离断膀胱颈后壁时可腹壁悬吊前列腺增加操作空间，仔细寻找膀胱壁与前列腺间隙，尽量多保留膀胱颈黏膜；如切除前列腺后膀胱颈口过大，应作膀胱颈口重建，同时膀胱前列腺吻合后可悬吊膀胱颈以提高尿道张力。

（张　帆　黄　毅编；马潞林审）

参考文献

[1] 张帆，黄毅，陆敏，等. 前列腺体积对腹腔镜下前列腺根治性切除术后组织病理学预后的影响 [J]. 中华泌尿外科杂志，2012，33（5）：360-363.

[2] Dong F, Jones JS, Stephenson AJ, et al. Prostate cancer volume at biopsy predicts clinically significant upgrading [J]. J Urol, 2008, 179: 896-900.

[3] 张帆，肖春雷，张树栋，等. 前列腺体积及前列腺突入膀胱长度与腹腔镜前列腺癌根治术后控尿功能恢复的相关性 [J]. 北京大学学报（医学版），2018，50（4）：621-625.

第八节　前列腺癌合并盆腔淋巴结转移综合治疗一例

导读

局部晚期前列腺癌（T3 ~ 4N0 ~ 1M0）是前列腺癌治疗领域的复杂问题，既往多以内分泌治疗为主，预后较差；近年来部分回顾性临床研究表明积极的局部治疗（手术治疗、内放疗、外放疗等）可使患者生存获益，我科室在综合治疗局部晚期前列腺癌方面做了一些有益的尝试。在此总结一例合并淋巴结转移的局部晚期前列腺癌患者以外科手术为初始治疗方法的综合治疗，通过分析此病例，以期分享我们对于局部晚期前列腺癌综合治疗的经验体会，希望对读者有一些帮助。

【病例简介】

患者男性，66 岁，主因"确诊前列腺癌"4 周收住院。

患者 5 周前因"PSA 升高"于我院行前列腺穿刺活检，穿刺前 PSA 33 ng/ml，术后病理结果提示前列腺腺癌，Gleason 评分 4+5=9 分，穿刺前前列腺 MRI 提示前列腺占位性病变、右侧精囊腺受侵及盆腔淋巴结肿大，目前为进一步诊治于 2018 年 1 月收入院。

既往史：体健。

体格检查：前列腺直肠指诊示前列腺质地硬，触诊直肠未固定。

影像学检查：全身骨扫描：全身骨扫描未见转移瘤表现。前列腺 MRI：前列腺外周带及移行区多发 T2 低信号区域，突破前列腺包膜，右侧精囊腺受侵改变，盆腔内可见多发肿大淋巴结，最大者直径 2.5 cm，位于右侧髂血管旁（图 6-12）。

初步诊断：前列腺腺癌，T3bN1M0。

【临床决策分析】

诊断：此例患者为局部晚期前列腺癌，合并盆腔淋巴结转移，临床分期 T3bN1M0。

治疗：既往此类患者以内分泌治疗为主，但近年来越来越多的临床研究提示对于局部晚期及寡转移前列腺癌患者施行积极的局部治疗能够改善患者预后。此患者既往体健，能够耐受全麻手术，经与患者及家属充分沟通后，选择前列腺根治性切除术为初始治疗的综合治疗，根据术后病

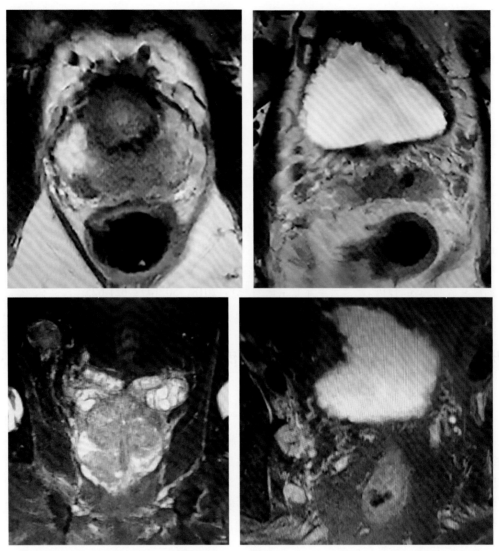

图 6-12　MRI 示前列腺外周带及移行区多发 T2 低信号区域，突破前列腺包膜，右侧精囊腺受侵改变，盆腔内可
见多发肿大淋巴结，最大者直径 2.5 cm，位于右侧髂血管旁

理及复查 PSA 可加用内分泌治疗及外放射治疗。因需要进行盆腔淋巴结清扫，手术入路选择经
腹腔入路，对于以治疗为目的的盆腔淋巴结清扫选择扩大淋巴结清扫，范围为双侧髂内、闭孔、
髂外、髂总淋巴结。患者术前 MRI 提示精囊受侵，术中应仔细分离，避免出血，处理狄氏间隙
时可应用剪刀并联合逆行操作，避免损伤直肠。

【治疗过程】

麻醉完成后，患者取仰卧位，头低脚高位。脐下切口进入腹腔，置入穿刺器建立气腹，并于
左侧腹直肌外缘、右侧腹直肌外缘、左侧髂前上棘内侧和右侧髂前上棘内侧放置 4 个穿刺器；首
先进行淋巴结清扫，清扫双侧髂内、髂外、闭孔和髂总淋巴结，随后打开腹膜分离膀胱前壁及
两侧壁疏松组织，显露前列腺腹侧并分离暴露盆筋膜。剪开盆筋膜后紧贴前列腺后沿前列腺边缘
游离至前列腺尖部，缝扎阴茎背深静脉复合体。沿膀胱颈前列腺交界处切开膀胱颈前壁，提出尿
管，应用肝针腹壁悬吊尿管，便于暴露膀胱颈，注意保护输尿管口，紧贴前列腺打开膀胱颈后
壁，使前列腺与膀胱分离。暴露双侧输精管并切断，分离精囊，右侧精囊明显质地较硬，与周
围组织粘连，自精囊后方间隙分离。狄氏间隙仍存在粘连，在两侧精囊之间用剪刀剪开狄氏筋
膜，分离狄氏筋膜至前列腺尖部。不保留双侧性神经。钝性分离前列腺尖部的尿道，剪断尿道将

前列腺完整切除。应用 3-0 V-Loc 缝线行膀胱尿道吻合后留置尿管。术后病理提示前列腺腺癌，Gleason 评分 5+4=9 分，癌累及前列腺左右两叶，双侧可见前列腺癌腺外浸润，右侧精囊腺可见癌累及，前列腺右侧切缘阳性，盆腔淋巴结可见癌转移（3/24）。

【预后】

患者术后 4 周复查 tPSA 为 0.2 ng/ml，此后予持续内分泌治疗。术后 3 周复查时拔除尿管，术后 2 个月控尿功能完全恢复，术后 3 个月予外放射治疗。自术后 6 周期持续辅助内分泌治疗 22 个月，至 2022 年 11 月规律随访 PSA 仍处于测不出水平，术后 1 年复查骨扫描未见明显异常。

【经验与体会】

对于局部晚期的前列腺癌患者，治疗理念在不断更新，以积极的局部治疗为基础的综合治疗可使患者受益。对于盆腔淋巴结转移患者（cN+），在充分沟通的情况下，选择合适的患者施行手术治疗、术后予以辅助治疗是可取的。此例患者经手术治疗后，依据 EAU 指南行内分泌治疗及辅助外放射治疗，术后 22 个月 PSA 仍处于测不出水平，肿瘤控制可。但是，对于局部晚期的患者施行手术治疗，围术期并发症发生比率高，应予以重视。

出血是较为常见的并发症，对于减少出血有如下建议：注意避免背深静脉复合体出血。其要点有：在游离前列腺腹侧过程中注意清除复合体及悬韧带周围脂肪，切开盆筋膜的位置最好选择盆筋膜在前列腺旁的自然裂隙，如无自然裂隙存在，应紧贴盆筋膜腱弓两侧打开盆筋膜，避免损伤复合体血管；分离背深静脉复合体后应用 3-0 带针线缝扎，若复合体出血明显，可应用双极电凝止血，必要时提高气腹压力或纱布压迫止血。游离精囊及前列腺侧方时避免损伤其供血动脉，特别是对于可疑精囊侵犯的患者，应找到精囊背侧平面游离，注意处理精囊蒂。精囊蒂位于精囊的后外侧，在游离至此处时应精准夹闭血管并应用超声刀凝断，必要时使用钛夹或 Hem-o-lok；前列腺及其包膜的血液供应主要来自其后外侧的神经血管束，故游离前列腺外侧时可先在 5 点或 7 点方向应用 Hem-o-lok 夹闭前列腺蒂，阻断其血液供应。

直肠损伤是少见而严重的并发症，特别是对于局部晚期的前列腺癌患者。术前直肠指诊非常重要，如指诊前列腺质地坚硬、位置固定与直肠不易推动者尽量避免手术；在术中分离前列腺背侧时，应紧贴精囊切开狄氏筋膜，并沿前列腺包膜外的层面分开直肠与前列腺之间的间隙，必要时可用剪刀锐性分离，避免过度使用超声刀或双极电凝在直肠前壁分离、止血。若手术中发现直肠损伤，可先完成前列腺切除，将前列腺移开前列腺窝，待手术野开阔后再行修补，修补方式一般为连续或间断缝合直肠壁两层。

【小结】

对于高度选择的合并盆腔淋巴结转移的前列腺癌患者，可选择施行以外科手术为初始治疗的综合治疗，术前应行包括直肠指诊在内的相关检查以充分评估。

（张　帆编；黄　毅审）

≫ 参考文献

[1] Engel J，Bastian PJ，Baur H，et al．Survival benefit of radical prostatectomy in lymph node-positive patients with prostate cancer［J］．Eur Urol，2010，57（5）：754-761.

[2] 马潞林，张帆，黄毅，等．学习曲线对腹腔镜下根治性前列腺切除术围术期并发症的影响：单中心连续 200 例经验总结［J］．中华泌尿外科杂志，2015，36（8）：611-614.

第九节　腹腔镜手术治疗 TURP 术后前列腺癌一例

ⓘ 导读

经尿道前列腺电切（TURP）手术后病理标本中发现前列腺癌称为 TURP 术后偶发癌，其发生率为 2%～5%。由于手术后组织水肿、周围粘连等原因，TURP 术后偶发癌行腹腔镜前列腺根治性切除术操作难度相对较大。我们总结了一例腹腔镜手术治疗 TURP 术后前列腺偶发癌患者，通过分析此病例，以期分享对于 TURP 术后前列腺癌行腹腔镜手术治疗的经验体会，希望对读者有一些帮助。

【病例简介】

患者男性，63 岁，主因"TURP 术后确诊前列腺癌 3 个月"入院。

患者 3 个月前因"前列腺增生"于外院行 TURP 手术，TURP 术前 tPSA 6.6 ng/ml，术后病理结果提示前列腺腺癌，Gleason 评分 3+3=6 分。术后 1 周拔除尿管，拔除尿管后诉轻度尿失禁，至术后 2 个月无明显尿失禁，偶有尿频、尿急。为做前列腺癌根治术于 2019 年 7 月入我院。

既往史：体健。

体格检查：前列腺直肠指诊示前列腺质地韧，中央沟消失，未触及结节，无触痛。

影像学检查：全身骨扫描：全身骨扫描未见转移瘤表现。前列腺 MRI：TURP 术后改变（图6-13）。

初步诊断：前列腺腺癌，T1N0M0。

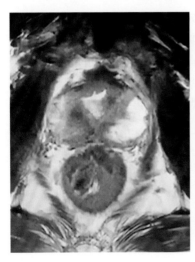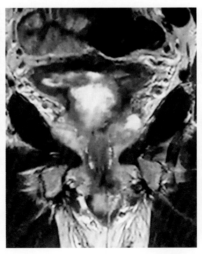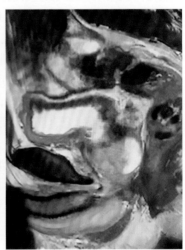

图 6-13　MRI 示 TURP 术后前列腺改变

【临床决策分析】

诊断：此例患者为 TURP 术后前列腺偶发癌，诊断明确，分期为 T1N0M0。

治疗：既往观点认为 TURP 术后偶发癌施行外科手术治疗难度较大，围术期并发症发生率高，影响患者远期肿瘤控制。但随着外科医生对于前列腺周围解剖结构认识的不断深入、手术技术和器械的进步及术者经验的积累，TURP 术后偶发癌的外科手术治疗逐步开展，并且获得较好的肿瘤学和功能学预后。对此类患者首先应掌握手术的时机，TURP 术后周围组织粘连水肿，可能造成术中解剖结构辨认困难，不利于完整去除肿瘤和保留神经等，所以 TURP 术后偶发癌的手术治疗一般在前次手术后 2～3 个月施行；其次是手术的准备工作，因各地医院 TURP 手术的方式、腺体切除范围及水平参差不齐，术前应完善影像学检查以评估腺体、膀胱颈、膀胱三角区解剖关系及输尿管管口的大致位置，必要时术前检查膀胱镜，如管口在创面以内则留置输尿管支架管；最后，要与患者及家属充分沟通，使其理解手术的获益及围术期并发症风险、术后病理切除组织无肿瘤检出风险、术后控尿功能延迟恢复风险等。

【治疗过程】

麻醉完成后，患者取仰卧位，头低脚高位。脐下切口置入穿刺器建立气腹，并于左侧腹直肌外缘、右侧腹直肌外缘和右侧髂前上棘内侧放置 3 个穿刺器；分离膀胱前壁及两侧壁疏松组织，显露前列腺腹侧并分离暴露盆筋膜。剪开盆筋膜后紧贴前列腺后沿前列腺边缘游离至前列腺尖部，缝扎阴茎背深静脉复合体，前列腺尖部组织水肿，周围粘连严重。沿膀胱颈前列腺交界处切开膀胱颈前壁，此时无法准确判断膀胱颈位置，应结合术前 MRI 及术中牵拉尿管先行切开膀胱颈，提出尿管，应用肝针腹壁悬吊尿管，便于暴露膀胱颈，主动打开膀胱后观察膀胱内情况。沿膀胱颈切开，组织粘连较为严重，此时应仔细辨认输尿管口，明确管口无损伤情况下，紧贴前列腺打开膀胱颈后壁，使前列腺与膀胱分离，此界限仍无法准确分离，应注意避免切进前列腺组织。暴露双侧输精管并切断，分离精囊。在两侧精囊之间剪开狄氏筋膜，分离狄氏筋膜至前列腺尖部。在前列腺侧后方用剪刀沿前列腺包膜锐性分离出神经血管束并予保留。钝性分离前列腺尖部的尿道并尽量保留膜性尿道，剪断尿道将前列腺完整切除。应用 3-0 V-Loc 缝线重建膀胱颈口，并行膀胱尿道吻合后留置尿管。术后病理提示前列腺腺癌，Gleason 评分 3+3=6 分，环周切缘阴性。

【预后】

患者术后 6 周复查 tPSA 降至测不出水平。术后 3 周复查时拔除尿管，患者诉轻度尿失禁，术后 2 个月控尿功能完全恢复。至 2022 年 7 月规律随访 PSA 仍处于测不出水平。

【经验与体会】

TURP 术后偶发癌的发生率为 2%～5%；但其中大部分为中、低危前列腺癌患者，预后相对较好。但是，外科手术治疗 TURP 术后前列腺癌存在一定难度，主要是由于创面组织水肿、粘连，特别是对于 TURP 术中包膜穿孔的患者，因有大量组织液渗出，导致前列腺周围粘连更为严重。相比于其他局限性前列腺癌患者，腹腔镜手术治疗 TURP 术后前列腺癌的手术时间延长，围术期并发症发生率相对较高，手术后控尿功能延迟恢复。此手术首先要判断好手术时机，一般掌握在 TURP 术后 2～3 个月。虽然部分患者可能存在前列腺周围或盆腔广泛粘连，但大多数患者的手术难点主要为离断膀胱颈步骤，准确判断膀胱颈和输尿管口位置是关键。对于术前 MRI 提示膀胱颈及膀胱三角区显示不清的患者，建议提前行膀胱镜探查，明确膀胱颈与输尿管口的位置关系，必要时留置输尿管支架管。术中离断膀胱颈时应沿膀胱颈前列腺交界处切开膀胱颈前壁，部分患者无法准确判断膀胱颈位置，应结合术前 MRI 及术中牵拉尿管（水囊注水 20～30 ml）先行切开膀胱颈，提出尿管并应用肝针腹壁悬吊尿管，膀胱颈暴露满意后，主动打开膀胱后观察膀胱内情况。如无法清晰分辨输尿管口，可使用呋塞米使输尿管管口喷尿，便于判断。另有部分患者输精管周围及狄氏筋膜存在严重粘连，此时应紧贴输尿管和精囊游离，先行离断尖部逆行和顺行同时分离并汇合，避免直肠损伤。TURP 术后前列腺癌患者应尽量保留功能性尿道长度，并行膀胱颈口重建，提高术后控尿率；同时吻合时应注意避免缝合输尿管口造成术后肾积水。TURP 术后前列腺癌患者术前应与患者及家属沟通，术后大体组织病理可能无法检出肿瘤，称为 pT0 期前列腺癌；文献报道 cT1a 期及 cT1b 期前列腺癌术后 pT0 期前列腺癌的比例分别为 6%～25% 和 3%～9%，而此情况在经穿刺活检诊断且未行前列腺手术及新辅助治疗的患者中极为少见。

（张　帆　黄　毅编；马潞林审）

参考文献

[1] Huang AC, Kowalczyk KJ, Hevelone ND, et al. The impact of prostate size, median lobe, and prior benign prostatic hyperplasia intervention on robot-assisted laparoscopic prostatectomy: technique and outcomes [J]. Eur Urol, 2011, 59 (4): 595-603.

[2] Herkommer K, Kuefer R, Gschwend JE, et al. Pathological T0 prostate cancer without neoadjuvant therapy: clinical presentation and follow-up [J]. Eur Urol, 2004, 45: 36-41.

[3] 张帆, 陆敏, 肖春雷, 等. pT0 期前列腺癌的临床病理特征及预后分析 [J]. 中华泌尿外科杂志, 2018, 39 (10): 753-756.

第十节 放射性粒子植入术联合间歇性内分泌治疗寡转移性前列腺癌一例

导读

寡转移性前列腺癌是目前前列腺癌治疗领域的热点问题，部分回顾性研究提示针对原发灶的局部治疗及针对转移灶的放疗能够使寡转移性前列腺癌患者获益。我们在早期尝试应用放射性粒子植入术联合间歇性内分泌治疗寡转移性前列腺癌。此例寡转移性前列腺癌患者的治疗、随访超过 5 年，通过分析此病例，以期分享我们在寡转移性前列腺癌局部治疗方面的经验体会，希望对读者有一些帮助。

【病例简介】

患者男性，71 岁，发现 PSA 升高 1 个月，经前列腺穿刺活检确诊前列腺癌 4 周。

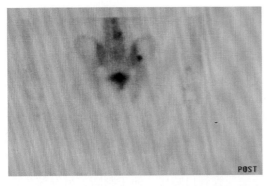

图 6-14　全身骨扫描提示 L5 椎体及右侧髂骨转移病灶

患者主因 PSA 升高 1 个月就诊，穿刺前 tPSA 68.2 ng/ml，前列腺穿刺活检提示前列腺腺泡腺癌，9/12 针阳性，Gleason 评分 4+4=8 分，为进一步手术治疗于 2013 年 8 月收入院。

既往史：冠心病史 10 年，4 年前置入 2 枚心脏支架，血压控制可。

体格检查：前列腺直肠指诊示前列腺质硬，中央沟消失，未触及结节。

影像学检查：全身骨扫描：L5 椎体及右侧髂骨可见放射性浓聚灶（图 6-14），考虑前列腺癌骨转移。

初步诊断：前列腺腺癌，T2NxM1b。

【临床决策分析】

诊断：此例患者前列腺癌诊断明确，全身骨扫描提示两处骨扫描病灶，但当时（2013 年 8 月）寡转移性前列腺癌的概念并不明晰，对于此类患者，当时指南推荐应行单纯内分泌治疗。我科自 2001 年在全国率先开展放射性粒子植入治疗前列腺癌以来，积累了比较丰富的临床经验，也尝试应用放射性粒子植入联合内分泌治疗局部晚期及高危非转移性前列腺癌，取得了不错的效果。此例患者属于高危前列腺癌，积极的局部治疗可能让患者获益，但患者合并冠心病，耐受性较差，麻醉科意见不建议全麻手术。

治疗：硬膜外麻醉下放射性粒子植入联合内分泌治疗；因长期应用内分泌治疗对患者的心血管系统造成负面影响，选择应用间歇性内分泌治疗。

【治疗过程】

放射性粒子植入术前1天行清洁灌肠。常规行前列腺CT或MRI，应用三维治疗系统行预计划，初步了解需植入粒子数目和照射剂量。硬膜外麻醉，患者取截石位，常规留置Foley尿管，气囊注水15 ml。固定步进器、模板及直肠超声探头，移动步进器至超声探头进入直肠，超声获取前列腺基底层至尖部间隔5 mm层厚横断图像，传递至治疗计划系统，重建前列腺三维形态，按照引导系统指导，在超声引导下将植入针送至前列腺中的准确位置，使用植入枪将粒子推入植入针尖部，将植入针后退，纵向释放粒子进入前列腺，一个针位粒子植入完毕，重复植入其他针位粒子。术后3天行骨盆正侧位X线片及前列腺CT，了解粒子分布情况。术后即刻应用口服比卡鲁胺胶囊抗雄激素治疗，术后1周左右开始，每28天注射1次亮丙瑞林（3.75 mg），行全雄激素阻断疗法。患者规律复查PSA，当PSA降至0.2 ng/ml以下并稳定3个月则停止内分泌治疗。当PSA ≥ 1.0 ng/ml，并连续3次升高时，则重新开始内分泌治疗。

【预后】

患者施行前列腺放射性粒子植入术及术后辅助内分泌治疗，PSA自3个月起降至测不出水平，半年复查全身骨扫描转移灶消失（图6-15），此后采用间歇性内分泌治疗。患者第1个周期内分泌治疗9个月后停药，间歇22个月后重新应用内分泌治疗，此后经历3个周期，术后58个月进展为CRPC，此时PSA 7.6 ng/ml；患者仍无明显不适症状；患者进展为CRPC后，向其详尽介绍下一步治疗方案，建议应用阿比特龙或化疗；患者选择应用阿比特龙（1000 mg Qd）治疗联合药物去势

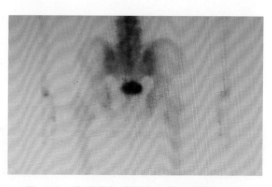

图6-15　治疗半年后腰椎及骨盆转移灶消失

治疗；其间出现低血钾副作用，予补钾治疗；治疗后第1个月PSA升高至8.9 ng/ml，第2个月PSA升高至10.6 ng/ml，第3个月开始进入下降通道，至第11个月降至最低值1.8 ng/ml，此后PSA波动于1.8 ~ 3.4 ng/ml，至第15个月进展为阿比特龙失效CRPC，PSA升至7.8 ng/ml，随后患者接受多西他赛化疗，PSA再次降至最低2.2 ng/ml，化疗后18个月PSA再次进展，并出现转移病灶进展，行转移病灶外放射治疗及恩杂鲁胺维持治疗至2022年11月，末次查PSA 33.6 ng/ml。

【经验与体会】

寡转移性前列腺癌这一概念最早于1995年提出，近年来逐渐得到重视，其确切定义仍存在争议，主要是各临床研究对于转移病灶数目的定义不一致，大部分学者认为应为5个转移灶以内，但这一概念的核心为肿瘤转移呈低负荷状态。既往主要应用全身骨扫描评估转移灶数目，但PSMA-PET的出现明显提高了转移灶诊断的敏感性，使得寡转移的诊断更加精准。目前有多个回顾性临床研究表明积极的局部治疗（减瘤性前列腺切除、外放疗或内放疗）可改善寡转移性前列腺癌患者的预后，同时针对转移灶的放疗对控制病情也有意义，但缺乏高级别的临床证据和指南推荐。

放射性粒子植入是一种微创的近距离放射治疗前列腺癌的方法。Barringer等于1917年完成首例经会阴镭针植入治疗前列腺癌。1972年，Whitemore等首创经耻骨后开放途径在前列腺内永久植入^{125}I粒子行内放射治疗。进入20世纪80年代以后，随着经直肠超声技术、新的放射性核素、计算机治疗计划系统等的出现，放射性粒子植入技术逐渐完善，由于其临床效果肯定、并发症发生率低等特点，已成为治疗前列腺癌的重要方法之一。

　　间歇性内分泌疗法是内分泌疗法中的一种选择，动物实验证明能够延长肿瘤激素依赖的时间，临床上能够减少内分泌治疗的副作用，改善患者生活质量。联合应用间歇性内分泌治疗，对于合并心脑血管疾病的患者尤为适用，能够降低远期心脑血管意外风险。

　　我科从 2010 年以来尝试减瘤性前列腺切除及放疗联合内分泌治疗寡转移性前列腺癌，取得了不错的效果。此例患者即采用内放疗联合间歇性内分泌治疗寡转移性前列腺癌，在肿瘤控制、生活质量保护及并发症预防等方面有一定优势，但仍需总结并形成临床证据。

【小结】

　　超大体积，前列腺剜除手术难度显著上升，应由 HoLEP 手术经验丰富的医师谨慎开展，由于手术时间长、术中失血多、输血概率较高，需术前常规备血。HoLEP 手术治疗超大体积前列腺增生患者，手术疗效与开放手术相似，创伤小于开放手术，是目前临床推荐的术式之一。

（张　帆编；黄　毅审）

参考文献

[1] 张帆，黄毅，马潞林，等. ^{125}I 放射性粒子植入术联合间歇性内分泌治疗用于中高危非转移性前列腺癌的临床研究 [J]. 中华泌尿外科杂志，2017，38（6）：448-452.

[2] 张帆，黄毅，马潞林，等. ^{125}I 放射性粒子植入术治疗高危非转移性前列腺癌的远期随访研究 [J]. 中国男科学杂志，2018，32（6）：19-23.

[3] Gandaglia G，Fossati N，Stabile A，et al. Radical prostatectomy in men with oligometastatic prostate cancer：results of a single-institution series with long-term follow-up [J]. Eur Urol，2017，72（2）：289-292.

[4] Tsumura H，Ishiyama H，Tabata KI，et al. Long-term outcomes of combining prostate brachytherapy and metastasis-directed radiotherapy in newly diagnosed oligometastatic prostate cancer：A retrospective cohort study [J]. Prostate，2019，79（5）：506-514.

第十一节　巨大体积前列腺增生行经尿道钬激光前列腺剜除术一例

导读

　　钬激光前列腺剜除术（holmium laser enucleation of prostate，HoLEP）有可能成为良性前列腺增生手术治疗的下一个金标准，但对于巨大体积前列腺增生，其手术难度明显增大。美国泌尿外科学会（AUA）更新的 2018 版指南中，已将钬激光前列腺剜除作为前列腺增生症所致下尿路症状的一线外科治疗方式，而且是唯一不受前列腺体积大小影响、均可选择的手术方式。Humphreys 等将患 BPH 患者按前列腺体积大小分为三组，第一组小于 75 g，第二组为 75～125 g，第三组大于 125 g。结果显示，三组在术后住院时间、留置尿管时间、术后症状评分、术后最大尿流率、术后 PSA 等方面均无显著差异。包括一过性尿失禁、一过性排尿困难、输血率以及尿道狭窄在内的并发症发生率也无明显差异，证明 HoLEP 对各种体积的前列腺增生均能取得良好疗效。在此基础上，Krambeck 等对前列腺体积大于 175 g 的 BPH 患者进行回顾性研究。患者的平均前列腺体积达到 217.8 ml，最大体积 391 ml。术后无永久性尿失禁，也无患者需再次留置尿管。通过我们对迄今为止临床处理的一例最大体积前列腺增生患者的诊疗决策分析，希望对读者今后行大体积前列腺钬激光剜除术提供值得借鉴的经验。

【病例简介】

患者男性，82 岁，主因"发现血 PSA 升高 1 月余"入院。

患者于 1 个月前发现血 PSA 升高，tPSA 30.381 ng/ml，fPSA 21.835 ng/ml，f/t 为 0.72，无尿频、尿急、尿痛、排尿困难、排尿不尽、血尿等不适。于我院行超声引导下介入穿刺活检，病理提示为良性前列腺增生，为求进一步诊治来我院。患者自发病以来精神可，神志清，睡眠、食欲正常，大便正常，体重无明显变化。

既往史：高血压病史 30 余年，口服药物控制良好。否认心脏病、糖尿病等内科疾病史。

体格检查：血压 168/79 mmHg，神清语利，精神可，心肺查体未及明显异常，腹平软，全腹无明显压痛、反跳痛，肠鸣音正常，双侧肾区无叩痛，双侧输尿管走行区无压痛，膀胱区无膨隆及压痛，双侧下肢无水肿。肛诊：前列腺重度增大，中央沟消失，质韧，表面光滑，未触及硬结，无压痛。

实验室检查：tPSA 35.766 ng/ml，fPSA 23.107 ng/ml，f/t 为 0.65；肾功能：Cr 201 μmol/L。

影像学检查：前列腺及精囊 MRI 检查（图 6-16 ～图 6-17）：前列腺体积明显增大，约 9.7 cm× 8.5 cm×10.7 cm，向上突入膀胱，前列腺各解剖带分界不清，T1 呈等信号，内可见斑点状短 T1 信号影，T2 可见多发囊状及结节状高低混杂信号影。DWI 未见明确高信号。被膜光整。双侧精囊腺受压，体积缩小，其内未见异常信号。膀胱未见增厚，腔内未见异常信号。盆腔未见明显肿大淋巴结。前列腺体积 458.7 ml。

腹部超声：双肾体积略减小，实质回声增强，肾内结构尚清晰，双肾盂及输尿管无扩张。实质弥漫性病变。

初步诊断：前列腺增生，高血压，慢性肾功能不全。

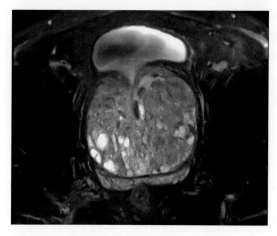 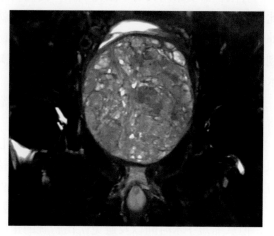

图 6-16　MRI 横断位　　　　　　　　　　图 6-17　MRI 冠状位

【临床决策分析】

我们考虑如果行传统开放耻骨后前列腺摘除术，手术创伤较大，术后恢复慢，并发症较多。如行经尿道前列腺电切手术，则可能手术时间过长，术中出血多，风险高。在已成功开展多年经尿道钬激光前列腺剜除术的基础之上，我们最终决定行 HoLEP 术。

【治疗过程】

患者首先在硬膜外麻醉下行经尿道前列腺剜除术，截石位，常规消毒铺巾，直视下经尿道置入 F26 前列腺剜除镜及钬激光光纤，设置能量 3 J，频率 30 Hz，功率 90 W。可见前列腺左、右叶明显增生并挤压后尿道，后尿道拉长变形，精阜观察清晰。因前列腺增生明显，进入膀胱困难。建立持续冲洗，将剜除镜退至前列腺尖部，先在精阜旁两侧打沟，切至前列腺外科包膜，沿包膜将两侧前列腺部分剜起，然后横断前列腺中叶与精阜的连接处，在包膜层面将中叶剜起，再依次剜除左右叶前列腺。因前列腺巨大，出血较重，患者血压波动、耐受差，后更改为全身麻醉，将在两侧叶的前列腺完全剜除至膀胱内，使前列腺窝呈椭圆形，修整前列腺尖部，前列腺窝内彻底止血，至冲洗液基本清凉，撤出剜除镜。因前列腺巨大，组织粉碎器作用有限，改为耻骨上开放取前列腺。耻骨上两横指处做横行切口 10 cm，依次切开皮肤、皮下组织及外鞘，纵行拉开腹直肌，找到膀胱，切开膀胱，将前列腺组织从膀胱内掏出，留置 F22 膀胱造瘘管，留置 F22 尿管，气囊内注入 40 ml 生理盐水，以纱布条系住尿管，牵拉尿管以保持一定的张力。关闭膀胱切口，注水试验膀胱吻合口无漏尿，依层次关闭切口。术中失血 800 ml。患者因高龄、失血多，术后转入 ICU 观察治疗，术后 1 天拔除气管插管，转回普通病房，术后 2 天停止膀胱冲洗，术后 1 周拔除尿管，恢复顺利并出院。术后病理提示良性前列腺结节状增生，伴腺体明显扩张。

【预后】

患者术后 1 周出院，术后 2 周拔除尿管，排尿顺畅，有轻度压力性尿失禁，3 个月后自行缓解。

【经验与体会】

1. 麻醉的选择：本例患者是迄今为止我中心处理的最大体积前列腺，术前 MRI 评估体积超过 450 ml。大体积前列腺剜除术时间偏长，宜采用全身麻醉，以利于术中麻醉管理，避免硬膜外麻醉时间过长时患者躁动而影响手术。

2. 止血处理：大体积前列腺腺体血管更加丰富，穿支血管多，术中剜除过程中应仔细止血，避免推进速度过快而导致穿支血管撕裂出血点过多。根据我们的经验，当主要出血点超过 3 处时，容易造成视野不清，再次寻找出血点也变得困难。

3. 寻找界限：大体积前列腺虽然一般界限清晰，包膜易见，但腺体相互挤压，前列腺窝内空间有限，需要采用大功率激光剜除，提高功率可获得更大的爆破力，从而有利于顺利剜除。在此基础上必要时还要增加镜鞘的钝性剥离，这就需要特别注意保护外括约肌，避免镜鞘过度压迫外括约肌或过度撕扯外括约肌表面黏膜。此外，根据我们的经验，对于横径过宽的前列腺，由于剜除左右两叶时镜鞘摆动角度过大，可能造成球部尿道近端前尿道 6 点处与尿道水平方向裂伤，术后出现前尿道狭窄。

4. 分割腺体：前列腺体积过大，超过膀胱颈径线，剜除后往往难以推入膀胱，必要时还要将腺叶再次分割。

5. 粉碎腺体：腺体进入膀胱后，膀胱内几乎无剩余空间，这大大提高了腺体粉碎的难度及风险，首先需要做到前列腺窝内彻底止血，保持粉碎时视野清晰；还要采用双通道进水，充分充盈膀胱，避免损伤膀胱壁。由于对于较大的前列腺腺体，粉碎过程仍是该术式的主要限速步骤之一，必要时也可权衡利弊，采用耻骨上切开膀胱取出标本，以利于安全。这样做虽然增加了创伤，但从缩短手术时间以及避免误伤膀胱的角度来看，反而增加了安全性，有利于患者预后。

6. 方法的选择：采用我们改良的七步两叶法前列腺剜除术（具体见本节参考文献 [3]），步骤清晰，不易误入腺体，有利于降低大体积前列腺剜除的手术难度。

【小结】

超大体积前列腺剜除术难度显著上升，应由 HoLEP 手术经验丰富的医师谨慎开展，由于手术时间长，术中失血多，输血概率较高，需术前常规备血。HoLEP 手术治疗超大体积前列腺增生患者，手术疗效与开放手术相似，创伤小于开放手术，是目前临床推荐的术式之一。

（何 为 张 帆 编；马潞林 审）

[1] Humphreys MR, Miller NL, Handa SE, et al. Holmium laser enucleation of the prostate outcomes independent of prostate size？[J]. J Urol, 2008, 180（6）：2431-2435.

[2] Krambeck AE, Handa SE, Lingeman JE. Holmium laser enucleation of the prostate for prostates larger than 175 grams [J]. J Endourol, 2010, 24（3）：433-437.

[3] 刘可, 张帆, 肖春雷, 等. 低功率钬激光"七步两叶法"前列腺剜除术治疗良性前列腺增生 [J]. 北京大学学报（医学版）, 2019, 51（6）：1159-1164.

第十二节　良性前列腺增生症合并逼尿肌严重受损肾功能不全一例

导读

前列腺增生症（benign prostatic hyperplasia, BPH）合并逼尿肌收缩力减弱（detrusor underactivity）在临床较为常见，此类患者多数需接受手术治疗。但当逼尿肌功能严重受损伴有大量残余尿时，考虑到手术后效果的不确定，往往使治疗方案的抉择殊为困难。希望通过我们对这一例前列腺增生症合并逼尿肌功能严重受损患者的诊疗方案分析，对今后此类病例治疗方案的选择起到帮助作用。

【病例简介】

患者男性，56岁，主因"排尿困难伴尿频半年余，发现肾功能不全2周"于2019年8月入院。

患者于半年前无明显诱因出现排尿困难伴尿频，尿频症状以夜间为著，夜尿5次，伴明显排尿等待、尿线变细，未出现尿潴留。3个月前当地医院行泌尿系超声检查提示前列腺增生症，口服坦索罗辛胶囊治疗，不适症状明显好转。2周前体检发现血肌酐升高（具体不详），为求进一步诊治来我院。患者自发病以来精神可，神志清，睡眠、食欲正常，大便正常，体重无明显变化。

既往史：否认高血压、心脏病、糖尿病、脑血管疾病等内科疾病史，否认手术、外伤、输血史。

体格检查：生命体征平稳，神清语利，精神可，心肺查体未及明显异常，腹平软，全腹无明显压痛、反跳痛，肠鸣音正常，双侧肾区无叩痛，双侧输尿管走行区无压痛，下腹部无明显膨隆，膀胱区无压痛及叩痛，双侧下肢无水肿。肛诊：前列腺Ⅱ度肿大，质软，未触及结节，肛门括约肌张力正常。

实验室检查：tPSA 18.702 ng/ml，fPSA 2.402 ng/ml，f/t 为 0.13；肾功能：Cr 224 μmol/L。

辅助检查：经直肠前列腺超声：前列腺横径5.4 cm，上下径4.6 cm，前后径4.2 cm。内腺增大，大小约3.8 cm×3.4 cm，突入膀胱约1.8 cm。前列腺外形轮廓清晰，回声不均匀，腺体内可见片状强回声伴声影，内外腺交界区可探及低回声结节，大小约1.3 cm×1.4 cm，边界清，其内可见较丰富的血流信号。前列腺体积54.3 ml，残余尿量约400 ml（图6-18~图6-20）。

前列腺穿刺活检病理：良性前列腺增生组织（12/12），伴局灶轻度慢性前列腺炎。

尿动力学检查：峰值尿流率4 ml/s，峰值逼尿肌压力45 cmH$_2$O，顺应性15.6 ml/cmH$_2$O，残余尿量450 ml。

初步诊断：前列腺增生，逼尿肌收缩乏力，慢性肾功能不全。

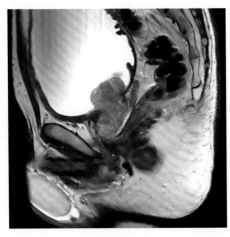

图 6-18　可见前列腺明显突入膀胱，膀胱
壁呈小梁样结构

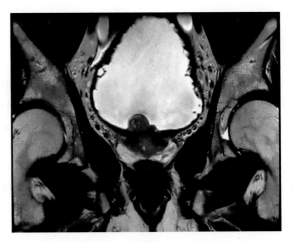

图 6-19　膀胱壁呈小梁样

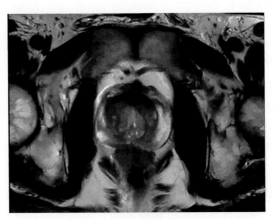

图 6-20　MRI 水平位

【临床决策分析】

首先安排患者行前列腺穿刺活检，除外前列腺癌。考虑到患者年轻，如果长期留置尿管，会严重影响生活质量，我们在充分与患者沟通后，决定采取手术治疗前列腺增生症。因为术前尿动力学检查提示患者逼尿肌收缩力弱伴有大量残余尿，为了取得更佳的疗效，我们决定采用经尿道钬激光前列腺剜除术，最大限度地解除膀胱出口梗阻。

【治疗过程】

患者于 2019 年 8 月在硬膜外麻醉下行经尿道前列腺剜除术，截石位，常规消毒铺巾，直视下经尿道置入 F26 前列腺剜除镜，可见前列腺左、右叶明显增生，挤压后尿道，后尿道拉长变形，精阜观察清晰，中叶增生突入膀胱，进入膀胱观察膀胱壁严重呈小梁状，未见新生物，双侧输尿管口清晰。利用自循环外鞘建立持续冲洗，将剜除镜退至前列腺尖部，插入钬激光光纤，设置参数为 30 Hz、2 J、60 W，以精阜处为标志，在精阜侧前方切开尿道黏膜，直至前列腺外科包膜，保持前列腺外科包膜层面。先剜除前列腺中叶，再整块剜除左右叶前列腺，使前列腺窝呈椭圆形，将剜除下的前列腺组织推入膀胱，前列腺窝内彻底止血，至冲洗液清凉。撤镜，置入 F20 肾镜作为观察镜，从工作通道置入前列腺组织粉碎器，将剜除下的前列腺组织粉碎并同时全部吸出。撤镜后留置 F22 尿管，气囊内注入 30 ml 生理盐水，以纱布条系住尿管，牵拉尿管以保持一定的张力。手术采用两叶法，剜除时间 85 分钟，粉碎时间 5 分钟，手术总能量 176 kJ。术后 1 天停止膀胱冲洗，术后 2 天恢复顺利并出院。术后病理提示良性前列腺增生症。

【预后】

患者术后 2 天拔尿管出院，定期复查，不适症状明显缓解，排尿正常，术后随访至 2019 年 12 月，B 超测前列腺体积 13.7 ml，残余尿 15 ml，肾功能好转，血肌酐 139 μmol/L，此后患者失访。

【经验与体会】

1. 疾病概述：当患者术前 B 超提示残余尿量明显增多，或尿动力学检查压力流率研究提示峰值逼尿肌收缩力明显下降时，膀胱收缩乏力诊断明确。这种膀胱收缩力减弱可能源于前列腺增生症导致的长期膀胱出口梗阻，膀胱功能失代偿；也可能由糖尿病周围神经病变、中枢神经受损等其他病因造成。这就为我们制定治疗方案，尤其是手术治疗的选择带来困难。如果采用手术解除梗阻，术后膀胱功能是否能得以恢复，是否会出现术后排尿仍不理想，患者仍不满意的情况，甚至产生医疗纠纷，这是临床中普遍担心的问题。当患者合并 PSA 升高、糖尿病、神经系统病变或是高龄身体耐受性差时，情况变得更为复杂。很多医疗中心的选择相对保守，建议患者长期留置尿管，这既造成患者生活质量明显下降，也带来了医疗浪费。

2. 手术治疗仍能使部分患者获益：文献报道，对于单纯继发于膀胱出口梗阻的膀胱收缩力严重受损，在梗阻解除后，有 78.9% 的患者膀胱收缩力可以有所恢复，有 94.7% 的患者术后可以摆脱尿管。这意味着以往很多看似失去手术机会的良性前列腺增生症患者是可以从手术治疗中获益的。当然，这也建立在前列腺增生症微创治疗技术的发展和手术医生经验技术的完备上，相比过去的开放手术或传统经尿道电切手术，激光前列腺剜除术能够使患者在手术创伤和手术风险方面付出更小的代价，而解剖性的剜除可以使得梗阻的去除更为彻底，从而获得更大的受益。

3. 关键问题是如何除外梗阻以外的其他神经系统病变：这需要主管医生具有良好的经验及责任心。详细的询问病史、全面的查体，尤其是指诊检查显得尤为重要。在我们的前列腺增生症治疗团队中，每一例患者术前均要行肛门指诊。根据我们的临床经验，肛门括约肌张力是除外盆腔周围神经病变最为简单有效的方法。此外，影像学显示前列腺体积大小及形态也是一个关键因素。通常大体积前列腺梗阻较重，与膀胱收缩乏力的相关性强；小体积前列腺则需关注其形状，必要时注意除外膀胱乏力的非梗阻因素。本例患者前列腺体积不大，加之患者年轻，无法解释其大量残余尿量。起初我们也怀疑神经系统疾病的可能。但当完善磁共振成像检查后，我们发现，该患者前列腺虽然整体不大，但明显突入膀胱，相对容易造成梗阻。加之患者既往没有神经系统病史，亦无糖尿病，肛诊肛门括约肌张力无明显下降。因此综合判断，我们认为该患者接受手术治疗应能取得良好疗效，术后的结果也证实了我们的判断。

【小结】

对于良性前列腺增生症合并严重逼尿肌乏力、残余尿量明显增多的患者，不应轻言放弃。应根据病史、查体、影像学及尿动力学检查综合判断。其中多数患者还是可以通过手术，尤其是前列腺剜除术获益，避免过早依赖尿管。

（何　为　刘　可编；马潞林 审）

参考文献

Mitchell CR，Mynderse LA，Lightner DJ，et al. Efficacy of Holmium Laser Enucleation of the Prostate in Patients With Non-neurogenic Impaired Bladder Contractility [J]. Urology，2014，83（2）：428-432.

第十三节 前列腺增生合并多系统萎缩一例

导读

前列腺增生症（BPH）为中老年常见疾病，其中部分患者合并有其他器官老年性疾病，较为常见的如糖尿病、高血压、高脂血症、高尿酸血症等代谢综合征；也可以合并神经系统疾病，如帕金森病及多系统萎缩（multiple system atrophy）等。其中大部分疾病都可以是下尿路症状的病因之一。例如多系统萎缩，可以膀胱收缩乏力甚至膀胱无反射为临床表现。当与前列腺增生症合并存在时，诊断及治疗都比较困难。希望通过我们对本例病例的诊疗分析，为以后类似病例的诊治提供参考。

【病例简介】

患者男性，79岁，排尿困难1年余。

患者于1年前出现排尿困难，伴排尿等待、尿线变细，腹压排尿，有排尿不尽、尿滴沥，夜尿增多，4～5次/夜，无尿潴留、血尿、发热、腰痛等症状。半年前于外院行前列腺扩裂术，术后效果欠佳，仍有排尿困难。经直肠前列腺超声：前列腺横径4.1 cm，上下径2.4 cm，前后径2.4 cm，未见明显突入膀胱。尿动力学检查：自由尿流率2 ml/s，残余尿量92 ml，膀胱容量384 ml，未见逼尿肌不稳定收缩，排尿期患者依靠腹压排尿。于2018年8月以前列腺增生症入院，决定采用钬激光前列腺剜除术解除膀胱出口梗阻，改善排尿症状。患者自发病以来精神可，神志清，睡眠、食欲正常，便秘，体重无明显变化。

既往史： 陈旧性肺结核病史30余年，阑尾切除术后5年。否认高血压、心脏病、糖尿病等内科疾病史。诊断多系统萎缩1年余。

体格检查： 生命体征平稳，神清语利，精神可，心肺查体未及明显异常，腹平软，全腹无明显压痛、反跳痛，肠鸣音正常，双侧肾区无叩痛，双侧输尿管走行区无压痛，膀胱区无膨隆及压痛，双侧下肢无水肿。肛诊：前列腺Ⅱ度肿大，中央沟变浅，质韧，表面光滑，未触及硬结，无压痛，肛门括约肌张力弱。

实验室检查： tPSA 0.451 ng/ml，fPSA 0.139 ng/ml，f/t为0.31；肾功能：Cr 68 μmol/L。24小时尿蛋白定量680 mg/L，微量白蛋白39.9 mg/L，NAG 32.8 U/L。

影像学检查： 前列腺MRI（图6-21）：前列腺横径4.1 cm，上下径2.4 cm，前后径2.4 cm。内腺左右不对称，以左侧增生为著，大小约2.1 cm×1.8 cm，未见明显突入膀胱。前列腺外形轮廓清晰，回声不均匀，内可见多发点状强回声，外腺区未见明显肿物。前列腺体积12.3 ml，残余尿量约48 ml。

尿动力学检查： 自由尿流率2 ml/s，残余尿量92 ml。初感觉正常，顺应性9.6 ml/cmH$_2$O，

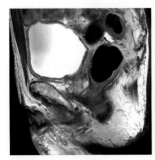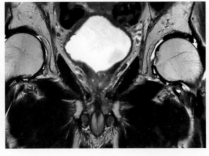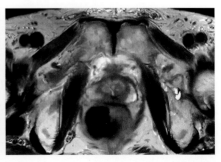

图6-21 前列腺MRI

膀胱容量 384 ml，未见逼尿肌不稳定收缩，排尿期患者依靠腹压排尿，经反复诱导，未见逼尿肌明显反射，无尿液排出。残余尿量 384 ml。

初步诊断：前列腺增生症，逼尿肌无反射。

【临床决策分析】

诊断：根据病史及术前检查，患者前列腺增生症诊断明确，尿动力学检查提示逼尿肌无反射。影像学检查提示前列腺体积不大，患者既往有陈旧脑梗死及多系统萎缩病史，查体肛门括约肌张力弱，因此，不除外神经系统疾病导致逼尿肌无反射。考虑患者尚可自行排尿，残余尿量不多，决定行手术解除膀胱出口梗阻，改善排尿症状。

治疗：手术方式采用钬激光前列腺剜除术，以期最大限度去除腺体，彻底解除梗阻。

【治疗过程】

患者于 2018 年 8 月在硬膜外麻醉下行经尿道前列腺剜除术，截石位，常规消毒铺巾，直视下经尿道置入 F26 前列腺剜除镜，可见前列腺左、右叶明显增生，挤压后尿道，后尿道拉长变形，精阜偏向后侧，中叶增生突入膀胱，进入膀胱观察膀胱壁严重呈小梁状，未见新生物，双侧输尿管口清晰。利用自循环外鞘建立持续冲洗，将剜除镜退至前列腺尖部，插入钬激光光纤，设置参数为 30 Hz、2 J、60 W，以精阜处为标志，在精阜侧前方切开尿道黏膜，直至前列腺外科包膜，保持前列腺外科包膜层面。先剜除前列腺中叶，再整块剜除左右叶前列腺，使前列腺窝呈椭圆形，将剜除下的前列腺组织推入膀胱，前列腺窝内彻底止血，至冲洗液清凉。撤镜，置入 F20 肾镜做观察镜，从工作通道置入前列腺组织粉碎器，将剜除下的前列腺组织粉碎并同时全部吸出。撤镜后留置 F22 尿管，气囊内注入 30 ml 生理盐水，以纱布条系住尿管，牵拉尿管以保持一定的张力。患者术后 1 天停止膀胱冲洗，术后 2 天恢复顺利并出院。术后病理提示良性前列腺增生症。

【预后】

术后 2 天拔除尿管，可自行排尿，术后 3 个月复查尿流率 7 ml/s，B 超测残余尿量 50 ml。随访至 2019 年 3 月，患者再次因排尿费力、无法排尿留置尿管。随访至 2023 年 1 月，患者长期留置导尿管，每月换管。

【经验与体会】

1. 手术治疗可使大多数患者获益：前列腺增生症合并膀胱收缩乏力、慢性尿潴留的患者 73.3% 于手术解除梗阻后可以不用长期留置尿管，这其中，仅为逼尿肌收缩乏力者，摆脱尿管概率为 85.7%；逼尿肌无反射者，也有 62.5% 无需长期留置尿管。因此对于这类患者，大多数可以从手术中获益，应尽可能谨慎地给予手术治疗。虽然其中部分患者会于术后远期（5 ~ 11 年）再次因疾病进展需要留置长期尿管，但目前普遍认为，通过较小的手术创伤换取患者一段时间较高的生活质量是值得的。

2. 警惕神经系统病变导致的膀胱无力：我们需要注意的是，在导致逼尿肌乏力的不同病因里，神经系统病变导致的膀胱无力治疗最为困难，往往在术后相对短的时间内出现症状的复发及进展，需要在术前有所预判。对于多系统萎缩的患者，患病 4 年内会有 58% 的患者出现逼尿肌收缩力下降，而患病超过 4 年的患者，膀胱乏力的发生率更是高达 76%。由于多系统萎缩起病隐匿，很多患者早期并未诊断，而仅以前列腺增生症排尿困难来诊。

3. 经验总结：严格询问病史及仔细查体对诊断极为重要。根据我们的经验，既往神经系统病史、长期便秘、查体时肛门括约肌张力下降，都有重要的提示作用。必要时应进一步完善尿动力学检查。虽然此类患者手术后症状也可得到一定程度改善，但由于多系统萎缩往往病因不明，治疗困难，且多呈进展性，因此，术后排尿症状大多会在相对短的时间内复发，这点需在术前向患者及家属说明。对于术后复发的患者，可以指导其进行长期居家导尿。

【小结】

前列腺增生症患者如果合并多系统萎缩，术后虽有可能改善症状，但长期效果欠佳，多数患者仍会因复发而需留置尿管。应在与患者及家属充分沟通后再行手术治疗。手术方式应选择创伤小、解除梗阻彻底的激光前列腺剜除术。

（何　为　刘　可编；马潞林审）

参考文献

[1] Derek J Lomas，Amy E Krambeck．Long-term Efficacy of Holmium Laser Enucleation of the Prostate in Patients With Detrusor Underactivity or Acontractility [J]．Urology，2016，97：208-211.

[2] Frédéric Bloch，Bertrand Pichon，Anne-Marie Bonnet，et al．Urodynamic Analysis in Multiple System Atrophy：Characterisation of Detrusor-Sphincter Dyssynergia [J]．J Neurol，2010，2557（12）：1986-1991.

第十四节　前列腺肉瘤综合治疗一例

! 导读

成人前列腺横纹肌肉瘤发病率低，临床实践中并没有非常高等级的研究证据参考，大多借鉴儿童相关研究。根据肿瘤分期以及病理类型进行危险度分层，进而选择放化疗结合局部手术的综合治疗是基本原则。

【病例简介】

患者男性，23岁，主因"排尿无力7个月"就诊。

患者7个月前出现排尿无力，当地医院超声提示前列腺增大，MRI提示前列腺左叶异常肿物，大小4 cm×4 cm×4 cm，考虑恶性肿瘤可能。TPSA 0.976 ng/ml，fPSA 0.21 ng/ml。患者后于北京某三甲医院行经直肠前列腺穿刺，病理回报提示梭形细胞肿瘤，免疫组化提示纤维肉瘤可能。后于我院病理会诊，考虑横纹肌肉瘤可能，滑膜肉瘤待排。我院门诊完善筛查后提示，前列腺肿瘤最大直径6 cm，左侧精囊侵犯可能，未见远处转移及淋巴结受累。

初步诊断：前列腺横纹肌肉瘤，T3bN0M0，Ⅲ期。

【诊疗决策】

诊断：直肠前列腺穿刺，外院病理回报提示梭形细胞肿瘤，免疫组化提示纤维肉瘤可能。我院病理会诊，考虑横纹肌肉瘤可能，滑膜肉瘤待排。

治疗：MDT讨论，泌尿外科多数医师认为我科每年诊疗10例左右前列腺肉瘤，几乎无滑膜肉瘤，故考虑横纹肌肉瘤可能性大，但是仅做手术疗效差。化疗科医师建议先做新辅助化疗，可明显提高生存时间。放疗科医师建议术后放疗。最后决定：化疗后做前列腺癌根治术，依病理结果决定是否放疗。

【治疗经过】

患者于2019年8月末、2019年9月末分别开始第1、第2周期化疗（IE方案），具体方案为表柔比星（EPI）75 mg/m² 取130 mg/dl + 异环磷酰胺（IFO）10 g/m² 取4.5 g d2～5/ q21d。化疗过程顺利，出现Ⅱ度胃肠道反应，Ⅱ度转氨酶升高，给予保肝治疗后恢复，Ⅲ度白细胞及Ⅳ度中性粒细胞下降（d13）伴低热，升白细胞治疗后恢复且稳定，Ⅲ度脱发。患者排尿困难较前明显改善。2 个周期后评效为 PR，遂于 10 月下旬、11 月中旬、12 月上旬分别进行第 3～5 周期化疗，具体方案及剂量同前。5 个周期化疗后评效为 PR，肿瘤最大径缩小至 2.5 cm。淋巴结未见受累，未见远处转移。患者排尿困难完全消失。MDT 再次评估，考虑患者肿瘤缩小满意，目前存在手术机会（图 6-22）。

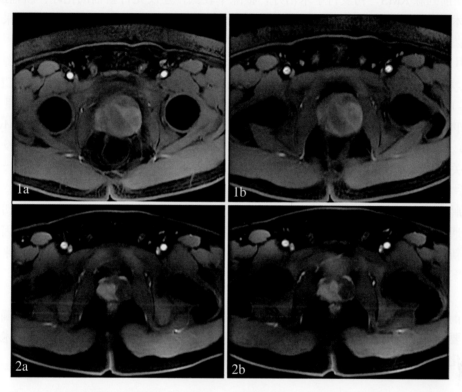

图 6-22　化疗前后前列腺肿瘤对比 1a/1b：化疗前 DCE-T1WI；2a/2b：化疗 5 个周期后

于 2020 年 1 月初行腹腔镜腹膜外途径前列腺癌根治术。术中常规建立腹膜外空间，在脐下 4 cm、腹直肌右侧缘置入 13 mm Trocar，在右侧髂前上棘内 3 cm 置入 5 mm Trocar，在左侧髂前上棘内 3 cm 置入 10 mm Trocar。清除双侧闭孔淋巴结送常规病理。切开盆筋膜，显露肛提肌和前列腺侧面，前列腺包膜与盆筋膜粘连紧密。游离至前列腺尖部后，切断双侧耻骨前列腺韧带，用 2-0V-lok 线缝扎 3 圈背静脉复合体（dorsal venous complex，DVC）。从膀胱颈前列腺交界处切开膀胱前壁，辨认并保护双侧输尿管口，经尿道置入 20F 尿道探子，下压以抬高前列腺底部，紧贴前列腺打开膀胱后壁，游离双侧输精管及精囊，此处粘连不严重。打开狄氏筋膜前后层，沿狄氏筋膜前后层与直肠之间的间隙向前列腺尖部分离，前列腺后壁与直肠粘连严重，分离较困难。用剪刀结合 Hem-o-lok 分离双侧神经血管束（neurovascular bundle，NVB），剪刀离断前列腺尖部，完整切除前列腺。创面充分止血后，用 3-0 可吸收线完成膀胱颈 - 尿道残端吻合，经尿管注水 50 ml 无渗漏，取出标本，逐层关闭伤口。出血量 100 ml，手术时间 150 min。患者术后 7 天拔除尿管，可自行排尿，顺利出院。病理报告：前列腺横纹肌肉瘤。

【预后】

对于横纹肌肉瘤病例，术后随访有严格的标准。术后第 1 年，每 3 个月行体格检查、血常规、生化、胸部 CT 以及腹盆腔超声或 CT 各一次。术后第 2～5 年，每 6 个月完善上述检查一次。术后 2 个月随访时达到控尿满意，术后 19 个月肿瘤复发，复发位置位于盆腔，之后接受挽救性放疗共 58 Gy。术后 36 个月，盆腔肿瘤轻微增大，评价稳定（SD），患者术后性功能未恢复。

【经验与体会】

1．手术与化疗：横纹肌肉瘤（rhabdomyosarcoma，RMS）是间叶来源的恶性肿瘤。该病病因不明，大多数为散发型病例。根据世界卫生组织（WHO）病理分型，将 RMS 分为三种组织学类型：①胚胎型，好发于婴幼儿；②腺泡型，多见于青少年；③未分化型，儿童罕见，预后较差。对于膀胱/前列腺 RMS，初发行手术治疗，根除率较低，建议先行新辅助化疗、新辅助放疗后，再进行手术治疗。手术治疗后，通常建议行 3～6 个月的辅助放化疗。化疗一般建议采用长春新碱、放线菌素 D 以及环磷酰胺方案（即 VAC 方案）。

2．明确诊断很关键：本例患者第一次病理报告提示纤维肉瘤，免疫组化结果如下：Myogenin（−），CD56（部分 +），S-100（−），Desmin（−），Actin（−），SMA（−），CD34（−），CD117（−），Vimentin（+），MyoD1（−），Bcl-2（部分 +），Ki-67（30%）。我院病理科会诊考虑横纹肌肉瘤，免疫组化差异为：Myogenin（个别细胞 +），Actin（个别细胞 +），MyoD1（个别细胞 +）。术后病理证实为横纹肌肉瘤。术前准确的病理诊断对化疗方案的选择以及化疗效果的影响至关重要。

3．手术时机的选择：本例患者初发时肿瘤最大径大于 6.5 cm，虽没有远处转移，但局部进展明显。肿瘤侵犯了左侧精囊，局部占位效应较大，手术操作空间小，难度大，R0 切除概率较低。与普通前列腺腺泡癌不同，切缘阳性对于此类 RMS 患者来说可能是灾难性的。因此合理地进行术前新辅助化疗，当肿瘤退缩满意后，再进行肿瘤切除，对疾病控制和远期生存来说是更为合理的方案。

【小结】

对于前列腺横纹肌肉瘤，依靠术前影像做出精确诊断较为困难，根据穿刺得到准确的病理诊断至关重要。综合应用新辅助化疗、放疗，结合手术治疗，是综合治疗的核心环节。术后适当地辅助性放化疗，以及密切的随访，对患者的整体生存也十分必要。

（颜　野　刘　承　编；马潞林　审）

参考文献

[1] 中华医学会小儿外科学分会泌尿学组．膀胱/前列腺横纹肌肉瘤专家共识［J］．临床小儿外科杂志，2019，18（11）：902-905，921．

[2] Rudzinski ER，Anderson JR，Hawkins DS，et al．The World Health Organization Classification of Skeletal Muscle Tumors in Pediatric Rhabdomyosarcoma：A Report from the Children Oncology Group ［J］．Archives of Pathology & Laboratory Medicine，2015，139（10）：1281-1287．

[3] Dantonello TM，Int-Veen C，Schuck A，et al．Survival following disease recurrence of primary localized alveolar rhabdomyosarcoma［J］．Pediatr Blood Cancer，2013，60（8）：1267-1273．

[4] 王佳玉，徐兵河，孙燕．异环磷酰胺联合表阿霉素治疗晚期软组织肉瘤 27 例疗效分析［J］．中国肿瘤临床与康复，2009，16（1）：51-53．

[5] 汪曙红，王远飞，钱六七，等．异环磷酰胺联合表阿霉素治疗晚期软组织肉瘤临床观察［J］．白求恩军医学院学报，2014，4：373-374．

[6] Musser JE，Assel M，Mashni JW，et al．Adult Prostate Sarcoma：The Memorial Sloan Kettering Experience［J］．Urology，2014，84（3）：624-628．

[7] 陈森，顾阳春．成人前列腺非多形性横纹肌肉瘤的文献回顾［J］．癌症进展，2017，15（5）：489-493，497．

第十五节　寡转移性前列腺癌一例

> **导读**
>
> 前列腺癌在国内的发病率呈现出逐年升高的趋势，国内新诊断的前列腺癌接近一半的患者已发生远处转移。寡转移性前列腺癌向泌尿外科医生提出新的挑战。

【病例简介】

患者男性，60 岁，主因"前列腺穿刺活检确诊前列腺癌半个月"入院。

既往史：腰椎退行性病变史半个月。

体格检查：前列腺直肠指诊：前列腺 Ⅱ 度增大，中央沟变浅，质韧，可触及结节，无压痛，退指指套无血染。

实验室检查：tPSA 85.066 ng/ml，fPSA 17.940 ng/ml，f/t 为 0.21。

影像学检查：腹部彩超：前列腺横径 5.4 cm，上下径 5.4 cm，前后径 3.8 cm。内腺增大，大小约 3.7 cm×3.3 cm，未见明显突入膀胱。全身骨扫描：腰椎 2 处转移灶。MRI：前列腺增生；前列腺癌，左侧精囊腺受侵；多发淋巴结转移、骨转移可能（图 6-23 ～图 6-25）。

穿刺病理：前列腺腺癌，12/13 针阳性，Gleason 评分 4+4=8 分。免疫组化结果：Ki-67（阳性细胞 5%）、P504S（+）、PSA（+）、34βE12（+）、P63（−）、CK5/6（−）。

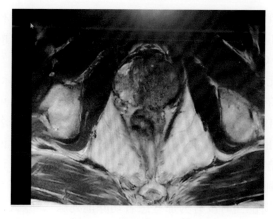

图 6-23　前列腺 MRI 轴位

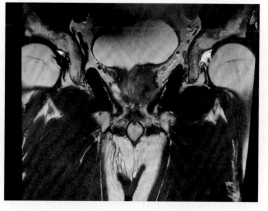

图 6-24　前列腺 MRI 冠状位

初步诊断：前列腺腺癌（T3bNxM1b）。

【临床决策分析】

诊断：患者男性，60 岁，相对年轻，预期寿命大于 10 年。术前总 PSA 85.066 ng/ml；穿刺活检提示：前列腺腺癌，12/13 针阳性，Gleason 评分 4+4=8 分。可疑淋巴结转移，骨转移为 2 处，考虑寡转移。研究发现行内分泌治疗后的前列腺癌组织仍有 100% 活力，而残留的原发灶可以释放促肿瘤生长因子和免疫抑制细胞因子，其可以促进前列腺癌的进展或二次转移。所以，原发灶减瘤根治性前列腺切除可以起到减瘤、缓解局部症

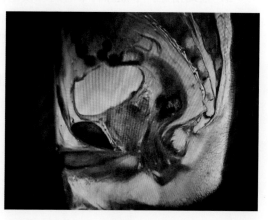

图 6-25　前列腺 MRI 矢状位

状的目的，并使患者生存获益。

治疗：行经腹膜外途径前列腺根治性切除、闭孔淋巴结清扫术。术后做盆腔和骨转移灶放疗 + 内分泌治疗。

【治疗过程】

于 2017 年 10 月在全身麻醉下行经腹膜外途径腹腔镜前列腺根治性切除、闭孔淋巴结清扫术。

术后病理：前列腺大小 6.7 cm×5 cm×4.9 cm，前列腺腺泡腺癌，Gleason 评分 5+4=9 分，预后分组 V / V。癌弥漫分布于左叶、右叶，累及尖端至基底，可见多灶腺外侵犯；癌侵及左侧精囊腺，可见多灶性神经侵犯及脉管内癌栓；癌紧邻左侧尖端及左侧前、后切缘，最近处不足 1 mm，右侧输精管断端未见癌。前列腺尖部组织可见腺泡腺癌累及，左输精管未见癌累及，右精囊未见癌累及，左闭孔淋巴结未见癌转移（0/5），右闭孔淋巴结未见癌转移（0/3）。术后病理分期为 T3bN0M1b。患者术后第 5 天出院，第 10 天拔除尿管。

【预后】

术后 2 周开始行内分泌治疗，术后 6 周复查 TPSA 0.466 ng/ml。术后 3 个月行骨转移灶放疗，术后 1 年行前列腺区域放疗，至 2022 年 7 月 PSA 仍为测不出水平。

【经验与体会】

1. 寡转移的激素敏感性前列腺癌的诊疗：寡转移指肿瘤介于局限性前列腺癌与广泛转移前列腺癌之间的一个特殊阶段，目前没有确切定义。对于前列腺癌来说，通常指转移灶的个数 ≤ 5 个，排除远处转移和内脏转移。根据指南的推荐，寡转移的前列腺癌属于低转移负荷的转移性激素敏感性前列腺癌（metastatic hormone-sensitive prostate cancer，mHSPC），建议使用新型内分泌药物或经典内分泌药物治疗。

2. 争议：寡转移性前列腺癌的治疗方式有较大争议。但近年来的研究发现，对于寡转移性前列腺癌，可以考虑在进行系统性全身治疗的基础上行局部治疗，包括原发灶减瘤根治性前列腺切除术（cytoreductive radical prostatectomy，CRP）和局部骨转移灶的手术或放疗等。原发灶减瘤根治性前列腺切除可以提高前列腺癌的无进展生存、肿瘤特异生存、总体生存等指标。STAMPEDE 研究表明联合阿比特龙的雄激素剥夺治疗（androgen deprivation therapy，ADT）可能使寡转移性前列腺癌患者受益。刘承教授于 2019 年 11 月访问约翰·霍普金斯大学时曾与著名的 Patrick Walsh 教授探讨关于寡转移性前列腺癌是否应行减瘤性手术的问题。Walsh 教授连续说了三个"I was wrong"，然后解释说"以前我不给寡转移性前列腺癌患者施行前列腺根治术，认为已经转移了再行手术治疗没有意义。现在认识到对此类患者虽然手术不能起到根治作用，但手术可能延长患者的生存，改善患者的预后。我很遗憾当时没有为那些患者切除前列腺"，令人印象深刻。

3. 辅助治疗：本例患者术后病理较差，包含多个不利因素。患者手术治疗后又进行了即刻 ADT 治疗，术后 2 年 PSA 有上升趋势，计划近期再次复查 PSA 及睾酮，如上升，考虑复查骨扫描或 PET-CT。若为寡转移，考虑对转移灶放疗；若为广泛转移，考虑使用阿比特龙/泼尼松方案。

【小结】

寡转移性前列腺癌的治疗，可以在系统性全身治疗的基础上，选择性地实施原发灶和转移灶的手术或放疗的方案。

（郝一昌　周　朗　刘　承编；马潞林审）

》 参考文献

[1] Hellman S，Weichselbaum RR．Oligometastases [J]．Journal of Clinical Oncology，1995，13（1）：

8-10.

[2] Gillessen S, Attard G, Beer TM, et al. Management of Patients with Advanced Prostate Cancer: The Report of the Advanced Prostate Cancer Consensus Conference APCCC 2017 [J]. European Urology, 2018, 73 (2): 178-211.

[3] Culp SH, Schellhammer PF, Williams MB. Might men diagnosed with metastatic prostate cancer benefit from definitive treatment of the primary tumor? A SEER-based study [J]. European Urology, 2014, 65 (6): 1058-1066.

[4] James ND, de Bono JS, Spears MR, et al. Abiraterone for Prostate Cancer Not Previously Treated with Hormone Therapy [J]. The New England Journal of Medicine, 2017, 377 (4): 338-351.

第十六节　穿刺活检单针阳性前列腺癌两例——"叶徒相似，其实味不同"

导读

我们选取了同一天手术的两例穿刺活检单针阳性的前列腺根治性手术病例进行比较分析。不仅术中难易程度不同，术后的病理也截然不同。通过我们的分析，加深对前列腺穿刺单针阳性前列腺癌患者临床特点的认识，希望对今后类似病例的分析和正确选择治疗方式提供帮助。

【病例简介】

病例1

患者男性，64岁，主因"体检发现前列腺结节6个月，活检确诊前列腺癌25天"入院。

既往史：慢性胃炎病史10余年；腰椎间盘突出病史10余年；结核性胸膜炎病史30余年。

体格检查：前列腺直肠指诊：前列腺增大，于右侧前列腺尖部可触及一结节，大小约0.5 cm×0.5 cm，质硬，无明显触痛，中央沟变浅。

实验室检查：tPSA 0.689 ng/ml，fPSA 0.419 ng/ml，f/t为0.61。

辅助检查：经直肠前列腺超声提示前列腺横径4.6 cm，上下径4.1 cm，前后径3.4 cm。内腺增大，大小约3.0 cm×2.2 cm，未见明显突入膀胱。

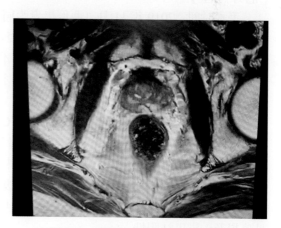

图 6-26　病例 1 的前列腺 MRI 轴位

骨扫描提示全身骨显像未见转移瘤表现。前列腺MRI（图6-26）提示前列腺增生、前列腺炎，CA待除外。前列腺穿刺病理：前列腺腺泡腺癌，1/12针阳性，Gleason评分3+3=6分。癌占穿刺组织比例＜5%。

初步诊断：前列腺腺癌（T2aN0M0）。

病例2

患者男性，60岁。主因"体检发现PSA升高3个月，确诊前列腺癌1个月"入院。

既往史：右侧大隐静脉高位结扎、分段剥脱术史19年；糖尿病病史7年。

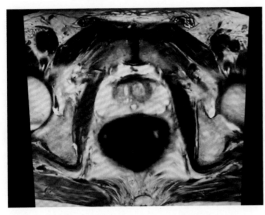

图 6-27　病例 2 的前列腺 MRI 轴位

体格检查：前列腺直肠指诊：前列腺增大，中央沟变浅，未触及明显结节，局部质硬，无触痛。

实验室检查：tPSA 18.588 ng/ml，fPSA 1.860 ng/ml，f/t 为 0.10。

辅助检查：经直肠前列腺超声提示前列腺横径 6.1 cm，上下径 4.3 cm，前后径 3.4 cm。内腺增大，大小约 3.5 cm×2.4 cm，未见明显突入膀胱。全身骨显像提示左眶外上缘高代谢灶，考虑良性改变；双膝关节高代谢灶，考虑退变。前列腺 MRI（图 6-27）提示前列腺增生，大小约 6.2 cm×3.1 cm×3.9 cm，前列腺癌可能；输精管囊肿。

前列腺穿刺病理提示前列腺腺泡腺癌，1/12 针阳性，Gleason 评分 3+3=6 分。预后分组：Ⅰ/Ⅴ组，癌约占 5%。

初步诊断：前列腺腺癌（T2aN0M0）。

【临床决策分析】

病例 1 患者因体检超声发现前列腺结节，总 PSA 正常，穿刺活检后证实为前列腺癌，Gleason 评分 3+3=6 分，术前临床分期 T2aN0M0，属于低危前列腺癌。患者积极要求手术治疗。病例 2 患者因体检发现 PSA 升高，总 PSA 18.588 ng/ml，穿刺活检后证实为前列腺癌，Gleason 评分 3+3=6 分，术前临床分期 T2aN0M0，因 PSA 偏高，属于中危前列腺癌，有手术指征。两位患者均相对年轻，均要求积极保留性神经。单针阳性的前列腺癌患者，一定要跟患者和家属说明术后前列腺癌标本可能无癌的情况，通常情况下术后病理升级可能性大，需要根据病理结果和术后 6 周复查 PSA 指导下一步辅助治疗方案。

【治疗过程】

手术时间：2019 年 11 月（两例患者为同一天手术）。

手术方式：病例 1 行经腹膜外途径腹腔镜前列腺癌根治、保留性神经术。手术难度可，前列腺周围粘连轻，与周围组织分离顺利，手术时间短。病例 2 行经腹膜外途径腹腔镜前列腺癌根治、未保留性神经、盆腔淋巴结清扫术。手术难度大，前列腺周围粘连严重，与周围组织分离困难，手术时间相对较长。

术后病理：病例 1：前列腺腺泡腺癌，Gleason 评分 4+5=9 分，分级分组Ⅰ/Ⅴ组。癌局灶分布于左叶，最大径约 0.25 cm；癌未累及尖端及基底；未见腺外浸润；未见明确腺管内癌栓及神经侵犯；双侧精囊腺未见癌，双侧输精管断端未见癌。病例 2：前列腺大小 5 cm×3.5 cm×3 cm，前列腺腺泡腺癌，Gleason 评分 4+5=9 分，分级分组Ⅴ/Ⅴ组，癌广泛分布于前列腺左右叶，累及尖端左侧；可见广泛腺外侵犯及神经侵犯，未见明确脉管内癌栓；双侧输精管断端及双侧精囊腺未见癌累及。淋巴结阴性。

术后临床分期：病例 1：T2aN0M0；病例 2：T3aN0M0，切缘阳性。

术后辅助治疗：病例 1：无；病例 2：内分泌治疗 + 放疗。

【预后】

术后 10 天拔除尿管，定期随访术后 6 周 PSA：病例 1 tPSA 0.01 ng/ml；病例 2 tPSA 0.02 ng/ml。随访至 2022 年 10 月肿瘤控制满意，目前无尿失禁情况。

【经验与体会】

1. 穿刺单针阳性的前列腺癌是否为临床无意义癌？是不是严密随访即可，不必手术治疗？

以往人们认为穿刺单针阳性的前列腺癌多为临床无意义癌，即具有体积小、分期早和低 Gleason 评分的特点，因此处理上多采取严密观察或密切随访。穿刺单针阳性的前列腺癌患者，肿瘤负荷较小，大多数为低危的前列腺癌，更倾向于行性神经保留的根治性手术，而且盆腔淋巴结转移的概率更小。但是在实际的临床工作中，我们发现一些患者术后病理标本中肿瘤负荷、穿刺阳性针数与肿瘤的分期分级不符，且术后切缘阳性率升高，影响患者预后。

在临床工作过程中，术后病理与术前穿刺活检病理存在出入的情况时有发生。

（1）降级：个别情况下出现术后病理降级的情况，如仅穿刺标本存在肿瘤，术后病理未见肿瘤的情况，即 pT0 前列腺癌（pathological stage pT0 prostate cancer）。Goldstein 等首先报道并称其为肿瘤消失现象，发生率为 0.2% ～ 1.3%，且临床进展缓慢，预后良好。张帆教授等报道了我研究中心的 pT0 前列腺癌的临床特点，提醒我们可能出现 pT0 期前列腺癌这一少见的病理现象，其远期预后良好。

（2）升级：术后病理分期、分级较术前病理升高。贺慧颖教授等研究指出，在 62 例穿刺单针阳性患者的前列腺根治标本中，40 例（64.5%）TNM 分期升级，11 例（17.7%）手术切缘阳性，6 例（9.7%）有腺外浸润，2 例（3.2%）伴有精囊腺侵犯。Ricardo 教授等收集了 249 例穿刺单针阳性病例进行分析，结果显示 69% 的患者术后病理证实为 pT2c-T3，34.9% 的患者根治标本 Gleason 评分上调，20.8% 切缘阳性，10.0% 存在腺外浸润，6.0% 存在精囊腺侵犯。

2．穿刺单针阳性的前列腺癌行根治性手术难度小吗？均可以行保留性神经的根治手术吗？盆腔淋巴结清扫术的范围是什么？

前列腺癌盆腔淋巴结清扫范围包括：①局部盆腔淋巴结清扫（pelvic lymph node dissection，PLND）：包括闭孔神经周围的淋巴结和脂肪组织；②标准 PLND：包括闭孔神经和髂外血管的淋巴结和脂肪组织；③扩大的 PLND（extended pelvic lymph node dissection，ePLND）：包括闭孔神经、髂外血管和髂内血管周围的淋巴结和脂肪组织；④超扩大的 PLND：包括闭孔神经、髂外血管、髂内血管、髂总血管周围和骶前的淋巴结和脂肪组织。

EAU 指南建议，如果淋巴结转移风险危险度超过 5%，建议进行盆腔淋巴结清扫术。鉴于局部 PLND 只有临床分期作用，其中判断依据主要包括两个方面：危险分级和 Briganti 列线图。以往主要通过危险分级来判断是否应该行盆腔淋巴结清扫，低危患者可以不行盆腔淋巴结清扫术。2019 年 EAU 指南指出，根据前列腺癌盆腔淋巴结转移预测列线图（Briganti 列线图或 Gandaglia 列线图）评估，如果患者发生盆腔淋巴结转移的风险超过 5% ～ 7%，就应该进行扩大的盆腔淋巴结清扫术（ePLND）。Briganti 列线图的主要影响因素包括术前总 PSA、TNM 分期、Gleason 评分和阳性针数百分比。其中，后三个因素均取决于术前穿刺活检的结果。

国内前列腺癌外科治疗专家共识指出，保留性神经的情况包括：①术前有勃起功能、前列腺癌突出包膜风险较低的患者（T1c 期、Gleason 评分＜ 7 分和 PSA ＜ 10 g/L），实施保留性神经的手术。②中、高危前列腺癌患者采用多参数 MRI 决定。2019 年的 EAU 指南指出，实施保留性神经手术的相对禁忌证为前列腺癌突破包膜风险较高的患者，如 cT2c 或 cT3 肿瘤，以及穿刺活检 Gleason 评分大于 3 分。根据前列腺癌突破包膜预测列线图（Steuber 列线图）评估风险程度，进一步决定是否应该行保留性神经的手术。该列线图的预测影响因素包括：术前总 PSA、TNM 分期、Gleason 评分、阳性针数百分比和阳性针肿瘤占比。其中后四个因素均取决于术前穿刺活检的结果。

综上所述，无论是淋巴结清扫范围的选择还是性神经是否保留的决策，很大程度上取决于术前前列腺穿刺活检的结果。穿刺单针阳性的患者，术后病理升级的情况时常发生，这就导致了术前对手术难度和风险严重低估，甚至手术未达到根治性手术标准的切除范围，影响了患者的预后。

3．改进方案及经验总结：我们通过两例前列腺癌患者临床资料的对比分析，并结合文献学习，针对单针阳性前列腺癌的诊疗总结经验如下。

（1）术前向患者及患者家属交代可能出现术后病理为阴性的情况，尤其单针阳性肿瘤占比小于 30% 者，即发生 pT0 前列腺癌，或称之为"肿瘤消失现象"，发生率为 0.2% ~ 1.3%。

（2）术前充分评估手术难度，结合磁共振成像资料，排除是否存在前列腺多发病灶、淋巴结肿大、前列腺癌腺外侵犯、精囊侵犯的情况，综合资料分析，制定淋巴结清扫方案，以及判断是否保留性神经。借助第二版前列腺影像报告及数据系统（prostate imaging reporting and data system，PI-RADS）评分，指导临床对前列腺癌恶性程度分级，选择合理的诊疗方案。术前须考虑到术后病理升级的情况，避免低估手术风险，如术中发现腺外侵犯现象，避免行保留性神经的手术。否则，无法达到根治性手术的切除范围。

（3）针对术后病理不符的现象，我们提出如下改进方案：提高前列腺穿刺活检的准确性，提倡多参数 MRI 和 MRI-TRUS 融合靶向穿刺，提高了穿刺的准确性，为前列腺穿刺活检的"金标准"。提倡术前详细分析 MRI 的影像学信息，借助 PI-RADS V-2 评分系统，纠正常规前列腺穿刺活检可能导致的误差情况。既往认为前列腺穿刺单针阳性的前列腺癌患者，可以考虑密切随访的治疗，但是一定要建立在准确的穿刺结果基础之上。结合患者的综合因素，寻找个体化的诊疗方案，针对相对年轻、身体状况良好的患者需要积极考虑手术治疗。

【小结】

"叶徒相似，其实味不同"的前一句为"橘生淮南则为橘，生于淮北则为枳"。同样是穿刺单针阳性的前列腺癌，但是术后的病理截然不同。这就需要我们术前充分准备，综合分析患者的临床资料，透过现象看本质，制定不同的诊疗方案，提高诊疗效果。

（郝一昌　周　朗　刘　承 编；马潞林 审）

参考文献

[1] Goldstein NS，Bégin LR，Grody WW，et al．Minimal or No Cancer in Radical Prostatectomy Specimens．Report of 13 cases of the "vanishing cancer phenomenon" [J]．The American Journal of Surgical Pathology，1995，19（9）：1002-1009.

[2] 张帆，陆敏，肖春雷，等．pT0 期前列腺癌的临床病理特征及预后分析 [J]．中华泌尿外科杂志，2018，39（10）：753-756.

[3] 杜少静，贺慧颖．穿刺单针阳性前列腺癌患者根治术后 62 例临床病理分析 [J]．中华病理学杂志，2016，45（7）：446-450.

[4] Briganti A，Larcher A，Abdollah F，et al．Updated Nomogram Predicting Lymph Node Invasion in Patients with Prostate Cancer Undergoing Extended Pelvic Lymph Node Dissection：The Essential Importance of Percentage of Positive Cores [J]．European Urology，2012，61（3）：480-487.

[5] Gandaglia G，Fossati N，Zaffuto E，et al．Development and Internal Validation of a Novel Model to Identify the Candidates for Extended Pelvic Lymph Node Dissection in Prostate Cancer [J]．European Urology，2017，72（4）：632-640.

[6] 中国抗癌协会泌尿男生殖系肿瘤专业委员会微创学组．中国前列腺癌外科治疗专家共识 [J]．中华外科杂志，2017，55（10）：721-724.

[7] Steuber T，Graefen M，Haese A，et al．Validation of a nomogram for prediction of side specific extracapsular extension at radical prostatectomy [J]．The Journal of Urology，2006，175（3 Pt 1）：939-944.

[8] Alberts AR，Roobol MJ，Drost FH，et al．Risk-stratification based on magnetic resonance imaging and prostate-specific antigen density may reduce unnecessary follow-up biopsy procedures in men on active surveillance for low-risk prostate cancer [J]．BJU International，2017，120（4）：511-519.

第十七节　nmCRPC 的前列腺导管腺癌一例

导读

前列腺导管腺癌（prostate ductal adenocarcinoma，PDA）是前列腺癌中一种罕见的亚型，由于早期通常缺少典型的临床表现，导致多数患者确诊时肿瘤分期较晚，且预后不佳。导管腺癌的诊断基于组织病理学，但泌尿外科医生在对患者的随访和后续治疗中应对导管腺癌予以足够的重视。非转移性去势抵抗性前列腺癌（non-metastatic castration-resistant PCa，nmCRPC）在欧洲泌尿外科学会（European Association of Urology，EAU）指南中只提到基于PROSPER 和 SPARTAN 研究建议使用新型抗雄激素药物可以延迟转移的发生，并没有给出明确推荐。

【病例简介】

患者男性，78 岁，主因"体检发现 PSA 升高 4 个月，活检确诊前列腺癌 1 个月"入院。

既往史：高血压病史 10 年余；糖尿病病史 5 年。

体格检查：前列腺直肠指诊：前列腺Ⅲ度增大，质地硬，中央沟平坦，前列腺右侧叶触及结节，无压痛，退指指套无血染。

实验室检查：tPSA 7.927 ng/ml，fPSA 3.513 ng/ml，f/t 为 0.44。

影像学检查：MRI：前列腺大小约 5.4 cm×4.3 cm×5.3 cm，移行带体积增大，内见多发等T1、混杂 T2 信号结节，部分向膀胱腔内突出；前列腺右侧叶可见短 T2 信号肿物影，DWI 呈高信号，ADC 信号减低，病变主体位于外周带，与右侧精囊界限欠清，局部突出于前列腺被膜外。符合前列腺癌表现（图 6-28 ～图 6-30）。骨扫描：未见全身骨转移。

前列腺穿刺活检病理提示 7/14 针阳性，大部分为导管腺癌，约 90%，Gleason 评分 4+4=8 分，小部分为腺泡腺癌，约占 10%，Gleason 评分 4+3=7 分。

初步诊断：前列腺癌（导管腺癌＋腺泡腺癌），T3bN0M0；高血压；糖尿病。

【临床决策分析】

诊断：前列腺穿刺确诊前列腺癌，为导管腺癌和腺泡腺癌混合型。

治疗：有手术治疗指征，限期行腹腔镜前列腺癌根治术；术后根据病理情况，辅助放疗、内分泌治疗等。

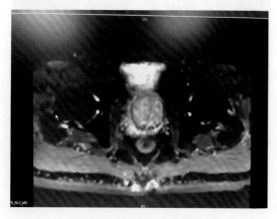

图 6-28　前列腺 MRI 轴位

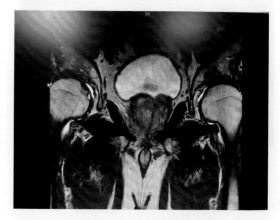

图 6-29　前列腺 MRI 冠状位

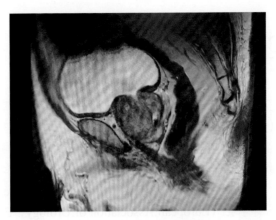

图 6-30　前列腺 MRI 矢状位

【治疗过程】

患者 2017 年 11 月在全身麻醉下，行经腹膜外途径前列腺根治性切除、闭孔淋巴结清扫术。

术后病理回报：前列腺大小 7 cm×6.5 cm×5 cm，前列腺导管腺癌和腺泡细胞混合型癌，大部分为导管腺癌，少部分为腺泡腺癌，Gleason 评分 4+4=8 分，预后分组：Ⅳ／Ⅴ。癌弥漫分布于前列腺左、右叶，累及尖端，未累及基底部，可见腺外侵犯。可见神经侵犯，未见明确脉管内癌栓，局灶环周切缘可见癌残留。双侧精囊腺及输精管断端未见癌，双侧闭孔淋巴结（－）。术后临床分期为 T3bN0M0。术后恢复顺利，患者术后第 5 天出院，第 7 天拔除尿管。术后辅助内分泌治疗。

【预后】

前列腺 MRI（2019 年 3 月）提示：前列腺癌术后，膀胱右后方新发病变，考虑复发（图 6-31）。tPSA 5.658 ng/ml；外院骨扫描未见明显骨代谢增高。遂予辅助局部外放疗，放疗过程中及放疗后无明显不适。

前列腺 MRI（2019 年 6 月）提示：前列腺癌术后，膀胱右后方病变，较放疗前明显减小（图 6-32）。tPSA（2019 年 9 月）0.007 ng/ml，tPSA（2020 年 2 月）0.004 ng/ml，tPSA（2021 年 8 月）0.001 ng/ml。

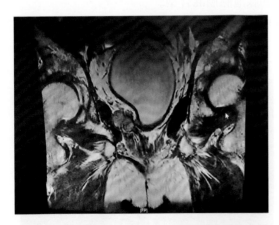

图 6-31　前列腺 MRI 冠状位：可见膀胱颈偏右侧肿瘤复发

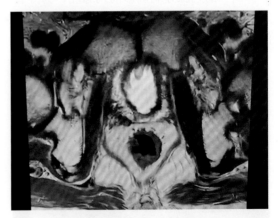

图 6-32　前列腺 MRI 冠状位：放疗后肿瘤明显缩小

【经验与体会】

1. 前列腺导管腺癌的诊断要点：前列腺导管腺癌（PDA）是除前列腺腺泡腺癌之外最常见

的前列腺癌的组织亚型之一，较罕见，常与腺泡腺癌混合存在，单纯 PDA 的发病率占前列腺癌的 0.4%～1%。本例即腺泡腺癌与导管腺癌同时发生。PDA 好发于前列腺外周带及尿道周围区域，因此导管腺癌血精的发生率较单纯腺泡腺癌明显偏高，直肠指诊时难以触及前列腺结节，通常以排尿困难、尿频、尿急或血尿为主要表现。有研究表明，PDA 平均 PSA 值比腺泡腺癌低，可能原因是 PDA 来源于导管上皮，分泌的 PSA 可随尿液直接排出，导致血清 PSA 处于正常水平或仅轻度升高。因其缺少早期前列腺癌的典型表现，故漏诊风险大，当出现明显症状时，肿瘤已进展为晚期，增加了治疗的难度。对于不合并骨转移的肺、脑、睾丸和阴茎的单发转移，要高度怀疑导管腺癌的存在。40%～60% 的 PDA 可探及 *TMPRSS2-ERG* 基因重排。

2．前列腺导管腺癌的治疗方案：目前 PDA 尚无标准治疗方法，常见治疗方式主要包括根治性前列腺切除术、经尿道前列腺电切术、放疗、内分泌治疗。在早期研究中，人们认为 PDA 类似子宫内膜样癌，对内分泌治疗无效，但随着研究的进展，发现 PDA 与其他类型前列腺癌一样，都对内分泌治疗有效。局限性 PDA 以根治手术治疗为主，且采取根治手术的患者预后更好，但与腺泡腺癌相比，PDA 患者 Gleason 评分＞8 分的比例更多，更易复发，预后差。

3．前列腺导管腺癌的预后：2005 年国际泌尿病理协会共识建议将 PDA Gleason 评分定为 4 分，总体来说，PDA 的生存时间与 Gleason 8～10 分的腺泡腺癌相近，虽然传统的内分泌治疗有一定效果，但总体效果不及相同评分的单纯的腺泡腺癌。术后复发的 PDA 对挽救性外放疗效果较好。本例患者术后即刻给予 ADT 治疗，而后 PSA 连续进展，睾酮始终在去势水平，已经进入 nmCRPC 阶段，挽救性外放疗效果非常明显，PSA 从 5.658 ng/ml 降至 0.004 ng/ml 且仍稳定下降。

PSA 及直肠指诊不能完全体现 PDA 的肿瘤变化，需要结合影像学检查结果，便于及时发现 PDA 肿瘤进展及预后情况。Elgamal 等认为 PDA 预后主要取决于：①临床分期；②部位：起源于末梢次级导管的肿瘤比中心初级导管的恶性程度高；③合并前列腺病变：起源于绒毛状息肉的以及合并前列腺增生的导管癌预后比合并腺泡腺癌的患者好。

4．nmCRPC 的治疗：2019 版的 EAU 前列腺癌指南没有给出 nmCRPC 的治疗方案，仅提到基于 PROSPER 和 SPARTAN 研究使用恩杂鲁胺或阿帕他胺可以延迟转移的发生，但是新的随访结果表明这两个药物均不能延长 nmCRPC 患者的总生存期。外放疗对 nmCRPC 的控瘤效果目前缺乏高质量的Ⅲ期临床试验，与 PROSPER 和 SPARTAN 的研究结果更难以比较，对于导管腺癌 nmCRPC 的治疗研究更未见高质量报道。因此在对 nmCRPC 制定治疗方案时建议与患者分享目前的研究进展与临床困境，根据具体情况与患者共同制定治疗方案。

【小结】

PDA 是属于前列腺癌的一种少见亚型，早期多无明显前列腺癌特征性表现，易发生血精和软组织转移。就本病例的经验和少量文献报道而言，对根治术后复发的 PDA，甚至是 nmCRPC 阶段，挽救性外放疗的效果都较为理想。因此对于处于 nmCRPC 阶段的 PDA，在放疗还是阿帕他胺的选择上，可以考虑前者。

（周　朗　郝一昌　刘　承编；马潞林审）

参考文献

［1］ Bostwick DG，Kindrachuk RW，Rouse RV．Prostatic adenocarcinoma with endometrioid features．Clinical，pathologic，and ultrastructural findings［J］．Am J Surg Pathol，1985，9（8）：595-609.

［2］ Tu S，Lopez A，Leibovici D，et al．Ductal adenocarcinoma of the prostate［J］．Cancer，2009，115（13）：2872-2880.

[3] Seipel AH，Delahunt B，Samaratunga H，et al．Ductal adenocarcinoma of the prostate：histogenesis，biology and clinicopathological features [J]．Pathology，2016，48（5）：398-405．

[4] Kim A，Kwon T，You D，et al．Clinicopathological features of prostate ductal carcinoma：matching analysis and comparison with prostate acinar carcinoma [J]．J Korean Med Sci，2015，30（4）：385-389.

[5] Elgamal AA，van de Voorde W，Van Poppel H，et al．Exophytic papillary prostatic duct adenocarcinoma with endometrioid features，occurring in prostatic urethra after TURP [J]．Urology，1994，43（5）：737-742．

第十八节　荧光腹腔镜根治性前列腺切除术、盆腔淋巴结清扫术一例

导读

　　术中实时影像是外科可视化技术的一部分，极大拓展了外科医生的视觉，有助于术中实施外科决策并减少手术并发症、提高手术精准度。吲哚青绿（indocyanine green，ICG）荧光实时显像技术拥有实时动态、便捷安全的特性。荧光腹腔镜技术辅助根治性前列腺切除、盆腔淋巴结清扫术能提高盆腔淋巴结清扫效能，减少淋巴漏等并发症。

【病例简介】

　　患者男性，65岁，主因"体检发现tPSA 20.027 ng/ml 2月余"入院。

　　穿刺病理提示前列腺腺泡腺癌，12/12针阳性，第1～11针Gleason评分3+4=7分，第12针Gleason评分4+3=7分，少数为5分，预后分组Ⅲ/Ⅴ。穿刺后5周为手术治疗于2019年6月入院。

　　既往史：高血压、高脂血症病史。

　　体格检查：前列腺直肠指诊：前列腺Ⅱ度增大，中央沟变浅，质韧，可触及结节，无压痛，退指指套无血染。

　　实验室检查：tPSA 20.027 ng/ml，fPSA 1.628 ng/ml，f/t为0.08。

　　影像学检查：经直肠前列腺超声提示前列腺横径4.2 cm，上下径3.8 cm，前后径2.7 cm。前列腺实性占位性病变，以右侧腺体分布为主，前列腺癌可能。全身骨显像：未见转移瘤表现。前列腺穿刺病理提示前列腺腺泡腺癌，12/12针阳性，第1～11针Gleason评分3+4=7分，预后分组Ⅱ/Ⅴ，第12针Gleason评分4+3=7分，少数为5分，预后分组Ⅲ/Ⅴ。前列腺MRI（图6-33～图6-34）提示前列腺癌，盆腔多发淋巴结转移；射精管囊肿，左侧精囊腺出血。全身PET-CT肿瘤显像提示前列腺右侧代谢增高，符合前列腺癌表现；盆腔双侧髂血管旁多发增大淋巴结，转移可能大；腹股沟淋巴结转移不除外。

　　初步诊断：前列腺癌（T3aNxM0），高血压，高脂血症。

【临床决策分析】

　　诊断：患者男性，65岁，前列腺癌诊断明确，预期寿命大于10年，有手术指征。术前总PSA 20.027 ng/ml；MRI提示前列腺癌，盆腔多发淋巴结转移。全身PET-CT肿瘤显像提示前列腺右侧代谢增高，符合前列腺癌表现；盆腔双侧髂血管旁多发增大淋巴结，转移可能大。穿刺病理提示12/12针阳性，第1～11针Gleason评分3+4=7分，预后分组Ⅱ/Ⅴ，第12针Gleason评分4+3=7分，少数为5分，预后分组Ⅲ/Ⅴ。局限性前列腺癌D'Amico危险度分级为高危组。且

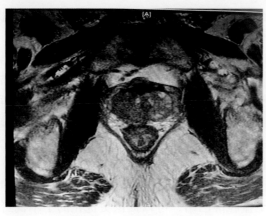

图 6-33 前列腺 MRI 冠状位

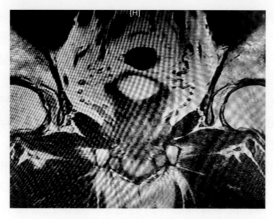

图 6-34 前列腺 MRI 冠状位示盆腔多发肿大淋巴结

影像学资料提示淋巴结转移可能。

治疗：对于 cT2 ～ 3N1M0 的前列腺癌，根治性手术 + 扩大盆腔淋巴结清扫、术后辅助盆腔放疗 + 内分泌治疗仍可给患者带来生存获益。

【治疗过程】

全身麻醉下行荧光腹腔镜前列腺根治性切除、扩大淋巴结清扫术。

首先取截石位，经直肠超声引导下经会阴在前列腺腺体注射荧光药物（注射用吲哚菁绿），左右各 3 个点，每个点 0.5 ml。患者改为头低脚高仰卧位（Trendelenburg 体位），在荧光腹腔镜下，淋巴结与淋巴管被吲哚菁绿标记后显示绿色荧光（图 6-35），根据吲哚菁绿示踪进行淋巴结清扫。清扫双侧髂内、髂外、闭孔淋巴结。

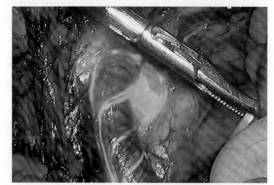

图 6-35 荧光腹腔镜下吲哚菁绿标记示踪的淋巴结和淋巴管显示为绿色荧光

术后病理提示前列腺大小 4.3 cm×3.5 cm×2 cm，前列腺腺泡腺癌，Gleason 评分 4+4=8 分（预后分组 Ⅳ / Ⅴ），癌弥漫分布于前列腺左右两叶，以左叶为著，其中左后从上至下及左前中上可见腺外侵犯，且均可见切缘阳性，可见大量神经侵犯，双侧精囊腺未见癌累及。左闭孔淋巴结未见癌转移（0/1），右闭孔淋巴结未见癌转移（0/3），左髂外淋巴结未见癌转移（0/1），右髂外淋巴结未见癌转移（0/3），左髂内淋巴结可见癌转移（1/6），右髂内淋巴结可见癌转移（2/4）。术后临床分期为 T3aN1M0。患者术后第 5 天出院，第 10 天拔除尿管。

【预后】

随访 8 个月，术后 6 周复查 tPSA 0.466 ng/ml，行辅助内分泌治疗。术后 2 个月行前列腺区域放疗，2020 年 3 月复查 tPSA 0.001 ng/ml，2021 年 9 月复查 tPSA 0.001 ng/ml。

【经验与体会】

1. 吲哚菁绿 ICG 荧光腹腔镜泌尿外科应用概述：吲哚菁绿实时显影技术结合腹腔镜或机器人手术平台在泌尿外科应用前景广阔。使用 ICG 后，肾肿瘤、肾上腺肿瘤呈低荧光影像，而正常肾组织呈等荧光，术中清晰显示血管及肿瘤边界，利于准确切除；膀胱癌、前列腺癌、阴茎癌等盆腔肿瘤手术中，使用 ICG 可辅助显影、示踪引流淋巴结及淋巴回流，并在尿流改道中辅助检查回肠新膀胱的肠吻合口血供，减少血液循环相关并发症的发生。2011 年 van der Poel 等首次报道了在机器人辅助前列腺根治术中应用吲哚菁绿标记前哨淋巴结，术中可见 95% 的淋巴结荧光显色，可为淋巴结清扫提供术中导航。中山大学附属第三医院高新教授团队报道了荧光腹腔镜与高清腹腔镜根治性前列腺切除术＋扩大盆腔淋巴结清扫治疗局部高危前列腺癌的疗效对比，提示荧光腹腔镜在前列腺癌淋巴结清扫术中发挥重要作用。

2．ICG荧光腹腔镜的优势：首先，腹腔镜前列腺癌根治术中静脉注射ICG，可以实时显示前列腺肿瘤边界，准确判断并保留血管神经束（NVB），有益于患者术后勃起功能和尿控的恢复。其次，荧光腹腔镜手术肿瘤根治效果好，从生存分析角度考虑，患者的无病生存时间（disease-free survival，DFS）和无肿瘤转移生存率（metastasis-free survival rate，MFSR）有明显优势。最后，有效清扫淋巴结同时闭合淋巴管，并发症减少，术中采用吲哚菁绿荧光示踪可减少对非前列腺来源的淋巴组织的清扫，减少术后淋巴漏的发生。

与传统的腹腔镜手术相比，荧光腹腔镜有以下优势：①术前注射吲哚菁绿于前列腺两侧叶腺体，能够保障腺体内的造影剂随淋巴管道引流至盆腔淋巴结，可以提供更优化的手术视野。②经直肠超声引导下经会阴行前列腺腺体内注射，能有效避免狄氏间隙内的荧光污染。③吲哚菁绿荧光敏感性高，转移淋巴结荧光阳性显色，术中能够有效提供实时导航。④荧光腹腔镜系统能够提供荧光和普通光源的加权影像，避免了在白光与近红外光源之间的切换。对淋巴系统示踪的同时，也可以清晰地显示手术野，在行腹腔镜前列腺根治术时能够更清晰地显示腺体周围淋巴系统的荧光，结合筋膜外途径手术可以降低局部复发率。

3．应用体会：荧光腹腔镜应用于前列腺癌根治术最大的不足在于该方法为淋巴结特异性，而非肿瘤特异性，因此该方法更多地应用于发现ePLND所遗漏的淋巴结并予以清扫。另外术者对该方法有以下体会：①经会阴注射ICG时切不可注射到前列腺包膜以外，否则手术视野遍布荧光；②由于荧光波长短，穿透性差，不清除表层的淋巴结，则无法判断深处的淋巴结是否有荧光显影；③不建议术中使用长针将ICG注入前列腺，因为前列腺质地坚韧，注入的造影剂会有部分被前列腺挤出，导致造影剂遍布前列腺周围。

【小结】

荧光腹腔镜辅助根治性前列腺切除、盆腔淋巴结清扫技术，利用荧光剂的示踪作用，提高淋巴结清扫的效率，降低血管的损伤，并且在淋巴管显影的基础上，确切闭合淋巴管，降低术后淋巴漏的发生率。由于ICG为淋巴系统特异性而非肿瘤特异性，该方法主要用于找到白光清扫过程中所遗漏的淋巴结，在手术中仅清扫荧光阳性的淋巴结是不可取的。

（郝一昌　周　朗　刘　承编；马潞林审）

参考文献

[1] Simone G，Tuderti G，Anceschi U，et al．"Ride the Green Light"：Indocyanine Green-marked Off-clamp Robotic Partial Nephrectomy for Totally Endophytic Renal Masses [J]．European Urology，2019，75（6）：1008-1014.

[2] van der Poel HG，Buckle T，Brouwer OR，et al．Intraoperative Laparoscopic Fluorescence Guidance to the Sentinel Lymph Node in Prostate Cancer Patients：Clinical Proof of Concept of an Integrated Functional Imaging Approach Using a Multimodal Tracer [J]．European Urology，2011，60（4）：826-833.

[3] 王喻，温星桥，李名钊，等．荧光腹腔镜与高清腹腔镜根治性前列腺切除术＋扩大盆腔淋巴结清扫治疗局部高危前列腺癌的疗效对比 [J]．中华泌尿外科杂志，2019，40（3）：161-166.

第一节 后腹腔镜下腹膜后巨大淋巴结清扫术治疗睾丸胚胎癌合并畸胎瘤的混合性生殖细胞肿瘤一例

❗ 导读

    睾丸肿瘤在临床上较少见，仅占男性肿瘤的 1% ~ 1.5%。睾丸肿瘤中混有胚胎性癌、绒毛膜癌、卵黄囊瘤、畸胎瘤、精原细胞瘤等成分中的两种或以上时即为睾丸混合性生殖细胞瘤，是临床上更少见的肿瘤。因为睾丸混合性生殖细胞瘤发病隐匿，以致约 1/4 患者从出现症状到手术切除已延误半年左右时间。因此，有必要介绍该类疾病的治疗方案。

【病例简介】

    患者男性，21 岁，主因"左侧睾丸胚胎癌术后 5 个月，发现左侧腹膜后淋巴结肿大 50 天"于 2017 年 7 月入院。

    5 个月前因左侧阴囊肿大在外院行手术治疗，术后病理活检明确为左侧睾丸胚胎癌，行化疗 3 次，方案为卡铂＋依托泊苷，患者无明显恶心、呕吐，无发热，无脱发。于 2017 年 5 月复查腹部 CT 提示腹膜后淋巴结肿大，继续行化疗 1 次；2017 年 6 月复查 CT 提示腹膜后淋巴结较前增大，大小约 4.8 cm×3.0 cm。

    既往史：否认肝炎、结核、疟疾病史，否认高血压、心脏病史，否认糖尿病、脑血管疾病、精神疾病史，否认外伤、输血史，否认食物、药物过敏史。生于吉林省，久居本地，无疫区、疫情、疫水接触史，无牧区、矿山、高氟区、低碘区居住史。无化学性物质、放射性物质、有毒物质接触史，无吸毒史，否认吸烟。无家族史。

    体格检查：一般状况可，双肾区无叩痛。未及腹部或腰部包块。

    实验室检查：白细胞 4.96×10⁹/L，血红蛋白 144 g/L，血小板 208×10⁹/L，尿常规：白细胞数 50/HP，血肌酐 89 mmol/L，丙氨酸氨基转移酶 41 U/L，天冬氨酸氨基转移酶 24 U/L，白蛋白 48.5 g/L。LDH 180 U/L，AFP 11.74 μg/L，HCG 34.48 mU/L。

    影像学检查：入院后查体可见一般情况尚可，生命体征平稳，腹软，全腹无压痛及反跳痛，双肾区无压痛及叩痛，右下腹陈旧手术瘢痕，左侧阴囊及腹股沟手术瘢痕，左侧阴囊空虚无睾丸，双下肢无水肿。查泌尿系增强 CT（图 7-1）：腹膜后左肾血管周围可见不规则低密度影，壁厚薄不均，范围约 5.0 cm×3.8 cm×6.1 cm，增强扫描壁

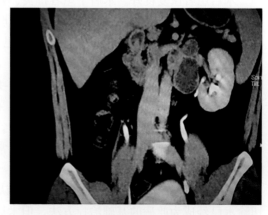

图 7-1　术前 CT 显示腹膜后肿瘤包绕左肾动脉及静脉

可强化，左肾动静脉受压推移。

【临床决策分析】

该患者为年轻男性，且化疗后效果欠佳。胚胎性癌为主的睾丸肿瘤易有脉管、淋巴结侵犯，总体预后差。患者及家属手术意愿明显，因此考虑全麻下行腹腔镜下腹膜后淋巴结清扫术。结合术前影像学资料，可见腹膜后淋巴结与左肾静脉粘连较重，侵犯左肾静脉可能性大，如果术中肿瘤侵犯肾动脉和肾静脉，则切除左肾。最大的淋巴结为腹膜后靠肾门处淋巴结，融合成团，呈多发结节样，必要时需要开放清扫双侧淋巴结并根据情况标记钛夹等放疗标记物。

【治疗过程】

在全麻下行腹腔镜下腹膜后淋巴结清扫术。麻醉后，右侧卧位，常规消毒铺巾。先在脐左侧做小切口进入腹腔，放入 13 mm Trocar，建立 CO_2 气腹，然后分别在左侧锁骨中线肋缘下、锁骨中线脐上放入一个 5 mm Trocar，在锁骨中线髂前上棘上方放入一个 13 mm Trocar。打开左侧结肠旁沟，将结肠推向右侧，在髂血管水平找到输尿管并游离到肾门水平，找到左侧精索，向下游离至腹股沟管，将精索残端完全切除，然后沿精索静脉向上游离直至其汇入左肾静脉处，用 Hem-o-lok 夹闭并切断精索静脉，在肾门部位可见明显肿大融合成团固定的淋巴结，呈多发结节样，共有三个较大的结节，直径 5 ~ 6 cm，包绕肾血管，紧贴腹主动脉，淋巴结与周围组织粘连非常严重，分离困难，尤其紧贴肾静脉，将左肾静脉部分压扁，无法分开，考虑淋巴结转移已经

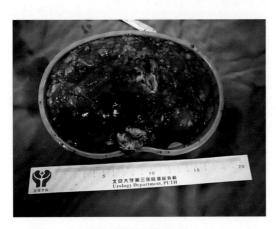

侵犯肾静脉，无法保留肾。术中再次向家属交代病情，建议切除肾，家属签字同意切除左肾（图7-2）。将肾抬起，游离肿大淋巴结与腹主动脉之间的间隙，粘连较重，用超声刀凝固切断淋巴管，紧贴腹主动脉找到左肾动脉，上三重 Hem-o-lok 夹闭并切断，在腹主动脉左侧找到尚正常的肾静脉，游离后用三重 Hem-o-lok 夹闭并切断。沿肾脂肪囊外

图 7-2　切除后标本

游离，在肾下极切断输尿管，保留左肾上腺，将左肾完整切除。继续清除腹主动脉旁淋巴结和腹主动脉与下腔静脉间的淋巴结，清除髂血管周围淋巴结和输尿管与腹主动脉间的淋巴结，完成腹膜后淋巴结清扫。仔细止血及留置引流管后结束手术。整个手术过程顺利，出血量约 250 ml。

【预后】

术后患者恢复良好。术后予患者抗炎、营养支持对症治疗。术后 2 天进食，5 天拔除引流管。

术后病理结果：左肾周软组织：结合形态及病史，符合混合性生殖细胞肿瘤，为胚胎性癌与畸胎瘤混合（各占约 50%）。肾门淋巴结未见癌转移（0/7），另见癌结节 3 枚。送检（髂总、腹主动脉与腔静脉之间、腹主动脉旁）淋巴结均未见癌转移（0/1，0/6，0/6），送检（腔静脉前淋巴结）未检见淋巴结。免疫组化：S-100（部分细胞 +），AFP（+/−），SALL4（部分细胞 +），CK7（少数细胞 +），CK20（部分细胞 +），MUC-1（部分细胞 +），MUC-2（部分细胞 +），PLAP（部分细胞 +），Oct3/4（部分细胞 +）。术后复查血红蛋白 126 g/L，肌酐 126 mmol/L。患者出院时一般情况尚可，饮食尚可，尿量正常。患者于 9 个月后因腹腔多发转移去世。

【经验与体会】

1. 由于临床少见，导致对疾病本身的认知不足，国内外的报道多以个案为主。根治性睾丸切除术已经成为此病的基础治疗方法，但术后淋巴结清扫的时机以及放化疗辅助等综合治疗目前仍是争论的热点。

2. 误诊原因可能如下：诊断主要依靠临床表现、影像学检查、血清肿瘤标志物及术后病

理，它们是判断肿瘤进展及预后的重要依据。一般患者通常表现为患侧阴囊内无痛性肿块，也有 20%～27% 的患者出现阴囊坠胀感或钝痛感。我院睾丸混合性生殖细胞瘤患者伴有症状者约 68%，主要表现为不同程度的坠胀感、疼痛感及少数的触痛感或放射痛。超声被认为是影像学检查的首选。

3. 有效治疗方法：患侧睾丸根治性切除术是睾丸混合性生殖细胞瘤的经典治疗方法，我们的经验推荐术后联合腹膜后淋巴结清扫术。如果睾丸根治术后病理结果报告中有胚胎性癌、卵黄囊瘤及畸胎瘤等成分，则被视为高危因素，术后应强烈推荐行腹膜后淋巴结清扫术。其中，胚胎性癌是仅次于精原细胞瘤的睾丸常见睾丸肿瘤。睾丸中仅有 2.3%～16% 为单纯的胚胎性癌，胚胎性癌占所有睾丸肿瘤的 40%，占非精原细胞瘤的 87%。平均发病年龄为 25～32 岁，比精原细胞瘤年轻 10 岁。约 10% 有转移，常见于腹膜后淋巴结转移。无论单纯胚胎性癌还是混合性睾丸肿瘤，都易有脉管、淋巴结侵犯，总体预后差。单纯睾丸畸胎瘤占睾丸肿瘤的 2.7%～7%，见于 47%～50% 的混合性睾丸肿瘤。被认为从其他睾丸肿瘤分化而来，即使是单纯的畸胎瘤，绝大部分也被认为是恶性睾丸肿瘤。

4. 本例的特点：可能为患者第一次睾丸根治术后切片不全导致忽略了畸胎瘤的成分，最终定性为胚胎性癌与畸胎瘤混合性生殖细胞肿瘤。

【小结】

睾丸根治术后病理结果报告中有胚胎性癌、卵黄囊瘤及畸胎瘤等成分被视为高危因素，术后应强烈推荐行腹膜后淋巴结清扫术。

（叶剑飞　赵　磊 编；马潞林 审）

参考文献

[1] 叶剑飞，王冰，马潞林，等. 睾丸混合性生殖细胞瘤综合治疗的长期随访经验 [J]. 北京大学学报（医学版），2017，4：648-651.

[2] Albers P，Albrecht W，Algaba F，et al. Guidelines on Testicular Cancer：2015 Update [J]. Eur Urol，2015，68（6）：1054-1068.

[3] Fukawa T，Kanayama HO. Current knowledge of risk factors for testicular germ cell tumors [J]. Int J Urol，2018，25：337-344.

第二节　腔镜下腹股沟及盆腔淋巴结清扫术一例

ⓘ 导读

随着经济的快速发展、卫生医疗条件的改善，目前阴茎癌是一种相对罕见的恶性肿瘤，占男性所有恶性肿瘤的 0.4%～0.6%，常见于 50～70 岁男性患者。早期发现、早期治疗效果显著，尤其是早期发现的腹股沟淋巴结行腔镜下腹股沟及盆腔淋巴结清扫术微创效果良好，但少数呈侵袭性的患者生长发展很快。该文汇报一例行腔镜下腹股沟及盆腔淋巴结清扫术的病例。

【病例简介】

患者男性，33 岁，主因"包皮环切术后龟头溃烂 1 个月"于 2018 年 1 月入院。

患者于7个月前因包茎在当地医院行包皮环切术，术中发现背侧冠状沟处有一小肿物，给予切除，未行病理检查，术后肿物处切口一直未愈合，给予外涂药液治疗，疗效欠佳，糜烂面逐渐扩大，并出现双侧腹股沟淋巴结肿大。1个月前再次切除糜烂组织病理检查示"高分化鳞癌"，当地医院给予放射治疗3次，右腹股沟区皮肤出现发红破溃。无排尿困难，无尿频、尿急、尿痛，无发热等不适，今为进一步治疗来我院，患者自发病以来饮食睡眠可，大便无异常。有包茎包皮环切术史7个月。

既往史：否认肝炎、结核、疟疾病史，否认高血压、心脏病史，否认糖尿病、脑血管疾病、精神疾病史，否认外伤、输血史，否认食物、药物过敏史，预防接种史不详。生于当地，无吸毒史，无吸烟、饮酒史。适龄结婚，育有1子。

体格检查：一般状况可，外生殖器无畸形，见包皮环切术后瘢痕，龟头背侧糜烂，大小约2 cm×1.5 cm，冠状沟处切口缝合。双侧腹股沟淋巴结肿大，右侧腹股沟皮肤发暗，见2处小皮肤破溃，包块大小约10 cm×6 cm，质硬，无活动性，触痛。左侧腹股沟包块大小约6 cm×4 cm，质硬，无活动性，触痛。

影像学检查：腹部增强CT提示双侧腹股沟淋巴结肿大，盆腔散在多发较大淋巴结，最大约3.4 cm大小。术前全身PET-CT：双侧腹股沟多发淋巴结肿大，考虑转移。肺部炎症可能，腹膜后多发淋巴结，倾向良性。余脏器未见明显转移表现。

初步诊断：阴茎癌，腹股沟、盆腔淋巴结转移。

【临床决策分析】

该患者年轻但临床发现腹股沟、盆腔淋巴结增大，而淋巴转移是阴茎癌的主要转移途径之一。腹股沟淋巴结是阴茎癌转移的第一站，其次是盆腔淋巴结，再次是腹膜后淋巴结。但阴茎癌进展较快，预后较差，尤其是随访过程中发现淋巴结转移时1年生存率不到一半。

患者行包皮环切术后未行阴茎部分切除术，因此可以先进行阴茎部分切除术，术中要求切除边缘距离肿瘤1.5 cm以上。而左侧腹股沟区皮肤未见破溃，可同期在腔镜下行左侧腹股沟淋巴结清扫术，根据术后病理进行下一步治疗。如果腹股沟淋巴结未见转移，则单纯行右侧腹股沟淋巴结清扫即可。如果腹股沟淋巴结有2个以上转移或淋巴结腺外浸润的情况，则二期行腹股沟淋巴结清扫及双侧盆腔淋巴结清扫。

反复交代各种利弊，最终患者和家属选择阴茎部分切除术和左侧腔静脉腹股沟淋巴结清扫术。

【治疗过程】

患者于2018年1月在全麻下行阴茎部分切除术和左侧腔镜下腹股沟淋巴结清扫术。术中情况如下：用手套包扎肿瘤，阴茎根部扎止血带。距离肿瘤1.5 cm处环行切开阴茎皮肤、筋膜，深至阴茎白膜。分离断扎阴茎背侧神经、血管。切断阴茎海绵体，保留与尿道相邻的阴茎白膜，并沿此平面向远侧分离尿道海绵体，距阴茎海绵体断端1.5 cm处横断尿道。用4号线间断缝合阴茎海绵体断端。开放止血带，止血完善后，纵行缝合皮肤创缘。横行剖开尿道末端，形成上、下两瓣，将黏膜外翻与皮肤缝合，形成稍向外突出的尿道外口。插入Foley尿管。双下肢分开30°，标记股三角。取股三角底部下方3 cm位置横行切开约1.5 cm，暴露Camper筋膜和Scarpa筋膜，经切口用手指在Scarpa筋膜浅面钝性分离，置入扩张气囊，注入空气500 ml扩张5分钟，成功建立气腹后，压力维持于12 mmHg，置入11 mm Trocar，置入30°腔镜。直视下在股三角外侧中点2 cm放置12 mm Trocar，左股三角内侧中点2 cm置入5 mm Trocar。在股三角顶角区域Camper筋膜和Scarpa筋膜之间寻找和游离大隐静脉，用Hem-o-lok夹闭后切断。提起大隐静脉及周围淋巴结组织，向头侧游离。提起大隐静脉主干，用超声刀横断大隐静脉5个属支。沿大隐静脉将周围淋巴结组织游离至股静脉入口，用Hem-o-lok双重结扎大隐静脉根部，向上清扫腹股沟韧带周围淋巴结，可见周围淋巴结肿大且与周围韧带和肌肉明显粘连，小心分离后将肿大的淋巴结完整切除。于卵圆孔处切开Lata筋膜，显露股管内血管和神经，切除股管内脂肪组织。用标本袋装入标本并取出，渗血处用止血纱布压迫和钛夹等夹闭。逐层关闭皮下及皮肤切口。清点纱布、器械无误，弹力绷带加压包扎。术中情况可（图 7-3）。出血量为 10 ml。术后病理结果回报：阴茎高 - 中分化鳞状细胞癌，肿瘤大小 3 cm×2 cm×0.5 cm，肿瘤侵及海绵体，未侵及尿道。切缘未见癌。术后切口愈合良好，无皮肤坏死或淋巴漏，患者出院时一般情况尚可，饮食尚可。继续行右侧腹股沟伤口换药。

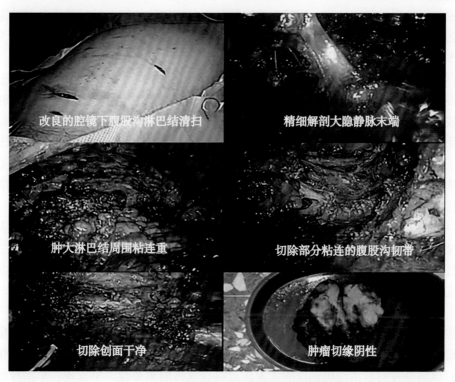

图 7-3　腔镜下腹股沟淋巴结清扫术术中情况

　　予以 2 个周期化疗和积极换药后，患者于 2 个月后返回住院行腹股沟和盆腔淋巴结清扫术。右侧腹股沟区肿瘤侵犯股动脉，考虑术后并发症较为严重，遂建议继续行新辅助化疗后再次手术。术中情况如下：脐下缘做弧形切口 2 cm，分离皮下、腹直肌前鞘、腹直肌，打开后鞘和腹膜，进入腹腔，置入 11 mm Trocar，建立 CO_2 气腹，放入 30° 腹腔镜镜头，监视下分别于双侧腹直肌外缘脐下 3 cm 以及髂前上棘内侧 3 cm 处置入两个 13 mm Trocar 和两个 5 mm Trocar。打开右侧后腹膜，找到右侧髂外血管，顺髂外血管向上游离，髂外血管周围可见一枚肿大的淋巴结，约 0.5 cm 大小，向上游离髂外静脉找到跨过髂血管的右侧输尿管，游离输尿管，向下到膀胱边缘，向上越过髂血管。沿髂血管游离血管周围的淋巴和脂肪组织，将髂外动脉和髂外静脉完全游离出来，再沿血管向下游离淋巴组织至闭孔，可见闭孔神经周围多发肿大的淋巴结，最大约 3.5 cm，多发的融合成一团，用钛夹夹闭小血管及淋巴管，将闭孔神经完全暴露，将包含淋巴组织的脂肪团完全从髂内、外血管和闭孔神经周围剥离，完成右侧淋巴结清扫，淋巴结组织分组送检。同法清扫左侧髂外、髂内和闭孔淋巴组织。腹腔镜下将标本置入取物袋中，冲洗腹腔，放置盆腔引流管。术后病理回报：右侧髂内闭孔淋巴结转移（4/4）；其余阴性；左侧髂内闭孔（0/6），左侧髂外（0/1），右侧髂外（0/1）。左腹股沟淋巴结转移（1/4）。

【预后】

　　2018 年术后，右侧腹股沟淋巴结感染灶继续换药处理，分泌物培养为大肠埃希菌，应用敏感抗生素复方新诺明抗感染。术后继续化疗，效果较好。随访至 2020 年 1 月患者带瘤生存。患者近期失访。

【经验与体会】

1．阴茎癌是一种相对少见的恶性肿瘤，全球每年新发4000例左右，占男性所有恶性肿瘤的0.4%～0.6%。阴茎癌的诊断主要依靠病理活体组织检查，应用CT、MRI和超声来明确分期、范围和转移情况。

2．阴茎癌合并淋巴结转移预后较差：淋巴转移是阴茎癌的主要转移途径之一，20%～40%的患者会发生腹股沟淋巴结转移。腹股沟淋巴结是阴茎癌转移的第一站，其次是盆腔淋巴结，再次是腹膜后淋巴结。但阴茎癌进展较快，预后较差。当有2个以上的淋巴结转移时，无远处转移的阴茎癌5年生存率仅为7%～50%；当有盆腔淋巴结侵犯时，5年生存率＜5%。

3．有效治疗方法：阴茎癌多用综合治疗，包括手术治疗、放疗、化疗等。阴茎癌的手术分为局部原发肿瘤的治疗和淋巴结清扫两部分。原发肿瘤治疗可分为：① T1期以内的肿瘤可行包皮环切术或局部切除，术后严密随访；② T3期以内的局限于阴茎的肿瘤可根据情况行阴茎部分切除术或阴茎全切术；③ T4期以上需要行阴茎根治性切除术和尿道外口重建术。淋巴结的处理可分为：① T2期以上建议行腹股沟淋巴结预防性清扫，可以应用改良的淋巴结清扫方式；②如果怀疑或确诊腹股沟淋巴结转移，建议行双侧腹股沟淋巴结根治性清扫术；③腹股沟淋巴结有2个以上转移或淋巴结腺外浸润的情况，建议行同侧或双侧盆腔淋巴结清扫。

4．考虑误诊原因如下：无转移的晚期阴茎癌被定义为可触及活动的多个或双侧表浅腹股沟淋巴结（N2）、固定的腹股沟淋巴结肿块或盆腔淋巴结转移（N3）和肿瘤侵犯其他相邻组织结构（T4）而无远处转移（M0）。该患者便属于无转移的晚期阴茎癌（T2N3M0），既往包茎是危险因素，但未能在第一时间诊断早期阴茎癌而错过了最佳治疗机会。

【小结】

阴茎癌发病率极低，国内外尚缺乏单中心系统性的随机对照试验资料，目前暂无标准化治疗手段，需要根据个体的差异选择个性化治疗方式。目前仍然以手术治疗为基础结合放化疗的综合治疗方式。该例患者的诊治经历也提醒大家注意科普宣传的重要性，早发现、早治疗将大大提高阴茎癌的预后。

（叶剑飞　刘余庆 编；马潞林 审）

参考文献

[1] Hakenberg OW.，Minhas ES，Necchi A，et al．EAU Guidelines on Penile Cancer 2018．European Association of Urology Guidelines 2018 Edition.

[2] Forman D．Cancer Incidence in Five Continents．Vol．Ⅷ．IARC Scientific Publication．No.155．Lyon：IARC Press，2002.

[3] Chaux A．Epidemiologic profile，sexual history，pathologic features，and human papillomavirus status of 103 patients with penile carcinoma ［J］．World J Urol，2013，31：861.

第三节　阴茎切除双侧腹股沟淋巴结清扫伴植皮一例

！导读

　　淋巴转移是阴茎癌的主要转移途径之一，非转移性的阴茎癌 5 年生存率可达 95%，存在盆腔淋巴结转移的患者 5 年生存率不足 5%。阴茎癌伴多发淋巴结转移的治疗是相对疑难病例，目前缺乏标准的治疗方式，主要依据病情选择个体化的治疗方案。本文将结合我们中心收治的一例较为疑难罕见的特殊病例，对阴茎癌淋巴结转移的治疗策略及经验进行探讨。

【病例简介】

　　患者男性，60 岁，主因"体重减轻 10 个月，腿部肿痛 2 个月，阴茎溃烂 1 个月"于 2018 年 1 月入院。

　　患者 2 个月前因腿部肿大不适，就诊于当地医院，诊断为"丹毒"，行抗生素治疗后有好转，无发热、寒战，无咳嗽、咳痰，无恶心、呕吐，无皮疹等症状，1 个月后于自家无明显诱因发现阴茎溃疡，3 天后阴茎部溃烂、离断，伴双侧腹股沟区脓肿、破溃，无发热、寒战，无尿频、尿急、尿痛，无咳嗽、咳痰，无皮疹等症状，于外院切开引流腹股沟区脓肿，行抗生素治疗后效果不佳，阴茎持续糜烂未愈，阴茎肿物活检报告阴茎癌。现为进一步诊治收入院。患者自发病来饮食睡眠欠佳，饮食正常，小便如前述，大便无异常，近 10 个月体重减轻 50 kg。

　　既往史：否认肝炎、结核、疟疾病史，否认高血压、心脏病史，否认糖尿病、脑血管疾病、精神疾病史，否认外伤、输血史，否认食物、药物过敏史，预防接种史不详。生于当地，无吸毒史，无吸烟、饮酒史。适龄结婚，育有 1 子。

　　体格检查：一般状况差，外生殖器溃烂、离断，伴双侧腹股沟区脓肿、破溃，腹股沟双侧破溃范围约 5 cm。腹平坦，无腹壁静脉曲张，腹部柔软，无压痛、反跳痛，腹部无包块。

　　影像学检查：PET-CT 提示阴茎癌、双侧腹股沟淋巴结转移、盆腔淋巴结转移、肺转移。

　　初步诊断：①阴茎癌（T4N3M1）；②腹股沟、盆腔淋巴结转移；③肺转移。

【临床决策分析】

　　该例患者为晚期，分期为 T4N3M1，暂无标准化治疗手段，需要根据个体的差异选择个性化治疗方式。因为感染极重，如果不进行清创并切除感染灶，患者可能在感染和肿瘤恶性消耗的过程中丧失生命。全身感染是第一致命要素，因此完全切除感染灶是最佳方法。在患者及家属强烈要求下在全麻下行阴茎、睾丸及阴囊全切术 + 双侧腹股沟肿物切除术。

【治疗过程】

　　选择在负压感染手术间操作，全麻后，探查术中情况如下：可见尿道口周围明显肿胀，阴囊水肿明显。切除部分肿瘤后露出尿道，置入 14F 尿管，但周围糟脆，如果不切除阴囊，则感染创面会影响伤口愈合。向家属交代病情，患者家属表示要求切除阴囊及其内容物，遂距离肿瘤约 1 cm 将阴囊及阴茎完整切除，肉眼下创面无肿瘤残余，残留尿道约露出 1 cm 左右，确切止血，重新置入 14F 尿管。观察双侧腹股沟肿物，脓性分泌物严重，考虑如果不将肿物切除，难以控制感染及肿瘤，向患者家属交代病情，患者家属表示理解。遂距离左侧腹股沟肿物距离 1 cm 左右将肿瘤完整切除，肿瘤底部包绕大隐静脉，切断大隐静脉根部并用 4-0 血管线缝合断端。同法处理右侧腹股沟肿物，肿瘤底部包绕大隐静脉，切断大隐静脉根部并用 4-0 血管线缝合断端。切口底部肉眼下未见肿瘤残余，创面用油纱覆盖，未缝合切口（图 7-4）。出血量为 200 ml。术后病理结果回报：阴茎高 - 中分化鳞状细胞癌，肿瘤大小 3 cm×2 cm×0.5 cm 大小，肿瘤侵及海绵体，未侵及尿道。切缘未见癌。右侧腹股沟淋巴结可见角化型鳞状细胞癌转移（3/3），并可见癌结节一枚。术后切口愈合可，无皮肤坏死或淋巴漏，患者出院时一般情况尚可，饮食尚可。继续行双侧腹股沟伤口换药。

患者于3周后一般情况好转，住整形外科，行清创+头皮取皮、取皮植皮、VSD置入术。术中情况：患者平卧位，气管插管全麻后，取出创面处VSD。见创面较前明显好转，以新鲜肉芽为主，少数部位肉芽水肿，局部可见分泌物。聚维酮碘溶液消毒头皮、创面周围及创面，铺单。用滚轴刀片取头顶部韧厚皮片，修剪成适当大小，留作备用；头顶取皮区贴油纱、纱布，加压包扎；清创组：彻底清除创面坏死组织和不新鲜肉芽组织，大量过氧化氢溶液和生理盐水反复冲洗，聚维酮碘溶液浸泡10分钟。将所取皮片均匀贴于创面处，油纱覆盖，将VSD海绵覆盖其上，贴膜，检查密闭良好。

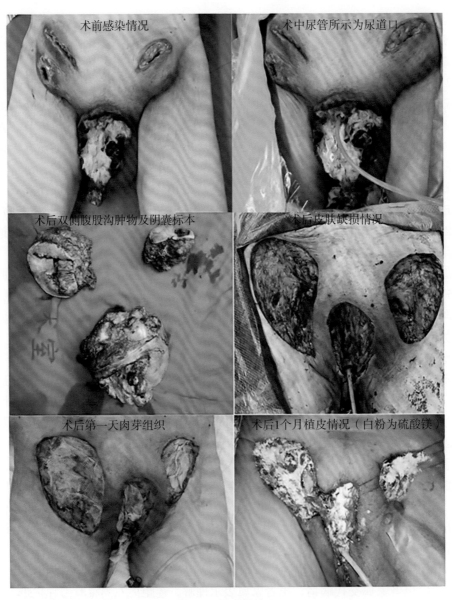

图7-4 围术期情况

【预后】

术后1个月腹股沟区可见皮肤生长。术后患者经过抗感染、补充白蛋白等治疗恢复尚可。但患者在术后6个月后因肺转移在家病逝。

【经验与体会】

1. 阴茎癌是一种相对少见的恶性肿瘤，全球每年新发 4000 例左右，占男性所有恶性肿瘤的 0.5% 左右，中国阴茎癌发病率约为每年 0.61/10 万。阴茎癌的危险因素主要有：包皮垢的长期刺激、包皮过长、包茎、不良卫生习惯和病毒感染等。鳞状细胞癌是阴茎癌最常见的病理类型，占总体的 95% 左右。阴茎癌最常见于龟头、包皮和冠状沟。阴茎癌的诊断主要依靠病理活体组织检查，应用 CT、MRI 和超声来明确分期、范围和转移情况。

2. 晚期阴茎癌的治疗方式：主要有手术治疗、放疗、化疗和综合治疗等方式。T4 期以上需要行阴茎根治性切除术和尿道外口重建术。腹股沟淋巴结有 2 个以上转移或淋巴结腺外浸润的情况，建议行同侧或双侧盆腔淋巴结清扫。而远处转移则需要化疗，但多种化疗方案的疗效均无较高等级推荐，且不良反应较多而疗效不明显。淋巴结转移患者 5 年生存率为 50% ~ 100%，而当出现盆腔淋巴结转移及周围淋巴结转移时，5 年生存率为 0% ~ 5%。

3. 该病例特点：术中双侧腹股沟淋巴结与股动脉和静脉粘连较重，顺血管鞘层次游离，完整切除腹股沟转移淋巴结。放化疗科均认为患者感染太重以至于无法放化疗，因此唯一能延长生命的方法即手术治疗。

【小结】

晚期阴茎癌的治疗方式主要有手术治疗、放疗、化疗和综合治疗等方式，但因为掺杂感染因素，治疗时需要进行个体化选择。

（叶剑飞　刘余庆 编；马潞林 审）

》参考文献

[1] Pettaway CA，Crook JM，Pagliaro CP．Tumors of the penis．In：Wein AJ，Kavoussi L，Novick AC，et al．Campbell-Walsh Urology [M]．11th edition．Philadelphia：Saunders，2016：846-849．

[2] Mobilio G，Ficarra V．Genital treatment of penile carcinoma [J]．Curr Opin Urol，2001，11：299-304．

[3] Siegel R，Naishadham D，Jemal A．Cancer statistics，2013 [J]．CA Cancer J Clin，2013，63：11-30．

[4] Ferlay J，Ervik M，Lam F，et al．Global Cancer Observatory：Cancer Today．Lyon，France：International Agency for Research on Cancer．Available from：https：//gco.iarc.fr/today，accessed [29 March 2019]．

第四节　复发性睾丸横纹肌肉瘤一例

导读

睾丸横纹肌肉瘤在睾丸肿瘤中较为罕见，在国内外文献中多为个案报道，但其发病年龄偏小而恶性度很高，极易复发，预后很差。因此本文介绍一例复发性睾丸横纹肌肉瘤患者的诊疗经过以提高对该病的认识和诊疗水平。

【病例简介】

患者男性，14 岁，主因"发现左侧睾丸肿物 1 月余，肿物突然增大 5 天"就诊。

患者自述 1 个月前自行发现左侧阴囊较右侧稍大，未经特殊治疗，5 天前左侧睾丸肿物突然增大，伴有间断性疼痛，6 月 15 日至当地医院就诊，行 B 超检查示：左侧阴囊内实性肿物。CT 平扫示：左侧睾丸占位性病变，恶性可能性大并侵及同侧精索。患者为进一步治疗于 2013 年 6 月入我院。以"左睾丸肿物"收入院，患者自发病以来一般情况好，精神佳，食欲好，睡眠好，二便正常，体重无明显改变。

既往史：否认肝炎、结核、疟疾病史，否认高血压、心脏病史，否认糖尿病、脑血管疾病、精神疾病史，否认外伤、输血史，否认食物、药物过敏史。无化学性物质、放射性物质、有毒物质接触史，无吸毒史，否认吸烟。无家族史。

体格检查：T 36.5 ℃，P 72 次 / 分，R 18 次 / 分，BP 120/80 mmHg。阴茎发育正常，右侧阴囊较小，左侧阴囊肿大，大小约 12 cm×9 cm×8 cm，阴囊表皮张力较高，肿物质中，轻压痛，活动度较差。

影像学检查：超声（图 7-5）：左侧附睾不规则增大，性质待定，肿瘤不除外；左侧睾丸鞘膜积液。增强 CT（图 7-6）：左侧睾丸占位性病变，大小约 88 mm×80 mm×124 mm，实性成分密度不均匀，增强扫描明显不均匀强化。考虑生殖细胞性肿瘤。双侧腹股沟及髂外血管旁淋巴结转移（？）。血清甲胎蛋白 1.3 ng/ml（正常）；人绒毛膜促性腺激素 0.27 mIU/ml（正常）。

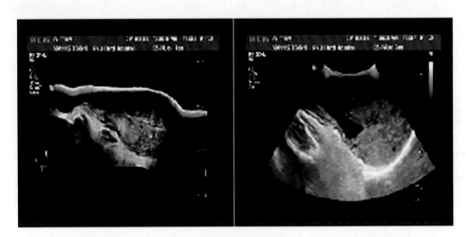

图 7-5 患者的超声图像

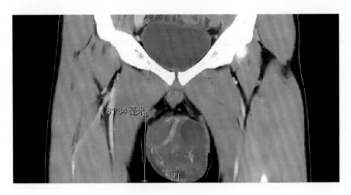

图 7-6 患者的 CT

【临床决策分析】

诊断：患者为青少年，隐匿起病。超声提示左侧附睾不规则增大。增强 CT 提示左侧睾丸肿物大小约 88 mm×80 mm×124 mm，实性成分，密度不均匀，增强扫描明显不均匀强化。血清睾丸肿瘤标记物未见异常。常见的睾丸肿瘤主要分为睾丸生殖细胞瘤和非生殖细胞瘤两大类，而睾丸肿瘤约 95% 为生殖细胞肿瘤。但精原细胞瘤好发于 31 ～ 40 岁，且精原细胞瘤的影像学表现一般为边界清楚的较为均匀的实性，少有坏死、出血及钙化等改变，故考虑精原细胞瘤的可能性小。患者为青春期睾丸肿瘤，首先考虑生殖细胞肿瘤中的非精原细胞瘤的可能性大。结合患者血清睾丸肿瘤标记物未见异常，一般而言，卵黄囊瘤的患者血清 AFP 几乎 100% 会升高，70% 的胚胎癌患者血清 AFP 会升高，50% 血清 HCG 会升高，约 50% 的恶性畸胎瘤患者血清 AFP 会升高，而几乎 100% 的绒毛膜癌患者血清 HCG 会升高。但血清标志物不升高不能排除上述肿瘤。初步判定考虑可能是混合性非精原细胞瘤。

进一步明确诊断有三种方式：穿刺活检、睾丸部分切除或睾丸根治性切除术。因为睾丸穿刺术容易导致恶性肿瘤针道转移，且获取组织量少，不作为推荐方式；而经腹股沟切口探查行睾丸部分切除术一般适合于肿瘤体积小、肿瘤占睾丸体积小于 30% 的情况，术中需阻断精索血运后送快速冰冻病理以明确诊断，手术时间长且仍然存在石蜡病理与冰冻病理不一致的情况，甚至有二次行睾丸根治性切除术的可能；睾丸根治性切除术的治疗效果彻底且手术打击小。

治疗：最后选择左睾丸根治性切除并尽可能将内环口以下的精索完全切除，根据病理结果选择下一步治疗方案。如果病理提示精原细胞瘤，则行腹膜后放疗；如果病理结果提示为淋巴瘤等肿瘤，建议全身化疗；如果病理结果提示非精原细胞瘤等其他类型肿瘤，则需要根据情况行腹膜后淋巴结清扫或综合治疗。左侧睾丸巨大肿瘤且伴有腹股沟淋巴结和盆腔淋巴结肿大，不除外恶性肿瘤转移可能。向患者及家属交代相关风险，睾丸切除后有可能出现睾丸功能障碍、睾酮水平低下及继发勃起功能障碍、不育等可能，严重者需长期服药替代治疗。患者及家属表示理解并强烈要求行左侧睾丸肿瘤根治术。

【治疗过程】

麻醉满意后，患者取平卧位，常规消毒铺单。取左侧腹股沟斜切口约 6 cm。依层次切开皮肤、皮下组织、外斜肌腱膜，保护好髂腹股沟神经和髂腹下神经，显露腹股沟管，切开提睾肌，游离精索，近端结扎。于腹股沟内环处分离出左侧输精管后断扎，近心端双重结扎，断面电灼，用大血管钳分 3 次将左侧精索血管断扎。锐性分离远端精索和输精管，避免伤及鞘膜和肿瘤，在无挤压情况下将阴囊内容物拉出切口外。用蒸馏水及盐水冲洗伤口，查无明显出血后，清点纱布、器械无误，依层次关闭切口。手术顺利，出血量 3 ml。

病理结果显示：（左睾丸）符合胚胎性横纹肌肉瘤，肿瘤大小约为 10.5 cm×7 cm×5 cm，未见明确脉管内瘤栓及神经侵犯，睾丸及附睾实质内未见肿瘤浸润，输精管断端未见肿瘤。免疫组化：Desmin（部分 +），MyoD1（少数弱 +），Myogenin（部分 +），Myosin（平滑肌）（−），S-100（−），SMA（−），Myosin（骨骼肌）（−）。

根据术前临床决策，3 周后行腹腔镜下腹膜后淋巴结清扫术。术中情况如下：麻醉后，患者取右侧卧位，躯体后仰，常规消毒铺巾。做脐左侧缘弧形小切口，依次切开皮肤、皮下、腹直肌前鞘，拉开腹直肌，打开腹直肌后鞘和腹膜，放入 11 mm Trocar，然后分别于左侧腹直肌旁肋缘下、腹直肌旁平脐水平、腹直肌旁肚脐下 4 cm 水平穿刺放入 Trocar，气腹压维持在 12 mmHg，分别置入腹腔镜器械操作。首先打开降结肠旁沟，将结肠翻向内侧，游离脂肪组织，找到左侧输尿管并加以保护，然后顺输尿管向上游离至肾门，找到肾动脉和肾静脉。首先将输尿管内侧与腹主动脉之间的淋巴脂肪组织清除，向上到达肾门，向下到达髂总动脉。然后游离生殖腺静脉，向上至肾静脉，向下至内环口，将生殖腺静脉和周围的脂肪淋巴组织清除干净。游离出腹主动脉，将腹主动脉表面以及腹主动脉与下腔静脉之间的脂肪淋巴组织清除，向上到达肾门，向下到达髂总动脉。游离过程中注意保护输尿管和肾门血管以及腹主动脉。淋巴组织清除结束后，仔细检查并确切止血，创面喷洒医用胶并留置可吸收止血纱布，留置腹腔引流管，清点纱布、器械无误，依次关闭各个切口，手术结束。手术顺利，出血量 20 ml。

术后病理结果显示左腔静脉主动脉之间 0/1，左主动脉旁 0/7，左髂总旁 0/1，余均未见转移肿瘤。

【预后】

左侧睾丸根治术后 17 个月发现左阴囊内肿物及皮肤肿物，行肿物局部切除后结果提示横纹肌肉瘤复发。左侧睾丸根治术后 41 个月，发现左髂窝肿物，手术将肿物切除后提示横纹肌肉瘤复发。左睾丸根治术后 52 个月时常规复查发现腹腔内肿物，行增强 CT 提示腹腔内转移瘤合并出血，病变较前明显进展，周围结构受累。考虑腹腔广泛转移，腹盆腔积液、积血。患者及家属放弃进一步治疗后在当地医院予以对症支持营养治疗，最终于睾丸根治性切除术后 55 个月后死于全身转移。

【经验与体会】

1. 因为报道病例少，睾丸横纹肌肉瘤相对罕见，约占睾丸肿瘤的 3%，本组为 2.4%，和其他文献报道类似。睾丸横纹肌肉瘤发病年龄偏小，平均年龄在 21 岁左右，肿瘤发现时已经较大，平均直径约 12 cm，临床表现为睾丸无痛性肿块。超声仍然是睾丸肿瘤的首选方法，表现为形状不规则、边界模糊的较大的无回声或低回声肿物，血清肿瘤标记物一般不升高。

2. 临床诊断比较困难：横纹肌肉瘤主要依靠病理诊断。病理上一般分为胚胎型、腺泡型、多形型和梭形细胞型。目前睾丸横纹肌肉瘤的起源仍不太清楚，可能与畸胎瘤或睾丸样原始生殖细胞的过度生长有关或肿瘤组织起源于组织发生早期移位的胚胎性肌组织。病理大体可见肿瘤切面呈灰白色，质地偏软，可呈鱼肉样，一般较少坏死。睾丸内以胚胎型多见。镜下肿瘤细胞形态与其分化程度密切相关。分化较原始的肿瘤细胞大小较为一致，细胞胞质较少，核小，核分裂象多见；分化较好的肿瘤细胞与横纹肌母细胞类似，大小、形态多种多样，具有丰富的胞质，核分裂象多见。

3. 治疗方法：推荐睾丸横纹肌肉瘤的患者行睾丸根治性切除术合并腹膜后淋巴结清扫术，术后辅助化疗。如果术后局部复发或局限转移，可行局部再次切除合并补救性放疗。临床上常用的化疗方案为 VAC 方案，即长春新碱、表柔比星和环磷酰胺。成人横纹肌肉瘤预后较差，多数 2 年内复发或转移。

【小结】

睾丸横纹肌肉瘤患者预后较差，多数在 2 年内复发。睾丸横纹肌肉瘤患者推荐行睾丸根治性切除术合并腹膜后淋巴结清扫术联合术后辅助化疗等综合治疗，患者还可以获得较长时间的生存。

（叶剑飞 编；马潞林 审）

参考文献

[1] 孙光等，那彦群，叶章群，等．2014 版中国泌尿外科疾病诊断治疗指南 [M]．北京：人民卫生出版社，2014：90-114.

[2] Motzer RJ, Jonasch E, Agarwal N, et al. Testicular Cancer, Version 2.2015 [J]. J Natl Compr Canc Netw, 2015, 13 (6): 772-799.

[3] Albers P, Albrecht W, Algaba F, et al. Guidelines on Testicular Cancer: 2015 Update [J]. Eur Urol, 2015, 68 (6): 1054-1068.

[4] Korski K, Breborowicz D, Filas V, et al. A case of primary testicular germ cell tumor with rhabdomyosarcoma metastases as an example of applying the FISH method to diagnostic pathology [J]. APMIS, 2007, 115 (11): 1296-1301.

[5] Erbay ME, Tarhan F, Barisik NO, et al. A case of testicular rhabdomyosarcoma [J]. Int Urol Nephrol, 2004, 36 (1): 73-75.

[6] Gow KW, Murphy JR, Wu JK, et al. Metastatic testicular rhabdomyosarcoma--a report of two cases [J]. J Pediatr Surg, 2003, 38 (8): E1-E3.

[7] Liu ZW, Zhang XQ, Hou GL, et al. Primary adult intratesticular rhabdomyosarcoma: results of the treatment of six cases [J]. Int J Urol, 2011, 18 (2): 171-174.

[8] 湛海伦, 周祥福, 王德娟, 等. 成人睾丸旁横纹肌肉瘤一例报道并文献复习 [J]. 中华临床医师杂志 (电子版), 2011, 7: 2092-2095.

[9] 李瑞晓, 马建军, 唐启胜, 等. 原发性睾丸内横纹肌肉瘤的诊治体会 [J]. 中华男科学杂志, 2014, 7: 666-668.

[10] Kelly B, Lundon D, Rowaiye B, et al. Embryonal rhabdomyosarcoma of the testis [J]. Can Urol Assoc J, 2011, 5 (1): E7-E10.

第五节　睾丸旁脂肪肉瘤一例

导读

　　原发性睾丸旁脂肪肉瘤较为罕见, 且在术前容易误诊, 常常需要手术及病理来明确诊断。本节介绍一例原发性睾丸旁脂肪肉瘤的诊疗过程, 回顾该病发展和诊疗过程, 以提高对该病的认识。

【病例简介】

　　患者男性, 84岁, 主因"发现左侧睾丸肿大4月余, 加重2个月"就诊。患者于4个月前发现左侧睾丸肿大、变硬、有压痛。行腹股沟B超提示双侧腹股沟区未见疝囊形成, 左侧睾丸体积增大、回声增强, 左侧阴囊内异常回声, 建议进一步检查, 未予治疗。2个月来患者左侧睾丸肿大明显, 质地硬, 有压痛。无发热。血清学化验提示甲胎蛋白3.26 ng/ml; 乳酸脱氢酶174.0 U/L; 人绒毛膜促性腺激素 (T-βHCG) 0.99 mIU/ml。为做手术治疗于2019年2月入院。患者自发病以来饮食、睡眠欠佳, 二便无异常, 体重无变化。

　　既往史: 既往心律失常、阵发性房性心动过速、房性期前收缩, 行心律失常射频消融术; 高血压; 胃大部切除术后; 前列腺增生。否认肝炎、结核、疟疾病史, 否认糖尿病、脑血管疾病、精神疾病史, 否认外伤、输血史, 否认食物、药物过敏史。无化学性物质、放射性物质、有毒物质接触史, 无吸毒史, 否认吸烟。无家族史。

　　体格检查: 一般状况可, 双肾区无叩痛。未及腹部或腰部包块。T 36.6℃, P 76次/分, R 18次/分, BP 135/75 mmHg。左侧阴囊肿大明显, 大小约9 cm×7 cm×5 cm。质地硬, 活动度略差, 触之有压痛, 平卧肿物不缩小。

　　影像学检查: 腹股沟超声 (2018年12月) (图7-7): 双侧腹股沟区未见疝囊形成, 左侧睾丸体积增大、回声增强, 左侧阴囊内异常回声, 建议进一步检查。睾丸增强CT (2019年2月) (图7-8): 左侧睾丸及阴囊体积明显增大, 其内见囊状混杂密度影, 范围6.4 cm×8.3 cm×8.2 cm, 考虑恶性, 脂肪肉瘤 (?)。血清学检查 (2019年1月): 甲胎蛋白3.26 ng/ml; 乳酸脱氢酶174.0 U/L; 人绒毛膜促性腺激素 (T-βHCG) 0.99 mIU/ml。睾丸MRI (图7-9): 左侧睾丸体积增大, 大小约5.3 cm×4.7 cm×4.0 cm, 信号混杂, T1呈高信号, 压脂呈低信号。

【临床决策分析】

　　诊断: 患者男性, 84岁, 隐匿起病。主因发现左侧睾丸肿大4月余、加重2个月入院。体检左侧阴囊肿大, 9 cm×7 cm×5 cm, 质地硬, 活动度略差, 触之有压痛, 平卧肿物不缩小。增

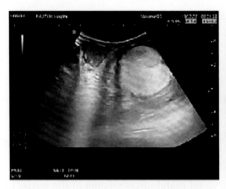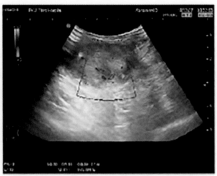

图 7-7 患者的超声

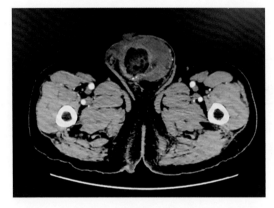

图 7-8 患者的增强 CT

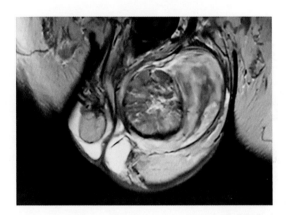

图 7-9 患者的 MRI（T2WI）

强 CT 提示左侧睾丸及阴囊体积明显增大，其内见囊状混杂密度影，范围 6.4 cm×8.3 cm×8.2 cm。血清睾丸肿瘤标志物正常，考虑脂肪肉瘤可能性大。DWI 呈低信号。左侧阴囊内可见片状混杂信号影，部分压脂呈低信号，部分 DWI 呈高信号，阴囊壁增厚。影像诊断：左侧睾丸及阴囊内占位，脂肪肉瘤（？）。

　　可以利用以下 3 种方式来进一步明确诊断：穿刺活检、睾丸部分切除或睾丸根治性切除术。因为睾丸穿刺术容易导致恶性肿瘤针道转移，且获取组织量少，不作为推荐方式；而经腹股沟切口探查行睾丸部分切除术需阻断精索血运后送快速冰冻病理以明确，手术时间长，且仍然存在石蜡病理与冰冻病理不一致的情况，甚至有二次行睾丸根治性切除术的可能；睾丸根治性切除术的治疗效果彻底且手术打击小。

　　治疗：由于脂肪肉瘤多中心起源的特征，术后肿瘤常复发，因此推荐的治疗是根治性睾丸切除术。结合患者高龄且合并心律失常、阵发性房性心动过速、房性期前收缩、心律失常射频消融术后、高血压、胃大部切除术后和前列腺增生等疾病，与患者及家属沟通后要求直接行睾丸根治性切除术，术后根据病理结果选择下一步治疗方式。患者及家属表示理解。

【治疗过程】

　　麻醉满意后，患者取平卧位，常规消毒铺单。取左侧腹股沟斜切口约 5 cm。依层次切开皮肤、皮下组织、外斜肌腱膜，保护好髂腹股沟神经和髂腹下神经，显露腹股沟管，切开提睾肌，游离精索，近端结扎。于腹股沟内环处分离出左侧输精管后断扎，近心端双重结扎，断面电烧，用大血管钳分 3 次将左侧精索血管断扎。锐性分离远端精索和输精管，避免伤及鞘膜和肿瘤，在无挤压情况下将阴囊内容物拉出切口外。蒸馏水及盐水冲洗伤口，查无明显出血后，留置橡皮引流，清点纱布、器械无误，依层次关闭切口。手术顺利，出血 10 ml。

　　病理结果显示：左睾丸旁脂肪肉瘤，肿物大小 12 cm×10 cm×4 cm，可见灶状坏死，高分化脂肪肉瘤。肿瘤未侵及睾丸实质及附睾，精索断端未见肿瘤。

【预后】

患者规律复查超声，随访至术后 3 年未见复发或转移。

【经验与体会】

1. 脂肪肉瘤是一种恶性间充质肿瘤，是来源于中胚层的恶性肿瘤，可见于任何含脂肪成分的部位，尤其是四肢，但少见于睾丸旁。

2. 误诊原因：脂肪肉瘤的临床诊断不容易，在超声下脂肪肉瘤仅表现为睾丸体积增大、回声增强。在 CT 中可表现为极低密度值，增强时可有不均匀强化，但不容易区分良恶性肿物。MRI 能更好地判断出肿瘤的性质和成分，怀疑脂肪肉瘤的患者应常规进行以明确肿瘤的性质。

3. 目前暂无标准治疗方法：一般认为手术仍是治疗该病的主要方法。推荐行根治性睾丸切除术。一般不建议行腹膜后淋巴结清扫术，除非 CT 或 MRI 等影像学提示腹膜后淋巴结高度怀疑转移。术中应将精索切除到内环口的位置，术后根据切缘情况决定下一步治疗方式，如果切缘阳性，可辅助放疗或行腹膜后淋巴结清扫术。

4. 本病预后较差：由于脂肪肉瘤多中心起源的特征，术后肿瘤常复发。肿瘤复发时也常常先形成假包膜，肿瘤细胞侵透假包膜后进而侵犯周围组织。对于复发性睾丸旁脂肪肉瘤的治疗方式仍然是手术。目前没有证据表明脂肪肉瘤对放疗、化疗免疫治疗敏感，因此，患者术后一般不进行辅助治疗。

【小结】

睾丸旁脂肪肉瘤很少见，目前缺乏统一的治疗标准，应根据情况制定个体化治疗方式，但仍以手术为主，推荐行高位的睾丸根治性切除术，术后根据切缘情况决定下一步治疗方式。

（叶剑飞 编；马潞林 审）

参考文献

[1] Thway K. Well-differentiated liposarcoma and dedifferentiated liposarcoma：An updated review [J]. Semin Diagn Pathol，2019，36（2）：112-121.

[2] Taguchi S，Kume H，Fukuhara H，et al. Symptoms at diagnosis as independent prognostic factors in retroperitoneal liposarcoma [J]. Mol Clin Oncol，2016，4（2）：255-260.

[3] Demirci U，Buyukberber S，Cakir A，et al. Synchronous testicular liposarcoma and prostate adenocarcinoma：a case report [J]. Cases J，2010，3：27.

第六节　睾丸淋巴瘤一例

导读

原发性睾丸淋巴瘤较少见，占睾丸肿瘤的 1% ~ 5%，老年患者多见。临床医生对本病的认识相对不足而容易导致误诊。我们介绍一例睾丸淋巴瘤的诊疗过程，回顾该患者的诊疗过程，以提高对该病的认识。

【病例简介】

患者男性，62 岁，主因"左侧阴囊肿胀 1 年余，B 超发现左侧睾丸占位性病变 6 个月"就诊。

1年前无明显原因出现左侧阴囊肿大伴坠胀不适，无发热、畏寒，无腹痛腹胀、恶心呕吐等不适，当时未予重视；3个月前患者自觉左侧阴囊较前明显肿大，伴行走不适，影响日常活动，遂就诊于当地医院完善B超，提示左侧睾丸内低回声包块，考虑"左侧睾丸占位性病变"收住院。CTU提示：左侧睾丸增大并密度不均，考虑占位。住院期间完善相关术前检查，因冠心病PCI术暂停睾丸手术治疗，出院后规律双重抗血小板药物治疗3个月，后心内科评估，为行手术可暂停双重抗血小板药物治疗，改为低分子量肝素桥接治疗，外院规律治疗1周后就诊于我科。患者为行进一步手术治疗于2019年11月入我院。近1个月无发热、寒战，无明显尿频、尿急、尿痛，无咳嗽、咳痰，无皮疹等症状。自发病以来精神可，饮食可，睡眠可，小便同前，大便无异常，体重无明显变化。

既往史：高血压病史10余年，血压最高190/100 mmHg，目前服用厄贝沙坦氢氯噻嗪片，血压控制在150/80 mmHg；2型糖尿病10年，现注射诺和灵30R早22 U、晚22 U，餐后血糖控制在14 mmol/L；脑血栓病史10年，现遗留左侧肢体无力等后遗症，近1个月诉左上肢酸胀不适；诊断颈椎病3年。服用中药治疗，效果不佳。发现冠心病5月余，无明显胸痛不适发作，外院于5月余前行冠脉CT发现冠状动脉粥样硬化性改变伴单支病变，冠脉造影评估发现RCA严重狭窄（90%～99%），置入两枚支架，目前规律服用拜阿司匹林、氯吡格雷、阿托伐他汀等冠心病二级预防用药。

体格检查：T 36.4 ℃，P 60次/分，R 20次/分，BP 155/91 mmHg。腹软无压痛，双肾区无膨隆，无压痛、叩痛，双侧输尿管走行区无压痛，耻骨上膀胱区无压痛，阴茎发育正常，左侧睾丸明显肿大，约7 cm×6 cm大小，质硬，边界清楚，无明显压痛，透光试验阴性，右侧阴囊、睾丸、附睾未触及明显异常。

影像学检查：超声（2019年9月）（图7-10）：左侧睾丸内实性包块，精原细胞瘤可能。超声心动图检查（2019年10月）：左房增大，主动脉瓣瓣膜增厚，左室舒张功能减退，LVEF 77%。冠状动脉钙化积分CT（2019年10月）（图7-11）：103 HU（钙化基准值130 HU）。增强CTU：左睾丸占位，7.3 cm×4.5 cm，其内可见囊实性肿物，可见明显不均匀强化，内可见不强化液化坏死区，考虑恶性；腹膜后淋巴结肿大，转移可能。血清学化验：甲胎蛋白2.12 ng/ml（正常）；人绒毛膜促性腺激素（T-βHCG）0.25 mIU/ml（正常）；乳酸脱氢酶196 U/L（正常）。全身（躯干＋脑）PET-CT肿瘤显像（根治术后）（图7-12）：腹膜后肿大淋巴结，代谢增高，考虑淋巴瘤累及，建议治疗后复查。右侧盆壁代谢增高淋巴结，倾向炎性可能大，随诊。左侧睾丸切除术后改变。左肺上叶尖后段磨玻璃影，双肺多发斑片影，代谢不高，考虑良性。双侧放射冠区、基底节区陈旧性脑梗死。右侧小脑局部缺血灶（？），右侧大脑、左侧小脑代谢减低。局部胃壁及乙状结肠多节段代谢增高，倾向生理性摄取，必要时内镜检查以除外病变。双侧颈部及锁骨上区小淋巴结，代谢不高，考虑良性。

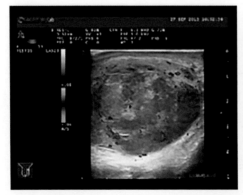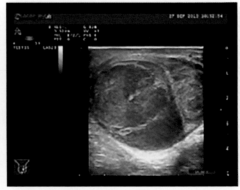

图7-10　患者的超声图像

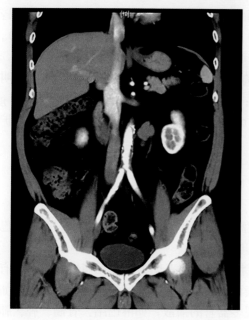

图 7-11　CT 提示腹膜后巨大淋巴结肿大

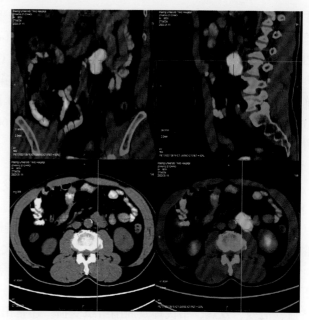

图 7-12　PET-CT 提示多发明显肿大的腹膜后淋巴结，摄取增高

【临床决策分析】

诊断：该患者左睾丸占位为囊实性肿物，可见明显不均匀强化，内可见不强化液化坏死区，而精原细胞瘤的表现一般为边界清楚的较为均匀的实性，少有坏死、出血及钙化等改变，故考虑非精原细胞瘤的可能性大。总体来说，非精原细胞瘤中约有 90% 会出现一种或两种血清肿瘤标志物的升高，考虑患者腹膜后淋巴结肿大明显，不除外非生殖细胞肿瘤如淋巴瘤等情况。基于不同肿瘤对手术或放化疗的敏感程度不一样，我们需要先获得睾丸肿瘤的性质，再决定下一步如何处理腹膜后淋巴结肿大的问题。因为经阴囊穿刺活检的局部复发率明显升高，故泌尿外科诊疗指南不认可穿刺活检，需要根据具体情况决定手术时机和方式。

患者 3 个月前因冠心病 PCI 术暂停睾丸手术治疗，出院后规律双重抗血小板药物治疗 3 个月，后心内科评估为行手术可暂停双重抗血小板药物治疗，改为低分子量肝素桥接治疗，外院规律治疗 1 周后手术时机成熟。

治疗：考虑患者年龄较大，无生育或性功能要求，合并冠状动脉粥样硬化性心脏病、冠状动脉支架置入术后状态、高血压 3 级（极高危）、2 型糖尿病、脑梗死史和双肺结节等疾病，与患者及家属沟通后要求行睾丸根治性切除术。

术后根据病理决定下一步腹膜后淋巴结肿大的治疗方案：如果术后病理提示为精原细胞瘤，因为精原细胞瘤对放疗很敏感，术后推荐行腹膜后放疗；如果术后病理为非精原细胞瘤或混合性生殖细胞瘤，则根据情况需要行腹膜后淋巴结清扫术；如果术后病理提示为淋巴瘤，则根据具体类型行全身化疗。

【治疗过程】

麻醉满意后，患者取平卧位，常规消毒铺单。取左侧腹股沟斜切口约 4 cm。依层次切开皮肤、皮下组织、外斜肌腱膜，保护好髂腹股沟神经和髂腹下神经，显露腹股沟管，切开提睾肌，游离精索，近端结扎。于腹股沟内环处，分离出左侧输精管后断扎，近心端双重结扎，断面电烧，用大血管钳分 3 次将左侧精索血管断扎。锐性分离远端精索和输精管，避免伤及鞘膜和肿瘤，在无挤压情况下将阴囊内容物拉出切口外。蒸馏水及盐水冲洗伤口，查无明显出血后，留置橡皮引流。清点纱布、器械无误，依层次关闭切口。手术顺利，出血 2 ml。

术后病理结果提示：（左睾丸肿物）睾丸非霍奇金淋巴瘤，WHO 分类：弥漫大 B 细胞淋巴瘤，非特指型。非 GCB 细胞起源（Hans 模型）。细胞增殖活跃，CD20 弥漫强表达。分子病理结果：原位杂交 -EBV-EBER （−）。免疫组化结果：CD20 （+），PAX-5 （+），CD3 （−），Ki-67 （70%+），CD10 （−），MUM1 （+），C-MYC （10%+），CD19 （+），BCL2 （60%+），BCL6 （40%+）。

术后 2 个月于血液内科评估全身情况，患者非霍奇金淋巴瘤、弥漫大 B 细胞淋巴瘤诊断明确，排除禁忌证后 R-COPE 化疗治疗，具体方案如下：利妥昔单抗 600 mg d0，环磷酰胺 1.0 g d1，长春新碱 2 mg d1，VP16 60 mg d1，甲泼尼龙 60 mg d1 ～ d5，辅以碱化、水化、保肝、护胃治疗，化疗过程顺利，患者未诉不适。

【预后】

于睾丸根治术后随访 3 年，未见明显扩散或复发，肿瘤控制良好。

【经验与体会】

1. 睾丸淋巴瘤是一种罕见的恶性淋巴瘤，侵袭性高，常累及附睾和精索等组织。睾丸淋巴瘤几乎都是非霍奇金淋巴瘤，最常见的类型是弥漫大细胞淋巴瘤。

2. 误诊原因：睾丸淋巴瘤的患者常常无特异性症状，大多数表现为睾丸无痛性肿大，伴有下坠感，少数伴有疼痛的感觉。患侧睾丸质地坚硬，表面似有结节。晚期容易出现全身症状，如贫血、消瘦、发热、韦氏环及周围组织受损。还常出现多器官的播散，如淋巴结、骨髓、脾、肺部和中枢神经系统。所以睾丸淋巴瘤容易误诊为精原细胞瘤，误诊率可高达 1/3。超声不容易区分，但增强 CT 较容易分辨且可更好地评估腹膜后的情况。

3. 对于睾丸淋巴瘤的治疗暂无标准化的推荐治疗：有效的治疗方式主要是经腹股沟切口的睾丸根治性切除术，不仅可以获得较明确的病理结果，而且少部分局限性的睾丸淋巴瘤可以通过单纯的经腹股沟切口的睾丸根治性切除术获得长期控制。除睾丸根治性切除术外，辅助以全身化疗、预防中枢神经系统鞘内注射和对侧睾丸放疗等综合治疗方法。化疗前需要评估全身情况（PET-CT），国际结外淋巴瘤工作组推荐用含利妥昔单抗的方案（B 系淋巴瘤）联合甲氨蝶呤鞘内注射以及对侧睾丸放疗的治疗原则，以减低对侧睾丸、中枢神经系统的复发，提高总生存率。

4. 原发性睾丸淋巴瘤预后较差：5 年生存率为 16% ～ 50%，中位存活时间为 12 ～ 24 个月。

【小结】

睾丸淋巴瘤的诊断较为困难，治疗尚无标准化治疗方案，需要根据个体的差异选择最合适的治疗方案。

（叶剑飞 编；马潞林 审）

参考文献

[1] Cheah CY，Wirth A，Seymour JF．Primary testicular lymphoma [J]．Blood，2014，123 （4）：486.

[2] Kemal Y，Teker F，Demirag G，et al．Primary testicular lymphoma：a single center experience [J]．Exp Oncol，2015，37 （3）：223.

[3] Kim J，Yoon DH，Park I，et al．Treatment of primary testicular diffuse large B cell lymphoma without prophylactic intrathecal chemotherapy：a single center experience [J]．Blood Res，2014，49 （3）：170.

[4] Mihaljevic B，Vukovic V，Smlijanic M，et al．Single-center experiment in the treatment of primary testicular lymphoma [J]．Oncol Res Treat，2014，37 （5）：239.

第七节 睾丸间皮瘤行睾丸部分切除术一例

导读

睾丸肿瘤的发生率相对较低，其中恶性占绝大多数，因此治疗睾丸肿瘤的主要方式是根治性睾丸切除术。睾丸间皮瘤是较罕见的睾丸良性肿瘤，且易误诊为恶性肿瘤而切除器官。本文旨在探讨睾丸间皮瘤的临床特征及其治疗方式。

【病例简介】

患者男性，27 岁，主因"发现左侧睾丸肿物 2 月余"于 2019 年 3 月入院。

患者于 2 月余前体检发现左侧睾丸占位，B 超提示：双侧睾丸体积小，左侧睾丸周围钙化，左侧睾丸头侧囊实性肿物，考虑占位性病变可能。后就诊于我科门诊，门诊行盆腔 MRI 平扫：双侧睾丸形态异常，左侧睾丸及附睾异常信号，性质待定。精囊腺发育异常（？），盆腔少量积液。患者未感疼痛，无明显肿胀，无坠胀感，不影响活动。不影响性生活，无发热，今日为进一步治疗收入院，发病以来饮食、睡眠可，体重无明显下降。

既往史：否认肝炎、结核、疟疾病史，否认高血压、心脏病史，否认糖尿病、脑血管疾病、精神疾病史，否认外伤、输血史，否认食物、药物过敏史。久居本地，无疫区、疫情、疫水接触史，无牧区、矿山、高氟区、低碘区居住史。无化学性物质、放射性物质、有毒物质接触史，无吸毒史，否认吸烟。无家族史。

体格检查：T 36.4℃，P 76 次 / 分，R 18 次 / 分，BP 122/73 mmHg。双侧腰部无明显包块肿物，双肾区无叩痛，腹软无明显压痛、反跳痛，左侧睾丸上部可及包块，大小约 2 cm×1 cm×2 cm，无明显压痛。

辅助检查：2019 年 1 月 B 超声（图 7-13）：双侧睾丸体积小，左侧睾丸周围钙化，左侧睾丸头侧囊实性肿物，考虑占位性病变可能。2019 年 3 月盆腔 MRI 平扫（图 7-14）：双侧睾丸形态异常，左侧睾丸及附睾异常信号，性质待定。精囊腺发育异常（？），盆腔少量积液。2019 年 1 月甲胎蛋白 1.59 ng/ml，人绒毛膜促性腺激素（T-βHCG）0.62 mIU/ml，垂体泌乳素 10.4 ng/ml，卵泡生成素 40.8 mIU/ml，促黄体生成素 21.6 mIU/ml，雌二醇 133.0 pmol/L，睾酮 1.59 nmol/L。

初步诊断：左侧睾丸恶性肿瘤待排，双侧睾丸发育不良。

【临床决策分析】

因为患者处于育龄期，双侧睾丸体积小，左侧睾丸周围钙化，左侧睾丸头侧囊实性肿物，考虑占位性病变可能。与患者及家属沟通后强烈要求保留睾丸，要求左侧睾丸部分切除，接受睾丸肿瘤根治术可能的风险。向患者及家属交代相关风险，术中送快速冰冻，根据冰冻结果决定手术

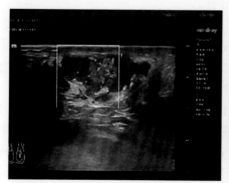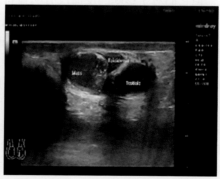

图 7-13 患者的超声图像

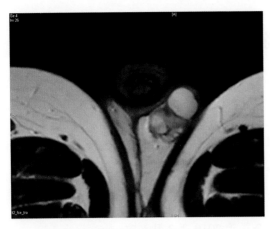

图 7-14 患者的 MRI 图像（T2WI）

方式及切除范围，如冰冻结果与最终病理结果不符，以最终病理结果为准，有再次手术可能。病理检查结果若为恶性，可能需以后行腹腔淋巴结清扫手术。睾丸切除后有睾丸功能障碍、睾酮水平低下及继发勃起功能障碍、不育等可能，严重的需长期服药替代治疗。术中轻柔操作，避免损伤邻近的组织器官，术中严密缝合确切止血，术后密切监护。患者及家属表示理解。

【治疗过程】

麻醉满意后，患者取平卧位，常规消毒铺单。取右侧腹股沟斜切口约 3 cm。依层次切开皮肤、皮下组织、外斜肌腱膜，保护好髂腹股沟神经和髂腹下神经，显露腹股沟管，切开提睾肌，游离精索，近端用橡皮筋临时阻断。于腹股沟内环处，在无挤压情况下将阴囊内容物拉出切口外。打开鞘膜后，可见睾丸明显缩小，质地软，肿瘤位于睾丸头部，与睾丸白膜及附睾被膜粘连紧密，将肿瘤和周围约 1 mm 正常睾丸及附睾组织完整切除。将肿瘤送冰冻病理。冰冻病理提示：考虑交界性可能，不除外低度恶性肿瘤。于左侧睾丸中部切开白膜，可见睾丸无明显生精小管等正常睾丸组织，为黑褐色较致密组织，取少许睾丸组织送石蜡病理。向患者交代病情，患者要求保留睾丸。交代复发、恶变、转移和再次根治性切除睾丸等可能，患者均表示理解。松开阻断后严密止血，阻断时间为 29 分钟，用 4-0 可吸收线缝合白膜，连续锁边缝合鞘膜。蒸馏水及盐水冲洗伤口，查无明显出血后，固定睾丸 1 针，留置橡皮条引流，清点纱布、器械无误，依层次关闭切口。手术顺利，术后恢复良好。病理报告：交界性间皮瘤。睾丸肿瘤性病变，间皮来源，肿瘤细胞大多呈乳头状生长，伴有砂砾体及微乳头形成，细胞有一定的异型性，考虑为交界性间皮瘤。

【预后】

随访至 2023 年 1 月未见复发。

【经验与体会】

1. 睾丸间皮瘤是一种较为罕见的肿瘤，多发生于 20 ～ 50 岁男性，临床上通常无症状，一般为单发，质韧，无明显触痛，少数以疼痛等类似于炎症的表现起病，且体积较小（多数直径 ≤ 2 cm），血清肿瘤标志物常常正常，因此临床上容易误诊或漏诊，文献报道中有误诊为恶性肿瘤而行睾丸根治性切除。睾丸的超声对于诊断间皮瘤有重要的价值。当超声提示睾丸内较小、表浅、等回声或低回声的肿物时，应该考虑为良性肿瘤可能。睾丸间皮瘤的超声特点为边界清晰或不清晰、实性、中等回声结节，必要时可行剪切波弹性成像技术来帮助判断。CT 对于帮助判断睾丸肿瘤性质和明确有无腹膜后淋巴结转移意义较大，MRI 可以比较清楚地显示肿瘤边界与周围组织的关系，但它们对于诊断间皮瘤没有明显特异性。

2. 治疗决策相对特殊：对于双侧睾丸肿瘤、功能性或解剖性孤立睾丸、肿瘤直径小于 2 cm 且体积小于睾丸的 30% 的局限性恶性肿瘤患者或怀疑良性肿瘤的患者，可以考虑接受保留睾丸的睾丸部分（含肿瘤）切除术。当然，对于怀疑恶性肿瘤或病理已经证实的恶性肿瘤患者，需要严密把握手术指征并且与其反复交代风险，必要时联系精子库并冻存精液。

3. 有效治疗方法：对于术前诊断怀疑为良性肿瘤的患者，推荐行经腹股沟途径的睾丸部分切除术，尤其是对于年轻、有潜在生育和性功能要求的患者。经腹股沟阻断精索行术中冰冻病理对于该类肿瘤的治疗是金标准。术中冰冻病理对于睾丸肿瘤的良恶性判断的敏感性和特异性都较高。术中冰冻病理对于睾丸肿瘤的良恶性的判断几乎完全准确，衡量的指标即为诊断的特异性。也就是说，冰冻病理诊断为良性的睾丸肿瘤与最终病理诊断为良性的吻合率为 100%。标准术式为采用腹股沟切口，游离精索至内环口水平，暂时阻断精索后，在无张力情况下将鞘膜及其内容物提起至腹股沟水平（预计手术时间长，可用冰屑包裹睾丸及精索）。沿睾丸背侧无血管区纵行切开白膜，将肿瘤及周围少许正常组织分离并完整切除，标本送快速冰冻切片。如果冰冻切片提示良性肿瘤，则开放精索阻断后行睾丸部分切除，如果提示恶性，则直接行根治性切除。

【小结】

睾丸间皮瘤的临床表现无明显特异性，容易误诊为恶性肿瘤而行睾丸根治性切除，推荐的术式为腹股沟切口阻断精索后行睾丸部分切除，并依据冰冻病理决定保留器官的术式。

（叶剑飞 编；马潞林 审）

》参考文献

[1] Albers P，Albrecht W，Algaba F，et al．Guidelines on Testicular Cancer：2015 Update [J]．Eur Urol，2015，68（6）：1054-1068.

[2] 孙光，那彦群，叶章群，等．2014版中国泌尿外科疾病诊断治疗指南 [M]．北京：人民卫生出版社，2014：90-114.

[3] Motzer RJ，Jonasch E，Agarwal N，et al．Testicular Cancer，Version 2.2015 [J]．J Natl Compr Canc Netw，2015，13（6）：772-799.

[4] Makkar M，Dayal P，Gupta C，et al．Adenomatoid tumor of testis：A rare cytological diagnosis [J]．J Cytol，2013，30（1）：65-67.

[5] Liu W，Wu RD，Yu QH．Adenomatoid tumor of the testis in a child [J]．J Pediatr Surg，2011，46（10）：E15-E17.

[6] Alexiev BA，Xu LF，Heath JE，et al．Adenomatoid tumor of the testis with intratesticular growth：a case report and review of the literature [J]．Int J Surg Pathol，2011，19（6）：838-842.

[7] Kassis A．Testicular adenomatoid tumours：clinical and ultrasonographic characteristics [J]．BJU Int，2000，85（3）：302-304.

[8] Williams SB，Han M，Jones R，et al．Adenomatoid tumor of the testes [J]．Urology，2004，63（4）：779-781.

[9] Amin W，Parwani A V．Adenomatoid tumor of testis [J]．Clin Med Pathol，2009，2：17-22.

[10] Elert A，Olbert P，Hegele A，et al．Accuracy of frozen section examination of testicular tumors of uncertain origin [J]．Eur Urol，2002，41（3）：290-293.

[11] 苏煌，刘边疆，宋宁宏，等．保留睾丸手术治疗良性睾丸肿瘤的临床应用 [J]．中华男科学杂志，2014，11：1020-1024.

[12] Evans K．Rapidly growing adenomatoid tumor extending into testicular parenchyma mimics testicular carcinoma [J]．Urology，2004，64（3）：589.

第八节 睾丸混合性生殖细胞瘤根治性切除术+腹膜后淋巴结清扫术一例

导读

睾丸肿瘤中混有胚胎性癌、绒毛膜癌、卵黄囊瘤、畸胎瘤或精原细胞瘤等两种或以上的成分时即为睾丸混合性生殖细胞瘤，是临床上较为少见的肿瘤，而当混合某些恶性程度高的肿瘤时，容易被漏诊或误诊，因此对于其治疗方式仍然没有标准的方案。本节介绍一例睾丸混合性生殖细胞肿瘤+腹膜后淋巴结清扫患者的诊疗过程，探讨该类疾病的最佳治疗方式。

【病例简介】

患者男性，24岁，主因"发现左侧睾丸肿物20天"于2018年3月入院。

患者20天前发现左侧睾丸肿物，质硬，无破溃，偶有胀痛，2018年3月外院诊治阴囊超声提示"左侧睾丸占位，性质待定"，遂为进一步诊疗入院。无其他不适。发病以来精神、食欲、睡眠可，饮食正常，大便正常，小便如前述，体重无明显变化。

既往史：否认肝炎、结核、疟疾病史，否认高血压、心脏病史，否认糖尿病、脑血管疾病、精神疾病史，否认外伤、输血史，否认食物、药物过敏史。久居本地，否认吸烟。无家族史。

体格检查：阴茎发育正常，阴囊形态大小正常，表面未见红肿破溃、赘生物等，双侧睾丸形态饱满，左侧睾丸可及肿物，质硬，约5 cm×3 cm大小，无压痛，表面光滑。附睾未及异常，输精管可触及，未及双侧曲张精索静脉。

辅助检查：彩超（睾丸、附睾、精索）（图7-15）：左睾丸长径5.1 cm×厚径2.7 cm×宽径3.8 cm，右睾丸长径4.9 cm×厚径2.4 cm×宽径3.1 cm，睾丸实质回声均匀，左侧睾丸内可见囊实混合回声结节，大小约2.9 cm×3.1 cm×1.8 cm，边界尚清，形态欠规则，实性成分内可见点状强回声，周边及内部可见少量血流信号。诊断结论：左侧睾丸囊实性结节，非精原细胞性的生殖细胞肿瘤（？），左侧附睾头部囊肿。血清甲胎蛋白51.29 ng/ml；人绒毛膜促性腺激素（T-βHCG）2.81 mIU/ml。

初步诊断：左睾丸肿物，非精原细胞瘤（？）。

【临床决策分析】

诊断：超声作为首选的检查可以很好地了解睾丸内肿瘤质地的情况，但超声不容易分清具体肿瘤的类型。一般而言，精原细胞瘤以低回声为主，光点粗大，边界清楚，少有坏死、出血及钙化等改变。而非精原细胞瘤常表现为睾丸均匀性增大，难见正常睾丸组织，肿瘤呈低回声，无明

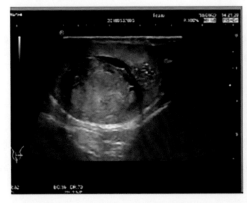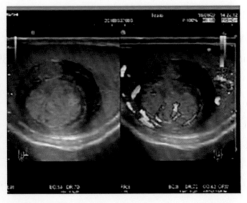

图7-15 患者的超声图像

显包膜回声，部分患者可见散在小液化区甚至囊性表现；回声周边见血运丰富的血流信号。该患者超声提示左侧睾丸内可见囊实性混合回声结节，实性成分内可见点状强回声，不太符合精原细胞瘤的表现，其囊实性混合回声考虑非精原细胞瘤的可能性大。腹盆腔CT（图7-16）对于判断睾丸肿瘤类型意义不大，但是目前被认为是诊断腹膜后淋巴结转移的最佳方法。MRI在区分精原细胞瘤和非精原细胞瘤上有一定的诊断价值，精原细胞瘤在T2加权成像呈低信号，但强化后肿瘤组织信号低于周围隔膜，然而睾丸非精原细胞瘤在强化前后都呈现为混杂信号，但目前仍存在争议。影像学可以大致区分精原细胞瘤与非精原细胞瘤，结合血清学指标可以更好地帮助我们判断。睾丸

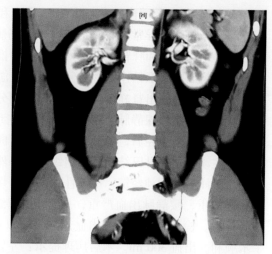

图 7-16　患者的增强 CT

肿瘤的血清学指标包括甲胎蛋白（AFP）、人绒毛膜促性腺激素（HCG）和乳酸脱氢酶（LDH）。通常50% ~ 70%的非精原细胞瘤患者会有血清AFP升高，而精原细胞瘤患者AFP一般不升高。10% ~ 30%的精原细胞瘤患者有血清HCG的升高，而非精原细胞瘤患者中如果含有绒癌的成分，则几乎100%升高。LDH是一种特异性不高的肿瘤标志物，常常用来检测肿瘤的进展，难以判断肿瘤类型。

　　该患者超声提示左侧睾丸内可见囊实性混合回声结节，大小约2.9 cm×3.1 cm×1.8 cm，边界尚清，形态欠规则，实性成分内可见点状强回声，周边及内部可见少量血流信号，血清甲胎蛋白、人绒毛膜促性腺激素正常。综合考虑为睾丸非精原细胞瘤可能性大，高度怀疑含有胚胎癌成分。由于患者年轻，向患者交代三种诊断及治疗方式：睾丸穿刺活检（有针道转移、穿刺阴性等可能）、经腹股沟睾丸切开活检（有肿瘤扩散、冰冻结果不准确等可能）或睾丸根治性切除术（有肿瘤良性可能）。患者选择手术。

　　治疗：先行左侧睾丸根治性切除，依病理结果决定下一步治疗。如果术后病理提示为精原细胞瘤，因为精原细胞瘤对放疗很敏感，术后可能行腹膜后放疗；如果术后病理为非精原细胞瘤或混合性生殖细胞瘤，则根据情况需要可能行腹膜后淋巴结清扫术；尤其是含有胚胎性癌、卵黄囊瘤及畸胎瘤等成分被视为高危因素，术后推荐行腹膜后淋巴结清扫术。患者及家属表示理解。

【治疗过程】

　　麻醉满意后，患者取平卧位，常规消毒铺单。取左侧腹股沟斜切口约4 cm。依层次切开皮肤、皮下组织、外斜肌腱膜，保护好髂腹股沟神经和髂腹下神经，显露腹股沟管，切开提睾肌，游离精索，近端结扎。于腹股沟内环处分离出左侧输精管后断扎，近心端双重结扎，断面电烧，用大血管钳分3次将左侧精索血管断扎，可见腹膜从内环口部分脱出，切开探查未见肠管，缝合腹膜。锐性分离远端精索和输精管，避免伤及鞘膜和肿瘤，在无挤压情况下将阴囊内容物拉出切口外。蒸馏水及盐水冲洗伤口，查无明显出血后，留置橡皮条引流，清点纱布、器械无误，依层次关闭切口。手术顺利，出血5 ml。

　　术后病理提示左侧睾丸混合性生殖细胞肿瘤（胚胎性癌约占60%，畸胎瘤约占40%）。未见确切脉管内癌栓，癌未侵及睾丸白膜及附睾，精索断端未见癌。

　　根据术前的决策分析，且含有胚胎性癌及畸胎瘤等高危因素，1周后行腹腔镜下腹膜后淋巴结清扫术。具体如下：全麻成功后，患者右侧卧位，腰部垫高，向背侧倾斜30°，常规消毒后铺单。于脐旁作一约1.5 cm的切口，依次切开皮肤、皮下，钝性分离肌肉直至腹膜，Allis钳提起腹膜后切开，置入11 mm Trocar，注气建立气腹。放入30°腹腔镜，监视下分别于左侧腹直肌旁

肋缘下 4 cm 处、髂嵴内侧穿刺放入 13 mm 和 5 mm Trocar，置入超声刀和抓钳，进行手术操作。探查腹腔未见明显异常，找到结肠，在结肠脾曲上外侧沿 Toldt 线切开壁层后腹膜，切断脾结肠韧带、膈结肠韧带和脾肾韧带，将结肠脾曲推向下内方，显露左肾周筋膜前叶。在肾周筋膜外游离肾，肾与周围组织粘连紧密，分离困难。游离出肾下极，向上方顶起下极，找到输尿管，沿输尿管向上游离暴露出肾静脉，用超声刀仔细分离肾静脉旁的条索组织，将肾静脉下方组织用超声刀切断。游离生殖腺静脉，用 Hem-o-lok 夹闭动脉两端后切断。向下游离生殖腺静脉直至精索断端，将断端提至腹腔后，可见断端有缝线。向上游离输尿管至肾门，在跨越髂血管处将输尿管内侧与腹主动脉之间淋巴结及脂肪组织切除，然后沿解剖层次游离腹主动脉旁淋巴结及肾静脉下方淋巴结，注意保护神经链，用钝性加超声刀切断的方法游离，钛夹夹闭周围小血管与出血点。术中粘连极重，腰静脉出血严重，用 3-0 血管缝线缝合严密。将清扫的淋巴结组织置入取物袋中，取出标本。检查没有活动性出血，创面填以止血纱布，肾窝放置乳胶引流管，依层次关闭切口，手术顺利。出血 300 ml。术后病理提示：左肾静脉旁送检为脂肪组织；腹主动脉旁淋巴结未见确切肿瘤转移（0/1）；左髂血管旁为脂肪组织。

【预后】

2018 年 3 月手术后定期复查，随访至 2023 年 1 月未见复发及转移。

【经验与体会】

1. 睾丸混合性生殖细胞瘤的诊断主要依靠临床表现、影像学检查、血清肿瘤标志物及术后病理，它们是判断肿瘤进展及预后的重要依据。一般患者通常表现为患侧阴囊内无痛性肿块，也有 20% ~ 27% 的患者出现阴囊坠胀感或钝痛感。

2. 检查的意义：超声被认为是影像学检查的首选，睾丸混合性生殖细胞瘤的超声图像会表现为肿瘤组织内中等回声或高回声，当肿瘤内部出现出血、液化、坏死时，则表现为不均质的混合回声。腹盆腔 CT 检查主要用于进一步明确肿瘤性质及有无腹膜后淋巴结转移。肿瘤标志物在诊断睾丸肿瘤中具有重要价值，非精原细胞瘤中出现一种或两种标志物升高者达 90%，HCG 升高者占 40% ~ 60%，AFP 升高者占 50% ~ 70%。

3. 有效的治疗方法：患侧睾丸根治性切除术是睾丸混合性生殖细胞瘤的经典治疗方法，不少专家学者均推荐术后联合腹膜后淋巴结清扫术。腹膜后淋巴结清扫术不仅提供了准确的病理分期，还对睾丸混合性生殖细胞瘤的治疗与预后提供了重要依据。术后病理证实有腹膜后淋巴结转移的可选择 3 ~ 4 个疗程的顺铂、博来霉素和依托泊苷化疗，含有精原细胞瘤成分的睾丸混合性生殖细胞瘤术后可辅助放射治疗。

【小结】

睾丸混合性生殖细胞瘤患者的预后较差，但睾丸根治性切除术后联合腹膜后淋巴结清扫以及必要的放化疗等综合治疗可能有助于控制肿瘤，并使大部分患者获得长期生存。

（叶剑飞 编；马潞林 审）

▶▶ 参考文献

[1] Albers P，Albrecht W，Algaba F，et al. Guidelines on Testicular Cancer：2015 Update [J]. Eur Urol，2015，68（6）：1054-1068.

[2] 孙光，那彦群，叶章群，等. 2014 版中国泌尿外科疾病诊断治疗指南 [M]. 北京：人民卫生出版社，2014：90-114.

[3] Motzer RJ，Jonasch E，Agarwal N，et al. Testicular Cancer，Version 2.2015 [J]. J Natl Compr Canc Netw，2015，13（6）：772-799.

[4] Samanta DR，Bose C，Krishnappa R，et al. Mixed Germ Cell Tumor of Testis with Isolated Scapular Metastasis：A Case Report and Review of the Literature [J]. Case Rep Urol，2015，2015：205-297.

[5] Silva VB，Azevedo AL，Costa IM，et al. Mixed testicular germ cell tumor in a patient with previous pineal germinoma [J]. J Neurooncol，2011，101（1）：125-128.

[6] Slaughenhoupt B，Kadiec A，Schrepferman C. Testicular microlithiasis preceding metastatic mixed germ cell tumor-first pediatric report and recommended management of testicular microlithiasis in the pediatric population [J]. Urology，2009，73（5）：1029-1031.

第一节　体外冲击波治疗胰肾联合移植术后移植物多发泌尿系结石一例

导读

　　泌尿系结石是同种异体肾移植术后的少见并发症之一，大多数报道中的发病率都小于2%。近年来，器官移植日益推广，病例不断积累，而且随着各类新型免疫抑制剂的应用，移植术后长期肾存活率明显提高，因此，关于移植物泌尿系结石的报道也越来越多，对其流行病学特点、形成机制、诊断方法及治疗措施有了更为全面的认识。2006 年 4 月我院收治一名胰肾联合移植术后移植肾输尿管以及膀胱多发泌尿系结石的患者，现在报告如下。

【病例简介】

　　患者男性，43 岁，因诊断"糖尿病肾病，慢性肾功能不全，尿毒症期"于 2005 年 12 月 1 日于我院全麻下行胰肾联合移植术。手术顺利，移植肾位于左髂窝，移植胰腺位于右髂窝，胰液经供者十二指肠后进入受者膀胱进行引流，移植肾输尿管内留置单 J 支架管；术前应用巴利昔单抗免疫诱导治疗，术后应用 ALG、甲泼尼龙抗排斥治疗，并规律口服三联免疫抑制药物他克莫司、吗替麦考酚酯和泼尼松治疗；术后恢复顺利，移植肾功能良好，肾功能在 3 天内恢复正常，移植胰腺恢复良好，胰岛素完全停用，血糖维持于正常水平。术后 5 个月，患者拟行拔除移植肾输尿管内支架管，于我院复查腹部 B 超（2006 年 4 月 2 日），结果提示"移植肾盂异常强回声伴肾积水，支架（？），结石待除外；移植肾输尿管内异常强回声，支架"。复查盆部 X 线平片，示左髂窝至盆腔内单 J 支架管可见，近端盘曲部分附近可见致密影；支架管管壁中下段可见细小结石致密影附着，管末端可见致密影包绕。

【临床决策分析】

　　肾移植术后促进尿路结石形成的因素包括：甲状旁腺功能亢进，输尿管狭窄或梗阻，慢性尿潴留，异物刺激，代谢性疾病等，反复发作的泌尿系感染也是重要的危险因素。此外，环孢素等抗排斥药物的应用，以及长期透析所造成的免疫抑制增加了感染的发生率，可以提高尿液血清与尿液中的尿酸水平，都成为了结石形成的积极因素。本例患者移植肾输尿管内长期留置单 J 支架管，长期口服三联免疫抑制药物他克莫司、吗替麦考酚酯和泼尼松治疗，以上因素促进了移植肾结石的形成。同种异体肾移植术后移植物结石在临床上有特殊性，主要体现在以下两方面：首先，由于移植肾只有一个，结石所引起的梗阻可以迅速导致移植物损害，甚至急性肾后性肾衰竭，需要及早明确诊断并予以有效的临床干预；其次，移植肾输尿管均属于去神经器官，被骨盆的骨性结构围绕，输尿管短小而且走行多变，均不利于经下尿路逆行性有创操作。因此，临床治疗移植物结石并未严格遵循结石诊疗常规，而是具有针对性、时效性，具体取决于结石的大小、部位、数量，以及是否存在其他异常，如输尿管狭窄、尿路异常重建等。

【治疗过程】

患者于膀胱镜下拟行拔除移植肾输尿管内支架管；镜下见膀胱黏膜轻度充血，膀胱左侧偏顶壁找到移植肾内支架管，末端结石包裹明显，予异物钳夹碎支架管末端结石，并取出结石碎屑；拔管时可见支架管被输尿管内大量细小结石包裹，向外拔出 5 cm 后拔管困难，遂放弃。于 1 周后行原位体外冲击波碎石术（中科健安 KDE2001A 型）；患者术中取俯卧位，躯体左侧略抬高，避免冲击波过多经过移植肾。术中双向 X 线定位移植肾盂内结石，予 9.0 ～ 10.0 kV 连续冲击约 1200 次，定位移植输尿管内结石，予 9.0 ～ 10.0 kV 分别连续冲击共计约 1200 次，术中全程无需麻醉镇痛；术程顺利，术后常规应用抗菌药物治疗，继续服用免疫抑制剂治疗。患者碎石术后恢复良好，术后前 2 日可见轻度肉眼血尿，抗菌药输液治疗后好转，无发热及其他不适，尿量 2000 ～ 3000 ml，肾功能正常，血糖亦保持正常水平。

【预后】

碎石术后第 6 天再次行膀胱镜下拔除移植肾输尿管内支架管，拔管顺利，无阻力，拔除支架管可见多个细小黄褐色结石附着。碎石术后第 9 天，经尿排出黑褐色结石 1 枚，约 0.7 cm×0.4 cm 大小。结石成分分析结果均为"草酸钙结石"。

【经验与体会】

肾移植术后的泌尿系结石多见于各个研究单位的个案报道，因此难以得出可靠的发病率。有相当一部分移植肾结石初期并无明显症状，易被忽略，直到明显影响移植肾功能时才被发现。由膀胱行肠引流的胰肾联合移植受者，术后膀胱结石更为多见，发病率可达 3%。Rhee 等研究认为胰肾联合移植受者患膀胱结石的危险性要显著高于肾移植受者，而二者间患上尿路结石的危险性无显著差异。

术后新生结石仍被认为是移植肾结石的主要来源，其具体形成机制尚不明确，促进结石形成的因素包括：甲状旁腺功能亢进，输尿管狭窄或梗阻，慢性尿潴留，异物刺激（不可吸收的缝合物），代谢性疾病（如高钙血症、高尿酸血症、肾性酸中毒）。本例报道的移植物结石，其形成可能与长期留置双 J 支架管有关。对于经膀胱肠引流的胰肾联合移植受者，膀胱内碱性尿液以及暴露于肠管 - 膀胱吻合口附近的不可吸收缝合物是促进膀胱结石形成的重要因素，而且肠液流失所导致的尿量减少、代谢性酸中毒以及继发的胰腺碳酸氢盐分泌，都有利于形成膀胱结石。

无论是供体结石还是新生结石，临床表现均不典型，给临床诊断造成了困难。事实上，有许多形成梗阻的结石首先表现为少尿、无尿、血肌酐升高、氮质血症，甚至急性肾衰竭，需与急性排斥、急性肾小管坏死（acute tubular necrosis，ATN）、药物中毒相鉴别。本例报道中，由于患者留置支架管，未见明显结石梗阻性改变，移植肾功能亦未受影响。

诊断中最常用的辅助检查是超声检查，可以早期分辨比较轻微的集合系统积水，而且有助于明确结石的位置及大小。静脉肾盂造影与同位素肾图往往因上尿路积水而受到限制，因此并不作为常规建议的辅助检查。膀胱镜检查可以有效地诊断膀胱结石，在拔除支架管过程中发现上尿路结石的情况也有报道。本例患者 B 超提示移植肾输尿管结石，但难以与移植物内异物鉴别。KUB 可以显示移植肾输尿管结石以及膀胱内结石情况，但容易受到骨盆及肠内容物的干扰。膀胱镜下拔除支架管可见输尿管内附着结石，对于上尿路结石的确诊有指导意义。

观察等待（watchful-waiting）仅应用于小结石（最长径 ≤ 4 mm）患者，而且无尿路梗阻及肾功能损害迹象。体外冲击波碎石（extrocorporeal shock wave lithotripsy，ESWL）可用于治疗中等大小的结石（5 ～ 15 mm）。许多报道认为 ESWL 是有效而又安全的方法，条件是结石远端引流通畅。无论是短期还是长期的随访，均未发现 ESWL 术后移植肾功能出现明显变化。本例结石患者 ESWL 术后获得了满意的效果，但 ESWL 存在一些技术上的困难，如冲击波必须从前方传入，患者也要调整适当体位，以避免骨盆的遮挡，减少移植物损害，而冲击波的效率也会因此减低。经皮肾镜取石术（percutaneous nephrolithotripsy，PCNL）可以用于治疗个体较大的结石

（＞15 mm）。近年来 PCNL 技术日臻成熟，有些报道更倾向于以 PCNL 作为治疗移植肾结石的主要手段。经下尿路逆行性操作对于肾移植术后患者是非常困难的，但有少数文献报道逆行软性输尿管镜可用以治疗输尿管结石。对于膀胱结石，经膀胱镜结石取出术是最佳选择，术中可用碎石钳或钬激光处理较大的结石。开放性手术（open surgery）应尽可能避免，仅在其他相对微创的手段不能奏效时，用以治疗体积巨大或广泛多发的结石。

【小结】

移植物多发泌尿系结石是胰肾联合移植术后的罕见并发症之一，其形成可能与长期留置移植肾输尿管内支架管有关。由于临床表现不典型，以影像学为主要手段的辅助检查有助于临床诊断。体外冲击波碎石术可以有效治疗移植物上尿路结石，术后并发症较轻微，对移植物功能损害较小，是临床上可供选择的有效治疗手段之一。

（刘余庆　庄申榕　侯小飞　赵　磊 编；马潞林 审）

》 参考文献

[1] Benoit G，Blanchet P，Eschwege P，et al. Occurence and treatment of kidney graft lithiasis in series of 1500 patients [J]. Clin Transplant，1996，10（2）：176-180.

[2] Klingler HC，Kramer G，Lodde M，et al. Urolithiasis in allograft kidneys [J]. Urol，2002，59：344-348.

[3] Challacombe B，Dasgupta P，Tiptaft R，et al. Multimodal management of urolithiasis in renaltransplantation [J]. BJU International，2005，96（3）：385-389.

[4] Motayne GG，Jindal SL，Irvine AH，et al. Calculus formation in renal transplant patients [J]. J Urol，1984，132：448-449.

[5] Dalgic A，Boyvat F，Karakayali H，et al. Urologic Complications in 1523 Renal Transplantations：The Baskent University Experience [J]. Transplant Proc，2006，38：543-547.

[6] Menon M，Resnik MI. In：Walsh PC，eds Campbell's Urology [M]. Vol 4，8th ed. Darien，IL：WB Saunders，2002：3229-3292.

[7] Qazi YA，Ali Y，Venuto RC. Donor Calculi Induced Acute Renal Failure [J]. Ren Fail，2003，25：315-322.

[8] Abbott KC，Schenkman N，Swanson SJ，et al. Hospitalized nephrolithiasis after renal transplantation in the United States [J]. Am J Transplant，2003，3（4）：465-470.

[9] Hahnfeld LE，Nakada SY，Sollinger HW，et al. Endourologic therapy of bladder calculi in simultaneous kidney-pancreas transplant recipients [J]. Urology，1998，51：404-407.

[10] Rhee BK，Bretan PN Jr，Stoller ML. Urolithiasis in renal and combined pancreas/renal transplant recipients [J]. J Urol，1999，161（5）：1458-1462.

[11] Yigit B，Aydin C，Titiz I，et al. Stone disease in kidney transplantation [J]. Transplant Proc，2004，36（1）：187-189.

[12] Rashid MG，Konnak JW，Wolf JS Jr，et al. Ex vivo ureteroscopic treatment of calculi in donor kidneys at renal transplantation [J]. J Urol，2004，171（1）：58-60.

[13] Lu HF，Shekarriz B，Stoller ML. Donor-gifted allograft urolithiasis：early percutaneous management [J]. Urology，2002，59（1）：25-27.

[14] Thakar CV，Lara A，Goel M，et al. Staghorn calculus in renal allograft presenting as acute renal failure [J]. Urol Res，2003，31（6）：414-416.

[15] Ponikvar JB，Kmetec A，Ponikvar R．Urolithiasis/Calcinations in Renal Graft—A Link With Renal Transplant Bone Disease Treatment？[J]．Transplant Proc，2001，33：3672-3673.

[16] Tanneau Y，Vidart A，Sibert L，et al：Management of coralliform lithiasis on renal allograft with Bricker-type ureterointestinal anastomosis [J]．Transplant Proc，2005，37（5）：2104-2106.

[17] Dumoulin G，Hory B，Nguyen NU，et al．Lack of increased urinary calcium-oxalate supersaturation in longterm kidney transplant recipients [J]．Kidney Int，1997，51：804-810.

[18] Rhee B，Santiago L，Park E，et al．Urinary IL-6 is elevated in patients with urolithiasis [J]．J Urol，1998，160：2284-2288.

[19] Cho DK，Zackson DA，Cheigh J，et al．Urinary calculi in renal transplant recipients [J]．Transplant，1988，45：899-902.

[20] Bhadauria RP，Ahlawat R，Kumar RV，et al．Donor-gifted allograft lithiasis：extracorporeal shockwave lithotripsy with over table module using the Lithostar Plus [J]．Urol Int，1995，1：51-55.

第二节　经皮肾镜取石术中心搏骤停一例

导读

经皮肾镜取石术（percutaneous nephrolithotomy，PCNL）目前广泛用于治疗＞2 cm 的肾结石和部分输尿管上段结石。与传统开放手术相比，PCNL 具有创伤小、取石率高等优点。但作为一项有创操作，不可避免带来一些并发症，其中胸腔积液是 PCNL 的并发症之一，但严重胸腔积液导致术中心搏骤停的报道目前并不多见。我院 1 例患者在行 PCNL 中出现严重胸腔积液并导致心搏骤停，抢救成功后转入 ICU，患者最终恢复良好并出院。

【病例简介】

患者男性，46 岁，主诉因"体检发现左肾鹿角形结石 3 个月"于 2016 年 7 月入院。

患者 3 个月前体检时发现左肾结石，呈鹿角形，无明显腰腹痛，3 个月来活动后偶有肉眼血尿，呈洗肉水样，无血凝块，无尿频、尿急、尿痛，未进一步治疗。发病以来睡眠、食欲正常，大便正常，体重无明显变化。

既往史：发现丙型肝炎病毒感染 10 年余；1 年前发现高血压病史，口服厄贝沙坦治疗，控制满意；20 年前因膀胱结石行耻骨上膀胱切开取石术，术后恢复良好。

体格检查：体温 36.8 ℃，血压 125/82 mmHg，神清语利，精神可，耻骨上方可见手术瘢痕，心肺查体未及明显异常，腹平软，全腹无明显压痛、反跳痛，肠鸣音正常，双侧肾区无叩痛，双侧下肢无水肿。

实验室检查：肾功能：Cr 192 μmol/L，血常规、肝功能、电解质及凝血功能正常。尿白细胞 50～60/HP。术前尿培养结果：大肠埃希菌。

辅助检查：术前 KUB 平片（图 8-1）：左侧肾盂肾盏内铸型致密度影，平均密度约 1450 HU，诊断左肾结石。术前心电图：窦性心律，正常心电图。肾动态显像：左侧 GFR19.53 ml/min，右侧 36.83 ml/min，左肾血流灌注减低、肾功能严重受损、肾小球滤过率明显减低，上尿路引流不畅，利尿实验提示不完全机械性梗阻；右肾血流灌注正常、肾功能轻度受损、肾小球滤过率减低，上尿路引流不畅，利尿实验提示不完全机械性梗阻。肺功能：通气功能正常，小气道功能正常，残/总比正常。超声心动图：心内结构大致正常，左室舒张功能减退，LVEF 74%。

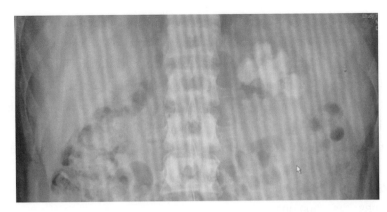

图 8-1　术前 KUB 显示左肾部分型鹿角形结石

初步诊断：左侧肾部分型鹿角形结石，肾功能不全，泌尿系感染，高血压，膀胱取石术后，丙型肝炎病毒感染。

【临床决策分析】

患者左肾部分型鹿角形结石诊断明确，既往虽有高血压病史，术前规律服用降压药物治疗，血压控制满意。术前辅助检查结果显示心肺功能基本正常，无明显手术禁忌。因患者结石体积较大，占据肾盂及多个肾盏，拟行全麻下经皮肾镜取石术。因术前尿培养阳性，根据尿培养结果，予头孢哌酮舒巴坦行抗菌药物治疗，待治疗后尿白细胞显著减少，再行经皮肾镜取石术。考虑到患者结石高负荷、高密度，肾功能不全等因素，患者术中心肺并发症风险较高，PCNL 术中进行全面有效的麻醉监测可以使麻醉医生及时发现患者生命体征的变化，尽早采取应对措施。

【治疗过程】

患者于全麻下行 PCNL 术，术中用生理盐水作为灌注液持续灌注。患者先取截石位，置入手术侧输尿管导管，留置导尿管后转为俯卧位。B 超定位下于第 12 肋尖部上缘穿刺左肾中后盏成功，导丝引导下用筋膜扩张器依次扩张至 16Fr，置入 Wolf 8/9.8Fr 输尿管镜探查目标肾盏，可见肾盏内结石填充，肾盏流出道较窄，因鹿角形结石梗阻肾盏流出道，难以进入肾盂探查其他集合系统。退出输尿管镜，再次用金属同轴扩张器继续扩张至 24Fr，留置 24Fr 金属外鞘，置入 20Fr 肾镜，再次探查目标肾盏，仍可见肾盏内结石填充，结石表面呈灰黑色，梗阻肾盏流出道，仍难以进入肾盂。经肾镜操作通道置入 EMS 气压弹道联合超声碎石系统（瑞士 EMS 公司）击碎并清除结石，但因结石坚硬，碎石取石操作时间较长（约 90 min）。目标肾盏及肾盂结石清除后，患者出现呼吸、循环不稳定，血氧饱和度下降，手术医师立即终止碎石取石，迅速沿导丝顺行置入输尿管支架管，经皮肾通道内留置 14Fr 肾造瘘管。此时麻醉医师行桡动脉穿刺，穿刺过程中可见患者上肢及躯干部发绀，监测积极患者血压下降至 70/40 mmHg，心率 110 次 / 分，心律窦性。终止手术，患者立即改为平卧位，继续气管插管，呼吸机辅助通气，查体可见患者面部发绀，改为平卧位时心室搏动停止，立即行胸外按压约 20 秒后心率恢复，监测心率 122 次 / 分，心律窦性，血压 75/45 mmHg，上肢及躯干部发绀缓解，双侧瞳孔等大等圆，对光反射存在，听诊左侧肺部呼吸音减低，右侧肺部呼吸音正常，腹部饱满，叩诊鼓音，左侧肾造瘘管及尿管引流通畅，尿色淡红。予静脉泵入去氧肾上腺素 10 mg：100 ml 生理盐水，患者血压上升至 95/65 mmHg，指端血氧饱和度 97%。立即请超声诊断科台上会诊，胸部 B 超可见左侧胸腔积液，最大液深1.5 cm，于 B 超引导下穿刺抽吸左侧胸腔积液，抽出清亮液体约 400 ml，再次胸部 B 超检查可见左侧胸腔积液明显减少，已不适宜再次穿刺引流。此时患者生命体征稳定，监测显示心率94 次 / 分，心律窦性，脉搏 94 次 / 分，血压 95/65 mmHg，查体头面上肢及躯干部无发绀，听诊左侧肺部呼吸音恢复，右侧呼吸音正常，腹平软，叩诊鼓音，左侧肾造瘘管及尿管引流通畅，尿色淡红。患者转入危重医学科进一步治疗。

患者术后第 1 天生命体征平稳，继续气管插管呼吸机辅助通气，体温 36.3 ℃，脉搏 98 次 / 分，心律窦性，血压 133/87 mmHg，查体右侧肺呼吸音粗，左侧上肺呼吸音粗，左侧下肺呼吸音明显减弱。再次复查床旁腹部 B 超：右侧胸腔可见无回声区，最大液深约 1.6 cm，量少，不宜定位穿刺；左侧胸腔可见无回声区，最大液深约 7.6 cm，内可见肺组织漂浮。遂行局麻下左侧胸腔闭式引流术，引出淡血性液体约 500 ml。

患者术后第 2 天生命体征平稳，体温 37.2 ℃，脉搏 95 次 / 分，心律窦性，血压 145/98 mmHg，查体右侧肺呼吸音粗，左侧上肺及下肺呼吸音粗，昨日胸腔引流引出淡血性液体约 1500 ml。血气分析：pH 7.35，$PaCO_2$ 36.3 mmHg，PaO_2 178.4 mmHg。遂停呼吸机辅助通气，拔除气管插管，鼻导管吸氧 10 L/min，生命体征平稳，自主呼吸 20 次 / 分，脉搏 90 次 / 分，心律窦性，血压 145/90 mmHg。拔除气管插管后 2 小时血气分析：pH 7.35，$PaCO_2$ 37 mmHg，PaO_2 180 mmHg。患者无明显胸闷憋气，无明显咳嗽咳痰，查体双肺呼吸音存在，双侧下肺呼吸音粗，腹平软，叩诊鼓音，左侧肾造瘘管及尿管引流通畅，尿色淡红，左侧胸腔闭式引流管通畅，引流液清亮。

患者术后第 3 天停止心电血压监测，生命体征平稳，继续抗感染输液支持治疗。患者术后第 3 天进食。术后第 7 日复查胸部 CT，结果：双侧下肺膨胀不全，双侧胸腔少量积液，左侧胸腔引流术后改变，左侧肾造瘘通道未损伤左侧胸膜。术后第 8 日拔除左侧胸腔闭式引流管及左侧肾造瘘管。术后第 9 日拔除导尿管。患者恢复良好，生命体征平稳，无神经运动系统并发症。于术后第 10 天出院。

【预后】

患者术后定期复查，生命体征稳定，未见远期心肺并发症，术后 5 个月再次接受左侧输尿管肾盂软镜碎石取石术，术后仍有少量结石残留，最大结石直径约 0.5 cm。PCNL 术后 1 年复查，左肾多发小结石，最大结石直径约 0.8 cm。

【经验与体会】

随着 PCNL 手术和麻醉技术的不断发展，PCNL 术中心搏骤停的发生较为罕见，临床上仅见于个案报道。PCNL 术中发生心搏骤停的原因复杂多样，主要原因有低氧、低血容量、电解质紊乱、心律失常、严重血流动力学紊乱等。准确判断诱因并及时解除是复苏成功的关键。本例患者术前检查均未见异常，术中无明显失血，心搏骤停的诱因主要考虑术中左侧大量胸腔积液，以致纵隔突然向右侧移位，上腔静脉受到压迫阻塞，血液回流障碍，发生急性血流动力学紊乱、心搏骤停。PCNL 手术过程中发现患者呼吸、循环不稳定，血氧饱和度下降，应首先注意是否有气道压升高，如果排除其原因为患者自主呼吸恢复，应立即考虑到有可能 PCNL 手术引起大量胸腔积液，此时应尽快终止手术，实施抢救措施。PCNL 手术过程中出现患者心搏骤停，及时准确判断诱因并及时解除是复苏成功的关键。本例患者术中出现呼吸、循环不稳定，血氧饱和度下降，手术者立即停止手术，迅速将患者改为平卧位，继续气管插管，呼吸机辅助通气，改为平卧位时心室搏动停止，立即行胸外按压约 20 秒后心率恢复。此时患者呼吸、循环不稳定，立即行 B 超引导下穿刺抽吸左侧胸腔积液，引流后患者生命体征趋于稳定，继续转入危重医学科治疗。

总结本例 PCNL 手术中心搏骤停抢救成功的经验，我们认为：①术中全面有效的麻醉监测可以使麻醉医生及时发现患者生命体征的变化，尽早采取应对措施。本例患者首先发生变化的是呼吸、循环不稳定，血氧饱和度下降，从而提醒麻醉医生进行呼吸通路的检查以及治疗调整。②尽早实施高效的心肺复苏。有研究表明，停搏 5 min 内复搏成功则生存率显著提高，超过 16 min 才予以抢救者几乎无生存希望。本例患者改平卧位出现心搏骤停，立即实施胸外按压，尽早应用去氧肾上腺素等急救药物。说明目前肾上腺素类作为心肺复苏的经典药物，依旧有着不可替代的地位。③尽早发现并解决引起心搏骤停的原发因素。本例患者心脏自主节律恢复后，通过听诊及时判断出胸腔积液，并通过台上超声诊断科会诊、B 超引导下穿刺抽吸左侧胸腔积液，及时解除压迫，是本例患者复苏成功的关键，从根本上解决了患者心搏骤停的原发因素，避免了心搏骤停的再次发生。此外，本病例结石质地坚硬，肾盏流出道较窄，结石梗阻肾盏流出道，因此在 PCNL 术中用生理盐水灌注时，灌注液无法进入肾盂内，肾镜所在肾盏内灌注压力较高，而且本例患者左侧肾功能下降明显，左肾皮质较薄，进一步造成肾盏内灌注液溢出的可能。PCNL 术中在目标肾盏内长时间操作，导致肾盏内灌注液沿经皮肾通道大量渗漏至肾周，并进一步渗透进入同侧胸腔，最终引起心搏骤停。因此，PCNL 术前应注意鹿角形结石的分布特点及肾内集合系统解剖情况，优化设计手术方案，在 PCNL 术中，应注意灌注液的用量以及流出量，及时判断是否有大量灌注液被患者吸收，避免长时间内镜下高灌注操作，在一定程度上可避免此类情况的发生。

【小结】

心搏骤停是 PCNL 术中较为罕见的严重并发症。术前根据结石的分布特点及肾内解剖情况，优化设计手术方案，PCNL 术中避免长时间高灌注操作，有助于避免此类情况的发生。心搏骤停一旦出现，应早期判断并及时处理，立即停止手术并实施抢救。应及时判断是否存在大量胸腔积液，早期胸腔引流有助于纠正呼吸、循环障碍，促进患者及时恢复。

（刘余庆 编；肖春雷 审）

》参考文献

[1] Ferakis N，Stavropoulos M．Mini percutaneous nephrolithotomy in the treatment of renal and upper uretetal stones：lessons learned from a review of the literature [J]．Urol Ann，2015，7（2）：141-148．

[2] Torrecilla C，Vicens-Morton AJ，Meza IA，et al．Complications of percutaneous nephrothotomy in the prone position according with modified Clavien-Dindo grading system [J]．Actas Urol Esp，2015，39（3）：169-174．

[3] Kallldonis P，Panagopouids V，Kyriazis I，et al．Complications of percutaneous nephrolithotomy：classification，management，and prevention [J]．Curr Opin Urol，2016，26（1）：88-94．

[4] 李声宏，邢念增．经皮肾镜碎石术并发症及其预防 [J]．临床泌尿外科杂志，2012，27（2）：156-158．

[5] 龙清志，李翔，贺大林，等．经皮肾镜碎石术治疗 1584 例肾和输尿管结石患者的并发症及处理 [J]．现代泌尿外科杂志，2016，21（7）：516-519．

第三节　输尿管软镜碎石取石术后复杂性感染一例

❗导读

输尿管软镜碎石取石术（flexible ureteroscopy lithotomy，FURL）因具有安全、高效和微创的优势，已越来越多地应用于肾结石和输尿管上段结石的治疗。软性输尿管镜结合钬激光碎石目前已被广泛用于处理直径 < 2 cm 的肾结石和输尿管上段结石。随着软性输尿管镜及其辅助器械的技术进步，以及钬激光碎石效率的提高，已有 FURL 治疗直径 ≥ 2 cm 的肾结石甚至鹿角形结石的报道。由于 FURL 是利用人体自然腔道进行肾内操作，一定程度上保持了集合系统的完整，具有较好的安全性，FURL 术后的感染发生率总体上低于经皮肾镜。但由于 FURL 术中肾盂内空间相对密闭，容易产生较高的压力，仍有导致术后重症感染甚至脓毒血症、感染中毒性休克的风险。

【病例简介】

患者男性，39 岁，主诉因"右侧腰部疼痛 1 个月"于 2019 年 8 月入院。

患者 1 个月来间断左侧腰部疼痛，呈持续性隐痛，无明显恶心呕吐，无明显肉眼血尿，无发热，可自行缓解。于当地医院就诊，行 B 超检查发现"右肾多发结石，较大者 1.6 cm×0.9 cm"，外院行体外冲击波碎石治疗，效果不佳。发病以来睡眠、食欲正常，大便正常，体重无明显变化。

既往史：体健。否认高血压、糖尿病、冠心病等。

体格检查：体温 36.5 ℃，血压 121/78 mmHg，神清语利，精神可，心肺查体未及明显异常，腹平软，全腹无明显压痛、反跳痛，肠鸣音正常，左侧肾区轻度叩痛，右侧肾区无叩痛，双侧下肢无水肿。

实验室检查：血常规 WBC $6.09×10^9$/L，Neut 65.1%，HGB 163 g/L，PLT $260×10^9$/L。尿常规：亚硝酸盐阴性，WBC 3 ～ 5/HF，RBC 25 ～ 30/HF，可见草酸钙结晶。血生化检查：肝肾功能、血糖、电解质及凝血功能正常。中段尿培养结果：未见细菌生长。

辅助检查：术前 CT 平片（图 8-2）：右侧肾盂及肾盏内多发高密度结节影，右侧肾盂轻度增宽，肾盂壁增厚毛糙。

初步诊断：右侧肾多发结石，泌尿系感染。

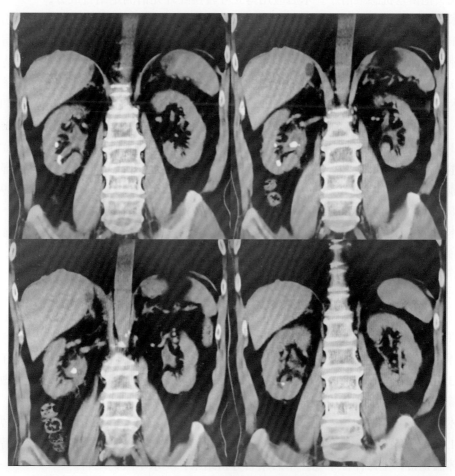

图 8-2 术前 CT 显示右侧肾多发结石

【临床决策分析】

结石合并上尿路感染术前确诊有一定困难，由于临床表现多样，结石合并上尿路感染往往起病隐匿，影像学表现亦无特异性。术前根据患者的病史、症状、体征、尿常规、清洁中段尿培养结果、影像学显示的结石负荷、肾积水情况，可以初步判断术后感染性并发症的风险，为早期应用抗菌治疗提供依据。本例患者术前没有发热表现，也没有尿路感染症状，结石负荷不高，尿常规仅显示少量白细胞存在，亚硝酸盐阴性，也没有其他促进感染加重的高危因素，尿路感染表现隐匿。由于术前尿培养结果呈阴性，术前并不知晓感染的确切病原学诊断，因此术前给予了二代头孢菌素作为预防性抗感染治疗。抗感染治疗后拟行 FURL 治疗右肾结石。

【治疗过程】

手术在全身麻醉下完成。患者取截石位，采用生理盐水作为灌注液。首先硬性输尿管镜探查右侧输尿管。输尿管硬镜上行至肾盂 - 输尿管交接部，直视下将 0.89 mm（0.035 英寸）超滑导丝（Cook，BiWire®）置入肾盂，保持导丝位置并退出硬性输尿管镜。根据探查输尿管宽度，选择外径 12 ~ 14Fr 输尿管导入鞘（Boston Scientific，Navigator HD®）沿导丝置入患侧输尿管，前端接近肾盂 - 输尿管交界处。经鞘内置入电子软性输尿管镜（Olympus，URF-V®）。探查肾盂肾盏找到结石，从软镜工作通道置入 200 μm 钬激光光纤，连接钬激光手术系统（Lumenis，PowerSuite® 100 W），根据具体情况调配输出功率，直视下将结石粉碎，用套石网篮取出较大结石残片作为标本。直视下将导丝置入肾盂，撤出软镜及导入鞘，沿导丝逆行留置双 J 形输尿管支架管，留置 Foley 导尿管后结束手术。术中未见右侧肾盂内积脓，留取右侧肾盂尿液送检行细菌培养，术后继续用二代头孢菌素抗感染治疗。术后应用傅立叶转换红外光谱测定结石成分。

患者术后第 1 日发热，体温 39.4 ℃，无明显寒战，自觉乏力，查体脉搏 110 次 / 分，心律窦性，血压 116/84 mmHg，神志清，精神较差，双肺呼吸音正常，腹平软无压痛，留置导尿，尿色正常。血常规 WBC 15.14×10^9/L，Neut 91.2%，HGB 165 g/L，PLT 322×10^9/L。血清降钙素原（PCT）0.054 ng/ml。血生化正常。留取静脉血培养。更换使用头孢哌酮舒巴坦行抗菌药物治疗。

患者术后第 2 日仍有发热，体温 39.2 ℃，呈稽留热，无明显寒战，伴乏力，查体脉搏 115 次 / 分，心律窦性，血压 129/85 mmHg。血常规 WBC 39.43×10^9/L，Neut 96.5%，HGB 155 g/L，PLT 261×10^9/L。血清 PCT 1.870 ng/ml。更换使用亚胺培南西司他丁钠行抗菌药物治疗。

患者术后第 3 日仍有发热，早间体温约 37.2 ℃，下午体温升高至 38.5 ℃，无明显畏寒、寒战，查体脉搏 100 ~ 110 次 / 分，心律窦性，血压 122/82 mmHg。血常规 WBC 22.94×10^9/L，Neut 91.2%。血清 PCT 1.360 ng/ml。继续使用亚胺培南西司他丁钠行抗菌药物治疗。

患者术后第 4 日仍有发热，早间体温 37.5 ℃，下午体温升高至 39.2 ℃，无明显寒战，伴乏力，生命体征平稳。血常规 WBC 13.43×10^9/L，Neut 83.3%。血清 PCT 0.777 ng/ml。术中留取肾盂尿培养结果：粪肠球菌（D 群）。加用盐酸万古霉素抗菌药物治疗。

患者术后第 5 日仍有午后发热，早间体温约 37.2 ℃，下午体温升高至 38.5 ℃，无明显寒战，乏力好转，生命体征平稳。血常规 WBC 11.32×10^9/L，Neut 82.3%。血清 PCT 0.522 ng/ml。术后血培养结果：粪肠球菌（D 群）。继续亚胺培南西司他丁钠、盐酸万古霉素抗菌药物治疗。

患者术后第 7 日体温 37.5 ℃，无明显寒战，生命体征平稳，神志清，精神较好。血常规 WBC 10.33×10^9/L，Neut 76.3%。血清 PCT 0.188 ng/ml。停用亚胺培南西司他丁钠，改用左氧氟沙星、盐酸万古霉素抗菌药物治疗。

患者术后第 8 ~ 10 日体温正常，最高 36.9 ℃，无明显寒战，生命体征平稳。血常规 WBC 8.27×10^9/L，Neut 74.1%。血清 PCT 0.119 ng/ml。患者出院，继续口服左氧氟沙星治疗 1 周。患者出院后体温正常，生命体征平稳。术后结石分析结果：一水草酸钙结石。

【预后】

术后 1 个月、3 个月门诊复查，影像学检查未见明显结石残留，尿常规未见明显异常。

【经验与体会】

逆行软性输尿管镜下钬激光碎石术已经成为治疗肾结石的有效手段之一，具有较高的结石清除率和较好的手术安全性。尽管 FURL 治疗上尿路结石的并发症发生率总体较低，但仍存在出现严重并发症的风险，其中尿脓毒症是该类手术围术期最严重的并发症之一，可能导致患者休克甚至死亡。探讨 FURL 术后重症感染的发病因素，有助于预测围术期感染性并发症，对于评估内镜治疗上尿路结石手术的安全性具有重要的临床意义。既往文献中关于术后感染危险因素的评价观点不一，其中一个原因在于对术后感染的标准界定存在差异。临床上，术后轻度的感染发热发生率相对较高，如果并不引起血流动力学异常，积极抗感染治疗后对患者的转归影响不大，住院时间并无显著延长。然而，术后尿路感染一旦出现全身炎症反应综合征（systemic inflammatory response syndrome，SIRS）表现，临床可能进展为尿源性脓毒血症，甚至可能发展为多器官功能障碍综合征（multiple organ dysfunction syndrome，MODS），将严重影响患者预后。

　　FURL 术中碎石过程中，肾内感染性尿液不可避免地会随着冲洗液被肾吸收，其中的致热原、内毒素等也会随之进入血液循环，最终导致全身性感染甚至脓毒血症的发生。与之相比，术前尿培养阳性在本组结果中并不认为是术后脓毒血症的独立风险因素。产生这一结果的原因，一方面是由于本组术前存在尿路感染迹象的患者大多数接受了预防性抗生素治疗，待尿白细胞减少后再进行手术治疗，从而降低了术后重症感染的发生。另一方面，有研究表明，虽然中段尿液培养被认为是诊断尿路感染的标准方法，但尿培养结果可能受到尿量稀释、上尿路梗阻、下尿路感染与上尿路感染细菌不同等多种因素的影响，难以充分反映肾内感染情况，泌尿系结石的患者术前尿培养阴性仍不能排除术中合并肾内感染的可能。

　　本例 FURL 术后感染的患者，术前尿路感染起病隐匿，无明显临床感染表现，术前中段尿培养阴性，患者无寒战和发热，结石直径 < 2 cm，无显著上尿路梗阻，因此在临床上易被忽视。本例感染病原菌比较特殊，粪肠球菌与屎肠球菌同属于需氧革兰氏阳性球菌，是肠道和生殖道的正常菌群，近年来逐渐成为医院感染的主要病原菌之一。在国内，粪肠球菌和屎肠球菌均为引起尿路感染的重要病原菌，国内多年的细菌流行和耐药监测结果显示肠球菌感染分别处于男性和女性尿路感染的第 2、3 位。由于该菌细胞壁坚厚，许多抗菌药物难以进入细菌体内，表现为耐药，尤以屎肠球菌为明显。因此，尽管本组病例术前应用二代头孢菌素作为预防性抗感染治疗，仍不能有效控制粪肠球菌的感染。

　　当术后感染发生时，血清降钙素原（procalcitonin，PCT）是较为常用的监测指标。PCT 是血清降钙素的前肽物质。在细菌感染 / 脓毒血症状态下，PCT 在各个组织、器官大量形成并释放进入血液循环系统。感染后 3 ~ 4 小时开始升高，于 6 ~ 12 小时达到峰值，8 ~ 24 小时达到稳定期，半衰期接近 24 小时。在感染疾病严重程度的发展过程中，PCT 随着严重程度的不同（局部感染、脓毒血症、严重脓毒血症、脓毒性休克），呈现由低到高的浓度变化，PCT 小于 0.05 ng/ml 为正常，0.05 ~ 0.5 ng/ml 考虑为局部感染，0.5 ~ 2 ng/ml 考虑可能存在全身感染，2 ~ 10 ng/ml 高度怀疑感染及全身炎症反应，大于 10 ng/ml 考虑存在严重脓毒症、脓毒性休克。PCT 可用于区分不同病原菌感染，研究显示感染性脓毒症、革兰氏阴性杆菌感染患者的 PCT 水平显著高于革兰氏阳性球菌感染和真菌感染，分别为 8.9 ng/ml（1.88 ~ 32.6 ng/ml）、0.73 ng/ml（0.22 ~ 3.4 ng/ml）和 0.58 ng/ml（0.35 ~ 0.73 ng/ml），有助于经验性抗菌药物的选择。因此，本组病例在术后发热的进程中，尽管血 WBC 水平可高达 39.43×10^9/L，而同期血清 PCT 仅为 1.870 ng/ml，也提示感染病原体并不是革兰氏阴性杆菌。

　　结石合并上尿路感染属于复杂性尿路感染，应尽可能根据尿培养和药敏试验结果选择敏感抗菌药物。对于有症状复杂尿路感染的经验治疗需要了解可能的病原菌谱和当地的耐药情况，还要对基础泌尿系统疾病的严重程度进行评估（包括对肾功能的评估）。抗菌药物的经验性治疗需根据临床反应和尿培养结果及时进行修正。需要注意的是，肠球菌产生一种特殊的青霉素结合蛋白，导致其与青霉素结合力降低，因此对青霉素具有固有的低度耐药性，对头孢菌素也是天然耐药。因此，常规采用二、三代头孢菌素作为预防性抗感染治疗，对于肠球菌效果不佳。相比之下，氨苄西林对粪肠球菌仍保持较好抗菌活性，而粪肠球菌对左氧氟沙星的敏感率也超过 69%，因此氨苄西林和左氧氟沙星均可用于粪肠球菌尿路感染治疗。FURL 术后复杂性感染的疗程与合并疾病的治疗密切相关。对于发热或合并因素可以去除的患者，治疗至体温正常或合并因素（如尿路导管或结石）清除后 3 ~ 5 天，一般治疗疗程为 7 ~ 14 天。

【小结】

与 PCNL 相比，FURL 治疗肾结石具有创伤小、安全、高效等优势，然而 FURL 术后的复杂性感染仍是其术后常见的并发症之一，需引起足够的重视。复杂性尿路感染在具有合并因素的人群中发生率较高，更易进展为全身性、重症性感染，而且致病菌多样，以革兰氏阴性菌多见，但革兰氏阳性球菌及真菌性感染率增多，多重耐药比率也呈增加趋势。在 FURL 术后的复杂性感染的治疗过程中，应尽可能根据尿培养和药敏试验结果选择敏感抗菌药物，经验性治疗方案需根据临床反应和尿培养结果及时进行修正，治疗疗程为 7 ~ 14 天。

（刘余庆 编；肖春雷 审）

参考文献

[1] Zhong W，Leto G，Wang L，et al．Systemicinflammatory response syndrome after flexible ureteroscopiclithotripsy：a study of risk factors［J］．J Endourol，2015，29（1）：25-28．

[2] 高小峰，张威，彭泳涵，等．输尿管软镜碎石术后 SIRS 发生的高危因素分析［J］．泌尿外科杂志（电子版），2014，6（4）：5-9．

[3] Flannigan R，Choy WH，Chew B，et al．Renal struvitestones：pathogenesis，microbiology，and managementstrategies［J］．Nat Rev Urol，2014，11（6）：333-341．

[4] Eswara JR，Shariftabrizi A，Sacco D．Positivestone culture is associated with a higher rate of sepsis afterendourological procedures［J］．Urolithiasis，2013，41（5）：411-414．

[5] Nevo A，Mano R，Baniel J，et al．Ureteric stent dwelling time：a risk factor for post-ureteroscopy sepsis［J］．BJU Int，2017，120（1）：117-122．

[6] 乔庐东，陈山，马小军，等．上尿路结石患者围手术期抗菌药物应用的专家意见［J］．中华泌尿外科杂志，2017，38（9）：641-643．

[7] 薛蔚，陈奇，平萍，等．术中应用利尿剂预防上尿路腔内碎石术后感染的临床研究［J］．临床泌尿外科杂志，2008，23（7）：519-521．

[8] 中华医学会泌尿外科分会，中国泌尿系结石联盟．软性输尿管镜术中国专家共识［J］．中华泌尿外科杂志，2016，37（8）：561-565．

[9] Reinhart K，Meisner M，Brunkhorst FM．Markers for Sepsis Diagnosis：What is Useful ?［J］．Crit Care Clin，2006，22：503-519．

[10] 降钙素原急诊临床应用专家共识组．降钙素原（PCT）急诊临床应用的专家共识［J］．中华急诊医学杂志，2012，21（9）：944-951．

[11] Jiméneza AJ，Martínb PG，Lizcanoa AL，et al．Usefulness of procalcitonin for predicting bacteremia in urinary tract infections［J］．Actas Urol Esp，2015，39（8）：502-510．

[12] Atsuko Nakajima．Clinical utility of procalcitonin as a marker of sepsis：a potential predictor of causative pathogens［J］．Intern Med，2014，53：1497-1503．

第四节　一期经皮肾镜取石术治疗结石性肾积脓一例

导读

梗阻性上尿路结石在形成的过程中常伴有反复发生的上尿路感染，化脓性肾盂肾炎是上尿路结石梗阻的并发症之一。肾盂积脓本质上是肾实质化脓性破坏相关的肾盂积水感染，如果不及时治疗，可能导致全部或几乎全部肾功能丧失。长期以来，结石梗阻性脓肾是肾切除的适应证之一，但近年来随着微创技术的发展，越来越多的脓肾得以引流和保留。经皮肾镜取石术（percutaneous nephrolithotomy，PCNL）仍是治疗上尿路结石的主要方法之一，但由于肾结石合并感染时，手术操作难度大，PCNL 术后感染性并发症的风险较高，因此，在PCNL 术中穿刺发现肾盂内脓尿时，多数学者更倾向一期留置肾造瘘管引流，待抗感染治疗后再行二期手术治疗。近年来，随着 PCNL 手术技术的提高及设备的改进，PCNL 一期治疗结石性肾积脓在临床上逐渐得到应用。

【病例简介】

患者女性，56 岁，主诉因"间断发热 6 个月，腹痛 1 个月"门诊住院。

患者 6 个月来间断发热，发热时伴畏寒，体温 38 ～ 39 ℃，伴有左侧腰部不适，无明显恶心呕吐，无明显肉眼血尿，自行口服抗菌药物治疗好转，未进一步诊治。1 个月前无诱因下腹痛，行 B 超检查发现"左肾多发结石，左侧肾盏扩张，右侧输尿管末端结石伴右肾轻度积水"，予以解痉对症治疗后有结石排出。入院 1 周前再次出现发热，体温 39 ℃，伴有寒战，复查 B 超"左肾多发结石，左侧肾盏扩张，右侧肾输尿管未见明显结石"，自行口服头孢类抗生素，体温降至37 ℃。发病以来睡眠、食欲正常，大便正常，体重无明显变化。

既往史：10 年前曾发现左侧输尿管结石，外院行输尿管镜碎石取石术，术后未积极复查。否认高血压、糖尿病、冠心病等。

体格检查：体温 37.2 ℃，血压 123/75 mmHg，神清语利，精神可，心肺查体未及明显异常，腹平软，全腹无明显压痛、反跳痛，肠鸣音正常，左侧肾区轻度叩痛，右侧肾区无叩痛，双侧下肢无水肿。

实验室检查：血常规 WBC 12.71×10⁹/L，Neut 82.5%，HGB 116 g/L，PLT 245×10⁹/L。尿常规：WBC 满视野 /HF。肝肾功能、电解质及凝血功能正常。膀胱中段尿培养结果：未见细菌生长。

辅助检查：术前 CT 平片（图 8-3）：左侧肾盂肾盏扩张，左侧肾盂肾盏内多发结节状高密度影，大小约 4.5 cm×2.0 cm，部分呈铸型高密度影，中心部分密度 1100 ～ 1400 HU，大小约1.8 cm×1.2 cm，周围部分密度 200 ～ 500 HU，左侧肾盂内可见气体密度影（–200 ～ –400 HU）。诊断：左肾结石，左肾积脓。

初步诊断：左侧肾结石，左侧肾积脓，泌尿系感染。

【临床决策分析】

结石合并肾积脓的诊疗一直是泌尿外科的难点之一。由于临床表现多样，结石性肾积脓往往起病隐匿，影像学表现亦无特异性，因此，临床上多数肾积脓都是在手术中诊断的，这给临床治疗带来了很大的被动，这也是很多学者选择分期治疗结石性肾积脓的重要原因。在接受有效治疗前，结石伴随的病原体与机体免疫力往往处于一种制衡状态，而手术的介入必然打破这一平衡，从而显著增加了感染性并发症的风险。因此，当选择结石合并肾积脓的治疗时，必须兼顾手术的有效性与安全性，理想的治疗目标是在不增加手术并发症的前提下，提高结石的清除效率。本例

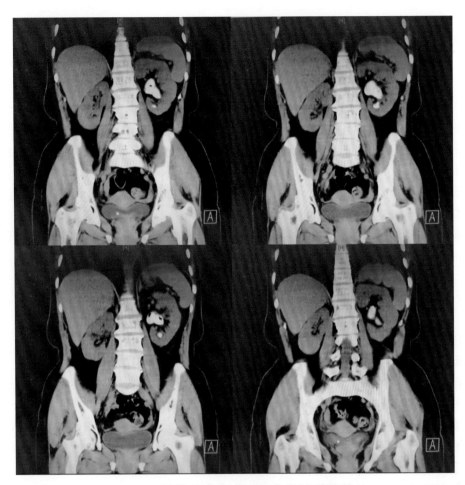

图 8-3 术前 CT 显示左肾结石合并左侧肾积脓

患者左肾结石诊断明确，具有上尿路感染症状，实验室检查提示存在尿路感染，影像学检查提示左肾积脓，虽然膀胱中段尿培养结果阴性，仍可明确患者存在化脓性肾盂肾炎。因此，该患者至少在术前 1 周行局麻下经尿道膀胱镜置入患侧输尿管支架管，术中可以直接留取肾盂内尿液做尿培养，对患者进行抗感染治疗后需再次进行评估，待感染症状及相关指标（如体温、外周血白细胞、血小板、凝血功能、血降钙素原等）恢复后方可接受手术治疗。围术期抗菌药物的选择需根据术前尿培养及药敏试验结果进行调整。

【治疗过程】

本例患者留置左侧输尿管支架管，术中留取左侧肾盂内尿液培养，并予厄他培南抗菌药物治疗。治疗 1 周后患者体温正常，尿白细胞显著减低，血常规 WBC 3.89×10^9/L，Neut 50.4%。左侧肾盂内尿液培养结果：大肠埃希菌。根据培养及药敏结果调整抗菌药物继续治疗 1 周。完善术前准备，于全麻下行 PCNL 术。患者先取截石位置入手术侧输尿管导管，留置导尿管后转为俯卧位。B 超定位下于第 12 肋尖部下缘穿刺左肾中后盏成功，导丝引导下用筋膜扩张器依次扩张至 16Fr，置入 Wolf 8/9.8Fr 输尿管镜探查目标肾盏，可见左侧肾盂肾盏内填充稠厚的脓性分泌物。退出输尿管镜，再次用金属同轴扩张器继续扩张至 24Fr，留置 24Fr 金属外鞘，置入 20Fr 肾镜，再次探查目标肾盏，仍可见肾盂肾盏内填充稠厚的脓性分泌物，结石被脓性分泌物包裹，经肾镜操作通道置入 EMS 负压超声碎石系统（瑞士 EMS 公司）首先负压清除脓性分泌物，清除后可见左肾结石，大小约 1.8 cm × 1.2 cm，结石表面呈灰褐色，EMS 负压超声碎石系统击碎并清除结石，进一步吸净集合系统内脓液，沿导丝顺行置入输尿管支架管，经皮肾通道内留置 14Fr 肾造瘘管。手术结束，患者生命体征平稳。患者术后继续厄他培南抗菌药物治疗。患者术后生命体征平稳，第 1 日体温 37.5 ℃，血常规 WBC 5.92×10⁹/L，Neut 88.8%，HGB 107 g/L，PLT 195×10⁹/L，下地活动，少量进食。术后第 2 日体温 36.5 ℃，第 4 日拔除左侧肾造瘘管及尿管并出院。

【预后】

出院后定期复查，术后 6 个月门诊复查，泌尿系 B 超未见明显结石，尿常规未见明显异常。

【经验与体会】

近年来随着技术的发展，PCNL 的安全性得到了有效提高，但是术后感染仍是主要并发症之一。临床上，PCNL 术后感染性发热的发生率相对较高（21% ～ 39.8%），如果不引起血流动力学异常，积极抗感染治疗后对患者的转归影响不大。然而重症感染引起的脓毒血症在 PCNL 术后仍有一定的发生率，其中尿源性脓毒血症最为常见。尿脓毒血症是由于尿路感染引起的 SIRS，可进一步导致器官功能障碍，甚至感染性休克，危及患者生命。尽管有观点认为，对于合并肾内感染的病例，一期行肾造瘘术引流集合系统内的脓尿，待感染恢复后再行二期 PCNL 手术，将有助于降低术后重症感染的风险。但是二期手术不可避免地会增加患者的痛苦和经济负担。已有研究表明，只要处理得当，无发热结石性肾积脓一期 PCNL 术后的 SIRS 发生率并无显著增高。因此，在术前或术中有效评价患者出现尿脓毒血症的风险因素，早期识别高危病例并及时予以干预，对于提高 PCNL 手术的安全性具有重要意义。

结石合并肾积脓临床表现多样，结石性肾积脓往往起病隐匿，术前膀胱中段尿培养阴性也不能排除上尿路感染的可能。产生这一现象的原因，一方面是由于存在尿路感染的患者可能接受了预防性抗生素治疗，从而降低了膀胱中段尿培养的可靠性。另一方面，膀胱中段尿培养结果可能受到尿量稀释、上尿路梗阻、下尿路感染与上尿路感染细菌不同等多种因素影响，难以充分反映肾内感染情况，泌尿系结石的患者术前尿培养的阴性仍不能排除术中合并肾内感染的可能。对于术前有感染症状的肾结石患者，对患者感染状况的术前评估十分重要，很大程度上决定了治疗的成败。我们认为 2017 年发表的《上尿路结石患者围手术期抗菌药物应用的专家意见》具有良好的临床指导意义，其中 HALF 分类方法可以有效管理结石性肾积脓的诊疗过程，使个体化治疗成为可能，为早期应用抗菌治疗提供依据。由于结石性肾积脓发病隐匿、病情多变，早期诊断有一定困难，因此，对那些结石负荷较高、积水较重、有发热病史、合并其他感染高危因素的肾结石患者，即使在尿培养阴性的情况下，术前也应果断给予预防性抗菌药物治疗，降低术后重症感染的风险。

PCNL 术中碎石过程中，肾内感染性尿液不可避免地会随着冲洗液被肾吸收，其中的致热原、内毒素等也会随之进入血液循环，最终导致全身性感染。肾盂内压力大于 20 mmHg 即可引起尿液反流，在微创通道经皮肾镜手术中，肾盂内压力升高（≥ 30 mmHg）的持续时间与术后感染性发热显著相关。因此，在 PCNL 术中应用负压吸引设备，大大提高了一期 PCNL 治疗结石性肾积脓的安全性。负压吸引装置能有效降低肾盂内压力，可吸出病原体和内毒素，降低其入血的可能，而且有助于清除结石碎片。而且，PCNL 手术操作时间延长，肾盂内持续受到灌注的影响，增加了感染性尿液反流和灌注液的吸收，也增加了术后全身性感染的风险。因此，PCNL 术前应仔细评估结石情况及肾内解剖，选择适当的通道路径和碎石设备，以便于提高术中碎石取石效率，缩短手术时间。总之，在 PCNL 提高手术效率的同时，必须控制术中灌注速度，即使在标准通道下操作，长时间高速灌注也势必增加肾盂内的压力，促进感染性尿液反流入血。

【小结】

结石合并肾积脓的诊疗一直是泌尿外科的难点之一。由于临床表现多样，结石性肾积脓往往起病隐匿，影像学表现亦无特异性，因此，临床上多数肾积脓都是在手术中诊断的，这给临床治疗带来了很大的被动。目前 PCNL 仍是治疗结石性肾积脓的首选方法，根据《上尿路结石患者围手术期抗菌药物应用的专家意见》，在术前积极抗菌治疗的基础上，一期 PCNL 治疗结石性肾积脓是可行的，术中应尽可能控制手术时间，降低平均灌注速度及灌注压力，从而减少术后重症感染性并发症的风险。

（刘余庆 编；肖春雷 审）

 参考文献

[1] 杨波，王起，王佳，等. 结石梗阻性化脓性肾盂肾炎治疗后肾功能的转归及影响因素 [J]. 中华泌尿外科杂志，2018，39：54-56.

[2] 陆奇，余月，习海波，等. 经皮肾镜取石术后发生脓毒血症的危险因素评估及防治 [J]. 中华泌尿外科杂志，2017，38：238-240.

[3] Degirmenci T，Bozkurt IH，Celik S，et al. Does leaving residual fragments after percutaneous nephrolithotomy in patients with positive stone culture and/or renal pelvic urine culture increase the risk of infectious complications？[J]. Urolithiasis，2019，47：371-375.

[4] Lai WS，Assimos D. Factors Associated With Postoperative Infection After Percutaneous Nephrolithotomy [J]. Rev Urol，2018，20：7-11.

[5] 乔庐东，陈山，马小军，等. 上尿路结石患者围手术期抗菌药物应用的专家意见 [J]. 中华泌尿外科杂志，2017，38：641-643.

[6] 邹晓峰，杨军，张国玺，等. Clavien-Dindo 系统在经皮肾镜取石术并发症评估中的价值及危险因素分析 [J]. 中华泌尿外科杂志，2014，35：739-744.

[7] 乔庐东，杜震，郑波，等. 泌尿系结石病人治疗中抗菌药物的应用 [J]. 临床外科杂志，2019，27：97-99.

[8] 徐桂彬，李逊，何永忠，等. 微创经皮肾镜取石术联合负压装置一期治疗结石性脓肾的疗效分析 [J]. 中华泌尿外科杂志，2013，34：93-95.

第五节　同期经皮肾镜联合输尿管软镜治疗复杂性肾结石一例

导读

　　目前复杂性肾结石在各大指南尚无明确定义，文献中"复杂性肾结石"主要指直径大于 2.5 cm 的巨大肾结石、鹿角形结石、累及多个肾盏的结石，以及可能合并肾位置异常或肾内解剖异常、合并患侧肾功能下降、导致结石碎片排出困难的肾结石。目前，经皮肾镜取石术（PCNL）仍是治疗复杂性肾结石的主要方法，但由于结石负荷高、形态复杂，手术操作难度大，术后有一定的结石残留率，PCNL 术后感染性并发症的风险较高。尽管多通道 PCNL 可以获得较高的一期结石清除率（stone free rate，SFR），但增加通道不可避免地加重了肾实质损伤，也增加了周围组织器官损伤的风险，而且通道数量的增加亦被认为是 PCNL 术后脓毒血症的危险因素之一。近年来，逆行输尿管软镜（flexible ureteroscopy，FURS）联合 PCNL 为治疗高负荷、复杂性肾结石提供了新的思路，与单纯 PCNL 相比，FURS 联合 PCNL 可以显著提高一期 SFR，降低手术并发症的风险，两种内镜技术可以互补发挥各自优势，使复杂性肾结石的治疗更加安全、高效。

【病例简介】

　　患者男性，32 岁，主诉因"反复发作双肾多发结石 8 年"于 2018 年 8 月入院。

　　患者8年前发现双肾多发结石，分别于8年前、5年前各接受一次右侧PCNL（多通道、单通道），并于5年前行左侧PCNL（多通道）治疗，2年前因双肾结石复发，接受双侧FURS治疗，术后仍有双肾多发结石残留。术后结石分析结果均提示胱氨酸结石。患者发病以来，无明显自觉症状，无发热，睡眠、食欲正常，大便正常，因饮食限制，体重下降约5 kg。

　　既往史：体健。否认高血压、糖尿病、冠心病等。

　　体格检查：体温36.6 ℃，血压121/77 mmHg，神清语利，精神可，心肺查体未及明显异常，腹平软，全腹无明显压痛、反跳痛，肠鸣音正常，双侧肾区无叩痛，双侧下肢无水肿。

　　实验室检查：血常规WBC 6.86×10^9/L，HGB 159 g/L，PLT 250×10^9/L。尿常规WBC 10 ～ 12/HF。肝肾功能、电解质及凝血功能正常。膀胱中段尿培养结果：未见细菌生长。

　　辅助检查：术前CT平片（图8-4）：左侧肾盂肾盏内多发结节状高密度影，部分呈铸型高密度影，右侧肾盂肾盏内多发结节状高密度影，提示双肾多发结石，左侧双侧肾盏扩张，右侧肾实质萎缩。肾动态显像：左肾血流灌注、肾功能、肾小球滤过率正常，GFR 63.21 ml/min；右肾血流灌注、肾功能减低，GFR 42.59 ml/min大致正常。

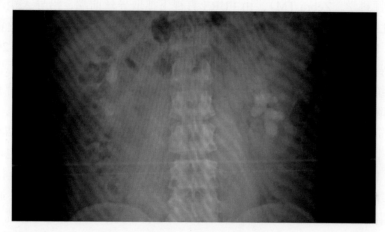

图8-4　术前KUB显示双肾多发结石

【临床决策分析】

　　本例患者结石成分为胱氨酸结石，该类结石是一种罕见的常染色体遗传性疾病。病理基础是肾近曲小管基底膜和肠黏膜上皮细胞对包括胱氨酸在内的4种二羟氨基酸吸收和转运功能存在缺陷，导致这些二羟氨基酸在尿中排泄增加。胱氨酸结石的发病高峰在20 ～ 40岁，也可在儿童期发病，占儿童结石总数的6% ～ 8%。胱氨酸结石的每年复发次数远高于其他各种成分的结石，根据一项长期随访，其复发次数平均为每人每年1.22次。因此，针对胱氨酸结石的患者，必须要有长期治疗的计划，在制定治疗方案的过程中，不仅要根据目前的结石情况，还必须考虑到如何保护患者远期的肾功能。本例患者双肾多发结石，如果单纯采用PCNL手术治疗，由于结石负荷高、形态复杂，手术操作难度大，术后有一定的结石残留率，需要多通道、多分期PCNL手术才能达到满意效果，对肾实质的损害较大，而且多通道、多分期PCNL术后感染性并发症的风险较高。如果单纯采用FURS手术，则碎石效率较低、结石碎片不易清除，并不适合处理高负荷肾结石，而且由于FURS手术中碎石取石需要较长时间，FURS术中肾盂内空间相对密闭，容易产生较高的压力，仍有导致脓毒血症的风险。在长期的临床实践中，我们已经成功开展FURS联合PCNL，用于治疗复杂性上尿路结石，该术式良好地整合了两种内镜技术的优势：FURS可以到达PCNL难以探及的肾盏，不仅减少了PCNL通道建立，而且减少了结石残留的概率；PCNL可以利用较大的通道，不仅可高效清除结石，而且有助于控制肾盂内压力。因此，针对本例患者我们采用了右侧输尿管软镜碎石取石术，同期行左侧输尿管软镜联合左侧经皮肾镜取石术。

【治疗过程】

本例患者留置左侧输尿管支架管，术中留取左侧肾盂内尿液培养，并予术前抗菌药物治疗。治疗 1 周后患者体温正常，尿白细胞显著减低，血常规正常。左侧肾盂内尿液培养结果：未见细菌生长。完善术前准备，于全麻下行右侧输尿管软镜碎石取石术，同期行左侧输尿管软镜联合左侧经皮肾镜取石术。患者采用改良 Valdivia 体位：使左侧躯干部尽量靠近床沿，用水袋垫高患侧胸背部及髂后上棘，使躯干部与床平面成 15°～ 20° 夹角，腰肋下方悬空，以便于肾造瘘穿刺，左侧上肢横挂于胸前，两腿分开置于腿架上，对侧下肢略外展，以便于输尿管镜上行操作。手术需两组术者完成，采用生理盐水作为灌注液。右侧 FURS 手术详见相关文献。左侧首先由 FURS 组术者用硬性输尿管镜探查患侧输尿管，了解输尿管宽度，选择适当的输尿管导入鞘，沿导丝置入患侧输尿管，前端接近肾盂 - 输尿管交界处。经鞘内置入纤维或电子输尿管软镜（美国 Olympus URF-V®），到达患侧肾盂。FURS 下适当灌注扩张集合系统，引导 PCNL 术者行 B 超引导下经皮肾穿刺。穿刺的目标首选下盏。在患侧腋中线和肩胛旁线之间、第 12 肋下选择最佳穿刺点。穿刺针前端成功进入集合系统后，拔出针芯，可见到肾内尿液排出。沿穿刺针置入斑马导丝（美国波士顿科学，Zebra TM），由 FURS 直视下抓取导丝前端，沿导入鞘牵出体外。此时 FURS 组与 PCNL 组术者各执导丝一端，可避免导丝移位。PCNL 组术者沿导丝置入球囊扩张导管（美国 Cook，UltraXX TM）至适当位置，球囊注水建立经皮肾通道。留置 26Fr 标准通道外鞘，沿外鞘置入肾镜，肾镜下不建议用灌注泵加压灌注，避免肾盂内压力过高。肾镜直视下通过负压碎石清石系统（瑞士 EMS，LithoClast®）去除结石，并将较大的结石碎片沿 PCNL 通道取出体外，尽可能清除穿刺所在肾盏以及肾盂内的结石。如果肾镜所探及的范围内已无可见结石，而对照术前影像学资料或术中超声检查，发现在与 PCNL 通道平行的肾盏内仍有结石残余，则需通过 FURS 探查各个平行肾盏，找到残留结石，用套石篮将残留结石拖入肾盂，也可直接传递给肾镜，由肾镜通过 PCNL 通道取出。如果平行肾盏内残留结石体积较大，不能直接从肾盏出口拖出，可行 FURS 下钬激光碎石，将结石击碎后再拖入肾盂，由肾镜通过 PCNL 通道取出。碎石清石结束后，沿肾镜顺行留置输尿管支架管，由 FURS 引导支架管下端进入膀胱，同时退出导入鞘，留置导尿管。PCNL 通道内留置肾造瘘管，术后保持各个引流通畅。术中获取的肾结石标本，予红外光谱测定结石成分。术后在药敏试验结果的指导下，继续应用抗菌药物。注意观察有无感染症状，监测生命体征及感染相关指标。

患者术后生命体征平稳，第 1 日体温 36.8 ℃，血常规 WBC 13.82×10^9/L，Neut 80.6%，HGB 126 g/L，PLT 195×10^9/L，下地活动，少量进食。术后第 2 日体温 36.5 ℃，血常规 WBC 9.63×10^9/L，Neut 70.7%。术后复查 KUB 平片（图 8-5）：右侧肾区可见结石碎片残留，左侧肾区未见明显结石残留。第 4 日拔除左侧肾造瘘管及尿管并出院。

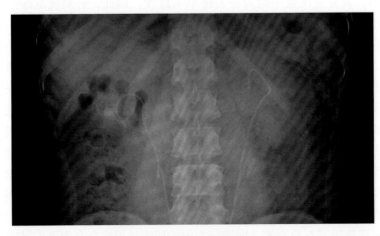

图 8-5　术后 KUB 显示治疗结果

【预后】

术后 1 个月拔除输尿管支架管，定期复查。术后 3 个月复查 B 超，左侧肾区未见明显结石残留，右侧肾内可见多发结石，直径 0.5 ~ 0.8 cm。

【经验与体会】

复杂性肾结石的手术治疗一直是泌尿外科的难点之一。虽然 PCNL 是目前复杂性肾结石的主要手术方式，但是为了提高 PCNL 的结石清除率，临床常采用多通道或分期 PCNL 的手术方式，这不仅增加了肾受损的程度，亦会导致肾出血、肾切除等严重并发症，严重影响患者术后的生活质量。随着钬激光碎石及其辅助技术的发展，FURS 治疗鹿角形结石已有报道，但单纯 FURS 碎石效率较低、结石碎片不易清除，并不适合处理高负荷肾结石。而 PCNL 与 FURS 在处理复杂性肾结石时都具有各自的优势与劣势，单通道 PCNL 往往难以探及全部结石，而多通道 PCNL 又不可避免增加了肾实质的损伤，提高了严重并发症的风险；FURS 创伤小，可以探及各个肾盏，但操作通道有限，钬激光碎石效率较低，短时间内难以清除较大负荷的肾结石。

近年来，FURS 联合 PCNL 已被成功应用于治疗复杂性上尿路结石，该术式良好地整合了两种内镜技术的优势：FURS 可以到达 PCNL 难以探及的肾盏，不仅减少了 PCNL 通道建立，而且减少了结石残留的概率；PCNL 可以利用较大的通道，不仅高效清除结石，而且有助于控制肾盂内压力。通过随机对照研究，Wen 等报道 FURS 联合微通道 PCNL 通过改良 Valdivia 体位治疗部分型鹿角形结石的一期 SFR 为 87.88%，显著高于微通道 PCNL 组（58.82%），而两组并发症发生率无显著差异。Hamamoto 等采用俯卧分腿体位，FURS 联合微通道 PCNL 治疗鹿角形结石的一期 SFR 为 71.4%，无 Clavien Ⅲ 级及以上并发症发生。FURS 联合 PCNL 的有效性与安全性为感染性鹿角形结石的治疗提供了新的方向。

本例在没有增加手术风险的同时，能够获得较高的结石清除率，主要基于以下几方面原因：①本例患者采用了改良 Valdivia 体位，在这种体位下建立的 PCNL 通道外口略低于肾盂平面，肾内的结石碎片在重力的作用下可以直接随水流排出，不仅更易于清除肾内的结石，而且可以保持肾盂内压力较低，减少了感染性尿液的吸收；② PCNL 术中采用了标准通道，因此可以通过肾镜直接使用负压超声碎石清石系统，不仅提高了结石清除的效率，而且在负压作用下，有助于清除肾内感染性尿液，保持肾内低压，有些 FURS 从其他肾盏取出的结石，可以经标准 PCNL 通道直接取出；③当肾镜进入 PCNL 外鞘灌注时，镜体与外鞘之间可以形成"吸尘器效应"（vacuum cleaner effect），促使肾盂内结石碎片排出，同时 FURS 灌注可以产生"冲洗效应"（purging effect），提高了术野清晰度，缩短了手术时间。

通过开展 FURS 联合 PCNL 手术，我们总结了初步的经验：①由于结石形态复杂，手术体位对操作又有一定限制，术前必须仔细阅读泌尿系 CT 等影像资料，必须掌握肾结石的分布、肾盂肾盏的形态特点，尤其要注意前后组肾盏的分布情况，并了解肾周围组织脏器的毗邻关系，据此精心选择 PCNL 穿刺位点，设计手术方案及备用措施。②改良 Valdivia 体位的主要优点是减少了术中体位变化，节约了手术时间，更便于 FURS 组术中操作及两组配合，但是这种体位下可选穿刺位点范围有限，可能会引起 PCNL 组术者穿刺操作不便，我们的经验是术中应尽可能利用 FURS，在肾内引导穿刺造瘘，穿刺成功后，FURS 牵拉导丝经输尿管导入鞘引出体外，协助建立经皮肾通道。③双镜联合手术是建立在熟练掌握 FURS 与 PCNL 两项内镜技术的基础上的，术中两组术者要密切配合，FURS 灌注速度应略高于肾镜，这样可以促进结石碎片通过 PCNL 通道排出体外，避免过多碎片掉入输尿管，当 FURS 探查肾内时，肾镜可以引导 FURS 到达目标肾盏，从而减少肾盏遗漏、结石残留。④术后应加强监测，注意应用血清降钙素原浓度等感染标志物，血清降钙素原浓度的升高程度与感染严重程度呈正相关，有助于早期判断脓毒血症。

【小结】

同期经皮肾镜联合输尿管软镜碎石取石术，能够充分发挥二者各自的技术优势，相互弥补不足之处，避免了多通道引起的损伤和严重出血。由于 PCNL 通道持续引流，避免了 FURS 术中持续肾盂高压，FURS 可以探查与 PCNL 通道平行的肾盏，结石碎片可经 PCNL 通道排出。因此，内镜联合手术时间相对较短，可以有效提高清石效率，是治疗复杂性肾结石的有效方法之一，可获得较高的一期结石清除率，并发症发生率较低，具有良好的有效性与安全性。

（刘余庆 编；肖春雷 审）

参考文献

[1] 程跃，谢国海，严泽军，等. 逆行输尿管软镜联合可视微通道经皮肾镜一期治疗鹿角形肾结石的临床分析 [J]. 中华泌尿外科杂志，2016，37：127-130.

[2] 乔庐东，陈山，马小军，等. 上尿路结石患者围手术期抗菌药物应用的专家意见 [J]. 中华泌尿外科杂志，2017，38：641-643.

[3] 周水根，王玲，徐晓峰，等. 改良 Valdivia 体位和俯卧位经皮肾镜取石术治疗肾结石的疗效和安全性比较 [J]. 中华泌尿外科杂志，2015，36：405-408.

[4] 邹晓峰，杨军，张国玺，等. Clavien-Dindo 系统在经皮肾镜取石术并发症评估中的价值及危险因素分析 [J]. 中华泌尿外科杂志，2014，35：739-744.

[5] 乔庐东，杜震，郑波，等. 泌尿系结石病人治疗中抗菌药物的应用 [J]. 临床外科杂志，2019，27：97-99.

[6] Choi SW，Bae WJ，Ha US. Prognostic Impact of Stone-Scoring Systems After Percutaneous Nephrolithotomy for Staghorn Calculi：A Single Center's Experience Over 10 Years [J]. J Endourol，2016，30：975-981.

[7] 徐桂彬，李逊，何永忠，等. 微创经皮肾镜取石术联合负压装置一期治疗结石性脓肾的疗效分析 [J]. 中华泌尿外科杂志，2013，34：93-95.

[8] 郑军华，鲁军，邵怡. 重视软性输尿管镜碎石术后尿脓毒血症的诊治 [J]. 上海医学，2019，42：132-134.

[9] 李武学，许长宝，赵兴华，等. 改良 RUSS 肾结石评分预测输尿管软镜术后结石清除率的可行性 [J]. 中华泌尿外科杂志，2019，40：843-848.

[10] Wen J，Xu G，Du C，et al. Minimally invasive percutaneous nephrolithotomy versus endoscopic combined intrarenal surgery with flexible ureteroscope for partial staghorn calculi：A randomised controlled trial [J]. Int J Surg，2016，28：22-27.

[11] Hamamoto S，Yasui T，Okada A，et al. Efficacy of endoscopic combined intrarenal surgery in the prone split-leg position for staghorn calculi [J]. J Endourol，2015，29：19-24.

第六节 巨大肾结石行经皮肾镜取石术后出血介入栓塞治疗一例

 导读

作为泌尿外科的常见疾病，肾结石，尤其是巨大肾结石（结石负荷＞6 cm）严重威胁着患者健康及安全。与常规肾结石相比，巨大肾结石的手术难度更大，术后并发症发生的概率更高，因此其治疗是泌尿外科医生所面临的严峻挑战。在此，我们通过分析一例巨大肾结石患者的诊疗过程，希望为今后类似病例的分析和术后并发症的处理能够提供一些帮助。

【病例简介】

患者男性，37岁，主因"发现右侧肾结石7年余"于2019年3月入院。

患者7年余前发现右肾结石，具体不详，未予处理。5年前，患者突发右侧腰部剧烈疼痛，疼痛沿右侧输尿管向同侧腹股沟放射，有血尿一次，有恶心，无尿频、尿急、尿痛等膀胱刺激症状，于当地行输尿管镜碎石取石术，术后未规律复查。2年前，患者再次发作右侧腰部疼痛，症状基本同前，于外院行体外冲击波碎石。现患者就诊于我院，行CT检查提升右肾结石，右肾积水，为求进一步诊治，门诊以"右肾结石"收入院。自发病以来，患者精神、食欲可，大便正常，体重无明显变化。

既往史：诊断糜烂性直肠炎3月余，口服美沙拉嗪栓及整肠生治疗，现症状缓解；否认高血压、心脏病、糖尿病等内科疾病史。

体格检查：血压128/73 mmHg，神清语利，精神可，心肺查体未及明显异常，腹平软，全腹无明显压痛、反跳痛，肠鸣音正常，双侧肾区无叩痛，双侧下肢无水肿。

实验室检查：血常规：RBC 5.63×10^{12}/L[参考范围：$(4.3 \sim 5.8) \times 10^{12}$/L]、Hb 165 g/L（参考范围：130 ~ 175 g/L）；凝血时间：PT 11.7 s（参考范围：8.8 ~ 12.8 s），APTT 36.2 s（参考范围：28 ~ 42 s），TT 14.2 s（参考范围：12 ~ 18 s）；尿常规、肝肾功能、术前免疫等均正常。

影像学检查：腹盆腔CT平扫（图8-6）：右侧肾盂及下组肾盏见多发斑块状高密度影，右肾及输尿管积水扩张，输尿管内未见明确阳性结石影。左肾及输尿管未见明显异常密度影。诊断结论：右肾结石，右肾积水，请结合临床。

泌尿系超声：双肾形态、大小正常，内部结构清晰，左肾盂及双输尿管无扩张。右肾盂可见分离，最宽约2.1 cm，右肾可见多发强回声伴声影，大者5.2 cm×2.0 cm。

初步诊断：右肾结石，右肾积水，糜烂性直肠炎。

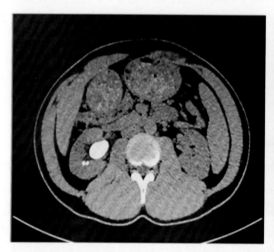 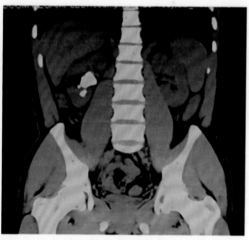

图8-6　腹盆腔CT平扫：右侧肾盂及下组肾盏见多发斑块状高密度影

【临床决策分析】

患者检查发现右肾结石7年余，病程中间断有右侧腰痛、血尿等临床表现，既往因腰痛发作先后行输尿管镜碎石取石术、体外冲击波碎石术。此次入院前于我科门诊行腹盆腔CT平扫检查，可见右侧肾盂及下组肾盏多发斑块状高密度影，结合患者病史、临床表现及影像学结果，右肾结石诊断明确，且结石体积巨大，具有手术指征。手术方式的选择上，患者既往先后行输尿管镜碎石取石术、体外冲击波碎石术，但手术效果较差；而开放取石术、腹腔镜切开取石术又具有创伤大、并发症多和恢复慢等缺点，因此，综合考虑后，经皮肾镜取石术为本例的最优选择。

【治疗过程】

术前准备充分后，在全身麻醉下行右侧经皮肾镜碎石取石术，首先在 B 超引导下直接穿刺右肾中盏，依次用 6 ~ 16F 的筋膜扩张器扩张通道，再依次用金属扩张器扩张穿刺通道至 24F，留置 24F 外鞘。经外鞘置入肾镜，肾盂可见一大小约 5 cm 的黄白色不规则结石，同时在不同肾盏内可见多发结石，直视下用 EMS 超声吸引探针及钬激光光纤将结石击碎成小块或粉末状，用异物钳和套石篮取出其中较大的结石碎块。由于结石巨大，碎石时间较长，观察肾盂及各个肾盏无大的结石残留，留置 6F/26 cm 输尿管支架管及 18F 乳胶肾造瘘管各一根，手术顺利结束，术中出血约 200 ml。

患者术后一般情况良好，常规予以抗炎、止血等治疗，并监测血常规、电解质。术后第一天，血常规回报 Hb 102 g/L，较前有下降趋势，予以夹闭肾造瘘管，同时行止血治疗，当日下午复测血常规示 Hb 92 g/L；术后第二天，患者诉右腰部偶有疼痛，查体睑结膜苍白，血常规回报 Hb 90 g/L，继续予以止血治疗，并嘱患者减少下地活动；术后第三天患者一般情况良好，尿液呈淡红色，夜间肾造瘘管周有大量鲜红色渗出；术后第四天，患者出现发热，体温 38.9 ℃，自觉有憋尿感，小便鲜红色，偶有血块，而且自尿管及尿管周围排出鲜红色尿液约 200 ml，予以夹闭肾造瘘管，并嘱患者绝对卧床、制动，同时积极复查血常规，结果回报 Hb 87 g/L，考虑出血可能，予以输悬浮红细胞 2 U，并积极行止血治疗，密切监测患者生命体征及血常规。术后第五天复查血常规示 Hb 81 g/L，仍持续下降，考虑存在活动性出血，遂积极联系介入血管外科会诊，急诊行右肾动脉造影，造影示双肾动脉主干及各分支血流通畅，右肾动脉外侧可见动静脉瘘及造影剂外溢，遂行超选择性右肾动脉栓塞术，以微导管超选择置入上述右肾动脉出血分支内，以微弹簧栓多枚予以栓塞。术后复查造影见栓塞满意，造影剂外溢消失。

栓塞术后，患者严格卧床 24 h，继续抗感染、止血等对症治疗，并密切监测患者生命体征及血常规变化。患者栓塞术后第一日 Hb 62 g/L，再次予以输注悬浮红细胞 2 U，之后复查血常规示 Hb 逐步升高，于栓塞术后第 8 天恢复至 98 g/L。考虑患者病情基本平稳，于结石术后第 13 天拔除右肾造瘘管，术后第 15 天顺利出院。

【预后】

患者出院后定期复查，出院后无明显血尿，术后 1 个月复查患者未诉明显不适，术后 1 个月于膀胱镜下顺利拔除右侧输尿管支架管。

【经验与体会】

1. PCNL 术后出血的原因：PCNL 术后突然较大量出血称为继发或迟发出血，多发生于术 8 ~ 12 天，其发生率为 0.5% ~ 2.0%。常见出血原因有：①全身因素：如患者合并有凝血功能障碍、糖尿病、血管病变等；②局部损伤：多次穿刺或集中在某一肾实质区域试穿及肾造瘘通道反复扩张导致肾内动静脉瘘、假性动脉瘤形成；③合并感染：合并感染时出血也相对难以控制。此外，手术时间过长、术后拔管过早或过度运动、患者曾接受过 ESWL 等因素也不容忽视。本例患者为中年男性，既往除糜烂性直肠炎外无其他疾病，手术过程中穿刺及碎石过程顺利，术后出血主要考虑碎石时间较长；而且该患者曾行 ESWL。不过，最终肾动脉造影提示为右肾动脉动静脉瘘。

2. PCNL 术后出血的治疗：实际上，PNCL 术后患者几乎均有不同程度的出血，但经过绝对卧床、肾造瘘管夹闭、止血药物治疗等对症处理后，出血多能控制，需要行肾动脉 DSA 及栓塞治疗者为极少数，占 0.5% ~ 3.0%。不过，在经药物保守治疗无效时应尽快行肾动脉 DSA 检查，因肾动脉造影不仅能清晰显示肾动脉损伤及破裂详细情况，而且能准确明确出血部位，故肾动脉 DSA 的价值重大。本例患者术后出现 Hb 下降，由于经过肾造瘘管夹闭、止血药物治疗、输血等对症治疗后仍不见好转，最终积极选择了肾动脉造影、栓塞术，成功阻止了进一步出血。

【小结】

巨大肾结石的手术治疗难度较大，具有较高的手术并发症风险，手术方式的选择、术中操作等均需谨慎。PCNL 术后出现严重的并发症，尤其是出血性并发症，有可能威胁患者肾功能甚至生命，因此，对于 PCNL 术后出血的患者，应及时发现、积极诊治，严密监测病情变化，经过积极保守止血治疗仍不见好转的情况下，应尽早实施介入外科手术治疗，高选择性肾动脉血管介入栓塞术可以有效治疗 PCNL 术后出血。

（陈志刚　刘余庆　刘　磊 编；肖春雷 审）

参考文献

[1] 那彦群，叶张群，孙颖浩，等．中国泌尿外科疾病诊断治疗指南［M］．北京：人民卫生出版社，2014：281-282.

[2] Mithani MH，Khan SA，Khalid SE，et al．Predictive factors for intraoperative blood loss during percutaneous nephrolithotomy［J］．J Coll Physicians Surg Pak，2018，28（8）：623-627.

[3] Srivastava A，Singh KJ，Suri A，et al．Vascular complications after percutaneous nephrolithotomy：are there any predictive factors［J］．Urology，2005，66（1）：38-40.

[4] 汪金荣，何乐业，蒋先镇，等．微创经皮肾镜取石术后大出血的介入治疗［J］．中国内镜杂志，2008，14（1）：22-26.

第七节　经输尿管软镜钬激光治疗盆腔异位肾合并肾盏内结石一例

导读

盆腔异位肾结石手术治疗难度大，该例患者同时合并肾盏憩室结石，进一步增加了手术的难度。也提醒泌尿外科医生，针对解剖学变异情况的患者，注意可能合并同一器官的多种变异，甚至多个器官的解剖变异情况。所以，围术期应做好准备工作，术中谨慎操作。盆腔异位肾合并结石的治疗，可考虑多种治疗方案，如保守治疗、输尿管软镜（flexible ureteroscopy，FURS）、经皮肾镜取石术（percutaneous nephrolithotomy，PCNL）、腹腔镜手术等。术者需要综合患者的临床特点，制定个体化方案。

【病例简介】

患者女性，33 岁，主因"右侧腰腹部痛 1 年余"入院。

患者入院 1 年前无明显诱因出现间断性右侧腰腹部疼痛，隐痛，无血尿，无尿急、尿痛。B 超提示右侧肾区无正常肾影像，右侧盆腔异位肾，伴肾结石。为求进一步诊疗于 2016 年 4 月收入我院。

既往史：无特殊。

体格检查：血压 120/75 mmHg，神清语利，精神可，心肺查体未及明显异常，腹平软，全腹无明显压痛、反跳痛，肠鸣音正常，双侧肾区无叩痛。

实验室检查：肾功能 Cr 75 μmol/L，其他化验未见明显异常。

影像学检查：泌尿系 CTU 检查提示盆腔右侧异位肾，肾盏憩室结石，大小约 1.5 cm（图 8-7 ～图 8-8）。

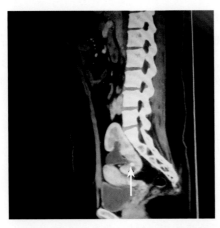

图 8-7　盆腔异位肾伴肾盏憩室结石（箭
　　　　头所示），矢状位

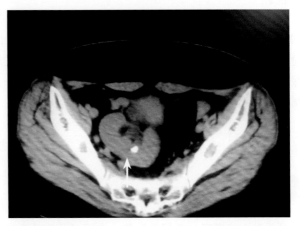

图 8-8　盆腔异位肾伴肾盏憩室结石（箭头所示），轴
　　　　状位

初步诊断：盆腔右侧异位肾伴肾结石（肾盏憩室结石）。

【临床决策分析】

患者盆腔右侧异位肾伴肾结石，因患者右侧腰腹部疼痛症状明显，影响生活质量，发现结石后患者积极要求手术治疗。由于右侧肾异位至盆腔，而且根据 CTU 影像学资料考虑该结石为憩室结石，手术难度大。可选择方案包括观察、软镜手术、经皮肾镜取石术、腹腔镜手术等。由于患者手术意愿强烈，接受术后症状无法缓解的风险，拟定方案为输尿管软镜探查、碎石取石术。考虑解剖学变异的情况，手术难度大，术前预留置输尿管支架 2 周。

【治疗过程】

手术取截石位，全身麻醉，拔除原输尿管支架管后，F8/9.8 Wolf 输尿管硬镜直视下进入右侧输尿管，观察扩张的输尿管，留置镍钛合金超滑导丝（Cook 公司，美国），沿导丝置入 F12/14 输尿管软镜导引鞘，使输尿管软镜导引鞘位于肾盂 - 输尿管交界处，沿软镜导引鞘直视下置入 Olympus URF-V 电子输尿管软镜，观察肾盂及各个肾盏，于肾最下盏可见盏颈狭窄（图 8-9），置入 200 μm 钬激光光纤，钬激光切开盏颈后（图 8-10），可见肾盏憩室内结石（图 8-11），结石大小约 1.5 cm，使用钬激光碎石机（Lumenis 公司）设置功率为 1 J，频率为 20 Hz，能量为 20 W。垂直于肾盏憩室颈口向下做功，切开并扩大憩室颈部直至套石网篮可以进入憩室，利用套石网篮（Cook 公司，美国）将结石移至肾盂（图 8-12），钬激光碎石（图 8-13），设置钬激光功率为 0.5 J，频率为 20 Hz，能量为 10 W，将结石击碎至 1 ~ 2 mm，利用套石篮取出较大的结石残片，术后留置 F4.7/24 cm 输尿管支架管（COOK 公司，美国），手术结束。手术时间 65 分钟，术中出血量 2 ml。

【预后】

围术期无手术并发症，术后 4 天顺利出院，术后 1 个月复查泌尿系 X 线平片（kidney ureter bladder，KUB）、泌尿系超声示未见结石残留。随访至 2020 年 1 月无结石复发，肾功能正常。

【经验与体会】

异位肾临床较为少见，是由于胚胎时期肾血管位置异常，使肾在胚胎发育过程中不能上升到正常位置而出现的一种先天性发育畸形，其发病率为 1/1000 ~ 1/600。异位肾患者常无任何症状，多为单侧，双侧罕见，Malek 等报道双侧盆腔异位肾的发病率仅占异位肾的 10%。异位肾多位于腹腔、盆腔，极少数位于胸腔，Liddell 报道 13000 例尸解中仅发现 1 例胸腔异位肾。

肾盂输尿管软镜技术的出现逐渐成为治疗上尿路复杂结石理想的选择。肾盂输尿管软镜可以灵活弯曲，配合镜体的旋转和进退，便于进入各个肾盏，适用于因穿刺困难而无法行经皮肾镜取

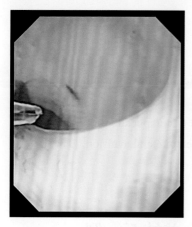

图 8-9　术中发现肾盏憩室

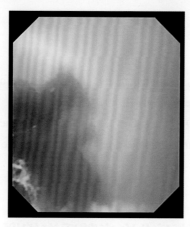

图 8-10　钬激光切开憩室盏颈

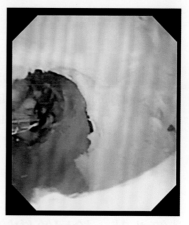

图 8-11　发现肾盏憩室结石

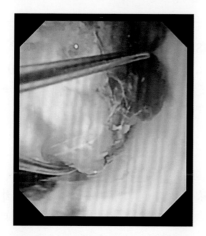

图 8-12　套石网篮将结石移至肾盂

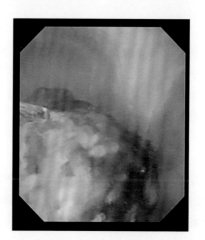

图 8-13　钬激光碎石

石术的复杂性上尿路结石，同时肾盂输尿管软镜可以观察处理硬镜不能到达的肾盏结石。肾盂输尿管软镜碎石术清石效果满意，安全可靠，文献报道肾盂输尿管软镜碎石术并发症总体发生率为 4.4% ~ 6.7%，其中严重并发症比例仅 0.5%，显著低于 PCNL。

　　本例为盆腔异位肾并肾盏憩室结石。经肾盂输尿管软镜观察异位肾，完整探查整个上尿路集合系统的各个部位。术中见结石所在肾盏憩室颈口狭窄，遂使用钬激光切开憩室颈口，利用套石网篮将结石移至肾盂后，钬激光成功碎石。手术时间 65 分钟，出血 2 ml，无并发症发生。术后 4 天顺利出院，1 个月后复查 KUB、泌尿系超声未见结石残留。因此，笔者认为经肾盂输尿管软镜钬激光治疗盆腔异位肾合并肾盏憩室结石安全、有效、并发症少，并能同时检查各个肾盏，处理肾盏狭窄、局部息肉或肿瘤等。肾盂输尿管软镜钬激光碎石术可作为治疗盆腔异位肾合并肾盏憩室结石的首选方案。

【小结】

　　肾盂输尿管软镜钬激光碎石术治疗盆腔异位肾合并肾结石可行性强、安全有效、副损伤少，尤其是在盆腔异位肾合并肾盏憩室结石的治疗中可作为首选方法。

（郝一昌　赵万里　肖春雷 编；马潞林 审）

参考文献

[1] Liddell RM，Rosenbaum DM，Blumhagen JD．Delayed radiologic appearance of bilateral thoracic ectopic kidneys［J］．Am J Roent genol，1989，152：120-122．

[2] Taie K，Jasemi M，Khazaeli D，et al．Prevalence and management of complications of ureteroscopy：a seven-year experience with introduction of a new maneuver to prewent ureteral avulsion［J］．Urol J，2012，9（1）：356-360．

第八节　输尿管软镜碎石术治疗髓质海绵肾合并结石一例

 导读

　　髓质海绵肾（medullary sponge kidney，MSK）是一种以肾髓质内层集合管囊状扩张为特征的先天性疾病，可累及单侧、双侧或部分肾，发病率为 1：（2000～20000）。MSK 解剖学变异和功能缺陷可导致肾钙质沉积、肾结石发生。该例 MSK 合并肾结石、输尿管结石患者行输尿管软镜钬激光碎石术，疗效满意。

【病例简介】

　　患者女性，38 岁。因"间断左侧腰痛 2 年，再发 1 周"入院。

　　患者入院前近 2 年间断出现左侧腰痛，泌尿系超声示双肾结石，多次行体外冲击波碎石治疗。1 周前再发左侧腰痛，伴肉眼血尿。

　　既往史：无特殊。

　　体格检查：左侧肾区叩痛阳性。

　　实验室检查：尿常规阴性；血肌酐 97 μmol/L。

　　影像学检查：泌尿系 CT：左侧输尿管上段、中段结石，大小分别为 20 mm×7 mm、15 mm×8 mm，继发尿路积水；双肾乳头区多发大小不等结节样致密影，符合 MSK（图 8-14）。KUB 平片：双肾区多发不规则高密度影（图 8-15）。

　　初步诊断：双肾结石、左侧输尿管结石、MSK。

【临床决策分析】

　　患者为髓质海绵肾并发双肾多发结石，游离结石大于 1 cm，且有输尿管梗阻，故患者有手

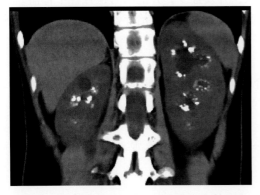

图 8-14　泌尿系 CT 提示双侧髓质海绵肾伴结石

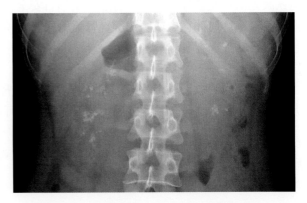

图 8-15　KUB 提示双侧髓质海绵肾伴结石

术治疗指征，采取同期手术策略。首先行左侧输尿管镜钬激光碎石取石处理左输尿管中段结石和上段结石，然后更换软镜处理肾内结石。其次处理右侧肾内结石。由于结石负荷大，且为双侧手术，所以术前留置 2 周的输尿管支架管并积极控制泌尿系感染。

【治疗过程】

于 2016 年 8 月在全麻下行左侧输尿管镜钬激光碎石取石 + 双侧输尿管软镜钬激光碎石取石。术中各肾盏内及黏膜下可见多发结石，部分结石自黏膜下突出，置入钬激光光纤切开黏膜及肾乳头后粉碎结石，术中黏膜无明显出血，手术顺利。术后 2 周血肌酐 102 μmol/L，KUB 平片示双肾区结石较前减少（图 8-16）。

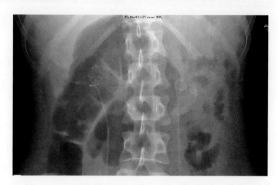

图 8-16　术后复查 KUB 示双肾区结石较前明显减少

【预后】

2016 年 8 月手术后，定期复查随访至术后 41 个月，患者肾功能稳定，结石较术前明显减少，无腰痛、血尿症状复发。

【经验与体会】

1. 髓质海绵肾概述：MSK 多见于散发案例，但近期研究认为 MSK 是一种常染色体显性遗传病，与胶质细胞源性神经营养因子基因突变密切相关，MSK 遗传外显率逐代降低，先证者后代具有更加温和的病理表现。Evan 等研究认为髓质内层集合管囊状扩张导致尿液停滞、结晶形成是 MSK 髓质内结石的形成机制，而部分经乳头管进入肾盏的结晶、小结石为肾盏内结石形成提供了内核。研究报道约 70% MSK 合并肾结石，其中一水草酸钙是最常见的结石成分。除了肾结石以外，MSK 可伴有高钙尿、低枸橼酸尿、甲状旁腺功能亢进、远端肾小管酸中毒等临床表现。

2. 髓质海绵肾的诊疗策略：无症状 MSK 合并结石患者以多饮水、碱化尿液等保守治疗为主，针对 MSK 患者长期随访结果显示枸橼酸钾可显著降低尿钙水平，明显减少结石事件发生。MSK 合并结石患者出现症状甚至继发尿路梗阻、感染、肾功能不全者应当采取积极措施清除结石、解除梗阻、预防结石复发。MSK 解剖结构的特殊性导致体外冲击波碎石术不仅无法清除肾髓质内结石，反而可能加重肾功能损害。经皮肾镜取石术治疗 MSK 合并结石往往需要建立双侧多通道，对肾功能损伤大。输尿管软镜可同期处理输尿管结石、多个肾盏和肾乳头内结石，具有疗效满意、肾功能损伤小、可重复等优点，可考虑输尿管软镜作为 MSK 合并结石首选的手术治疗方案。

3. 诊疗经验：我们建议术前提前留置输尿管支架 2 周。首先，留置 DJ 管可以解除梗阻，通畅引流，保护肾功能；其次，利于泌尿系感染的控制，留置输尿管支架后，随即留培养，提高尿培养阳性率，便于术后根据药敏结果积极抗炎治疗。最后，留置 DJ 管可被动扩张输尿管，降低手术风险，提高输尿管软镜导引鞘置入成功率，提高清石率。另外，与经皮肾镜相比，输尿管软镜的安全性更高。髓质海绵肾的肾结石通常隐藏在肾盏浅层的薄膜样组织中，通过钬激光低能低频状态，击碎浅层膜样组织，提高清石率。

【小结】

对于 MSK 并多发肾结石，尤其是同时伴有输尿管结石的患者，采用输尿管软镜钬激光碎石术治疗的术式创伤小，恢复快，安全性高，可有效解除患者临床症状，保护肾功能，减轻患者痛苦。

（杨　斌　郝一昌　编；肖春雷　审）

参考文献

[1] Federica Mezzabotta, Rosalba Cristofaro, Monica Ceol, et al. Spontaneous calcification process in primary renal cells from a medullary sponge kidney patient harbouring a GDNF mutation [J]. J Cell Mol Med, 2015, 19 (4): 889-902.

[2] Antonia Fabris, Antonio Lupo, Pietro M Ferraro, et al. Familial clustering of medullary sponge kidney is autosomal dominant with reduced penetrance and variable expressivity [J]. Kidney Int, 2013, 83 (2): 272-277.

[3] Andrew P Evan, Elaine M Worcester, James C Williams Jr, et al. Biopsy proven medullary sponge kidney: clinical findings, histopathology, and role of osteogenesis in stone and plaque formation [J]. Anatomical record (Hoboken), 2015, 298 (5): 865-877.

[4] E Fred McPhail, Matthew T Gettman, David E Patterson, et al. Nephrolithiasis in medullary sponge kidney: evaluation of clinical and metabolic features [J]. Urology, 2012, 79 (2): 277-281.

[5] Antonia Fabris, Antonio Lupo, Patrizia Bernich, et al. Long-term treatment with potassium citrate and renal stones in medullary sponge kidney [J]. Clin J Am Soc Nephrol, 2010, 5 (9): 1663-1668.

第九节　输尿管软镜钬激光同时治疗肾盂旁囊肿合并肾结石一例

导读

　　输尿管软镜钬激光可同期治疗肾盂旁囊肿合并肾结石，避免患者进行两次手术，降低了手术风险，减轻了患者的痛苦及经济负担，是一种安全可行且临床效果显著的治疗方法。在本文中，详细分析了一例肾盂旁囊肿合并肾结石患者的诊疗过程及随访情况，希望我们的经验可以为今后肾盂旁囊肿合并肾结石的治疗提供借鉴。

【病例简介】

　　患者女性，59岁，主因"体检发现双肾囊肿及右侧肾盂结石1个月"于2019年5月收入院。

　　患者入院前1个月体检发现双肾囊肿合并右侧肾结石，无腰痛，无尿频、尿急、尿痛、排尿困难、排尿不尽、血尿等。我院门诊CT检查进一步证实为右侧肾盂旁囊肿、右肾结石及左侧肾囊肿，并收住院。患者自发病以来精神可，神志清，睡眠、食欲正常，大便正常，体重无明显变化。

　　既往史：高血压病史10余年，口服药物控制良好，30年前有异位妊娠手术史及绝育手术史，有输血史。否认心脏病、糖尿病等内科疾病史。

　　体格检查：血压173/95 mmHg，神清语利，精神可，心肺查体未及明显异常，腹平软，全腹无明显压痛、反跳痛，肠鸣音正常，双侧肾区无叩痛，双侧输尿管走行区无压痛，膀胱区无膨隆及压痛，双侧下肢无水肿。

　　实验室检查：肾功能Cr 78 μmol/L。

　　影像学检查：

　　腹部超声：肝多发囊肿，胆囊多发息肉样病变，双肾多发囊肿（左侧伴分隔，右侧肾盏扩张）。

　　泌尿系CT（图8-17～图8-18）：双肾囊肿，肝囊肿，子宫形态欠规整，右肾结石。

　　初步诊断：双肾囊肿；右肾结石；高血压；肝囊肿；胆囊息肉；异位妊娠术后；绝育术后。

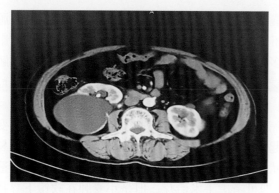 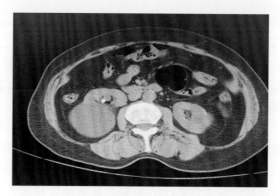

图 8-17　CT 增强右侧肾囊肿合并右侧肾结石　　　图 8-18　CT 右侧肾囊肿合并右侧肾结石引起右侧
轻度积水

【临床决策分析】

　　患者女性，59 岁，体检 B 超发现双肾囊肿伴右侧肾结石，CT 平扫＋增强：右侧肾结石引起轻度右侧肾积水，其中右侧肾囊肿为肾盂旁囊肿，体积较大，超过 5 cm，且对右侧肾实质压迫较重，所以右侧肾囊肿和右侧肾结石均有手术指征。手术方式可以选择腹腔镜右侧肾囊肿去顶减压术＋右侧输尿管软镜碎石取石术，这种手术方式的优点是可以较为彻底地处理右侧肾囊肿并取得右侧肾囊肿的病理标本，右侧肾结石的处理也较为微创，但缺点是需要两个体位、两种手术入路，患者创伤较大，手术时间较长，花费较大。也可以选择腹腔镜右侧肾囊肿去顶减压＋右侧肾结石体外冲击波碎石术，但右侧肾结石可能碎石不全或排石不彻底，有反复碎石可能。近年来，输尿管软镜的广泛应用为本例患者的手术处理提供了新的思路，我们可以选择同期行右侧输尿管软镜下钬激光碎石、取石，同时找到肾盂旁囊肿，切开肾盂和囊肿，行右侧肾盂旁囊肿内引流，这样就可以达到一个手术体位、一种手术入路解决两种疾病的目的，手术花费也可以相应降低。结合延庆院区已成功开展近 100 例输尿管软镜钬激光碎石的工作基础，与患者及家属充分沟通，我们最终决定行右侧输尿管软镜钬激光碎石取石＋右侧肾盂旁囊肿切开内引流术。

【治疗过程】

　　术前患侧输尿管常规留置 F6 号输尿管支架管（双 J 管）1 周，患者采用全身麻醉，麻醉成功后，取截石位，经尿道置入输尿管硬镜，异物钳取出术前留置的双 J 管，经输尿管镜操作通道向输尿管内置入超滑导丝（COOK，BWS-035150）至肾盂，沿超滑导丝向输尿管内置入 F12/14 输尿管软镜鞘（美国 COOK 公司产）至肾盂 - 输尿管交界处，经软镜鞘置入输尿管软镜，进入肾盂，观察肾盂肾盏，在肾中盏发现结石 1 块，黑褐色，最大直径 10 mm，经输尿管软镜操作通道插入 200 μm 钬激光（参数设定为 0.8 ～ 1.0 J/15 ～ 20 Hz）光纤，调整软镜的角度发射钬激光击碎结石，较大块结石用取石网篮取出。输尿管软镜下寻找并明确囊肿压迫肾盂的位置，以发现半透明蓝色凸起的黏膜为标志，再次经输尿管软镜操作通道插入 200 μm 钬激光（参数设定为 0.8 ～ 1.0 J/15 ～ 20 Hz）光纤，放射状开窗引流，开窗直径约 1.5 cm，使囊肿与集合系统充分相通，留置新的 F6 号双 J 管，近端位于开窗的囊肿内，远端位于膀胱内，手术结束。

【预后】

　　随访至 2022 年 10 月，复查 CT 见囊肿体积明显减小，对右侧肾实质无明显压迫，右侧肾结石未见复发。

【经验与体会】

　　1. 肾盂旁囊肿合并肾结石的结构特点：Amis 将起源于肾窦的囊肿命名为肾盂周围囊肿（peripelvic cyst），而将起源于肾窦外、侵入肾窦的囊肿命名为肾盂旁囊肿（paropelvic cyst）。因在影像学上难以区分，目前在临床上将以上两种均称为肾盂旁囊肿。肾盂旁囊肿通常为单发，组织学来源为肾实质或陈旧性含尿囊肿。肾盂周围囊肿多是小的、多发的，且外形不规则，其起源仍未明确，但很多迹象表明其为淋巴源性的，是淋巴管扩张或淋巴管梗阻所致。所以，临床上影像学所见的肾盂旁囊肿可能是单发的，也可能是多发的。肾盂旁囊肿和肾盂之间关系密切，接触部分只有两层"膜样"组织。肾盂旁囊肿和肾门之间关系密切，有的部分（和肾血管接触部分）和肾动静脉也只有两层"膜样"组织。

2. 肾盂旁囊肿合并肾结石手术的适应证：临床上较小的肾盂旁囊肿就可能压迫肾窦，改变肾窦结构，造成肾盂、肾盏尿流动力学改变，引起肾盏积水或结石，和其他单纯肾囊肿相比更易出现腰酸、腰痛、血尿、感染、高血压等临床症状，故有专家主张肾盂旁囊肿的手术适应证应适当放宽，对于 > 2 cm、有临床症状或合并症者，即可考虑手术治疗。但是小囊肿在软镜下寻找和处理起来可能比较困难，我们认为囊肿越大，处理越容易。

3. 输尿管软镜下肾盂旁囊肿的特点：在软镜下寻找肾盂旁囊肿是一个难点，肾盂旁囊肿的表现也多种多样，有的直接就看见囊肿膜样组织压迫肾盂，表现为蓝色半透明膜。有的无法第一时间看到呈现蓝色的肾囊肿，需要紧密结合影像学表现，判断其大概位置，切开肾盂后才能看到蓝色的囊肿壁。

4. 术中选择肾盂旁囊肿及肾结石处理先后顺序：对于肾盂旁囊肿和肾盂结石、肾盏结石、肾小盏结石处理的先后顺序，我们认为一般应先处理结石。原因包括：①先处理囊肿可能引起术野内出血，影响结石的寻找和处理；②先处理囊肿，囊肿敞开后，再处理结石，破碎的结石可能进入囊肿内，不容易寻找结石。但对于囊肿压迫盏颈口造成盏颈严重狭窄的情况，软镜不能通过盏颈口，结石寻找困难，也可以先切开囊肿减压，找到结石，处理完结石后，再进一步扩大囊肿壁的开窗口，充分进行内引流。

5. 输尿管软镜下钬激光切开肾盂旁囊肿的注意事项：在确保安全的前提下，肾盂旁囊肿壁应尽量切开，扩大引流窗口；切开囊肿壁时，需间断地向肾盂内注入生理盐水，以减少钬激光对肾盂黏膜的热损伤，但应避免肾盂内高压，以免细菌进入组织间隙及血液系统；术后双 J 管应尽可能置入囊腔内，在开窗处不仅可起到支撑引流的作用，还可刺激囊壁产生炎症反应，促进囊腔粘连闭锁，减少囊肿复发。

6. 手术过程中出血的应对策略：术中为减少出血，避免影响视野，我们采取了以下策略：①术中优先处理结石，采用低能、高频率钬激光工作模式，将结石尽量粉末化，钬激光光纤尽量靠近但又不接触囊壁的灼烧可达到汽化和凝固止血的双重作用；②切开肾盂和囊壁时应避开血管搏动处，靠近肾门处的囊肿切开需要靠近背外侧，防止对肾蒂血管产生损伤。

7. 输尿管软镜钬激光内切开治疗肾盂旁囊肿合并肾结石的关键点：笔者认为该手术的关键点或者难点在于软镜下囊肿位置的寻找与确定。在软镜下，肾囊肿的表现多种多样，有的直接就看见蓝色囊肿，有的需要切开肾盂，待肾盂与囊肿之间的层次分开后才能见到深蓝色囊肿。我们认为在囊肿和肾盂关系最紧密处，也就是囊肿压迫肾盂最严重处最易找到蓝色的囊肿。此处越接近肾盏或肾小盏，肾盏与囊肿之间的膜就越薄，在该处切开囊壁最容易，并且不易损伤大血管。必要时可以结合术中超声，实时引导下进行软镜下肾盂旁囊肿壁的切开内引流。

【小结】

输尿管软镜下钬激光治疗肾盂旁囊肿合并肾结石具有创伤小、恢复快、术式简单、安全、有效、住院周期短的特点。可一并同期手术解决肾结石及肾盂旁囊肿，避免患者进行两次手术，降低了手术风险，减轻了患者的痛苦及经济负担，是一种安全可行且临床效果显著的治疗方法，同时具有很强的可重复性，值得推广应用。

（李乘龙　赵永哲　张洪宪　编；马潞林　审）

参考文献

[1] 那彦群，叶章群，孙颖浩，等．中国泌尿外科疾病诊断治疗指南 [M]．北京：人民卫生出版社，2014：367.

[2] 郭景阳，杨文增，张彦桥，等．两步法经尿道输尿管软镜精准治疗肾盂旁囊肿的临床疗效观察 [J]．中国内镜杂志，2017，23（7）：98.

[3] Basiri，Hosseim SR，Tousi VN，et al. Uretemscopic management of symptomatic，simple parapelvic renal cyst [J]．J Endourol，2010，24（4）：537-540.

[4] Mao X，Xu G，Wu H，et al.Uretemscopic management of asymptomatic and symptomatic simple parapelvic renal cysts [J]．BMC Urol，2015，15：48.

[5] 杨嗣星，吴旭，廖文彪，等．输尿管软镜下钬激光内切开引流术治疗肾囊性疾病的安全性和有效性 [J]．中华泌尿外科杂志，2016，37（1）：17-20.

[6] 王少刚，叶章群，夏丁，等．经皮输尿管镜激光肾囊肿去顶术治疗肾囊肿的安全性和有效性 [J]．中华泌尿外科杂志，2017，38（1）：1-4.

第一节　盆腔巨大肿物一例

　导读

　　盆腔肿物性质多种多样，诊断存在难点，同时，因为位置深在，手术操作同样有困难。我们通过对一例盆腔巨大肿物的诊治过程分析，为之后的诊治提供思路。

【病例简介】

　　患者男性，55岁。1年前因左下腹不适伴排尿困难行腹部CT检查，发现盆腔肿物，直径约7 cm（具体不详），就诊于外院，行穿刺活检提示肉瘤可能（具体不详），考虑手术切除困难，建议行放化疗及介入治疗。后患者于当地医院先后行25次放疗、4次介入栓塞治疗及5次全身化疗（具体用药不详），3周前完成上述治疗，就诊于我院门诊。行CTU提示"盆腔囊实性肿物，考虑恶性可能，来源待定（前列腺？），前列腺、精囊腺疾膀胱受累待排"。现为进一步手术收入我院。患者近1个月出现左下腹隐痛，尿频，排尿不畅，大便次数增多，精神、食欲、睡眠可，体重无明显变化。

　　体格检查：生命体征平稳。腹软，无压痛及反跳痛，左下腹深方可及包块，质硬，有压痛，双侧输尿管径路无压痛，双肾区无叩痛。

　　实验室检查：Hb 138 g/L，Cr 65 μmol/L，PSA 1.88 ng/dl。

　　影像学检查：腹部CT（图9-1）：盆腔囊实性肿物，大小约9.4 cm×7.4 cm×8.7 cm，其内可见软组织密度及分隔影，增强扫描实性组织可见明显强化，病变与左侧精囊腺、前列腺关系密切，与膀胱分界不清，邻近的膀胱壁增厚，增强扫描可见强化。考虑恶性可能，来源待定（前列腺？），前列腺、精囊腺及膀胱受累待排。腹膜后多发小淋巴结，扫及腹部未见明显肿大淋巴结及积液征象。

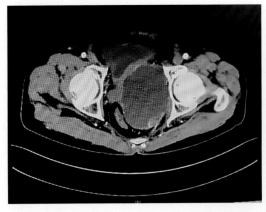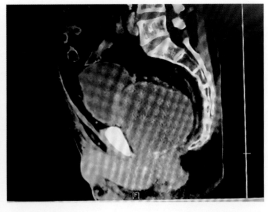

图9-1　CT示盆腔巨大肿物

盆腔 MRI（图 9-2）：盆腔囊实性肿物，边界清晰，其内可见软组织信号及分隔影，并可见液平面，DWI 见多发实性成分扩散受限。肿物与前列腺关系密切，尿道前列腺段明显受压右移，直肠、膀胱及精囊亦呈受压改变为主。邻近的左侧肛提肌呈受压改变，部分纤维显示欠佳。盆腔未见明显肿大淋巴结及积液征象。

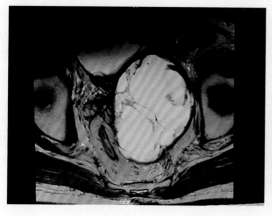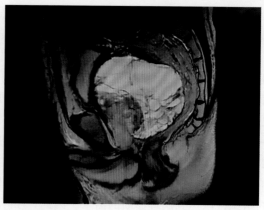

图 9-2　MRI 示盆腔巨大肿物

初步诊断：盆腔巨大肿物，肉瘤可能，侵犯前列腺、左侧精囊腺及膀胱。

【临床决策分析】

全科讨论评估肿物巨大，多次放疗、介入治疗及化疗病史，手术难度大，术中粘连重，围术期存在损伤相邻脏器风险、切除肿物后排尿排便功能障碍风险、肿物切除过程中破裂肿瘤种植风险，需与患者充分沟通，患者及家属表示充分理解后，方可考虑手术治疗。选择开放盆腔肿物切除术。如果骶骨前静脉丛广泛渗血，止血困难，用宫腔纱布压迫止血。

【治疗过程】

术前准备：行肠道准备，充分备血。手术经过：麻醉满意后，平卧位，常规消毒铺巾。取下腹部正中切口，长约 15 cm。逐层切开达腹腔，用纱布垫将肠管向上牵开。游离右输尿管下段至膀胱以避免损伤。膀胱左侧后方游离出肿物，与周围明显粘连，呈囊实性，注射器穿刺抽出囊液，呈黄色略浑浊。沿囊壁游离肿物，将肿物大部游离，其深方与直肠壁粘连紧密，难于分离。遂紧贴基底切除，留下少许囊壁，上钛夹以定位。膀胱壁粘连薄弱处用 3-0 可吸收缝线缝合浆肌层以加强。肛查直肠壁完整，指套无染血。创面予生理盐水冲洗后确切止血。留置盆腔引流管一根，自腹壁另行戳口引出并固定。逐层关闭腹壁切口，手术结束。术中出血 100 ml，未输血。

术后 3 天拔出尿管，自主排尿。术后病理：符合平滑肌肉瘤。嘱患者回当地进一步放化疗治疗，改善预后。

【预后】

术后 3 个月时因肿瘤压迫输尿管引起腰痛，对症治疗后缓解，后患者失访。

【经验与体会】

1. 疾病特点：盆腔巨大肿物是泌尿外科、妇产科及普外科较为棘手的疾病，无论从病因诊断方面还是手术方面都面临巨大困难。男性盆腔主要由膀胱、前列腺及直肠等重要结构组成，周围有大量脂肪、淋巴及血管结构填充，组织成分复杂，肿物来源多样，诊断主要依靠 MRI 或 CT 等影像学检查评估，主要依据肿物的部位、形态、组成成分来大致区分，但盆腔巨大肿物因其占位效应极其明显，失去了原发肿物的初始部位，导致术前诊断困难，最终诊断依然需要依靠术后病理。

2. 从定性定位诊断方面，需考虑下述因素。第一，需要考虑肿物是来源于某个器官、胚胎生殖泌尿残留组织，还是来源于间质和神经组织，后者常见肉瘤、神经来源肿瘤、淋巴瘤，少见肿瘤很难估计。我们曾诊治一例患者术后病理为副脾，患者之前曾因外伤行脾切除术。有些来源不明，或者是免疫系统病变形成的类肿瘤样病变，常见的表现为包块的 IgG4 相关性病变。第二，需确定肿物位于腹膜内还是腹膜外（后），腹膜外的原发病变 60% ~ 80% 为恶性，常见有脂肪肉瘤、纤维肉瘤、神经纤维肉瘤和恶性淋巴瘤等，良性肿瘤以纤维瘤、神经纤维瘤、平滑肌瘤、畸胎瘤为多见。第三，需确定肿物为良性还是恶性，良性多表现为境界清楚，对周围器官呈外压表现，有时还有薄层脂肪间隔，恶性肿瘤有时表现为边界不清，侵犯周围器官。囊性病变多为良性，实性多为恶性，但也有例外，如本例平滑肌肉瘤表现为囊实性病变。第四，需了解肿物是否侵犯周围器官，如侵犯直肠，经直肠超声肠镜有利于判断侵犯深度，输尿管受压或受侵可出现肾积水，侵犯膀胱可经膀胱镜明确。第五，对恶性肿瘤需判断有无远处转移和手术的意义。第六，淋巴瘤一般无需手术，放化疗即可获得良好疗效。淋巴瘤呈边缘清楚的类圆形或分叶状肿块，密度一般比较均匀，并呈均匀强化。少数密度不均，增强后呈环形或不均匀强化。未治疗的淋巴瘤 PET-CT 上表现为特征性的 SUV 升高。第七，虽然穿刺活检可以显示一部分肿物的性质，为术前了解疾病性质做保障，但是，穿刺活检的组织含量较少，依然有部分肿物无法穿刺到足量、保质的组织，以达到病理诊断的需求。因此，手术切除肿物依然是盆腔巨大肿物的主要诊断和治疗手段。

3. 盆腔巨大肿物的手术难点：第一，肿物周围的重要结构较多，加之肿瘤的占位效应明显，损伤风险较大，术中需要清晰辨认膀胱、输尿管、直肠、前列腺等，避免副损伤的发生。第二，盆腔血运极其丰富，空间狭小，暴露不充分，有时难于直视下操作。且盆壁的静脉丛一旦损伤，难于止血，出现大出血、失血性休克的风险增加，手术中需要仔细分离，避免暴力撕剥，引起大出血。必要时可请介入血管科提前栓塞肿瘤的动脉，或经皮于腹主动脉内预置球囊，大出血时可将球囊注水，间断阻断腹主动脉血供，以利于止血。亦可于术中游离出腹主动脉或者髂总、髂内动脉备阻断。少数情况下，术中确实难于止血，特别是静脉性出血者，可以用长段宫腔纱布填塞止血，待出血稳定后再慢慢将宫腔纱布取出。第三，因为男性骨盆狭小，肿物巨大，盆腔肿物固定于骨盆内时，在骨盆深方难以做到直视下剥离，此时需要凭借术者经验及外科电设备（如 PK 刀以及 Ligasure）的帮助顺利完成手术。更为复杂的肿物建议转骨肿瘤科处理，可以将部分骨盆去除，以利于显露，切除肿瘤后再将骨盆复位。第四，为完整切除恶性肿瘤，经常需要行全盆腔脏器切除或前盆腔脏器切除术，应做好手术预案和术前准备。第五，除非万不得已，不宜将肿瘤弄碎后取出再止血，虽手术难度和风险明显降低，但手术效果难于保证。第六，切除肿瘤后，肠道、泌尿系或盆底需进行改道或重建，应做好手术预案和患者知情工作。总之，盆腔巨大肿物手术是泌尿外科较为复杂疑难的手术，术前需要充分评估肿物的来源及粘连挤压情况，术中需要细心操作，避免周围脏器的副损伤，减少手术给患者带来更多的损害和痛苦。

4. 本例特点：病理结果为平滑肌肉瘤，术前放疗、化疗和栓塞未取得明显疗效，反而增加了手术难度和副损伤的风险。本例患者肿物紧贴盆壁，又进行了辅助放疗和化疗，考虑即使行全盆腔脏器切除术，也难达到肿物完整切除（R0）的效果，为避免副损伤，留下了局部的包膜。如果考虑肿瘤尚有切除的可能，一般不建议新辅助治疗，除非术前获得病理结果，评估新辅助治疗确实有利于手术和疗效方予实施。

5. 盆腔巨大肿物的病理性质直接决定了后期辅助治疗的方案，但是大多数盆腔巨大肿物都是间叶组织来源的肉瘤，缺乏有效的辅助治疗手段。以本例患者的平滑肌肉瘤来说，目前临床上无有效的辅助治疗手段，手术切除是目前治疗的根本方式，虽然有单位采用放疗、化疗及靶向治疗等方式尝试控制肿瘤进展，但是所得到的生存获益依然有限，因此，在发现肿瘤后能够及时、完整地切除肿瘤显得尤其重要。

【小结】

盆腔巨大肿物是泌尿外科诊治的难点，需要做到术前充分评估、术中充分暴露及合理应用能量器械和术后精准辅助治疗，以期提高患者的预后。盆腔巨大肿物较为少见，病例数较少，依然需要在进一步诊治过程中总结相关经验。

（毕　海　王国良　编；马潞林　审）

参考文献

罗振国，邓勇泉，迟宝进，等. 巨大盆腔平滑肌肉瘤 1 例报告 [J]. 现代泌尿生殖肿瘤杂志，2017，9（6）：369-370.

第二节　Ⅰ型神经纤维瘤病合并腹膜后恶性外周神经鞘瘤一例

导读

由良性的神经纤维瘤（neurofibromatosis，NF）恶变而来的腹膜后恶性外周神经鞘瘤（malignant peripheral nerve sheath tumor，MPNST）临床罕见，临床表现和影像学缺乏特异性，诊断存在一定困难。MPNST 恶性程度较高，易侵袭周围组织器官，手术难度大。我院于 2016 年 6 月收治 1 例Ⅰ型神经纤维瘤病（neurofibromatosis type 1，NF1）合并腹膜后 MPNST 患者，现报道如下，旨在提高对该病的诊疗水平。

【病例简介】

患者男性，27 岁，主因左侧腰痛 2 个月就诊。患者 2 个月前无明显诱因出现左侧牵拉样腰部剧痛，行走时加重，伴左下肢及阴囊部放射痛，20 天前出现排尿及排便不畅。

既往史：15 年前因右侧腰部皮下肿物行手术切除，术后病理提示神经纤维瘤。家族中祖母、父亲患有神经纤维瘤病。

体格检查：全身多发皮下结节，以胸腹背部为著，较大者直径约 2 cm。全身皮肤散在黄褐色色斑，大小不一，无明显凸起。

实验室检查：未见明显异常。

影像学检查：盆腔 MRI 平扫（图 9-3）：左侧腹膜外可见 4.9 cm×8.6 cm 等 T1、混杂 T2 信号肿块影，拟与左侧骶孔相连，信号不均，病变与盆壁软组织界限不清。考虑左侧腹膜外占位性病变，恶性不除外，盆壁软组织受累可能。泌尿系增强 CT（图 9-4）：左侧腹膜外软组织密度团块影，范围 7.8 cm×9.6 cm×9.3 cm，内部密度不均匀，与盆壁软组织分界不清，累及骶骨、左侧髋关节、左侧坐骨，局部骨质欠规整，部分边缘可见硬化；增强扫描病变呈不均匀强化，可见低密度无强化区，直肠、膀胱及前列腺受压移位。

初步诊断：左侧盆腔占位性病变，恶性不除外。

【临床决策分析】

本例患者左侧腰部牵拉样剧痛伴随左下肢及阴囊部放射痛，考虑肿瘤侵犯相关神经所致，出现排尿及排便不畅，考虑肿块巨大压迫膀胱及直肠可能。手术是 MPNST 的首选治疗方法。手术应尽可能完全切除肿瘤，使切缘达到组织学阴性。如果肿瘤侵犯神经，常需把受累神经一并切除，但可能会造成相应的功能障碍。

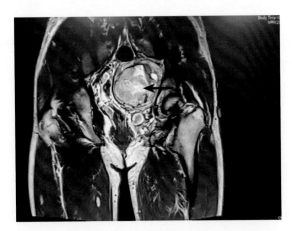

图 9-3　盆腔 MRI 平扫示左侧腹膜外一大小 4.9 cm×8.6 cm 占位性病变，盆壁软组织受累可能

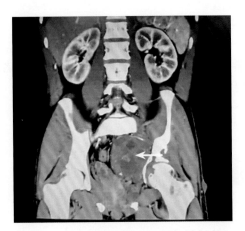

图 9-4　泌尿系增强 CT 示左侧腹膜外软组织密度团块影，累及左侧髋关节，直肠、膀胱及前列腺受压移位

【治疗过程】

2016 年 6 月 20 日行腹腔镜下腹膜后肿物切除术。全身麻醉后取平卧位，留置 F16 尿管。腹部放置穿刺器。穿刺 5 个点。第一点位于脐下缘，向下作 3 cm 纵行切口，将气腹针穿入腹腔，建立 CO_2 气腹，压力为 14 mmHg。插入直径 10 mm 穿刺器，置入腹腔镜。在左右腹直肌旁脐下 3 cm 分别插入 12 mm 及 10 mm 穿刺器，用于置入超声刀或分离钳。在左右侧髂前上棘内上方 3 cm 各置入 5 mm 穿刺器，用于置入三叶钳协助暴露。分离肿瘤，血运丰富，为减少出血，游离左侧髂内动脉及静脉，予结扎切断。肿瘤周边游离后，因底部较深且与骶骨、盆壁粘连较紧，腹腔镜游离肿瘤底部困难，中转为开放手术。取腹部正中切开。逐步游离并切除肿瘤。盆壁及骶骨创面使用纱布压迫 5 分钟，出血点再用双极刀电凝止血。观察无活动性出血后，创面覆盖止血纱布。留置盆腔引流管，逐层缝合伤口。手术时间 185 min。术中出血 1500 ml，输注悬浮红细胞 400 ml。术后患者安返病房。术后第 2 天拔除尿管，第 7 天拔除盆腔引流管，第 8 天出院。

盆腔肿物术后标本肉眼所见（图 9-5）：大小 10 cm×8 cm×7 cm，切面灰白间灰黄灰红，局部可见出血，实性质软，部分囊性变，表面似有包膜，周围附脂肪组织。病理报告：恶性外周神经鞘瘤，肿瘤细胞呈梭形（图 9-6），异型性明显，核分裂象易见。免疫组化（图 9-7）：CD117（-），CD57（+），Desmin（-），DOG-1（-），GFAP（-），Ki-67（60%+），NeuN（-），NF（-），P53（异质性表达），S-100（+），Syn（+），MyoD1（-），CD34（+），EMA（-）。常规形态结合免疫组化，符合 MPNST，呈浸润性生长，核分裂象 > 30 个 /10 HPF，可见多灶性凝固性坏死。

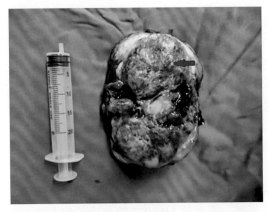

图 9-5　术后肉眼所见大小 10 cm×8 cm×7 cm，切面灰白间灰黄灰红，局部可见出血，实性质软，部分囊性变，表面似有包膜，周围附脂肪组织

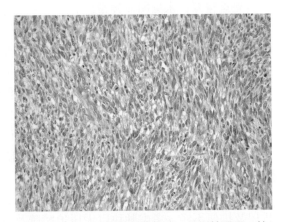

图 9-6　MPNST 肿瘤细胞梭形，异型性明显，核分裂象易见（HE 染色，×200）

【预后】

术后1个月门诊复查，左侧足面麻木感，左下肢肌力Ⅲ级，排便、排尿正常。术后随访至2023年1月患者仍然存活，未见肿瘤复发或转移。

【经验与体会】

1. 腹膜后恶性外周神经鞘瘤（MPNST）的流行病学：MPNST是一种神经系统恶性软组织肿瘤。2002年世界卫生组织将原来的神经肉瘤、神经纤维肉瘤、恶性施万细胞瘤及恶性神经鞘瘤统称为MPNST。MPNST占所有软组织肉瘤的3%～10%。发病年龄主要集中在40～50岁的成年人，男性多见。

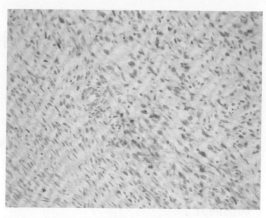

图9-7　MPNST免疫组化显示部分细胞S-100阳性（免疫组化，×200）

2. MPNST的临床表现：四肢及躯干部进行性增大的痛性肿物。MPNST起病隐匿，肿物较大时查体可能触及软组织包块。如肿瘤压迫或侵犯神经，患者可表现为相应的神经症状。本例患者左侧腰部牵拉样剧痛伴随左下肢及阴囊部放射痛，考虑肿瘤侵犯相关神经所致，出现排尿及排便不畅，考虑肿块巨大压迫膀胱及直肠可能。

3. MPNST的影像学表现和诊断：MPNST的CT表现为孤立或弥漫性肿块，大小不一。其内成分丰富，密度不均。增强时肿瘤实质可呈斑块状、岛屿状强化，常压迫、侵犯周围组织。磁共振成像对MPNST具有辅助诊断价值，但MRI在鉴别良性神经纤维瘤与MPNST方面具有重叠性。因MPNST在临床表现和影像学上均缺乏特异性，故该病的诊断有一定困难。MPNST最终诊断依靠病理学。光学显微镜下常呈纤维肉瘤生长，细胞密集区与疏松区交替排列，偶可见特征性波浪样核。肿瘤以梭形细胞为主，呈圆形、巢团状，伴有异常核分裂象。肿瘤细胞由于软组织肉瘤细胞形态和组织结构具有多样性，常规染色切片难以鉴别。免疫组织化学是重要的辅助诊断和鉴别诊断的手段。

4. MPNST的治疗：手术是MPNST的首选治疗方法。手术应尽可能完全切除肿瘤，使切缘达到组织学阴性。如果肿瘤侵犯神经，常需把受累神经一并切除，但可能会造成相应的功能障碍。术后辅助放疗可有效降低复发率。化疗在MPNST的应用效果存在争议，主要适用于无法手术切除或已发生广泛转移的患者。

【小结】

因MPNST在临床表现和影像学上均缺乏特异性，故该病术前诊断有一定困难。MPNST最终诊断依靠病理学。手术是MPNST的首选治疗方法。

（刘　苗　编；马潞林　审）

参考文献

[1] Zou C, Smith KD, Liu J, et al. Clinical, pathological, and molecular variables predictive of malignant peripheral nerve sheath tumor outcome [J]. Ann Surg, 2009, 249 (6): 1014-1022.

[2] Thway K, Fisher C. Malignant peripheral nerve sheath tumor: pathology and genetics [J]. Ann Diagn Pathol, 2014, 18 (2): 109-116.

[3] Moretti VM, Crawford EA, Staddon AP, et al. Early outcomes for malignant peripheral nerve sheath tumor treated with chemotherapy [J]. Am J Clin Oncol, 2011, 34 (4): 417-421.

第三节 复发性巨大腹膜后脂肪肉瘤一例

> **导读**
>
> 原发性腹膜后脂肪肉瘤是腹膜后脂肪组织的非特定脏器肿瘤的一种，占全部恶性肿瘤的 1% 以下，属于罕见病例。我们介绍一例复发性巨大腹膜后脂肪肉瘤的诊疗过程，回顾该病发展和诊疗过程，以提高对该病的认识。

【病例简介】

患者男性，61 岁，主因"左侧腹膜后肿物反复复发 5 年余，再次发现复发 5 个月"于 2013 年 12 月入院。患者 5 年前主因"腰部不适 3 年、腹部胀满 2 年发现腹膜后肿物 1 月余"于我院就诊并行"左侧腹膜后肿物 + 左侧肾上腺肿物部分切除"，术后病理提示左腹膜后高分化脂肪肉瘤。定期规律复查，分别于 3 年前、2 年前和 1 年前发现复发并在我院及当地医院行腹膜后肿物切除，最后一次于 1 年前在某省肿瘤医院行"经腹腹腔脂肪肉瘤切除 + 降结肠部分切除术"，术后规律复查，未行放化疗。自行服用中药治疗（具体欠详），5 个月前常规复查时发现左侧腹膜后占位，考虑脂肪肉瘤可能性大，为进一步治疗入院。患者自发病来饮食、睡眠欠佳，二便无异常，体重无变化。

既往史：否认肝炎、结核、疟疾病史，否认高血压、心脏病史，否认糖尿病、脑血管疾病、精神疾病史，否认外伤、输血史，否认食物、药物过敏史。生于吉林省，久居本地，无疫区、疫情、疫水接触史，无牧区、矿山、高氟区、低碘区居住史。无化学性物质、放射性物质、有毒物质接触史，无吸毒史，否认吸烟。无家族史。

体格检查：一般状况可，双肾区无叩痛。未及腹部或腰部包块。

辅助检查：血白细胞 18.16×10^9/L，血红蛋白 118 g/L，血小板 232×10^9/L。尿常规：白细胞数 0 ~ 1/HP。血肌酐 134 mmol/L，丙氨酸氨基转移酶 12 U/L，天冬氨酸氨基转移酶 12 U/L，白蛋白 39.1 g/L。CT（图 9-8 ~ 图 9-9）提示左腹膜后占位性病变，考虑腹膜后脂肪肉瘤复发，脂肪肝，肝囊肿，胆结石，左肾积水（考虑无功能）。PET-CT：腹腔多发占位，符合脂肪肉瘤复发，伴腹腔多发转移；部分小肠及结肠受侵；左肺多发转移；左侧前下腹壁及后腹壁转移，继发左肾萎缩、积水。降结肠术后，吻合口区复发可能性大。胃底部、胃窦远端后壁及直乙交界区代谢活跃灶，考虑局部受侵可能性大。

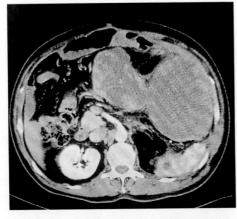

图 9-8 左腹膜后肿物伴多发腹腔转移

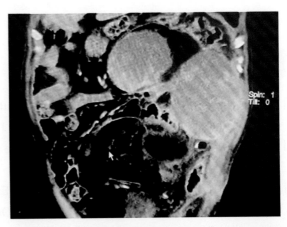

图 9-9 腹膜后肿瘤明显压迫左肾及侵犯周围结构

初步诊断：左腹膜后脂肪肉瘤复发伴全身多发转移；左肾积水，无功能肾；胆囊结石；脂肪肝；肝囊肿。

【临床决策分析】

入院后考虑患者多次行手术切除腹膜后脂肪肉瘤，每年均复发，行 PET-CT 考虑全身多发转移，考虑多学科综合治疗。局部复发性肿瘤与首次手术相比较，再次甚至多次手术可切除性的评价、手术时机的把握、是否联合脏器切除的判断、对综合治疗及多学科团队的协作等都有更高的要求。手术的复杂性、难度、风险都会大大增加，而且术后再次复发率也远高于首次手术。建议患者于肿瘤化疗科就诊，患者及家属表示放弃进一步治疗而出院。

【治疗经过】

患者回当地医院给予对症营养支持等治疗，后患者失访。

【预后】

腹膜后脂肪肉瘤自身生物学行为的特殊性及所处部位解剖结构的复杂性，使此类肿瘤首次手术后 5 年内局部复发率近 50%。

【经验与体会】

1. 原发性腹膜后脂肪肉瘤是腹膜后脂肪组织的非特定脏器肿瘤的一种，占全部恶性肿瘤的 1% 以下，但是在原发性腹膜后软组织肉瘤中约占 45%。发病年龄为 40 ～ 60 岁，男女无明显差别。该类常常在肿瘤巨大而侵犯或挤压周围脏器产生相应症状时才能发现，所以腹膜后脂肪肉瘤常常在检查出来时已经侵犯周围重要组织而导致手术难以完全切除。但目前手术仍是治疗该病的主要方法。另外还由于腹膜后脂肪肉瘤多中心起源的特征，术后肿瘤常复发，该例患者即为此种典型情况。但由于该病发生率低，目前暂无标准治疗。本文拟归纳腹膜后脂肪肉瘤的特征及治疗体会。

2. 考虑难以诊断的原因如下：腹膜后脂肪肉瘤的临床表现和体征往往是诊断腹膜后脂肪肉瘤的第一手资料，因此类疾病发病率低，并且极少数患者有早期临床表现，很难通过临床表现去明确诊断，腹痛往往为最主要的临床表现，其次是腹部膨隆的体征。腹膜后脂肪肉瘤的患者一般无明显的症状，起病比较隐秘，大部分患者发现腹膜后肿瘤是因为腹部出现异常膨隆，同时也会伴有一些消化道压迫症状，如腹痛、腹胀、停止排气排便、食欲下降等非特异性症状。缺乏特异性的临床表现及较长的病程，导致一部分患者不能及时治疗。目前，最有效的发现方式为体检发现。病理学检查是腹膜后脂肪肉瘤诊断的金标准，也是获得较准确的组织病理学分级以及其他肿瘤生物学行为评价指标的最佳方式。准确而详细的病理学检查，可以为进一步鉴别诊断及制定个体化治疗方案提供可靠的依据。组织学类型分为如下 4 种：高分化、去分化、黏液样和多形性脂肪肉瘤。

3. 有效治疗方法：腹膜后脂肪肉瘤的外科治疗主要是手术切除，是适应证内患者获得潜在治愈机会的最佳手段。随着外科技术和设备的发展、影像技术的不断更新、放化疗乃至分子靶向等非手术治疗手段的进步、对软组织肿瘤认识的不断深入以及肿瘤治疗模式的不断优化，外科治疗的理念、形式和模式也有了很大改变。手术治疗目前仍是腹膜后脂肪肉瘤的主要方法，随着外科技术的不断发展，外科手术技术及观念也在不断发生改变。

4. 术中注意事项：①术前有肾积水者，可在麻醉后放置单侧或双侧的输尿管支架，以方便术中探查输尿管，防止输尿管损伤；②手术切口应该充分，必要时做复合切口，要充分暴露肿瘤范围；③手术入路应选择左侧或右侧的侧腹壁入路，要充分游离肿瘤周围的组织和器官；④腹膜后脂肪肉瘤的根治性切除术为同侧腹膜后脂肪全切术，切除范围包括：上界为膈肌后缘，内侧界为腹主动脉（左侧腹膜后脂肪肉瘤）或下腔静脉（右侧腹膜后脂肪肉瘤），下界为髂血管，外侧界为腋中线，基底为腹膜后肌肉及脊柱，前界为后腹膜，切除内容包括同侧肾周脂肪囊；⑤如果腹膜后脂肪肉瘤侵犯邻近血管和器官无法分离开，可联合切除部分邻近器官，并进行重建；

⑥若腹主动脉或髂动脉切除，需行人造血管移植术，按血管移植指南做后续处理，如果肿瘤侵犯肝下下腔静脉及其属支，可联合切除部分或全部下腔静脉，可以不重建，右肾静脉切除后需切除右肾，左肾静脉切除后可以不切除左肾；⑦复发多次需反复手术的患者，术中解剖关系不明确，需行肠管切除及胆管切除重建；⑧原则上不主张送检术中冰冻病理。当发现腹膜后肿瘤复发后，如果肿瘤 < 10 cm 且没有压迫重要脏器或结构造成严重功能障碍时，可以暂时观察；当肿瘤 > 10 cm 或出现脏器压迫影响功能者，考虑再次手术，手术遵循原则按照前述原则执行。由于目前没有证据表明脂肪肉瘤对放疗、化疗、免疫治疗敏感，因此，患者术后一般不进行辅助治疗。

【小结】

对于局部复发性腹膜后脂肪肉瘤，应经过多学科讨论，权衡各方面利弊，针对患者的情况制定出个体化的治疗方案。

（叶剑飞　王国良 编；马潞林 审）

参考文献

[1] 罗成华，金黑鹰，苗成利，等．腹膜后脂肪肉瘤诊断和治疗专家共识 [J]．中国微创外科杂志，2016，16（12）：1057-1063.

[2] Taguchi S，Kume H，Fukuhara H，et al．Symptoms at diagnosis as independent prognostic factors in retroperitoneal liposarcoma [J]．Mol Clin Oncol，2016，4（2）：255-260.

[3] Tseng WW，Madewell JE，Wei W，et al．Locoregional disease patterns in well-differentiated and dedifferentiated retroperitoneal liposarcoma：implications for the extent of resection？[J]．Ann Surg Oncol，2014，21（7）：2136-2143.

第四节　腹膜后脂肪肉瘤一例

导读

腹膜后脂肪肉瘤是源于腹膜后脂肪组织的非特定脏器的一类肿瘤，是最常见的腹膜后肿瘤。由于其位置较深、发病隐匿，常常在肿瘤巨大、侵犯或挤压周围脏器发生合并症状时才能发现，目前治疗效果并不理想。本病发病年龄多在 55 ～ 75 岁，男性略多于女性。

【病例简介】

患者女性，72 岁。BMI 为 22.0 kg/m^2。主因"右侧腰痛 3 月余"于 2018 年 2 月 5 日就诊。伴双下肢水肿、乏力。不伴腰痛腹部包块、尿频、尿急、尿痛、体重下降等。

既往史：既往体健。

体格检查：未见明显异常。

实验室检查：尿常规提示：尿潜血阴性。血常规提示：血红蛋白 119 g/L，红细胞 3.64×10^{12}/L。血生化检查提示：血肌酐 59 μmol/L，尿素 4.0 mmol/L。促肾上腺皮质激素及皮质醇数值及节律未见明显异常，立卧位肾素活性、血管紧张素Ⅱ、醛固酮等未见明显异常。去甲肾上腺素 0.656 pmol/ml（正常值 0.51 ～ 3.26 pmol/ml）、肾上腺素 0.033 pmol/ml（正常值 0.05 ～ 1.39 pmol/ml）、多巴胺 0.033 pmol/ml（正常值 0.07 ～ 0.68 pmol/ml）。

辅助检查：完善泌尿系增强 CT 提示（图 9-10）：肝肾间隙占位，考虑肾上腺来源可能，肾上腺皮质癌（？），嗜铬细胞瘤（？），肝、右肾受压移位。直径 10.7 cm×12.5 cm×16.7 cm。增强实性部分可见明显强化，液性低密度部分无明显强化，病变边缘可见多发钙化灶。泌尿系增强 MRI 提示（图 9-11）：右侧肝肾间隙巨大团块呈混杂长 T1 长 T2 信号影。^{99m}Tc 标记的肾动态显像提示：右肾血流灌注及肾小球滤过率明显减低，肾小球滤过率为 12.04 ml/min（参考值＞31.5 ml/min）；左肾血流减低，肾小球滤过率为 30.86 ml/min。

初步诊断：右腹膜后恶性肿瘤，肾上腺来源可能。

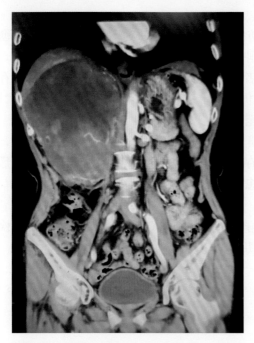

图 9-10　泌尿系增强 CT 提示肝肾间隙占位

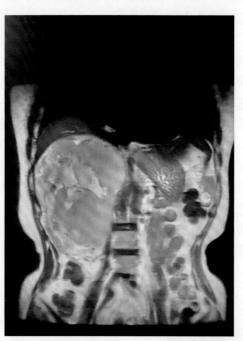

图 9-11　泌尿系增强 MRI 提示右侧肝肾间隙巨大团块呈混杂长 T1 长 T2 信号影

【临床决策分析】

　　腹膜后脂肪肉瘤临床表现不明显，无典型的症状和体征，多数患者表现为腹腔内巨大包块及腹腔脏器的压迫症状。其诊断主要依靠术前的影像学检查（如 X 线检查、增强 CT 等）及术后的病理学检查证实。不同分化的脂肪肉瘤需要与不同的腹膜后肿瘤鉴别：①与腹膜后畸胎瘤鉴别：分化较好的畸胎瘤影像学检查表现为均匀的低密度病变，有时和高分化的脂肪肉瘤鉴别困难，多为囊性肿块，可伴有钙化。②与大网膜、肠系膜脂肪增生鉴别：后者表现为腹腔弥漫性脂肪影。③去分化的脂肪肉瘤尤其是术后复发的低分化脂肪肉瘤有时与腹膜后的实性肿瘤难以鉴别，如滑膜肉瘤、纤维瘤等，需要根据病史及相关检查进一步鉴别。腹膜后脂肪肉瘤的主要治疗方法为手术彻底切除。

【治疗过程】

　　全麻后取平卧位，取肋缘下 3 cm 人字形切口右侧自剑突达到腋后线，左侧到达锁骨中线。术中见肿瘤位于右侧上腹部，挤压肝。肿瘤上下径 25 cm，横径 12 cm，质地硬。将肿瘤腹侧的升结肠游离暴露并翻向左侧。将肿瘤内侧的十二指肠游离拉向左侧后暴露下腔静脉，沿下腔静脉寻找到右侧输尿管并进一步找到右肾。术中发现右肾血管全部被肿瘤包绕，暴露困难，右肾与肿瘤粘连紧密，遂切除右肾。于下腔静脉与腹主动脉间游离暴露右肾动脉结扎切断，于下腔静脉右侧与肿瘤之间游离暴露右肾静脉与右肾上腺中央静脉，分别结扎切断。游离切断右输尿管。抬起肿瘤下极可见肿瘤背侧与膈肌粘连紧密。肿瘤上极与肝粘连较轻。游离过程中可见正常的肾上腺组织，因其与肿瘤表面粘连较重，遂予切除。游离并完整切除肿瘤。留置右侧腹腔引流管，术毕。手术时间 180 min，术中出血 400 ml，术中未输注悬浮红细胞及血浆。术后转入普通病房，术后 7 天出院。未见明显术后并发症。术后病理提示：右侧腹膜后去分化脂肪肉瘤。肿瘤表面完整，直径 20 cm×13 cm×13 cm。切面灰黄，部分区域灰褐。肿瘤侵犯肾周脂肪囊，紧邻肾组织及肾上腺。

【预后】

患者于术后 4 年余因局部复发及全身多发转移而发生肿瘤特异性死亡。

【经验与体会】

1. 腹膜后脂肪肉瘤的手术治疗：腹膜后脂肪肉瘤主要治疗方法为手术彻底切除。为彻底切除肿瘤，应遵循以下原则。肿瘤切除边界应远离肿瘤可触及可视的边界，不残留肿瘤包膜。不能完全切除者，力争部分切除或大部切除以减轻患者腹胀，减少对周围脏器的压迫，提高生存时间及改善生活质量。腹膜后脂肪肉瘤复发者，多数仍可手术，甚至反复多次手术，力争手术切除，再切除不会增加手术死亡率，但可获长期缓解甚至治愈。

2. 腹膜后脂肪肉瘤的放化疗：目前，对腹膜后脂肪肉瘤的术后放疗效果仍存在争议，当前没有足够的证据证实辅助放疗可以延长患者的生存期。目前仅有少数几种化疗药物对腹膜后脂肪肉瘤有效，但是尚缺乏足够的证据表明其对肿瘤患者的复发和总生存率有较明确的影响。

【小结】

腹膜后脂肪肉瘤的诊断主要依靠术前的影像学检查（如增强 CT 等）及术后的病理学检查证实。腹膜后脂肪肉瘤的主要治疗方法为手术彻底切除。

（刘 苗 赵 磊 编；马潞林 审）

参考文献

[1] 黄晓辉，李沛雨，赵旭东，等. 原发性腹膜后脂肪肉瘤治疗策略 [J]. 中国实用外科杂志，2013，33（2）：156-158.

[2] 游建，金鑫，何鑫，等. 原发性腹膜后脂肪肉瘤再手术 36 例临床分析 [J]. 腹部外科，2012，25（1）：22-23.

第五节　肾复杂囊肿伴腹膜后畸胎瘤一例

导读

腹膜后畸胎瘤（retroperitoneal teratoma）临床较为少见，约占所有畸胎瘤的 5%，不到所有腹膜后肿瘤的 10%。腹膜后畸胎瘤影像学表现多样，术前诊断较困难。尤其对于无明显钙化者，难以与神经来源的腹膜后肿瘤相鉴别。通过我们对这一例病例诊疗过程的分析，希望对今后类似病例的术前诊断和治疗方案的选择提供一些帮助。

【病例简介】

患者男性，42 岁，查体发现左肾肿物 10 天，于 2017 年 10 月入院。

患者于 10 天前因查体发现左肾肿物，查腹部彩超：肝多发囊肿、左肾囊肿、左肾囊实性包块，性质待定。进一步查泌尿系增强 CT：左肾占位，囊性肾癌（？），局部积水萎缩重复畸形肾

（？），左肾囊肿、肝多发小囊肿，肝 FNH 或血管瘤，腹膜后病变，脂肪瘤（？），其他（？），为求进一步诊治于 2017 年 10 月入院。

既往史：既往体健，20 年前因外伤行脾切除术、腹部探查术。

影像学检查：增强 CT（图 9-12）：左肾下极见多房囊状肿物影，突向肾外，范围约 3.4 cm×4.0 cm×3.8 cm，囊壁及分隔较厚，增强扫描可见明显强化。腹膜后腹主动脉左侧可见圆形低密度影，CT 值约 –16 HU，大小约 3.2 cm×2.8 cm×2.8 cm，边界清，增强扫描可见壁强化。

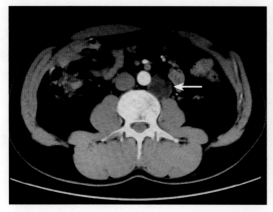 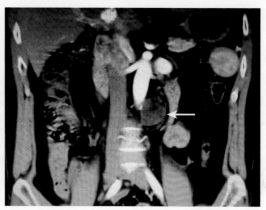

图 9-12　增强 CT

初步诊断：左肾复杂囊肿，左腹膜后肿物。

【治疗过程】

于 2017 年 10 月于全麻下行左腹膜后肿物切除术。麻醉后，患者右侧卧位，升高腰桥，常规消毒铺巾。于腰大肌前缘第 12 肋缘下做向下纵行切口 2 cm，分开肌肉和腰背筋膜，钝性分离至后腹腔，手指分离扩张后腹腔空间，置入扩张气囊，注入空气 800 ml 扩张 5 分钟，再在腋前线肋缘下和腋中线髂嵴上做另外两个小切口，于腰大肌前缘第 12 肋缘下切口置入 13 mm Trocar，于腋前线切口置入 5 mm Trocar，于髂嵴上切口置入 11 mm Trocar，于髂前上棘内侧切口置入 5 mm Trocar，建立 CO_2 气腹，气腹压力维持于 12 mmHg，清除侧锥筋膜表面的腹膜外脂肪，沿腰大肌前缘打开侧锥筋膜，探查肾上腺区无异常。打开肾脂肪囊，脂肪囊与周围粘连紧密，分离困难。于肾中、下极背侧找到突出于肾表面的囊性肿物，突出部分约 3 cm×3 cm，贴囊性肿物表面游离肾，与上段输尿管有粘连，分离困难，夹闭周围小血管与出血点。将囊性肿物周围肾游离。肾门背侧游离出肾动脉，为 1 支。超声刀切断肾蒂周围淋巴管，腹腔镜动脉阻断钳阻断肾动脉，距肿瘤边缘 0.5～1 cm 以剪刀楔形切除肿物及部分肾组织，囊性肿物基底部分予以钝性剥离。切下组织送冰冻病理，回报为良性。用 2-0 可吸收缝线缝合肾实质出血处，再用双极电凝予以充分止血。开放肾动脉，创面有少许渗血，用止血纱布压迫，无明显出血。动脉阻断时间约 35 分钟。于肾下极沿腰大肌向腹侧分离，于输尿管与腰大肌之间腹主动脉旁找到腹膜后肿物，直径约 1.5 cm。与输尿管上段及周围组织粘连紧密。钝锐结合将腹膜后肿物游离切除。将肾囊性肿物及腹膜后肿物以及周围脂肪放入标本袋中，经腋后线切口将标本袋取出。清点纱布、器械无误，放置乳胶引流管，关闭切口，手术结束。手术时间 225 分钟，术中失血 50 ml，未输血。

术后病理：（左肾盂旁囊肿）形态符合单纯性肾囊肿；（左侧腹膜后肿物）成熟性囊性畸胎瘤。

【预后】

术后随访至 2018 年 1 月，未见肿瘤复发。

【经验与体会】

1. 手术入路选择及术中注意事项：本例患者既往有小肠及脾切除手术史，术前应考虑到术中粘连的可能。既往手术采用腹直肌旁切口经腹入路，因此本次手术首选经后腹腔入路。手术中发现后腹腔亦有粘连，可能与既往手术曾切开后腹膜有关。术中由于腹膜后肿物位于肾下极水平，因此需先游离出输尿管，避免误损伤。

2. 畸胎瘤的病理学特征：组织学上，畸胎瘤分为成熟型和未成熟型，成熟畸胎瘤通常呈囊性生长，为良性，分化良好，瘤体内可见类似于成人组织的成分。生殖细胞的迁移特性可能是性腺外畸胎瘤发生的原因。

3. 腹膜后畸胎瘤的诊治要点：腹膜后畸胎瘤在腹膜后间隙，多位于肾上极，左侧多于右侧。腹膜后畸胎瘤可发病于儿童或成人，发病率男性是女性的2倍。大多数患者无症状。由于肿瘤生长，当压迫邻近结构时，可以导致疼痛、腹胀、恶心和呕吐。恶性畸胎瘤更常见于成人。成人和儿童的发生率分别为26%和10%。根据文献，与超声相比，MRI对腹膜后畸胎瘤的诊断率更高。对于恶性腹膜后畸胎瘤而言，彻底切除与提高原发性腹膜后畸胎瘤的生存率有关。术前男性患者应常规行睾丸超声以除外合并睾丸生殖细胞肿瘤。

【小结】

对于中青年或儿童腹膜后不规则囊实性占位的患者，需要除外腹膜后畸胎瘤的可能，尤其是肿瘤伴有钙化或是肿瘤位于左侧者。手术治疗应力求做到彻底切除，以减小复发概率。

（刘　可编；马潞林审）

参考文献

[1] Skinovsky J, Tsumamuma FK, Sigwalt MF, et al. Thirty kilograms giant retroperitoneal teratoma: case report [J]. Arq Bras Cir Dig, 2016, 29: 128.

[2] Mathur P, Lopez-Viego M, Howell M. Giant primary retroperitoneal teratoma in an adult: a case report [J]. Case reports in medicine, 2010, 2010: 650424.

[3] Pinson C, Remine SG, Fletcher WS, et al. Long-term Results With Primary Retroperitoneal Tumors [J]. Arch Surg, 1989, 124: 1168.

[4] Taori K, Rathod J, Deshmukh A, et al. Primary extragonadal retroperitoneal teratoma in an adult [J]. The British Journal of Radiology, 2006, 79: e120.

第六节　单侧肾静脉平滑肌肉瘤一例

导读

血管源性平滑肌肉瘤属于临床少见的软组织肉瘤，多发于下腔静脉，原发于肾静脉的更为罕见，国内外文献仅有不到200例个案报道。与下腔静脉平滑肌肉瘤类似，肾静脉平滑肌肉瘤（leiomyosarcoma of renal vein，RVLMS）无特异性临床表现，多数患者无症状或仅表现为阵发性腰部酸胀疼痛，且影像学表现与腹膜后肿瘤或肾细胞癌（renal cell carcinoma，RCC）血管侵犯类似，因此术前诊断非常困难，多由术中探查及术后病理确诊。我院2019年12月收治一例单侧RVLMS患者，特将诊治过程与策略在此分享讨论，希望为将来该病的诊治提供参考。

【病例简介】

患者男性，61 岁，主因"右下腹胀 1 年余，间断右上腹酸痛 5 个月"入院治疗。

患者入院 1 年前无明显诱因出现轻微右下腹胀痛，位置固定，无腹痛、腹泻、腰痛、血尿、腹部肿块或膀胱刺激征，无四肢麻木、头晕、心悸、视物模糊、肥胖、痤疮等。入院 5 个月前患者脑膜瘤术前检查时发现腹膜后肿物，后间断出现右上腹酸痛，持续数分钟后能自行缓解。1 个月前至我院门诊就诊，血压 151/94 mmHg，无阵发性高血压史。下腹部 MRI 检查示：右肾区占位性病变。肾上腺功能检查见实验室检查。门诊以"右侧腹膜后肿物，副神经节瘤待排"，嘱患者完善检查，规律口服酚苄明 1 个月。今欲行手术收入院。患者起病以来神情、食欲可，二便正常，体重无明显变化。

既往史：高血压、高血脂 5 年，规律服药，控制可。5 个月前行脑膜瘤手术，术后服用左乙拉西坦（抗癫痫药）。否认其他内科基础疾病。

体格检查：血压 132/80 mmHg，神清语利，自主体位，心肺查体无异常。腹平软，无压痛或反跳痛，肠鸣音正常。双侧肾区无隆起，无压痛或叩痛，输尿管走行区无压痛，膀胱区无隆起及压痛。双下肢无水肿。

实验室检查：肾功能 Cr 99 μmol/L。血儿茶酚胺检测：均正常。24 小时尿：VMA 2.3 mg/L。皮质醇测定 10.3 μg/dl（08：00），3.6 μg/dl（16：00），1.7 μg/dl（00：00）。促肾上腺皮质激素 66.9 pg/ml。RAAS 激素检测卧、立位均未见明显异常。性激素筛查未见明显异常。

影像学检查：超声造影（图 9-13）：右侧肾门部可见 4.4 cm×3.4 cm 低 - 无回声结节，边界清，内部条索样高回声，内未见明显血流信号。注射造影剂后，14 s 开始进入，21 s 病灶整体增强，呈低均匀强化。右侧肾门部结节，考虑占位，神经源性肿瘤（？），不除外 CA。

泌尿系 CT 检查（CTU）（图 9-14～图 9-15）：右肾门见类圆形软组织结节影，边界清，增强扫描不均匀强化，病变累及右侧肾静脉，肾静脉腔内似见充盈缺损。双肾见无强化类圆形低密度影。双侧肾上腺未见异常，双侧肾盂输尿管未见明显扩张。右肾门占位，累及右肾静脉可能，考虑恶性可能。双肾囊肿。

下腹部 MRI（图 9-16）：双肾多发类圆形液

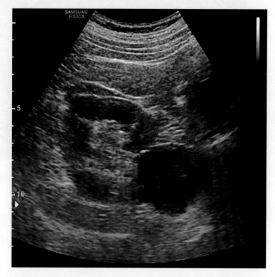

图 9-13　超声检查示右侧肾门部可见低 - 无回声结节

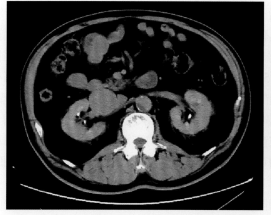
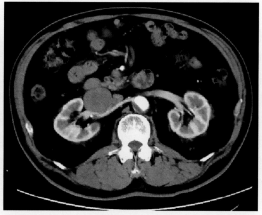

图 9-14　术前 CT 轴位见肾门类圆形软组织密度影，增强见不均匀强化

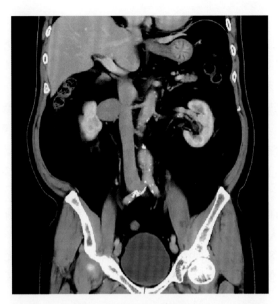

图 9-15　术前 CT 冠状位

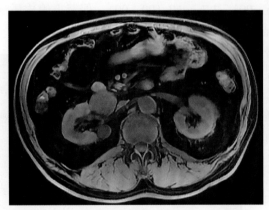
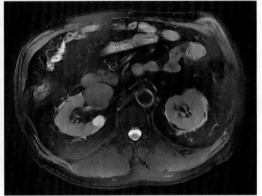

图 9-16　术前 MRI 示右肾腹侧稍长 T1 稍短 T2 信号影

性长 T2 信号影，右肾可见类圆形稍长 T1 稍短 T2 信号影，大小约 4.2 cm×3.2 cm×3.5 cm，边界清晰，DWI 信号稍高，ADC 值明显减低。右肾占位性病变，性质待定，双肾多发囊肿。

初步诊断：右侧腹膜后占位，双肾囊肿，高血压，高脂血症，脑膜瘤术后。

【临床决策分析】

诊断：MDT 讨论意见如下，患者男性，61 岁，超声造影诊断右侧肾门部可见 4.4 cm×3.4 cm 低 - 无回声结节，边界清，注射造影剂后，14 s 开始进入，21 s 病灶整体增强，呈低均匀强化。右侧肾门部占位，神经源性肿瘤（？），不除外 CA。CT 报告：右肾门肿瘤累及右肾静脉可能，应警惕内分泌性或神经源性肿瘤，考虑恶性可能。诊断：右肾门占位（？），腹膜后肿瘤待排。MRI 右肾可见类圆形 4.2 cm×3.2 cm×3.5 cm 肿物，边界清晰。诊断：右肾占位性病变。但患者血儿茶酚胺、尿 VMA、肾上腺功能学检查均无明显异常，且增强程度较弱，上述肿瘤可能性稍小，但仍有静默性肿瘤可能，如肾细胞癌血管侵犯、转移瘤等。患者否认恶性肿瘤病史，因此转移瘤可能性稍小。根据我中心经验，下腔静脉或肾静脉来源的平滑肌肉瘤不能排除，具体确诊仍需病理诊断。综上所述：腹膜后恶性肿物可能性大，肾肿瘤待排，肾静脉来源的平滑肌肉瘤不能排除，拟行手术切除。

治疗：术中注意探查肿瘤原发部位，完整切除受累组织。因该肿物紧贴右侧肾门，若侵犯肾静脉或来源于肾静脉且未累及肾，术中仍存在远端血流阻断或血管重建困难而切除肾的可能，保留肾有血管重建不确切致术后出血再次手术的风险，同时肿瘤复发可能性更大。若肿瘤来自肾，则有切除根治性切除肾及受累组织可能。术中精细操作，尽量减少对肿瘤的刺激，防止肿瘤为内分泌性或神经源性而导致术中生命体征剧烈波动。手术风险较大，情况复杂，术前须向患者及家属充分解释风险，取得理解与配合再做手术。

【治疗过程】

患者右侧肾门部占位，存在手术指征，拟完善术前检查后手术切除。考虑到副神经节瘤等神经源性肿瘤的可能，术中有血压激素剧烈波动风险，故收住院前嘱患者服用酚苄明 1 个月扩容治疗。2019 年 12 月，患者于全身麻醉下接受后腹腔镜右侧腹膜后肿物切除（中转开放手术）、右侧肾静脉及腔静脉切开重建。术者常规建立气腹，于右侧腰大肌第 12 肋缘下、腋前线肋缘下、腋中线髂嵴上分别置入 12 mm、12 mm、11 mm Trocar，同时在右侧髂前上棘内上 5 cm 置入 5 mm Trocar 辅助。沿腰大肌表面将肾背侧 Gerota 筋膜后层游离至肾门处，切断肾蒂周围淋巴管，游离出肾动静脉各 1 支。同时游离出肾下极附近的输尿管及腔静脉，边保护边向上游离。在腔静脉及肾静脉腹侧发现腹膜后肿物背侧面，然后沿肾脂肪囊表面游离。游离肾下极、肾腹侧、背侧面，完全游离后抬起肾，在右肾静脉及腔静脉交角处腹侧游离肿物。肿物形状规则，与周围组织界限清楚，但是肿瘤与肾静脉粘连紧密，判断肿瘤来源于肾静脉血管壁，部分突入了右肾静脉腔，游离肾动脉、静脉和肾静脉汇入下腔静脉处（图 9-17）。因肿瘤距右肾过近，腔镜下阻断困难，担心切除右肾，为了保肾，决定中转开放手术。再次与患者家属沟通，家属要求中转开放保留肾。术者遂取第 12 肋缘下切口约 20cm，将肾部分提出切口，先阻断右肾动脉，再用心耳钳部分阻断腔静脉，切开肾静脉，顺肿瘤边缘切除部分肾静脉，切除肾静脉宽度 3 mm，用 4-0 Prolene 纵行连续肾静脉，肾静脉比原肾静脉略窄，肿物大体及剖面（图 9-18）。依次检查腔静脉、肾静脉及肾动脉阻断，未见渗血，止血纱布覆盖。术者再次检查术区，放置引流后关闭伤口。术中出血 200 ml，术后常规抗炎、止血、镇痛、解痉等治疗。术后病理结果：平滑肌肉瘤。梭形细胞肉瘤，弥漫性重度异型性，S-100（−），SMA（+），Desmin（+），CD34（−），CD99（+），符合平滑肌肉瘤。术后第 1 天 HGB 113 g/L，引流 95 ml 暗红色液体，术后第 2 天引流 110 ml，腹腔 B 超未见明显游离积液。后血红蛋白水平回升，血压正常，术后第 6 天患者拔除引流管出院。

【预后】

患者术后规律复查，2020 年 1 月复查恢复良好，未见复发，肿瘤放疗科辅助放射治疗。此后每半年规律随访复查，最后一次随访至 2022 年 9 月，未见肿瘤复发及转移，一般情况良好，无明显不适。

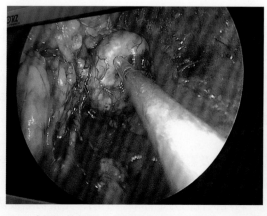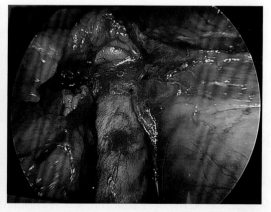

图 9-17　肿物形状规则，与周围组织界限清楚，但与肾静脉粘连紧密，推断血管壁来源。游离肾动脉、静脉和肾静脉汇入下腔静脉处

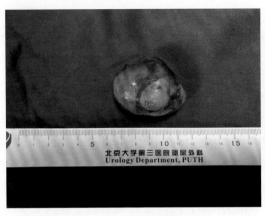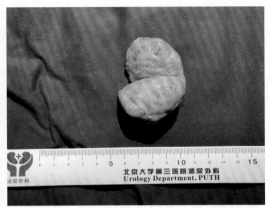

图 9-18　肿物呈灰白不整型组织，大小约 5.5 cm×4.5 cm×3.8 cm，切面呈实性质中，可见包膜

【经验与体会】

1. 肾静脉平滑肌肉瘤的诊断难点：①与下腔静脉平滑肌肉瘤相似，该病起病隐匿，多数患者无症状，由体检发现，后期因肿瘤生长侵及周围组织或肾静脉回流时才会出现右上腹酸胀痛、腰痛等非特异性症状，查体多无阳性体征，偶有肾区叩痛。②影像学表现易混淆，与腹膜后肿物占位及肾细胞癌血管侵犯难以区分。该例患者术前放射检查曾被诊断为"右肾占位性病变"，但综合超声、CT 诊断肾门部结节，仍考虑为腹膜后肾门部占位。肾静脉管径、管壁厚度较下腔静脉小，B 超不易通过血管壁侵蚀情况判断其来源。③确诊仍需术后病理检查，肿瘤可侵及肾周脂肪，显微镜下高有丝分裂活性，IHC 结果显示 SMA（+），然而有文献报道，有丝分裂不活跃的患者并不能排除该诊断。

2. 治疗策略的选择：平滑肌肉瘤恶性程度高，有淋巴结转移及远处转移风险，因此早期、完整切除肿瘤对提高预后有明显意义，肿瘤浸润到周边脏器也应合并切除。术前应完善检查，充分分析与鉴别诊断，做好突发事件准备，比如术前扩容治疗等。

因平滑肌肉瘤恶性程度高，癌细胞可能侵及下腔静脉及肾，加之肾静脉较短，无法完全阻断肿瘤远段血管，给腔镜下完整切除肿物、预防出血及肿物切除后血管重建造成了难题，因此多数医生选择根治性肾切除术。对于对侧肾功能不全、孤立肾及保留肾意愿强烈的患者，也可行开放手术切除肿物后进行血管重建，但术后复发、出血等风险较根治性肾切除高出很多。因此须综合患者情况及意愿充分沟通，谨慎选择术式，比如本例患者。术后辅以放化疗，但其对预后的作用尚有争议。近年来有文献报道部分子宫外的平滑肌肉瘤表达雌激素受体（ER）及孕激素受体（PR），意味着免疫治疗可能是未来的方向。同时定期随访调整后期治疗方案也至关重要。

3. 预后因素：肾静脉平滑肌肉瘤属于罕见病，目前缺少大宗的系统性病例系列研究。根据当前文献报道，肿瘤直径＞3 cm、切缘阳性、保留肾手术局部复发及远处转移的风险显著升高。Grignon 等报道术后局部复发概率为 40%，远处转移可至肺、肝、皮肤及软组织等。Aguilar 等分析了 30 例文献报道的病例后发现 30% 的患者（平均随访 78 各月）未发生复发或转移，23% 发生局部复发转移但仍存活（平均随访 48 个月），37% 的患者复发后死亡。

【小结】

肾静脉平滑肌肉瘤属于罕见病例，其临床表现、实验室及影像学检查与腔静脉平滑肌肉瘤类似，但因原发位置特殊，治疗上又与肾静脉平滑肌肉瘤存在差别。肿瘤位于后腹腔肾门部位置较深，血管众多且关系复杂，易与腹膜后肿瘤及肾肿瘤混淆，病理检查仍为金标准。早期、完整切除被认为是首选治疗，根据患者自身情况选择是否保留肾。辅助治疗、定期随访在治疗中占有重要地位。

（王　凯　张洪宪 编；马潞林 审）

参考文献

[1] Aguilar IC, Benavente VA, Pow-Sang MR, et al. Leiomyosarcoma of the renal vein：Case report and review of the literature [J]. Urol Oncol Semin Orig Investig, 2005, 23（1）：22-26.

[2] Ojha S, Nilkanthe R, Valecha J, et al. Leiomyosarcoma of renal vein-A rare case report [J]. J Clin Diagnostic Res, 2017, 11（4）：ED03-4.

[3] Chougule A, Bal A, Mandal AK. Primary renal vein leiomyosarcoma：a case report [J]. Cardiovasc Pathol, 2015, 24（5）：332-333.

[4] 高嘉林，张永瑞，谷一鸣，等. 左肾静脉原发性平滑肌肉瘤一例报告 [J]. 中华泌尿外科杂志，2019，40（6）：469.

[5] Grignon DJ, Ro JY, Papadopoulos NE, et al. Leiomyosarcoma of renal vein [J]. Urology, 1991, 38（3）：255-258.

第七节　下腔静脉切断再吻合法切除下腔静脉后方右肾上腺巨大嗜铬细胞瘤一例

导读

近年来，腹腔镜技术在嗜铬细胞瘤的手术治疗上得到了广泛的应用，但对于特殊的嗜铬细胞瘤，开放手术仍发挥至关重要的作用，如延伸至下腔静脉后方与主动脉、下腔静脉等大血管关系密切的右侧巨大嗜铬细胞瘤。有时下腔静脉和右肾静脉的压迫会让右侧肾上腺嗜铬细胞瘤的游离非常困难。面对这种情况，在这里介绍一种新的肿瘤暴露方法：下腔静脉切断再吻合法。

【病例简介】

患者男性，40 岁。间断右侧腰部隐痛 2 年余，伴心悸、出汗，在当地行超声检查提示右侧肾上腺占位，大小约 8 cm，未予处理。患者近 2 个月上述症状加重，阵发性血压升高，最高 190/110 mmHg。于 2018 年 10 月于我科入院治疗，既往无其他疾病病史。

体格检查：BP 149/109 mmHg。腹软，右上腹部可触及包块，范围约 15 cm，边界不清，质韧，无压痛。

辅助检查：腹部增强 CT 示右侧肾上腺区巨大软组织肿块影，其内密度不均，边缘不整，大小约 14.4 cm×12.0 cm×9.1 cm，增强扫描动脉期肿块明显不均匀强化，可见低密度不强化区。右肾受压变形，强化略减低，右肾上极及右侧膈脚与病变分界不清，胰头、腔静脉等周围结构受压移位。周围血管包绕或受压（图 9-19 ～图 9-20）。肾动态显像：GFR 左肾 41.3 ml/min，正常；右肾 11.3 ml/min，明显减低，肾小球滤过率严重受损。

实验室检查：血清 Cr 139 μmol/L。激素内分泌检查提示高儿茶酚胺血症。

临床诊断：右肾上腺嗜铬细胞瘤。

【临床决策分析】

诊断：患者为中年男性，嗜铬细胞瘤诊断明确，有阵发性高血压、心悸、出汗典型的"三联征"表现。病史较长，患者 2 年内未予治疗，肿瘤有增长。2017 年 WHO 将嗜铬细胞瘤都归为恶性肿瘤范畴，故本病例有明确的手术指征。患者入院前已进行充分的药物准备，服用酚苄明

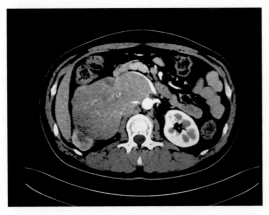

图 9-19　右肾上腺巨大嗜铬细胞瘤 CT 表现

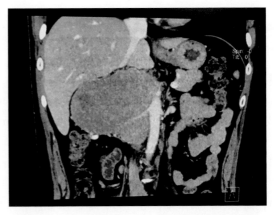

图 9-20　右嗜铬细胞瘤与右肾静脉及下腔静脉的关系

20 mg Tid 2 个月。患者出现鼻塞症状；血压明显有下降；体重增加约 10 kg；手背血管明显充盈；指甲红润。这些症状显示高儿茶酚胺血症造成的血容量不足、末梢循环灌注不足的情况得到了明显的改善。

本病例肿瘤巨大且与大血管关系密切，宜采用开放手术，但手术难度大、风险高。术前影像学检查提示：右肾及右肾静脉肿瘤侵及。肾图提示右肾功能明显受损，但左肾功能正常。如保留右肾，不利于预后，也不利于肿瘤和切除，故术前决定将右肾及肿瘤一并切除。但患者术前血清肌酐水平轻度升高，考虑高儿茶酚胺血症引起的肾前性肾功能不全可能性大，术前对此与患者及家属进行了充分沟通。完善各项术前准备。

【治疗过程】

沿肋缘下切口取上腹 Chevron 切口（上腹部人字形切口），使用 Thompson 自动拉钩充分暴露术野。切断右侧肝结肠韧带，将结肠肝曲及十二指肠向左侧游离。暴露右肾上腺巨大肿瘤、下腔静脉、右肾。将十二指肠及胰头继续向左侧游离，暴露肿瘤全貌，肿瘤约 15 cm，呈上大下小，被下腔静脉及双侧肾静脉紧紧勒住，形成三个突出的部分。血管张力极高。部分右肾静脉包埋在肿瘤中，先切除右肾。但由于前方的下腔静脉遮挡张力十分高，仍无法分离肿瘤（图9-21）。手术一度进入僵局，术中决定先切断下腔静脉，充分游离出双肾静脉下方的下腔静脉，使用阻断钳夹闭后切断。拎起下腔静脉，分离出肿瘤腹侧及肿瘤下极，游离左肾静脉。将切断后头端的下腔静脉及左肾静脉向左上方牵拉，游离肿瘤左侧缘与腹主动脉之间的间隙，有明显的粘连和出血，注意保护肠系膜上动脉。逐渐将肿瘤各边界游离，最终将肿瘤完整切除（图9-22）。使用 4-0 血管线将下腔静脉重新进行端端吻合。因肿瘤血供十分丰富，分离过程中出血较多。手术中出血量 4000 ml。术后患者顺利恢复，1 周后出院。

术后病理：嗜铬细胞瘤，大小 14 cm×10 cm×5 cm（图 9-23）。无明确肿瘤性坏死，肿瘤细胞无明显多形性，核分裂象罕见，局部可见包膜侵犯，血窦内瘤栓形成。肿物包绕肾门血管，未累及肾实质。免疫组化：CgA（+），Syn（+），Ki67 < 5%+，SDHB（+）。

【预后】

随访至 2023 年 1 月，肿瘤未复发，患者一般情况良好，血压正常，未服用降压药物。

【经验与体会】

1. 嗜铬细胞瘤的生长特点：手术是治疗嗜铬细胞瘤的基石，其他治疗方法并不能完全清除肿瘤。巨大肿瘤的手术切除，充分暴露是重要的前提。右肾上腺区巨大嗜铬细胞瘤（副神经节瘤）由于位置的特殊性，其生长延伸的途径较其他后腹膜肿瘤有所不同。右肾上腺位于下腔静脉的后外侧，右肾上腺肿瘤明显增大后可向右肾静脉后方及尾侧延伸，将下腔静脉及右肾向外挤

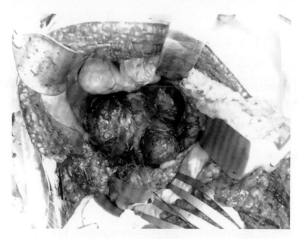

图 9-21 肿瘤腹侧受下腔静脉及双肾静脉的压迫

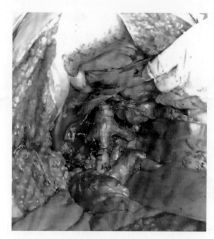

图 9-22 切除肿瘤重新吻合下腔静脉后的术野

压，右肾动静脉会拉长变形。肿瘤进一步增大可沿下腔静脉后方、腰椎前方向左侧挤压腹主动脉，将左肾静脉向前方挤压。总体来讲，肿瘤会在下腔静脉、右肾静脉、左肾静脉形成的一个"十"字交叉的后方延伸生长。从术野中看肿瘤的腹侧，巨大的肿瘤可以被此"十"字交叉分成四个"象限"。多数嗜铬细胞瘤本身呈膨胀性生长，部分病例包绕侵及肾静脉。一般来讲，嗜铬细胞瘤侵犯下腔静脉比较少，手术中多可剥离开嗜铬细胞瘤和下腔静脉之间的层次。在这一点上不同于很容易侵犯下腔静脉的肾上腺区平滑肌肉瘤。

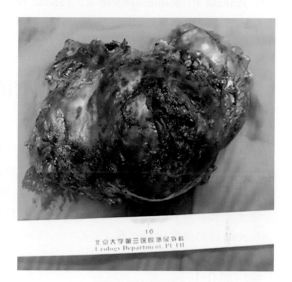

图 9-23 肿瘤标本

2. 本例病例的处理难点及手术策略：本病例的主要难点是肿瘤巨大，腹侧被下腔静脉、右肾静脉、左肾静脉形成的"十"字交叉完全勒住，无法分离肿瘤的边缘和背侧。另外一个难点是，肿瘤分离可能会引起儿茶酚胺大量释放入血而引起血压波动。本病例右肾及右肾静脉受到肿瘤侵及，故先切除右肾。这样可以分离出肿瘤的右侧缘，但下腔静脉在肿瘤腹侧的紧密压迫，使肿瘤仍难以进一步分离。我们结合肾癌癌栓、肾移植等手术对下腔静脉处理的经验，创造性地使用了先切断下腔静脉，游离切除掉肿瘤之后，再重新吻合下腔静脉的方法。这个方法还有一个潜在的好处：阻断下腔静脉后回心血量减少，可以在一定程度上对抗在分离过程中挤压肿瘤造成的儿茶酚胺释放引起的高血压，满足尽早去血管化的要求。根据我们的经验，下腔静脉阻断后不需使用肝素，因为下腔静脉阻断的位置较高，上、下腔静脉之间存在交通支，一般不会造成远端静脉的血栓。嗜铬细胞瘤有比较完整的包膜，四周血供十分丰富。分离过程中及时止血十分关键，缝扎止血和双极电凝止血是比较可靠的办法。游离过程中，要尽可能保持包膜完整，嗜铬细胞瘤包膜内的肿瘤组织比较松软，如包膜有破口，肿瘤组织会像牙膏样被挤出，增加了扩散的风险。

3. 本病例的特殊情况：本病例术前肌酐轻度升高至 139 μmol/L，手术切掉右侧肾后，血清肌酐恢复至 121 μmol/L，表明高儿茶酚胺血症可以引发肾前性肾功能不全，而手术可以改善肾功能。也有些病例会表现为肝功能损害，ALT 明显增高，各类保肝药物内科治疗效果并不理想，但手术切除嗜铬细胞瘤后，肝功能可以逐渐恢复至正常，这也是临床上应当注意的。对于大的嗜铬细胞瘤，虽然开放手术损伤较大，出血多，住院时间长，但预后的效果不受影响。

【小结】

巨大右侧嗜铬细胞瘤延伸至下腔静脉后的病例手术难度大。一方面肿瘤体积大，周围大血管多。另一方面术中分离可能使儿茶酚胺大量入血，要求尽早地肿瘤去血管化以及麻醉的保障。此种情况宜选择开放手术，肿瘤被下腔静脉、肾静脉压迫，血管张力大，游离困难，手术无法进行时，可考虑行下腔静脉切断再吻合法，可能会有出奇制胜的效果。

（刘　磊 编；马潞林 审）

参考文献

[1] Press D, Akyuz M, Dural C, et al. Predictors of recurrence in pheochromocytoma [J]. Surgery, 2014, 156 (6): 1523-1528.

[2] Prakash P, Ramachandran R, Tandon N, et al. Open surgery for pheochromocytoma: Current indications and outcomes from a retrospective cohort [J]. Indian J Urol, 2020, 36 (1): 21-25.

第八节　侵及多器官及大血管的右腹膜后巨大脂肪肉瘤一例

导读

脂肪肉瘤是源于脂肪间叶组织的恶性肿瘤，好发于四肢和腹膜后，由分化程度和异型度不等的脂肪细胞构成，约占软组织肉瘤的 20%，但在成人恶性肿瘤中的比例 < 1%。本文介绍一例侵及右肾、十二指肠、胰头、下腔静脉、腹主动脉等多个器官和大血管的右侧腹膜后巨大脂肪肉瘤的诊治过程。

【病例简介】

患者男性，59 岁，腹胀 5 个月，发现腹膜后肿物 1 周。

患者 5 个月前无明显诱因出现腹胀，无腹痛、恶心、呕吐、腹泻，无发热、腰痛，无尿频、尿急、尿痛、血尿，未就诊，症状逐渐加重。1 周前就诊于当地医院，行腹部 CT 检查示右肾腹侧肿物，包绕右肾。为求进一步诊治于 2018 年 3 月入院。发病以来精神、食欲、睡眠可，二便如常，体重无明显变化。

既往史：否认高血压、心脏病、糖尿病等内科疾病史。

体格检查：血压 121/76 mmHg，神清语利，精神可，心肺查体未及明显异常，右腹部可及 1 个巨大实性肿物，质硬，固定，全腹无明显压痛、反跳痛，肠鸣音正常，双侧肾区无叩痛，双侧下肢无水肿。

实验室检查：肾功能：Cr 116 μmol/L。

影像学检查：

泌尿系彩超：右肾周围可见低回声包块，范围约 16.4 cm × 6.9 cm × 7.9 cm，部分边缘与肾实质分界不清，向左包绕下腔静脉，并达腹主动脉，下腔静脉累及段受压变窄，V_{max} 149 cm/s，腹主动脉累及段血流频谱未见异常，右肾盂肾盏增宽，最宽处约 2.0 cm，右肾实质回声增强，肾内结构尚清晰，输尿管未见明显扩张，包块内可见少量血流信号。右肾动脉及静脉血流充盈尚可。超声提示：右肾周围包块，右肾盂肾盏增宽，前列腺增生伴钙化。

泌尿系 CT 增强（图 9-24 ~ 图 9-25）：右侧腹膜后可见范围约 13 cm × 17 cm × 12 cm 的软组

织密度影，内可见不均匀高密度影，边界尚清晰，形态不规整，似有分隔，包绕右侧肾，右肾实质变薄，肾盂内可见低密度影，周围组织受压改变。增强扫描：可见不均匀强化。影像诊断：右腹膜后占位，考虑恶性，来源待查，右肾来源（？），右肾受侵（？），下腔静脉及右肾静脉受侵，十二指肠受侵待除外。

肾动态显像：左肾血流灌注、肾功能、肾小球滤过率正常，左肾 GFR 55.12 ml/min（参考值下限 37.5 ml/min），正常。右肾功能严重受损，上尿路引流无法评估，右肾 GFR 27.8 ml/min，减低。

初步诊断：右侧腹膜后巨大肿物，性质待定。

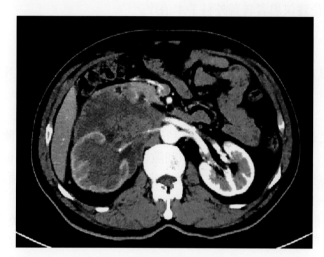

图 9-24　右侧腹膜后肿物（轴位）

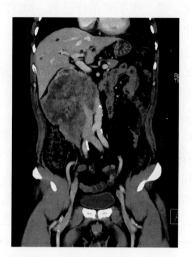

图 9-25　右侧腹膜后肿物（冠状位）

【临床决策分析】

诊断：全科及多学科会诊：患者右侧腹膜后巨大肿物，超声呈低回声，CT 密度不均，内可见不均匀高密度影。从 CT 上看肿瘤边界尚清，增强扫描有不均匀轻度强化，肿物包绕右肾、下腔静脉，与十二指肠、胰腺、腹主动脉关系密切，诊断考虑右腹膜后肿物，性质待定。

本例肿瘤巨大而症状不重，肿瘤呈"填空样"生长，肾皮质增强模式变化不大，首先考虑来源于间叶组织的腹膜后肉瘤可能性最大。肿物无明显脂肪密度，难于进一步确定具体来源，穿刺或手术可明确诊断。另外需考虑来源于神经组织的节神经细胞瘤，此肿瘤一般表现为肿块，亦有少数呈"填空样"生长，一般密度较均匀，增强不明显。少数副神经节瘤，特别是术后复发者，亦可包绕血管生长，但很少包绕肾生长，患者平素血压正常，无阵发性高血压，考虑副神经节瘤可能性不大。部分淋巴瘤可包绕肾和血管生长，密度较均匀，增强亦较均匀，但其侵犯肾后肾密度和增强方式会有改变，且对肾功能影响较大，与本例表现不符。未治疗的淋巴瘤 PET-CT 上表现为特征性的 SUV 升高，有助于鉴别。免疫系统病变亦可形成类肿瘤样病变，包绕组织或器官生长，常见的表现为包块的 IgG4 相关性病变，但一般边界不清，体积一般也比较小，累及肾后肾密度和增强方式会有改变，且对肾功能影响较大，与本例表现不符。晚期右肾盂癌可有类似表现，一般会有血尿症状，肾增强减弱，很少会体积这么大，一般合并远处或局部淋巴结转移。

本例患者从影像学上不能除外肿瘤侵犯下腔静脉、腹主动脉、十二指肠、胰腺等，如欲完整切除，手术当中可能需行右肾根治性切除、胰十二指肠切除，下腔静脉或者部分腹主动脉可能需行人工血管置换，手术风险高，还可能效果较差。

治疗：全科及多学科会诊后认为先行肿瘤穿刺活检，明确病理后可能对制订治疗方案有帮助。患者亦同意此方案。

【治疗过程】

患者于 2018 年 3 月行超声引导下右腹膜后肿物穿刺活检术，手术顺利，取出组织 3 条。术后无明显并发症。肿物穿刺病理：结合常规形态、免疫组化和 FISH 结果，符合高分化脂肪肉瘤，因穿刺组织少，而体内肿瘤体积大，不除外有去分化成分。

对于脂肪肉瘤，手术完整切除是首选。患者 2019 年 5 月就诊于外院腹膜后肿瘤科，行开腹探查、右肾根治性切除、结肠部分切除、胰头十二指肠切除、胃部分切除、下腔静脉离断术。术中见肿瘤广泛侵犯周围组织，与腹主动脉无法剥离，局部有肿瘤残留。病理报告：高分化脂肪肉瘤。术后患者无尿，经 4 天对症治疗后肾功能逐渐恢复，未行透析，现肾功能正常。术后 1 周出现肠瘘，经二次手术治疗已愈。MDT 讨论建议患者转普外科手术治疗。

出科诊断：右腹膜后脂肪肉瘤

【预后】

2019 年 11 月复查，残余肿瘤无明显进展，未见远处转移。后肿瘤再次进展，术后 2 年死于消化道出血。

【经验与体会】

1．腹膜后脂肪肉瘤通常为膨胀性生长，会包绕毗邻的器官和组织。对于原发性、可切除的腹膜后脂肪肉瘤，首选治疗是外科手术。手术中应经正常的组织间隙进行分离或切除，以保证肿瘤的完整切除获得阴性切缘。初次手术对于患者至关重要，直接决定了患者的治疗效果和预后。初次不能完整切除者，几乎都会复发。

2．为完整切除腹膜后肿瘤，应在术前利用影像学检查详尽了解肿瘤与周围组织器官的关系，特别是与大血管之间的关系，进而制定手术方案，当单侧肾受侵时，应评估对侧肾是否受侵犯、功能是否正常；术中应充分暴露肿瘤，仔细剥离，由于肿瘤的膨胀性、浸润性生长，应切除肿瘤周围部分正常组织和被肿瘤侵及的器官，特别是大血管受累的患者，必要时可行大血管切除、重建。尽可能保证切缘阴性，以保证肿瘤完整切除。但腹膜后脂肪肉瘤大多数发现时即十分巨大，且尽管采用此种切除方法，术后也有相当高的局部复发率，所以扩大切除范围的决心有时并不好下。就本例而言，确实是按照本原则进行手术，手术大，切除下腔静脉未予重建，所以左肾循环代偿需要数日后才能恢复。但腹主动脉的切除重建对重要器官的影响更大，确实更难下决心实施。

3．对于无法完整切除肿瘤的患者，应行姑息性切除手术，有报道称部分切除肿瘤与仅单纯探查或活检的患者生存率有明显差异，并且 75% 的患者可以减少症状，提高患者的生存期和生活质量。

4．对于手术难度大、诊断不清的腹膜后肿瘤，肿瘤穿刺活检有助于决定进一步的治疗方案。

对于腹膜后脂肪肉瘤的相关知识，可参考本章第三节"复发性巨大腹膜后脂肪肉瘤一例"。

【小结】

对于手术难度大、诊断不清的腹膜后肿瘤，肿瘤穿刺活检有助于决定进一步的治疗方案。手术治疗是治疗腹膜后脂肪肉瘤的首选方法，原则是尽可能整块（en bloc）完整切除肿瘤及肿瘤侵犯器官，多数情况下需要行联合脏器切除以达到完整切除肿瘤的目的。

（田　雨　王国良　编；马潞林　审）

参考文献

[1] Ducimetiere F，Lurkin A，Ranchere-Vince D，et al. Incident of sarcoma histotypes and molecular subtypes in a prospective epidemiological study with central pathology review and molecular testing [J]. PLoS One，2011，6（8）：e20294.

[2] 张琦，李菊明，刘金龙，等．脂肪肉瘤患者预后的影响因素分析 [J]．中华肿瘤杂志，2019，41（12）：943-948.

第九节　副神经节瘤合并儿茶酚胺心肌病一例

导读

　　嗜铬细胞瘤（pheochromocytoma）或副神经节瘤（paraganglioma）患者长期儿茶酚胺血症会引起儿茶酚胺心肌病（catecholamine cardiomyopathy），导致心功能受损。由于对该病认识不足、围术期不恰当的输液扩容治疗，极易诱发心力衰竭，危及患者生命。我们成功治疗了一例儿茶酚胺心肌病患者，通过对诊疗过程的分析，希望能加深临床医生对该病的认识，并为正确选择治疗方案提供帮助。

【病例简介】

　　患者女性，9岁，发现左肾静脉后方、腹主动脉与腔静脉之间占位7个月，于2013年11月就诊于我院。

　　患者7月余前无明显诱因出现血压升高，最高160/120 mmHg，伴间断头晕、呕吐。于当地医院口服降压药物治疗（具体不详），疗效不佳。行腹部CT检查发现腹膜后左肾静脉后方、腔静脉与腹主动脉之间占位，最大直径7 cm，考虑肾上腺外嗜铬细胞瘤（副神经节瘤），肝右叶占位，转移可能。在门诊用酚苄明35天，血压基本正常后收入我院。

　　既往史：既往体健，否认手术、外伤、输血史，否认药物过敏史。

　　实验室检查：血F（8am）12.5 µg/dl；（4pm）2.9 µg/dl；（0am）2.4 µg/dl。ACTH：102.4 pg/ml。卧位RAAS：PRA 6.51 ng/dl；AⅡ 54.67 ng/ml；ALD 113.77 ng/dl；立位RAAS：PRA＞12 ng/dl；AⅡ 79.29 ng/ml；ALD 148.42 ng/dl；血CA：NE 97.417 pmol/ml；E 0.617 pmol/ml；DA 0.046 pmol/ml。

　　影像学检查（图9-26～图9-30）：

　　初步诊断：副神经节瘤，肝转移（？）。

【临床决策分析】

　　诊断：MDT讨论认为根据患儿症状、体征及影像学检查，副神经节瘤可能性大。CT报告肿瘤最大直径7 cm，在左肾静脉后方、右肾动脉前方、腔静脉与腹主动脉之间占位，上方为胰腺，位置特殊，肿瘤与大血管及重要脏器毗邻。在腔静脉与外膜之间分离，避免腔静脉出血，在腹主动脉与外膜之间分离，避免腹主动脉出血，肿瘤游离困难时可切断左肾静脉，切除肿瘤后再行左肾静脉端端吻合，围术期患者有死亡的可能，手术风险大，充分告知家属。

　　肝占位：肝S7占位，大小约2 cm×1.4 cm，CT报告考虑转移可能性大。PET-CT：肝S7可见不规则混杂密度结节，边缘部分见环形高密度，病变放射性摄取未见增高，葡萄糖代谢不高，不考虑转移。MDT讨论多数人认为仍不能除外转移。决定做肝部分切除术。

　　治疗：术前予以口服"酚苄明"充分准备。术后常规入ICU监护治疗。治疗方案选择开放副神经节瘤切除术，同期探查肝，行肝肿物切除术。

【治疗过程】

　　术前准备：术前给予口服酚苄明药物准备。药物起始剂量10 mg Q12h，逐渐加量至20 mg Q12h。患者出现反射性心动过速，给予加用美托洛尔降心率。药物准备共35天后血压平稳，110/80 mmHg。患者体重增加2.5 kg，伴有鼻塞、甲床红润、肢端变暖。查血常规，药物准备前HCT 0.422，准备后HCT 0.359。

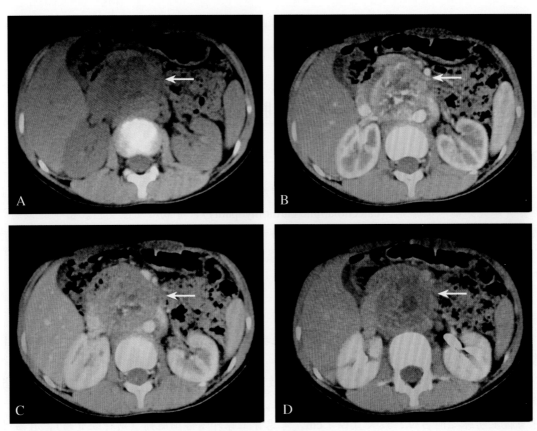

图 9-26　泌尿系 CTU：腹膜后间隙内腹主动脉旁可见软组织肿块影，范围约 7 cm，边界欠清，其内密度混杂，增强扫描明显不均匀强化。下腔静脉受压向右前方移位

A．平扫；B．动脉期；C．实质性；D．延迟期

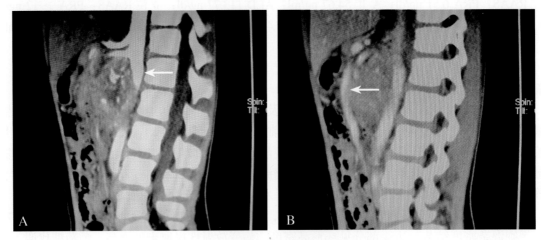

图 9-27　CT 矢状位重建显示肿瘤与血管的关系

A．肿瘤与腹主动脉的关系；B．肿瘤与腔静脉的关系

手术概况：于 2014 年 1 月行手术治疗。麻醉后，取平卧位，常规消毒铺巾。做 Chevron 切口，右肋缘下 2 cm 切口自剑突达腋前线，向左侧肋缘下延长约 10 cm。切开皮肤、皮下、肌肉组织，打开腹膜。探查腹腔及肠管未见明显异常。肝膈面可见一约 2 cm 的肿物。沿 Toldt 线切开结肠旁沟处腹膜，切断右侧肝结肠韧带，将结肠肝曲及十二指肠向内侧游离，显露肾及下腔静脉。探查肾及肾上腺区无异常。游离找到肿物，肿物位于腹膜后正中，在腹主动脉右前方，将下

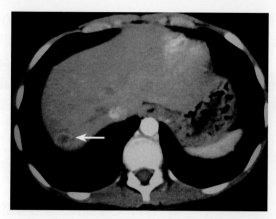

图 9-28 泌尿系 CTU：肝 S7 可见不规则混杂密度影，增强扫描局部呈相对低强化区

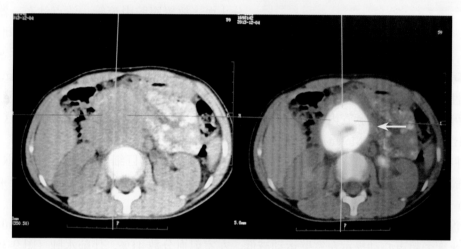

图 9-29 PET-CT：腹膜后见巨大软组织肿块，较大层面约 7 cm，放射性摄取明显不均匀增高，SUV_{max} 12.6，病变密度不均，内部见不规则低密度坏死区及斑点状高密度灶。下腔静脉、腹主动脉及十二指肠受压移位。腹膜后占位，考虑恶性，结合 CT，考虑嗜铬细胞瘤可能性大

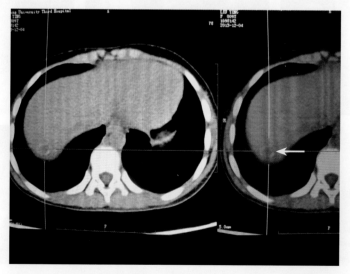

图 9-30 PET-CT：肝 S7 可见不规则混杂密度结节，大小约 2 cm × 1.4 cm，边缘部分见环形高密度，病变放射性摄取未见增高。肝 S7 占位，葡萄糖代谢不高，但结合 CT，仍不能除外转移

腔静脉挤压变形，将左肾静脉顶向前方。游离肿物时血压最高升至 230/130 mmHg。肿物表面满布怒张的血管，与周围组织粘连极其紧密。在腹主动脉外膜下仔细游离肿瘤左侧，断扎肿瘤供应

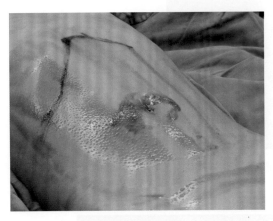

图 9-31　切口选择

血管，右侧贴近下腔静脉处打开血管外膜游离下腔静脉和肿物之间的间隙，游离出左肾静脉，肿物部分与下腔静脉粘连紧密，肿瘤汇入腔静脉处出血，用 4-0 血管缝线缝合腔静脉破损处。于肿瘤下方背侧找到右肾动脉，与肿瘤粘连严重，仔细将右肾动脉自肿瘤下极游离出来。分离肿瘤上极，将肿瘤完全游离后切除。肿物切除后患儿血压下降，心率加快，经静脉泵入升压药物，整个手术过程中生命体征及血流动力学尚平稳。普外科医生将肝肿物切除。创面渗血处用止血纱布压迫止血。充分止血，放置腹腔引流管，清点纱布、器械无误，依层次关闭切口，手术结束。手术时间 329 min，手术出血 600 ml，未输血（图 9-31 ～图 9-33）。

术后病理（图 9-34）：（腹膜后肿物）副神经节细胞瘤，肿瘤大小 7 cm×4.5 cm×4 cm，重 86 g，细胞多形性不明显，核分裂象罕见，可见片状坏死，肿瘤多数区域可见包膜包绕，但局灶包膜欠清晰，可疑包膜侵犯及脉管内癌栓，不除外恶性嗜铬细胞瘤。免疫组化结果显示：CgA（+），Ki-67（阳性率小于 1%），Melan-A（±），S-100（支持细胞 +），Syn（+）。

（肝肿物）肝组织中见多个坏死性包裹结节，伴钙化及异物巨细胞反应，经广泛取材，未见明确的肿瘤成分及病原体，免疫组化结果：CgA（–），Hepatocyte（–），Ki-67（部分 +），S-100（–），Syn（–）。

术后治疗：术后入 ICU 监护治疗。患者出现顽固性低血压，血压最低 80/50 mmHg。伴心功能不全，床旁超声心动提示左室壁运动减低，左室射血分数 41%。伴肺水肿（图 9-35）。心内科、内分泌科、ICU 和泌尿外科等会诊，诊断为儿茶酚胺心肌病。给予留置颈内静脉插管，并据

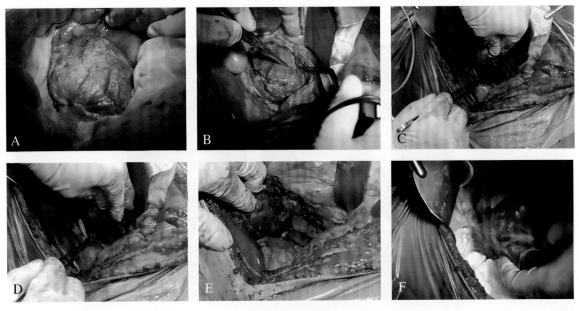

图 9-32　手术过程

A．右半结肠及十二指肠翻向左侧，暴露肿瘤；B．将肿瘤先后与腹主动脉、腔静脉剥离，此过程中用 4-0 血管缝线修补腔静脉破口；C．将瘤体从下方抬起；D．游离右肾动脉；E．暴露右肾动脉；F．切除肝 S7 段肿物

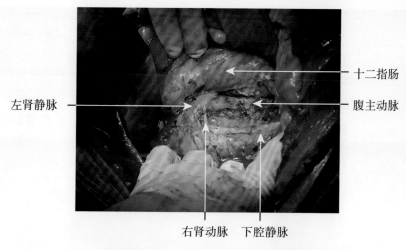

左肾静脉　　　　　　　　　　十二指肠

　　　　　　　　　　　　　　腹主动脉

右肾动脉　下腔静脉

图 9-33　肿瘤切除术后术野

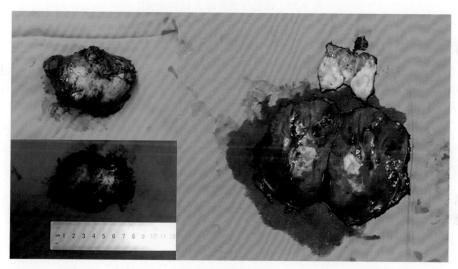

图 9-34　术后标本，病理诊断除外肝转移（左上为肝肿物标本）

此精确调控补液出入平衡。患者于术后第 4 天好转，血压恢复至 110/60 mmHg，于术后第 6 日返回普通病房并顺利康复出院。

【预后】

患儿术后随访至 2019 年 11 月，血压正常，肿瘤无复发及转移。

【经验与体会】

1. 儿茶酚胺心肌病的病理生理概述：儿茶酚胺心肌病是由于长期高儿茶酚胺血症导致的一组心脏病生理变化，包括左心室肥厚、舒张功能障碍、收缩功能障碍、心内膜下心肌缺血、室壁异常运动。根据文献，导致儿茶酚胺心肌病发生的原因主要是心肌富含交感神经节后纤维，此节后纤维具有较高的去甲肾上腺素亲和力。嗜铬细胞瘤或副神经节瘤导致血去甲肾上腺素浓度长期升高，这就使得心肌重构，从而逐渐出现左心室肥厚。心肌肥厚会导致左心室顺应性下降，表现为心室舒张功能受损，临床表现类似于肥厚性心肌病，出现左心室舒张功能障碍。另一方面，高儿茶酚胺血症还会导致冠状动脉痉挛，冠脉血流量降低，从而形成心内膜下心肌缺血。如果儿茶酚胺血症持续得不到缓解，随着心肌体积增大肥厚，心肌耗氧量及需氧量逐渐升高，而冠脉痉挛会导致氧供需失衡，使得心肌细胞凋亡、空泡样变、纤维化。长此以往，出现心室收缩功能障碍，临床表现类似于扩张型心肌病。此外，长期儿茶酚胺毒性作用还会导致左室心尖部反常运

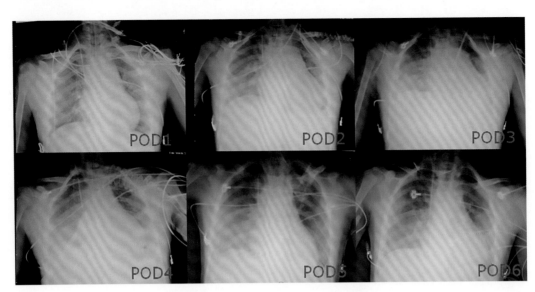

图 9-35　术后床旁胸部 X 线片变化

动，使每搏输出量进一步减少。综上原因，儿茶酚胺心肌病主要导致左室射血分数下降，围术期易于出现心功能不全以及心源性低血压，甚至循环不稳定。

2．儿茶酚胺心肌病的诊治要点：泌尿外科医生在治疗嗜铬细胞瘤或副神经节瘤过程中，对此合并症认识不足，常出现以下错误：①术前大量补液扩容，诱发心衰。②术后早期将心源性低血压误诊为血管床扩张导致外周有效循环容量不足，大量补液加重心功能不全，危及患者生命。因此对于嗜铬细胞瘤或副神经节瘤诊断较明确者，尤其是肿瘤内分泌功能较强、病史较长者，无论患者年龄大小，都应常规行超声心动检查，了解患者心脏功能。术前应规范行 α 受体阻滞剂药物准备。无论手术是否顺利，术后最好入 ICU 监护至血压平稳后再转回普通病房。术后血压不平稳，尤其是顽固低血压患者，应及时留置中心静脉插管以及肺动脉漂浮导管，精确测量心脏前后负荷，并据此精确调整补液出入平衡。

【小结】

嗜铬细胞瘤或副神经节瘤患者术前应常规行超声心动检查评估心脏功能。术前根据肿瘤功能情况，予以充分药物准备，应避免输液扩容而增加心脏负荷。术前用足够时间的酚苄明，术后顽固性低血压要考虑儿茶酚胺心肌病，术后存在心源性低血压的风险，应常规入 ICU 监护治疗，直至循环稳定后方可转回普通病房。

（刘　可 编；马潞林 审）

参考文献

Galetta F，Franzoni F，Bernini G，et al．Cardiovascular complications in patients with pheochromocytoma：a mini-review［J］．Biomed Pharmacother，2010，64：505．

完全腹腔镜下行移植肾输尿管－膀胱吻合处狭窄段切除再吻合术一例

— **导读**

　　由于排斥反应、输尿管局部血运、吻合技术等因素，肾移植术后常见的并发症之一是移植肾输尿管－膀胱吻合口狭窄，逆行或顺行输尿管置支架管置入术成功率低，长期效果不佳，故开放狭窄段切除再吻合术是最常采用的治疗方法。本例采用完全腹腔镜治疗移植输尿管－膀胱吻合口狭窄，在腹腔镜下切除狭窄段，并进行移植肾输尿管－膀胱吻合术。实践证明，其可以成为治疗移植肾输尿管－膀胱吻合口狭窄的安全而有效的治疗术式，与传统开放手术相比，腹腔镜手术切口小，手术成功率高，同时对肾移植患者影响更小，具有恢复快、出血少、并发症少、术后疼痛轻以及伤口微创、美观的优点。但该术式难度较大，对术者腹腔镜技术要求高，需要经验丰富的医生操作。

【病例简介】

　　患者女性，54岁，主因"肾移植术后移植肾积水5年余"入院。

　　患者2012年于外院行右侧同种异体肾移植术，术后1周患者无意中自行将移植肾输尿管支架拔出。术后1个月复查移植肾超声提示移植肾积水，肌酐正常，一直定期观察随访，积水渐进性增加，但因肌酐无变化，就诊外院多次未予特殊处理。2016年5月复查移植肾积水继续加重，肌酐较前略上升，曾于外院行多镜联合内镜下移植肾输尿管－狭窄球囊扩张术，狭窄处位于输尿管末段，并留置输尿管支架1年。其后再次行内镜下狭窄扩张术，留置输尿管支架1年余。共计留置输尿管支架2年余，近来拔除支架后移植肾积水加重无改善。患者规律服用抗排异药物：他克莫司2 mg Q12h，吗替麦考酚酯早1 g，晚0.5 g。一直规律复查随诊，大部分复查时血清肌酐正常，肌酐最高95 μmol/L（52～84 μmol/L）。现因担心移植肾重度积水进行性加重致肾功能恶化，为求进一步诊治收住我院。

　　既往史：曾行胃大部切除术、胆囊切除术、剖宫产术。

　　体格检查：身高150 cm，体重46 kg，BMI 20.4 kg/m²，血压132/88 mmHg，脉搏79次/分，体温36.5 ℃。右下腹见弧形手术瘢痕约15 cm，移植肾区略膨隆，大小正常，质韧，无压痛，膀胱区无明显隆起。

　　辅助检查：血清肌酐94 μmol/L；放射性核素肾扫描：移植肾血流灌注正常，肾功能尚可，肾小球滤过率正常（85.24 ml/min）；上尿路引流不畅，利尿试验提示符合上尿路机械性梗阻积水表现。磁共振尿路成像（magnetic resonance urography，MRU）：移植肾肾盂、肾盏及输尿管全程明显扩张积水，肾盂最宽处约5 cm，输尿管末段可见狭窄，肾盂输尿管内未见异常充盈缺损信号（图10-1）。

　　初步诊断：移植肾重度积水，移植输尿管末端狭窄。

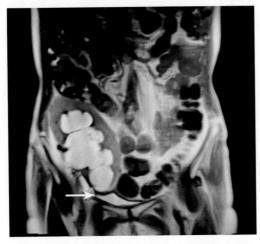

图 10-1　术前 MRU 提示移植肾及输尿管明显扩张，输尿管末段可见迂曲、狭窄（如箭头所示）

【临床决策分析】

肾移植术后移植肾输尿管末端狭窄诊断明确，既往内镜下治疗 2 次均失败，重度肾积水，皮质变薄，有肾功能恶化可能，有开放或腹腔镜手术治疗的指征。因我们既往有类似的多次手术经验，故针对该例患者拟行完全腹腔镜下手术。

【治疗过程】

在全麻下行完全腹腔镜下移植肾输尿管膀胱再植术。采用仰卧分腿位，头部降低 15° ~ 30°。腹腔镜手术 Trocar 布置（图 10-2）。脐上缘纵行切口 2 cm 置入 11 mm Trocar，置入 30° 腹腔镜镜头，另于近双侧腹直肌外缘脐下 3 cm 处置入两个 13 mm Trocar，右侧的略偏内，于左侧髂前上棘内侧 3 cm 处置入一个 5 mm Trocar，右侧髂前上棘内侧 6 cm

处置入一个 5 mm Trocar。进镜后首先切断脐正中韧带、脐外侧韧带及打开膀胱腹膜返折处，向远端游离膀胱左侧壁与耻骨后间隙、膀胱前正中壁与耻骨后间隙；从头侧至足侧再游离膀胱右侧壁，仔细辨认周围结构，避免损伤移植肾输尿管。游离找到移植肾下极，发现移植肾输尿管周围严重粘连纤维化，结合助手操作的膀胱镜，探查多次后在膀胱右侧壁与移植肾下极之间寻找移植肾输尿管 - 膀胱吻合口狭窄处，剪断输尿管狭窄末端至扩张处，可见大量尿液流出，镜下反复置入 F8 硅胶尿管探查管腔狭窄程度，直至置入顺利，引流通畅，确认切开处近侧输尿管管腔已无狭窄，将膀胱侧输尿管末段丝线缝扎，局部包埋。再次充分游离膀胱周缘，减小张力，便于吻合，接着用 4-0 可吸收缝线两点法镜下完成输尿管膀胱吻合，吻合方式采用 Lich-Gregoir 法（膀胱外法）。最后将吻合处周围组织提向右侧盆壁，并用 4-0 可吸收线缝合固定，以减小张力（图 10-3）。手术过程顺利，手术时间 210 min，术中出血量约 30 ml。术后第 1 天患者可进食，可下地活动。术后第 3 天拔除腹腔和盆腔引流管，切口愈合好。术后肌酐稳定，肌酐较术前略下降，具体数值：术前血清肌酐 94 μmol/L；血清肌酐 83 μmol/L（术后第一天）；血清肌酐 68 μmol/L（术后第 1 个月）。复查 KUB 输尿管支架位置良好。术后第 4 天出院。术后随访 3 个月，KUB 示输

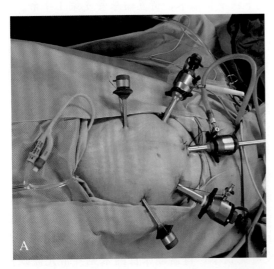

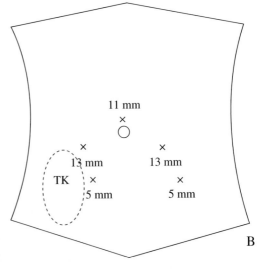

图 10-2　腹腔镜手术 Trocar 布置

A 示 Trocar 布置实景图。B 示 Trocar 布置示意图。TK：transplanted kidney，移植肾。由于移植肾位于右侧髂窝，右侧髂前上棘内侧的 Trocar 比左侧更靠近内侧中线

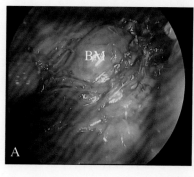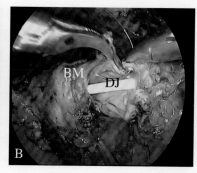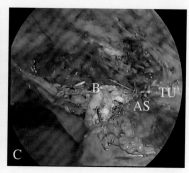

图 10-3　全腹腔镜下移植输尿管膀胱再植术

A 示游离、暴露膀胱黏膜；B 示输尿管膀胱黏膜吻合；C 示吻合后的移植输尿管。BM：bladder mucosa，膀胱黏膜；DJ：double J stent，双 J 管；TU：transplanted ureter，移植肾输尿管；B：bladder，膀胱；AS：anastomosis site，吻合口

尿管支架位置良好（图 10-4）。

【预后】

2016 年 5 月随访至今共 81 个月，无移植肾区不适，化验血常规、电解质、肾功能均正常，术后出院时肌酐 79 μmol/L，目前 62 μmol/L。移植肾早期超声示移植肾肾盂轻度增宽，宽约 0.7 cm，较前明显减轻，移植肾血流正常（图 10-5）。目前外院 B 超复查已无肾积水。

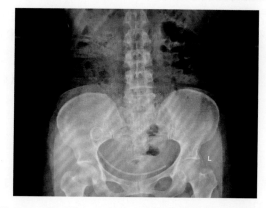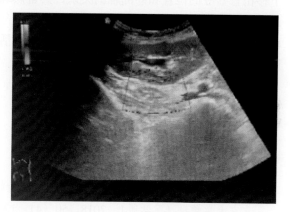

图 10-4　术后第 3 个月 KUB 提示输尿管支架位置良好　　图 10-5　术后 3 个月移植肾超声

【经验与体会】

1. 手术难点：该术式最大的难点在于移植输尿管的辨认。由于术后移植肾输尿管周围广泛纤维化，丧失正常的组织解剖层面，术中需要仔细辨认移植肾门血管、髂血管及输尿管的确切位置。理想的方法是术前能成功留置移植肾内输尿管支架，以便术中准确辨认输尿管。但是，对于输尿管末端狭窄伴严重瘢痕纤维化的患者，置管失败概率极高，即使置入输尿管支架，其缓解梗阻作用也相对有限，加上因为严重粘连、纤维化，也会导致术者难以准确辨认输尿管支架的位置。

2. 手术经验总结

（1）移植输尿管的辨认：鉴于术中移植输尿管的辨认困难，需要尽量广泛游离膀胱，可以先针对已知、粘连较轻、层次尚可的部位游离，再慢慢仔细游离未知、粘连严重、出血风险高的部位。若查找困难，术中也可以联合使用膀胱镜辅助移植肾输尿管走行及位置的辨认。本例患者由助手同时进行了膀胱镜探查，于膀胱顶壁寻找移植肾输尿管开口，然后调暗腹腔镜的光源，膀胱镜前端指示到移植肾输尿管开口位置，术者腹腔镜下于膀胱镜光源指示亮区探查找到条索状的输尿管，自输尿管末端向近端游离出输尿管，寻找到狭窄段并多次剪除少许，直至见到尿液流出，反复置入 F8 硅胶尿管，若置入至肾盂无阻力，尿液引流通畅，即能判断梗阻已解除。

（2）保障血供和无张力吻合：手术的另一关键在于保证移植肾输尿管末端血供充足，以及无张力吻合。行输尿管粘连松解时，尽量减少对输尿管的热损伤，降低术后输尿管因血供不足导致缺血性坏死的风险。输尿管的游离过程中，尽量广泛游离膀胱，而不是过度游离输尿管，尤其注意对输尿管近心端的保护，避免过多影响输尿管上段血供。为避免吻合处张力过大，可以将吻合口周围膀胱组织与盆壁组织固定，降低输尿管膀胱吻合处张力。

（3）副损伤：寻找移植肾输尿管时，避免误将闭孔血管、性腺血管、膀胱营养血管当作输尿管。判断好移植肾肾门位置，尽量避免游离肾门附近组织，注意保护移植肾血管及髂外血管，避免引起副损伤。

（4）输尿管支架：留置输尿管支架位置很重要，在导丝引导下确保输尿管支架头端进入移植肾肾盂，尾端位于膀胱内，术后应常规行 KUB 检查，位置良好的输尿管支架可降低术后输尿管的再次狭窄发生率。

此外，腹腔镜 Trocar 位置采用合理的布局方便手术的操作，方可提高手术成功率。由于严重粘连纤维化和组织解剖层次不清，导致手术难度大，建议常规采用 30° 广角镜头高清摄像系统，保证手术视野清晰，便于在有限的操作空间下完成高难度的手术，降低手术风险。

【小结】

尽管该病例存在肾移植术后局部粘连、手术空间小、操作困难等问题，但只要能掌握腹腔镜下移植肾盆腔的位置和局部解剖关系，具备熟练的腹腔镜技术，操作中仔细游离，避免重要血管的损伤，完全腹腔镜下移植输尿管 - 膀胱的吻合技术是可行的。如果能采用手术视野为三维空间的机器人手术，由于其操作手臂的活动更加灵活，组织的游离和腔镜下的吻合将大大减低手术难度，使得本手术方式更易于推广。

（郝一昌　侯小飞 编；马潞林 审）

》参考文献

[1] 郝一昌，侯小飞，赵磊，等. 全腹腔镜移植输尿管膀胱再植术处理肾移植术后输尿管狭窄 [J]. 北京大学学报（医学版），2018，50（4）：127-132.

[2] Abraham GP，Das K，Ramaswami K，et al. Laparoscopic reconstruction of iatrogenic-induced lower ureteric strictures：Does timing of repair influence the outcome？[J]. Indian J Urol，2011，27（4）：465-469.

[3] Gozen AS，Cresswell J，Canda AE，et al. Laparoscopic ureteral reimplantation：prospective evaluation of medium-term results and current developments [J]. World J Urol，2010，28（2）：221-226.

[4] Gregorio SA，Rivas JG，Sanchez LC，et al. Laparoscopic ureteral reimplantation in a renal transplant [J]. Cent European J Urol，2013，66（3）：366-368.

[5] Stolzenburg JU，Rai BP，Do M，et al. Robot-assisted technique for Boari flap ureteric reimplantation：replicating the techniques of open surgery in robotics [J]. BJU Int，2016，118（3）：482-484.

第一节　机器人辅助腹腔镜肾门区肿物部分切除术一例

导读

肾门区肿物一直是肾肿瘤处理的难点，因为其与肾血管及肾盂肾盏关系密切，导致许多
T1a 期肾肿物被迫进行了肾根治性切除，使患者失去了保留肾的机会。机器人手术因为其器
械的灵活性以及操控的有效性，使手术难度大为降低，使许多疑难手术成为可能。

【病例简介】

患者男性，34 岁。患者体检发现左侧肾门区肿物，大小 2.8 cm，无血尿、腰痛等症状。

既往体健，无相关家族史。

腹部增强 CTU（图 11-1）：左肾前唇可见大小 2.8 cm 肿物，增强扫描可见强化，肿物压迫
集合系统，但未侵犯，肿物突出不明显，大部分在肾窦内，与肾分支血管贴合紧密。

初步诊断：左肾占位，肾细胞癌可能。

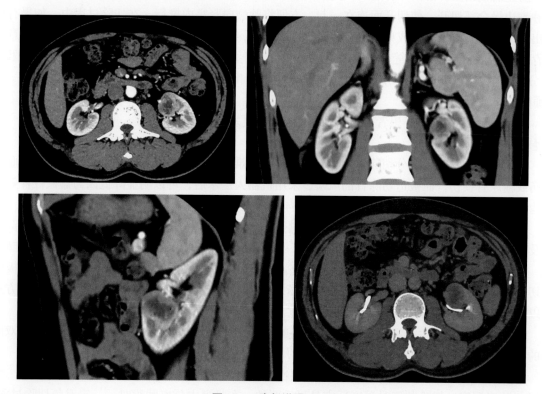

图 11-1　腹部增强 CTU

【临床决策分析】

患者发现左肾占位后辗转 3 家医院就诊，均建议行左肾根治性切除。但患者年纪较轻，无明显肾窦或肾盏侵犯表现，仍有保肾可能。患者手术的难点是肿物大部分位于肾窦内，需要充分游离分支血管与肿物之间的关系，尤其在分支血管与肿物走行过程中，存在细小的分支供应肿瘤，需要主动处理，防止出现细小的血管破口，无法控制出血，而被迫切除肾。同时，因为肿瘤与肾盂肾盏呈现压迫状态，所以需要找到肿瘤与肾盏肾盂的界限，充分游离，术中缝合时要小心，注意充分封闭肾盂肾盏破口，防止术后漏尿。结合机器人手术既往经验，考虑可行机器人辅助腹腔镜肾部分切除术。

【治疗经过】

患者全麻，侧卧位，垫高腰桥，常规消毒铺巾。在脐上切口，气腹针注气建立气腹至 15 mmHg，在第 11 肋水平腹直肌外缘切口 1 cm，穿刺 8 mm Trocar。腹腔镜直视下在腹直肌外缘肋缘下切口，及髂前上棘内上方穿刺置入 2 个 8 mm Trocar，在脐上及脐上 8 cm 穿刺置入 2 个 12 mm 辅助 Trocar。

进行机器人对接，左手安置马里兰双极，右手放置单极电剪刀。助手使用吸引器及弯钳辅助操作。

切开 Tolds 线，将左侧降结肠向右侧游离，显露左肾前筋膜。在肾下极找到左侧生殖腺静脉，沿生殖腺静脉游离至左肾静脉。充分游离左肾静脉的上下缘，从下方挑起左肾静脉，找到后方的左肾动脉，将左肾动脉游离后，上阻断带，以备后期阻断。充分游离左肾肿物，注意保护输尿管、分支血管以及肾盂肾盏。肾肿物的大部分面均较容易游离，但是肿物的肾窦面很深，完整游离存在困难，尽量沿着血管表面，将肿瘤游离至肾窦内，同时，在游离此层面时，经常会遇到分支小血管穿行至肿瘤内，此时，需要用双极凝闭分支小血管，然后用单极电剪刀切断，主动断开，防止后期出血。游离完肿瘤后，用大的动脉阻断夹阻断肾动脉，开始切除肿物。将可以见到的肿瘤边缘全部切开，使切开面连在一起，方便将肿瘤向肾窦内推行。在切除过程中，如果有血管出血，注意及时用双极或单极凝住，减少创面淤血，防止视野不清。完整切除肿瘤后，注意是否存在肾盂或肾盏破口，缝合时注意缝住破口，防止术后漏尿。手术时间 157 分钟，动脉阻断 27 分钟。术中出血 200 ml，未输血。术后患者第二天排气，第三天拔除引流管，第四天出院。

【预后】

随访至 2023 年 1 月，患者目前恢复良好，未见复发和转移征象。

【经验与体会】

肾门区域肿物的肾部分切除术是泌尿外科手术的难点，既往通过腹腔镜手术，存在术中血管损伤或输尿管损伤，而被迫切除肾的风险。采用机器人手术后，可以明显降低因为器械杠杆效应而造成的不稳定。但也有以下注意事项：

1. 术前需要充分读片，明确肾动脉、静脉、输尿管的位置关系，了解肾肿瘤的深度和部位，以及肾肿物与血管和肾盂肾盏的关系，此时，1 mm 薄层扫描对于相对位置关系的判读更为准确。

2. 在处理肾门血管与肿瘤之间的分支血管时，可以先用双极电凝凝闭血管，然后用单极电剪切断。这种方式可以主动切断血管，防止撕裂而造成的出血。在机器人下，这种血管处理方式可以用于生殖静脉粗细以下的所有静脉血管以及 2 mm 以内的动脉分支血管。

3. 阻断动脉前，一定要尝试动脉阻断夹的力量，选择力量较大的阻断夹。不建议采用双阻断的办法，因为可能会造成两个阻断夹之间的血管内存血，有形成血栓的风险。

4. 切除肿瘤时，一定要将肿瘤周边的层次打开，采用全面推进的方法，避免孤军深入。术前了解肿瘤深度，切除肿瘤时深度适宜是最重要的。在肾窦内分离肿瘤时，一定避免切除过深，造成损伤肾盏、血管的风险。

5. 缝合创面时，注意避免缝合过深，造成大的分支血管封闭以及造成盏颈口封闭引起积水。

【小结】

机器人下肾门区肿瘤肾部分切除术是可行的，术后恢复快，并发症少，极大降低了患者的风险。但因邻近结构多且复杂，需要经验丰富的医生实施此手术。

（毕　海　刘　承　马潞林 编；马潞林 审）

▶▶ 参考文献

Bukavina L，Mishra K，Calaway A，et al．Robotic partial nephrectomy：update on techniques ［J］．Urol Clin North Am，2021，48（1）：81-90.

第二节　完全机器人下膀胱全切原位新膀胱术一例

❗ 导读

膀胱癌是泌尿系统最常见的恶性肿瘤之一，一旦进展为肌层浸润性膀胱癌或反复复发的浸润性膀胱癌，则需要进行膀胱根治性切除术。但膀胱全切后，患者的排尿习惯、性功能及身心健康都会受到损害，患者术后的生活质量普遍较低，因此，患者的接受度不高，延误诊治，严重影响疾病的总体预后。

近些年，体外构建原位新膀胱技术已趋于成熟，但由于手术步骤繁多、技术复杂以及手术时间长等问题，仅在少部分大型医疗中心开展应用，而且，由于患者围术期并发症较多、术后康复时间较长等问题，使很多患者和医生都望而却步，无法作为常规技术开展。

在此背景下，马潞林主任团队利用第四代达芬奇机器人为患者开展完全机器人下膀胱全切及原位 Studer 新膀胱重建术。

【病例简介】

患者男性，56 岁。患者因无痛血尿，12 年前发现膀胱肿瘤，电切后诊断为低级别尿路上皮癌，后予膀胱灌注化疗，治疗效果良好。2 年前，无痛血尿再发，电切提示为高级别尿路上皮癌，未见浸润，术后予卡介苗灌注治疗，灌注早期复查未见复发，1 个月前，常规复查时发现膀胱左侧壁肿物复发，电切后提示高级别尿路上皮癌，广泛浸润固有层，局灶伴有原位癌结构。

既往史：高血压病史，控制可；高脂血症，伴发动脉粥样硬化；吸烟 20 年，每天 15 支；体重 80 kg，身高 168 cm，BMI 28.3 kg/m^2。

腹部增强 CTU：膀胱壁多发局部轻度增厚伴轻度强化，左侧壁为著（图 11-2）。

膀胱镜：膀胱肿瘤位于左侧壁，距左侧输尿管口较远，呈蛙卵样表现，面积 1 cm×1 cm，膀胱顶壁可见片状水肿样表现。

初步诊断：膀胱高级别浸润性尿路上皮癌，T1G3，极高危。

【临床决策分析】

患者为膀胱高级别浸润性尿路上皮癌，T1G3，卡介苗治疗后复发，为极高危膀胱癌患者，指南均推荐进行膀胱根治性切除术。患者目前 56 岁，排尿功能尚可，依然有性功能，保留膀胱意愿强烈。但是患者保留膀胱存在以下危险因素：①肿瘤呈片状，范围较广；②存在原位癌结构；③卡介苗治疗复发。如果结合最新进展，可以考虑采用电切＋放疗＋化疗的三联保留膀胱治疗或者电切＋放疗＋化疗＋免疫治疗的四联保留膀胱治疗，但依然存在 30% 的复发率，而且治疗

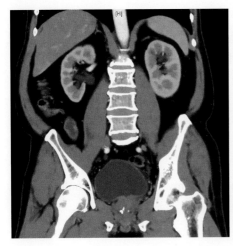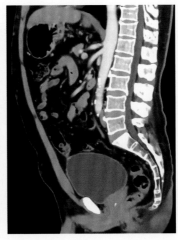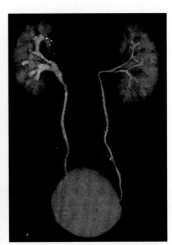

图 11-2　腹部增强 CTU

花费较大，需要考虑患者的经济承受能力。与患者充分沟通后，建议行完全机器人下膀胱全切原位膀胱术，患者及家属表示接受这个方案，希望术后恢复正常的排尿，并获得勃起功能恢复。

【治疗经过】

患者平卧位，全麻，消毒铺巾。切开腹膜，游离双侧输尿管，至输尿管膀胱入口位置，清除双侧髂外、髂内和闭孔淋巴结。在膀胱后壁，横行打开腹膜，找到精囊和输精管，抬起膀胱，沿膀胱后方间隙向前分离，切开狄氏筋膜，将前列腺后方间隙打开，分离至前列腺尖部。利用机器人 30° 向上的方式，并利用机械臂的灵活性，将后方间隙充分打开。然后沿腹壁的侧壁，打开腹膜，将膀胱侧方间隙以及前列腺侧方间隙充分打开，注意防止损伤闭孔神经。在完成后间隙和侧间隙建立后，开始处理膀胱侧蒂。用 Hem-o-lok 结扎切断膀胱上动脉和膀胱下动脉，提起精囊，挡开输尿管，开始处理膀胱侧蒂血管束，处理完血管束后，找到前列腺轮廓，沿前列腺轮廓进行筋膜内前列腺游离，靠近精囊根部，结扎切断前列腺动脉蒂，然后剥离前列腺筋膜与前列腺包膜之间的层次，将血管神经束尽量保留下来，将侧蒂游离至前列腺尖部位置。用带线 Hem-o-lok 结扎双侧输尿管，并切断置于左右髂窝。然后，用 2-0 V-lok 线缝扎背静脉复合体，切断尿道，用尿管气囊封闭膀胱颈，防止尿液漏出。完全切除膀胱后，将其置入标本袋内，置于上腹部。

将左侧输尿管从乙状结肠系膜下方穿过，置于右侧，将左右输尿管放置在一起。找到回肠末端，将回肠提拉至尿道，采用 Rocco 重建方式将回肠最低点与尿道拉近，切开回肠最低点约 1 cm，将尿道断端与回肠开口进行吻合，置入 Fr22 尿管。在吻合口右侧截取 10 cm 回肠肠段，在吻合口左侧截取 40 cm 回肠肠段，采用钉枪侧侧吻合恢复肠道连续性。然后对系膜缘剖开吻合口右侧 10 cm 肠段以及吻合口左侧 30 cm 肠段，保留左侧 10 cm 肠段作为输入袢。将新膀胱后壁做连续浆肌层缝合，然后将前壁左右折叠，吻合新膀胱前壁，但留输入袢下方 5 cm 开口放置输尿管支架用。第四臂提起双侧输尿管，保持一定张力，纵行切开输尿管 2 ~ 3 cm 长度，将输尿管后壁连续缝合。切开输入袢末端肠段，经下腹部穿刺将输尿管支架置入腹腔，用右手针持穿过输入袢，将输尿管支架穿过输入袢。将输尿管支架分别置入左右侧输尿管内，将输入袢肠段末端与双侧输尿管壁进行端端 Wallace 吻合。然后用 3-0 V-lok 关闭输入袢下方开口，并固定双侧输尿管支架，充分止血，留置引流管，手术结束。

手术时间 418 分钟，膀胱全切耗时 170 分钟，原位膀胱重建耗时 188 分钟。术中出血 400 ml，未输血。

术后患者转回普通病房。患者术后第 1 天排气，第 2 天拔除胃管，第 3 天进流食，第 5 天拔除引流，术后第 7 天出院，符合快速康复的理念。

术后病理诊断：浸润性尿路上皮癌，癌侵至固有层深层，紧邻固有肌层，环周切缘未见癌，左侧淋巴结 0/6，右侧淋巴结 0/12。

术后每日 NaHCO$_3$ 冲洗膀胱 2 次，术后第 16 天拔除左侧输尿管支架，第 17 天拔除右侧输尿管支架，无明显不适。

【预后】

患者随访至 2023 年 1 月，未见复发和转移，目前白天完全控尿，夜间需要 0～1 块尿不湿；术后有轻度勃起，服用西地那非可改善，但无法完成性生活。

【经验与体会】

原位新膀胱术是泌尿外科最复杂的手术，手术步骤多，细节要求严格，需要术前反复演练，做好每一步操作。

1. 将输尿管从左侧转移至右侧。从乙状结肠系膜基底穿行时，注意防止损伤肠系膜血管，利用第四臂从右侧穿行至左侧，夹住左侧输尿管 Hem-o-lok 夹上的丝线，将输尿管拉至右侧。

2. 将回肠末端拉入盆腔。此时，左手选用有空双极，右手选用 Cadiere 钳，或者双手选用 Cadiere 钳，选择肠道最低点与尿道进行吻合。提拉肠管时，注意轻柔，避免强行拖拽，防止损伤肠道。吻合前可先行 Rocco 重建，降低吻合口张力，然后再进行尿道肠管吻合。

3. 截取肠管时，采用直线切割器切断肠管及肠系膜，在系膜根部可能存在渗血或小血管出血问题，可用双极电凝止血，无需缝扎，避免肠道缺血。

4. 去肠管化过程中，用单极电剪带能量切开，在对系膜缘切开，可以有效减少出血。切开肠管后，将肠液充分洗净。重建膀胱后可用生理盐水冲洗干净，术后予甲硝唑预防感染。

5. 重建新膀胱时用 3-0 倒刺线连续缝合，缝合浆肌层，可以有效提高缝合效率，并且保证新膀胱的密闭性。后壁吻合后，沿纵轴折叠膀胱，关闭膀胱前壁。完成新膀胱重建后，用生理盐水 50 ml 冲洗，测验密闭性。

6. 术后抗生素预防采用头孢＋甲硝唑联合方案，预防 5～7 天，术后排气后可进水，2 天后改为喝粥，2 天后改为面条，2 周内维持软质食物，不可吃苹果、桃子、肉饼等硬质食物。

7. 术后 2 周可拔除支架管，术后 3 周可拔除尿管，拔尿管前，每天 2 次，每次 50 ml NaHCO$_3$ 膀胱冲洗，拔尿管后，开始间隔 2 h 排尿一次，每周延长半小时，最终延长至每 4 h 排尿一次，逐步扩大膀胱容量。提肛锻炼改善控尿能力。坐位排尿以及俯身排尿可有助于排空新膀胱。每周监测控尿情况。

【小结】

完全机器人下原位新膀胱是可行的，术后恢复快，并发症少，极大降低了患者的风险。但因步骤较多且复杂，需要经验丰富的医生实施此手术。

（毕　海　刘　承　马潞林　编；马潞林　审）

》》参考文献

Obrecht F，Youssef NA，Burkhardt O，et al. Robot-assisted radical cystectomy and intracorporeal orthotopic neobladder：1-year functional outcomes [J]. Asian Journal of Andrology，2020，22：145-148.

第三节　机器人辅助腹腔镜腹膜后巨大畸胎瘤切除术一例

导读

　　畸胎瘤最常发生于卵巢，其次是睾丸，文献偶有生殖腺外畸胎瘤的报道。生殖腺外畸胎瘤多发生在身体中线两旁，如骶尾区、头颈部、腹膜后、纵隔和中枢神经系统。畸胎瘤起源于生殖细胞，可分为成熟畸胎瘤（良性畸胎瘤）和未成熟性畸胎瘤（恶性畸胎瘤）。成熟畸胎瘤里含有多种成分，包括皮肤、毛发、油脂、神经组织、牙齿、骨骼等；未成熟性畸胎瘤分化欠佳，没有或少有成形的组织，结构不清。早期畸胎瘤多无明显的临床症状，大多是体检时偶然发现。本文整理了 2020 年 12 月底至 2021 年 1 月于我院就诊的一例右侧腹膜后巨大畸胎瘤的诊治过程，希望能对类似疾病的治疗与手术决策提供借鉴。

【病例简介】

　　患者女性，24 岁，以"体检发现腹膜后肿物 3 周"为主诉入院。

　　患者 3 周前入职体检行腹部 B 超提示肾周异常回声，无尿频、尿急、尿痛，无血尿，无腰痛、发热，后于外院进一步 CT 检查提示腹膜后占位。患者 1 周前于我院门诊行增强 CT 检查，提示腹膜后错构瘤（？），畸胎瘤（？），脂肪肉瘤不除外。为求进一步治疗于 2020 年 12 月来我院就诊，门诊拟诊"腹膜后肿物"收住院。

　　发病以来，睡眠、饮食好，大小便正常，体重无明显变化。

　　既往史：无特殊。

　　体格检查：无特殊异常。

　　实验室检查：肝功能、血常规、尿常规、凝血均未见明显异常。

　　影像检查：

　　泌尿系 CT 检查（CTU）（图 11-3）：右侧腹膜后见团块状混杂密度，其内见脂肪、钙化及软组织密度，范围约 4.8 cm×8.7 cm×12.4 cm，增强扫描实性部分呈中等强化。右侧肾上腺、右肾受压移位。周围血管受压。考虑腹膜后错构瘤（？），畸胎瘤（？），脂肪肉瘤不除外。腹部多系统彩超：右侧腹膜后可见一不均质回声包块，大小 4.9 cm×5.3 cm×3.5 cm，边界欠清，形态不规则，内可见多发条索样高回声，未见明显血流信号，包块与右肾关系密切。其旁可见多发低回声节，大者 1.6 cm×1.5 cm，未见明显血流信号。考虑右侧腹膜后实性占位性病变，性质待定，错构瘤（？），恶性病变不除外，腹膜后多发轻度肿大淋巴结。肾动态显像未见异常。

　　初步诊断：右侧腹膜后占位，畸胎瘤（？）。

【临床决策分析】

　　患者为青年女性，无主诉不适或查体阳性表现。结合 CTU 显示腹膜后巨大占位，肿物位于下腔静脉后方、右肾静脉和左肾静脉后方、右肾动脉前方，左侧紧贴腹主动脉，上方达肝下并挤压右侧肾上腺，下方达肾下极，最长径 12.4 cm。肿物以脂肪密度为主，但含有钙化成分，部分区域有液化成分，术前病理科、放射科、B 超和泌尿外科等科室 MDT 讨论考虑成熟畸胎瘤可能性大。综合考虑，患者腹膜后肿物巨大，周围多支重要血管包绕，呈"囚笼状"，但肿物与周围组织的层次较为清晰，与周围的血管尚能看到层次，为更精细化操作，决定采用第四代达芬奇机器人手术系统进行手术治疗。由于肿物大，腹膜后操作空间有限，决定采取经腹腔的途径。由于本例腹膜后肿物被多支重要的血管包绕，完整游离肿物且整块切除的难度极大，术前诊断考虑成熟畸胎瘤的可能性大。成熟畸胎瘤为良性肿瘤，患者年轻，保护肾和周围的正常结构也是非常重要的，如果术中切除困难，适当的时候也可以采取分块切除的策略。患者病情复杂，手术难度

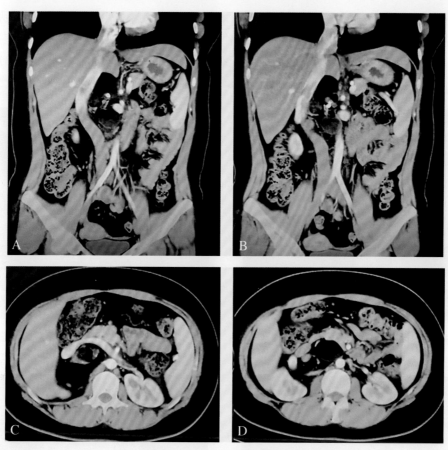

图 11-3　CTU 示右侧腹膜后占位

A、B. 冠状位；C、D. 轴位

高、风险大，术前向患者及家属充分交代，取得配合。

【治疗过程】

经积极术前准备后，手术方式采用全身麻醉下机器人辅助腹腔镜腹膜后肿物切除术。全麻成功后，患者左侧卧位，腰部垫高，向背侧倾斜 70°，常规消毒、铺单。于脐旁作一小切口，气腹针注气建立气腹。在腹直肌旁第 11 肋水平放置 8 mm Trocar，放入 30° 腹腔镜，监视下分别于右侧腹直肌旁肋缘下、髂嵴内侧穿刺放入 2 个 8 mm Trocar，在腹正中线脐下及脐上 8 cm 放置两个 12 mm Trocar，在剑突下放置 1 个 5 mm Trocar，置入机器人器械，进行手术操作。

探查腹腔未见明显异常，找到升结肠，在结肠肝曲上外侧切开壁层后腹膜，将结肠肝曲推向下内方，切断肾与结肠间结缔组织，切开肝结肠韧带，向上顶起肝，显露右肾周筋膜前叶。可见肿物顶起下腔静脉、右肾静脉和左肾静脉，充分游离各支静脉与肿物间的层次，在肿物与右肾之间寻找到右侧输尿管，注意保护，防止损伤。首先充分松解腔静脉、左右侧肾静脉背侧与肿物之间的粘连，预置血管阻断带，将下腔静脉及双肾静脉吊起（图 11-4），游离右侧肾门，找到右侧肾动脉，肿物将右侧肾动脉压至背侧，在肿物的背侧找到右侧肾动脉，注意保护，游离肿物与右侧肾动脉之间的层次，充分松解肿物的各个面。同时寻找到腹主动脉，将肿物与腹主动脉充分游离。然后游离肿物上方，将肾上腺与肿物间层次游离开，充分游离肿物后，从"下腔静脉及肾动静脉的牢笼"中将肿物完整地从右肾静脉与腔静脉之间推挤出来（图 11-5）。完整游离出肿物后，将肿物基底部位的主要血供用 Hem-o-lok 夹闭后切断。整个肿物完全游离后，置入取物袋中，做一个 6 cm 切口依次切开取出标本。检查没有活动性出血，创面填以止血纱布，放置右侧肾周乳胶引流管，依层次关闭切口，手术结束。

术后予常规抗炎、止血、补液、镇痛治疗，病情平稳，术后 2 天拔除尿管，4 天拔除肾周引流管并出院。术后病理诊断：成熟性畸胎瘤，肿瘤大小 13 cm×10 cm×3 cm，可见三个胚层来源的组织，其中见多量脂肪组织和成熟的神经组织伴砂砾体及钙化（图 11-6～图 11-8）。

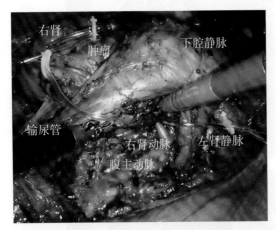

图 11-4　术中提起下腔静脉有利于暴露肿瘤

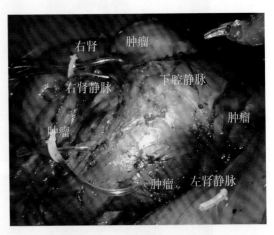

图 11-5　术中见肿瘤被下腔静脉遮挡

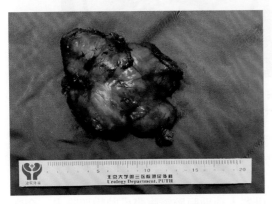

图 11-6　切除后肿瘤大体标本

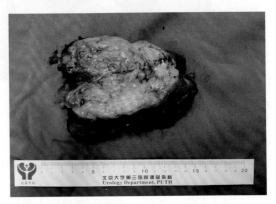

图 11-7　切除后肿瘤剖面

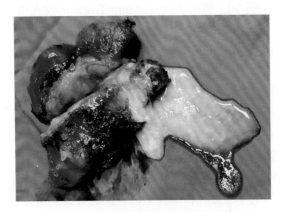

图 11-8　切除后肿瘤剖开后可见毛发

【预后】

成熟性畸胎瘤的预后较好。本例患者自 2021 年 1 月术后定期复查，伤口愈合良好，各项化验指标正常。

【经验与体会】

1．怎样通过术前影像学检查做出畸胎瘤的诊断？

典型的畸胎瘤是含有各种组织的混合物。良性畸胎瘤以囊性低密度为主，恶性者则以实性为主。CT 扫描对显示肿瘤内各种成分之间的不同密度差异非常满意，显示钙化、骨化成分及脂肪、囊变结构更直观。如果腹膜后肿瘤内发现有脂肪或类似牙齿和下颌骨状组织，对肿瘤的定性具有确诊的作用。钙化、软组织及分房状结构亦是腹膜后畸胎瘤常见的 CT 表现，其中钙化可表现为斑点状、斑块状、条状或囊壁钙化。MRI 可作多方位成像，影像分辨力高且无辐射，在定位上比 CT 更明确，在显示肿瘤的成分、内外结构、肿瘤转移及邻近组织的侵犯程度上更有其优越性。但在显示钙化或骨化病变上不如 CT。

2．怎样区分畸胎瘤的良恶性？

畸胎瘤是最常见的一种非精原细胞来源的生殖细胞肿瘤，其可由 3 种不同的胚层（内、中和外胚层）组织组成。常可根据存在的胚层数（单层、双层或三层）、内衬上皮（表皮样囊肿、皮样囊肿或畸胎样囊肿）、组织成熟度（成熟或不成熟）、肿瘤内容物（囊性、实性或混合性）以及是否存在恶性成分进行分类。良性畸胎瘤多为囊性，故也称为囊性畸胎瘤，瘤体囊性部分多于实性部分，恶性畸胎瘤则多以实性为主，组织边界不清楚，可侵犯周围组织。恶性畸胎瘤由胚胎发育期的未成熟的组织构成，最多见的恶性成分是腺癌、鳞状细胞癌，瘤体实性部分多于囊性成分。

3．对于复杂的腹膜后肿瘤，如何做到完整切除并保留正常器官？

腹膜后肿瘤的来源复杂，往往生长在正常器官、重要血管的间隙中。若考虑恶性肿瘤，为了提高预后，往往采取整块切除的办法，最大程度地保证切除的完整性，降低术后复发，提高患者预后。若考虑良性肿瘤，手术中应在保证完整切除的基础上尽量保护正常的器官组织。本例患者仅 24 岁，术前考虑成熟畸胎瘤的可能性大，故在手术过程中，采取了尽量保护正常器官组织的策略。肿物位于多支大血管之间，出血风险极高，笔者认为处理这类情况的关键在于沿血管鞘的层面游离。肿瘤性病变与血管之间的层次往往在血管鞘内，沿血管鞘游离看似危险，实际上是在正常清晰的解剖层次内游离，实质上是安全的。本例患者术中，采用血管阻断带牵拉血管的方法，既可以很方便地保留血管与肿瘤间的层次，也有利于避免血管的损伤，故向读者推荐此方法。另外，本例手术采用机器人辅助腹腔镜完成，最大程度地发挥了机器人机械臂操作灵活、视野清晰的优势，相比开放手术和传统腹腔镜手术有很大的优势。腹膜后肿物往往邻近肾和肝，手术中首先将肾、输尿管、肝游离并予以保护是很重要的，尤其是输尿管位置隐蔽，更应引起重视，必要的时候可以提前留置输尿管支架管。肿物与肝之间容易出血，应严格按照解剖层次游离，小的血管可以双极电凝凝闭后切断，若粘连明显，可切除部分肝，肝创面的出血可以用双极电凝或者单极电凝的喷凝模式止血。

【小结】

腹膜后肿物来源复杂，术前仔细的影像学检查和分析有助于诊断，并辅助制定合理的治疗方案。本例腹膜后巨大成熟畸胎瘤生长位置刁钻，但与周围组织层次清晰，结合最先进的机器人辅助系统的精细操作，实现了完整切除、保留正常器官的目的。

（朱国栋　张洪宪　编；马潞林　审）

参考文献

[1] 惠延平，马世荣，程虹，等 . 性腺外畸胎瘤 172 例临床病理分析 [J] . 诊断病理学杂志，2006，1：22-25.

[2] 陈志聪. 腹膜后畸胎瘤的 CT 诊断 [J]. 实用医学影像杂志，2009，4：36-37.

[3] 何向阳，邱法波，查立超，等. 成人原发性腹膜后畸胎瘤诊治及预后分析 [J]. 精准医学杂志，2019，34（3）：224-226.

第四节　机器人辅助腹腔镜切除左侧大体积肾上腺嗜铬细胞瘤一例

 导读

　　近年来，机器人辅助腹腔镜技术在泌尿外科手术领域中得到了广泛的应用。对于一些大体积的肿瘤、原来普通腹腔镜无法完成的病例，机器人腹腔镜凭借其更大的视野、灵活多维的操作器械、准确迅速的止血，可以让其避免开放手术，让手术更加微创地完成。在这里介绍一例左肾上腺巨大的嗜铬细胞瘤，采用机器人辅助腹腔镜手术技术，获得了满意的效果。

【病例简介】

　　患者男性，64 岁。体检发现左肾上腺占位 10 年，当时肿瘤大小约为 5 cm，自觉无症状，未予处理，每年体检发现左肾上腺肿瘤进行性增大，但仍未予特殊注意。3 个月前出现心悸、出汗、面部潮红，伴恶心、呕吐。血压超过 200/100 mmHg，血压波动明显，最低可至 60/40 mmHg，并反复发生数次，行 CT 检查提示左肾上腺巨大囊实性包块，考虑嗜铬细胞瘤。予以完善检查，降压治疗。口服盐酸酚苄明（30 mg Bid）药物准备 2 个半月，于 2021 年 1 月于我中心入院治疗。

　　既往史：高血压 5 年，自诉服用比索洛尔、缬沙坦氨氯地平片血压控制良好。

　　体格检查：BP 130/84 mmHg。腹软，左上腹部可触及包块，范围约 10 cm，边界清，质韧，无压痛。

　　实验室检查：激素内分泌检查多巴胺（DA）251.3 pmol/L（参考值 < 196.0 pmol/L），肾上腺素（E）9522.3 pmol/L（参考值 < 605.9 pmol/L），去甲肾上腺素（NE）11280.6 pmol/L（参考值 413.9 ~ 4434.2 pmol/L）。甲氧基酪氨酸（3-MT）286.9 pmol/L（参考值 < 100.0 pmol/L），甲氧基肾上腺素（MN）47764.3 pmol/L（参考值 < 420.9 pmol/L），甲氧基去甲肾上腺素（NMN）39311.5 pmol/L（参考值 < 709.7 pmol/L）。

　　影像学检查：腹部增强 CT 示左侧肾上腺区团块状软组织肿块影，其内密度混杂，边界清楚，大小约 12.3 cm×12.5 cm×11.1 cm，增强扫描动脉期肿块明显不均匀强化，低密度区无强化，内可见液平面。周围结构受压，左侧肾上腺未显示（图 11-9）。腹部 MRI 平扫：左肾上腺区囊实性混杂信号肿块影，DWI 见弥散受限，边缘尚清，其内可见小液平（图 11-10）。

　　临床诊断：左肾上腺嗜铬细胞瘤。

【临床决策分析】

　　患者为老年男性，有阵发性高血压、心悸、出汗典型的"三联征"表现。结合病史、影像学检查及激素生化检验，左肾上腺嗜铬细胞瘤诊断明确。患者病史 10 年以上，肿瘤进行性增长至约 13 cm，手术指征明确。患者入院前口服盐酸酚苄明 30 mg Bid 2 个月，有鼻塞症状，血压平稳，指甲红润，这些症状提示药物准备比较充分。

　　本病例因肿瘤大，紧邻左肾动静脉，血供丰富，造成手术空间较小，手术难度大、风险高。影像学提示受肿瘤挤压，降结肠处于肿瘤外侧，横结肠被挤向头侧，肾挤向肿瘤尾侧，降结肠系膜被肿瘤向腹侧顶得比较明显。既往此种情况多采用开放手术。考虑机器人辅助腹腔镜具有更灵活的操作角度，电剪刀和双极比普通腹腔镜器械可以更及时地止血，以及更大的术野放大倍数等优势，对大体积嗜铬细胞瘤的切除可以得到充分的展现，而且一般嗜铬细胞瘤包膜比较清晰，质地较韧，故我们决定采用机器人辅助腹腔镜的手术方式。

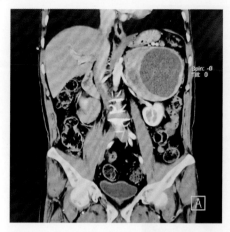

图 11-9　左肾上腺巨大嗜铬细胞瘤 CT 表现

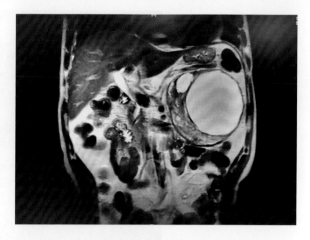

图 11-10　左肾上腺巨大嗜铬细胞瘤 MRI 表现

【治疗过程】

全身麻醉，取右侧卧位，腰部垫高，向背侧倾斜 30°。常规消毒铺单。气腹针建立气腹。在第 11 肋水平腹直肌旁穿刺置入 8 mm Trocar，置入 30° 腹腔镜，监视器下分别于左侧腹直肌旁肋缘下、髂嵴内侧穿刺置入 2 个 8 mm Trocar，另在腹正中线脐上及脐上 8 cm 放入 2 枚 12 mm Trocar。探查腹腔，左侧上腹部肿瘤轮廓明显，范围约 13 cm，明显挤压结肠，找到降结肠，在结肠脾曲上外侧沿 Toldt 线切开壁层后腹膜，切断膈结肠韧带和脾肾韧带，将结肠脾曲推向内侧，暴露左肾周筋膜前叶，打开此间隙，完全暴露肿瘤的腹侧。完全游离肾上极及肾动静脉，沿肾与肿瘤下极的间隙仔细游离，肾动静脉与肿瘤下极贴近，肿瘤的血供也大部分来源于肿瘤下极（图 11-11）。沿左肾静脉向上游离暴露出肾上腺中央静脉，Hem-o-lok 夹闭后切断。寻找到多支小动脉，双极电凝切断或 Hem-o-lok 夹闭后切断，将肿瘤下极向上翻，游离肿瘤的背侧，逐渐将肿瘤完整切除。手术中出血量 200 ml。术后患者顺利恢复。

术后病理：嗜铬细胞瘤，大小 11 cm×8 cm×6.5 cm（图 11-12～图 11-13）。局灶伴出血梗死。免疫组化：CgA（+），Syn（+），S-100（支持细胞+，部分区域支持细胞明显减少），Ki67 约 1%+，SDHB（+），P53（−）。

【预后】

患者术后 1 周出院，仅口服美托洛尔 25 mg bid，血压、心率控制良好，随访至 2023 年 1 月患者未出现肿瘤复发。

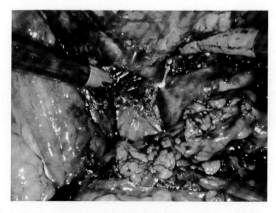

图 11-11　肿瘤下极明显增粗的肾上腺中央静脉汇
入左肾静脉

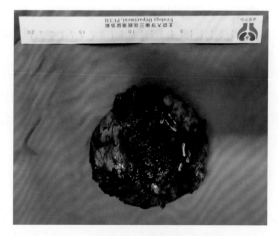

图 11-12　肿瘤标本

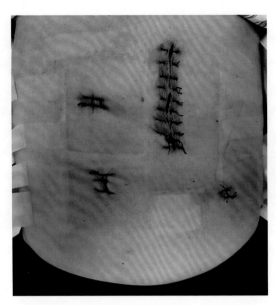

图 11-13 术后切口

【经验与体会】

1. 嗜铬细胞瘤的特点和手术方式的选择策略：嗜铬细胞瘤一般体积较大，形态规则，有包膜，血供丰富，与周围大血管及重要脏器关系密切。手术是治疗嗜铬细胞瘤的基石，其他治疗方法并不能完全清除肿瘤。手术方法包括开放手术、普通腹腔镜及机器人辅助的腹腔镜手术。开放手术创伤相对较大，恢复时间长，术后并发症发生率高。如果肿瘤直径较小（< 6 cm），普通腹腔镜手术比开放手术创伤更小，是指南推荐的手术方式。但对大体积肾上腺嗜铬细胞瘤（≥ 6 cm），普通腹腔镜手术由于操作空间小、器械自由度有限，为暴露挤压肿瘤或周围脏器，容易引发瘤体破裂或血管损伤出血，影响手术效果。另外，过度挤压肿瘤或气腹压刺激也可能引起术中血压波动。随着技术的发展，机器人辅助腹腔镜手术在泌尿外科领域得到更多的应用，其精细和轻柔的操作可以更好地避免过度挤压肿瘤，减少儿茶酚胺大量释放。机器人机械臂有 7 个方向自由度，活动范围超过 90°，操作更加灵活，可深入狭小空间进行精细操作，稳定性高。文献报道机器人辅助经腹腹腔镜手术在肾上腺区及其他腹膜后肿瘤的治疗中具有安全、疗效高等优点，尤其在巨大嗜铬细胞瘤等血供丰富的大体积肿瘤的手术治疗方面更加安全。

2. 本病例的难点：结肠和结肠系膜从肿瘤表面剥离是本例病例术中的一个难点。我们采用的策略是将 Toldt 线的壁腹膜充分打开，自下向上仔细分离，注意随时辨别肠壁，避免损伤肠管，向上打开膈结肠韧带至横结肠系膜处，便可暴露肿瘤的腹侧面。另外在牵拉结肠时，注意牵拉结肠带，而不要直接牵拉肠壁，以避免结肠损伤。

【小结】

嗜铬细胞瘤一般体积比较大，形态规则，有包膜，血供丰富，与周围大血管及重要脏器关系密切。手术是最重要的治疗方法，对于一些大体积的嗜铬细胞瘤，可以考虑机器人辅助腹腔镜手术方式，其有更好的视野、更灵活的操作、更迅速的止血，可以避免开放手术，让患者更快更好地恢复。

（刘　磊 编；马潞林 审）

参考文献

[1] Press D，Akyuz M，Dural C，et al．Predictors of recurrence in pheochromocytoma ［J］．Surgery，2014，156：1523-1528.

[2] Yiannakopoulou E．Robotic assisted adrenalectomy：Surgical techniques，feasibility，indications，oncological outcome and safety ［J］．Int J Surg，2016，28：169-172.